甲状腺及甲状旁腺病变影像比较诊断学

名誉主编　李联忠

主　　编　韩志江　包凌云　陈文辉

副 主 编　罗定存　赵春雷　唐永华　项晶晶

编　　者（按姓氏汉语拼音排序）

包凌云　陈文辉　陈夏浦　丁金旺　方圣伟　谷　莹
韩　冰　韩志江　黄　佼　黄　勇　黄安茜　孔凡雷
雷志锴　李明奎　李培岭　刘学文　罗定存　罗晓东
史丽娜　舒艳艳　孙建鸿　唐永华　田昭俭　汪　荣
王　萍　王　炜　吴　斌　项晶晶　徐如君　杨　斌
杨高怡　张　卧　张　煜　张雪峰　赵春雷　周　健
周金柱　朱大荣　朱妙平

插图设计　罗晓东

人民卫生出版社

图书在版编目（CIP）数据

甲状腺及甲状旁腺病变影像比较诊断学/韩志江，包凌云，陈文辉主编.—北京：人民卫生出版社，2016
ISBN 978-7-117-22455-0

Ⅰ.①甲… Ⅱ.①韩…②包…③陈… Ⅲ.①甲状腺疾病-影像诊断②甲状旁腺疾病-影像诊断 Ⅳ.①R580.4

中国版本图书馆 CIP 数据核字（2016）第 094514 号

甲状腺及甲状旁腺病变影像比较诊断学

主　　编：韩志江　包凌云　陈文辉
出版发行：人民卫生出版社（中继线 010-59780011）
地　　址：北京市朝阳区潘家园南里 19 号
邮　　编：100021
E - mail：pmph @ pmph. com
购书热线：010-59787592　010-59787584　010-65264830
印　　刷：北京盛通印刷股份有限公司
经　　销：新华书店
开　　本：787×1092　1/16　　印张：25
字　　数：608 千字
版　　次：2016 年 7 月第 1 版　2019 年 1 月第 1 版第 2 次印刷
标准书号：ISBN 978-7-117-22455-0/R · 22456
定　　价：170.00 元
打击盗版举报电话：010-59787491　E-mail：WQ @ pmph. com
（凡属印装质量问题请与本社市场营销中心联系退换）

序 一

近年，自甲状腺超声作为常规体检项目开展以来，甲状腺病变发现率显著提高，尤其是结节性病变。甲状腺结节中绝大部分是良性病变，如何从众多的结节中将少数的恶性病变鉴别出来，是临床和影像科面临的重要课题。

以往甲状腺病变的筛查及监测影像手段中，超声因具有高空间分辨率、高软组织分辨率及经济、无创伤、无辐射等优势而最常用，但在甲状腺癌中央组淋巴结转移、粗大或厚壁环形钙化、胸骨后甲状腺肿、滤泡性病变、巨大病变与周围结构关系、异位甲状腺或甲状旁腺病变等方面判断上仍存在很大不足，同时超声检查与检查者的经验等人为主观因素有关，出现漏误诊现象。随着 CT、MRI、PET/CT 等影像检查新技术的开发，甲状腺及甲状旁腺病变检出率明显提升，各种检查自身具备了一定的优势，如 CT 可以在很大程度上对以上超声不足进行补充；MRI 除了具备部分 CT 的优势外，能多参数成像，尤其是弥散技术，能通过显示和定量分子的弥散来反映其组织学特征，在甲状腺及颈部淋巴结良、恶性判断上的优势已初露头角；核医学从细胞代谢功能上分析组织病变，是甲状腺功能亢进、甲状腺功能减退、甲状腺炎性病变、高功能腺瘤、异位甲状腺及甲状旁腺病变等方面不可或缺的检查方法。毋庸置疑，如果将各种检查方法相互结合起来，取长补短，定会在减少漏诊、误诊的基础上，明显提高甲状腺及甲状旁腺病变诊断的准确性。

从 2011 年至今，在甲状腺和甲状旁腺病变影像诊断方面，杭州市第一人民医院的韩志江副主任医师积累了丰富的经验，尤其是在超声和 CT 联合诊断方面具有独特见解，先后在国内外发表了近 60 篇相关优秀论文，对国内外甲状腺病变影像诊断具有重要的影响。此书由韩志江副主任医师领衔主编，对各种甲状腺和甲状旁腺病变的多种检查方法进行对比，对病变各种征象的发生机制进行详细阐明，是甲状腺和甲状旁腺影像诊断方面不可多得的综合性书籍，将为我国医学影像学百花园增添一朵美丽的花。

我很高兴为本书作序，并积极将此书推荐给同仁们，相信读者能从此书中得到收益和启发。

李联忠

2016 年 2 月

序　二

甲状腺疾病是内分泌系统最常见的疾病之一，其发病率呈逐年快速上升趋势。甲状腺病变影像学是近年来医学领域研究的热点之一，我院的两大影像团队——放射科与超声影像科，在韩志江、包凌云、陈文辉三位学者的带领下，数年来一直致力于甲状腺疾病的影像诊断研究，他们精诚合作，在国内外发表了近 100 篇的研究成果，积累了丰富的诊断经验。两年前，当他们准备把自己的成果编撰成书，呈现给大家时，得到了众多兄弟科室的大力支持，于是肿瘤外科、病理科、核医学等志同道合的专家们一起参与进来，1300 张精美图片，超过 70 万字，这是集体智慧的结晶，是多学科联合的价值体现。

杭州市第一人民医院是一家融医疗、教学、科研、预防和社会保健于一体的市属最大的综合性三级甲等医院，近年来，医院踏上了集团化建设之路，成立了以杭州市第一人民医院为核心的杭州市第一人民医院集团，集团内包括杭州市肿瘤医院（吴山院区）、杭州市妇产科医院（杭州市妇幼保健院）（钱江新城院区）、杭州市老年病医院（城北院区）等六家独具特色的专科医院，丰富的医疗资源和强劲的综合诊疗水平，为本书的撰写提供了充足的养分。本书资料运用得当、内容翔实准确，从甲状腺的常见病到罕见病，从基础理论到新技术应用。以超声、CT 为主线，MRI 和核医学为辅助，并用病理和临床资料来阐明其影像学机制，将甲状腺病变诊断的影像学方法一一呈现。本书突出了对比影像学内容，实属难得，更可喜的是将影像诊断如何进行规范化描述进行了阐述，体现了影像诊断质控的重要性。该书的出版为影像、临床医生提供了一部值得参考借鉴的工具书。

著书的过程就像孕育新生命，各种滋味难以言表，全体编者均是来自临床一线的医生，他们从繁忙的临床实践中获得积累，本书的出版是对勤耕不辍的医务人员的鼓励和鞭策，在医学日新月异的今天，著作将紧跟本学科领域发展的步伐，不断更新。

马胜林

2016 年 2 月

前　言

我从 2010 年 10 月开始对甲状腺病变 CT 征象进行研究，主要目的是为了写一篇晋升职称的文章，当时仅有 87 个病例。与其他影像科医师一样，刚开始接触甲状腺病变 CT 征象时，因良、恶性病变的征象重叠多，以及 CT 对微小结节的分辨率不足等，感觉一头雾水，非常泄气，但当我第三遍回顾图像时，“增强后边界转清多见于结节性甲状腺肿”“增强后边界转模糊和甲状腺边缘中断（咬饼征）多见于甲状腺乳头状癌”等征象浮现在我的脑中，继而反复核对，对其发生机制进行研究，并于 2011 年发表了 3 篇相关方面的文章，引起国内同道的重视及首肯。当时，科室亦师亦友的赖旭峰主任医师劝我编写甲状腺方面的书籍，我觉得这简直是天方夜谭，没太放在心上，但“编书”二字偶尔会浮现在脑中。

2011 年末，偶然认识了肿瘤外科的丁金旺医师，“如果你能够把 CT 和超声结合起来将不得了”，这句话是他对我的建议，也是我自学超声的动力源。随着我在甲状腺和甲状旁腺病变 CT 和超声方面文章发表的数量不断增多，发表杂志档次逐渐提升，“编书”二字在我的脑中重现，并越来越清晰。尽管对超声只是一知半解，但我深刻体会到了“金无足赤”的道理，在甲状腺和甲状旁腺影像检查中，我常说超声占 90% 的优势，CT 和 MRI 占 10% 的优势，显然，超声优势显著，但永远不能达到 100%。各种影像学检查优势互补非常有必要，目前国内尚无这方面的专著，于是，我决定编写此书。

本书对病理结果明确的 4500 余例甲状腺及甲状旁腺病变的影像学资料进行总结，以超声与 CT 的影像学对比为主线，MRI 与核医学为辅线，对甲状腺及甲状旁腺病变进行系统阐述和比较，并选出 1300 余幅精品图像让读者对甲状腺及甲状旁腺病变的影像学有一个全面认识和深刻理解，以期成为放射科、超声科、核医学科、内分泌科、肿瘤外科、头颈外科及影像专业本、硕、博在校学生的必备参考书。

本书的完成，需要感谢很多单位和个人的大力支持：首先，本书的临床、病理、超声、放射和核医学部分，均由相应学科的专家撰写，由衷感谢他们不分节假日，任劳任怨，使本书能圆满地完成；其次，本书在编写过程中，得到了丁香园和园友的大力支持与鼓励，尤其是丁香园华夏览雄（青岛市黄岛区刘红光教授）前辈，对本书的设计和编写提出建设性的意见和建议，在此，我表示衷心的感谢；再次，家庭是我完成此书的基础，非常感谢我的爱人舒艳艳医生和爱子韩书博的支持、鼓励；最后，感谢杭州市甲状腺疾病诊治中心和杭州市重大科技创新专项项目(20131813A08)对本书提供资助。

由于新技术和观点的不断更新,今天的理论可能明天就会被推翻,自己的理论可能会被自己推翻,加上编者水平能力所限,难免存在诸多不足和疏漏,祈请您批评、指正,期待您提出宝贵意见和建议。

杭州市第一人民医院　韩志江

2016 年 2 月

目 录

绪 论

一、超　　声

超声用于医学诊断已超过60个年头，追溯到1880年压电效应的发现，是超声探头工作的基础，1917年逆压电效应的发现，使得超声探测技术得以发展。而真正将超声应用于医学领域是在1942年，奥地利的Dussik研究用超声来探查颅脑的病变，并于1949年成功获取头颅的图像，开创了超声医学诊断的先河。

A超(amplitude-mode ultrasound)是最早应用于临床诊断的一种诊断仪，属幅度调制显示型。探头对人体发射并接收声波，当遇到声特性阻抗不同的界面，便产生反射，探头接收到反射回波，将其转换为电信号，经处理后送显示器显示。A超应用于甲状腺从20世纪50年代开始，仅对甲状腺的囊性、实性病变进行判断。由于它不能直观反映各脏器的解剖特点，对病变的特异性差，到了20世纪70年代已经逐渐淘汰。由于它在厚度或距离的测量上有较高的精度，目前主要应用于眼科测量和诊断。

从A超到B超，这一步走了近二十年。B超(brightness-mode ultrasound)是指用超声探头发射超声波，记录人体内部结构的回波，将回波进行处理而形成灰度图像，以直观反映物体的内部结构，具有实时等优点。B超用于甲状腺的诊断是在1962年，日本的学者对甲状腺肿瘤根据声像图的不同进行了分类，而甲状旁腺的超声检查直到1978年才有报道。随着高频探头的出现及技术改进，尤其是到20世纪80年代彩色多普勒超声的问世，超声在甲状腺及甲状旁腺的应用越来越广泛，目前已成为首选的诊断和筛查工具。

80年代，彩色多普勒超声(color Doppler flow imaging)问世。最初的研究是从超声频移信号中获得心脏瓣膜的信息，它在二维超声的基础上，采用多普勒原理，实时显示感兴趣区域的血流频谱图像，成为一种无创性检查心血管的分流及反流的新技术。而彩色多普勒是将获取的频移信息用计算机进行编码，用彩色色标显像图来表示。Ralls等利用彩色多普勒观察到甲亢病人的甲状腺内部出现丰富的血流信号，把它描述为："火海"征。随后人们开始研究甲状腺弥漫性病变如：桥本甲状腺炎、Graves病、亚急性甲状腺炎等甲状腺内部及甲状腺上、下动脉血流的改变，良、恶性甲状腺结节内血流频谱参数的差异对鉴别诊断的意义等，使得超声对甲状腺疾病诊断信息不断得到完善。

当然，多普勒血流显像存在一定缺点，即对小血管或低速血流敏感性差。因此，一种借助于造影剂来凸显病变特征的超声技术产生。超声造影目的是利用血流中微泡的共振，所产生的线性或非线性的效应以及强烈的背向散射来取得对比增强的图像。1969年，Gramiak首先提出了超声对比显像的理论，并用吲哚菁绿在心腔内显示了云雾影。第一代的造影剂是游离微气泡,以生理盐水、胶体等无壳气体为主,稳定性差,通常用于右心造影。第二代以包裹空气的血清白蛋白或糖类物质为代表,可以透过肺循环,进行左心显影,缺点是壳薄,易破裂,增强效果不理想。第三代造影剂是包裹惰性气体的新型微泡,具有高散射、低弥散、低溶解性的特点,能在靶器官维持一定的时间及浓度,可以通过冠状动脉,使心肌显影。2001 年使用第一代造影剂 Levovist 对甲状腺内部的彩色血流进行评估,随后又观察良恶性不同病理结节的甲状腺结节的造影增强特点以及时间-强度曲线分析,近年来甲状腺超声造影的研究一直是个热点问题,除了良、恶性鉴别外还包括对肿瘤微血管密度的研究、应用造影来提高细针抽吸细胞学检查(fine needle aspiration cytology, FNAC)的成功率以及三维造影技术的应用等。

医生用“触诊”来感知病变的软硬,从而初步判断它的性质,是否有一项技术来反映这种特征呢?超声弹性成像(ultrasound elastography)应运而生:基于生物组织均具有弹性这一基本属性,而不同组织的弹性系数不同,在施加外力或自身运动后其应变也不同,因而收集被测物体的信号,再以彩色编码成像,来反映组织的硬度。超声弹性成像的概念最早于 1991 年由 Ophir 等提出,2005 年起应用于甲状腺组织,国内外研究表明其在良恶性病变的鉴别诊断中具有重要价值。针对弹性图的分型,Rago 和 Asteria 等提出的不同的评分法,也是目前较多被应用的。超声弹性成像包括瞬时超声弹性成像、实时超声弹性(RTE)、声脉冲辐射力成像(ARFI)和实时剪切波弹性成像,各有优势和局限性。弹性成像作为一种有效的辅助手段弥补常规超声的不足,被称为继 A、B、D、M 型之后的 E 型超声模式。联合常规超声、超声造影等对甲状腺结节进行多模态诊断是未来的发展趋势。

超声医生从二维超声图像中观察组织器官,在脑海中形成三维立体的画面。随着二维阵列换能器的成功研制,超声从二维世界走向三维。三维超声成像的原理是将连续采集到的二维切面图像经过计算机的处理,按照一定顺序重新排列组成器官的三维图像。一个三维重建体,可以在 x、y、z 三个坐标轴上观察组织及病变,Fernandez 等认为三维超声技术能提供更加丰富的声学信息:较完整地显示整体解剖形态,较精确地测量脏器或病变的体积,进行定量诊断;较准确地显示病变的三维形态与空间位置;可以进行血管三维重建,显示血管三维空间结构与走行;尤其是二维超声不能获取的冠状面更有优越性。21 世纪初,Reinartz 等将三维超声应用于甲状腺体积的测量;1998 年李建国等对正常甲状腺、甲状腺弥漫性病变、甲状腺肿瘤的血管三维图像进行分析。因此三维成像在甲状腺弥漫性病变的疗效评估,结节的良恶性鉴别等方面成为二维超声的重要辅助技术之一。

除了影像学诊断外,超声还能做什么?医学的进步,对诊断提出更高的要求,介入超声的开展正是肩负着这样的使命。1983 年介入性超声(interventional ultrasound)正式命名,它的目的是在超声的引导下完成各种诊断及治疗,也是将超声从单纯的诊断转型成了诊断及治疗兼顾。甲状腺细针穿刺细胞学检查 20 世纪 30 年代已有报道,1944 年 Lipton 等应用细针穿刺涂片,测量细胞核大小来诊断甲亢;80 年代初期,美国细胞病理学家进行了 5000 多例的甲状腺细针穿刺和细胞病理研究,对各类甲状腺疾病提出细胞病理学诊断标准。目前 FNAC 结果结合超声检查来判断患者是否需手术治疗,可以避免过度治疗带来的浪费和损伤,这一方法在临床获得广泛的认可。

在甲状腺疾病诊断中,二维灰阶超声和多普勒超声是基础,三维超声、超声造影及超声

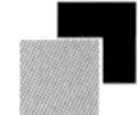

弹性成像作为新的鉴别诊断技术，具有广阔的应用前景，介入性超声可以提供明确诊断的方法。多种超声技术的联合应用可望进一步提高超声诊断的准确率。

二、CT和MRI

（一）CT

计算机体层摄影（computed tomography，CT）是20世纪70年代的新技术，它是自1895年伦琴发现X线以来的重大成就之一。1971年9月，世界上第一台CT原型设备安装完成，同年10月4日，检查了第一位患者。1972年4月，由英国EMI公司制造的扫描机诞生，这是影像医学发展的重大突破。

CT发展初期经历了四代CT的过程。第一代CT球管为固定阳极球管，为直线笔形束，一个探测器，完成一个层面扫描时间为3～6分钟；第二代CT为小角度扇形X线替代了直线笔形束，探测器增加到几十个，扫描时间缩减为十几秒至1.5分钟；第三代CT球管为旋转阳极球管，较大的扇形束X线，探测器多达几百个，扫描时间为1～5秒；第四代的代表为螺旋CT，探测器多达几千个，固定在扫描机架四周，仅X线球管旋转，床面不断前进，即形成螺旋CT，具有扫描速度快、容积扫描的概念，适用于全身各部位的检查。螺旋CT经历了单排螺旋CT、双排螺旋CT、多层螺旋CT，16层螺旋CT是CT发展历史上的又一个里程碑，使CT的扫描真正达到了容积扫描的概念，使甲状腺及其病变多层面重建成为可能。目前CT的发展已进入后64排CT阶段，能谱的开发成为各大公司的焦点，其中，GE公司开发的"宝石"CT在甲状腺能谱分析上的价值已得到很多专家认可。

因各种甲状腺结节的CT表现具有多样性和重叠性，以及CT扫描速度和造影剂注射速度均较慢，包括医务人员在内的很大部分人群均认为CT在甲状腺病变诊断中的价值不大，故20世纪90年代鲜见甲状腺病变CT方面的报道。21世纪以来，随着多层CT的快速发展、团注造影剂技术的应用和后处理技术的成熟，使得CT在甲状腺病变定性和定位诊断中的优势凸显出来，尤其是在甲状腺癌颈部淋巴结转移与周围侵犯的评估、胸骨后甲状腺病变及巨大病变与周围结构关系的判断等。CT灌注成像技术早已运用于脑、肝脏、胰腺等器官，并得到很多学者的认可，在甲状腺方面，李恒国等在2011年率先报道了甲状腺结节CT灌注的价值，相对其他器官，灌注成像用于甲状腺方面的研究较少、较晚，主要与甲状腺为射线的敏感器官有关。在瘤体大小方面，俞炎平等在2010年首先报道了CT在小甲状腺癌（1.0～2.0cm）诊断中的应用，韩志江等于2012年首次提出通过CT来判断微小甲状腺癌（≤1.0cm）。需重视的是，目前国内、外甲状腺CT检查技术方面缺乏统一的标准，如增强扫描分几期及延迟几秒扫描，从而造成不同学者报道的结果差异较大，故扫描规范的制定与推广是势在必行的。

（二）MRI

自1980年MRI开始应用于临床以来，MRI已经逐渐从神经系统应用到其他系统，如腹部、骨骼和肌肉、颈部小器官及肺部等。近10年来，有学者开始尝试通过MRI对甲状腺病变进行系统研究，其结果虽然尚缺乏足够的循证医学证据，但与CT比较，MRI的一些优势已经逐渐体现出来，并被临床及影像科医生所认可：①对一些CT不易发现的小囊变很容易显示，表现为T_2WI高信号；②对肿瘤出血的发现也要明显地高于CT，并且根据T_1和T_2的信号特点，推测出血的期龄；③MRI可多方位成像、扫描面广，有利于对颈部淋巴结转移的发现；

④小部分甲状腺肿瘤的病人常伴有甲状腺功能亢进,因而不能用含碘对比剂,MRI 增强用不含碘的对比剂;⑤MRI 动态增强扫描及弥散加权成像在甲状腺和颈部淋巴结病变中的价值已经得到很多学者的认可,并成为影像科目前研究甲状腺方面的焦点。MRI 也存在很多不足,尤其是对钙化不敏感,而后者是判断良、恶性病变的重要依据。由此可见,只有充分掌握 CT 和 MRI 的优势及不足,取长补短,才能更好地服务于临床。

三、核 医 学

核医学又称原子医学,是采用核技术来诊断、治疗和研究疾病的一门新兴学科。它是核技术、电子技术、计算机技术、化学、物理和生物学等现代科学技术与医学相结合的产物。自 1896 年 Becquerel 首次发现放射现象至今,核医学已有一百多年的历史,多位诺贝尔奖获得者如居里夫人(Marie Skłodowska Curie)、海韦希(Hevesy)、Berson、Yalow 等人的科学贡献都与核医学的发展息息相关。核医学分为实验核医学和临床核医学两类。实验核医学利用核技术探索生命现象的本质和物质变化规律,广泛应用于医学基础理论研究,其内容主要包括核衰变测量、标记、示踪、体外放射分析、活化分析和放射自显影等。临床核医学是利用开放型放射性核素诊断和治疗疾病的临床医学学科,由诊断和治疗两部分组成。诊断核医学包括以脏器显像和功能测定为主要内容的体内(in vivo)诊断法和以体外放射分析为主要内容的体外(in vitro)诊断法;治疗核医学则是利用放射性核素发射的核射线对病变进行高度集中照射来达到治疗目的。临床核医学与临床其他学科紧密结合并互相渗透,按器官或系统可分为心血管核医学、神经核医学、消化系统核医学、内分泌核医学、儿科核医学和治疗核医学等。20 世纪 70 年代以来随着单光子发射型计算机断层(SPECT)和正电子发射型计算机断层(PET)技术的发展以及放射性药物的创新和开发,核医学显像技术取得突破性进展。核医学显像与 CT、磁共振、超声技术等相互补充、彼此印证,极大地提高了对疾病的诊断和研究水平。核医学显像已成为近代临床医学影像诊断领域中一个十分活跃的分支和重要的组成部分。

甲状腺、甲状旁腺是人体重要的内分泌器官。核医学检查对于甲状腺和甲状旁腺疾病的诊断具有举足轻重的作用。体外放射免疫分析测定血液中甲状腺激素的水平、功能试验及核医学显像已成为诊断甲状腺及甲状旁腺疾病的主要手段。核医学显像不仅可以反映甲状腺和甲状旁腺的形态学变化,更为重要的是能够提供有关功能的信息,这是其他影像学诊断方法所不具备的最大优势。无论是哪种甲状腺或甲状旁腺疾病,评价腺体的功能状态都是至关重要和必不可少的。通过甲状腺摄碘率测定、甲状腺和甲状旁腺核素显像等检查,可以实现评估甲状腺摄碘功能、区分甲状腺功能亢进、减退及甲状腺炎、评估甲状腺结节的功能状态、寻找异位甲状腺、探查甲状旁腺功能亢进病灶等诊断目的。

放射性核素用于甲状腺疾病的诊断,是由 1934 年 Fermi 发现放射性碘,1938 年 Hertz 以及随后的 Hamilton 等应用放射性碘进行甲状腺功能的研究开始并发展起来的。1942 年放射性^{131}碘首次用于治疗甲亢。^{131}碘放射出的 β 射线能选择性地破坏甲状腺腺泡上皮而不影响邻近组织,使甲亢得以治愈,达到类似甲状腺次全切除手术的目的,因此^{131}碘治疗被称为“不开刀的甲状腺手术”。1946 年放射性^{131}碘首次用于甲状腺癌的治疗。甲状腺癌近年来发病率呈全球性增高趋势,受到越来越高的关注。绝大部分起源于甲状腺滤泡上皮细胞的分化型甲状腺癌保留了摄碘功能,与正常甲状腺组织相似能高度摄取^{131}碘。

聚集在病灶内的^{131}碘可通过发射β射线有效地抑制和破坏肿瘤细胞达到治疗目的。^{131}碘作为治疗分化型甲状腺癌的最佳靶向药物已成为甲状腺癌术后的重要辅助治疗手段。但对于甲状腺髓样癌和未分化型甲状腺癌，由于不具备摄^{131}碘能力，故不适合放射性碘治疗。

（包凌云　陈文辉　赵春雷）

第一章　甲状腺的成像基础

第一节　甲状腺组织胚胎学与解剖学基础

一、组织胚胎学基础

（一）胚胎发育

胚胎第 4 周开始，在原始咽底壁正中线处（相当于第 1 对咽囊平面）的内胚层细胞增殖并向腹侧突出形成甲状腺原基，它随即变成实体上皮细胞团，向远侧伸展，并由一细颈（即甲状舌管）与咽底相连。甲状舌管在胚胎第 6 周时开始退化、闭锁、消失，但在其起源点留一凹陷，即舌盲孔。而甲状舌管尾端的实体上皮细胞团下降至正常甲状腺处，发育形成甲状腺，在下降的过程中，如甲状腺原基不下降、下降中途停止或过于下降，均可发生异位甲状腺。

（二）组织结构

甲状腺分左右两叶，中间以峡部相连。成人甲状腺平均重约 25g，女性的甲状腺略重，并在月经期与妊娠期略增大。甲状腺表覆薄层纤维结缔组织被膜（即甲状腺真被膜），后者伸入甲状腺实质，将腺体分为许多大小不一的小叶，每个小叶内含有 20 ~ 40 个甲状腺滤泡，这些结缔组织又伸入小叶之中，围绕在甲状腺滤泡周围，因此甲状腺实质由许多甲状腺滤泡及周围的结缔组织包绕而成，滤泡内见胶质（图 1-1-1）。

甲状腺滤泡是甲状腺的基本结构和功能单位，能产生和贮存机体不可缺少的甲状腺激素。滤泡周围的结缔组织中含有密集的毛细血管、毛细淋巴管和交感神经与副交感神经纤维。甲状腺滤泡形态一般呈圆形、椭圆形或不规则形，大小不一，直径 100 ~ 300μm，通常甲状腺中央的滤泡较周围的要小。滤泡由单层滤泡上皮细胞围成，中央为滤泡腔，内含可被伊红染成粉红色的胶质，是甲状腺存贮的场所，其内含有碘化的甲状腺球蛋白，即甲状腺激素——三碘甲状腺原氨酸（T_3）和四碘甲状腺原氨酸（T_4）的前体。甲状腺的滤泡上皮细胞呈扁平至高柱状不等，其功能状态受循环促甲状腺激素（TSH）的调控。甲状腺滤泡上皮细胞具有强大的摄碘能力，碘化物通过碘泵等作用被吸收进入滤泡细胞内，后者被氧化为有活性的有机碘，然后通过碘化酶和聚合酶的作用，在甲状腺球蛋白上合成碘化甲状腺球蛋白，并可通过胞吐作用储存于滤泡腔内。当机体需要甲状腺激素时，甲状腺激素可从滤泡腔内通过胞饮作用进入滤泡细胞内，后者在溶酶体的作用下，从甲状腺球蛋白上分离出来并释放入血，进而被带至全身各处发挥生理作用。

甲状腺实质的第二类细胞是滤泡旁细胞，又称 C 细胞，属于胺与胺前体摄取和脱羧（amine precursor uptake and decarboxylation，APUD）型细胞，一般比滤泡上皮大，呈卵圆形或

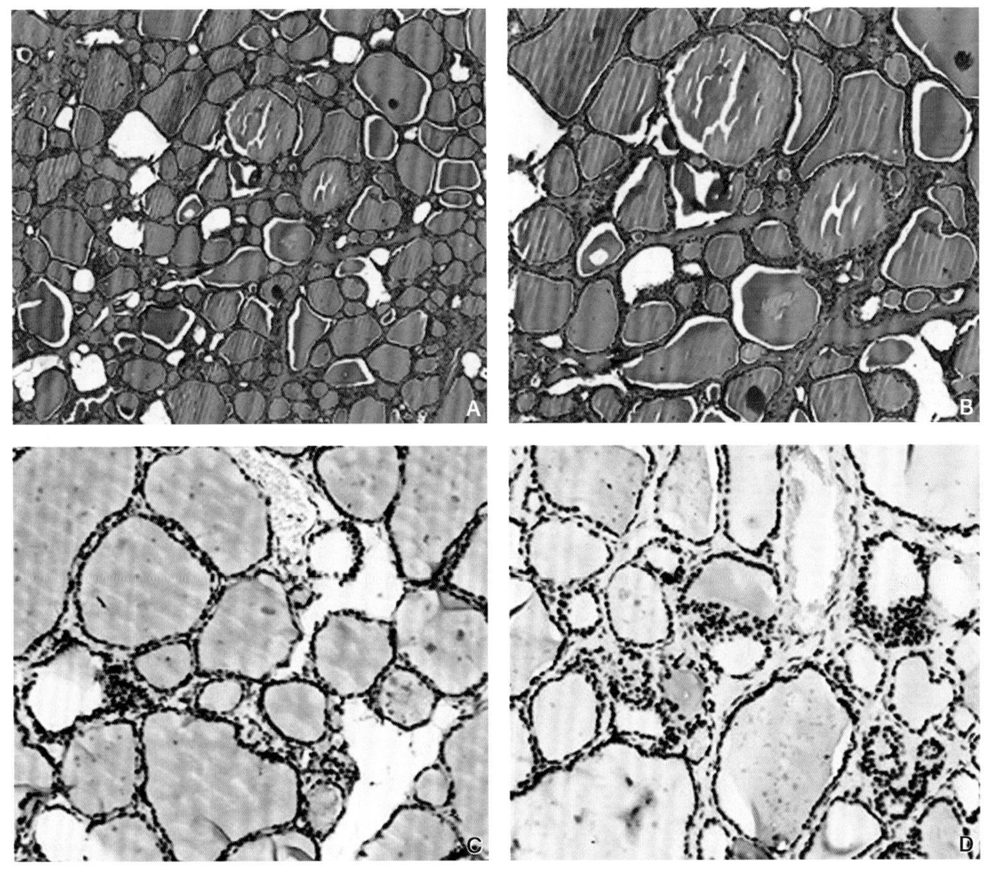

图 1-1-1　正常甲状腺组织镜下和免疫组化表现

A. HE 染色,低倍镜下甲状腺组织由大小不等的滤泡组成,被覆单层滤泡细胞,腔内见胶质;B. HE染色,中倍镜下甲状腺组织由大小不等的滤泡组成,被覆单层滤泡细胞,细胞扁平或矮柱状,胞质嗜酸;C. 免疫组化染色 PAX-8 阳性;D. 免疫组化染色 TTF_1 阳性

不规则形,往往以单个或小群出现在滤泡旁,少量镶嵌在滤泡上皮细胞之间,并不与滤泡腔接触。滤泡旁细胞是神经嵴的衍生物,有神经元样特性,胞质内有大量嗜银颗粒,颗粒内含有降钙素,可以胞吐的方式分泌降钙素。此外,有报道,滤泡旁细胞内还含有生长抑素、去甲肾上腺素、P 物质和血管活性肠肽等。

二、解剖学基础

(一) 位置及毗邻

甲状腺形如"H"或"U",棕红色,富含血管,分左右两个侧叶,中间以峡部相连(图 1-1-2)。两侧叶贴附在喉下部和气管上部的外侧面,上达甲状软骨中部,下抵第 6 气管软骨处,峡部多位于第 2 至第 4 气管软骨的前方,有的人不发达。有时自峡部向上伸出一个锥状叶,长短不一,长者可达舌骨,为胚胎发育的遗迹,常随年龄而逐渐退化,故儿童较成年人为多。甲状腺本身含有甲状腺真被膜,后者伸入甲状腺腺体内,与实质内的结缔组织相延续。甲状腺外裹以颈深筋膜的气管前层(假被膜),后者在腺体的两侧叶内侧缘和峡部后面,与甲状软

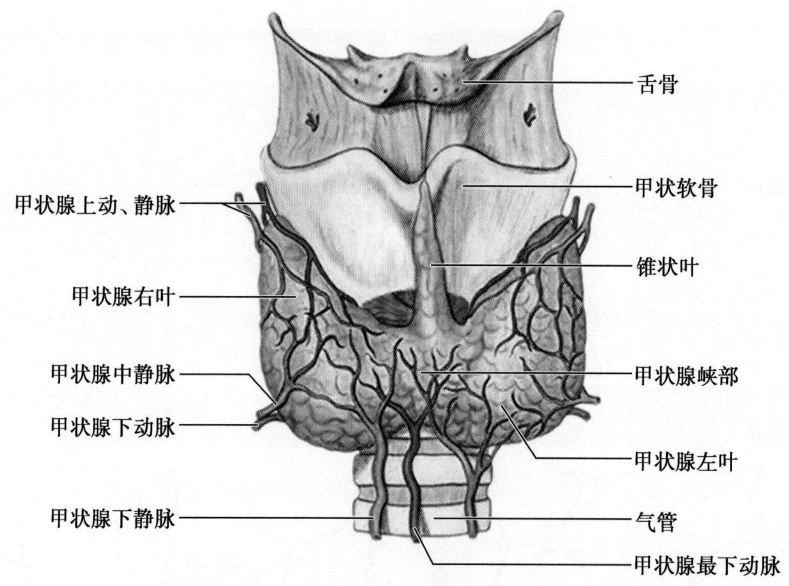

图 1-1-2　甲状腺位置、毗邻及血供示意图

骨、环状软骨以及气管软骨环的软骨膜延续形成甲状腺悬韧带，将甲状腺固定于喉及气管壁上。甲状腺真假被膜之间含有血管、喉返神经以及甲状旁腺等重要组织。

（二）血管

甲状腺的血液供应非常丰富，由动脉及静脉组成。甲状腺上、下动脉与同名静脉伴行，少数人存在甲状腺最下动脉（图 1-1-2）。甲状腺上动脉容易显示，多数起自颈外动脉起始部，为颈外动脉的第一分支，其在侧叶上极分为前、后两支进入腺体内。正常内径<2mm，频谱为单向血流，峰值流速 V_{max}<30cm/s，最低流速 V_{min}<20cm/s，阻力指数 RI＝0.5～0.6。甲状腺下动脉多数起自锁骨下动脉的分支甲状颈干，至侧叶后面分上、下两支进入甲状腺。甲状腺的静脉回流在甲状腺表面和气管前方形成丛，从静脉丛发出甲状腺上、中、下静脉，其中甲状腺上静脉与同名动脉伴行，中静脉常单行，甲状腺上、中静脉注入颈内静脉，甲状腺下静脉属支较多，注入头臂静脉。MR 动脉血管成像（MRA）或 CT 动脉血管成像（CTA）可以清晰显示血管的走向（图 1-1-3），对于血管变异或瘤体侵犯血管的观察具有重要价值。

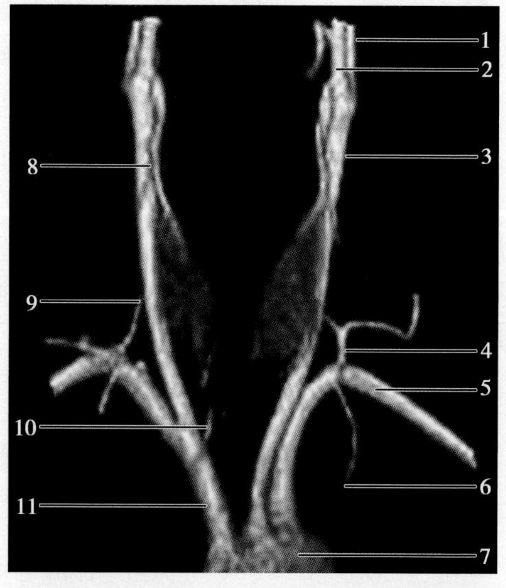

图 1-1-3　甲状腺 MR 动脉血管成像示意图

1. 左侧颈内动脉；2. 左侧颈外动脉；3. 左侧颈总动脉；4. 左侧甲状颈干；5. 左侧锁骨下动脉；6. 左侧胸廓内动脉；7. 主动脉弓；8. 右侧甲状腺上动脉；9. 右侧甲状腺下动脉；10. 甲状腺下静脉；11. 头臂干

（三）淋巴系统

甲状腺的淋巴结引流也极为丰富，甲状腺滤泡周围的毛细血管丛附近有毛细淋巴管，后

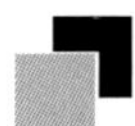

者逐级汇集成淋巴管，走行于小叶间结缔组织内，常围绕动脉，并与被膜淋巴管网相通，最后注入颈部的淋巴结。

（四）神经

甲状腺间质内含有交感神经、副交感神经及肽能神经纤维，但数量不多。支配喉部的喉上神经及喉返神经，与甲状腺动脉伴行或交叉，解剖关系较密切。

（丁金旺　罗定存　罗晓东）

第二节　颈部淋巴结分区

颈部淋巴结数目较多，除收纳头、颈部淋巴结以外，还收集胸部及上肢的部分淋巴结。颈部淋巴结包括颏下淋巴结、下颌下淋巴结、颈前淋巴结、颈浅淋巴结及颈深淋巴结等。为便于交流及临床应用，1991 年美国耳鼻咽喉头颈外科学会将颈部淋巴结按 Level 分区法划分为 6 个区（即Ⅰ区、Ⅱ区、Ⅲ区、Ⅳ区、Ⅴ区、Ⅵ区）。2002 年美国头颈协会（AHNS）和美国耳鼻咽喉头颈外科学会（AAOHNS）对 Level 分区法做了更新，补充了Ⅶ区，并细化了Ⅰ区、Ⅱ区、Ⅴ区的分区，目前学术界对颈部淋巴结分区广泛采用Ⅶ区法（图 1-2-1）。2009 年美国甲状腺协会（ATA）外科组、美国内分泌外科医师协会（AAES）、美国耳鼻咽喉头颈外科学会（AAOHNS）以及美国头颈学会（AHNS）一起讨论并进一步定义了Ⅵ区淋巴结的统一术语。

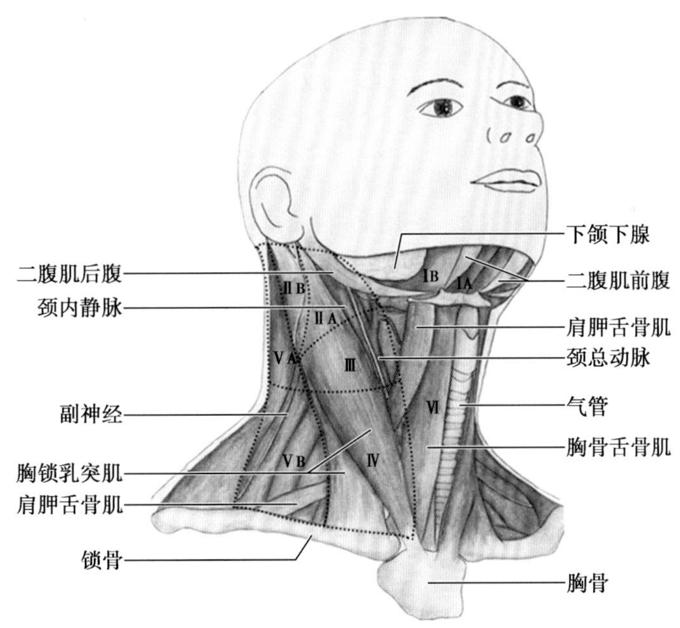

图 1-2-1　颈部淋巴结Ⅶ区法

Ⅰ区（Level Ⅰ）：包括颏下及下颌下区的淋巴结群，上以下颌骨为界，下以二腹肌及舌骨为界，其中又分为ⅠA（颏下）和ⅠB（下颌下）两区。

Ⅱ区（Level Ⅱ）：颈内静脉淋巴结上组，前界为茎突舌骨肌，后界为胸锁乳突肌后缘上 1/3，上界为颅底，下界平舌骨下缘。以在该区中前上行向后下的副神经为界分为前上的ⅡA 区和后上的ⅡB 区。

Ⅲ区(Level Ⅲ):颈内静脉淋巴结中组,前界为胸骨舌骨肌外缘,后界为胸锁乳突肌后缘中1/3,上界平舌骨下缘,下界为肩胛舌骨肌下腹与颈内静脉交叉平面(环状软骨下缘水平)。

Ⅳ区(Level Ⅳ):颈内静脉淋巴结下组,为Ⅲ区向下的延续,上界为环状软骨下缘水平,下界为锁骨上缘,前界为胸骨舌骨肌外缘,后界胸锁乳突肌后缘下1/3段。

Ⅴ区(Level Ⅴ):包括颈后三角区及锁骨上区淋巴结群。前界为胸锁乳突肌后缘,后界为斜方肌前缘,下界为锁骨。以环状软骨下缘平面分为上方的ⅤA区(颈后三角区)和下方的ⅤB区(锁骨上区)。

Ⅵ区(Level Ⅵ):又称中央区淋巴结,为带状肌覆盖区域,上界为舌骨下缘,下界为胸骨上缘,外侧至两侧颈总动脉,前界为深筋膜的浅层,后界为深筋膜的深层,包括喉前淋巴结(Delphian淋巴结)、气管前淋巴结、气管旁淋巴结、甲状腺周围淋巴结,以及咽后淋巴结等。

Ⅶ区(Level Ⅶ):为胸骨上缘至主动脉弓上缘的上纵隔区。有学者认为,该区位于颈部以外区域,不属于颈淋巴结组,但该区的淋巴结与甲状腺癌、下咽癌以及颈段食管癌的转移密切相关,因此,学术界已普遍接受该区分法。

（丁金旺　罗定存　韩志江）

第三节　甲状腺及周围结构的影像学检查

一、适　应　证

(一) 超声

适用于各种甲状腺病变及颈部淋巴结评估,尤其是甲状腺弥漫性病变和微小结节性病变的评估,由于其无辐射、实时、检查方便、费用低,目前是甲状腺诊断与筛查的主要影像学方法。

(二) CT

除了CT检查一般禁忌证外,适用于各种甲状腺及颈部淋巴结病变。尤其是超声检查显示不理想或不能判断其性质的结节性病变,如粗或环状钙化性结节、颈部淋巴结转移的术前评估、胸骨后甲状腺病变、滤泡性病变、较大甲状腺结节性病变或转移瘤与周围结构关系的判断、甲状腺重度弥漫性病变与气管和食管的关系等。

(三) MRI

除了MRI检查一般禁忌证外,适用于各种甲状腺及颈部淋巴结病变。尤其是颈部淋巴结转移的术前评估、胸骨后甲状腺病变、较大甲状腺结节性病变或转移瘤与周围结构关系的判断、甲状腺重度弥漫性病变与气管和食管的关系等。

(四) 核医学

1. 静态显像　了解甲状腺的位置、大小、形态及功能状态;甲状腺结节的诊断与鉴别诊断;异位甲状腺的诊断;估计甲状腺重量;判断颈部肿块与甲状腺的关系;寻找甲状腺癌转移病灶,以帮助选择治疗方案,评价^{131}I治疗效果;甲状腺术后残余组织及其功能的估计;各种甲状腺炎的辅助诊断等。

2. 动态显像　观察甲状腺功能亢进症和甲状腺功能减退时的甲状腺血流灌注;了解甲状腺结节血运情况,帮助判断甲状腺结节性质等。

二、禁　忌　证

（一）超声

无禁忌证。

（二）CT

孕妇、碘剂过敏、甲状腺功能亢进而暂时不考虑手术治疗患者，以及临床证实或高度怀疑分化型甲状腺癌需在术后短期内（2 个月内）^{131}I 治疗者。

（三）MRI

危重患者需配备心电监护等电子设备、心脏起搏器安装术后或体内存在金属异物、患者烦躁不安而无法配合、幽闭空间恐惧综合征等。

（四）核医学

孕妇及哺乳期妇女；不能耐受检查的患者。

三、正常甲状腺及变异

甲状腺位于颈前正中甲状软骨下方，呈盾形或蝶形，分左右两侧叶，中央由峡部相连接。甲状腺形态可有各种变异情况（图 1-3-1），多与峡部或锥状叶有关，如锥状叶起自于单侧叶或分两支分别起自于双侧叶，以及峡部不连、变薄、增厚等各种形态异常，需要与病变状态进行鉴别。

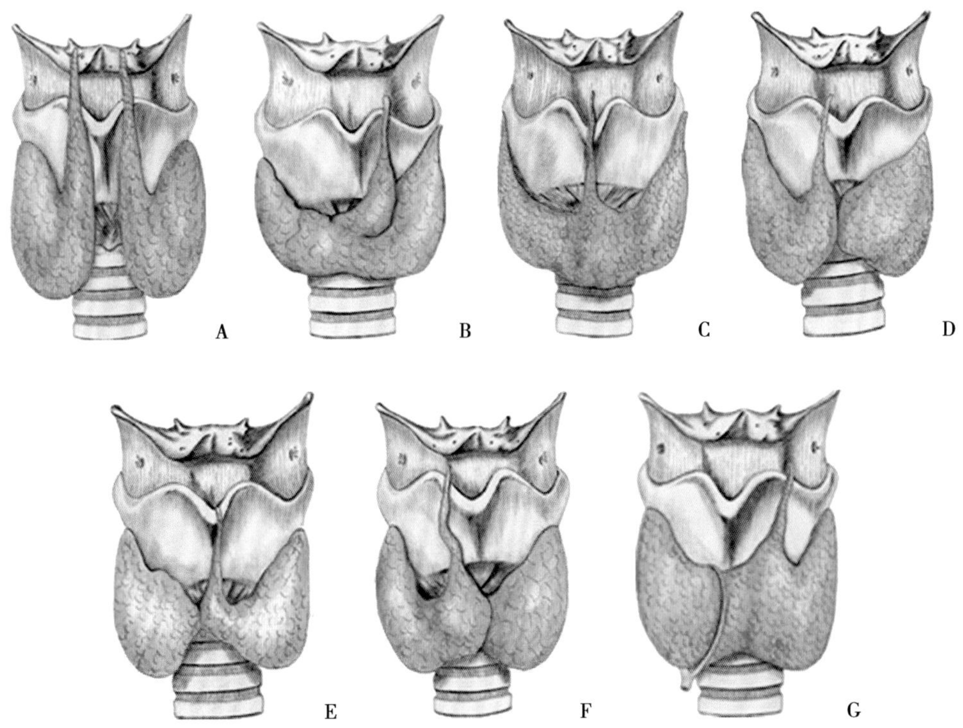

图 1-3-1　甲状腺各种发育变异示意图

四、正常甲状腺超声、CT 和 MRI 表现

正常甲状腺超声表现为边界光滑、完整，超声上有强回声的包膜结构，实质呈中等回声，回声细密均匀，双侧叶对称（图 1-3-2）；CT 平扫呈均匀高密度，CT 值约 80 ~ 150Hu，CT 增强呈明显均匀强化，CT 值约 150 ~ 240Hu（图 1-3-3）；MRI 扫描中，与肌肉信号相比，T_1WI 序列呈等信号，T_2WI 呈稍高信号，T_1WI 和 T_2WI 的脂肪抑制序列呈均匀的等或稍高信号，增强后明显均匀强化（图 1-3-4）。

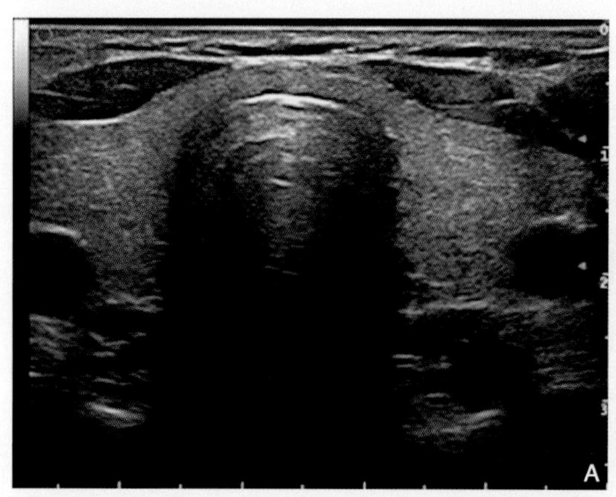
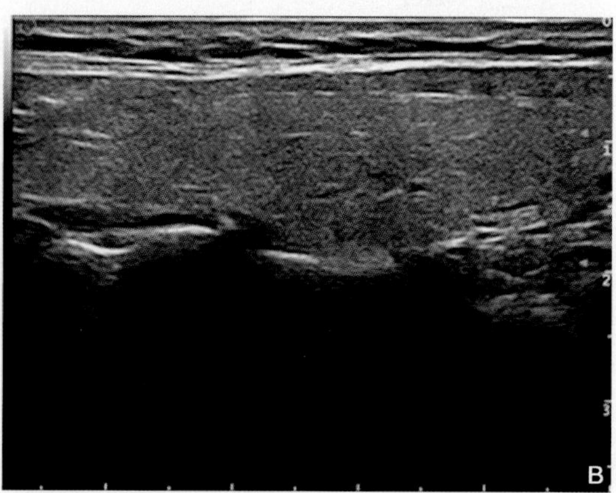

图 1-3-2　正常甲状腺超声声像图

超声横切和纵切示甲状腺大小正常，对称，边缘锐利，回声细密均匀

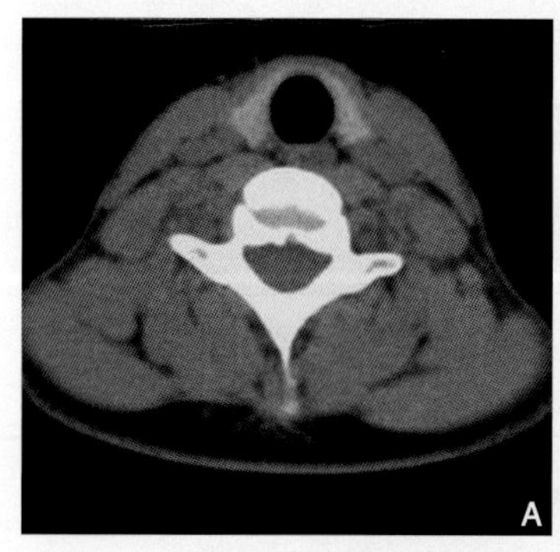
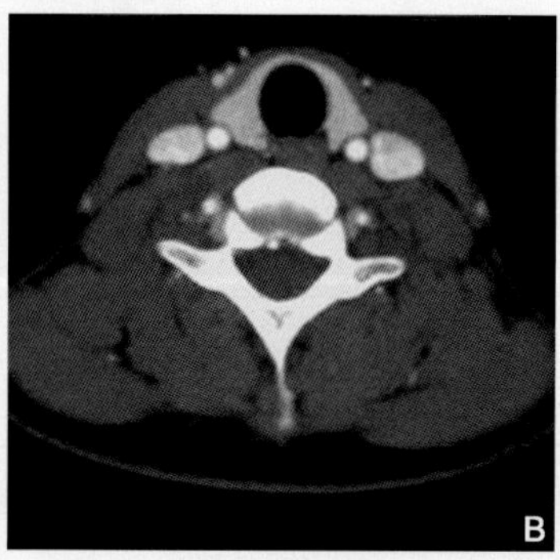
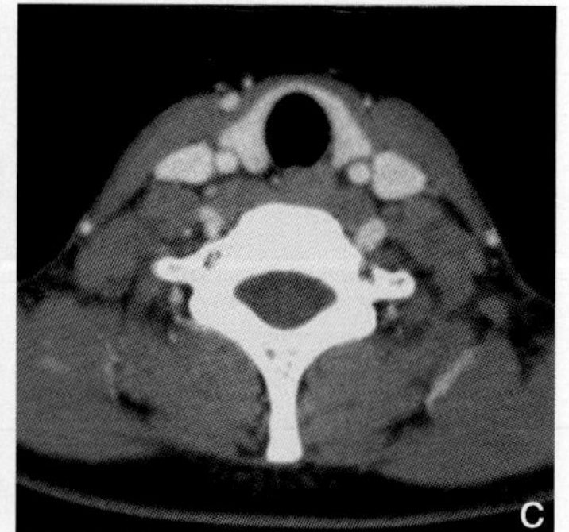

图 1-3-3　正常甲状腺 CT 图

A. CT 平扫示甲状腺两侧叶形态自然，密度均匀，边缘锐利；B. CT 动脉期增强示甲状腺两侧叶均匀显著强化；C. 与动脉期比较（B），CT 静脉期增强示甲状腺两侧叶进一步均匀强化

五、正常甲状腺的核医学表现

（一）静态显像

正常甲状腺形态呈蝴蝶形，分左右两叶，居气管两侧，两叶的下 1/3 处由峡部相连，有时峡部缺如。每叶长约 4.5cm，宽约 2.5cm，前位面积约为 20.0cm^2，重量约 20.0 ~ 25.0g。两叶甲状腺放射性分布均匀，边缘基本整齐光滑。正常甲状腺两叶发育可不一致，可形成多种

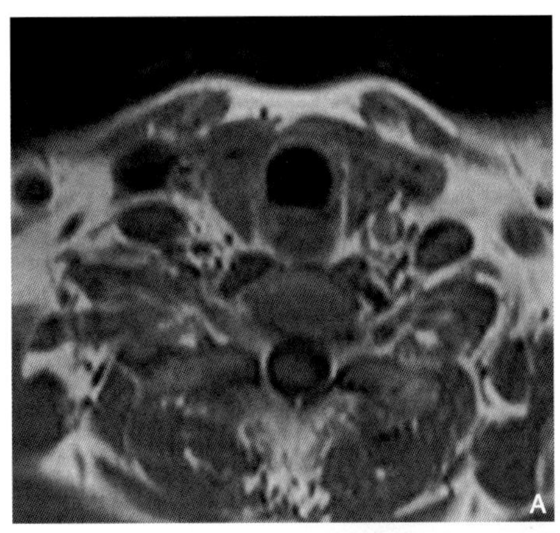

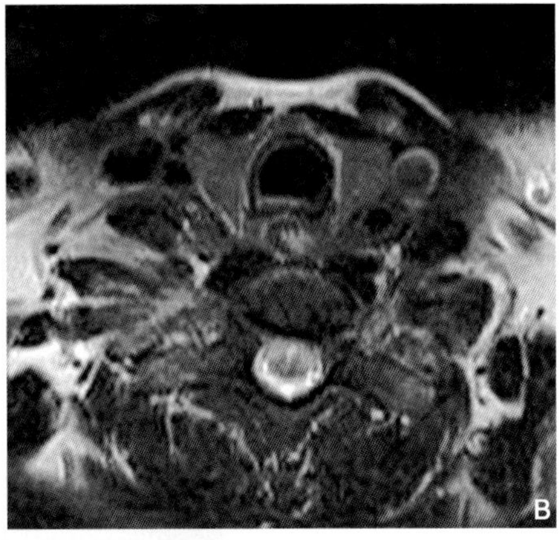

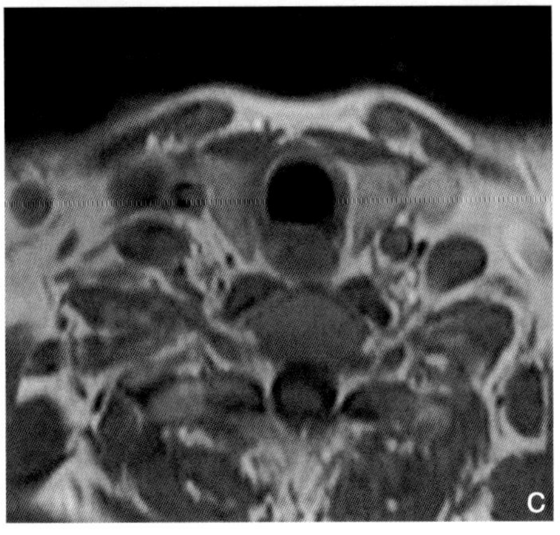

图 1-3-4　正常甲状腺 MRI 图

A. T_1WI 序列示甲状腺两侧叶形态自然，信号均匀，与肌肉信号比呈等信号；B. T_2WI 序列示甲状腺两侧叶信号均匀，与肌肉信号比呈稍高信号；C. T_1WI 增强序列示甲状腺两侧叶明显均匀强化

形态变异，少数患者可见甲状腺锥状叶变异。见图 1-3-5。

（二）动态显像

见图 1-3-6。

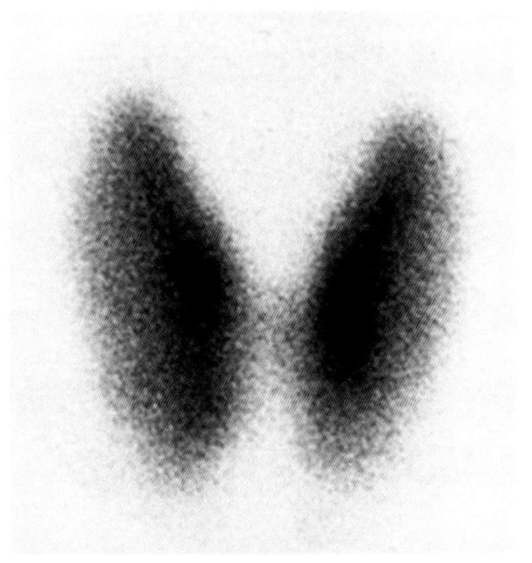

图 1-3-5　正常甲状腺核医学静态显像

甲状腺双侧叶呈蝴蝶状，放射性分布均匀，腺体周边因甲状腺组织较薄，放射性分布相对稀疏。峡部一般不显影或其浓聚程度明显低于双叶，偶尔可见到锥状叶

六、甲状腺周围结构

甲状腺周围结构主要包括气管、食管、周围神经、颈动静脉和周围软组织结构（图 1-3-7）。

（一）气管

位于甲状腺峡部后方，超声上呈弧形回声衰减区，前缘呈弧形线状高回声，可见甲状腺包膜结构；CT 和 MRI 上表现为气体样低密度或信号区，界清。

（二）食管

位于甲状腺左侧叶后方，或气管与甲状腺左侧

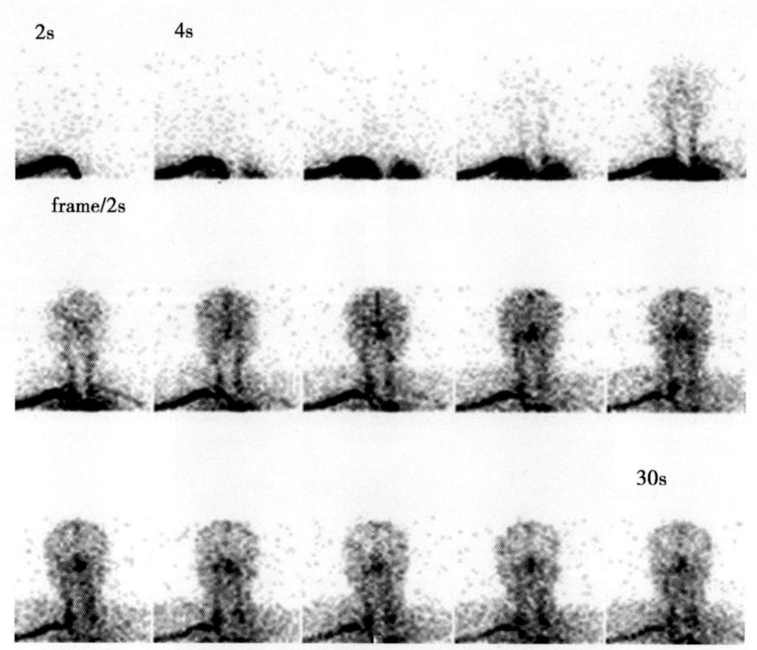

图 1-3-6　正常甲状腺血流灌注图像

“弹丸”式静脉注射显像剂后，逐步见锁骨下静脉显像，8～12s 双颈动脉显像，两侧对称，甲状腺区无放射性浓聚；12～14s 时可见颈静脉显像；16s 左右甲状腺开始显像，其影像随时间延长而增强，至 22s 左右甲状腺内放射性超过颈动脉、静脉，放射性分布也逐渐均匀一致

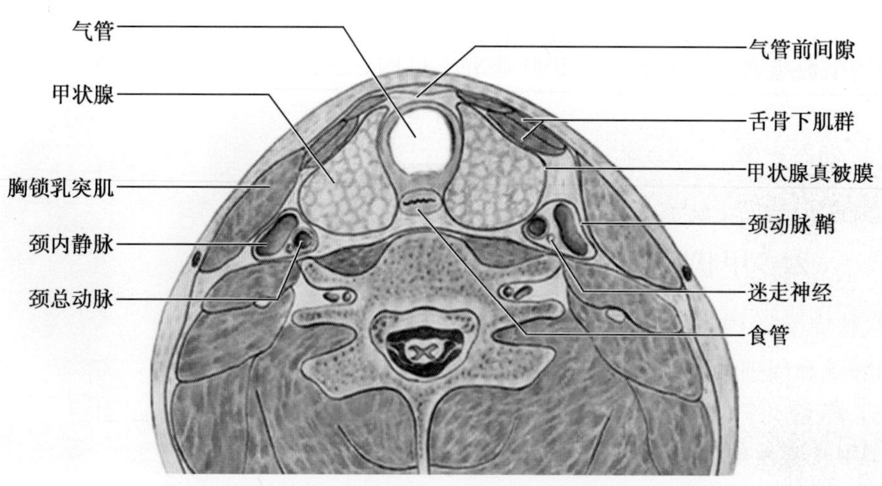

图 1-3-7　甲状腺及周围结构示意图

叶后方之间，超声横切呈同心圆状，纵切呈平行的线状，共计 5 层回声结构，由内到外依次是强回声（黏膜层）-低回声（黏膜肌层）-强回声（黏膜下层）-低回声（肌层）-强回声（外膜层）（图 1-3-8），吞咽时可见含气体的强回声自上而下运动。在 CT 和 MRI 检查中，依据食管强化程度或信号特点，将其分为两层结构，即高强化区（黏膜层为主）和低强化区（其他四层结构为主），前者在 CT 或 MRI 平扫及增强时均呈等、稍低密度或信号，后者在增强 CT 或 MRI 时强化较明显呈高密度或信号，黏膜部分在 T_2WI 序列中呈稍高信号，在脂肪抑制 T_2WI 序列呈明显高信号（图 1-3-9、图 1-3-10）。CT 检查时，食管腔内的少量气体有助于进一步定位及定性。

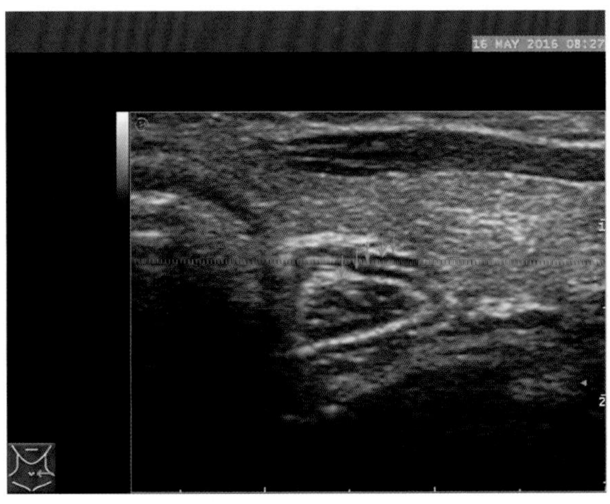

图 1-3-8　正常食管超声声像图

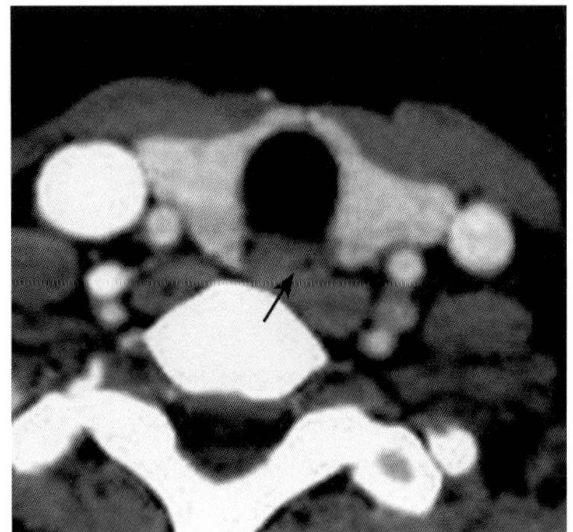

图 1-3-9　正常食管 CT 增强图

食管内部黏膜层强化较明显（箭），其外侧肌性部分强化不明显

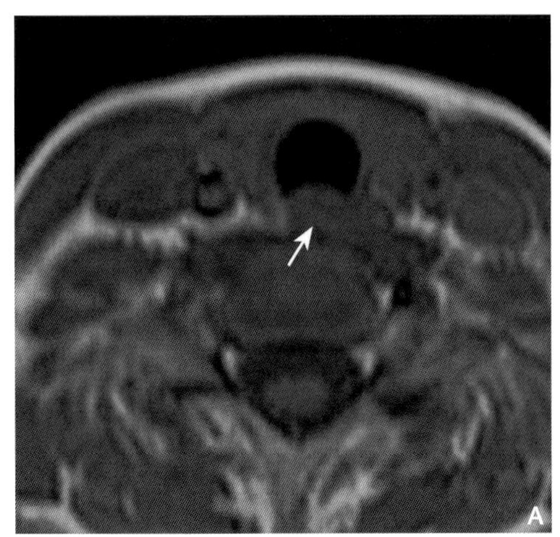

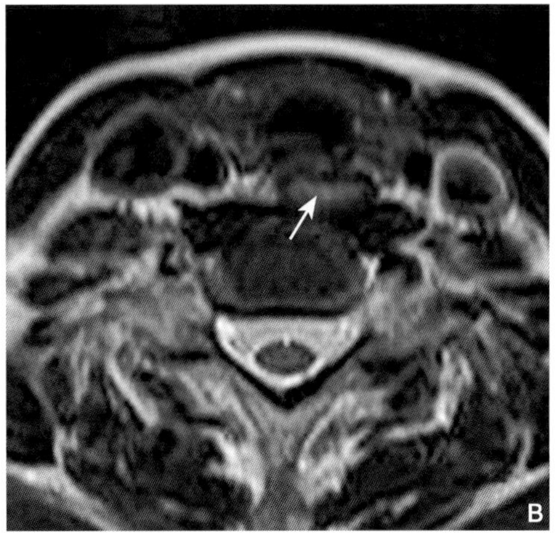

图 1-3-10　正常食管 MRI 图

A. 与颈部肌群比较，T_1WI 序列示食管全层呈等信号（箭）；B. T_2WI 序列呈高信号（箭）

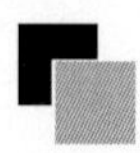

（三）周围神经

迷走神经行走于颈动脉鞘内，位于颈内静脉和颈总动脉中后方，先后发出喉上神经和喉返神经两个分支，支配喉黏膜的感觉、喉内肌肉及声带的运动，这两个分支在甲状腺手术时易被损伤，会出现呛咳、声音嘶哑，严重者发音障碍甚至呼吸困难等。由于典型的迷走神经位置固定，即颈动脉和静脉之间后方，超声检查常能发现，横切呈圆点状低回声，纵切呈均匀厚度的带状低回声，神经外周的鞘膜呈高信号，但有时鞘膜较薄或淹没于周围脂肪间隙而超声难以鉴别（图 1-3-11）。迷走神经在甲状腺 CT 和 MRI 中均无法显示。

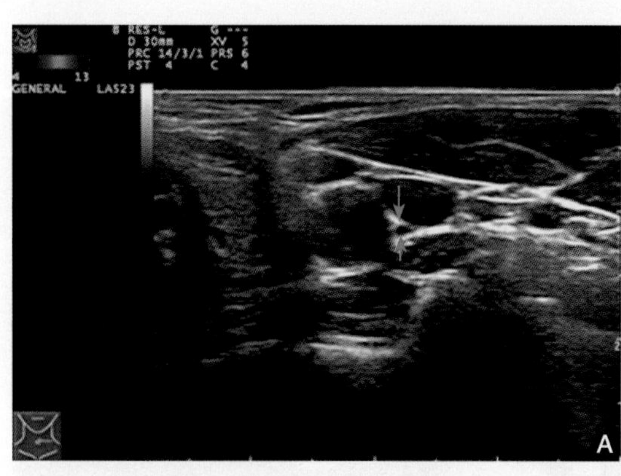

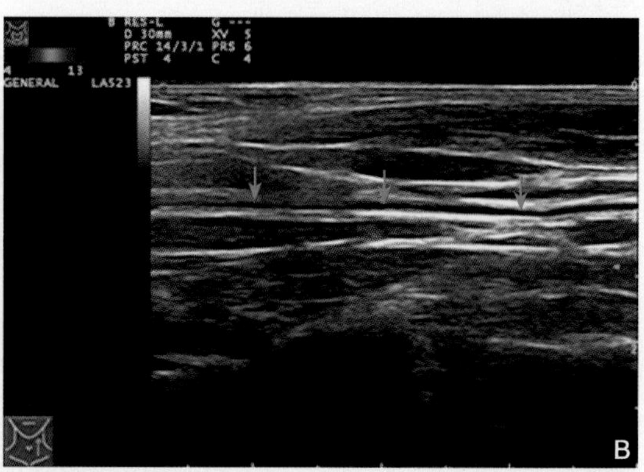

图 1-3-11 左侧正常迷走神经超声声像图

A. 超声横切示迷走神经呈圆形低回声，走行于颈动脉与颈内静脉之间（箭）；B. 超声纵切示迷走神经呈条状低回声（箭）

（四）颈总动脉

两侧颈总动脉位于甲状腺外侧，与之接触或不接触，正常颈动脉管径左、右对称，管壁分为三层，纵切扫查显示为两条平行的线样强回声，其间为薄层低回声，可见搏动，彩色多普勒超声可显示为管状搏动性血流信号。CT 平扫呈软组织密度影，形态规则，上下层面连续，向上达颈总动脉分叉，向下至主动脉弓（左侧）或无名动脉（右侧），增强后显著强化，高于同层面甲状腺。MRI 检查时，由于血管流空效应，在 T_1WI 和 T_2WI 均呈低信号。

（五）颈内静脉

颈内静脉位于颈动脉外侧，直径大于颈动脉，形态呈圆形、卵圆形，管壁较薄，右侧多较左侧粗，彩色多普勒显内颈内静脉血流信号随呼吸而变化；CT 增强静脉期明显强化，部分充盈不理想的颈总静脉密度不均匀，呈上层密度低、下层密度高的类充盈缺损表现；由于静脉瓣可引起血液涡流，故 MRI 检查时，其内信号可不均匀，易造成充盈缺损的假象，故对于临床怀疑颈内静脉栓塞的患者，不宜 MRI 检查评估。

（六）周围软组织

由前到后、由浅入深分别为：皮肤、浅筋膜、颈筋膜浅层（封套筋膜）、舌骨下肌群和气管前筋膜，其中舌骨下肌群包括胸骨舌骨肌、胸骨甲状肌、甲状舌骨肌及肩胛舌骨肌。

（罗定存　包凌云　韩志江　丁金旺）

参 考 文 献

1. 田兴松，刘奇. 实用甲状腺外科学. 北京：人民军医出版社，2009：1-11.

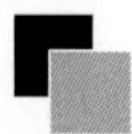

2. 邹仲之，李继承，曾园山，等. 组织学与胚胎学. 第8版. 北京：人民卫生出版社，2013：131-133，243.
3. 柏树令，应大君，丁文龙，等. 系统解剖学. 第8版. 北京：人民卫生出版社，2013：206-208，224，417.
4. 彭裕文，刘树伟，李瑞锡，等. 局部解剖学. 第8版. 北京：人民卫生出版社，2013：48-61.
5. 吴阶平，裘法祖，吴孟超，等. 黄家驷外科学. 第7版. 北京：人民卫生出版社，2008：1123-1125.
6. 樊友本，郑起. 甲状腺及甲状旁腺内镜手术学. 上海：上海科学技术出版社，2014：11-21.
7. Robbins KT, Medina JE, Wolfe GT, et al. Standardizing neck dissection terminology. Official report of the Academy's Committee for Head and Neck Surgery and Oncology. Arch Otolaryngol Head Neck Surg, 1991, 117: 601-605.
8. Robbins KT, Clayman G, Levine PA, et al. Neck dissection classification update: revisions proposed by the American Head and Neck Society and the American Academy of Otolaryngology-Head and Neck Surgery. Arch Otolaryngol Head Neck Surg, 2002, 128: 751-758.
9. Carty SE, Cooper DS, Doherty GM, et al. Consensus statement on the terminology and classification of central neck dissection for thyroid cancer. Thyroid, 2009, 19: 1153-1158.
10. Welch K, McHenry CR. Selective lateral compartment neck dissection for thyroid cancer. J Surg Res, 2013, 184: 193-199.
11. Cooper DS, Doherty GM, Haugen BR, et al. Revised American Thyroid Association management guidelines for patients with thyroid nodules and differentiated thyroid cancer. Thyroid, 2009, 19: 1167-1214.

第二章　甲状腺病变的影像学评估指标

第一节　甲状腺超声检查内容

一、检查方法

甲状腺超声检查无需特殊准备，有颈部^{131}I 放射治疗的患者应在治疗 1 个月后进行检查。检查前应了解患者病史、影像学及实验室检查结果，要求先行触诊，了解大致病情有助于诊断。检查时采取仰卧位，头部后仰，对于颈部粗短的患者可以采取肩背部垫枕头的方法，除去颈部装饰物，以便充分暴露颈前区域。甲状腺检查过程中嘱咐患者平静呼吸，注意双侧对比观察，扫查手法宜轻，辅以吞咽动作以及颈部左右侧转来帮助鉴别诊断。对甲状腺进行横切及纵切的连续扫查，必须注意扫查范围的全面，做到不遗漏，特别是一些变异如锥状叶等，此外，还需要关注淋巴结的扫查。常规情况下用高频探头进行扫查，建议频率 7 ~ 12MHz，甲状腺显著肿大可适当降低频率至 5 ~ 7MHz，特别肿大或向胸骨后延续时，可以利用凸阵探头来辅助了解病变全貌。结节性病变的具体超声、CT 和 MRI 特征，如形态、回声、纵径/横径、钙化、咬饼征、高强化等征象，将在分述的相关章节中详细讲述。

二、大　　小

（一）测量方法

1. 径线测量法　正常甲状腺上下径<6. 0cm，前后径<2. 0cm，横径<2. 0cm，峡部前后径<0. 5cm。

2. 体积测量　甲状腺体积（单侧）计算公式有：V = 0. 479×上下径×左右径×前后径、V = 0. 529×上下径×左右径×前后径等，正常腺体单侧体积为男性 5. 0 ~ 10. 0cm^3、女性 4. 0 ~ 8. 0cm^3；甲状腺肿大程度定义为单侧叶轻度肿大 10. 0 ~ 20. 0cm^3、中度肿大 20. 0 ~ 40. 0cm^3（图 2-1-1）、重度肿大≥40. 0cm^3；甲状腺萎缩定义为两侧叶体积之和<6. 0cm^3（图 2-1-2）。

3. 三维容积测量　研究认为三维超声测量甲状腺体积和外科切除的甲状腺实际体积高度相关，三维超声测量甲状腺体积具有高度的可重复性（96. 5%）和可复制性（90. 0%），高于二维超声测量的可重复性（84. 8%）和可复制性（85. 0%）。

（二）临床意义

甲状腺增大与甲状腺功能亢进（未治疗、治疗效果不佳），桥本甲状腺炎，急性或亚急性甲状腺炎、甲状腺淋巴瘤等相关；甲状腺体积减小与甲状腺功能减退，桥本甲状腺炎的后期，甲状腺功能亢进核素治疗后，甲状腺部分切除术后或先天甲状腺发育不良相关。

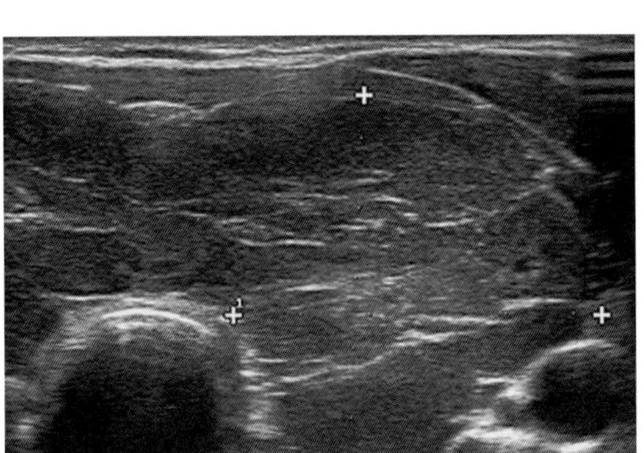

图 2-1-1　甲状腺中度增大

桥本甲状腺炎患者，超声横切示甲状腺峡部增厚，左侧叶增大，回声不均

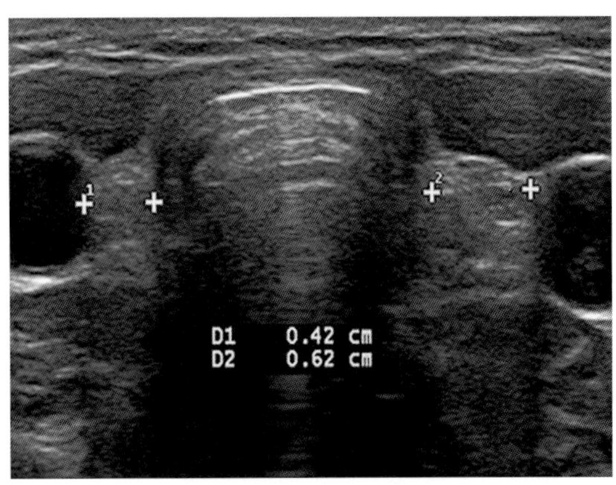

图 2-1-2　甲状腺两侧叶缩小

甲状腺先天性发育不良，超声横切示双侧叶缩小，回声欠均匀

三、形　　态

（一）观察内容

1. 对称。
2. 不对称（图 2-1-3）。

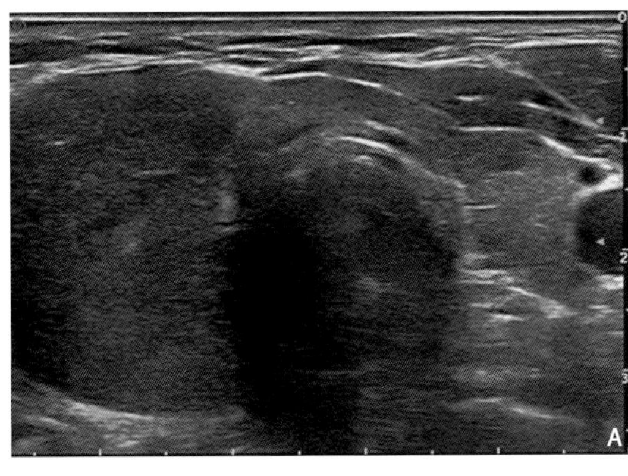
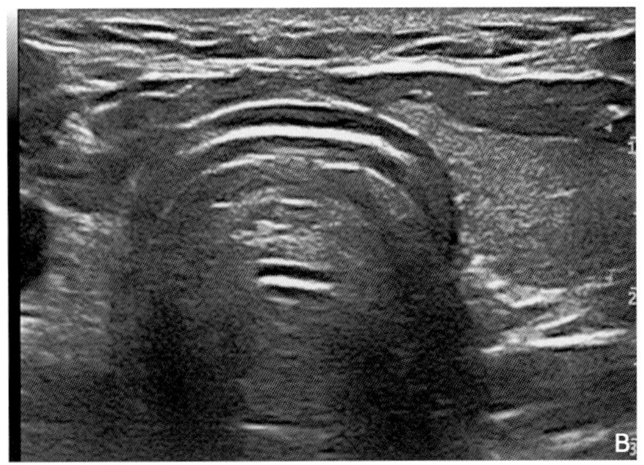

图 2-1-3　甲状腺两侧叶不对称

A. 部分性桥本甲状腺炎，超声横切示两侧叶不对称，右侧叶体积增大，回声减低；B. 甲状腺右侧叶部分切除术后，见部分残余腺体

（二）临床意义

对称性的甲状腺见于：正常甲状腺、单纯性甲状腺肿、甲状腺功能亢进、甲状腺功能减退、桥本甲状腺炎；不对称甲状腺多见于：先天性发育异常、结节性甲状腺肿、急性或亚急性甲状腺炎、甲状腺肿瘤、甲状腺单侧叶术后、部分性甲状腺功能亢进、部分性桥本甲状腺炎等。

四、包　　膜

（一）观察内容

1. 清晰（图 2-1-4）。

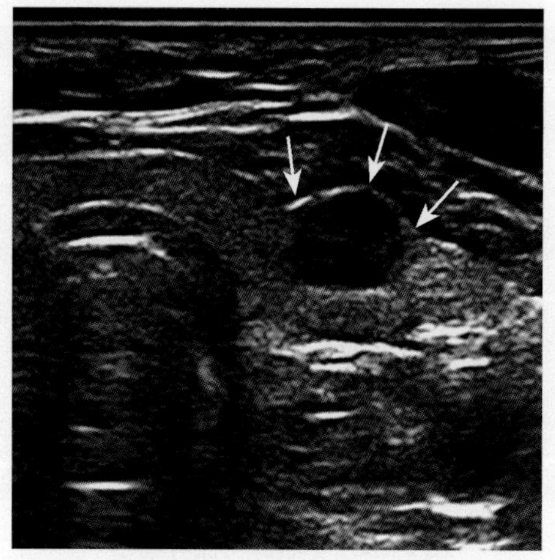

图 2-1-4　甲状腺被膜连续

甲状腺左侧叶结节,超声横切示结节贴近包膜,包膜连续无中断

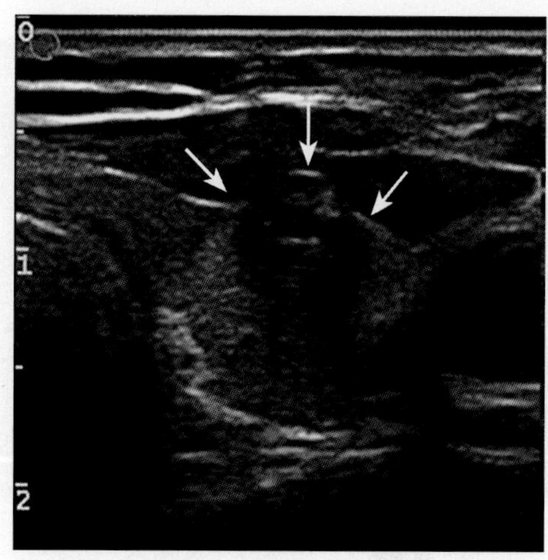

图 2-1-5　甲状腺被膜中断

甲状腺乳头状癌,超声横切示瘤体累及包膜,包膜连续性中断

2. 模糊或中断(图 2-1-5)。

(二)临床意义

1. 清晰　甲状腺包膜与周围组织分界清晰完整。

2. 模糊或中断　甲状腺包膜与周围组织分界模糊不清,或不连续,多见于累及甲状腺包膜或甲状腺外组织的甲状腺炎、甲状腺恶性肿瘤等。

五、实质回声

(一)观察内容

1. 强度　将正常颌下腺实质回声对比,分为正常、减低或增高。

2. 均匀性　均匀或不均匀。

(二)临床意义

1. 回声减低多见于甲亢、甲减、桥本甲状腺炎、甲状腺炎和淋巴瘤等;回声增高者少见,可见于部分结节性甲状腺肿的病例。

2. 分布　大部分弥漫性甲状腺疾病的病例呈不均匀回声,在桥本甲状腺炎可表现为网络样回声,即甲状腺实质内弥漫分布的小片状低回声,数毫米大小,间隔回声增强,呈网络状(图 2-1-6),详见第四章第一节。

六、实质病变分布形式

(一)观察内容

1. 弥漫性　甲状腺整体实质回声改变。

2. 局限性　甲状腺局部实质回声改变,部分实质回声正常。

(二)临床意义

1. 弥漫性　多见于甲状腺功能亢进、甲状腺功能减退和桥本甲状腺炎等。

2. 局限性　多见于各种良、恶性肿瘤和炎症性病变,如甲状腺癌、结节性甲状腺肿、滤泡状腺瘤、局灶性桥本甲状腺炎和亚急性甲状腺炎等。

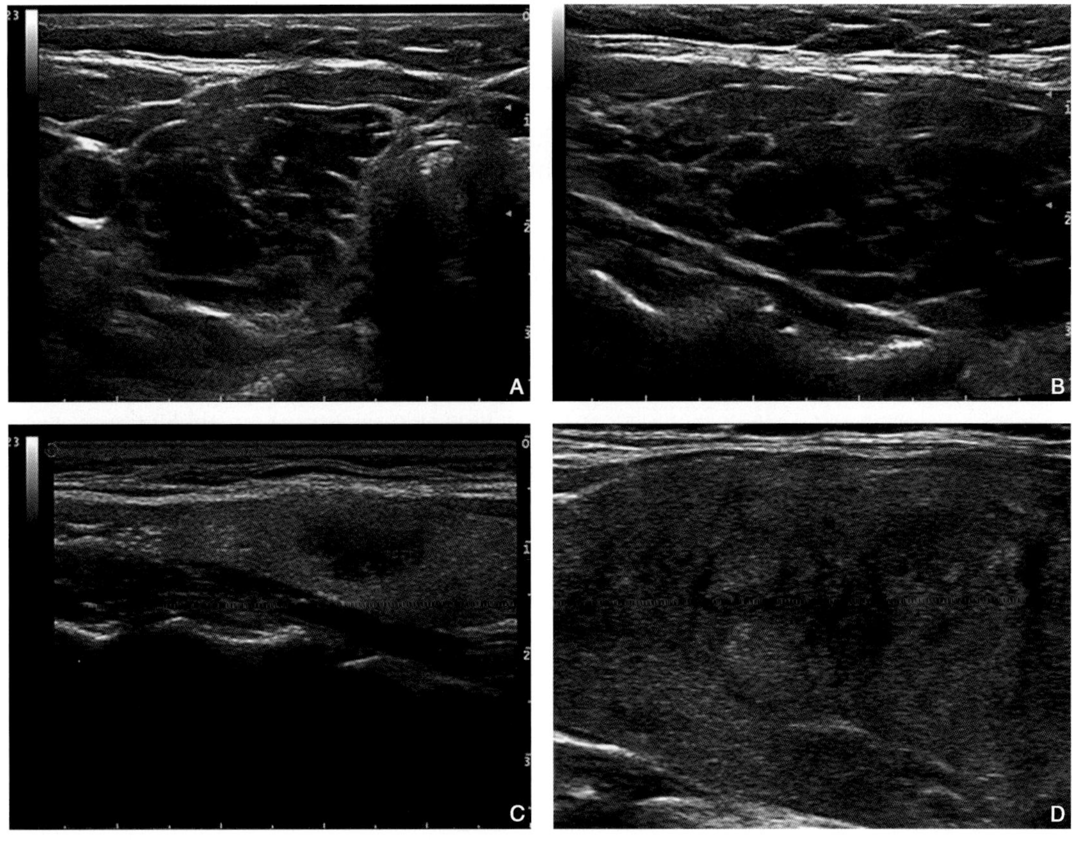

图 2-1-6　不均匀回声

A、B. 桥本甲状腺炎，超声横切和纵切示腺体增大，回声局部减低，不均匀，可见呈网络样分布的强回声光带；C. 亚急性甲状腺炎，一侧叶腺体中部可见低回声区，片状，不规则，模糊不清；D. 结节性甲状腺肿，腺体内部回声不均匀，呈结节样改变

七、相对运动度

（一）观察内容

1. 活动正常。

2. 活动异常。

（二）临床意义

1. 活动正常　甲状腺组织随吞咽上下移动，见于甲状腺良性结节及未累及包膜的甲状腺癌。

2. 活动异常　甲状腺因与周围组织粘连，做吞咽动作时甲状腺与周围组织的活动相对固定或呈一致性运动，活动度减低。多见于累及包膜的甲状腺癌及甲状腺炎。

八、彩色多普勒

彩色多普勒血流显像（CDFI）可清楚地显示甲状腺及病变组织的彩色血流信号，能直接观察肿瘤内外的血管走行和分布情况，可指导准确地将取样容积置于血流异常的部位进行血流相关参数分析，是一种最简便、常用的研究组织血流的技术，对甲状腺癌的诊断有一定价值。

彩色多普勒对甲状腺检查主要观察内容有血流的强度及血流分布的形式。依据血流强度不同，分为丰富、正常、减少三种，部分甲状腺功能亢进病例可以出现血流信号明显增加，呈"火海征"，甲状腺功能减退的病例可以出现血流减少。血流分布的形式分为弥漫性和局灶性，前者见于甲状腺弥漫性病变，后者见于甲状腺结节。正常甲状腺的 CDFI 表现为均匀散在分布的点状或短棒状血流信号。

有多种半定量方法对甲状腺结节血流进行分级，Rago 等将血流分为三种类型：Ⅰ型为无血流，Ⅱ型为结节周边可见较丰富的血流信号，内部无或少许血流信号，Ⅲ型为结节内部血流丰富而周边少或无血流信号。Kim 等将血流分为五种类型，0 级：结节内无血流；Ⅰ级：以点状血流为主；Ⅱ级：以周边血流为主；Ⅲ级：以内部血流为主；Ⅳ级：结节周边及内部均存在血流。也有学者结合三维超声针对肿瘤内部血供量的分级如下，Ⅰ级：极少量血流，肿瘤内部探不到血流信号，或仅能探到星点状血流信号；Ⅱ级：少量血流，肿瘤内部可探及点状或短棒状彩色血流信号；Ⅲ级：中量血流，肿瘤内部可探及 1～2 个长而粗大的血管；Ⅳ级：多量血流，内部血流粗大、杂乱，呈树枝样或 3～4 个较长血管（图 2-1-7）。显而易见，血流分型级别越少，操作者之间的差异越小，但特异度越低，反之亦然。

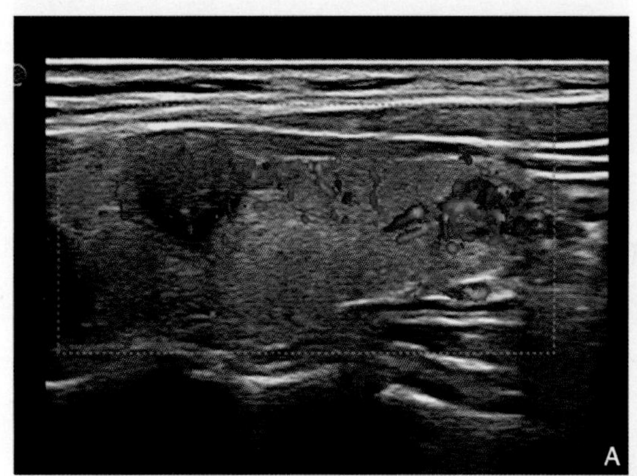

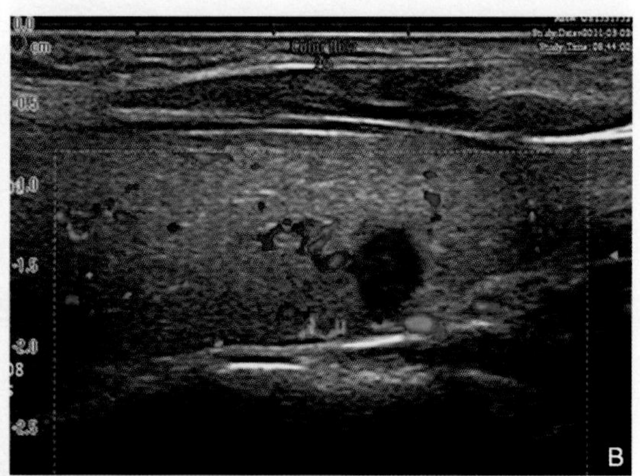

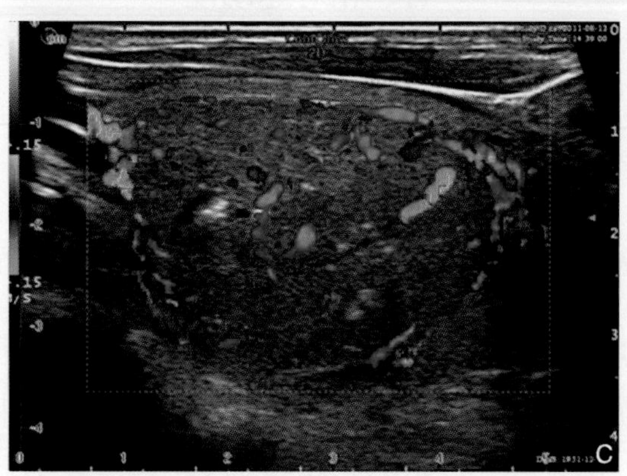

图 2-1-7　Kim 等血流分型

A. 超声纵切示上部结节内部及周边少量点状血流信号，即 Kim Ⅰ级（甲状腺髓样癌），下部结节内部及周边血流信号丰富，即 Kim Ⅳ级（结节性甲状腺肿）；B. 超声纵切示结节内未探及血流信号，即 Kim 0 级（甲状腺乳头状癌）；C. 超声横切示结节内部及周边血流丰富，即 Kim Ⅳ级（甲状腺乳头状癌）

对于良恶性肿瘤的血流分布特征有不同的结论：一些研究认为良性结节周边血流多于内部，而恶性结节内血流多于周边，这与肿瘤内新生血管生成，血流灌注增加，部分有动静脉瘘形成有关。有研究表明约 69.0% 的乳头状癌表现为结节内部高血供，而甲状腺微小乳头状癌的 CDFI 表现为多数结节内少量点状血流，周边无血流；大约 5.0% ~17.0% 的甲状腺结节可表现为无血流型。而 Moon 等提出不同观点，对 1083 例甲状腺结节的研究显示良性结节多为内部血流，恶性结节更多地表现为无血流，可能与良性肿瘤的血供主要来源于肿瘤周边已经存在的宿主血管供应，而恶性结节的血管大部分是新生小血管有关。

随着超声造影的应用，发现结节的增强与 CDFI 表现并不完全一致，因此认为 CDFI 不能真实反映结节周边及内部的血流情况。由于不同的仪器对血流的敏感度有差异，结节血流分布模式的评估又具有一定主观性，所以，单独应用血流分布模式鉴别甲状腺结节良、恶性的准确度有限。此外，阻力指数(resistance index，RI)是常用的评估甲状腺结节的多普勒参数，通常对结节的一根或数根血管进行测量，大量研究表明恶性结节 RI 平均 0.74 ~0.76，良性结节的 RI 平均为 0.56 ~0.66，因此常以 0.70 为界，RI>0.70 多见恶性(图 2-1-8)，这与肿瘤血管常呈盲端，管壁仅有一层内皮细胞和薄层基底膜，缺少平滑肌，使血管不能维持正常的舒张压相关，而小于 1.0cm 肿瘤内可以无血流信号，可能是该肿瘤血管管径比较细，扭曲及血流速度慢而未能检出。

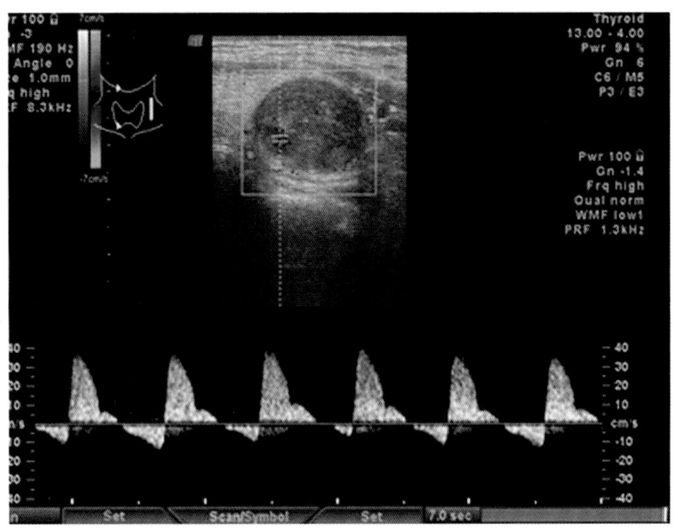

图 2-1-8　恶性结节血流频谱

脉冲多普勒示结节内动脉血流收缩期峰值前移，升降波陡直，舒张期反向血流(微小侵袭性滤泡癌)

九、超声造影技术

超声造影又称声学造影(contrast-enhanced ultrasound，CEUS)，其原理是通过外周静脉注入造影剂，使微泡造影剂悬浮于血液中，血液与气体的声阻抗差增大，进而增强微泡的背向散射，使组织回声信号增强。大量研究表明，超声造影能提高超声诊断的分辨力、敏感度和特异度。目前国内主要使用的造影剂以注射用六氟化硫微泡(SonoVue，声诺维)为代表，系第二代新型微泡造影剂，SonoVue 由单分子层磷脂包裹六氟化硫微气泡构成，其内惰性气体理化性质稳定，小于红细胞直径，能够透过肺循环，到达并较长时间停留在毛细血管网内，使富含毛细血管的实性脏器显影。超声造影常规观察的内容：①依据病灶与参照组织的造影显示强度不同，分为：高增强、等增强、低增强、无增强；②造影剂在靶目标内分布的均匀性：均匀、不均匀；③造影剂在靶目标内增强的模式：环状增强、向心性增强、离心性增强、整体增强、结节样增强等；④造影剂到达靶目标或消退的时间：出现时间、达峰时间、开始廓清时间、完全廓清时间。

多中心研究报道，超声造影对于判断甲状腺结节的良、恶性有一定意义。目前关于甲状腺超声造影增强特征和增强模式的报道中，多数研究结果基本一致：CEUS 以不均匀增强作为恶性结节的诊断标准，敏感度和特异度较高（85.71% 和 88.89%），以环状增强作为良性结节的诊断标准，敏感度和特异度较高（77.78% 和 95.24%）。恶性结节以低增强为主（图 2-1-9），良性结节主要呈等增强或高增强。良性结节中的甲状腺腺瘤为例，其组织学来源于滤泡上皮细胞，该肿瘤呈膨胀性生长，供养的动静脉在肿瘤生长的过程中被逐渐增大的瘤体挤压至肿瘤外周，形成丰富的包绕状血管，因此 CEUS 呈典型的“快进慢退高增强”的模式（图 2-1-10）。结节性甲状腺肿的 CEUS 表现较复杂，增强的时间不一，峰值强度不一，这主要是因为结节性甲状腺肿基本病理改变为滤泡上皮增生，滤泡内胶质堆积，间质纤维增生，组织的反复增生和不均匀修复而导致结节形成，因此处于不同的增生时期，结节内血供特点也不相同，其造影增强模式也不相同，表现出多样性。

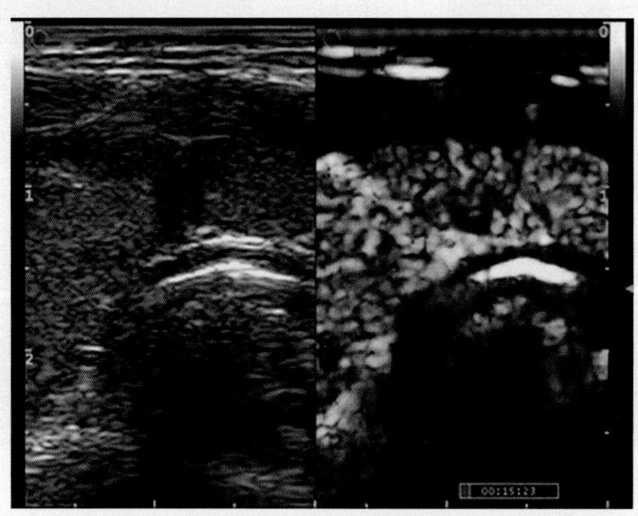

图 2-1-9 恶性肿瘤低增强

甲状腺峡部乳头状癌，最大径 0.6cm，形态不规则，前后径/左右径>1.0，CEUS 显示呈慢进不均匀低增强

超声造影时间-强度曲线各参数在良、恶性结节及其周边正常组织间存在差异性。谭艳娟等提出甲状腺恶性结节峰值强度（PEAK）、局部血流量（RBF）低于良性结节，而达峰时间（TTP）高于良性，良性高于周围正常组织，且恶性结节组与周围正常组织在 PEAK、RBF、TTP 间差异有统计学意义，即甲状腺恶性结节超声造影呈现“慢进低增强”的表现，其原因可能与以下因素有关：①正常甲状腺组织富血供；②肿瘤组织内虽有大量新生血管形成，但恶性生

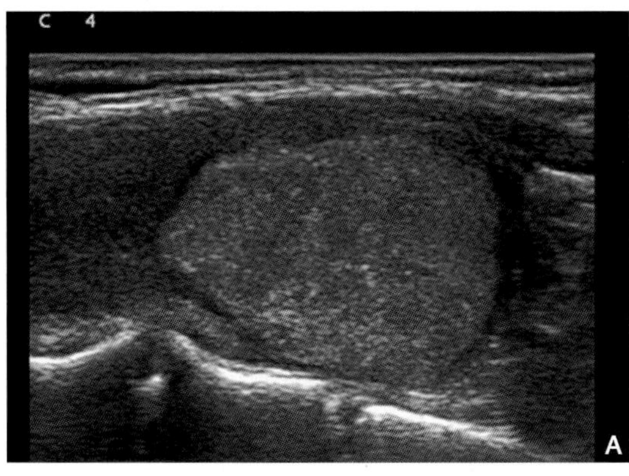

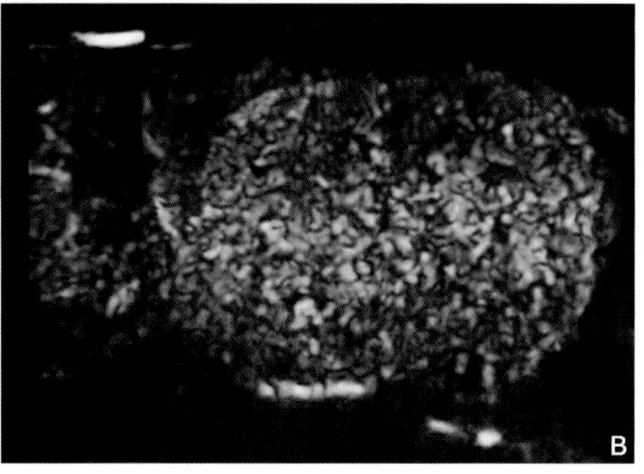

图 2-1-10　甲状腺腺瘤高增强

A. 超声纵切示结节形态规则，边界清，周边有窄的低回声晕；B. CEUS 示结节呈快进均匀的高增强，周边见环状增强

长会破坏大量组织结构包括血管，导致肿瘤发生不同程度的硬化、坏死及液化等，破坏的血管大于新生血管的生成，造成恶性结节血供不丰富；③恶性结节内血管走向杂乱、不规则，周边血管较细，血流阻力指数增高，出现造影剂到达时间慢；④恶性结节较小时，早期肿瘤血管床及动静脉瘘尚未形成与血供不丰富及造影剂进入延迟也有一定关系；⑤部分恶性结节囊性变、纤维化及钙化时可导致实性成分缺血，使造影剂不易进入。

有学者提出始增时间与达峰时间良恶性结节相比差异。甲状腺结节造影后的增强形式与结节的大小密切相关，谭艳娟等分别比较了>1.0cm 的良恶性结节以及<1.0cm 的良恶性结节共 4 组病例的时间-强度曲线，发现不同大小的恶性结节 PEAK、RBF 和 TTP 等参数存在差异(图 2-1-11)，不同大小的良性结节间 PEAK、TTP 及 RBF 差异无统计学意义，考虑与良性结节不同增生时期，其超声造影模式多样性及结节内坏死、液化、纤维化、钙化等程度有关。因此超声

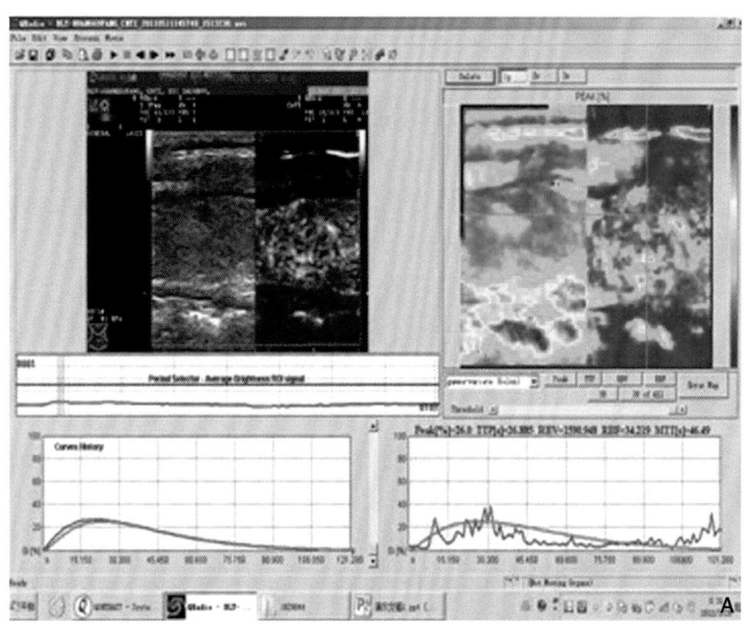

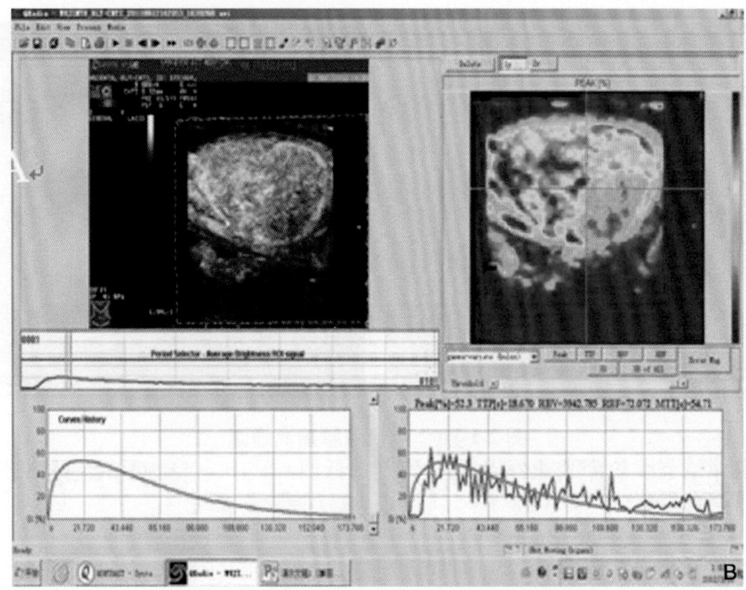

图 2-1-11　恶性肿瘤的造影时间-强度曲线

A. 甲状腺微小乳腺状癌时间-强度曲线示上升支平缓，呈慢进；B. 甲状腺髓样癌时间-强度曲线示上升支陡直，达峰时间短，提示快速增强

造影结合时间-强度曲线各参数可能为鉴别甲状腺结节提供参考依据，但结节造影剂灌注特点仍存有一定的重叠性，特异度低，尚不提倡作为甲状腺结节定性的独立诊断方法。

十、弹性成像技术

超声弹性成像（ultrasound elastography，UE）是一项超声新技术，由 Ophin 等于 1991 年最先提出弹性成像的概念，它能提供相关组织内部弹性特征，反映病灶的软硬度，从而帮助判断病灶的性质。甲状腺的弹性成像技术目前主要有实时组织弹性成像技术、声辐射力脉冲弹性成像（acoustic radiation force imaging，ARFI）技术和剪切波弹性成像（shear wave elastography，SWE）技术。实时组织弹性成像技术利用弹性图反映组织的应变，为一种定性测量方式。ARFI 和 SWE 技术分别通过测量剪切波速度和杨氏模量值反映组织的硬度，均为定量测量方式。三者虽然原理不同，在国内外发表的研究中均在甲状腺肿瘤的良恶性及鉴别诊断中有广泛的应用，其诊断价值得到了肯定。

（一）实时弹性成像

其原理是依据各种不同组织的弹性系数不同，在加外力或交变振动后其应变亦不同，利用复合互相关方法计算压迫前后组织变形程度，然后以灰阶或彩色编码成像直观地显示获得组织硬度信息。组织越硬，应变越小。通常甲状腺结节的硬度越高，恶性可能性越大。目前，应用弹性成像对甲状腺结节进行硬度分级的评分标准不一，常采用 Itoh 提出的 5 分评价标准及罗葆明等提出的改良 5 分法评分标准，其中后者定义为：1 分，病灶整体或大部分显示为绿色；2 分，病灶显示为中心呈蓝色，周边为绿色；3 分，病灶范围内显示为绿色和蓝色所占比例相近；4 分，病灶整体为蓝色或内部伴有少许绿色；5 分，病灶及周边组织均显示为蓝色，病灶内部伴有或不伴有绿色（图 2-1-12）。也有学者将弹性图像分为 4 级，Ⅰ ~ Ⅱ级判断为

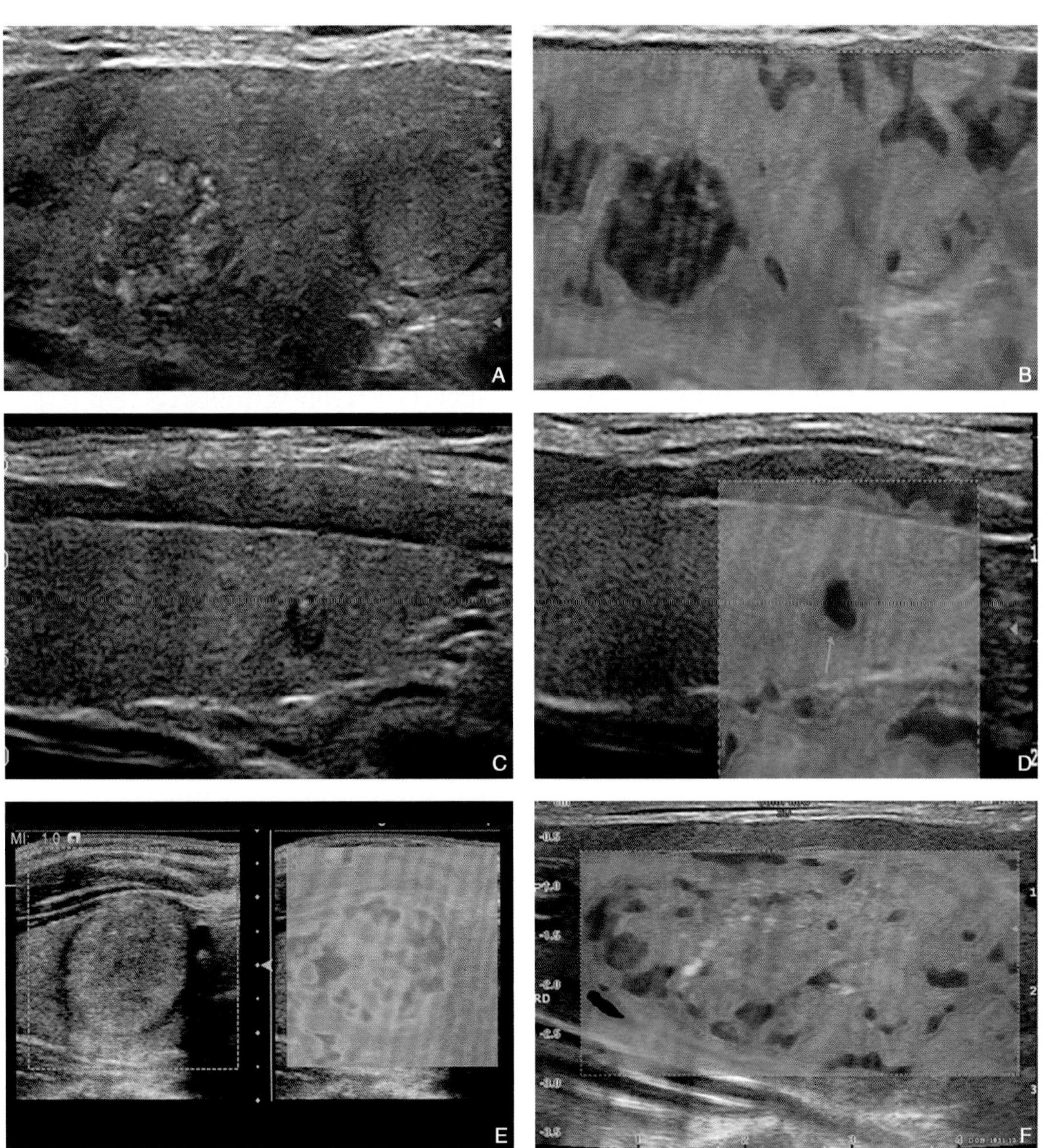

图 2-1-12　5 分法弹性评分

A、B. 上极甲状腺乳头状癌，实时弹性成像示结节整体及周边为红色覆盖，提示结节硬，评为 5 分；下部为结节性甲状腺肿，以蓝绿色为主，提示结节软，评为 1 分；C、D. 微小乳头状癌，结节整体为红色覆盖，提示结节硬，评为 4 分；E. 甲状腺腺瘤，结节为红绿两种颜色，比例相似，评为 3 分；F. 甲状腺髓样癌，结节以绿色为主，周边部分呈红色，评为 2 分

良性结节，Ⅲ～Ⅳ级判断结节恶性可能性较大。大量研究结果表明实时弹性成像对甲状腺良恶性结节有较高的诊断价值，甲状腺乳头状癌结节相对较硬，超声弹性成像声像图评分多在 3 分及以上，其他类型甲状腺恶性结节相对较软，超声弹性成像声像图评分多在 2 分及以下。而且弹性成像较常规超声能更准确地反映结节的真实大小。但必须注意的是弹性成像反映的不是病变组织的绝对硬度值，只是与周边组织相比较的相对硬度值。它还受到较多因素的影响，有源于病灶的因素——如大小、深度、部位不同，本身组织病理特征，也有来源

于操作者的经验——弹性成像的压力与压放频率，感兴趣区 ROI 面积的大小设置等，因此存在主观性较强，重复性较差的问题。

（二）声辐射力脉冲弹性成像

包括声触诊组织成像（virtual tough tissue imaging，VTI）技术和声触诊组织量化（virtual tough tissue qualification，VTQ）技术，即从定性和定量两个方面评估病变硬度。主要原理是利用短时程的聚焦声脉冲作用于组织的感兴趣区域，使其产生瞬时、微米级位移，同时发射声脉冲序列探测组织位移，收集这些细微变化，记录并演算出该组织的剪切波速度（shear wave velocity，SWV），所获得的 SWV 与组织弹性的平方根呈反比。VTI 是根据局部组织纵向上的位移不同，以灰阶形式显示，灰度愈大，提示弹性愈大，根据结节区显示黑白颜色所占比例，将 VTI 弹性图像分为 6 级（图 2-1-13 ~ 图 2-1-15），以 VTI≥Ⅳ级作为良、恶性结节诊断点，其敏感度、特异度及准确率分别为 87.5%、91.8%、90.9%。VTQ 是基于肿块受压后发出的横向 SWV，SWV 越大提示肿块顺应力越强，恶性可能性越大，它的优点在于不需人为施压，重复性好，以 2.55m/s 区分甲状腺良、恶性结节的敏感度、特异度、阳性预测值、阴性预测值分别为 93.42%、79.17%、95.95%、91.84%，另一研究以 3.09 作为 VTQ 的临界值，其敏感度、特异度、阳性预测值和阴性预测值分别为 93.75%、89.65%、83.33% 和 96.29%。需要注意，甲状腺弥漫性病变、结节内部的钙化、纤维化、出血、坏死等都可能导致对组织真实弹性的误判，过小或过大的结节亦会出现偏差，因此单一的弹性成像技术判断甲状腺结节良、恶性并不比常规超声更优越，二者结合势必提高甲状腺恶性结节术前诊断的特异度。

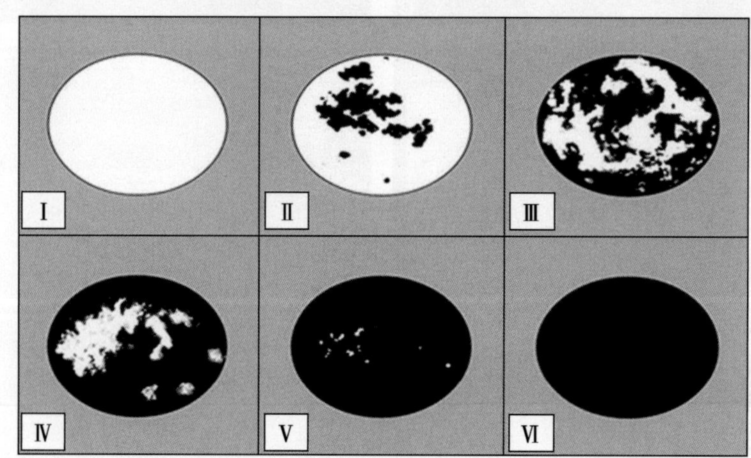

图 2-1-13　6 级 VTI 弹性图像

Ⅰ级：病变区全白或见少许点状黑色；Ⅱ级：病变区大部分为白色，少部分为黑色；Ⅲ级：病变区黑色白色比例相当；Ⅳ级：病变区大部分为黑色，少部分为白色；Ⅴ级：病变区几乎全为黑色并见少量点状白色；Ⅵ级：病变区为全黑色

（三）剪切波弹性成像

利用组织弹性与剪切波的传播速度相关的原理，在不施加外力作用下，通过探头发射声辐射脉冲对生物组织施加激励，通过测量剪切波在组织内的传播速度来计算组织的杨氏模量值（kPa）。杨氏模量属于物体弹性模量的一种，其本质是应力与应变的比值，能反映组织弹性的大小，即杨氏模量值越大，组织越硬。雷国龙等用剪切波弹性成像技术检测正常成人甲状腺的

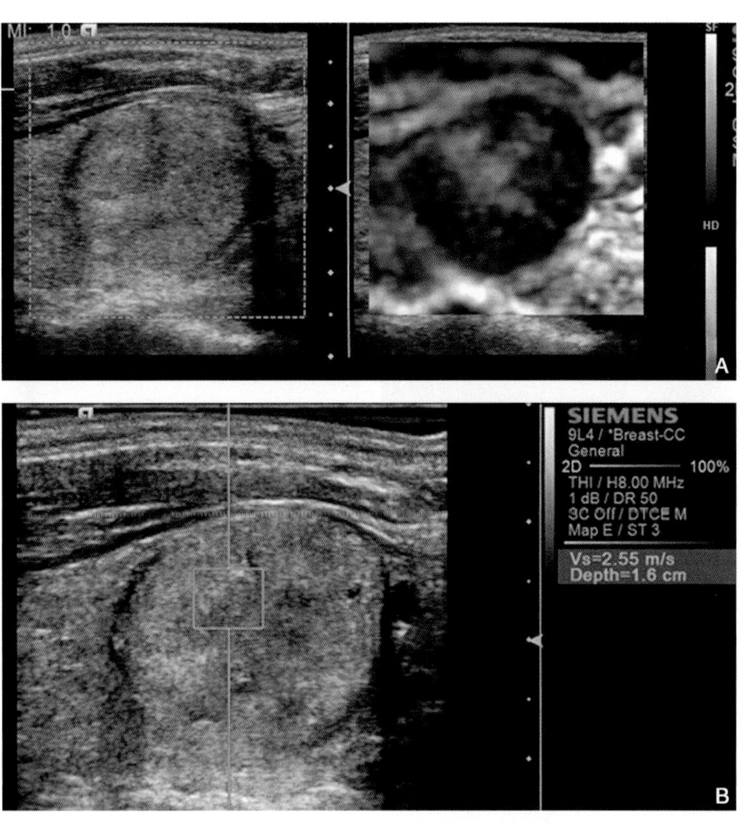

图 2-1-14　甲状腺腺瘤 VTI 弹性图Ⅲ级，VTQ 的测值为 Vs 2.55m/s

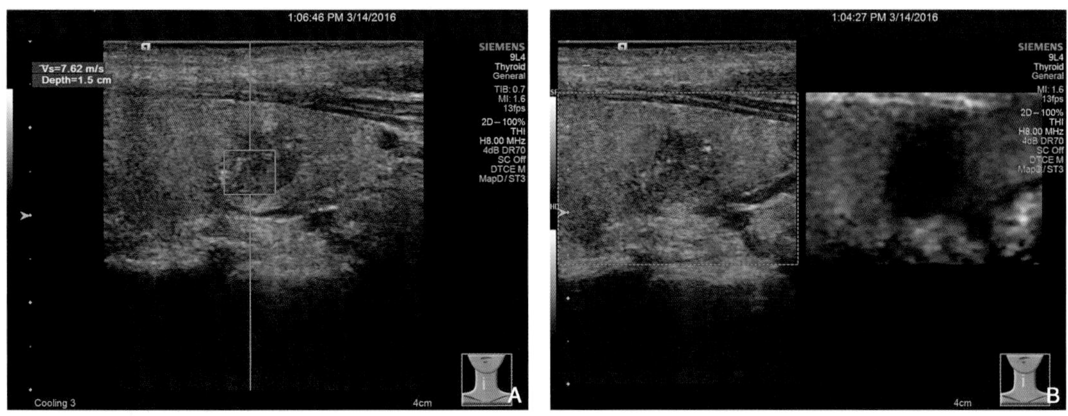

图 2-1-15　甲状腺乳头状癌 VTI 弹性图Ⅴ级，VTQ 测值为 Vs 7.62m/s

硬度，初步建立正常成人甲状腺硬度的弹性模量值参考范围：Mean(19.62±5.48)kPa、Max(26.84±6.34)kPa、Min(12.96±5.78)kPa、SD(3.08±0.91)kPa。不同性别、两侧叶甲状腺弹性模量值比较无差异，但与年龄相关，随着年龄的增长，甲状腺组织的 Mean、Max 逐渐减低。国内外的研究表明恶性结节的弹性模量明显高于良性结节。黄炎等对 105 个结节的研究显示：恶性结节的 Mean(45.84±19.41)kPa、Max(79.73±40.58)kPa、Min(23.22±12.61)kPa；良性结节的 Mean(20.65±6.35)kPa、Max(31.28±13.03)kPa、Min(13.61±5.63)kPa(图 2-1-16)，两者差异有统计学意义。有学者对 81 个甲状腺结节的剪切波弹性成像结果与病理对照，以 42.1kPa 为切分点，敏感度和特异度为：52.9%、77.8%。针对甲状腺乳头状癌，以 34.5kPa 为切分点，敏感度和特异度达 76.9% 和 71.1%。由于所有研究中采用的仪器设备以及软件等各不相同，弹性模量的计算方法也存在差异，因此所选取的弹性模量切分点多有不同。

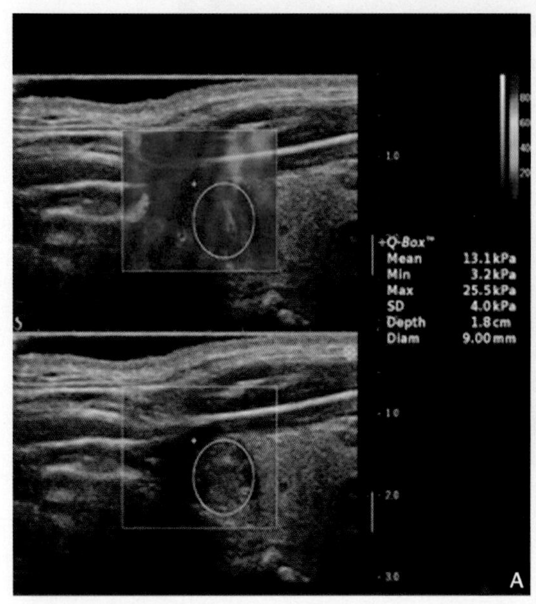

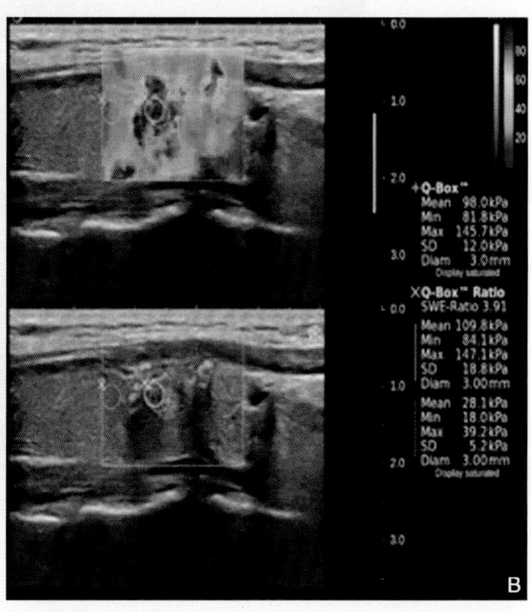

图 2-1-16　甲状腺良、恶性结节剪切波弹性成像

A. 良性结节剪切波弹性成像示 E_{max}:25.5kPa、E_{min}:13.1kPa、E_{mean}:3.1kPa；B. 恶性结节剪切波弹性成像示彩色硬度图(彩色斑块)，E_{max}:147.1kPa、E_{mean}:109.8kPa、与周围组织比值明显增高为 3.91

（包凌云　雷志锴）

第二节　甲状腺 CT 检查内容

一、检 查 方 法

受检者取仰卧位，头部充分仰伸，双手尽量向足侧拉伸，扫描范围从口底至主动脉弓水平，层厚 3.0～5.0mm，将原始图像拆薄后，根据需要进行不同层面重建。增强 CT 检查时，对比剂 80.0～100.0ml，高压注射器经肘部静脉团注，速率 2.0～3.0ml/s，单期注射后 45～55 秒间进行扫描，双期注射后 25～30 秒和 45～55 秒间进行扫描。因甲状腺是射线的敏感器官，尽量降低射线暴露量是甲状腺 CT 检查的重要原则，故优选平扫或单期增强扫描。

二、大　　小

甲状腺整体大小的测量，是超声检查中重要的参数，但在 CT 中很少对甲状腺整体大小进行测量，主要因素与 CT 是断层扫描有关，CT 虽然可以很准确地测量甲状腺左右和前后径线，但无法直接测量上下径线。对于甲状腺是否增大，主要通过主观判断两侧是否对称及甲状腺边缘是否饱满。

三、形　　态

同超声。

四、密　　度

（一）观察内容

1. 高密度　密度高于周围甲状腺组织（图 2-2-1）。
2. 等密度　密度等于周围甲状腺组织（图 2-2-2）。

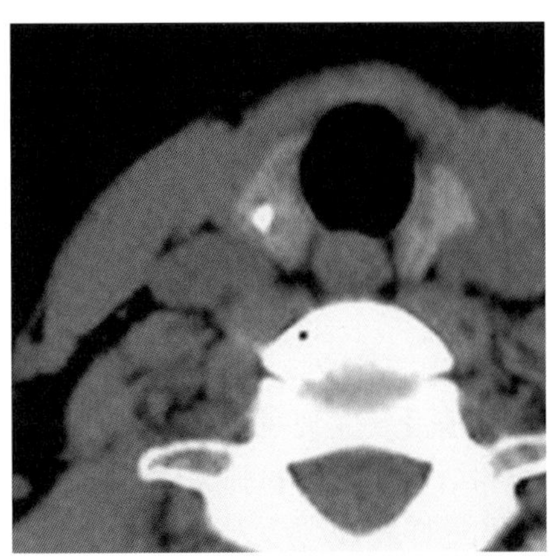

图 2-2-1　高密度
甲状腺右侧叶粗钙化，呈高密度

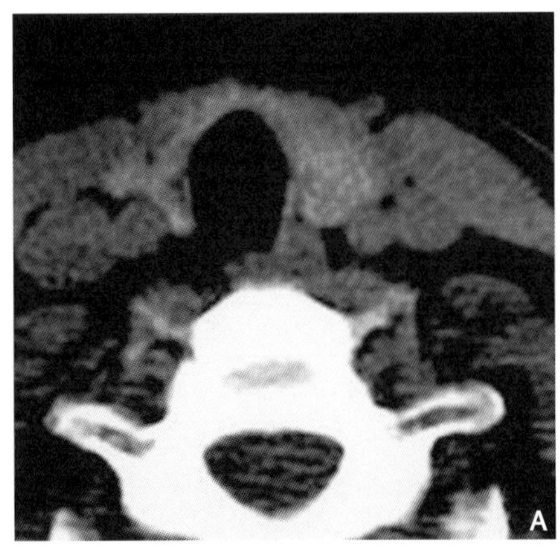

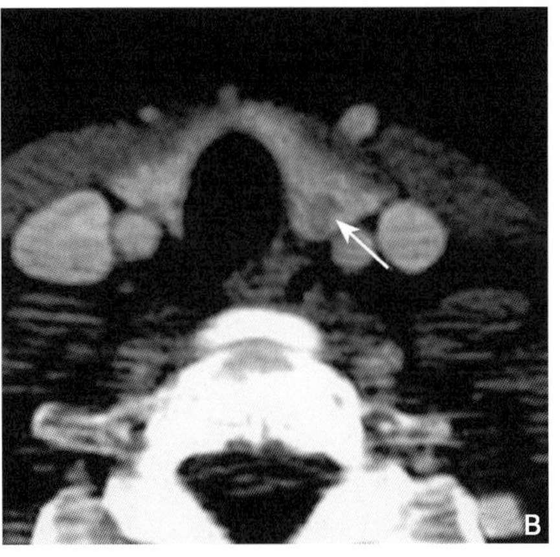

图 2-2-2　等密度
A. CT 平扫示甲状腺左侧叶密度均匀，未见异常密度灶；B. 增强 CT 示左侧叶小圆形强化程度减低区

3. 低密度　密度低于周围甲状腺组织（图2-2-3）。

（二）临床意义

1. 高密度　高于正常甲状腺密度的病变主要是钙化，当合并桥本甲状腺炎时，出血和胶质也可为高密度。

2. 等密度　最少见，以结节性甲状腺肿为主，当合并桥本甲状腺炎时，除了钙化外，其他任何病变都可以为等密度。

3. 低密度　最常见，甲状腺绝大部分病变以低密度为主，如甲状腺各种亚型的癌、淋巴瘤、转移瘤、桥本甲状腺炎和结节性甲状腺肿等。

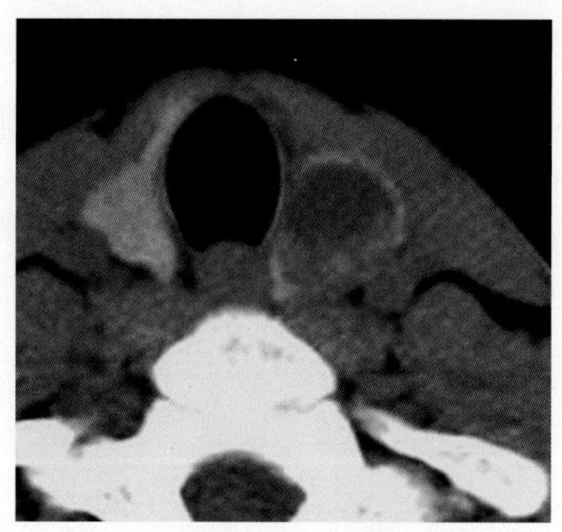

图 2-2-3　低密度
甲状腺左侧叶见类椭圆形稍低及低密度结节

五、强化程度

（一）观察内容

1. 高强化　强化程度高于周围甲状腺（图2-2-4）。

2. 等强化　强化程度等于周围甲状腺（图2-2-5）。

3. 低强化　强化程度低于周围甲状腺（图2-2-6）。

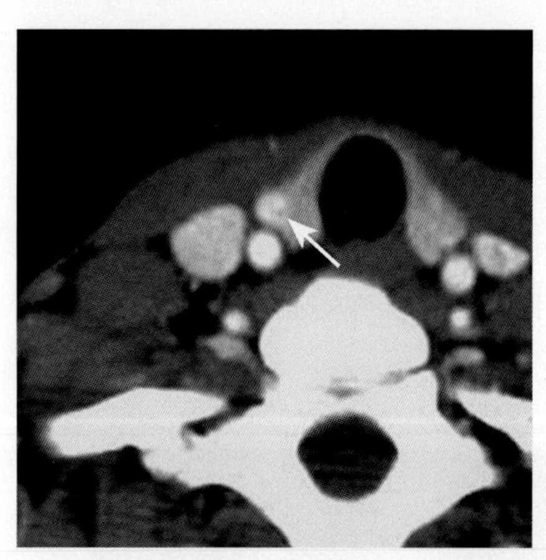

图 2-2-4　高强化
增强 CT 示甲状腺右侧叶明显强化结节，高于周围甲状腺

（二）临床意义

1. 高强化　主要见于腺瘤性甲状腺肿、滤泡状腺瘤和结节性甲状腺肿等良性病变，少见于滤泡状癌和髓样癌，极少见于乳头状癌。

2. 等强化　可见于各种良、恶性病变，如乳头状癌、髓样癌、部分上皮增生的结节性甲状腺肿等。

3. 低强化　可见于各种良、恶性病变，如结节性甲状腺肿、滤泡状腺瘤、乳头状癌、滤泡状癌、髓样癌和淋巴瘤等。

六、实质病变分布形式

（一）观察内容

1. 弥漫性　甲状腺整体密度改变（图2-2-7）。

2. 局限性　甲状腺局部密度改变，部分实质密度正常（图2-2-1～图2-2-6）。

（二）临床意义

1. 弥漫性　多见于桥本甲状腺炎、甲状腺肿和淋巴瘤等。

2. 局限性　多见于各种良、恶性肿瘤和炎症性病变，如甲状腺癌、结节性甲状腺肿、滤

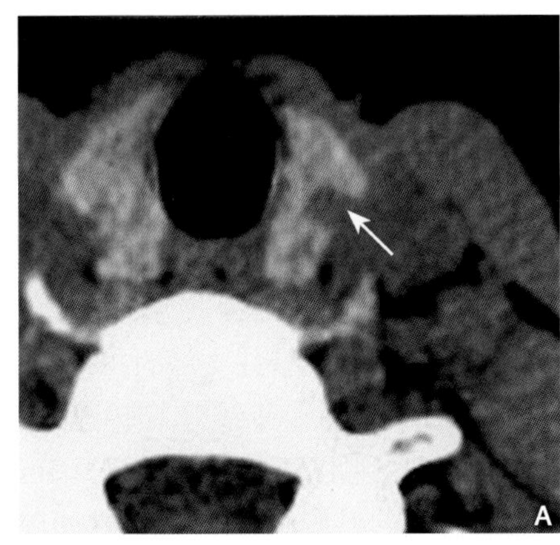

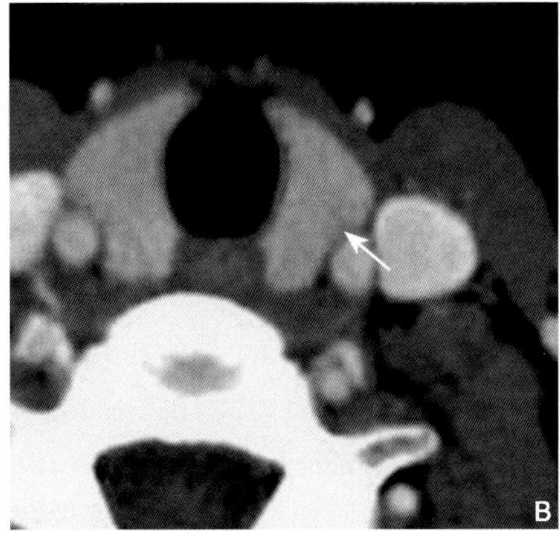

图 2-2-5　等强化

A. CT 平扫示甲状腺左侧叶低密度结节；B. CT 增强示结节呈等强化，边界不清

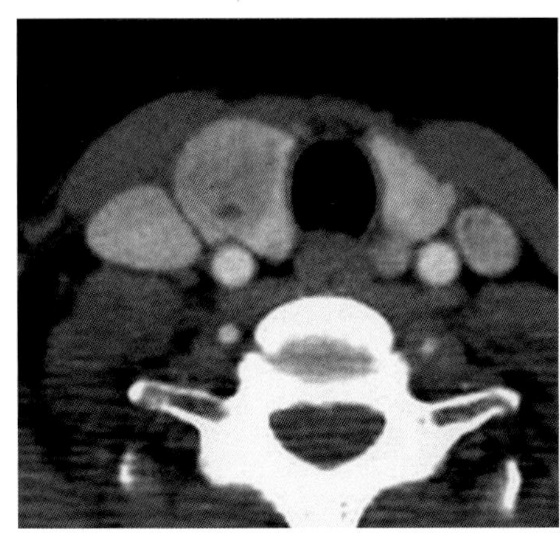

图 2-2-6　低强化

甲状腺右侧叶结节强化程度低于周围甲状腺组织，呈低强化

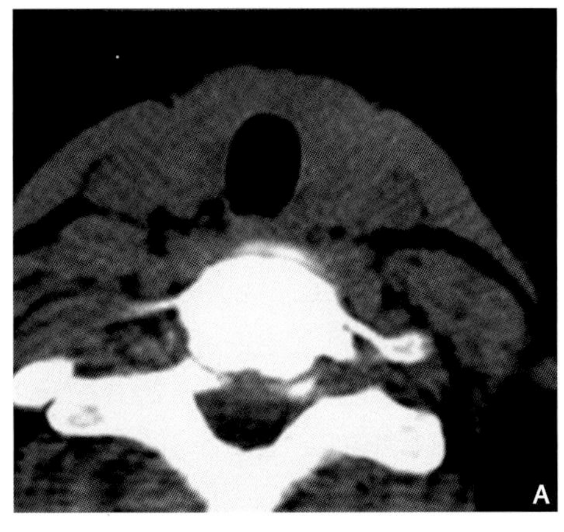

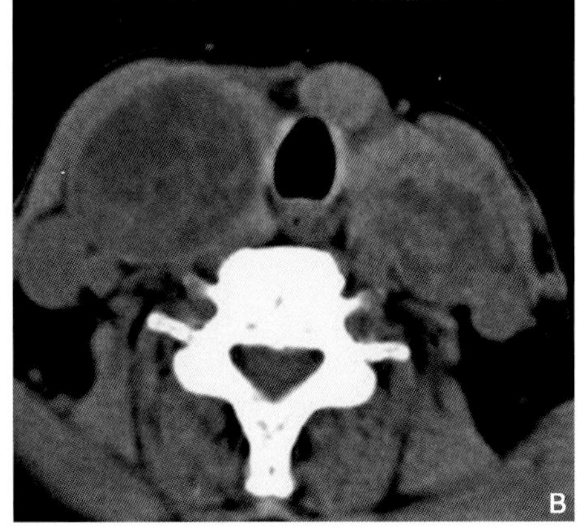

图 2-2-7　甲状腺弥漫性病变

A. 桥本甲状腺炎，CT 平扫示两侧叶轻度增大，密度弥漫性减低，与周围软组织分界不清；B. 甲状腺两侧叶结节性甲状腺肿，CT 平扫示两侧叶低密度结节，内见等密度分隔征象

泡状腺瘤、局灶性桥本甲状腺炎和亚急性甲状腺炎等。

七、动态增强扫描

因甲状腺为射线敏感器官，不建议动态增强检查。

八、能谱 CT 成像

（一）扫描参数及方法

目前国内、外通过能谱 CT 研究甲状腺的文献鲜见，这里参考李红文等的扫描参数：电压为高、低电压（140、80kVp）瞬时（0.5ms）切换，管电流为 600mA。X 线管旋转速率 0.6 秒/周，探测器宽度 0.625mm×64，FOV 10cm×10cm，层厚 5mm，层距 5mm。对比剂 1.3ml/kg，注射流率 3～4ml/s。动脉期采用自动扫描激发软件触发扫描，监测点位于颈$_{4-5}$椎间隙层面左侧颈内动脉内，注射对比剂 10 秒后启动监测，当阈值达 80Hu 时开始扫描，静脉期于动脉期结束后 13 秒开始扫描。

（二）观察内容

碘浓度、能谱曲线斜率和有效原子序数。

（三）临床意义

良性病变与恶性病变比较，前者在 CT 平扫和动脉期碘浓度、能谱曲线斜率和有效原子序数均高于恶性病变，但目前用 CT 平扫、动脉期或二者结合所获得的数据来判断恶性肿瘤的特异度仍然较低（73.3%～75.0%）。

（朱大荣　汪荣）

第三节　甲状腺 MRI 检查内容

一、检查方法

快速自选回波横断面的 T_1WI（TR 520ms，TE 14ms）、T_2WI（TR 3500ms，TE 95ms）和冠状面的 T_2WI（TR 3000ms，TE 85ms）扫描检查。层厚 4mm，层间距 1mm，FOV 14cm×14cm，矩阵 320×256，NEX 4。

二、大　　小

同 CT。

三、形　　态

同超声和 CT。

四、信　　号

（一）观察内容

高信号、等信号或低信号。

（二）临床意义

1. 高信号　T_1WI 序列呈高信号常见于出血、富含蛋白囊性灶等情况；T_2WI 呈高信号可

见于各种囊性灶。

2. 等信号　T_1WI 和 T_2WI 序列呈等信号见于各种实性结节。

3. 低信号　T_1WI 序列呈低信号多见于各种囊性结节，T_2WI 序列呈低信号见于囊性结节内富含含铁血黄素或纤维化、钙化时。T_1WI 和 T_2WI 不同信号的出现，对诊断结节的性质具有不同的意义，具体情况将在相关章节中详述。

五、强 化 程 度

同 CT。

六、弥散加权序列

（一）参数

TR 3000ms，TE 60ms，多 b 值，如 300、500、800s/mm^2，FOV 14cm×14cm，矩阵 96×128，层厚 4mm，层间距 1mm，数据采集次数为 6，扫描时间为 80s。

（二）临床意义

MRI 扫描的 DWI 序列是评估组织中微观水分子扩散率的一种方法，ADC 值可从 DWI 中作定量系数评估，能够定量反映甲状腺和病变的组织信息。b 值为 300s/mm^2 时，DWI 图像质量好，甲状腺良性病变的 ADC 值明显高于恶性病变的 ADC 值，其机制为恶性肿瘤细胞构成致密、细胞核与细胞质比例增高有关，这一病理特征导致细胞外间隙减小，组织内水分子的扩散受限，进而导致 ADC 值降低。

七、动态增强扫描

（一）参数

使用高压注射器，于桡静脉处注射 Gd-DTPA，用量 0. 1mmol/kg，注射速度 2ml/s。于扫描 10 秒后立即注入对比剂，行连续动态增强扫描，每个期相的扫描时间为 3. 6 秒，共采集 100 期相，扫描时间 6 分钟。

（二）临床意义

可动态观察病变内微循环情况，并绘制变化曲线，通过曲线类型评估其性质，如流出型的灌注曲线（Ⅰ型曲线）提示恶性病变，流入型的灌注曲线（Ⅱ、Ⅲ型曲线）提示良性病变。

（朱大荣　汪荣）

第四节　甲状腺核医学检查内容

一、检 查 方 法

（一）甲状腺静态显像

用 $^{99m}TcO_4^-$ 甲状腺显像剂时，患者无需做特殊准备；用 ^{131}I 显像剂时，根据情况停用含碘食物及影响甲状腺功能的药物一周以上。检查当日空腹，静脉注射 $^{99m}TcO_4^-$ 185～370MBq（5～10mCi），20 分钟后行甲状腺平面显像，必要时采集斜位、侧位或断层显像。使用 ^{131}I 常规甲状腺显像口服剂量为 1. 85～3. 7MBq（50～100μCi），寻找甲状腺癌转移灶口服剂量

74～148MBq(2～4mCi)，24～48 小时后进行颈区局部或全身显像，必要时加做 72 小时显像。

1. 平面显像　患者取仰卧位，肩下垫一枕头，颈部尽量伸展以充分暴露甲状腺。采用低能通用准直器或针孔准直器。若显像剂为^{131}I，则需要用高能平行孔准直器。

2. 断层显像　临床上怀疑甲状腺结节而平面显像不能明确诊断或结节性甲状腺肿等情况时，需做断层显像。患者取仰卧位，使用低能高分辨平行孔准直器，探头旋转 360°共采集 64 帧或 60 帧图像，或旋转 180°采集 32 帧或 30 帧图像，对于吸锝功能良好者每帧采集 15～20 秒或每帧采集 80～120k 计数。采集结束后进行图像重建，获横断面、矢状面及冠状面的图像。

（二）甲状腺动态显像

甲状腺动态显像是将放射性核素经静脉“弹丸”式注射后，用 γ 照相机对随动脉血流流经甲状腺的示踪剂流量、流速以及被甲状腺摄取的情况进行动态连续测定，获得甲状腺及其病灶部位的血流灌注、功能状态影像。一般与$^{99m}TcO_4^-$甲状腺静态显像或^{99m}Tc-MIBI 甲状腺阳性显像一次完成。检查方法为患者取仰卧位，颈部尽量伸展充分暴露甲状腺，肘静脉“弹丸”注射$^{99m}TcO_4^-$或^{99m}Tc-MIBI 370～740MBq(10～20mCi)(体积小于 1ml)后即刻以 1 秒/帧的速度连续采集 30 秒，通常采用低能通用或低能高灵敏型准直器。动态采集结束后，根据显像目的和所用显像剂不同，可进行常规甲状腺静态显像或亲肿瘤阳性显像。

二、结果判断

（一）正常甲状腺影像

静态显像正常甲状腺形态呈蝴蝶形，分左右两叶，居气管两侧，两叶的下 1/3 处由峡部相连，有时峡部缺如。每叶长约 4.5cm，宽约 2.5cm，前位面积约为 20cm^2，重量约 20～25g。两叶甲状腺放射性分布均匀，边缘基本整齐光滑。正常甲状腺两叶发育可不一致，可形成多种形态变异，少数患者可见甲状腺锥状叶变异。

动态显像正常时，“弹丸”式静脉注射显像剂后，逐步见锁骨下静脉显像，8～12 秒双颈动脉显像，两侧对称，甲状腺区无放射性浓聚；12～14 秒时可见颈静脉显像；16 秒左右甲状腺开始显像，其影像随时间延长而增强，至 22 秒左右甲状腺内放射性超过颈动脉、静脉，放射性分布也逐渐均匀一致。

（二）异常影像

静态显像主要有甲状腺肿大、位置异常、甲状腺放射性分布不均匀，形态失常或甲状腺不显影等。

动态显像时两侧血流灌注不一致，局部出现异常灌注浓聚等均为异常。采用计算机定量分析，如甲状腺或甲状腺结节的放射性活度高于颈动-静脉束，则为血流灌注增加；如其活性较颈动-静脉束低、相同或不肯定时，即为血流灌注不增加。

三、临床意义

（一）异位甲状腺的定位

异位甲状腺分为先天性与后天性两类，先天性多是由胚胎发育异常形成迷走甲状腺，可

以发生在舌部、纵隔、胸骨后等正中线附近，除舌部异位甲状腺外，一般不具备甲状腺功能，且正常甲状腺部位无甲状腺组织；后天性多数由于颈部甲状腺弥漫性或结节性肿大向胸腔内延伸所致，其甲状腺部位有甲状腺组织，一般具有功能。甲状腺显像有独特的诊断价值，正常甲状腺部位未见摄^{131}I影像，而在其他部位出现摄^{131}I影像，或正常部位的甲状腺组织影像延伸至胸骨后即可诊断。

（二）甲状腺结节功能的诊断

静态显像中根据结节的放射性活性是高于、相近或低于周围正常甲状腺组织（或无放射性分布），将结节分为热结节、温结节和冷（凉）结节。单发热结节主要见于功能自主性甲状腺腺瘤，但也有极少数分化好的滤泡型甲状腺癌表现为热结节；多发性热结节可见于结节性甲状腺肿的结节功能不一而引起的放射性分布不均匀；温结节主要见于功能正常的甲状腺腺瘤，结节性甲状腺肿和慢性淋巴性甲状腺炎也可表现为温结节；温结节中甲状腺癌的发生率约为4.0%。冷（凉）结节主要见于甲状腺癌、甲状腺腺瘤、甲状腺囊肿、出血、钙化及局灶性亚急性甲状腺炎；冷（凉）结节中约80%属良性腺瘤或腺瘤伴出血、囊性变；单发冷（凉）结节癌变发生率较高，但多发冷（凉）结节癌变发生率则较低。单纯甲状腺静态显像不能判断甲状腺结节性质，因此，如果甲状腺显像发现有结节，一般应进一步做甲状腺亲肿瘤阳性显像（如^{99m}Tc-MIBI、^{201}Tl显像等），以协助判断结节良、恶性。

动态显像中如发现甲状腺结节血流灌注增加，而静态显像时结节为冷（凉）结节，则甲状腺癌的可能性大，但应注意局限性炎性病灶有时也可出现血流增加；若静态显像时结节为热结节，则可能是Plummer病。当甲状腺癌病灶较小时，血流显像往往为阴性。

动态显像中如发现甲状腺结节处不见显像剂充填，呈放射性缺损区，且静态显像为冷结节者，应考虑为甲状腺囊肿、出血或其他良性结节；当甲状腺癌较大中心出现机化坏死时，也可见血流灌注减低。

（三）甲状腺癌转移灶的寻找

分化型甲状腺癌（滤泡状癌和乳头状癌）全切/近全切术后或采用大剂量^{131}I摧毁全部正常甲状腺组织后，在TSH刺激状态下（血清TSH浓度>30mIU/L）应用^{131}I行甲状腺癌转移灶显像，甲状腺外出现摄^{131}I的组织即可诊断为转移灶。甲状腺髓样癌的原发灶及转移灶均不能浓聚^{131}I，因此不能用^{131}I来寻找其转移灶，可采用^{201}Tl做显像剂，静脉注射^{201}TlCl 74MBq（2mCi），10～30分钟后进行全身显像，可获得阳性结果。也可用^{99m}Tc（V）-DMSA、^{99m}Tc-奥曲肽、^{68}Ga-DOTATATE、^{99m}Tc-MIBI或^{131}I-MIBG进行肿瘤阳性显像。

（四）颈部肿块与甲状腺的关系

当肿块位于甲状腺轮廓外、不摄取^{131}I或$^{99m}TcO_4^-$、甲状腺形态完整时，则为甲状腺外肿块。当甲状腺形态轮廓不完整、肿块在甲状腺轮廓以内，肿块与甲状腺的显像剂浓聚（或稀疏）部位重叠，则为甲状腺内肿块。需要注意鉴别的是甲状腺外肿块压迫甲状腺、少数甲状腺内肿块向外生长等。

（五）甲亢及^{131}I治疗前甲状腺重量的确定

甲亢是甲状腺形态增大，腺体内放射性分布，一般呈弥漫性高度浓聚，摄取显像剂功能增强，可同时伴有不同类型的甲状腺结节。动态显像时甲状腺与颈动脉几乎同时显影，其放射性活性明显高于颈动脉，或相近，并且颈动脉-甲状腺通过时间缩短，约为0～

2.5 秒。

甲状腺重量测定是甲亢患者采用^{131}I 治疗确定给药剂量的重要指标之一，因此显像条件要求标准化。不同单位须根据不同仪器和显像条件，通过模型试验，获得影像面积、大小与实际物体大小之间的校正系数，按下式计算甲状腺重量：

$$重量=正面投影面积(cm^2)\times左右叶平均高度(cm)\times k$$

式中 k 为常数，介于 0.23~0.32，随显像条件不同而有差异。

（六）甲状腺炎的诊断

1. 慢性淋巴细胞性甲状腺炎　该病后期当甲状腺组织发生纤维变性、其质地变硬和呈结节性改变时，甲状腺显像呈现不规则性疏密相间的显像剂分布，即“峰”“谷”相间，或虫蚀样分布；并可出现$^{99m}TcO_4^-$和^{131}I 显像结果不一致，即$^{99m}TcO_4^-$显像为热结节，而^{131}I 显像为冷结节，提示存在甲状腺碘的有机化障碍。而早期的患者，甲状腺显像多为正常。

2. 亚急性甲状腺炎　显像剂分布明显稀疏，或呈普遍分布不均匀的稀疏影，甚至不显影或略高于周围本底组织，此时，血清甲状腺激素水平多明显升高，而甲状腺摄^{131}I 率明显降低，有些患者还可伴有 TSH 浓度降低以及 TgAb 和 TmAb 阳性。有时甲状腺显像仅见一叶呈局限性冷结节，或多次显像时发现病灶从一叶开始发展到另一叶；恢复期甲状腺影像可逐渐恢复正常。

3. 急性甲状腺炎　显像剂分布稀疏，而血流显像见血池影像增浓。

当各种原因导致甲状腺功能减退时，甲状腺血供较差，摄$^{99m}TcO_4^-$的功能减慢，动态显像时甲状腺显像时间延迟，颈动脉-甲状腺通过时间延长，大于 7.5 秒，甚至常在 20 秒内还测不出。

（赵春雷　方圣伟）

第五节　超声的介入诊断与治疗

由于超声技术的发展，超声对甲状腺的显示越来越清晰，能够显示甲状腺结节的大小、边界，内部回声及血流情况，能够很好地显示甲状腺周围组织器官及其与血管的关系，使得超声能在甲状腺的介入诊断及治疗中发挥重要的作用。

一、甲状腺介入诊断

甲状腺结节的定性诊断在临床处理中非常重要，超声引导下甲状腺介入诊断包括超声引导下细针抽吸细胞学检查(fine needle aspiration cytology，FNAC)和超声引导下粗针穿刺组织学活检。

（一）超声引导下甲状腺结节细针细胞学检查

细针穿刺细胞学具有适应证广、禁忌证极少的优点，只要操作者熟练掌握操作技巧，细针穿刺的并发症较少，是一项安全、方便的技术，目前 FNAC 在美国已被列为临床上诊断甲状腺结节最精确的首要方法，已经成为甲状腺结节诊断的金标准(图 2-5-1)。

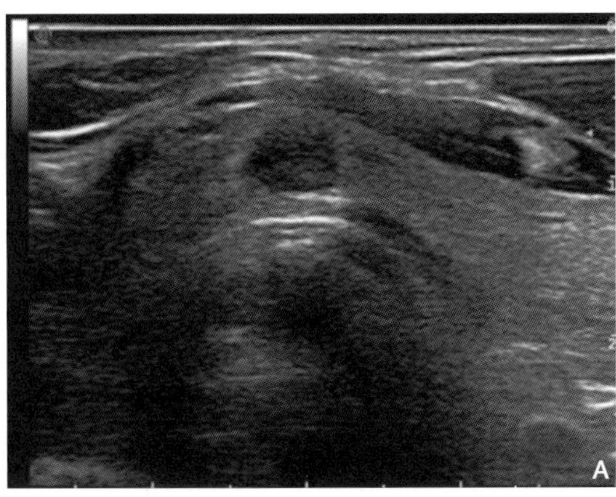

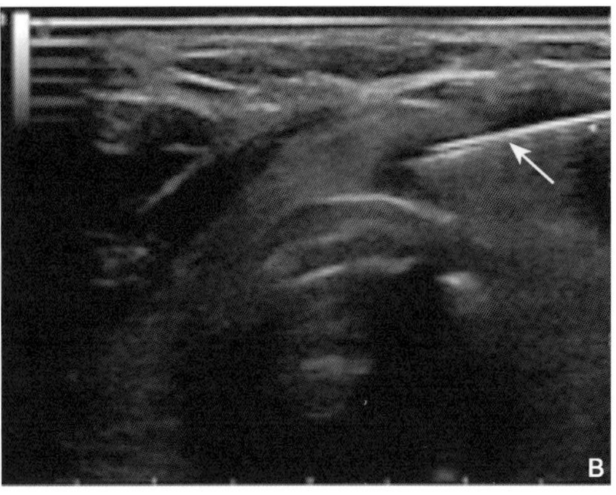

图 2-5-1　FNAC 示意图

A. 超声横切示甲状腺峡部低回声结节，形态不规则；B. 超声引导下 FNAC 检查，针尖位置可见(箭)

(二) 超声引导下甲状腺结节粗针穿刺组织学检查

细针穿刺虽然具有很好的实用价值，但是仍然有部分病变不能诊断，甲状腺结节粗穿刺组织学检查仍有必要，如弥漫性病变尤其是怀疑淋巴瘤的病变、肿瘤组织的病理学分类、细针穿刺细胞学不能明确的病变。组织学粗针穿刺出血的并发症较细针穿刺高，要求操作医生加以足够的重视，熟练掌握操作技巧及并发症的处理(图 2-5-2)。

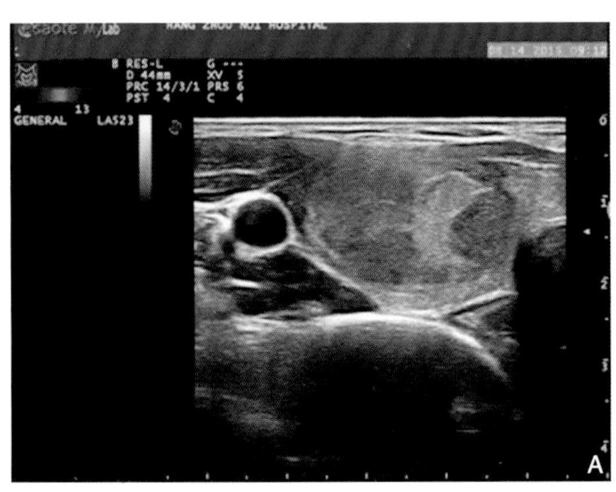

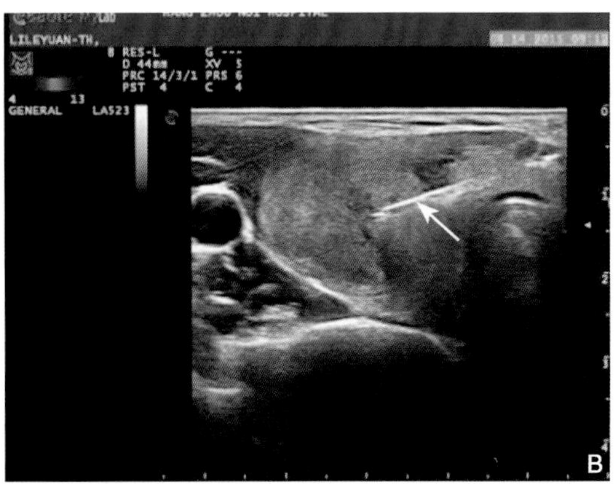

图 2-5-2　粗针穿刺组织学检查示意图

A. 超声横切示甲状腺右侧叶类椭圆形结节，以稍低回声为主；B. 超声引导下粗针穿刺活检，针尖位置可见(箭)

二、甲状腺介入治疗

随着介入学的发展，甲状腺结节的超声引导下治疗越来越受到临床的重视和青睐，目前临床上甲状腺结节治疗应用较多的治疗包括：超声引导下甲状腺囊性结节的硬化治疗、超声甲状腺结节的射频、微波、激光消融治疗(图 2-5-3、图 2-5-4)。这些治疗方法在临床中可发挥重要的作用，具有美观、微创、治疗效果好、并发症少等优点。

随着超声技术的不断发展及介入治疗器械的改进，超声介入可以在甲状腺结节的诊断与治疗中发挥积极的作用。

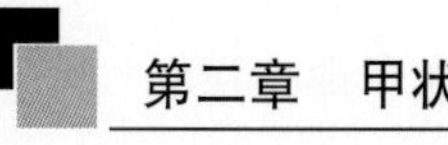

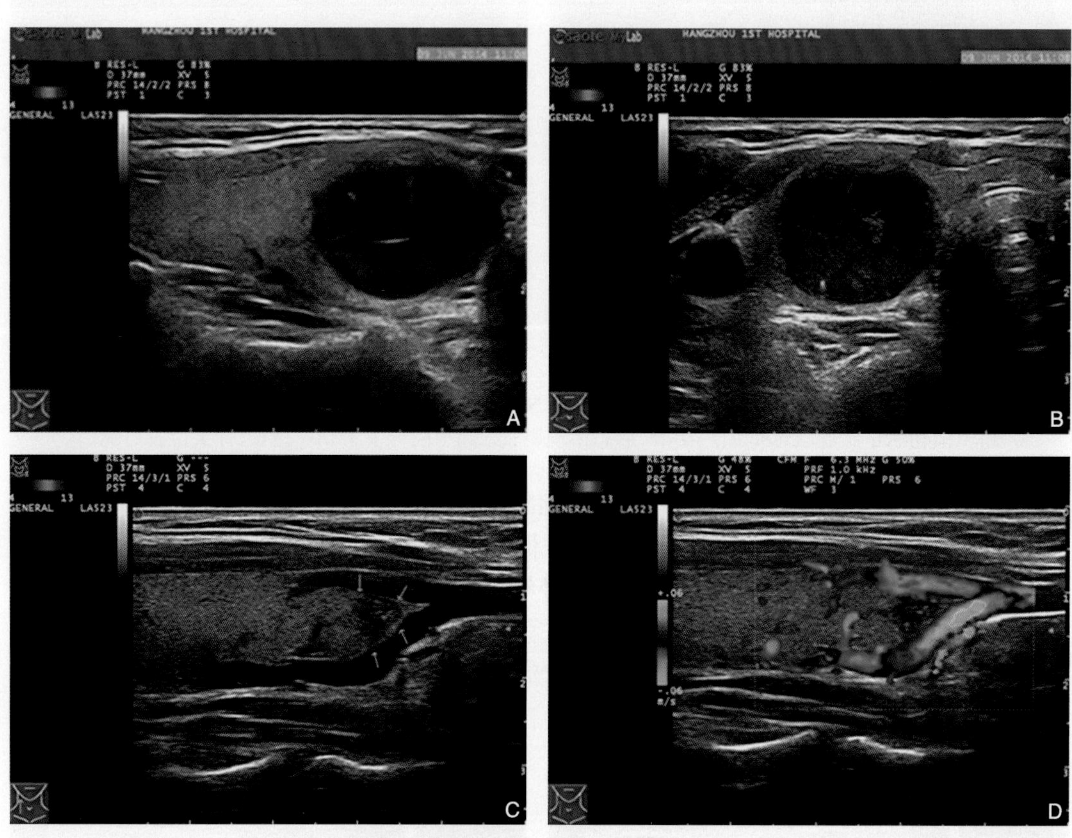

图 2-5-3　甲状腺囊性结节硬化治疗

A. 右侧叶囊性结节纵切面；B. 右侧叶囊性结节横切面；C. 囊性结节硬化治疗 5 个月后，瘤体显著缩小；D. 治疗 5 个月后周围血管清晰显示

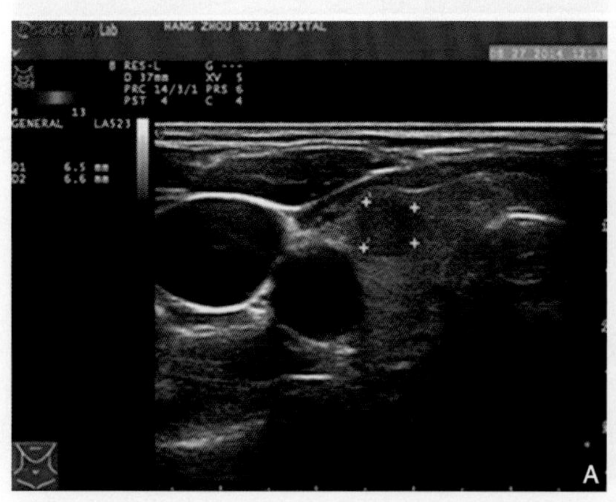

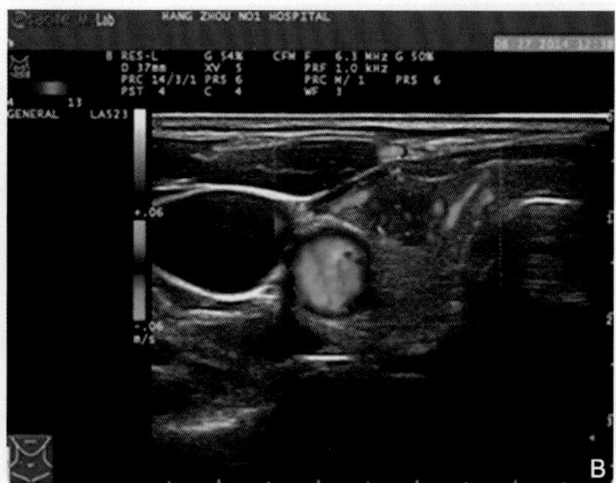

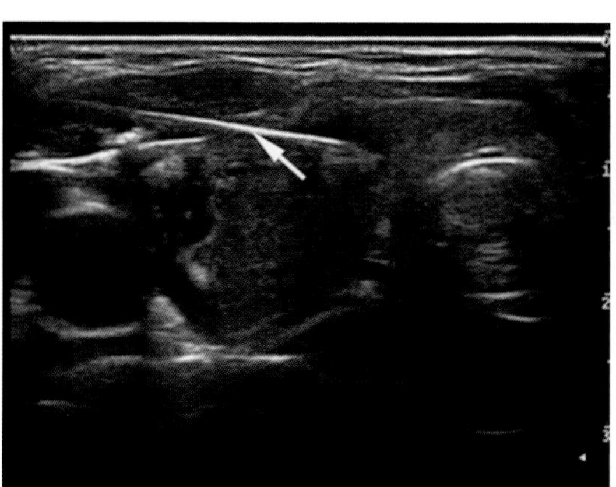

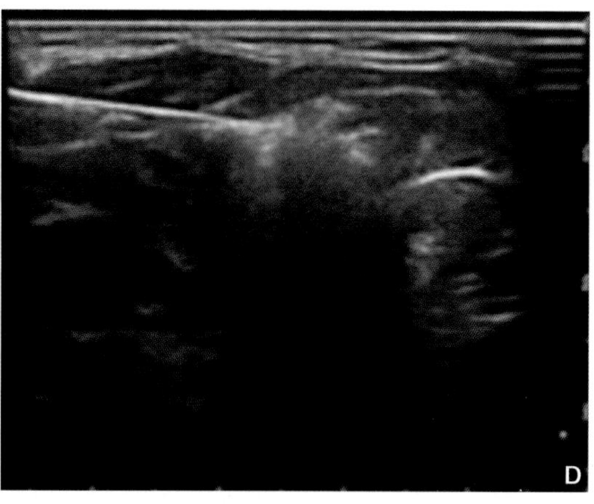

图 2-5-4　甲状腺结节消融术

A. 甲状腺右侧叶结节横切面;B. 甲状腺右侧叶结节血流显示;C. 甲状腺右侧叶结节消融术,穿刺针可见(箭);D. 结节消融后即刻高回声完全覆盖

（雷志锴　包凌云）

参 考 文 献

1. 雷国龙,陆永萍,吕燕芬,等. 实时剪切波超声弹性成像对正常甲状腺的定量研究. 中国超声医学杂志,2015,31:101-103.

2. 黄炎,李俊来,王知力,等. 实时组织弹性成像在甲状腺实性结节的定量研究. 中华医学超声杂志(电子版),2011,8:1282-1288.

3. 谭艳娟,包凌云,黄安茜,等. 不同大小甲状腺结节的超声造影定量分析. 中国临床医学影像杂志,2013,24:854-857.

4. 燕山,詹维伟,周建桥. 甲状腺与甲状旁腺超声影像学. 北京:科学技术文献出版社,2009:19-37.

5. 徐本华,丁红,王文平,等. 甲状腺实性结节的实时超声造影表现和特征. 中国超声医学杂志,2010,26:695-698.

6. 孔凡雷,包凌云,雷志锴,等. 超声造影在结节性甲状腺肿背景下良恶性结节鉴别诊断中的应用价值. 浙江医学,2013,35:1333-1335.

7. 谭艳娟,包凌云,黄安茜,等. 超声造影时间-强度曲线在甲状腺结节中的应用. 医学影像学杂志,2013,23:678-681.

8. 何勇,徐辉雄,张一峰,等. 声触诊组织弹性成像鉴别诊断甲状腺结节良恶性的价值. 中华超声影像学杂志,2012,21:320-323.

9. 冯占武,丛淑珍,吴丽桑,等. 不同病理类型甲状腺恶性结节超声弹性成像特征分析. 中国超声医学杂志,2014,30:971-974.

10. 任新平,詹维伟,周萍,等. 实时超声弹性成像及灰阶超声检查在甲状腺占位性病变诊断的对比研究. 中国超声医学杂志,2009,25:128-132.

11. 章晶,徐辉雄,张一峰,等. 声辐射力脉冲弹性成像在甲状腺单发实性结节良恶性鉴别诊断中的应用价值. 中华医学超声杂志(电子版),2013,10:402-406.

12. 蒋宁一. 核素显像在甲状腺疾病诊断中的应用. 中国临床医学影像杂志,2008,10:732-732.

13. 王胜军,汪静,杨卫东,等. 全身^{18}F-FDG PET-CT 在甲状腺疾病检测的价值. 功能与分子医学影像学(电子版),2013,4:247-251.

14. 岳秀慧,陶晓锋,高欣. MRI 扩散加权成像在甲状腺疾病诊断中的应用. 中华放射学杂志,2012,46:

500-504.

15. 李红文,刘斌,吴兴旺,等. 能谱 CT 诊断甲状腺良恶性结节的价值. 中华放射学杂志,2014,45:100-104.
16. Kim KE, Kim EK, Yoon JH, et al. Preoperative prediction of central lymphnode metastasis in thyroid papillary microcarcinoma using clinicopathologic and sonographic features. World J Surg, 2013, 37:385-391.
17. Zeng R, Li Q, Lin K, et al. Predicting the factors of lateral lymph node metastasis in papillarymicrocarcinoma of the thyroid in eastern China. Clin Translational Oncology, 2012, 14:842-847.
18. Kowalski LP, Goncalves Filho J, Pinto CA, et al. Long-term survival rates in young patients with thyroid carcinoma. Arch Otolaryngol Head Neck Surg, 2003, 129:746-749.
19. Choi YJ, Yun JS, Kook SH, et al. Clinical and imaging assessment of cervical lymph node metastasis in papillary thyroid carcinomas. World J Surg, 2010, 34:1494-1499.
20. LYshchik A, Drozd V, Reiners C. Accuracy of three dimensional ultrasound for thyroid volume measurement in children and adoles-cents. Thyroid, 2004, 14:113-120.
21. Ying M, Sin MH, Pang SF. Sonographic measurement of thyroid gland volume: a comparison of 2D and 3D ultrasound. Radiography, 2005, 11:242-248.
22. Schueller-Weidekamm C, Schuetler G, Kaserer K, et al. Diagnostic value of sonography, ultrasound guided fine needle aspiration cytology and diffusion-weighted MRI in the characterization of cold thyroid nodules. Eur J Radiol, 2010, 73:538-544.
23. Rago T, Vitti P, Chiovato L, et al. Role of conventional ultrasonography and color flow doppler sonography in predicting malignancy in cold thyroid nodules. Eur J Endocrinol, 1998, 138:41-46.
24. Kim DW, Jung SJ, Eom JW, et al. Color Doppler features of solid, round, isoechoic thyroid nodules without malignant sonographic features: a prospective cytopathological study. Thyroid, 2013, 23:472-476.
25. Moon HJ, Kwak JY, Kim MJ, et al. Can vascularity at power Doppler US help predict thyroid Malignancy? Radiology, 2010, 255:260-269.
26. Bartolotta TV, Midiri M, Galia M, et al. Qualitative and quantitative evaluation of solitary thyroid nodules with contrast-enhanced ultrasound: initial results. Eur Radiol, 2006, 16:2234-2241.
27. Friedrich-Rust M, Sperber A, Holzer K, et al. Real-time elastography and contrast-enhanced ultrasound for the assessment of thyroid nodules. Exp Clin Endocrinol Diabetes, 2010, 118:602-609.
28. Zhang B, Jiang YX, Liu JB, et al. Utility of contrast-enhanced ultrasound for evaluation of thyroid nodules. Thyroid, 2010, 20:51-57.
29. Molinari F, Mantovani A, Deandrea M, et al. Characterization of single thyroid nodules by contrast-enhanced 3D ultrasound. Ultrasound Med Biol, 2010, 36:1616-1625.
30. Frates MC, Benson CB, Charlmneau JW, et al. Management of thyroid nodules detected at US: Society of Radiologists in Ultrasound consensus conference statement. Radiology, 2005, 237:794-800.
31. Lyshchik A, Higashi T, Asato R, et al. Thyroid gland tumor diagnosis at US elastography. Radiology, 2005, 237:202-211.
32. Hong YR, Liu XM, Li ZY, et al. Real-time ultrasound elastography in the differential diagnosis of benign and malignant thyroid nodules. J Ultrasound Med, 2009, 28:861-867.
33. Rago T, Santini F, Scutari M, et al. Elastography: new developments in ultrasound for predicting malignancy in thyroid nodules. Clin Endocrinol Metab, 2007, 92:2917-2922.
34. Dighe M, Bae U, Richardson M, et al. Differential diagnosis of thyroid nodules with US elastography using carotid artery pulsation. Radiology, 2008, 248:662-669.
35. Gu J, Du L, Bai M, et al. Preliminary study on the diagnostic value of acoustic radiation force impulse technology for differentiating between benign and malignant thyroid nodules. Journal of Ultrasound in Medicine,

2012,31:763-771.

36. Nightingale K. Acoustic radiation force impulse (ARFI) imaging:a review. Current Medical Imaging Reviews, 2011,7:328.

37. Carneiro PD. Ultrasound elastography in the evaluation of thyroid nodules for thyroid cancer. Curr Opin Oncol, 2013,25:1-5.

38. Bhatia KS,Tong CS,Cho CC,et al. Shear wave elastography of thyroid nodules in routine clinical practice:preliminary observations and utility for detecting malignancy. Eur Radiol,2012,22:2397-2406.

39. Flavia,Magri,spyridon,et al. shear wave elastography in the diagnosis of thyroid nodules:feasibility in the case of coexistent chronic autoimmune Hashimoto's thyroiditis. Clinical endocrinology. 2012,76:137-141.

40. Yuan Y,Yue XH,Tao XF. The diagnostic value of dynamic contrast-enhanced MRI for thyroid tumors. Eur J Radiol,2012,81:3313-3318.

41. Wu Y,Yue X,Shen W,et al. Diagnostic value of diffusion-weighted MR imaging in thyroid disease:application in differentiating benign from malignant disease. BMC Med Imaging,2013,13:23.

42. Meller J,Becker W. The continuing importance of thyroid scintigraphy in the era of high-resolution ultrasound. Eur J Nucl Med Mol Imaging,2002,29:S425-438.

43. Kusić Z,Becker DV,Saenger EL,et al. Comparison of technetium-99m and iodine-123 imaging of thyroid nodules:correlation with pathologic findings. J Nucl Med,1990,4:393-399.

44. Smith JR,Oates E. Radionuclide imaging of the thyroid gland:patterns,pearls,and pitfalls. Clin Nucl Med, 2004,29:181-193.

45. Cavalieri RR. Nuclear imaging in the management of thyroid carcinoma. Thyroid,1996,6:485-492.

46. Rall JE. Recent advances in the diagnosis of the diseases of the thyroid. Clin Chim Acta,1969,252:339-344.

47. Nayan S,Ramakrishna J,Gupta MK. The Proportion of Malignancy in Incidental Thyroid Lesions on 18-FDG PET Study:A Systematic Review and Meta-analysis. Otolaryngol Head Neck Surg,2014,151:190-200.

48. Agrawal K,Weaver J,Ngu R,et al. Clinical significance of patterns of incidental thyroid uptake at ^{18}F-FDG PET/CT. Clin Radiol,2015,70:536-543.

49. Marcus C,Whitworth PW,Surasi DS,et al. PET/CT in the management of thyroid cancers. Am J Roentgenol. 2014,202:1316-1329.

50. Esteva D, Muros MA, Llamas-Elvira JM, et al. Clinical and pathological factors related to ^{18}F-FDG-PET positivity in the diagnosis of recurrence and/or metastasis in patients with differentiated thyroid cancer. Ann Surg Oncol,2009,167:2006-2013.

第三章　甲状腺弥漫性病变

第一节　毒性弥漫性甲状腺肿

毒性弥漫性甲状腺肿(toxic diffuse goiter)为甲状腺功能亢进最常见的一种综合征。由Parry于1825年首次报道,1835年和1840年Graves和Basedow先后发表详细报道,因此本病被称为"Parry病""Graves病"或"Basedow病"。是甲状腺呈高功能的一种器官特异性自身免疫疾病,由于多数患者同时有高代谢症和甲状腺肿大,故称为毒性弥漫性甲状腺肿,亦有弥漫性甲状腺肿伴功能亢进症、突眼性甲状腺肿、原发性甲状腺肿伴功能亢进症等之称。

(一) 临床表现

发病率约0.5%～1.0%,多见于20～50岁的青年女性,男女比例约1∶4～1∶9。临床表现并不限于甲状腺本身,而是多器官受累和高代谢综合征。主要表现有易激动,精神过敏,焦虑烦躁、多猜疑,怕热,多汗,心慌、食欲亢进,大便次数增多,消瘦等。甲状腺以外的表现为浸润性内分泌突眼、胫前黏液性水肿、指端粗厚等,可以单独存在而不伴有高代谢症。

(二) 病因和病理学基础

1. 病因

(1) 遗传因素:约15.0%的患者有明显的家族史,患者亲属约一半血中存在甲状腺自身抗体。甲亢的发生与人白细胞抗原(HLA Ⅱ类抗原)显著相关,其检出率因人种的不同而不同。

(2) 损伤:炎性反应、化学或机械损伤等致甲状腺滤泡细胞受损,造成甲状腺内激素大量释放入血,或摄入外源性的甲状腺激素过多,也可出现甲状腺毒症。

(3) 免疫系统异常:T淋巴细胞对甲状腺内的抗原发生致敏反应,刺激B淋巴细胞,合成针对这些抗原的抗体。属抑制性T淋巴细胞功能缺陷所致的一种器官特异性自身免疫病,发病机制尚未完全阐明。

2. 病理　大体上甲状腺呈轻至中度的对称性弥漫性肿大,切面均匀一致,因血供程度不同,呈灰色或红色。在病程较长的病例,腺体易碎,呈暗黄色。镜下主要表现为滤泡增生显著,伴有乳头状内折,内衬上皮柱状,核位于基底,胞质透明,滤泡内类胶质稀薄而淡染,邻近滤泡上皮表面的胶质内常有空泡,形成扇贝样结构,可以出现数量不等的嗜酸性粒细胞,提示该病可能进展为桥本甲状腺炎(图3-1-1),间质淋巴细胞灶状聚集,可伴生发中心形成(图3-1-2)。在病程较长的病例可以出现轻度的纤维化。增生性滤泡可以出现在甲状腺外,有时可长入颈部的骨骼肌内,可能代表了增生性病变在甲状腺外的延伸,或者是异位甲状腺的增生表现。无论发生机制如何,均不应将其作为恶性的依据。

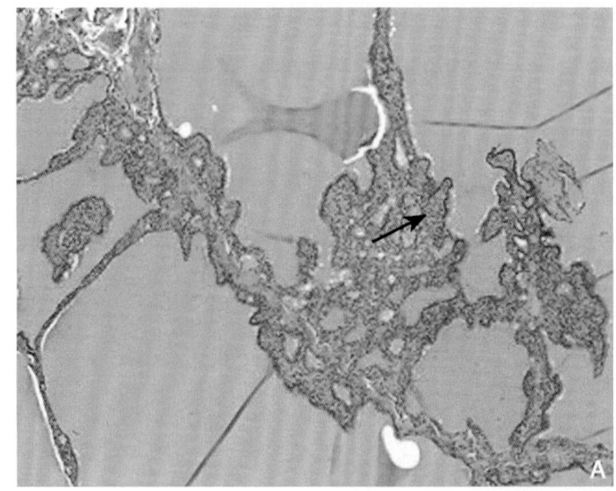

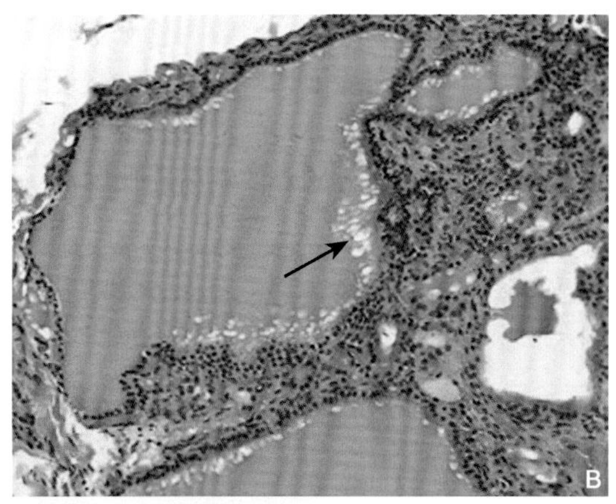

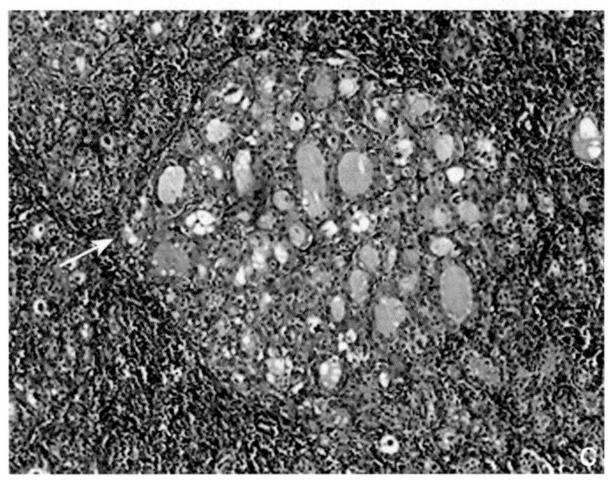

图 3-1-1　毒性弥漫性甲状腺肿镜下表现

A. 滤泡弥漫性增生，腔内见增生性乳头状内折；B. 滤泡内类胶质稀薄，邻近滤泡上皮表面的胶质内出现空泡(箭)；C. 嗜酸性细胞巢

(三) 影像学检查

因为碘剂使得甲状腺功能亢进加重，故甲状腺功能亢进内科治疗患者，禁忌 CT 增强检查，对于甲状腺功能亢进合并肿瘤的患者，超声或 MRI 等术前评估不理想而需要 CT 增强检查时，碘剂可以在医嘱下应用。随着目前治疗甲状腺功能亢进药物的研发，多数甲状腺功能亢进患者均能通过药物达到较理想的治疗，故 CT 增强检查在甲状腺功能亢进患者中的应用越来越少，目前影像学方面，基本是依赖超声对其形态学进行评估。

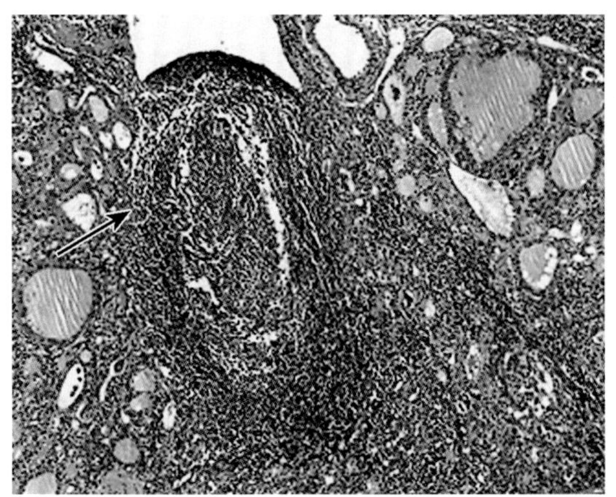

图 3-1-2　毒性弥漫性甲状腺肿间质淋巴细胞灶状聚集并伴生发中心形成

1. 超声

(1) 大小与形态：甲状腺呈轻至中度增大，双侧叶前后径大于 2.0cm，上下径大于 6.0cm，重度可达正常甲状腺体

积的2～3倍(图3-1-3)。多数为整个甲状腺对称性均匀性肿大,形态规则或呈分叶状,边界清晰,被膜规整,与周围无粘连。肿大程度与病情轻重无明显相关性,而与细胞增生及淋巴细胞浸润程度相关。肿大严重可使颈动脉移位,压迫气管、食管,引起呼吸、吞咽困难。甲状腺大小的变化可作为放射性碘治疗使用剂量的有效参考。

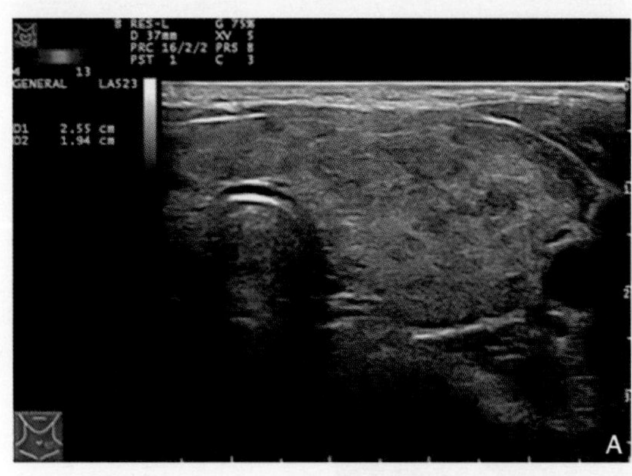

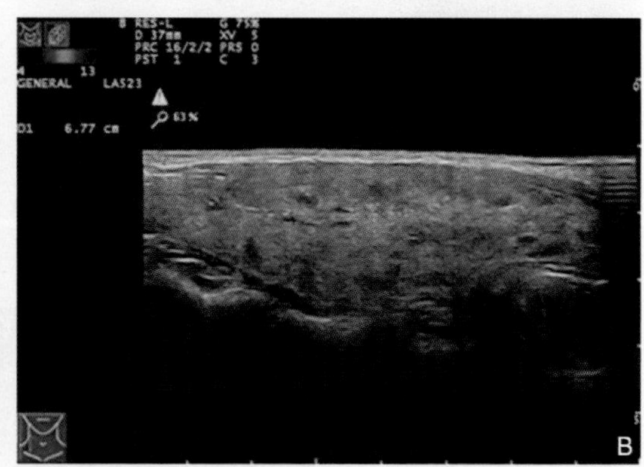

图3-1-3　甲状腺功能亢进

A. 超声横切示甲状腺肿大,左颈总动脉向外移位;B. 超声纵切示甲状腺上下径6.8cm

(2) 内部回声:甲状腺实质表现多样,总体以低回声多见,其机制为腺体滤泡内皮细胞增生,相对压缩了胶质存在空间,导致界面之间声阻抗下降,腺体回声减低。低回声改变程度与血清TSH水平呈负相关,TSH水平越高,回声减低越明显。未经治疗的初发者分为两种类型:①局限性回声减低型:腺体呈多个边界模糊的斑片状回声减低区,或弥漫性细小减低回声,呈筛孔状结构,此型多见(图3-1-4)。②弥漫回声减低型:整个腺体呈弥漫性回声减低,分布较均匀(图3-1-5)。

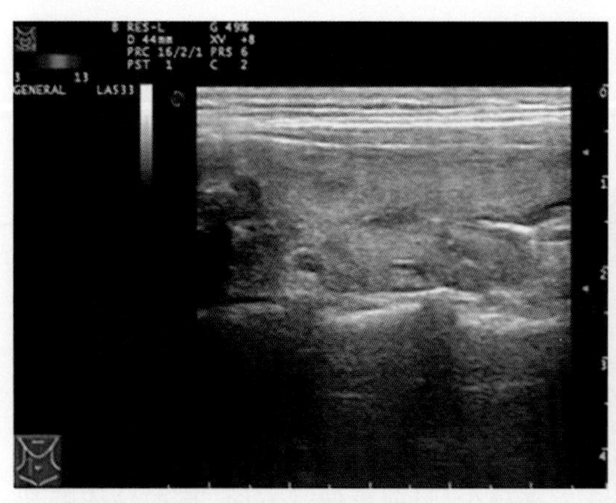

图3-1-4　甲状腺功能亢进局限性回声减低型

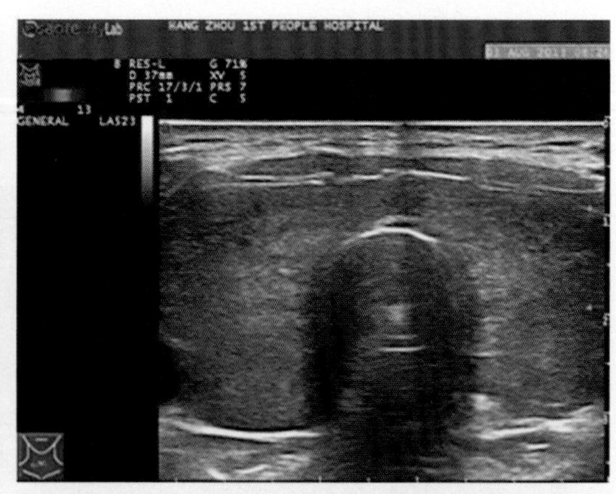

图3-1-5　甲状腺功能亢进弥漫回声减低型

病程较长、年龄较大或反复发作者,可形成纤维分隔而出现线条状中高回声,表现为"网状"结构,斑片状低回声与高回声交叉分布。部分患者治疗后腺体回声可逐步增高,甚至接近正常腺体回声。小部分病例由于实质局部的出血、囊变而出现低弱回声、无回声等各种回声结节,多为实性,边界欠清,囊性或钙化较少见。此类结节恶变几率较低,超声随访可逐渐

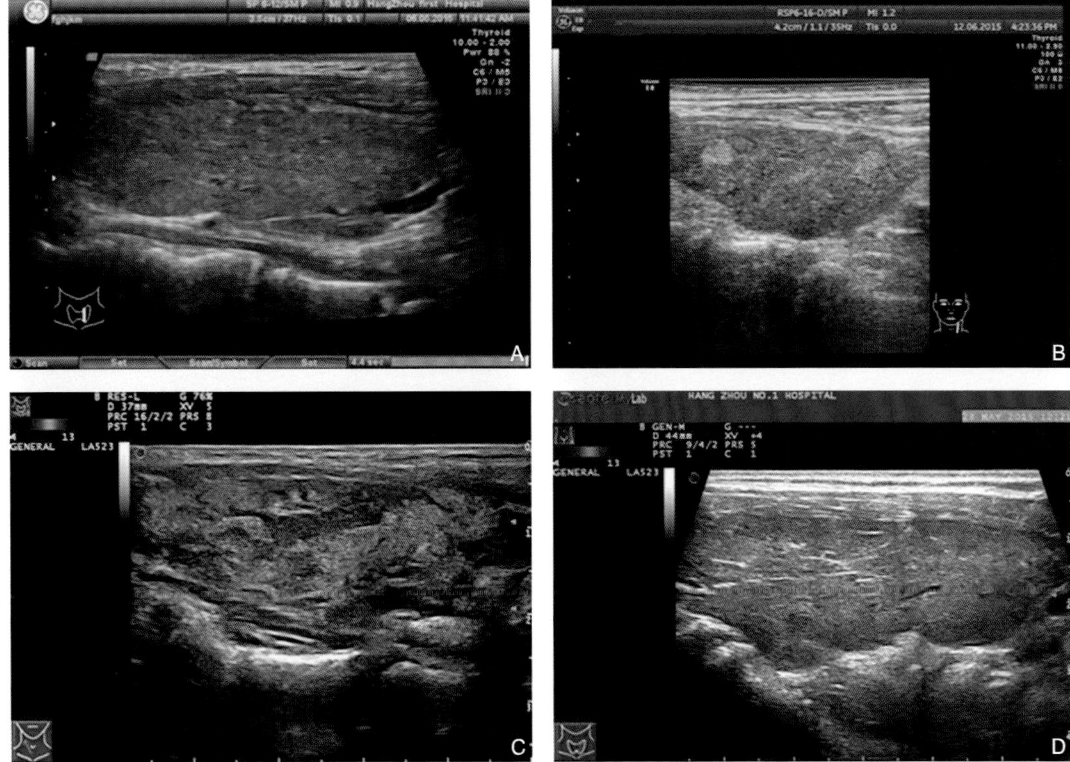

图 3-1-6　反复发作的甲状腺功能亢进超声声像图

A. 超声纵切示腺体回声光点粗大；B. 超声纵切示腺体内多发高回声结节形成；C. 超声纵切示斑片状低回声与高回声交叉分布；D. 超声纵切示甲状腺内线条状高回声

吸收消失，也可在甲状腺弥漫性肿大的基础上反复增生，形成增生性结节（图 3-1-6）。

（3）彩色多普勒超声

1）彩色多普勒（CDFI）：整个甲状腺血流信号明显增多，呈“火海征”，是一种重要的超声征象，即甲状腺实质内弥漫性分布点状、分支状和斑片状五彩血流信号并呈搏动性闪烁，由于腺体内小血管扩张，血流增多，高速的血流冲击血管壁所致。严重者血流信号可完全覆盖整个腺体，部分血流信号增多但未达到“火海征”的程度，呈网络样、短棒状或树枝状。

2）频谱多普勒：实质内和周边动脉为高速低阻的动脉频谱，频带增宽，呈湍流型，血流峰值速度可大于 100.0cm/s。峰值流速，舒张末期流速和平均流速均高于桥本甲状腺炎和结节性甲状腺肿患者，还可见较高速的静脉宽带频谱。甲亢 PSV、EDV、V_{mean} 都较正常明显增高，反映了甲状腺高代谢及高组织血流灌注状态（图 3-1-7 ~ 图 3-1-9）。

（4）甲状腺上动脉（STA）：甲状腺上动脉作为颈外动脉的第一分支，供应约 70.0% 的甲状腺组织，其血流参数的改变与腺体内血流相比，更能提示甲状腺功能的变化，且甲状腺上动脉较甲状腺下动脉位置表浅，走行平直，相对容易显像和定位，故目前应用较多的是甲状腺上动脉峰值流速增高来诊断甲状腺功能亢进。双侧甲状腺上动脉粗细相当，因右侧更靠近检查者，易于操作，常测量右侧甲状腺上动脉，选取入甲状腺上极之前主干部分血流最明亮处。多数甲亢病例甲状腺上动脉内径增宽，大于 2.0mm，部分走行迂曲，扩张的程度与甲亢程度呈正相关。正常甲状腺上动脉流速 22.0 ~ 33.0cm/s，甲亢时流速明显加快，往往在

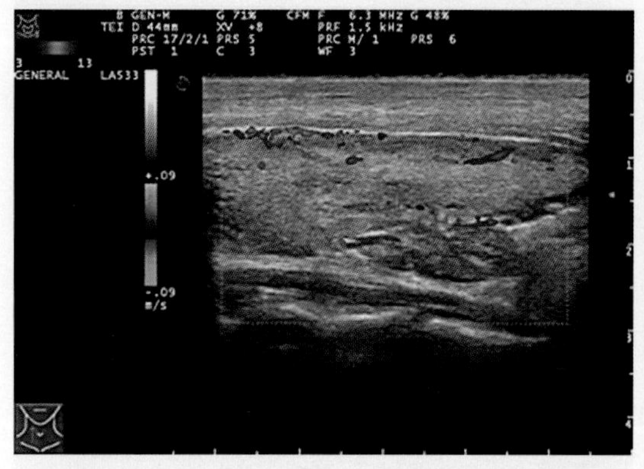

图 3-1-7　超声纵切示腺体内血流信号呈短棒状

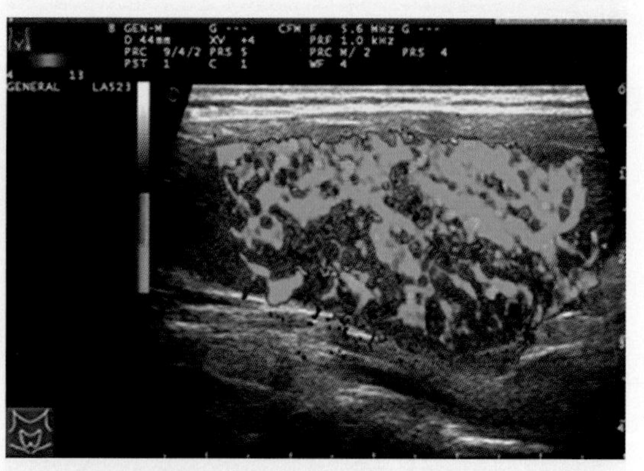

图 3-1-8　超声纵切示血流信号覆盖整个腺体呈“火海征”

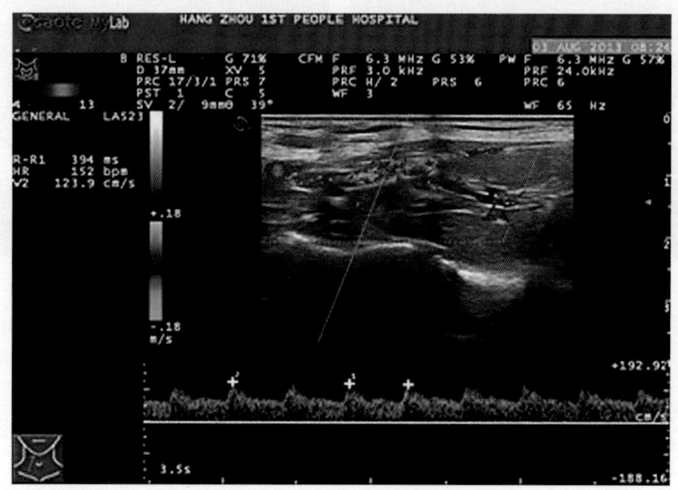

图 3-1-9　超声纵切示腺体内动脉峰值速度达 123.9cm/s

100.0cm/s 左右，但以峰值流速诊断甲亢尚无统一的标准，各家报道争议很大，有文献报道最高流速达 194.0cm/。经过治疗后的血流特点常不典型，治愈后血流速度明显下降(图 3-1-10～图 3-1-12)。甲状腺上动脉管径和流速在甲亢的辅助诊断、衡量甲亢轻重程度、甲亢治疗效果的评定等方面有较高的价值。桥本甲状腺炎、亚急性甲状腺炎、结节性甲状腺肿有时在二维声像图上和甲亢多有相似之处，但均不会出现甲状腺上动脉明显改变，可作为鉴别诊断的参考依据。

2. 核医学　Graves 病时行甲状腺核素静态显像多表现为整个甲状腺弥漫性肿大，甲状腺摄取^{131}I 或$^{99m}TcO_4^-$的能力增强，呈均匀性放射性分布浓聚(图 3-1-13)。$^{99m}TcO_4^-$静态显像还可以估算甲状腺重量，为甲亢^{131}I 治疗时计算所需的^{131}I 剂量提供重要依据。甲状腺血流显像可见甲状腺显影提前，与颈动脉几乎同时显影(正常时 8.0～12.0 秒颈动脉显像、12.0～14.0 秒颈静脉显像、16.0 秒左右甲状腺开始显像)，其放射性活性明显高于颈动脉，并且颈动脉-甲状腺通过时间缩短，约为 0～2.5 秒(甲状腺功能正常时平均为 2.5～7.5 秒)。

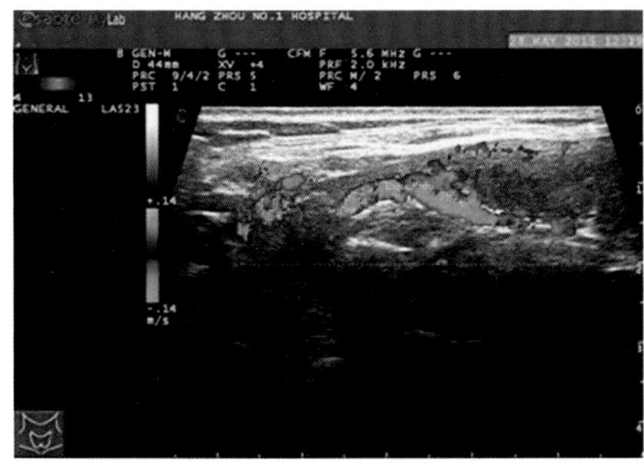

图 3-1-10　甲状腺上动脉增宽、管腔内明亮血流

图 3-1-11　甲状腺上动脉峰值流速 102.5cm/s

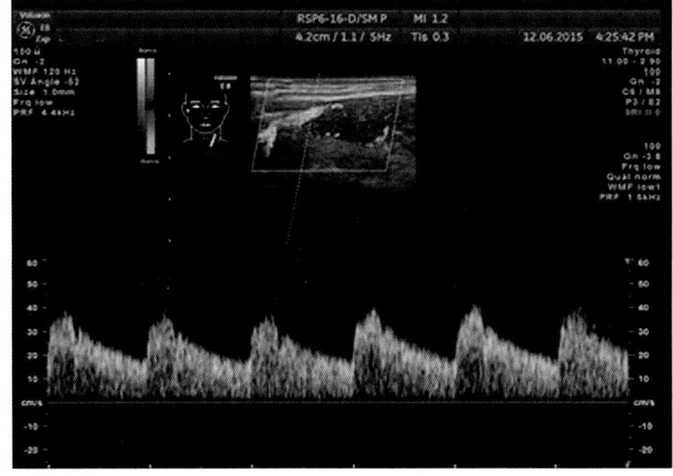

图 3-1-12　治疗后甲状腺上动脉峰值流速降至 40.0cm/s

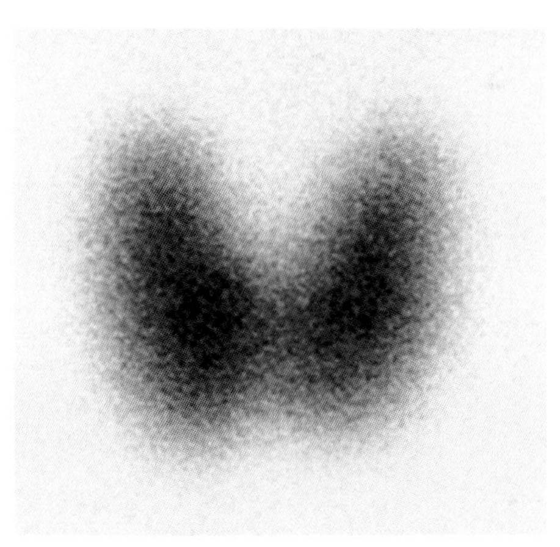

图 3-1-13　Graves 病 $^{99m}TcO_4^-$ 静态显像图　图像示双侧甲状腺呈弥漫性增大，显像剂摄取增加

（黄安茜　赵春雷　王炜）

第二节 甲状腺功能减退

甲状腺功能减退是常见的激素缺乏性内分泌疾病,是由多种原因引起的甲状腺素合成、分泌或生物效应不足所致的一组全身性内分泌疾病。若功能减退始于胎儿或新生儿期,称为克汀病;始于性发育前儿童称幼年型甲状腺功能减退;始于成人称成年型甲状腺功能减退。按病因可分为原发性、继发性(又称中枢性),按严重程度可分为重型(临床型)、轻型(亚临床型)。在任何年龄段和不同性别中,原发性甲状腺功能减退的发病率均高于继发性,约为1000∶1。

(一)临床表现

原发性甲状腺功能减退的临床表现多种多样,部分患者可没有症状,部分患者可能出现多系统功能衰竭。先天性甲状腺功能低下的患婴常出现进食差、心动过缓、黄疸、体温过低、前囟增大、脐疝;儿童期则会出现生长障碍包括骨成熟延迟、迟出牙、肌肉假性肥大及贫血。在儿童患者中原发性甲状腺功能减退虽然很罕见但也是公认的生长激素不足的原因之一,因此,身材矮小常常是原发性甲状腺功能减退患者童年时的主要临床表现,而甲状腺功能减退本身的临床症状较轻,因此有可能忽略甲状腺功能减退的诊断。成年原发性甲状腺功能减退的患者常见的临床表现包括畏寒、体重增加、皮肤干燥、便秘、心动过缓、疲乏、智力减退、声嘶、反应迟缓等。还可出现一些不典型的临床症状如体温过低、充血性心力衰竭、胸腔积液、肠梗阻、抑郁、癫痫、昏迷等。由于临床表现有时十分隐匿,所以病程表现多样,长短不一。几乎每位患者的临床表现都不是单一的,均合并有多种表现。就诊的主要症状可分成两类,一类为原发性甲状腺功能减退的各种临床表现,其中儿童患者最常见的首发症状是生长发育迟缓,成年女性患者最常见的症状是月经紊乱、怕冷、乏力、食欲减退及水肿。另一类主要症状为原发性甲状腺功能减退导致垂体增大后的各种临床表现,其中发生率较高的有头痛、视野缺损等。

中枢性甲状腺功能减退亦可出现原发性甲状腺功能减退的常见临床表现,但总的来说中枢性甲状腺功能减退临床表现较轻,且常不伴有甲状腺肿大。另外中枢性甲状腺功能减退尚有如下特点:常有下丘脑-垂体病变本身所致症状,如头痛、视力受损、向心性肥胖、溢乳等;可合并下丘脑-垂体-肾上腺轴以及下丘脑-垂体-性腺轴异常,如出现性欲减退、闭经、皮肤苍白、头晕或低血压等;也可出现神经垂体受损症状,如多饮多尿。原发性甲状腺功能减退与中枢性甲状腺功能减退鉴别见表3-2-1。

表3-2-1 原发性甲状腺功能减退与中枢性甲状腺功能减退鉴别

临床表现	原发性甲状腺功能减退	中枢性甲状腺功能减退
垂体激素缺乏症状	闭经、不孕、低血糖、低钠血症、厌食、体重减轻、尿崩症等	少见
TSH	低、正常或轻度升高	升高,通常>4.5mU/L
甲状腺肿大	少见	通常有
抗甲状腺抗体	无	有
TRH兴奋试验	异常	正常

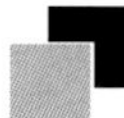

（二）病理生理学基础

原发性甲状腺功能减退由于甲状腺激素减少，对于垂体的反馈抑制减弱导致 TSH 细胞增生肥大。嗜碱性细胞变性，久之腺垂体增生肥大，甚至发生腺瘤，可同时伴有高泌乳素血症。垂体性甲状腺功能减退患者在致病因子作用下垂体萎缩，亦可以发生肿瘤或肉芽肿等病变。甲状腺萎缩性病变多见于慢性淋巴细胞性甲状腺炎，早期腺体有大量淋巴细胞、浆细胞等炎性浸润，腺泡受损被纤维组织取代，滤泡萎缩，上皮细胞扁平，泡腔内充满胶质。慢性淋巴细胞性甲状腺炎后期也可伴结节；地方性甲状腺肿患者由于缺碘，甲状腺肿大可伴大小不等结节；药物性甲状腺功能减退患者甲状腺可呈代偿性弥漫性肿大。

正常情况下，下丘脑释放 TRH 刺激垂体促甲状腺细胞分泌 TSH，促使甲状腺分泌 T_4 及部分 T_3，其余的 T_3 由外周组织中的 T_4 脱碘产生，同时 T_3、T_4 负反馈调节 TSH 及 TRH 的分泌和释放，保持动态平衡以维持甲状腺功能的正常。原发性甲状腺功能减退时血清游离 T_4 水平减低，负反馈抑制作用减弱使 TSH 水平增高。部分患者 PRL 水平也高于正常范围。

原发性甲状腺功能减退，TSH 可升高，而垂体性或继发于下丘脑性甲状腺功能减退，垂体 TSH 储备功能降低，根据下丘脑-垂体病情轻重，TSH 可正常，偏低或明显降低，可伴有其他垂体前叶激素分泌低下。不管何种类型甲状腺功能减退，血清总 T_4 和 FT_4 均多低下。血清 T_3 测定轻症患者可在正常范围，在重症患者可以降低，临床无症状或轻症的亚临床型甲状腺功能减退中部分患者血清 T_3，T_4 可均正常。此为甲状腺分泌 T_3、T_4 减少后，引起 TSH 分泌增多进行代偿反馈的结果。部分患者血清 T_3 正常而 T_4 降低，可视为较早期诊断甲状腺功能减退的指标之一。在新生儿用脐带血常规测定 T_4，为呆小病的一种筛选试验。总 T_3、T_4 受 TBG 的影响，测定游离 T_3、T_4（FT_3、FT_4）可协助诊断。在自身免疫性甲状腺炎中，抗甲状腺球蛋白抗体和抗微粒体抗体滴度很高。亚临床甲状腺功能减退存在高滴度 TgAb 和 TPOAb，提示自身免疫性甲状腺疾病，转化为临床型甲状腺功能减退的可能性大。

（三）影像学检查

甲状腺功能减退的诊断主要依赖于临床及实验室检查。影像学方面，超声、平片、CT、MRI 和核医学仅能对引起甲状腺功能减退的病因进行一定程度的评估。

甲状腺功能减退超声声像图因病因不同而异，病因主要包括：①桥本甲状腺炎：当甲状腺滤泡破坏达一定程度时，部分桥本甲状腺炎患者可表现为甲状腺功能减退，相应声像图主要表现为弥漫性回声减低，腺体内血流信号明显增多，似“火海样”（图 3-2-1、图 3-2-2，详见第四章第一节相关内容）；②经 ^{131}I 治疗的甲亢患者：由于滤泡破坏造成甲状腺素分泌减少，从而导致甲状腺功能减退，但往往甲状腺体积仍然增大，回声较甲亢时减低；③缺碘引起的甲状腺功能减退：腺体内部可见单发或多发结节，甲状腺大小或血流分布情况无特征性表现。甲状腺功能减退患者腺叶体积除了与病因有关外，可能与病程长短有关，病程长者体积多缩小，其机制为腺叶组织受损、变性、萎缩较严重所致（图 3-2-3）。

与超声声像图相同，因病因不同，甲状腺功能减退在核素显像中表现多样，可以表现为甲状腺发育不良或异位、未见显影或出现放射性浓聚程度增高等（图 3-2-4）。甲状腺核素显像有助于区分永久性和暂时性甲状腺功能减退。对于先天性一叶甲状腺缺如患者，其对侧

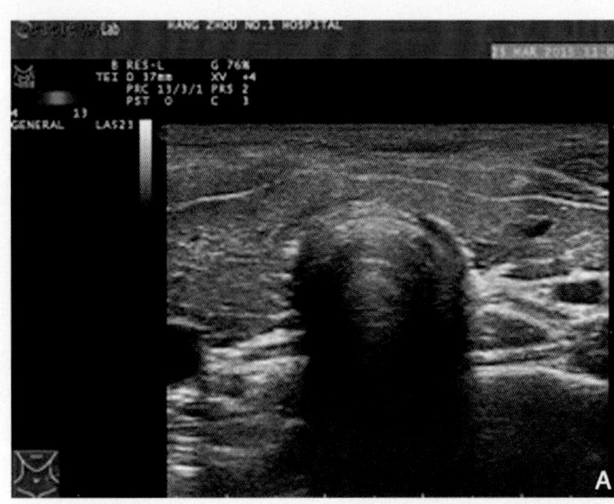

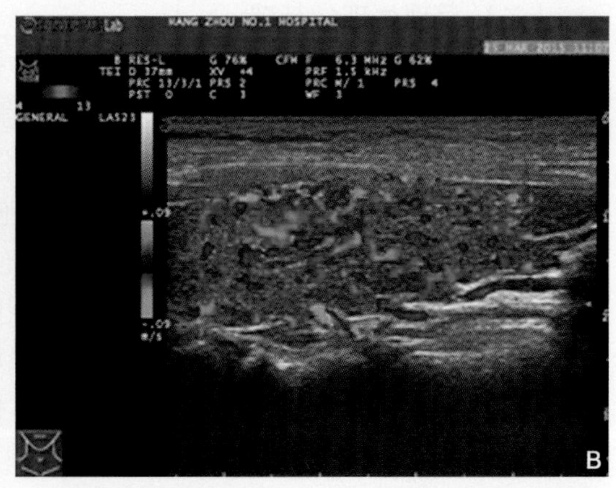

图 3-2-1　桥本甲状腺炎合并甲状腺功能减退

A. 甲状腺双侧叶不对称，左侧叶小，腺体回声不均匀，可见条索状强回声光带；B. CDFI 显示腺体内血供丰富，呈"火海征"

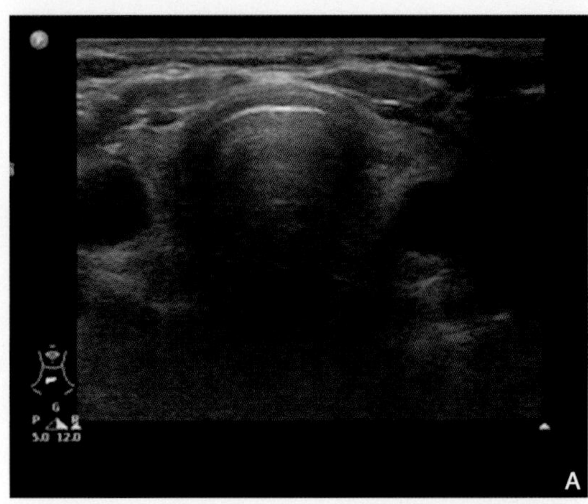

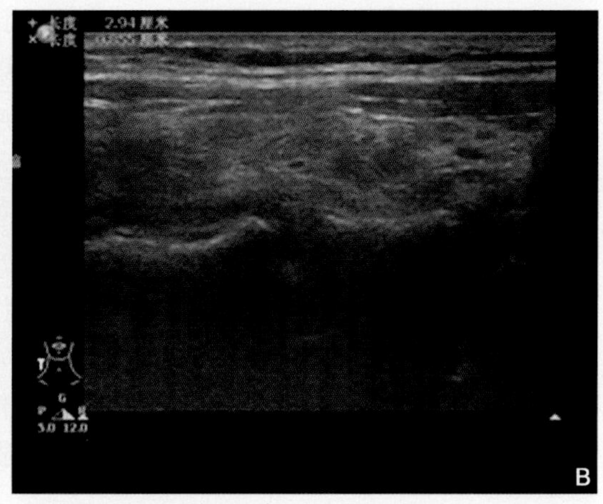

图 3-2-2　桥本甲状腺炎合并甲状腺功能减退

A. 甲状腺双侧叶对称，明显缩小；B. 右侧叶纵切，腺体回声不均匀，呈网格样

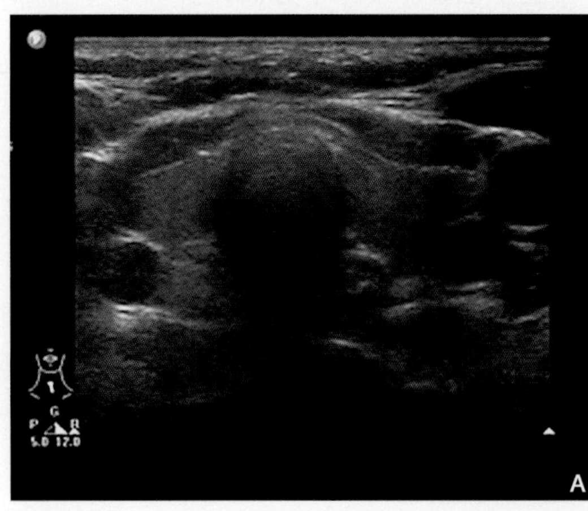

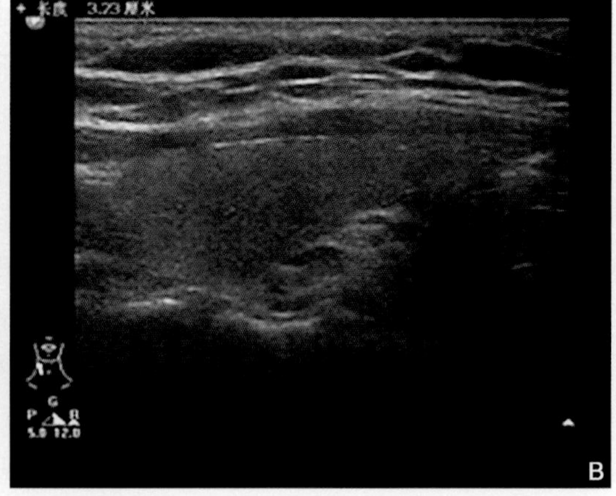

图 3-2-3　甲状腺功能减退

A. 甲状腺双侧叶对称，明显缩小；B. 右侧叶纵切，腺体回声均匀

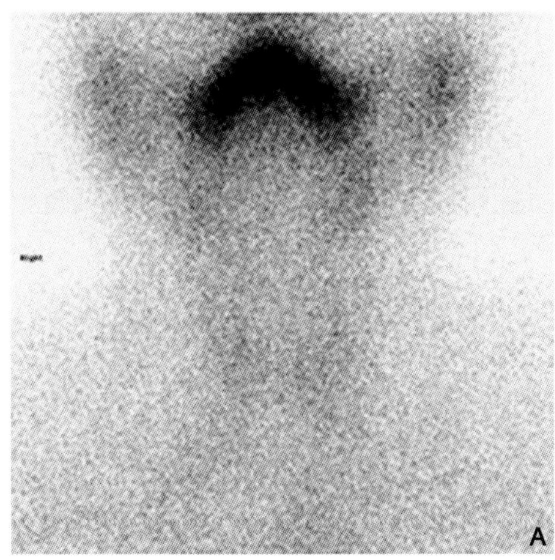

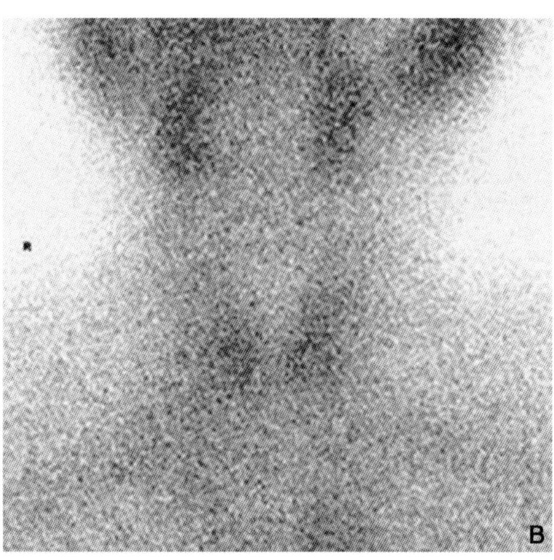

图 3-2-4　甲状旁腺功能减退$^{99m}TcO_4^-$静态显像图

A. 图像示双侧甲状腺部位有少量放射性聚集，略高于本底水平，甲状腺形态、轮廓显示不清晰；B. 图像示双侧甲状腺内放射性分布、弥漫性稀疏，轮廓显示欠清晰

甲状腺因代偿而浓聚程度增高。

甲状腺功能减退多为弥漫性病变所致，而 CT 和 MRI 在甲状腺弥漫性病变的评估中存在很多不足，故对于甲状腺功能减退查因的患者，不推荐甲状腺常规 CT 或 MRI 检查，但对怀疑或需鉴别垂体、下丘脑或其他颅内肿瘤引起甲状腺功能减退患者，CT 和 MRI 则是不可缺少的检查手段，尤其是 MRI 检查。

（赵春雷　方圣伟　包凌云）

参 考 文 献

1. 中华医学会内分泌学会《中国甲状腺疾病诊治指南》编写组. 中国甲状腺疾病诊治指南——甲状腺功能亢进症. 中华内科杂志，2007，46：876-872.
2. 李玉林，文继舫，唐建武，等. 病理学. 第 7 版. 北京：人民卫生出版社，2008：289-291.
3. 刘秉彦，胡洁，王东林，等. 不同方法测量甲状腺上动脉峰值流速与甲状腺功能亢进症诊断的符合率. 实用医学杂志，2015，31：215-218.
4. 向光大. 临床甲状腺病学. 北京：人民卫生出版社，2013：169.
5. 龙焱. 甲状腺核素显像在甲状腺功能减退症诊断中的应用. 数理医药学杂志，2014，6：732-733.
6. Ralls PW，Mayekawa DS，Lee KP，et al. Color-flow Doppler sonography in Graves disease："thyroid inferno". Am J Roentgenol，1988，150：781-784.
7. Karkas O，Karakas E，Cullu N，et al. An evauatiaon of thyrotoxic autoimmune thyroiditis patients with tripjex Doppler ultrasonography. Clin Imaging，2014，38：1-5.
8. Roberts CGP，Ladenson PW. Hypothyroidism. Lancet，2004，363：793-803.
9. LaFranchi S. Congenital hypothyroidism：etiologies，diagnosis，and management. Thyroid，1999，9：735-740.
10. LaFranchi S. Thyroid hormone in hypopituitarism，Graves' disease，congenital hypothyroidism，and maternal thyroid disease during pregnancy. Growth Horm IGF Res，2006，16：S20-24.
11. Léger J. Congenital hypothyroidism：a clinical update of long-term outcome in young adults. Eur J Endocrinol，2015，172：R67-77.

12. Dayan CM, Panicker V. Hypothyroidism and depression. Eur Thyroid J, 2013, 2: 168-179.
13. Joshi AS, Woolf PD. Pituitary hyperplasia secondary to primary hypothyroidism: a case report and review of the literature. Pituitary, 2005, 8: 99-103.
14. Ashley WW Jr, Ojemann JG, Park TS, et al. Primary hypothyroidism in a 12-year-old girl with a suprasellar pituitary mass: rapid regression after thyroid replacement therapy: case report. J Neurosurg, 2005, 102: 413-416.

第四章 甲状腺炎症性病变

第一节 桥本甲状腺炎

桥本甲状腺炎(hashimoto's thyroiditis,HT)于1912年由日本学者桥本策首次报道而被命名。传统上称为淋巴细胞性甲状腺炎和桥本甲状腺炎的甲状腺疾病,实际上代表了一种器官特异性、免疫介导的炎症性疾病的不同时相或不同表现,通常被称为自身免疫性甲状腺炎,在甲状腺疾病中约占五分之一以上,且近年来患病率呈上升趋势。

(一)临床表现

桥本甲状腺炎是临床甲状腺功能减退的最常见原因,女性多见,男女比例约为1∶20,可发生于任何年龄,以20~50岁多发。桥本甲状腺炎的病因主要是遗传因素和环境因素相互作用形成,具有家族聚集性,其发病机制是以自身甲状腺组织为抗原的自身免疫性疾病,自身抗体主要是抗甲状腺球蛋白抗体(TGAb)和抗甲状腺过氧化物酶抗体(TPOAb),实验室检查中可见桥本甲状腺炎患者多有TGAb与TPOAb显著升高,这一点是临床诊断桥本甲状腺炎的重要线索。环境因素主要包括高碘饮食、性激素、感染、药物以及精神因素等。

(二)病理学基础

桥本甲状腺炎的病理表现主要为间质广泛淋巴细胞浸润和甲状腺滤泡上皮嗜酸性变,淋巴组织内常见具有明显生发中心的大的淋巴滤泡形成,此外,还可见多量浆细胞浸润,间质纤维组织有不同程度的增生,以及多发裂隙状结构,后者研究表明多为淋巴管(图4-1-1)。

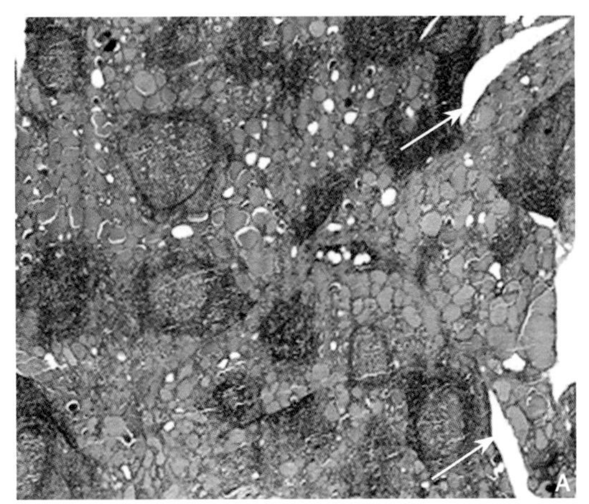

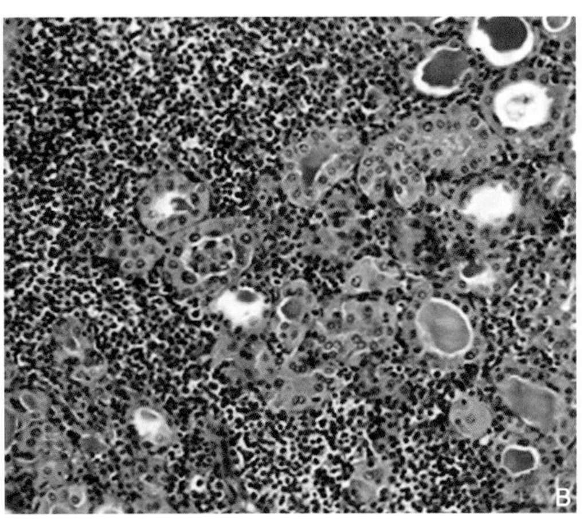

图4-1-1 桥本甲状腺炎镜下表现

A. 间质多量淋巴组织增生伴淋巴滤泡形成,内见裂隙状结构(箭);B. 滤泡上皮嗜酸性变

早期桥本甲状腺炎的病理改变是广泛的淋巴细胞和浆细胞浸润,形成淋巴滤泡及生发中心,造成甲状腺滤泡萎缩、破坏,病变质地较为均匀。随着病程的发展,甲状腺滤泡上皮萎缩及间质内不同程度的结缔组织增生,从而形成网格状,对于桥本甲状腺炎的诊断及鉴别诊断具有重要意义。随着病程进一步发展,甲状腺出现功能低下,促使TSH增高刺激甲状腺部分滤泡上皮呈再生性改变,血管代偿性增生,甲状腺内滤泡间血管明显增加,从而形成甲状腺内彩色血流信号丰富,甚至形成“火海征”。到了病程晚期,甲状腺滤泡严重萎缩,间质致密的玻璃样变的纤维组织增生,甲状腺广泛纤维化伴玻璃样变,甚至钙化、骨化,形成大小不等、成分不一的结节(图4-1-2)。

根据病变中淋巴细胞浸润与纤维组织增生比例的不同,可将桥本甲状腺炎分为三种类型:①以淋巴细胞浸润为主者,称为淋巴样型,纤维组织增生不明显,特点为广泛淋巴细胞浸

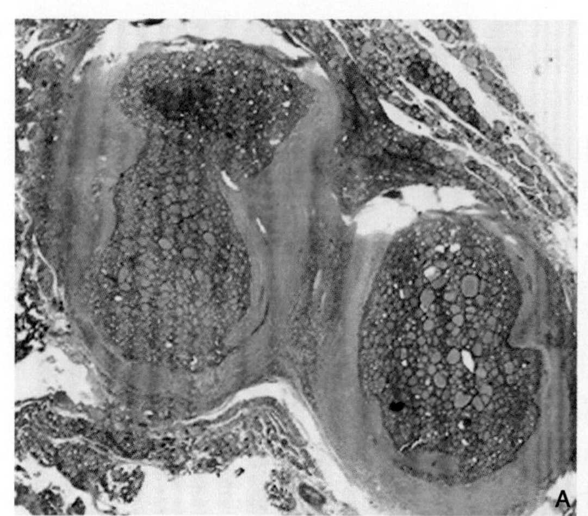

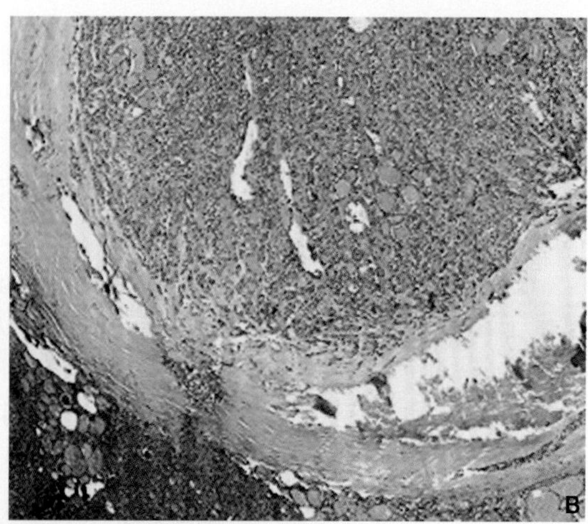

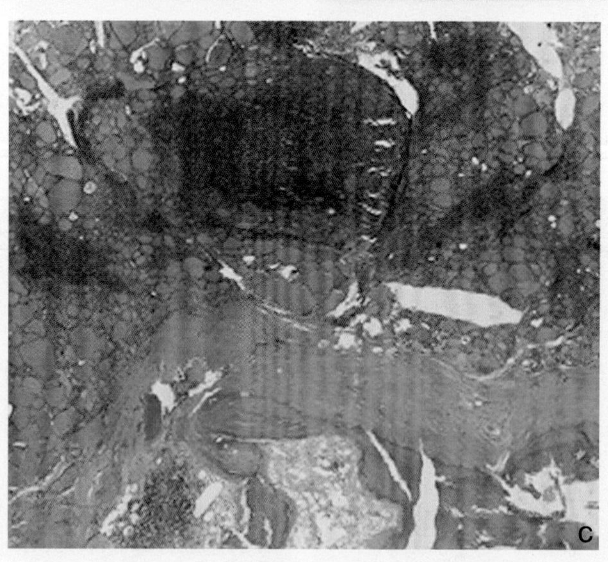

图4-1-2 结节性桥本甲状腺炎镜下表现

A. 纤维组织增生包绕滤泡上皮形成结节状结构,内见桥本甲状腺炎成分;B. 结节性桥本甲状腺炎中嗜酸性细胞结节形成;C. 结节性桥本甲状腺炎伴钙化、骨化

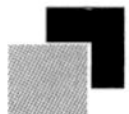

润，淋巴滤泡萎缩，故甲状腺的体积多较大而软，此型多见于儿童和青年人；②结缔组织增生为主者，称为纤维型，由致密结缔组织广泛取代甲状腺实质，纤维组织继发玻璃样变，淋巴细胞浸润不明显，此型占所有病例的12.5%，主要发生于中年人，有甲状腺功能低下的症状；③淋巴组织与结缔组织均增生，称纤维-淋巴样型。典型的桥本甲状腺炎镜下呈弥漫性改变，但也有表现为明显呈结节状生长的病例，甲状腺炎与上皮性成分结节性增生合并存在，这种病变被命名为结节性桥本甲状腺炎，另一种形态变异是增生的结节完全由嗜酸性细胞组成，嗜酸性细胞形成滤泡或呈实性排列。

桥本甲状腺炎纤维型与Riedel甲状腺炎不同，其纤维化是致密的玻璃样变的纤维组织（而不是Riedel甲状腺炎中活跃增生的纤维化），并且不延伸至甲状腺被膜以外。

（三）影像学检查

在桥本甲状腺炎的影像学检查方法中，超声仍然是最佳检查手段，CT和MRI对桥本甲状腺炎的诊断缺乏特异度，更适用于桥本甲状腺炎合并其他病变时，如合并较大结节性病变和恶性肿瘤等。本节将对桥本甲状腺炎的超声方面进行详细的阐述，而CT方面仅做简单的介绍。

1. 大小和边界　桥本甲状腺炎多表现为对称性、弥漫性甲状腺肿大，前后径常超过2.0cm，峡部厚度常超过0.5cm（图4-1-3）。少数桥本甲状腺炎患者甲状腺呈不对称性增大（图4-1-4）。随着病程的进展，桥本甲状腺炎可逐渐恢复至正常大小，甚至发生纤维化而萎缩（图4-1-5、图4-1-6）。桥本甲状腺炎边界清楚，部分可见边缘呈波浪样、锯齿状改变，甚至分叶状或边缘不规则（图4-1-7、图4-1-8）。在测量甲状腺各部位参数时，超声的前后径（从腹侧到背侧）多小于CT，尤其是峡部较为明显（图4-1-9），上下径（从头侧到足侧）多大于CT，二者差异主要是因为超声探头的压迫所致。

2. 内部回声及密度

（1）超声内部回声：桥本甲状腺炎常表现为腺体内部回声减低、线条样强回声、网格状强回声、结节样回声，有时可表现为极低回声、钙化、囊性变等超声征象，因此桥本甲状腺炎的超声征象具有多样性及复杂性的特点。

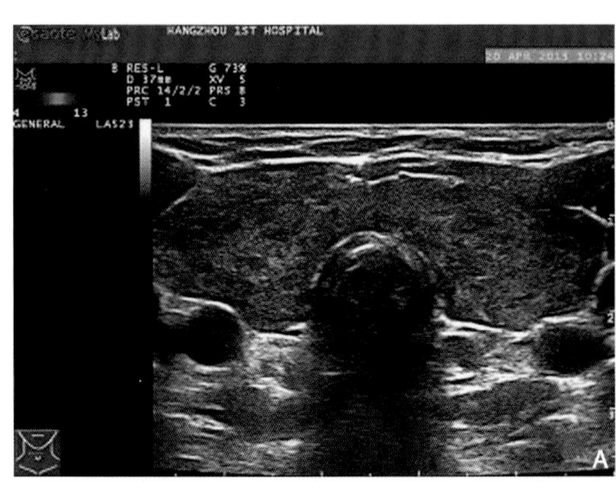

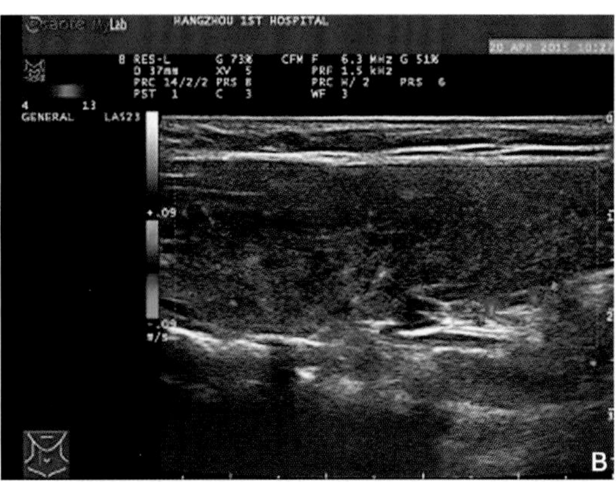

图4-1-3　桥本甲状腺炎（一）

A. 超声横切示甲状腺两侧叶峡部增厚、对称；B. 超声纵切示甲状腺内血流增多

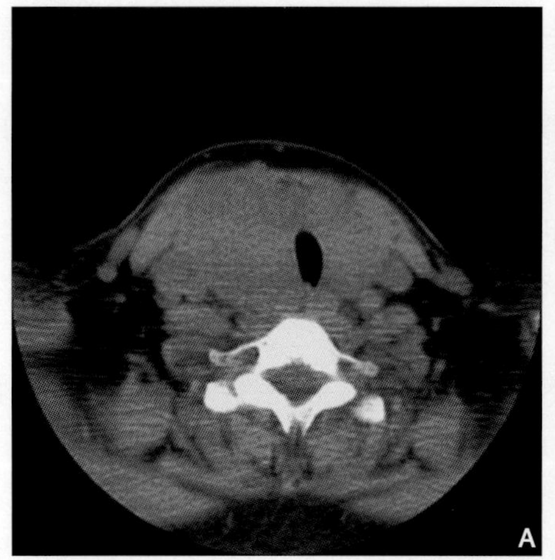
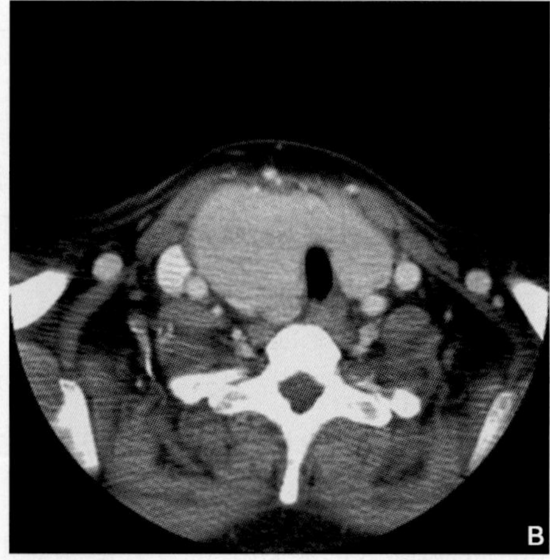

图 4-1-4　桥本甲状腺炎(二)

A. CT 平扫示甲状腺两侧叶不对称性增大,以右侧叶为主,密度弥漫性减低,轮廓欠清;B. CT增强示两侧叶均匀强化,轮廓圆钝,边界清晰

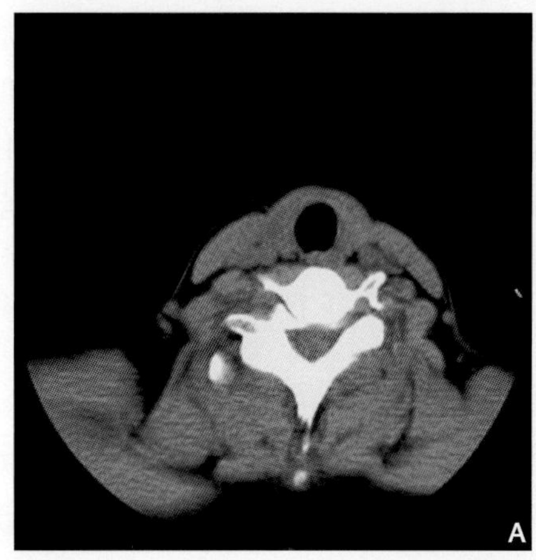
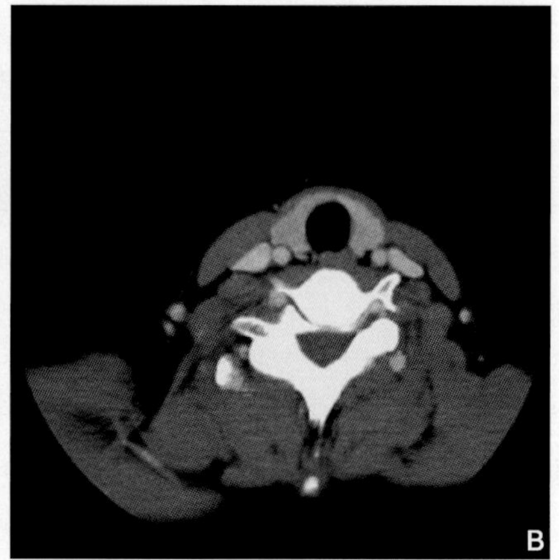

图 4-1-5　桥本甲状腺炎(三)

A. 甲状腺两侧叶大小正常,密度弥漫性减低,轮廓欠清;B. CT 增强示两侧叶均匀强化,轮廓锐利,边界清晰

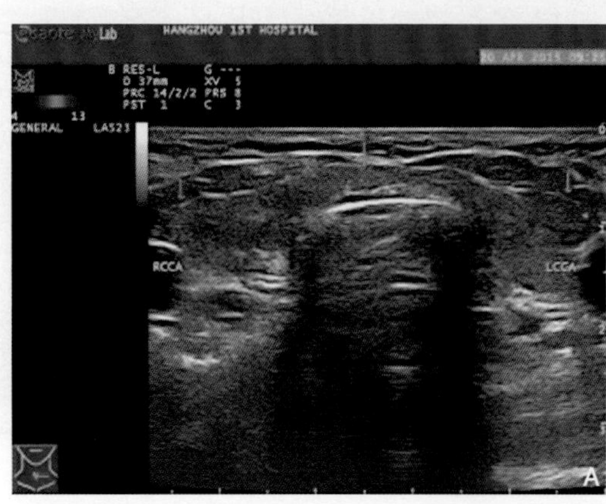

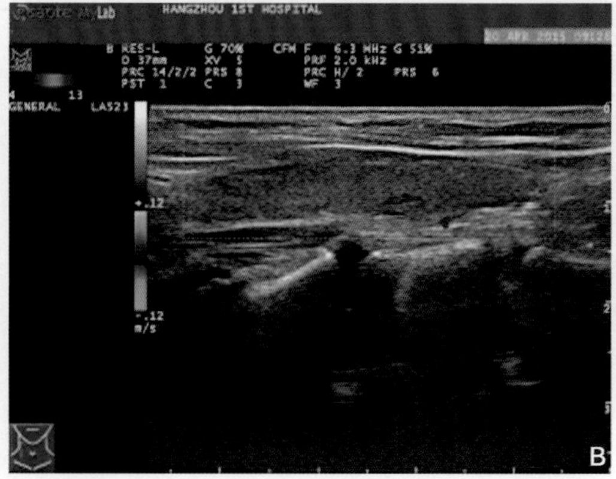

图 4-1-6　桥本甲状腺炎(四)

A. 超声横切示甲状腺萎缩,前后径变小;B. 超声纵切 CDFI 示右侧叶腺体内血流信号略少

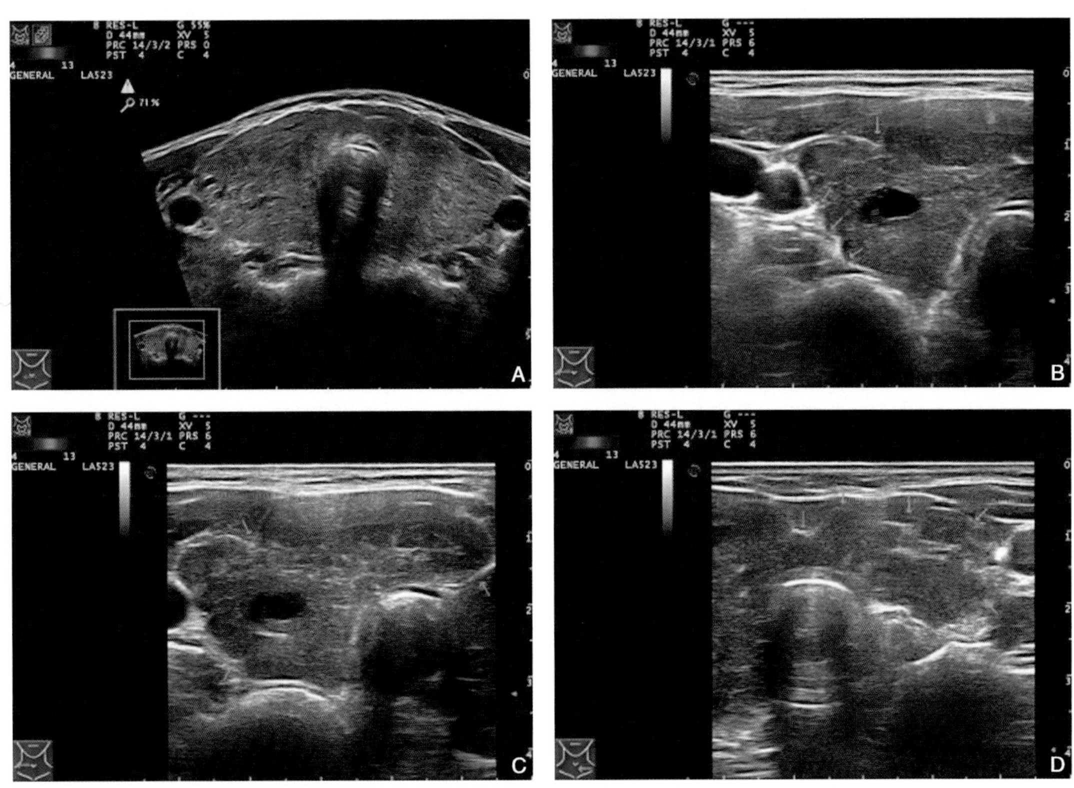

图 4-1-7　桥本甲状腺炎(五)

A. 超声横切示甲状腺两侧叶增大,边缘呈波浪状;B. 超声横切示右侧叶边缘呈锯齿状;C. 超声横切示甲状腺增大,边缘呈分叶状;D. 超声横切示左侧叶前缘边缘不规则

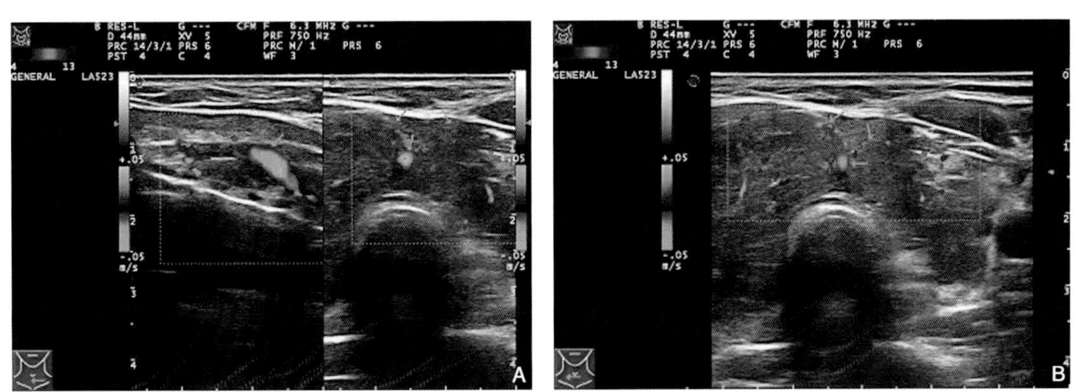

图 4-1-8　桥本甲状腺炎(六)

A. 超声横切示甲状腺峡部增厚;B. 超声横切示双侧叶增大,CDFI 可见甲状腺峡部的浅表静脉血管

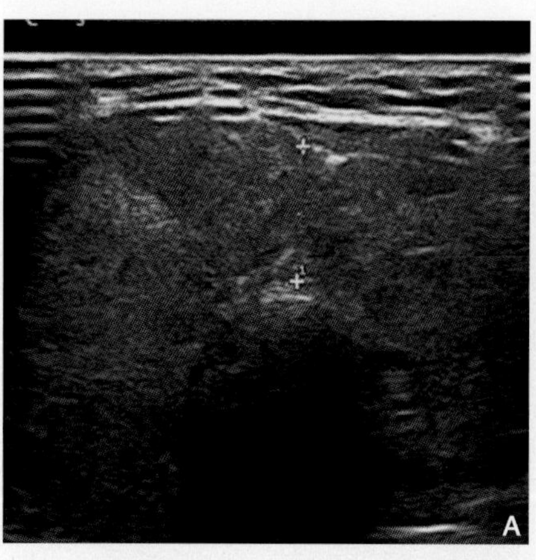

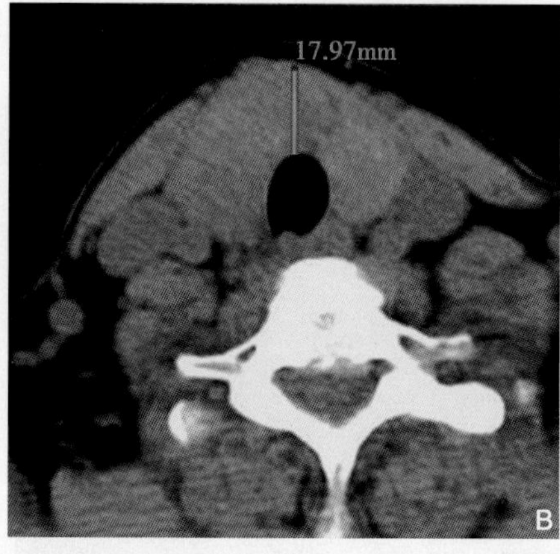

图 4-1-9　桥本甲状腺炎(七)

A. 超声横切示甲状腺两侧叶及峡部形态饱满，回声不均匀增高，峡部厚度为1.0cm；
B. CT平扫示两侧叶及峡部形态饱满，密度不均匀减低，峡部厚度为1.8cm

1）回声减低：早期桥本甲状腺炎的病理改变是广泛的淋巴细胞和浆细胞浸润，形成淋巴滤泡及生发中心，使甲状腺滤泡破裂，质地较均匀，透声性好，在超声图像上表现为弥漫性或局限性的低回声（图4-1-10），血流信号丰富（图4-1-11）。部分局限性回声减低易与亚急

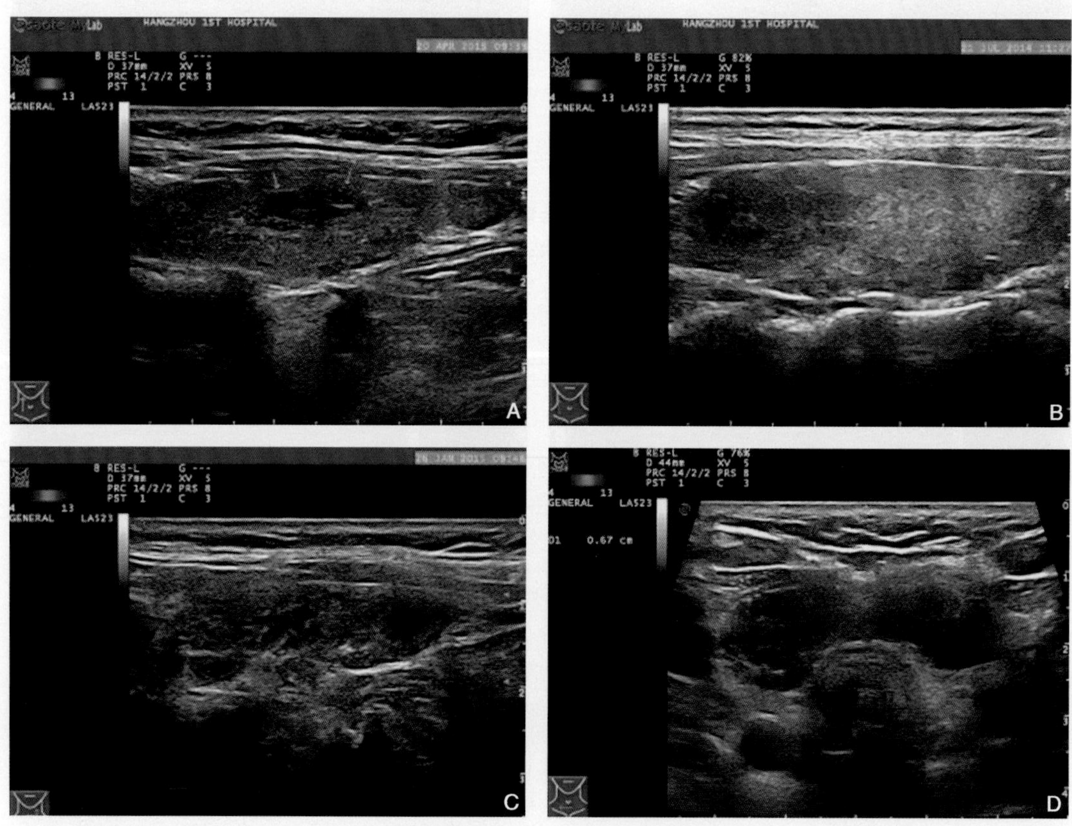

图 4-1-10　桥本甲状腺炎回声减低

A. 超声纵切示甲状腺局部回声减低，边界清；B. 超声纵切示甲状腺片状回声减低，边界不清；C. 超声纵切示甲状腺弥漫性回声减低，边界不清；D. 超声横切示甲状腺弥漫性回声减低，边界不清

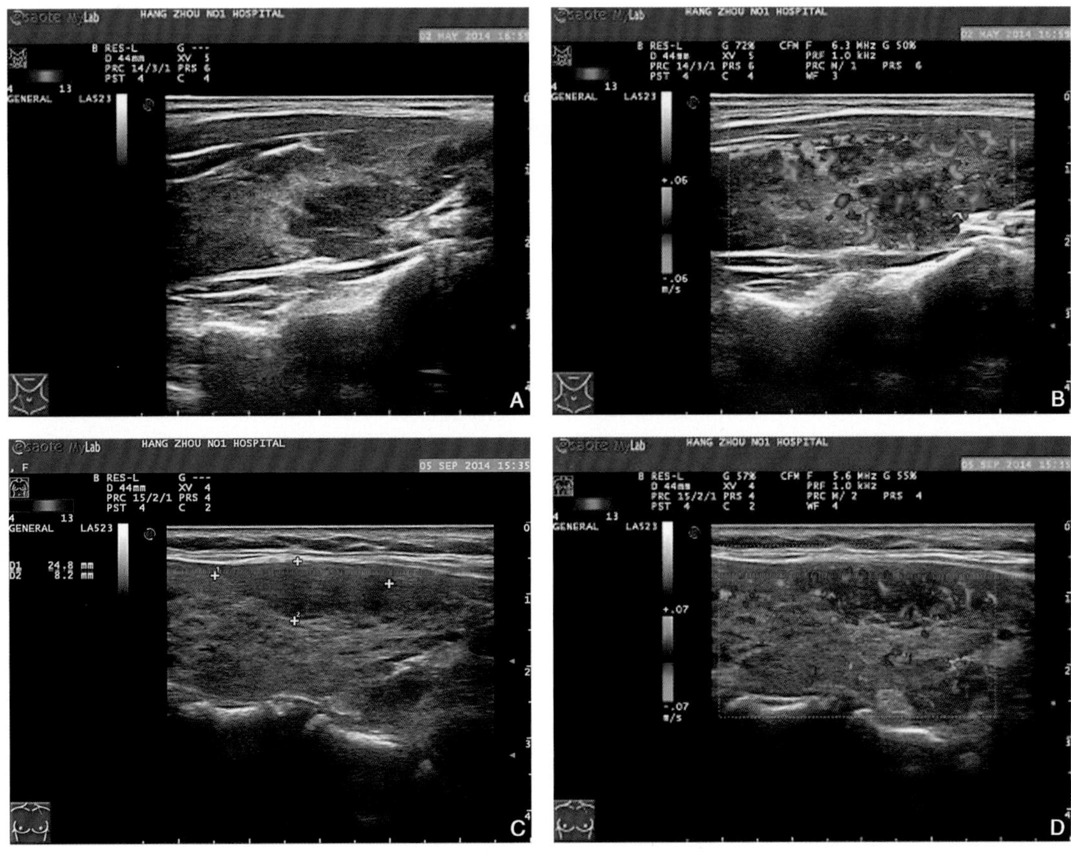

图 4-1-11　桥本甲状腺炎血流信号丰富

A、B. 超声纵切示甲状腺局部回声减低，超声纵切 CDFI 示血流信号丰富；C、D. 超声纵切 CDFI 示甲状腺局部回声减低，其内血流信号丰富

性甲状腺炎相混淆，病史及超声随访观察有助于二者鉴别。

2）线条状强回声：当桥本甲状腺炎伴有少量纤维组织增生，则表现为弥漫性低回声内夹以点线状强回声，发展至后期，纤维化更明显，甲状腺缩小，边缘不光整，实质内充满不均质强回声带，超声表现为甲状腺实质内可见较多的线条状强回声光带（图 4-1-12），由于甲状腺实质回声不均，图像可表现为强弱相间，该表现为桥本甲状腺炎的特异度超声征象之一。

3）间隔或网格状回声：间隔或网格状强回声的病理基础是腺体间质内不同程度的纤维组织增生，轻度增生时形成纤细的间隔，小叶结构明显，显著增生时形成粗大的间隔，多发间隔形成网格状表现，伴显著玻璃样变性。腺体内间隔或网络状强回声亦是桥本甲状腺炎具有特征性的超声征象之一（图 4-1-13）。

4）结节样回声：网格状的强回声光带可以把甲状腺回声分隔成小结节样回声，超声和病理学对照显示桥本结节的回声强度与结节内淋巴细胞浸润程度相关，淋巴细胞浸润较轻的结节回声偏强，而淋巴细胞浸润较显著时结节回声减低，因此，桥本甲状腺炎内的结节样回声具有多样化的特点（图 4-1-14）。

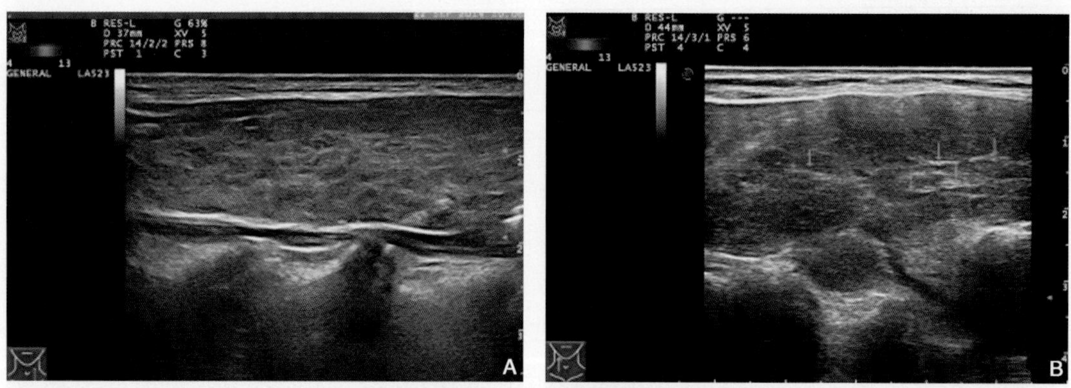

图 4-1-12　桥本甲状腺炎(八)

A. 超声纵切示甲状腺内弥漫线条状回声;B. 超声纵切示散在线条状强回声带

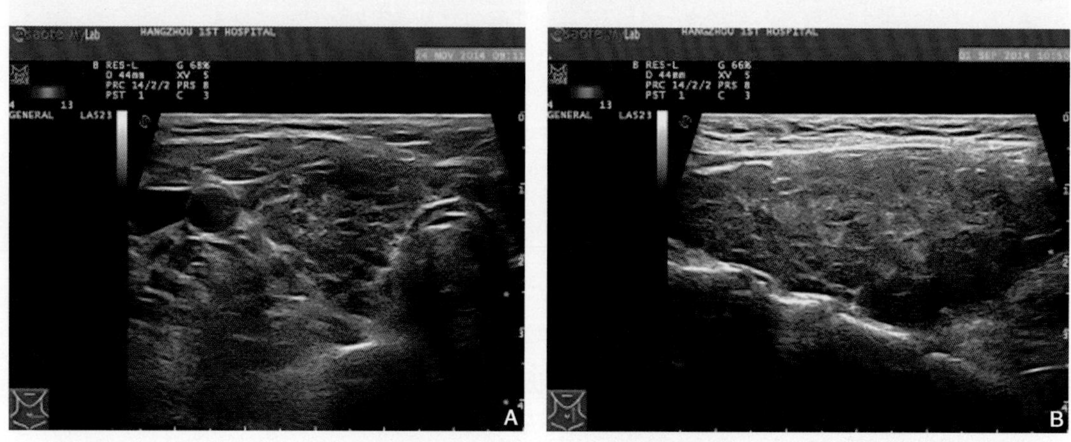

图 4-1-13　桥本甲状腺炎(九)

超声横切(A)和纵切(B)示甲状腺网格样强回声

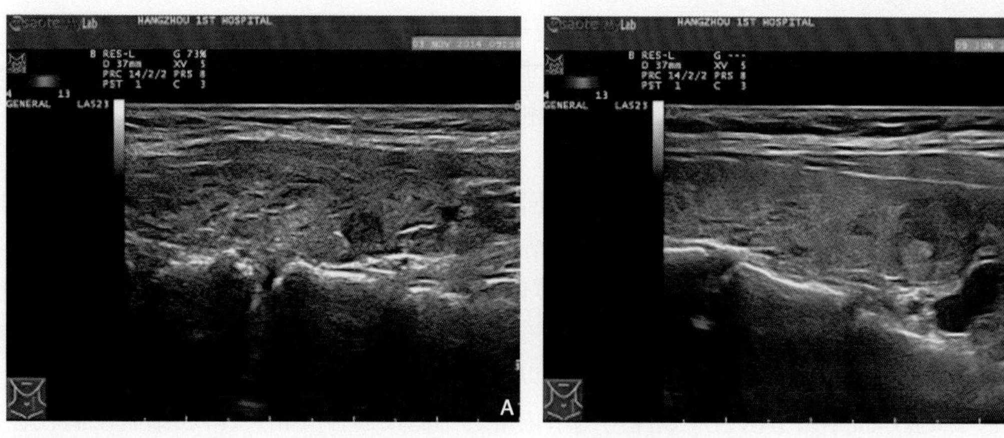

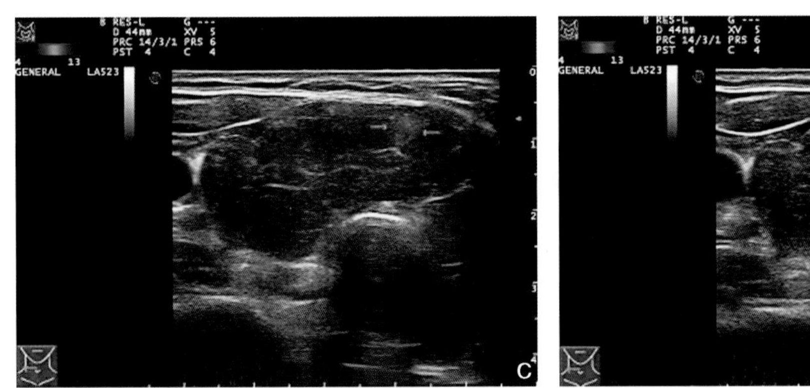

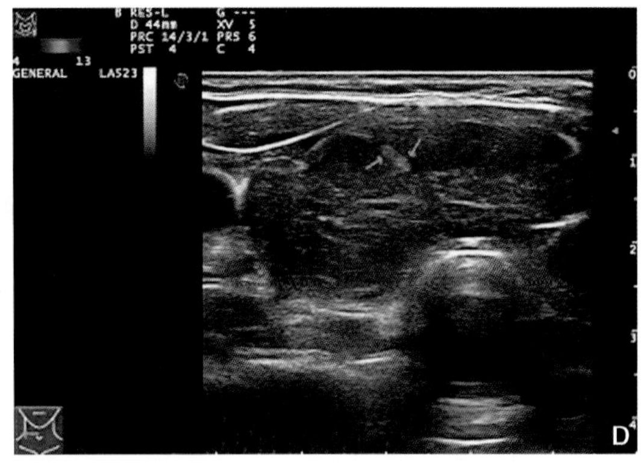

图 4-1-14　桥本甲状腺炎(十)

A. 超声纵切示甲状腺内结节样低回声;B. 超声纵切示甲状腺内结节样不均质回声;C. 超声横切示甲状腺内结节样偏高回声;D. 超声横切示甲状腺内结节样高回声

5）钙化:桥本甲状腺炎内可出现钙化,但其钙化形成的病理基础多为营养不良性钙化或胶质浓缩而成,可以是各种形态钙化,但以粗钙化更常见(图 4-1-15)。在桥本甲状腺炎基础上的钙化,其周围常常未见软组织回声,该表现与甲状腺癌伴钙化有明显的区别。部分桥本结节的钙化与结节性甲状腺肿伴钙化的表现类似。对于 CT 偶然发现桥本甲状腺炎合并钙化患者,因部分瘤体软组织密度及强化程度与周围相仿,钙化是提示甲状腺癌的唯一依据,此时,对该类人群进一步超声检查是非常必要的(图 4-1-16)。

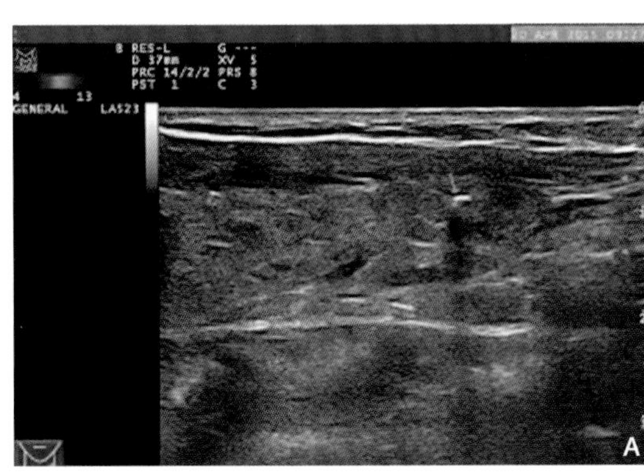

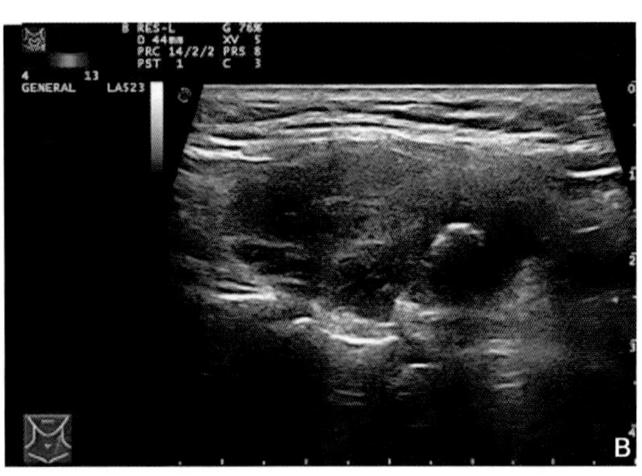

图 4-1-15　桥本甲状腺炎伴钙化

A. 超声纵切示甲状腺内孤立性微钙化;B. 超声纵切示甲状腺内孤立性粗钙化

6）囊变:桥本甲状腺炎实质回声表现多样,少数可见囊变,表现为实质内可见不规则的片状囊样结构,无囊壁,部分病例可表现为蜂窝状回声改变(图 4-1-17)。桥本甲状腺炎的囊样结构内往往没有伴彗星尾的强回声光斑,与有伴强回声光斑的胶质囊肿有明显的区别。偶尔,病理镜下可见到被覆鳞状上皮的大囊肿,周围见多量淋巴细胞浸润,形态与鳃裂囊肿相似,超声声像图表现与其他桥本甲状腺炎囊变相同。

(2）CT 密度

1）质地:桥本甲状腺炎的 CT 影像学表现与病理密切相关,因桥本甲状腺炎弥漫性破坏

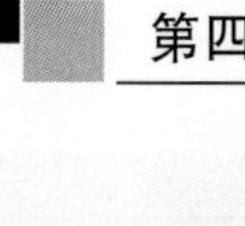

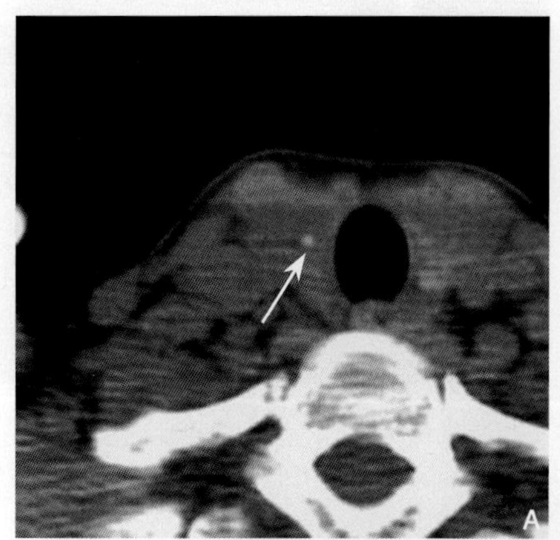

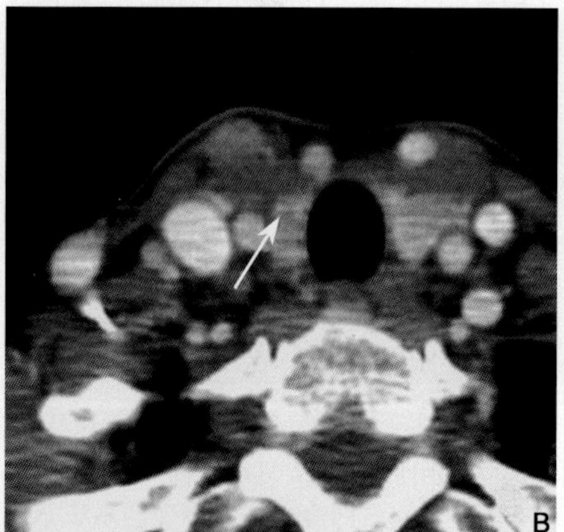

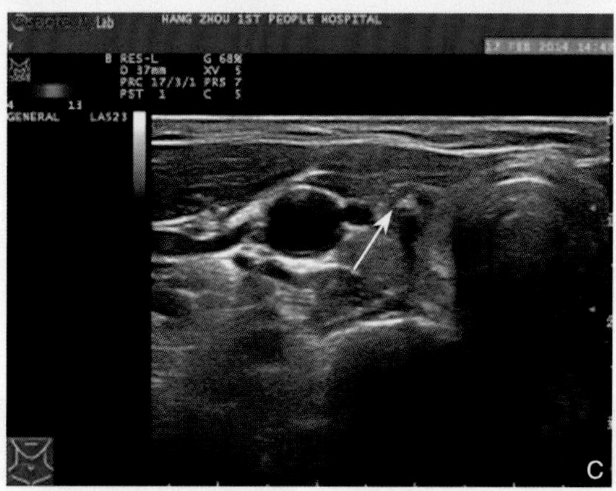

图 4-1-16 桥本甲状腺炎伴甲状腺右侧叶乳头状癌

A. CT 平扫示甲状腺两侧叶密度减低,右侧叶前部见微钙化灶,钙化灶周围未见异常软组织影(箭);B. CT 增强示两侧叶强化均匀,钙化周围仍未见异常软组织影(箭);C. 超声横切示甲状腺右侧叶回声不均,光点粗大,前缘见低回声结节,内见微钙化(箭)

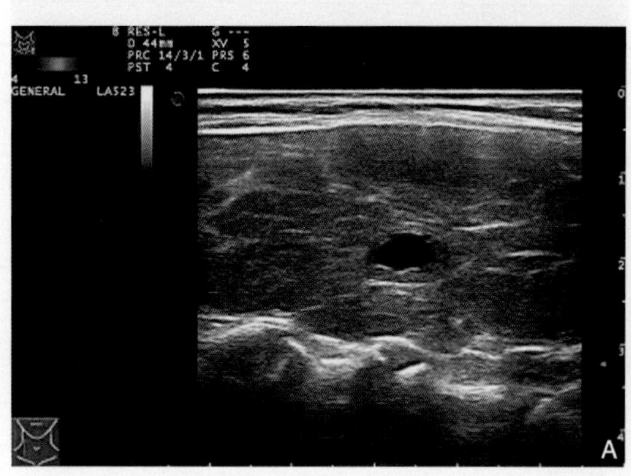

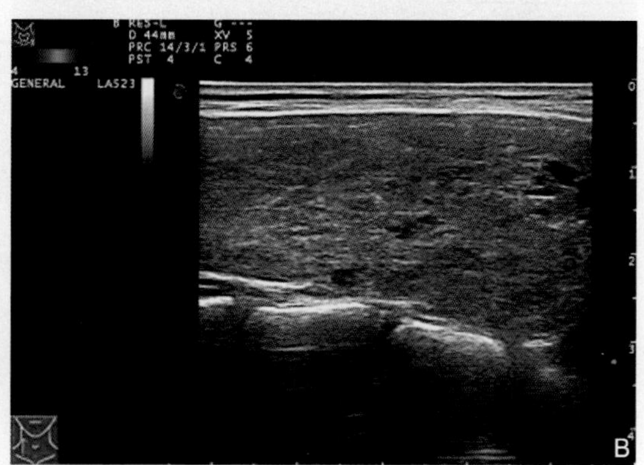

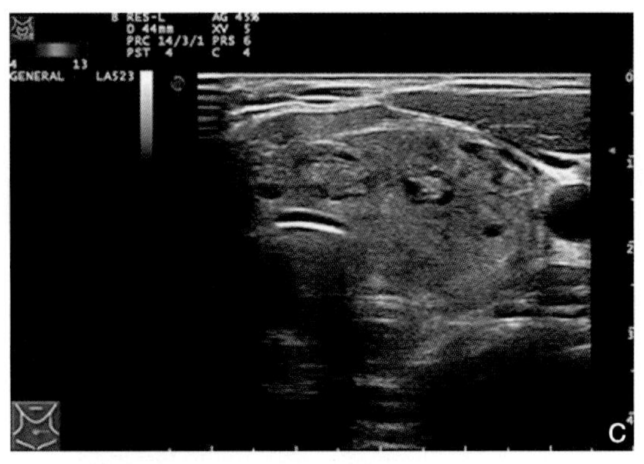

图 4-1-17　桥本甲状腺炎(十一)

A. 超声纵切示甲状腺内局部囊性变；B. 超声纵切示甲状腺内多处局部囊性变；C. 超声横切示多处囊性变(横切面)

甲状腺滤泡,导致蓄碘功能丧失,故 CT 上表现为甲状腺密度均匀(图 4-1-18)或不均匀的减低(图 4-1-19),造成结节性病变与周围甲状腺组织之间的密度差缩小,以及二者之间强化程度差异缩小。因部分平扫被掩盖的结节,可以通过增强显示出来,而部分平扫显示的结节,会在增强时被掩盖(图 4-1-20、图 4-1-21),故平扫和增强对照可在一定程度上减少漏诊的发生。对于平扫和(或)增强后呈局灶性低密度区者,需要鉴别这些低密度区是否为结节性病变,以及是否为恶性结节等(图 4-1-22、图 4-1-23)。因桥本甲状腺炎的 CT 价值有限,不建议常规 CT 检查对其进行评价。

2) 测量方法:桥本甲状腺炎在 CT 上均表现为密度减低,通过 CT 值对其进行评价,结果更为客观。桥本甲状腺炎患者的甲状腺多为不规则形态,不同患者甲状腺的形态可能完全不同,不同患者及同一患者的不同部位的测量结果可能完全不同,故寻找一个特定的解剖部位,并且这个部位的测量点能够在很大程度上代表整个病变的密度至关重要。因任何桥本甲状腺炎患者的 CT 扫描中,都存在最大横断位层面,故选取最大层面作为靶测量面,沿前

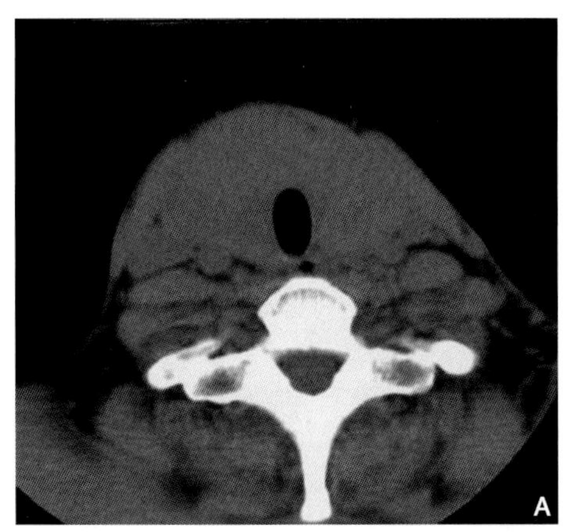

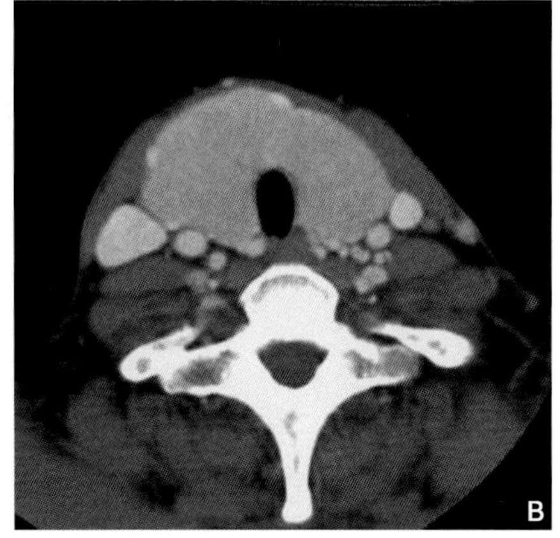

图 4-1-18　桥本甲状腺炎(十二)

A. CT 平扫示甲状腺两侧叶弥漫性增大,密度均匀减低而与周围软组织分界欠清；B. CT 增强示两侧甲状腺均匀强化,边缘圆钝,与周围结构分界清晰

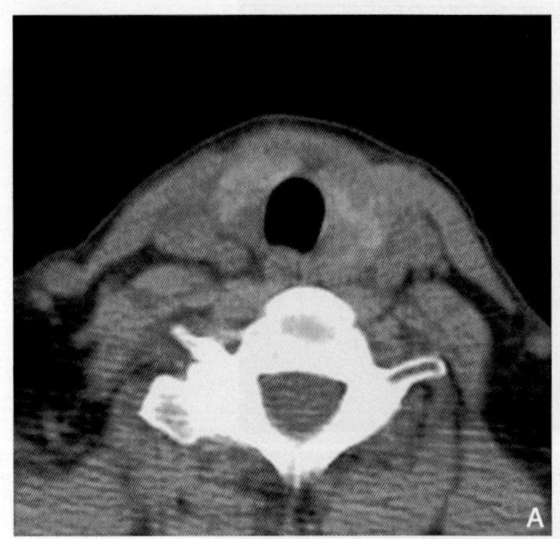

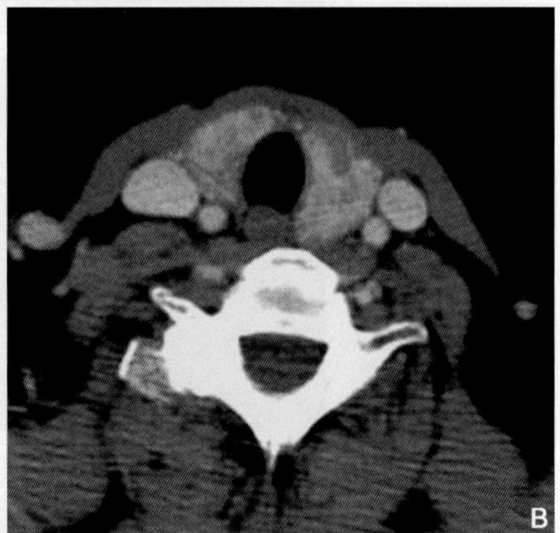

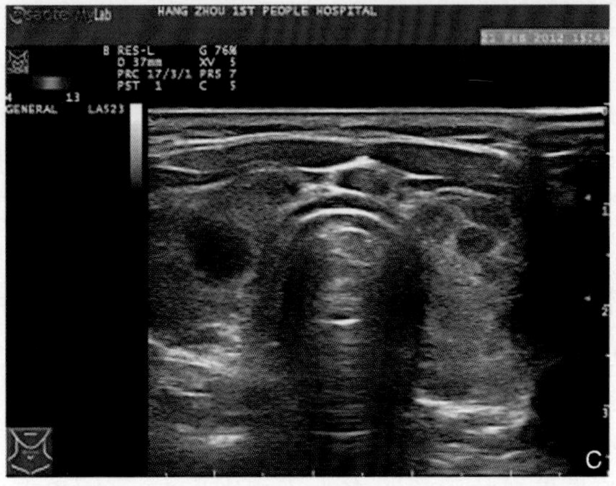

图 4-1-19　桥本甲状腺炎伴结节形成

A. 甲状腺两侧叶密度不均匀，见多发类结节状低密度区，部分边界不清；B. CT 增强示两侧叶强化不均匀，见多发类结节状低强化区，部分边界仍不清；C. 超声横切示两侧叶回声不均匀，两侧叶及峡部见多发低回声结节

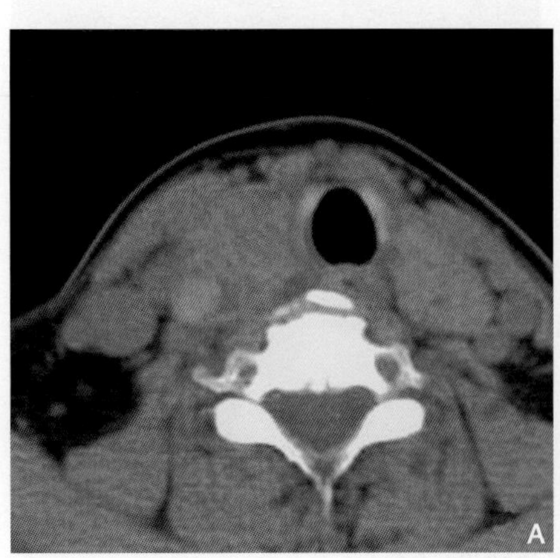

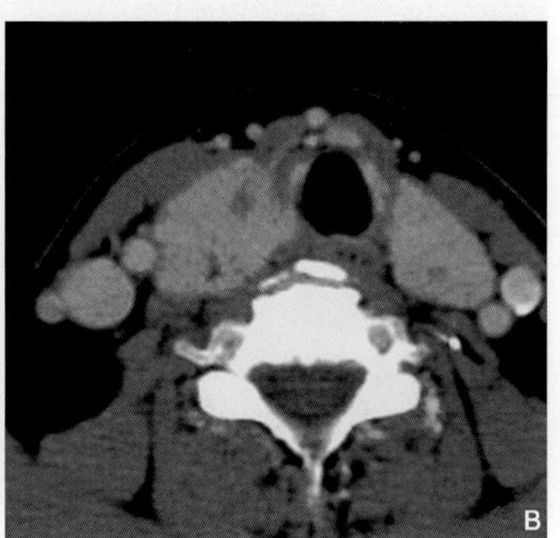

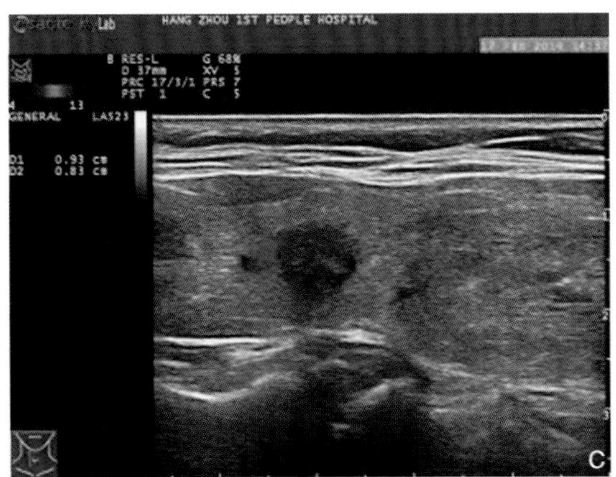

图 4-1-20　桥本甲状腺炎伴甲状腺右侧叶乳头状癌(一)

A. CT平扫示甲状腺两侧叶不对称性增大,右侧为主,密度均匀减低;B. CT增强示右侧叶近峡部及左侧叶后部小结节状强化程度减低区,两结节表现相似而无法鉴别,病理证实前者为甲状腺乳头状癌,后者为桥本甲状腺炎结节;C. 超声纵切示右侧叶回声不均匀,光点粗大,内见低回声结节,直径0.9cm(证实为乳头状癌)

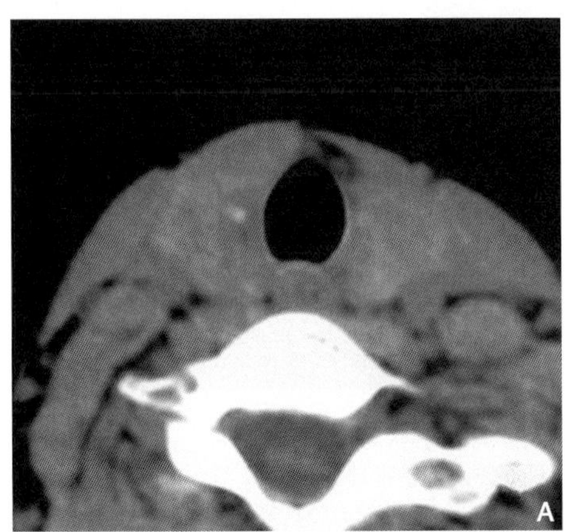

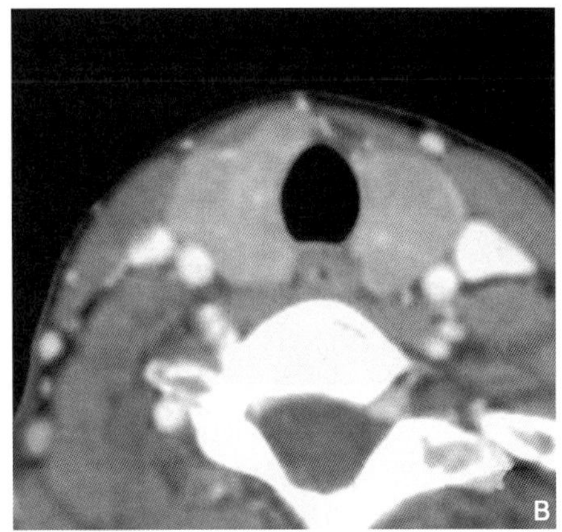

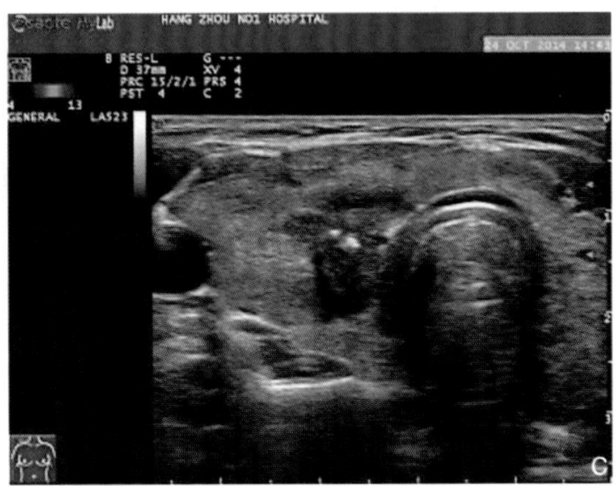

图 4-1-21　桥本甲状腺炎伴甲状腺右侧叶乳头状癌(二)

A. CT平扫示甲状腺两侧叶形态轻度增大,密度不均匀减低,右侧叶内侧见微钙化,周围见低密度区围绕;B. CT增强示平扫微钙化周围低密度区与周围甲状腺组织强化一致而无法鉴别;C. 超声横切示两侧叶回声不均匀,右侧叶内侧见不规则低回声结节,纵径/横径>1,内见微钙化

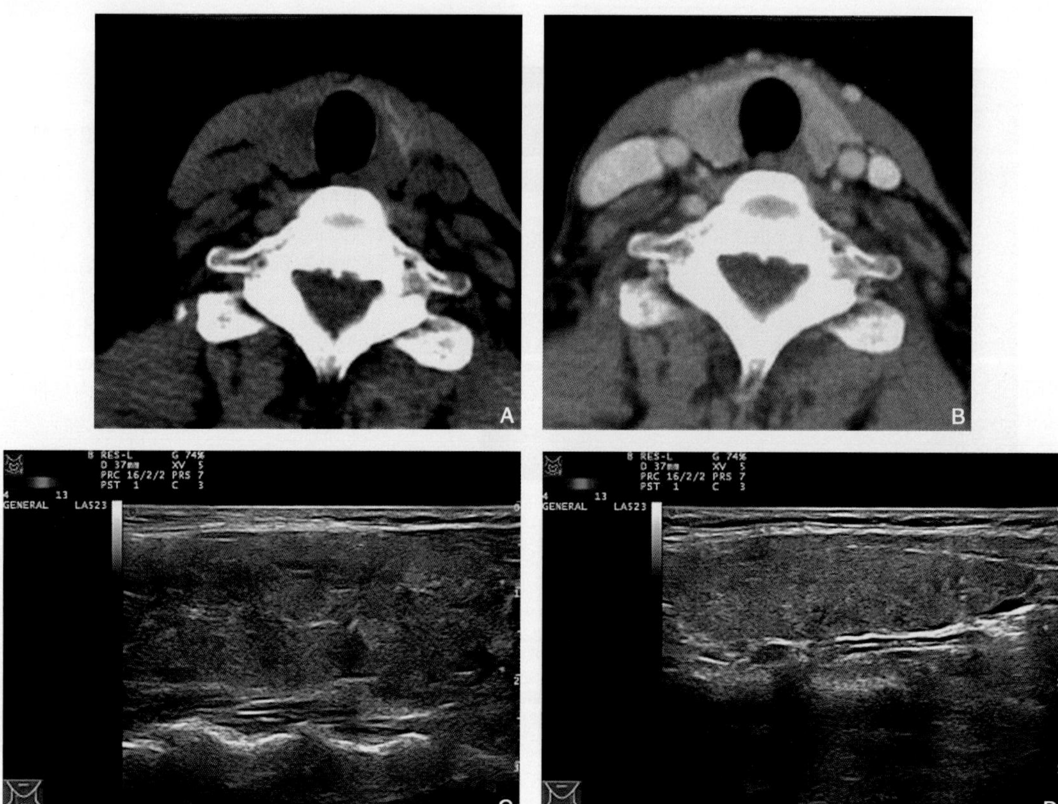

图 4-1-22　不均匀分布的桥本甲状腺炎

A、B. CT 平扫示甲状腺两侧叶不对称，右侧叶较大，两侧叶后部密度减低，呈类结节状，前缘仅见条状类似正常甲状腺的稍高密度带存在（A），CT 增强示两侧叶强化欠均匀，原低密度区强化程度稍低于高密度区，二者分界不清（B）；C、D. 超声纵切示两侧叶回声不均，光点粗大，内见小斑点、线状高回声灶及小斑片状低回声灶，以右侧为主，边界不清，两侧甲状腺未见明显结节状异常回声灶

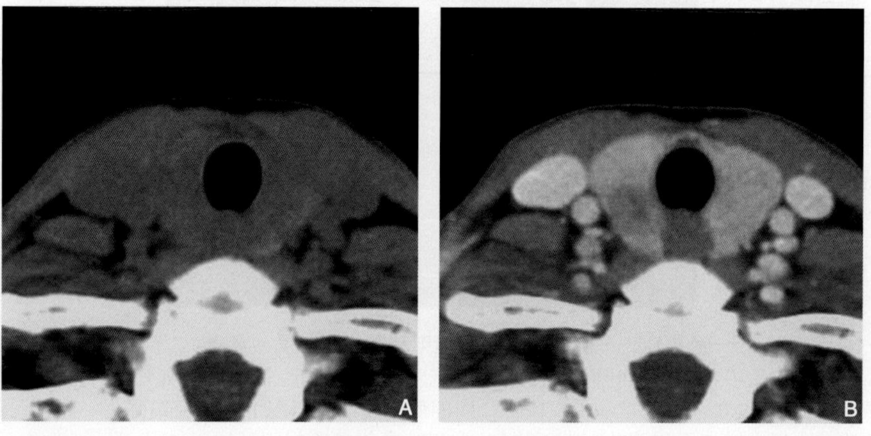

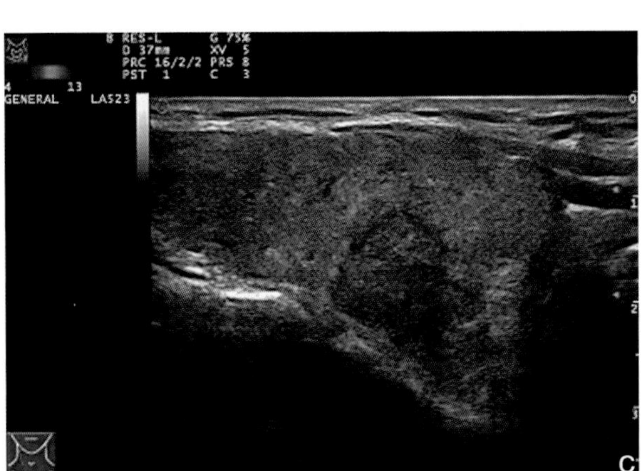

图 4-1-23　桥本甲状腺炎伴甲状腺右侧叶乳头状癌(三)
A. CT 平扫示两侧叶形态尚可，密度不均匀减低；B. CT 增强示右侧叶结节状强化程度减低区，边界清晰；C. 超声纵切示右侧叶回声粗糙，内见不规则稍低回声结节

后最大径做直线，选取相同层面在甲状腺最外缘做该直线的垂线，将该垂线选 3 点做四等分，以等分点为测量点，感兴趣区面积为 5.0～10.0mm²，测量时避开血管和其他异常密度区(裸眼可见的异常密度区)，取 3 点 CT 值的平均值作为该弥漫性桥本甲状腺炎的 CT 值(图 4-1-24)。弥漫性桥本甲状腺炎组和正常甲状腺组的执行者操作曲线(ROC)表明，75Hu 为二者之间的临界值，以 CT 值≤75Hu 作为诊断弥漫性桥本甲状腺炎的征象，所得敏感度、特异度、阳性预测值、阴性预测值、假阳性率、假阴性率和准确度分别为 90.5%、89%、87.9%、91.4%、12.1%、8.6%和 89.7%，较高的敏感度、阳性预测值、阴性预测值和较低的假阳性率和假阴性率，说明 CT≤75Hu 为弥漫性桥本甲状腺炎的诊断提供了重要依据。但单纯依赖 CT 值来判断是否为桥本，也存在一定的不足，如桥本甲状腺炎的 CT 表现为密度减低，可以掩盖 1.0cm 或更大的瘤体，用肉眼无法鉴别，测量时可能无法避开此病灶，其 CT 值不能反映出弥漫性桥本甲状腺炎的真实 CT 值，另外，其他弥漫性病变也可导致甲状腺弥漫性密度减低，如结节性甲状腺肿，故不宜单独依赖于 CT 值≤75Hu 对桥本甲状腺炎做出诊断，需结合临床、实验室指标及其他影像学特征对桥本甲状腺炎做出综合判断。

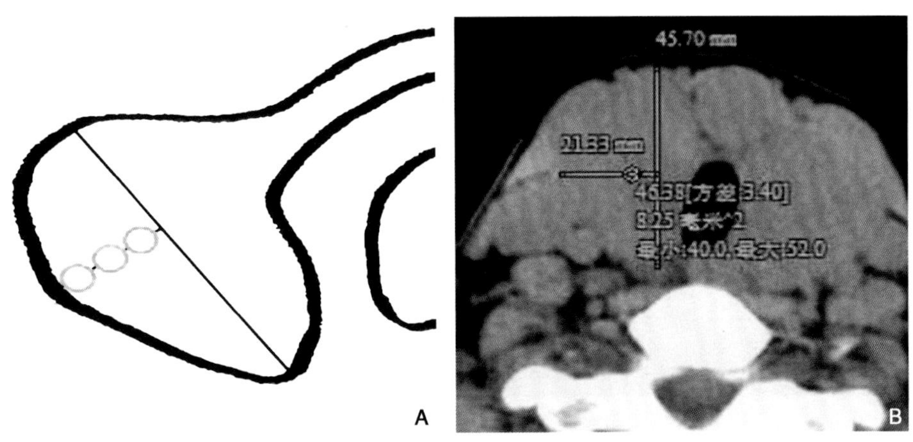

图 4-1-24　甲状腺 CT 值测量方法
A. CT 值测量方法简易图；B. 甲状腺双侧叶弥漫性桥本甲状腺炎，右侧叶 CT 值测量图

（3）彩色多普勒（CDFI）：国内外学者多用目测血流分级法观察甲状腺内血流分布并进行分级（详见第二章第一节相关内容）。李传红等研究结果显示多数桥本甲状腺炎血流信号较正常增多，但并非均呈“火海征”，甲状腺实质血流信号的丰富程度不足以用来反映桥本甲状腺炎甲状腺的功能状态。弥漫型：血流信号Ⅰ～Ⅱ级，少数达Ⅲ级；局限型：病变局部血供0～Ⅰ级，周围腺体血供0级；结节型：结节内部血供十分丰富，甚至呈“血池”样，结节以外腺体血供0～Ⅰ级（图4-1-25～图4-1-28）。桥本甲状腺炎甲状腺内血流信号增加是其超声表现之一，但也并非所有弥漫性桥本甲状腺炎患者在超声上都可以表现为弥漫性的极度丰富血流，这可能是淋巴细胞浸润达到一定的水平后，才会激活甲状腺微血管的发生。傅先水等的研究中有10例出现局限性火海的结节都为单发、实性的低回声结节，推测局限性淋巴细胞浸润可能是导致在甲状腺局灶区域出现极度活跃的血管生成的诱发因素，并逐渐形成局灶性的甲状腺火海。有研究证实，甲状腺结节血流信号呈“局限性火海征”时，对诊断桥本甲状腺炎的敏感度仅为11.7%，而特异度为100%，此种特殊的血管类型在其他甲状腺良恶性结节并未发现应用。

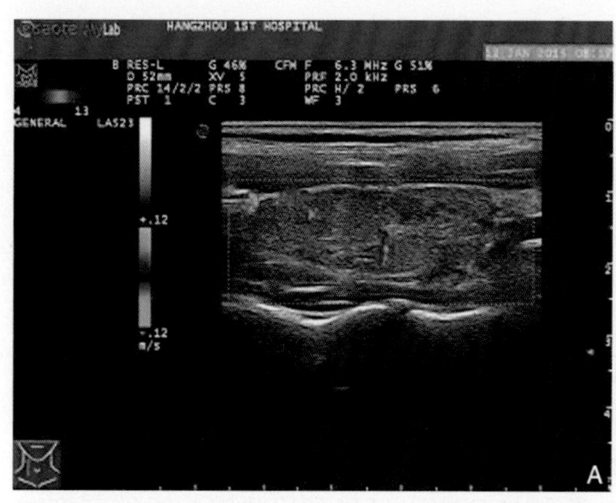

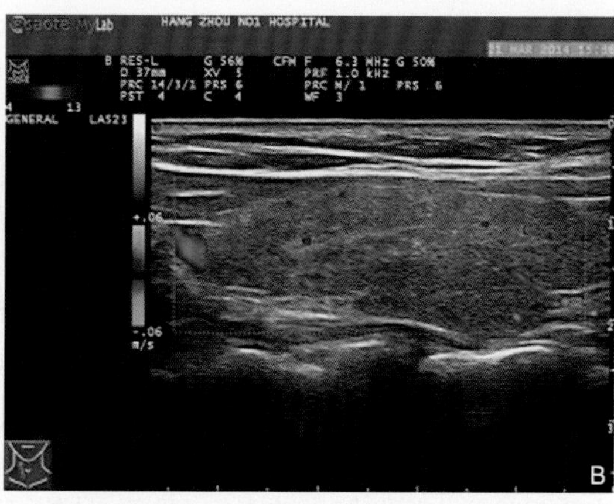

图4-1-25　桥本甲状腺炎（十三）

A. 超声纵切示Ⅰ型甲状腺血流信号；B. 超声纵切示Ⅰ型甲状腺血流信号

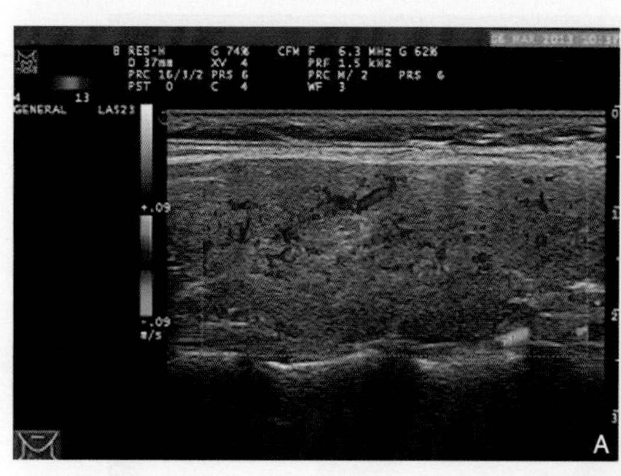

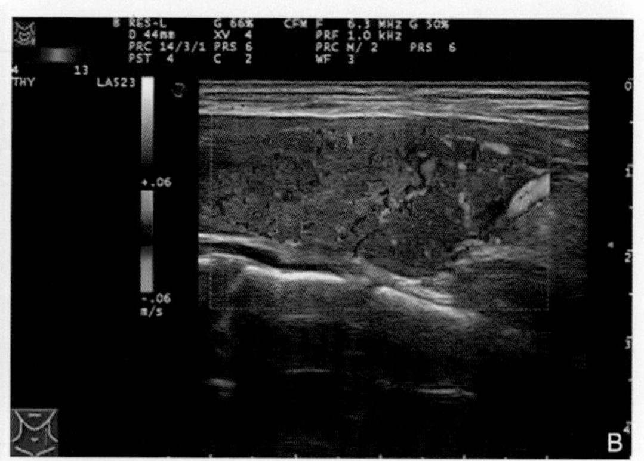

图4-1-26　桥本甲状腺炎（十四）

A. 超声纵切示Ⅱ型甲状腺血流信号；B. 超声纵切示Ⅱ型甲状腺血流信号

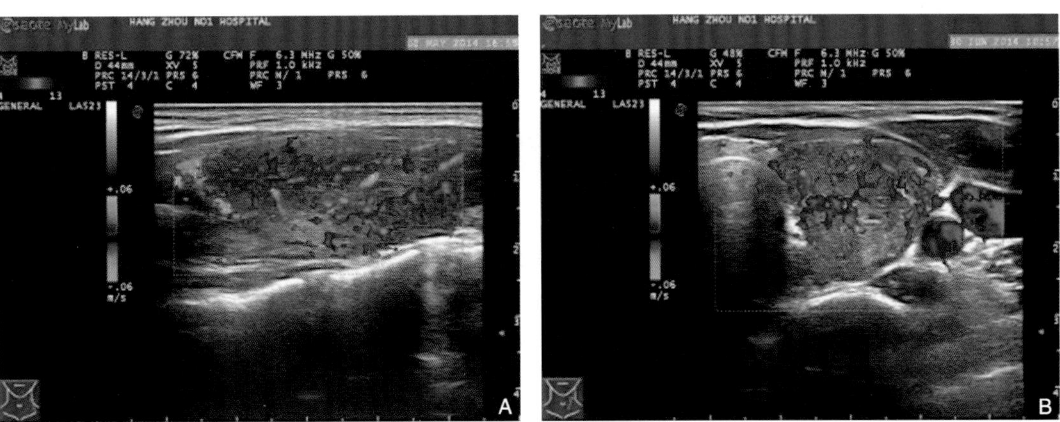

图 4-1-27　桥本甲状腺炎(十五)

A. 超声纵切示Ⅲ型甲状腺血流信号;B. 超声横切示Ⅲ型甲状腺血流信号

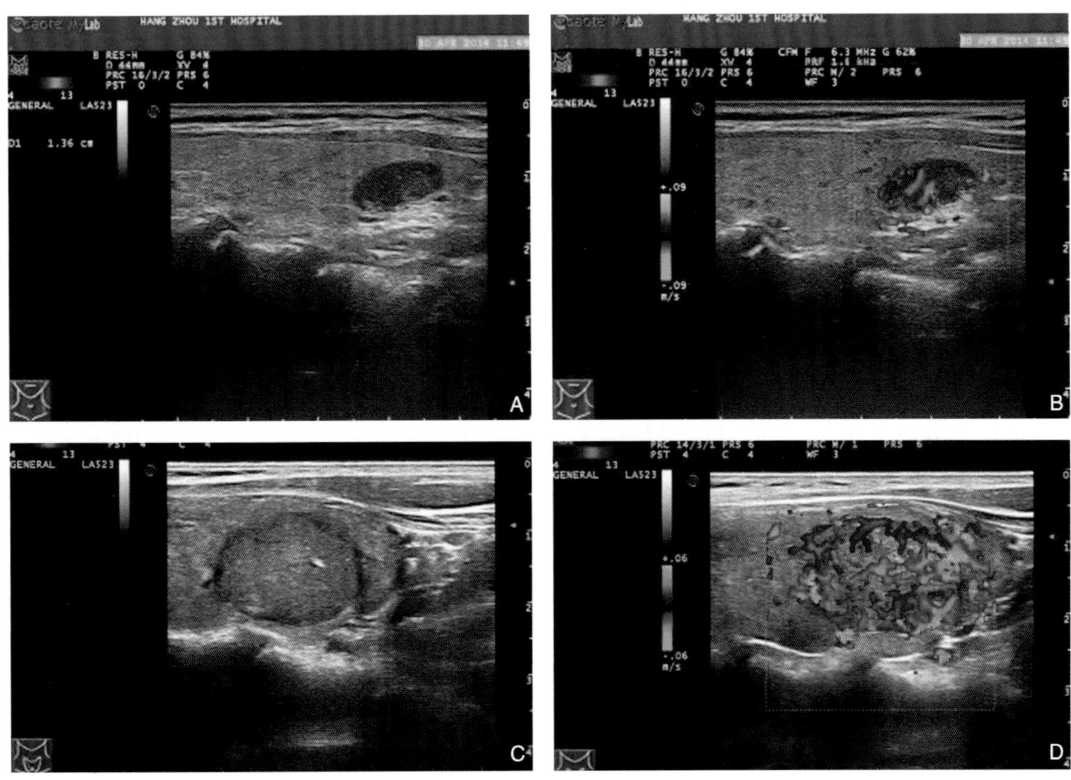

图 4-1-28　桥本甲状腺炎(十六)

A、B. 超声纵切示甲状腺下极低回声的桥本结节,超声纵切 CDFI 示内部血流丰富。C、D. 超声纵切示甲状腺等回声桥本结节,超声纵切 CDFI 示内部血流呈火海征

(4) 周围淋巴结改变:桥本甲状腺炎是由于淋巴细胞的浸润、滤泡大量遭破坏、纤维组织增生的病变过程,病程较长,在这一病程中,收集甲状腺淋巴回流的颈部Ⅵ组淋巴结可产生反应性增生、肿大。Ⅵ组淋巴结主要收集甲状腺的淋巴回流,而桥本甲状腺炎主要是以淋巴细胞增生为主的自身免疫性甲状腺炎,故桥本甲状腺炎患者时常有颈部Ⅵ组淋巴结的显

示。桥本甲状腺炎患者显示的颈部Ⅵ组淋巴结多位于甲状腺下极的下方、气管两侧(图 4-1-29)。相比较其他甲状腺弥漫性疾病,超声显示双侧颈部Ⅵ组淋巴结在桥本甲状腺炎中敏感度和特异度均明显高于其他甲状腺弥漫性疾病,对桥本甲状腺炎鉴别诊断有一定帮助。气管后群淋巴较难显示,可采取颈部左侧过度侧转位,在食管由气管后方右移过程中,可将淋巴结向右前推移,即可于右侧气管食管沟区显示部分淋巴结。部分亚急性甲状腺炎及甲状腺癌患者亦可见Ⅵ组淋巴结肿大,但常为单侧性,而桥本甲状腺炎患者引起的Ⅵ组淋巴结显示为双侧性(图 4-1-30)。在Ⅵ组淋巴结的观察上,虽然 CT 优于超声(图 4-1-31),但桥本甲状腺炎的淋巴结与转移性淋巴结有很多共性,如增多、增大、簇状分布、较低强化的不典型转移淋巴结等,故对桥本甲状腺炎合并甲状腺癌患者,CT 无法将少数转移的淋巴结,从众多反应性增大的淋巴结中精确地鉴别出来(部分内容见第八章相关内容)。此外,术后患者也可出现暂时性淋巴结反应性肿大,需注意鉴别。

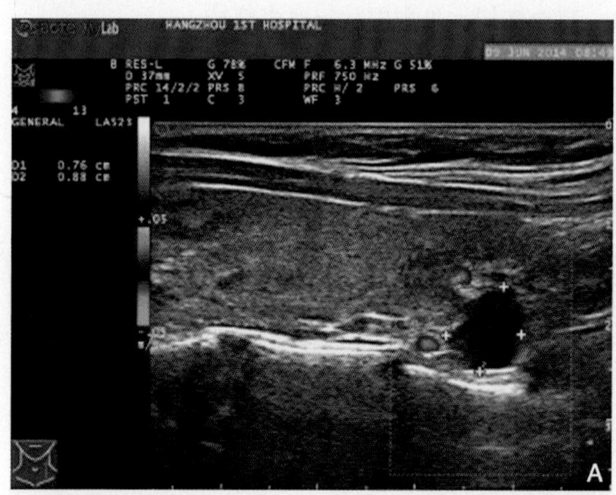

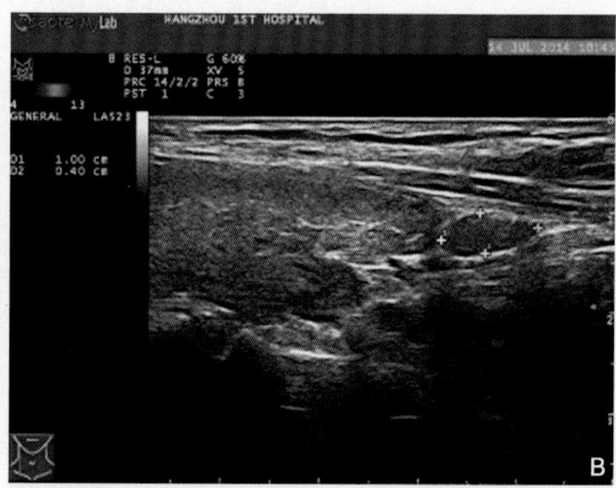

图 4-1-29　桥本甲状腺炎(十七)

A. 超声纵切示甲状腺下部背侧淋巴结肿大,呈极低回声;B. 超声纵切示甲状腺下方淋巴结肿大

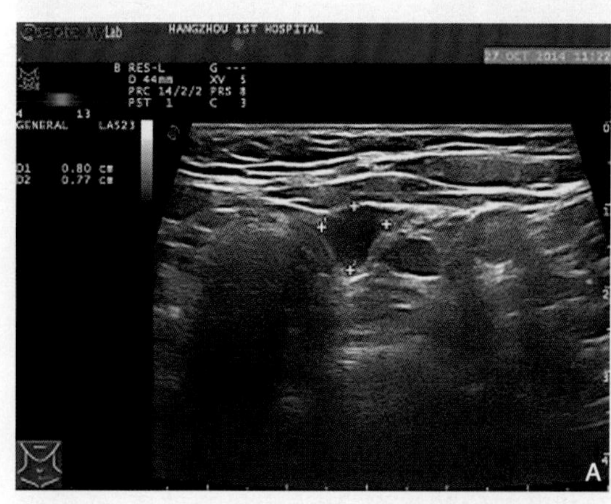

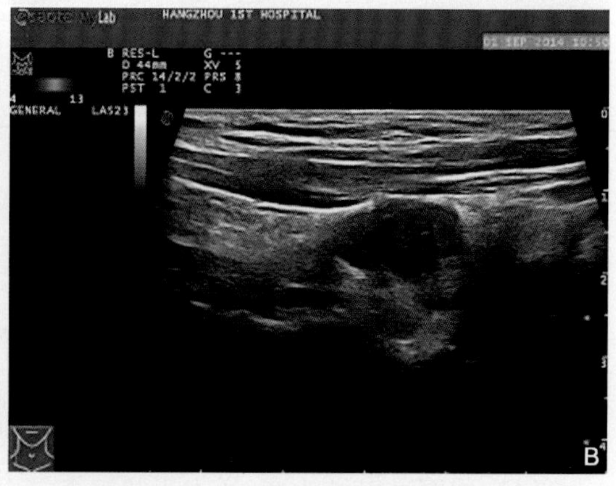

图 4-1-30　桥本甲状腺炎(十八)

A. 超声横切示左侧气管旁淋巴结肿大;B. 超声横切示右侧气管旁淋巴结肿大

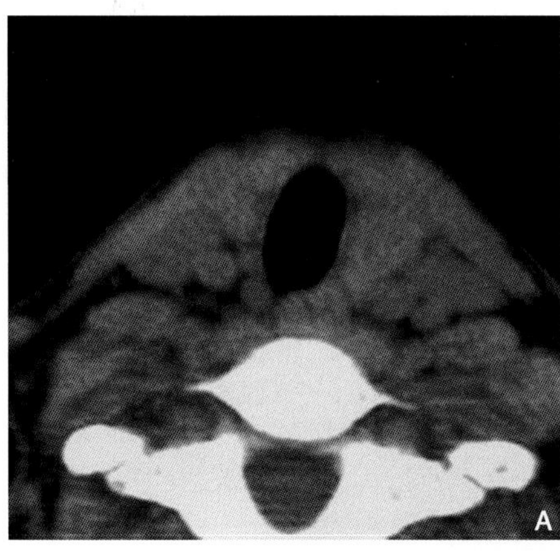

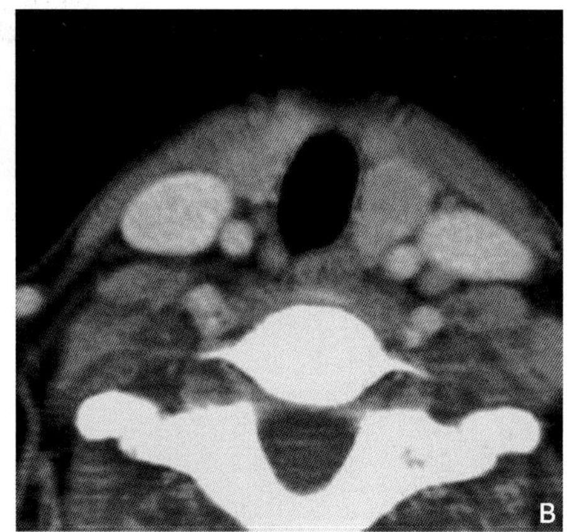

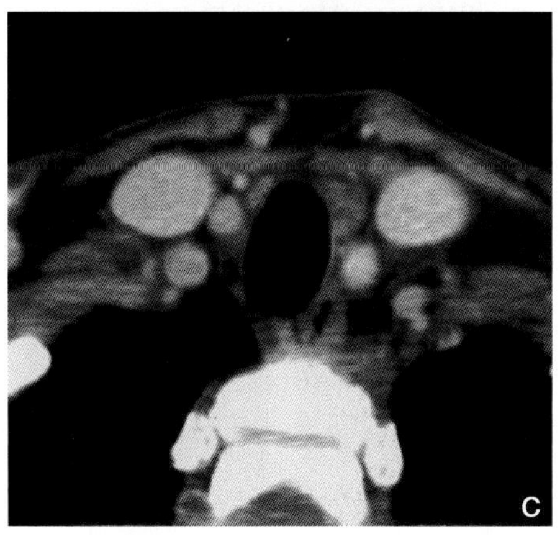

图 4-1-31　桥本甲状腺炎(十九)

A. CT 平扫示甲状腺两侧叶密度弥漫性减低,轮廓不清,甲状腺右侧叶下部后方见多发增大淋巴结显示,密度均匀;B. CT 增强示甲状腺两侧叶强化均匀,右侧叶下部后方淋巴结显示更清晰,强化程度同甲状腺相仿;C. CT 增强示两侧Ⅵ组淋巴结增大,强化均匀

(5) 超声表现分型:桥本甲状腺炎的超声声像图表现比较复杂,因为淋巴细胞的浸润程度、分布及纤维组织的增生程度各不相同,同时随着桥本甲状腺炎病程的进展变化,在超声上可有多种表现类型。根据甲状腺内低回声的范围、分布及结节形成状况分类,分为弥漫型、局限型、结节形成型及无明显回声改变型。

1) 弥漫型:该型最常见,表现为甲状腺体积不同程度增大,尤以峡部增厚为著。

①弥漫性网格状回声改变:甲状腺轻度增生时形成纤细的纤维间隔,小叶结构明显,增生显著时形成粗大的纤维间隔,伴明显的玻璃样变性,甲状腺滤泡大量消失。超声图像表现为甲状腺弥漫性肿大,峡部增厚,内部呈弥漫性低回声,分布不均匀,夹以点线状强回声,或网格样强回声改变(图 4-1-32、图 4-1-33),这一特征仅出现于桥本甲状腺炎患者。

②弥漫性微小结节改变:超声显示的微结节较小,直径小于 1.0cm,呈低回声,边界不清,形态不规则,弥散分布,难以计数。病理表现为甲状腺内纤维结缔组织明显增生,将甲状腺组织分割成无数微小单元,使甲状腺呈微结节样改变(图 4-1-34),结节并未见到真正的包膜及内部结构。

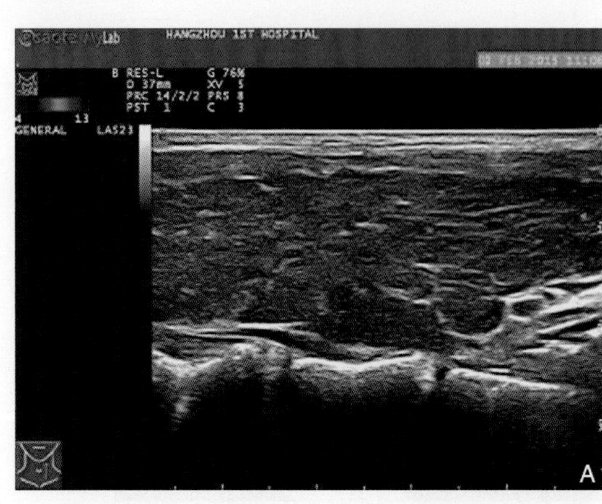

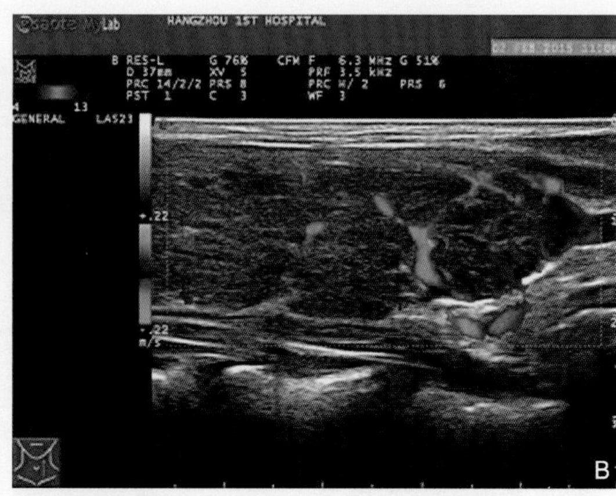

图 4-1-32　桥本甲状腺炎(二十)

A. 超声纵切示甲状腺网格状回声改变;B. 超声纵切示甲状腺内网格状血流增多

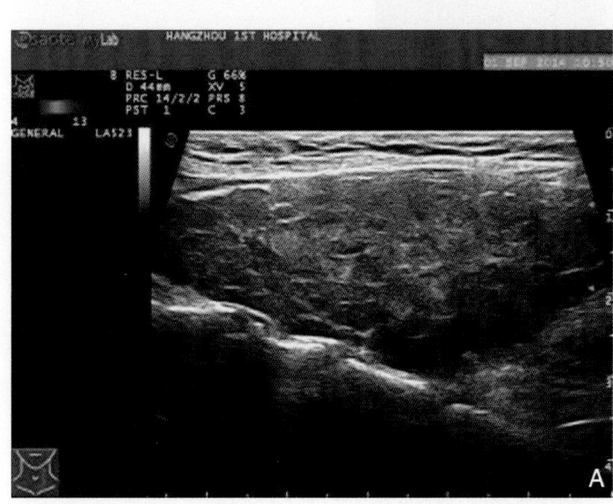

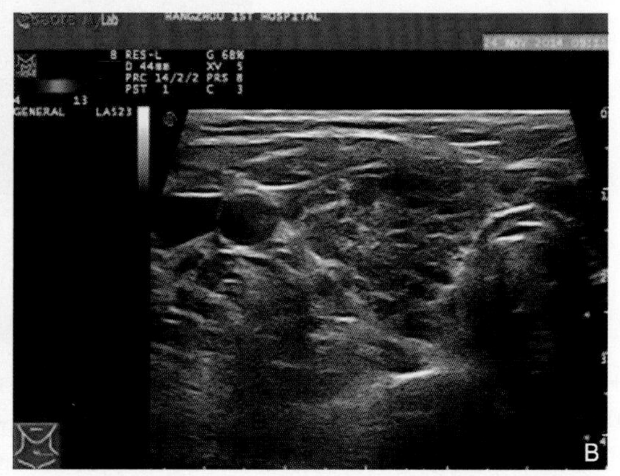

图 4-1-33　桥本甲状腺炎(二十一)

A. 超声纵切示甲状腺网格状回声改变;B. 超声横切示甲状腺网格状回声改变

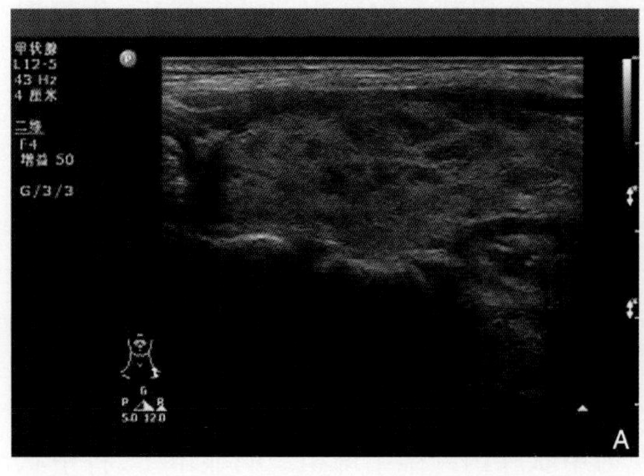

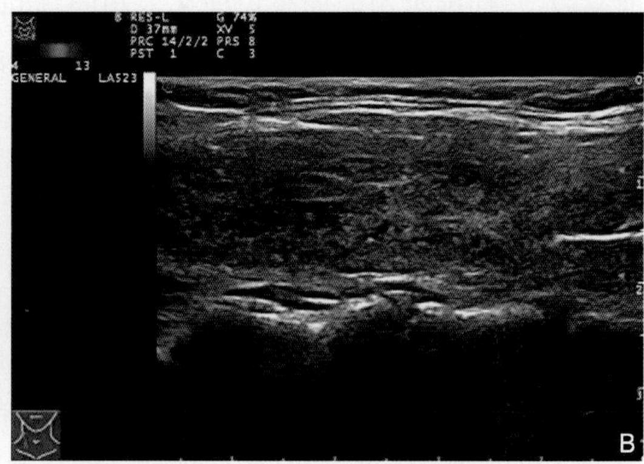

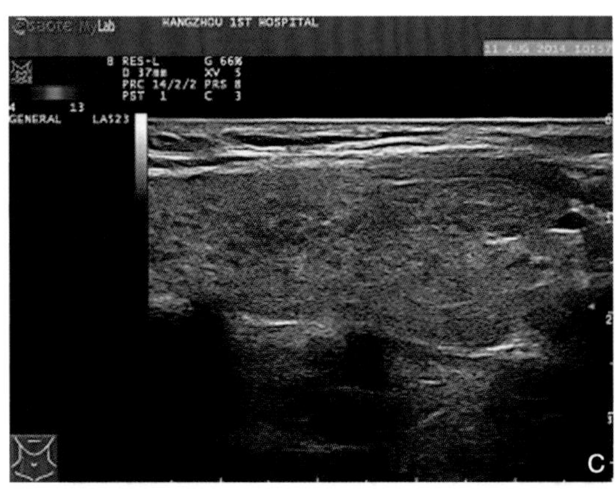

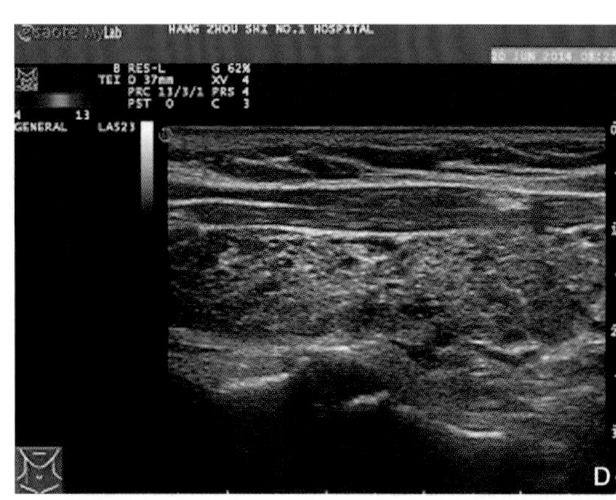

图 4-1-34　桥本甲状腺炎(二十二)

超声纵切均提示甲状腺内弥漫性微小结节样改变

2）局限型：甲状腺双侧叶大小形态正常，峡部增厚，局灶区域淋巴结浸润或浸润较重，超声声像图表现为甲状腺一侧或双侧叶内见低回声区，形态不规则，边界不清。局灶回声减低是因甲状腺组织有淋巴细胞浸润，淋巴滤泡形成，质地较为均匀，透声良好所致。淋巴细胞局限浸润，则声像图表现为"地图样"的局灶回声减低区。

①单发局限低回声改变：表现为弥漫性甲状腺回声改变，内可见局灶低回声区，大部分可见低回声区结节感强或有形成结节的趋势，边界清晰或模糊(图 4-1-35)，CDFI 往往显示局灶低回声区较周围甲状腺实质血流信号略丰富(图 4-1-36)。

②多发局灶低回声改变：弥漫性甲状腺实质内可见多处低回声区(图 4-1-37)，部分低回声改变结节感较强，但部分仅表现为局灶低回声区，当结节感不强时与亚急性甲状腺炎难以鉴别，鉴别时往往要结合病史排除亚急性甲状腺炎可能。

3）结节形成型：存在于正常或弥散性病变的甲状腺实质，多边界清晰、回声均匀，少数可见囊变，亦可见斑点状、蛋壳状等粗大钙化，虽表现多样，但仍具有良性结节的特征。超声表现为甲状腺双侧叶对称性增大，其内可见单发或多发的大小不等的结节，边界清晰或不清晰，内部回声可呈低、等或高，结节周边可伴或不伴声晕，后方无衰减，部分患者结节间可见较粗的高回声纤维光带，需要与其他甲状腺良性结节相鉴别。有学者报道 83 例桥本甲状腺

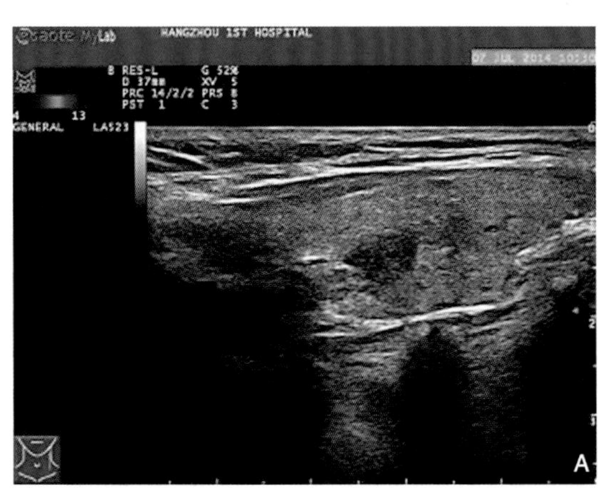

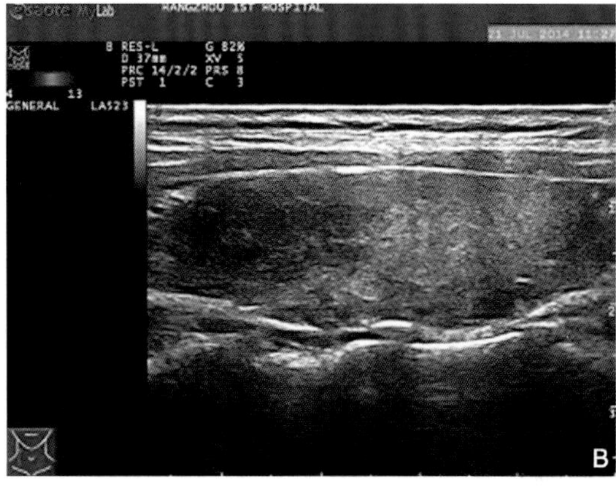

图 4-1-35　桥本甲状腺炎(二十三)

A. 超声纵切示甲状腺内局灶低回声区，边界清晰；B. 超声纵切示甲状腺内局灶低回声区，边界模糊

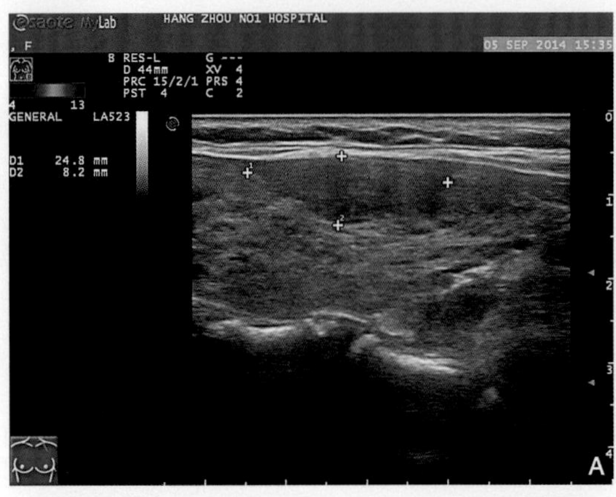
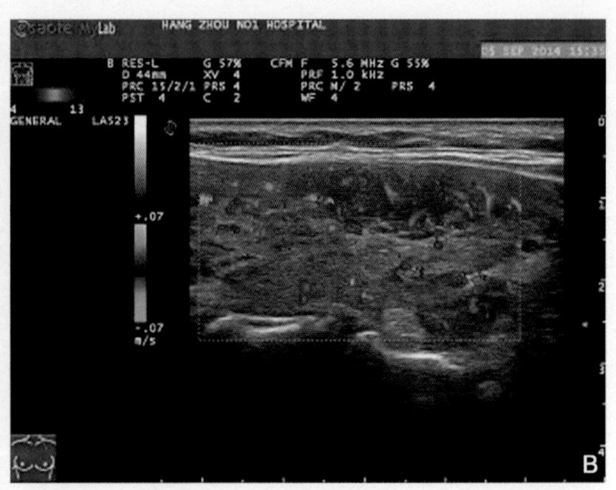

图 4-1-36　桥本甲状腺炎(二十四)

A. 超声纵切示甲状腺内局灶低回声区,部分边界不清;B. 超声纵切 CDFI 示低回声区血流信号增多

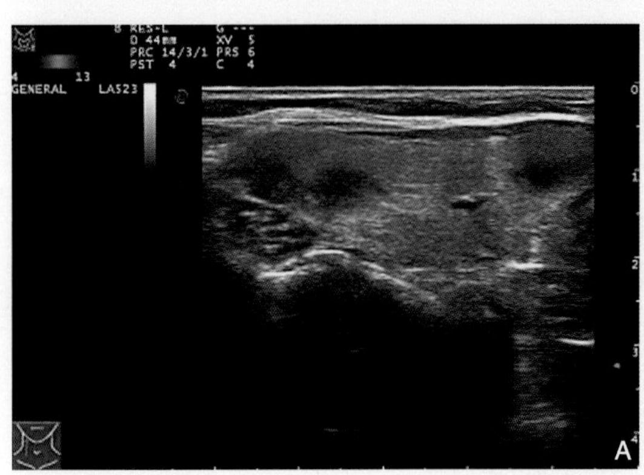
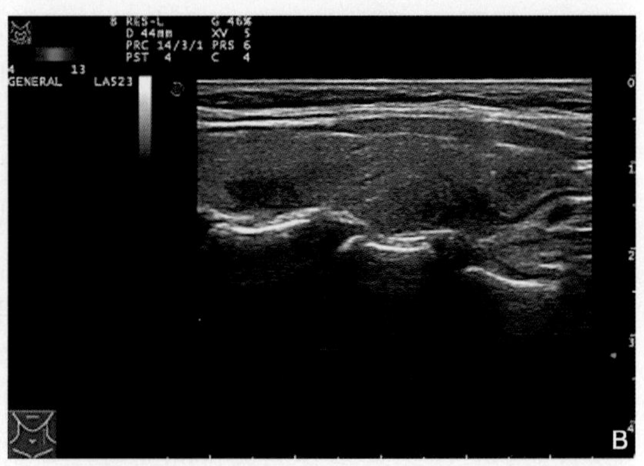

图 4-1-37　桥本甲状腺炎(二十五)

A. 超声纵切示甲状腺内多处低回声区,边界不清;B. 超声纵切示甲状腺内多处低回声区,部分边界不清

炎中 12 例检出 16 个桥本结节,大小约 1.1～2.8cm,呈多种回声表现,圆形或者类圆形,边缘清晰光滑,与周围甲状腺组织分界清晰,周边可见薄晕,结节内部一般回声较均质,少数可见液化或者钙化。CDFI 显示结节内血流较周围甲状腺组织少。

桥本甲状腺炎结节的二维特征与结节性甲状腺肿相似,既可以是高回声,也可以是低回声、囊实混合性回声,甚至是囊性,但通常以实性多见。结节数目可单发也可多发,极少数结节内部尚可见粗大钙化灶。由此可见,桥本结节的超声表现虽然呈多样化,但仍以良性征象为主,只部分实性低回声结节需要与甲状腺乳头状癌相鉴别。关于桥本甲状腺炎结节的原因,认为由弥漫性桥本甲状腺炎发展而来,经药物干预后结节可逐渐消失而转回为弥漫型桥本甲状腺炎;另一种可能是结节性甲状腺肿先于桥本甲状腺炎发生。部分结节尤其是高回声或等回声结节周边可及低回声晕,低回声晕是桥本甲状腺炎结节的另一个常见表现,而在桥本甲状腺炎基础上的乳头状癌患者中未见此类表现。

彩色多普勒显示结节内血供可有多种表现形式,可以表现为边缘为主血流、结节内部丰富血流、结节内部及边缘血流,也有较多结节表现为无血流,无特征性。

①高回声结节:在弥漫性桥本甲状腺炎的超声背景中,86.0% 的结节为高回声(图 4-1-38),与周围低回声甲状腺实质相比,高回声的结节的确更容易清晰显示。

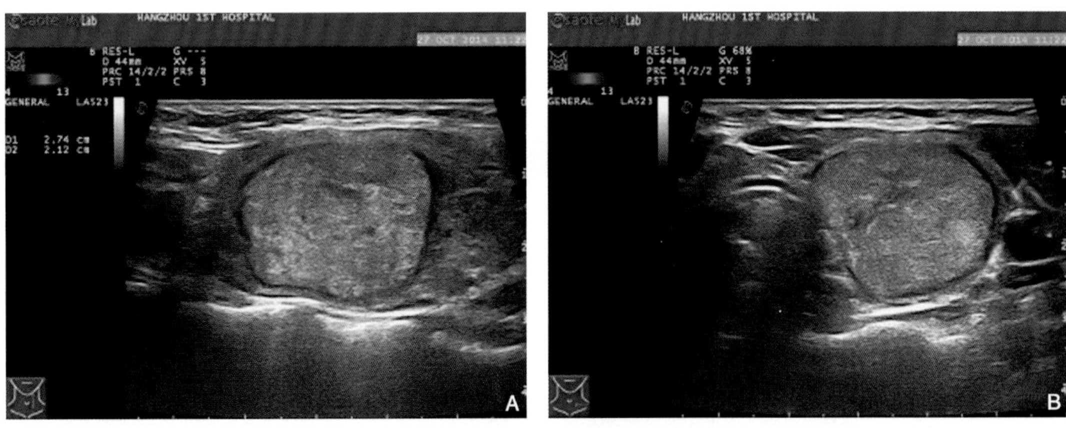

图 4-1-38　桥本甲状腺炎(二十六)
超声纵切(A)和横切(B)示甲状腺左侧叶高回声桥本结节,形态规则,周边有低回声晕

②等回声结节:表现为弥漫性甲状腺回声改变的基础上出现局部等回声结节,形态规则,大部分为圆形或椭圆形,部分结节周边可见薄的低回声晕,有低回声晕时结节与周围甲状腺实质分界清晰,CDFI 显示血流轻、中度增多(图 4-1-39),少数情况下与结节性甲状腺肿相同,形成等回声后突结节(图 4-1-40)。

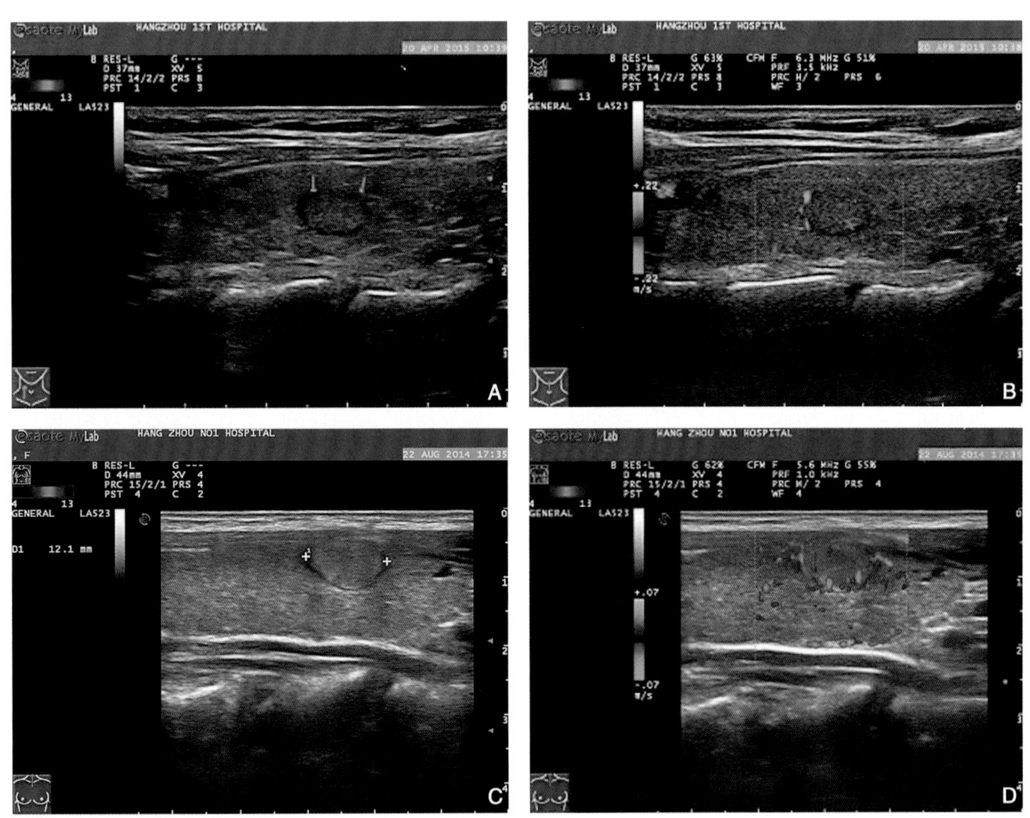

图 4-1-39　桥本甲状腺炎(二十七)
A、B. 超声纵切示等回声桥本结节,周围见低回声晕,超声纵切 CDFI 示等回声桥本结节内血流信号较少;C、D. 超声纵切示等回声桥本结节,周围见不完整低回声晕,超声纵切 CDFI 示等回声桥本结节内血流信号增多

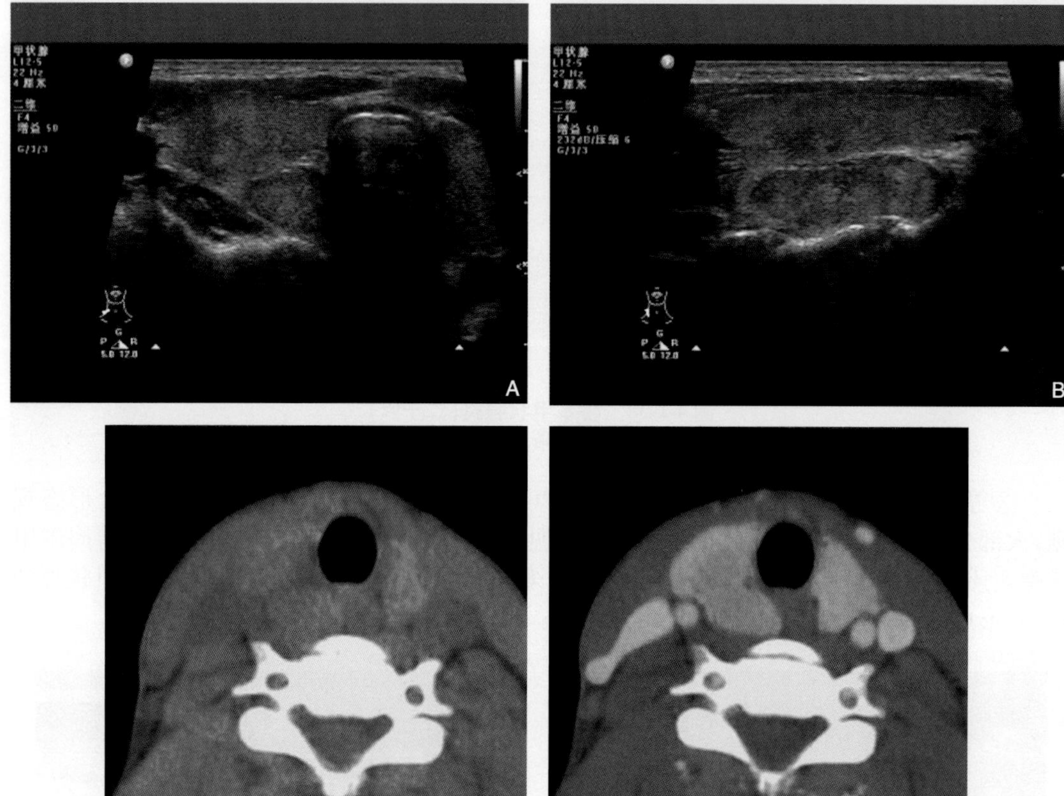

图 4-1-40 桥本甲状腺炎(二十八)

A. 超声横切示等回声桥本结节,结节与甲状腺之间见线状稍高的包膜征象;B. 超声纵切显示结节位于甲状腺的后方,与甲状腺之间见线状高回声的包膜征象;C. CT 平扫示甲状腺两侧叶密度弥漫性减低,右侧叶后方见等密度结节;D. CT 增强示结节强化较明显,稍低于周围甲状腺强化程度,结节与甲状腺之间分隔显示不清

③低回声结节:超声表现为在弥漫性回声改变的基础上,甲状腺实质局部可呈结节样低回声灶,回声均匀或欠均匀(图 4-1-41、图 4-1-42),大部分结节边界清楚,结节感强,有占位效应,回声极低时周边的回声晕不明显,部分略低于甲状腺实质的结节可见薄的低回声晕(图 4-1-43)。

④混合回声型:该型相对少见,主要见于较大桥本结节患者(图 4-1-44),常以等、高回声为主,内见斑状、点状低/无回声区或更高回声区,前者常见于囊变坏死,后者常见于钙化。

4) 无明显回声改变型:双侧甲状腺大小、形态无明显异常,内部回声正常或轻微改变,内部未见结节样回声改变,CDFI 未见明显异常血流信号。该类型的诊断主要依靠实验室检查,往往是甲状腺抗体明显升高,而甲状腺超声检查并没有出现典型的弥漫性甲状腺回声改变的特征,仅表现为甲状腺内部回声正常或轻微改变(图 4-1-45)。

(6) 鉴别与合并病变

1) 亚急性甲状腺炎:局限性桥本甲状腺炎需要与亚急性甲状腺炎鉴别。前者的低回声灶更具形态感,甚至趋向于结节状,后者的病灶则片状感明显,部分病例低回声或无回声区

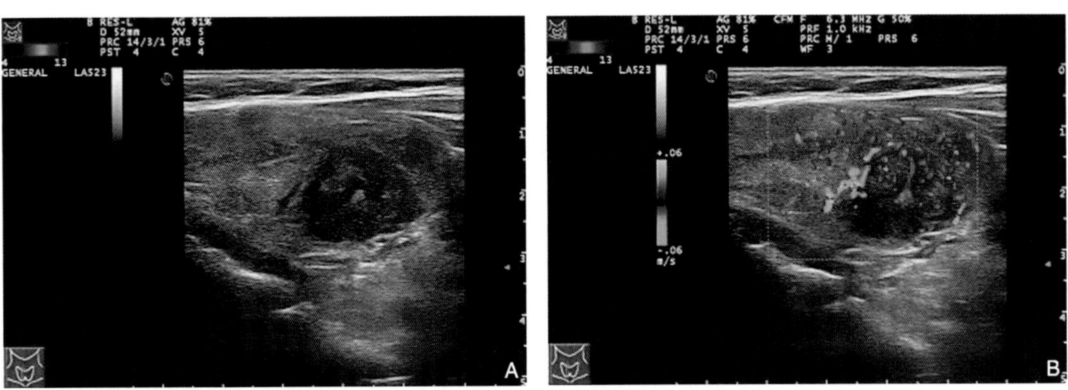

图 4-1-41　桥本甲状腺炎(二十九)

A. 超声纵切示低回声桥本结节,边界清晰,回声欠均匀;B. 超声纵切 CDFI 示低回声桥本结节内部及周边血流丰富

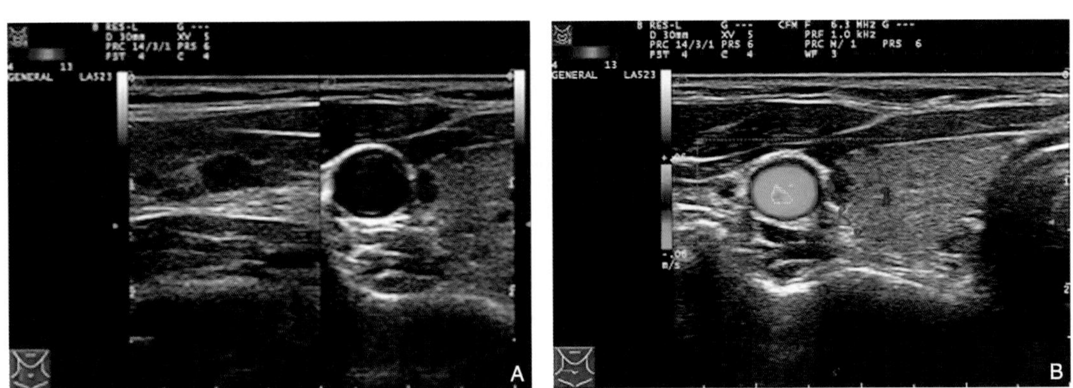

图 4-1-42　桥本甲状腺炎(三十)

A. 超声横切示甲状腺右侧叶低回声桥本结节,前后径>左右径,边界清晰,回声均匀;B. CDFI 示结节内见少许血流

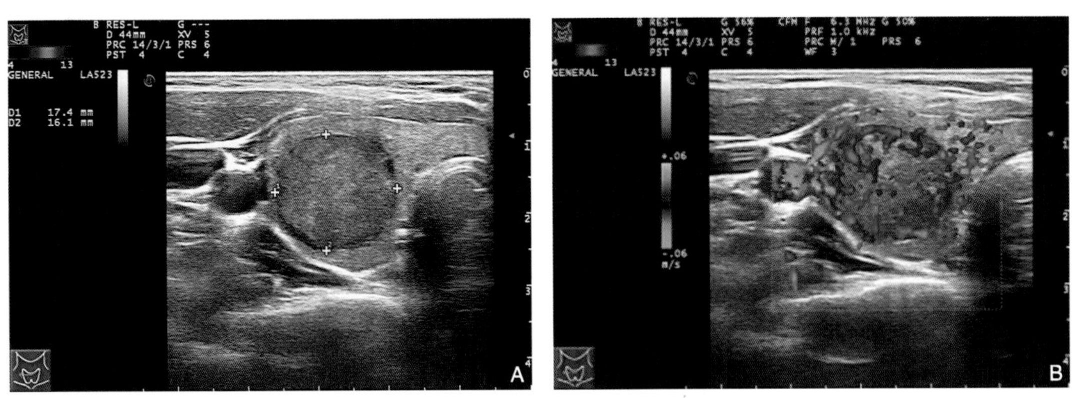

图 4-1-43　桥本甲状腺炎(三十一)

A. 超声横切示右侧甲状腺偏低回声桥本结节,边界清晰,周围有厚薄不一的低回声晕;B. CDFI 示结节内部及边缘血流信号均丰富

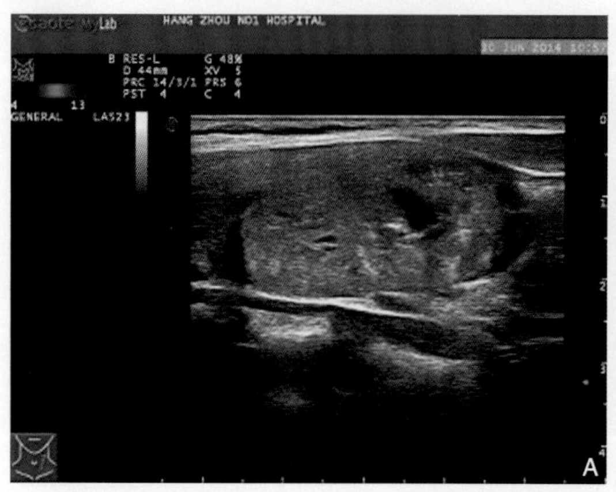

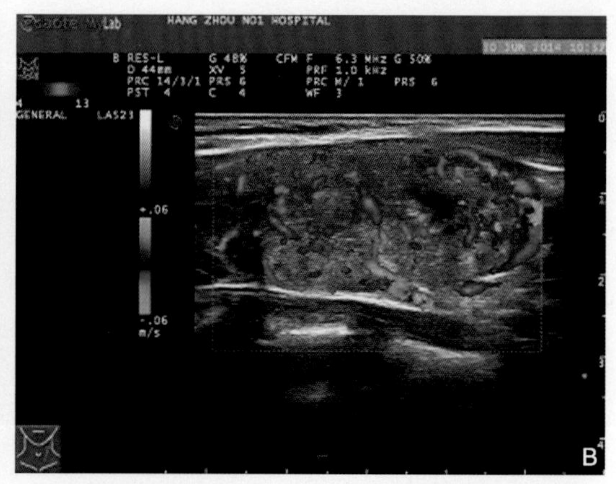

图 4-1-44　桥本甲状腺炎（三十二）
A. 超声纵切示左侧甲状腺混合回声桥本结节；B. 超声纵切 CDFI 示结节血流信号丰富

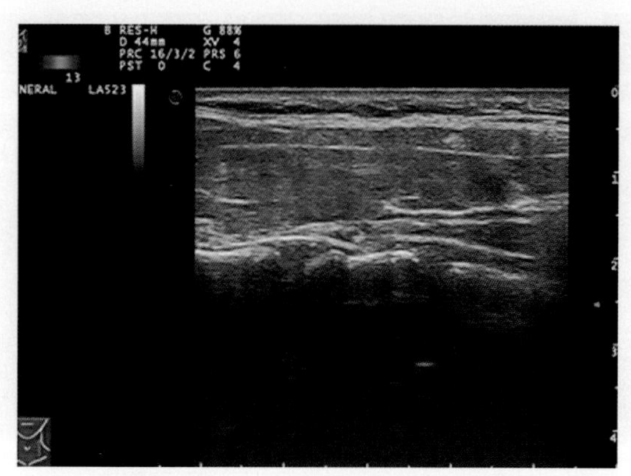

图 4-1-45　桥本甲状腺炎（三十三）
超声纵切示甲状腺内回声轻微改变

与囊肿接近，称“冲洗过征”，其发生部位多位于甲状腺腹侧，探头压痛明显，临床常有呼吸道病毒感染史。桥本甲状腺炎也可以合并发生亚急性甲状腺炎，超声特点为内部回声杂乱，既有桥本甲状腺炎的特点，又有局部片状回声不均匀减低，且片状回声改变区周边及内部血流信号较其余甲状腺实质内丰富。

2）结节性甲状腺肿：弥漫性桥本甲状腺炎伴结节形成时，纤维增生较明显，甲状腺实质回声常增强，表现为中等回声或稍强回声，与结节性甲状腺肿难以区分，前者常表现为结节间甲状腺实质回声更杂乱不均，实验室检查常有甲状腺功能减退与抗体的增高。另外，部分患者可以同时存在结节性甲状腺肿和桥本甲状腺炎，此时，无论是超声、CT 还是 MRI 均无法将桥本结节、桥本甲状腺炎合并结节性甲状腺肿鉴别开。

3）甲状腺癌：弥漫性桥本甲状腺炎合并结节时，如果结节呈相对均匀的等回声或高回声，较多是由结缔组织增生产生，但当结节呈低回声且边界不清晰，形态不规则，或内伴钙化时，应该高度怀疑合并甲状腺癌的可能。另有学者认为桥本甲状腺炎与甲状腺癌之间存在内在的联系，其依据是：甲状腺滤泡被破坏，甲状腺素分泌减少，引起 TSH 升高，不断刺激滤泡上皮增生可致癌变，而组织学上也观察到甲状腺滤泡破坏的同时往往伴滤泡上皮细胞的不典型增生，出现透明核和核重叠等现象，与甲状腺乳头状癌形态类似，有的呈乳头状结构甚至出现微小乳头状癌灶（图 4-1-46）。近期的研究表明，基因重排检测提示桥本甲状腺炎有着较小但真实存在的发生乳头状癌的风险。

总之，桥本甲状腺炎由于病理发展过程复杂，临床特点不典型、内部回声特征多样化等特点。当合并结节时，需要与亚急性甲状腺炎、结节性甲状腺肿、甲状腺癌等疾病相鉴别，同

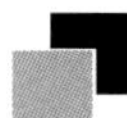

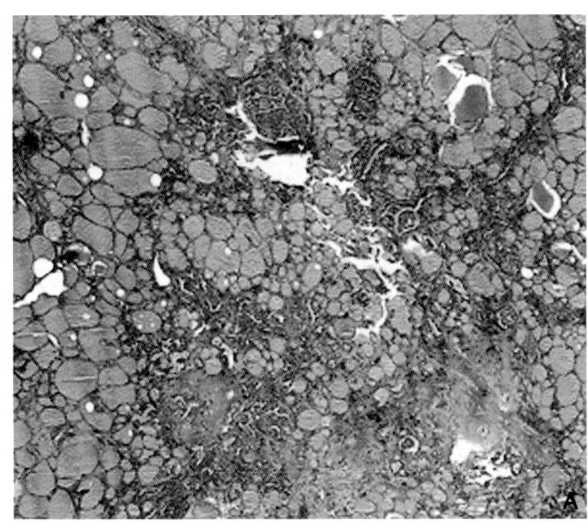
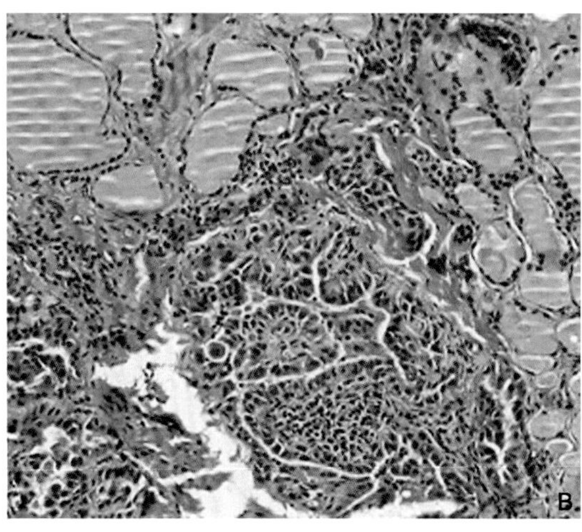

图 4-1-46　桥本甲状腺炎伴多灶乳头状微小癌镜下表现
A、B. 低倍镜(A)和高倍镜(B)下桥本甲状腺炎伴多灶微小乳头状癌

时还需要结合患者的病史及结节随访变化做出综合诊断。当甲状腺回声表现不典型时,甚至无明显异常回声改变时,要结合甲状腺抗体情况,做到不漏诊、不误诊。

(雷志锴　项晶晶　舒艳艳　韩志江)

第二节　亚急性甲状腺炎

亚急性甲状腺炎(subacute thyroiditis)临床上较常见,又称 de Quervain 甲状腺炎、肉芽肿性甲状腺炎、病毒性甲状腺炎、巨细胞性甲状腺炎等。男女发病比例为 1∶3 ~ 1∶6,30 ~ 50 岁女性发病率最高。此病的病因不明,多认为是病毒感染(包括流感病毒、柯萨奇病毒、腮腺炎病毒等)后引起的变态反应,因此亚急性甲状腺炎又被认为是一种自身免疫性疾病。亚急性甲状腺炎按其所含人类白细胞抗原(human leukocyte antigen,HLA)的不同可分为人类白细胞抗原 B_{35} 阳性型和人类白细胞抗原 B_{67} 阳性型,前者起病隐匿,甲状腺功能亢进期和低下期不明显,各季节均可发病,后者一般经历典型的甲状腺功能亢进期、低下期和功能恢复期,多在夏秋季节发病。

(一) 临床表现

亚急性甲状腺炎有季节发病趋势,起病形式及病情程度不一。主要表现是甲状腺区疼痛及肿大,甲状腺触痛明显,伴或不伴结节、质地较硬,可伴有体温上升、肌肉疼痛、咽痛及颈部淋巴结肿大。亚急性甲状腺炎的病程大约持续 4 ~ 6 个月,可分为三期:

1. 急性期(甲状腺毒症阶段)　该期患者体温轻度增高,少数可为高热,吞咽困难,局部可表现为甲状腺的肿大和触痛,并可出现颈部淋巴结肿大。由于炎症破坏甲状腺滤泡,导致血清甲状腺素水平升高,出现一系列甲亢的表现,如精神紧张、心悸、怕热、震颤及多汗等。血清 T_3、T_4 又可抑制 TSH 分泌,^{131}I 吸收明显降低。这种分离现象,即 ^{131}I 吸收率降低而血 T_4 浓度增高是亚急性甲状腺炎的特点。这些表现持续大约 3 ~ 6 周或更长,然后过渡到甲状腺功能低下期。

2. 甲状腺功能低下期　随着炎症减退和甲状腺滤泡上皮细胞破坏加重所致的储存激

素的耗竭，患者甲亢症状消失，症状明显好转。患者在甲状腺激素合成功能恢复之前进入此阶段可发生暂时性甲减，出现水肿、怕冷、便秘等症状，历时数月。少数病例（5.0%）可能发生永久性甲减。

3. 甲状腺功能恢复期　亚急性甲状腺炎是自限性疾病，在恢复期炎症逐渐消退，血清甲状腺激素水平恢复正常，^{131}I 吸收率正常或偏高，其他症状随之好转或消失。亚急性甲状腺炎复发率很低，约1.4%。复发时的表现与第一次发作类似。

（二）病理学基础

亚急性甲状腺炎病因不清，本病常发生于上呼吸道感染之后，为无菌性炎症，临床及流行病学常常提示病毒感染可能是发病原因，但尚无明确结论。大体上，甲状腺不对称性增大，通常很少或不与周围组织粘连。在疾病进展期，受累腺体质地坚硬，不规则的白色区或一些小的境界不清的结节易误诊为癌。显微镜下，早期病变炎症明显，部分滤泡破坏而被中性粒细胞替代并形成微小脓肿，胶质外溢引起组织细胞和多核巨细胞包绕并形成肉芽肿，但无干酪样坏死（图4-2-1），间质可见多少不等的嗜酸性粒细胞、淋巴细胞和浆细胞浸润。恢复期多核巨细胞和组织细胞减少或消失，滤泡上皮增生和间质纤维化，可伴瘢痕形成（图4-2-2）。同一腺体中可见到不同阶段的病变。

（三）影像学检查

1. 超声检查

（1）部位：单侧叶发病较常见，双侧叶也可同时受累，有些患者先局限于一侧叶的局部，然后蔓延至同侧叶的其他部位，甚至到对侧叶，呈游走性，这种甲状腺内部低回声病变在腺体内游走或消长的现象被称为 Creeping 现象，是亚急性甲状腺炎的特征性超声表现之一（图4-2-3）。病变多位于甲状腺中上部腹侧近包膜处（图4-2-4），其发生机制尚不明确。根据病变累及范围将亚急性甲状腺炎分为弥漫型和局限型，弥漫型为甲状腺整个侧叶或双侧叶均表现为弥漫性回声减低，局限型表现为甲状腺内出现一处或多处不均匀回声减低区，呈局限性分布。

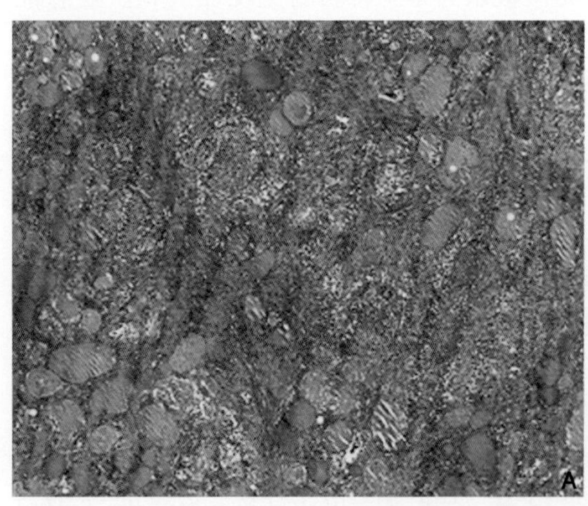

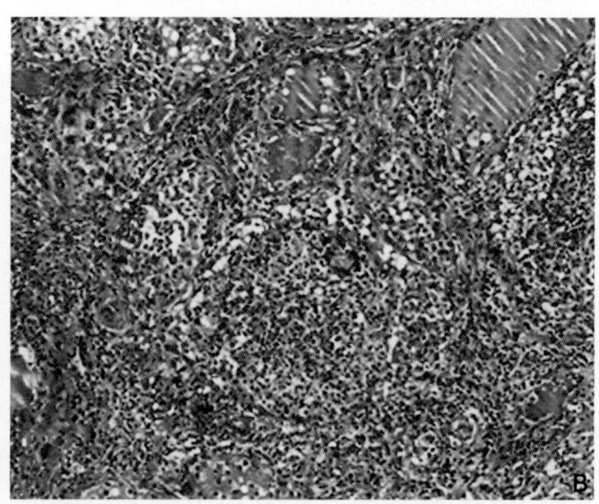

图4-2-1　亚急性甲状腺炎早期镜下表现

A. 甲状腺组织内见多发性肉芽肿；B. 部分滤泡破坏而被中性粒细胞替代并形成微小脓肿，胶质外溢引起组织细胞和多核巨细胞包绕形成肉芽肿

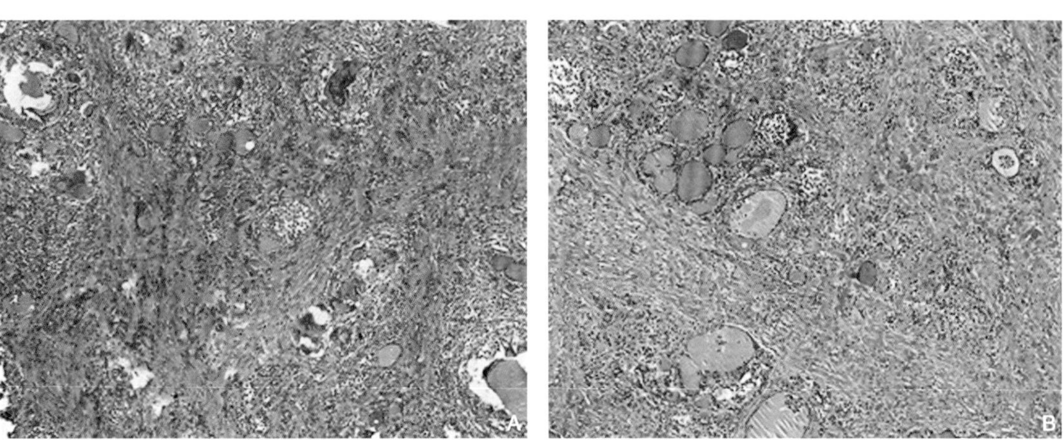

图 4-2-2　亚急性甲状腺炎恢复期镜下表现

A. 微小脓肿消失，间质出现纤维化；B. 间质内纤维化呈片状分布

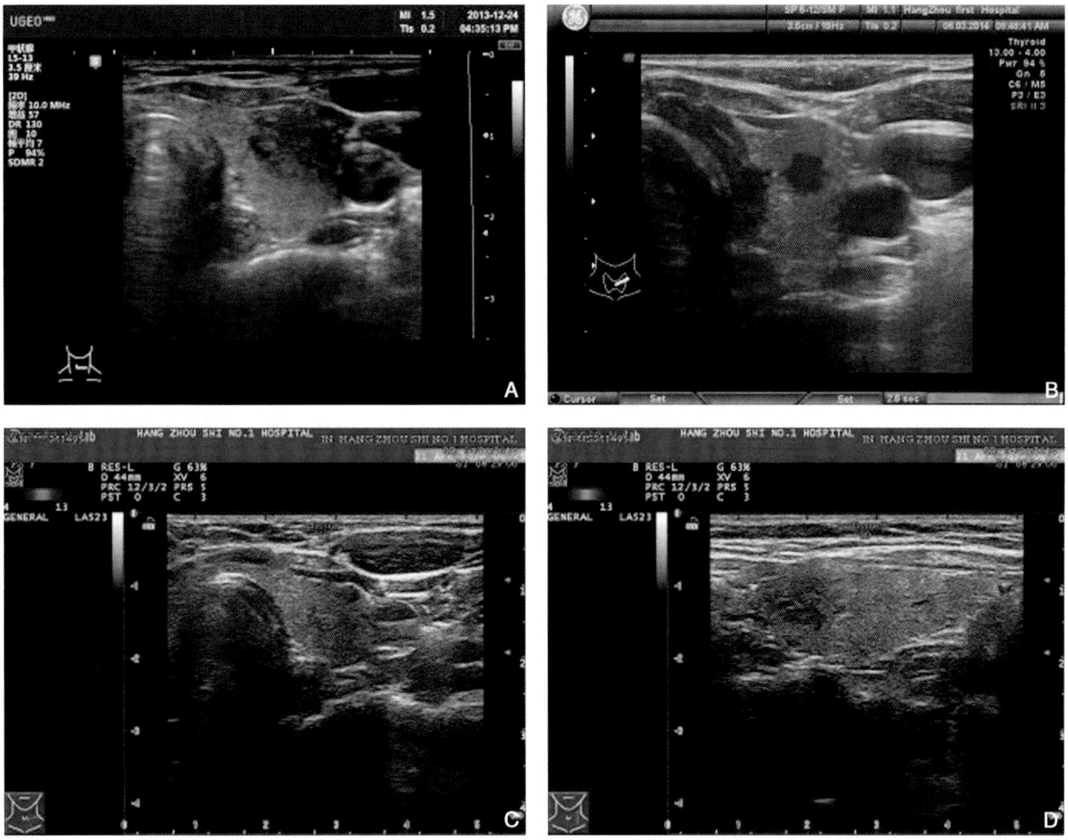

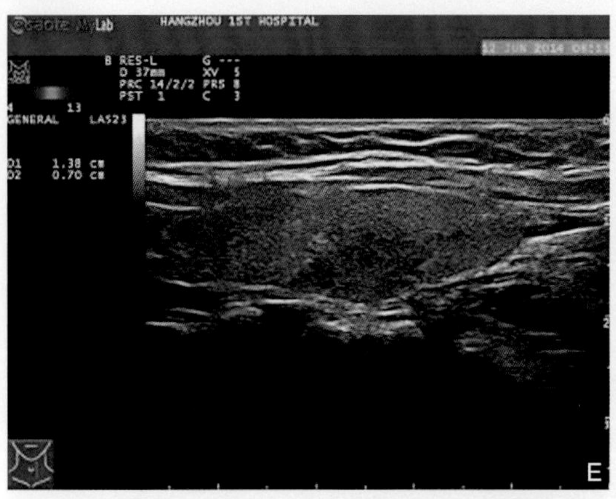

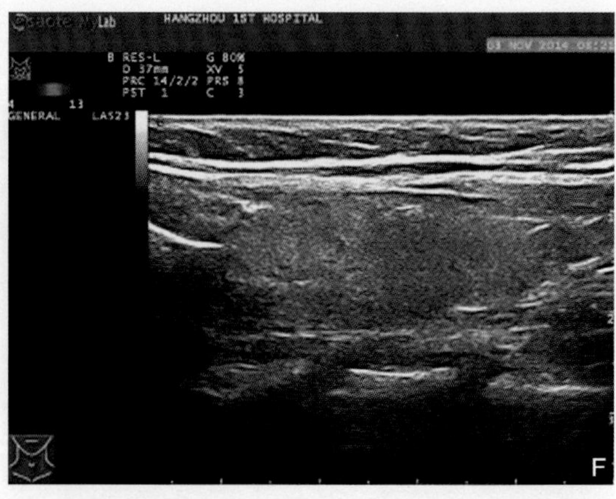

图 4-2-3 甲状腺左侧叶亚急性甲状腺炎(一)

A. 超声横切示甲状腺左侧叶上部局灶性不均匀低回声区;B. 距 A 72 天后复查,低回声区范围缩小;C、D. 距 B 45 天后复查,低回声区范围进一步缩小;E. 距 C、D 50 天后复查,上部低回声区略缩小,中部背侧出现新的低回声区;F. 距 E 140 天后复查,上部和中部低回声区基本消失

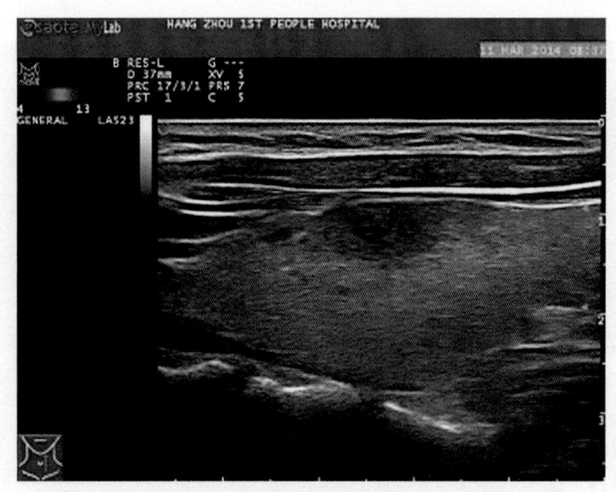

图 4-2-4 甲状腺左侧叶亚急性甲状腺炎(二)

超声纵切示左侧叶中上部腹侧包膜下低回声区

(2) 形态:超声可表现为甲状腺对称性或普遍性中度肿大,或单侧叶弥漫性或局限性肿大,形态多不规则,边界模糊,呈“地图样”或“泼墨样”改变(图 4-2-5),部分低回声区可相互融合。随着病情好转,低回声区的边界可逐渐变清晰(图 4-2-6),炎症消退后,病变缩小,甚至和周围组织回声一致。局限型亚急性甲状腺炎表现为低回声区有结节感,形态不规则,与周围甲状腺实质分界不清,这一点与恶性结节难以鉴别(图 4-2-7)。

(3) 回声:病变早期呈低回声,且炎性反应越重,回声减低越明显,其机制为甲状腺滤泡破坏、炎性细胞浸润、间质水肿所致。在疾病发展过程中,病变区低回声还可以出现不均质改变,从外向内回声逐渐减低(图 4-2-5)。由于部分病变可延伸至甲状腺表层与前颈部肌群粘连,相应超声表现为患侧甲状腺与其邻近的颈前肌间的间隙消失(图 4-2-8),或见渗出所形成的类囊肿样低回声带,探头加压时出现明显压疼。炎症中后期,由于细胞增殖,病变处回声增粗且分布不均,可出现条索状回声增强区及中等回声区,易与桥本甲状腺炎相混淆,后者无触痛且峡部肿大明显而有助于鉴别。部分病变表现为多个结节样局灶性低回声或强回声,后者发生机制与坏死的甲状腺组织发生机化有关,易与结节性甲状腺肿相混淆。

(4) 血流:早期,病变内部血流信号较少或无血流,周边血流信号略增多(图 4-2-9),其原因是早期病变区域的滤泡被破坏所致,中后期,病变内血流信号有所增加(图 4-2-10),考虑与巨噬细胞消失、滤泡上皮细胞再生、间质纤维化、瘢痕形成有关。频谱多普勒超声表现为病变内动脉多为低阻型血流频谱,甲状腺上动脉流速未见明显增高,后者有别于 Graves 病。

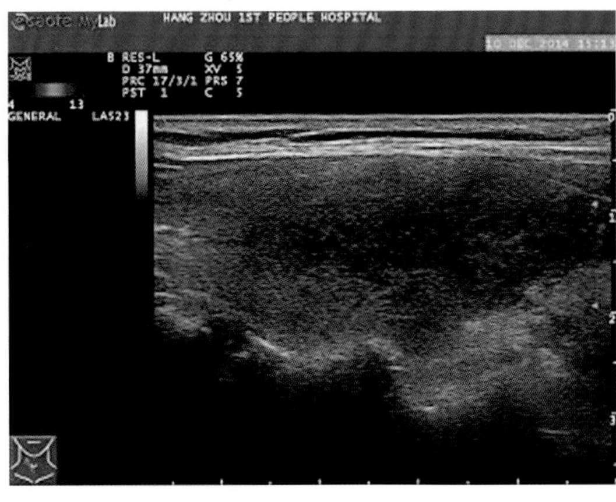

图 4-2-5 甲状腺右侧叶亚急性甲状腺炎(一)
超声纵切示右侧叶大片状低回声区,边界不清,由外向内回声逐渐减低,呈"泼墨样"改变

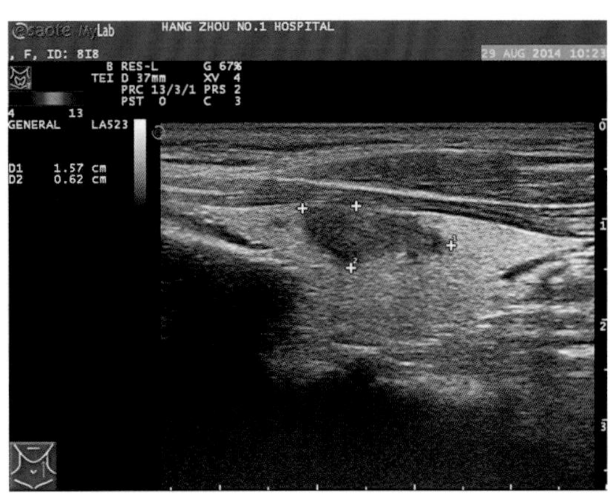

图 4-2-6 甲状腺左侧叶亚急性甲状腺炎(三)
超声纵切示左侧叶中上部腹侧包膜下低回声区,边界尚清晰

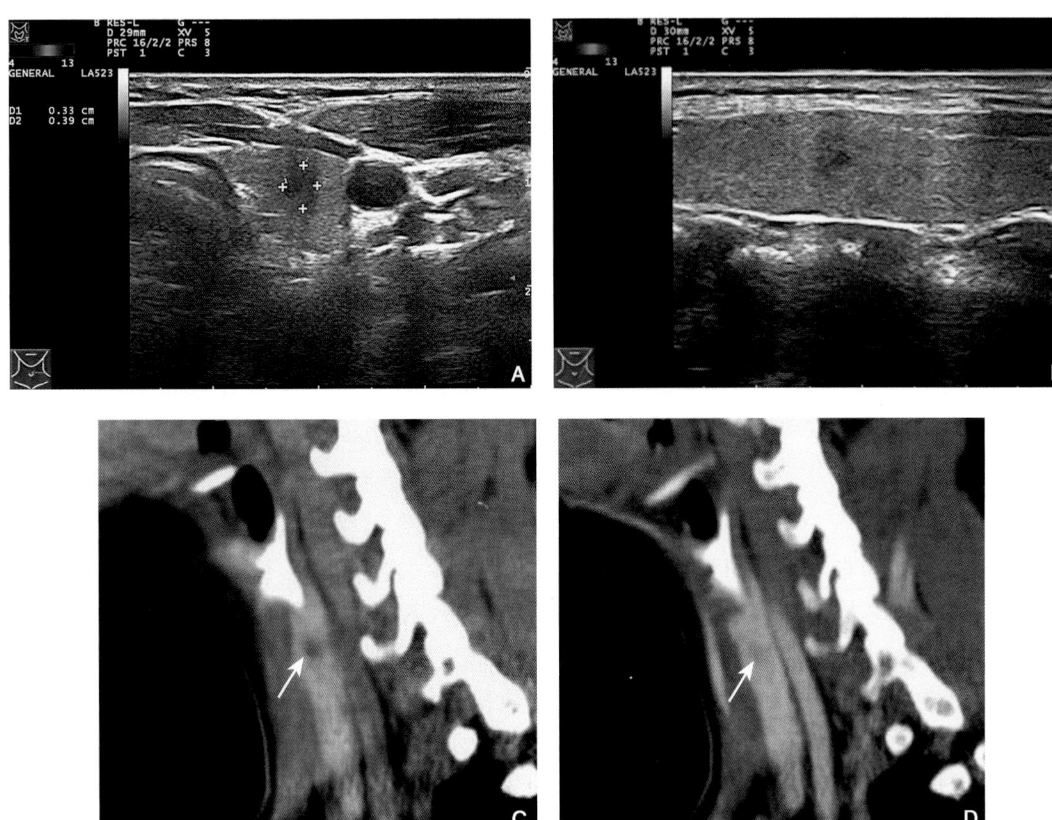

图 4-2-7 甲状腺左侧叶亚急性甲状腺炎(四)
A、B. 超声横切面(A)和纵切面(B)示左侧叶中上部不规则低回声区,前后径/横径>1,边界模糊不清;C. CT 平扫矢状位重建示左侧叶中上部不规则低密度结节;D. CT 增强矢状位重建示结节大小较平扫缩小,边界模糊

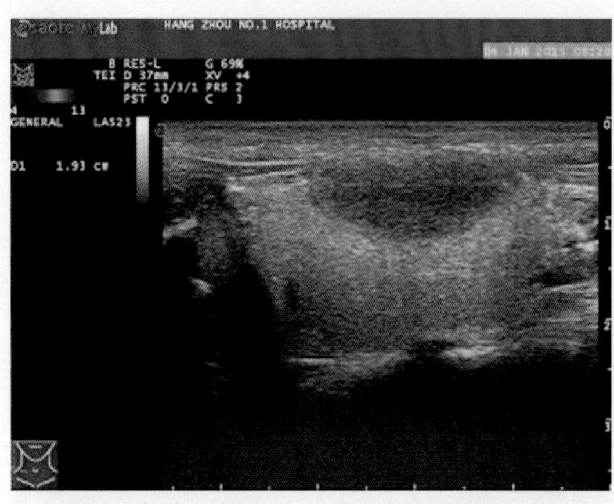

图 4-2-8　甲状腺右侧叶亚急性甲状腺炎(二)
超声纵切示右侧叶中部低回声区与颈前肌间隙消失

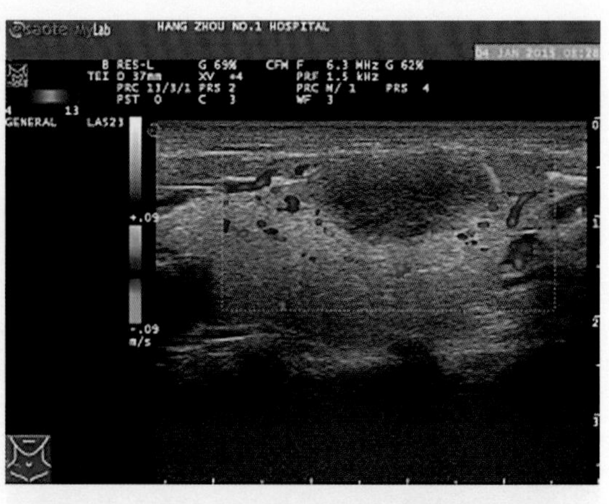

图 4-2-9　甲状腺右侧叶亚急性甲状腺炎急性期
超声纵切面示右侧叶中下部低回声区,内部无明显血流信号,周边血流信号略丰富

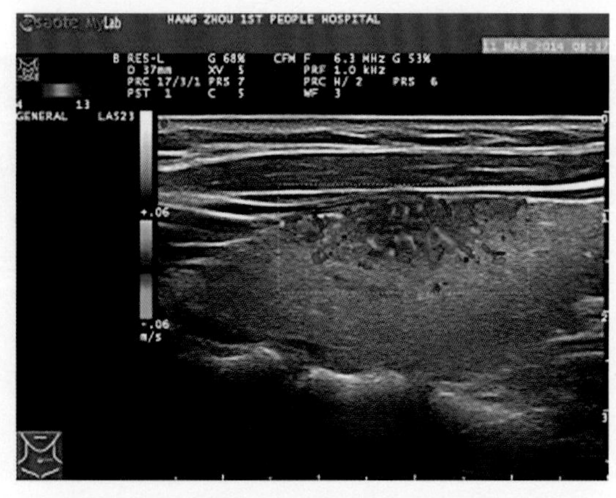

图 4-2-10　甲状腺左侧叶亚急性甲状腺炎中期
超声纵切示左侧叶中部低回声区,周边及内部血流信号均较丰富

(5) 弹性成像:甲状腺良性病变的超声弹性评分多为 0 ~ Ⅱ级,甲状腺癌的弹性评分多为Ⅲ ~ Ⅳ级,尽管亚急性甲状腺炎为良性病变,其弹性评分以Ⅲ ~ Ⅳ级为主,弹性图显示的病变面积大于灰阶超声图,说明弹性图可以显示灰阶超声中未能显示的部分,灰阶超声无法识别的这部分病变,在组织硬度上与周围正常组织之间存在差异。急性期病灶弹性渲染以蓝色为主,随着病程的进展,逐渐变软,该动态变化过程有助于与恶性病变相鉴别。运用弹性成像技术来判断甲状腺病变性质时,需结合病史、实验室检查、二维图像及彩超表现综合考虑,避免将弹性分级为Ⅲ ~ Ⅵ级的亚急性甲状腺炎病灶误诊为恶性病灶。

2. CT 和 MRI 检查　典型的亚急性甲状腺炎常表现为条片状形态,在 CT 上表现为低密度或稍低密度,在 MRI 上表现为等 T_1 稍长 T_2 信号,病变与正常甲状腺组织间分界不清,周围脂肪间隙较模糊,占位效应相对较轻,邻近气管、食管受压不明显,强化程度随着病变的不同时期而异:早期病变血供较少,强化程度较低,表现为低于正常甲状腺(图 4-2-7),中期病变血供增加,强化程度增高,可表现为高于周围正常甲状腺(图 4-2-11)。与常规轴位检查的 CT 比较,MRI 检查可以通过横断位、冠状位、矢状位三个方向成像,且 T_2WI 序列,尤其是脂肪抑制 T_2WI 序列,对周围炎性渗出的显示更敏感,故在亚急性甲状腺炎的诊断方面,MRI 优于 CT 检查。部分位于甲状腺外带的病变,可以出现甲状腺包膜不连续,易与甲状腺癌相混淆。对于较小病变,其形态多不规则,增强后边界亦较平扫模糊,易与甲状腺癌相混淆,尤其是乳头状癌,细针穿刺活检有助于二者的鉴别诊断。

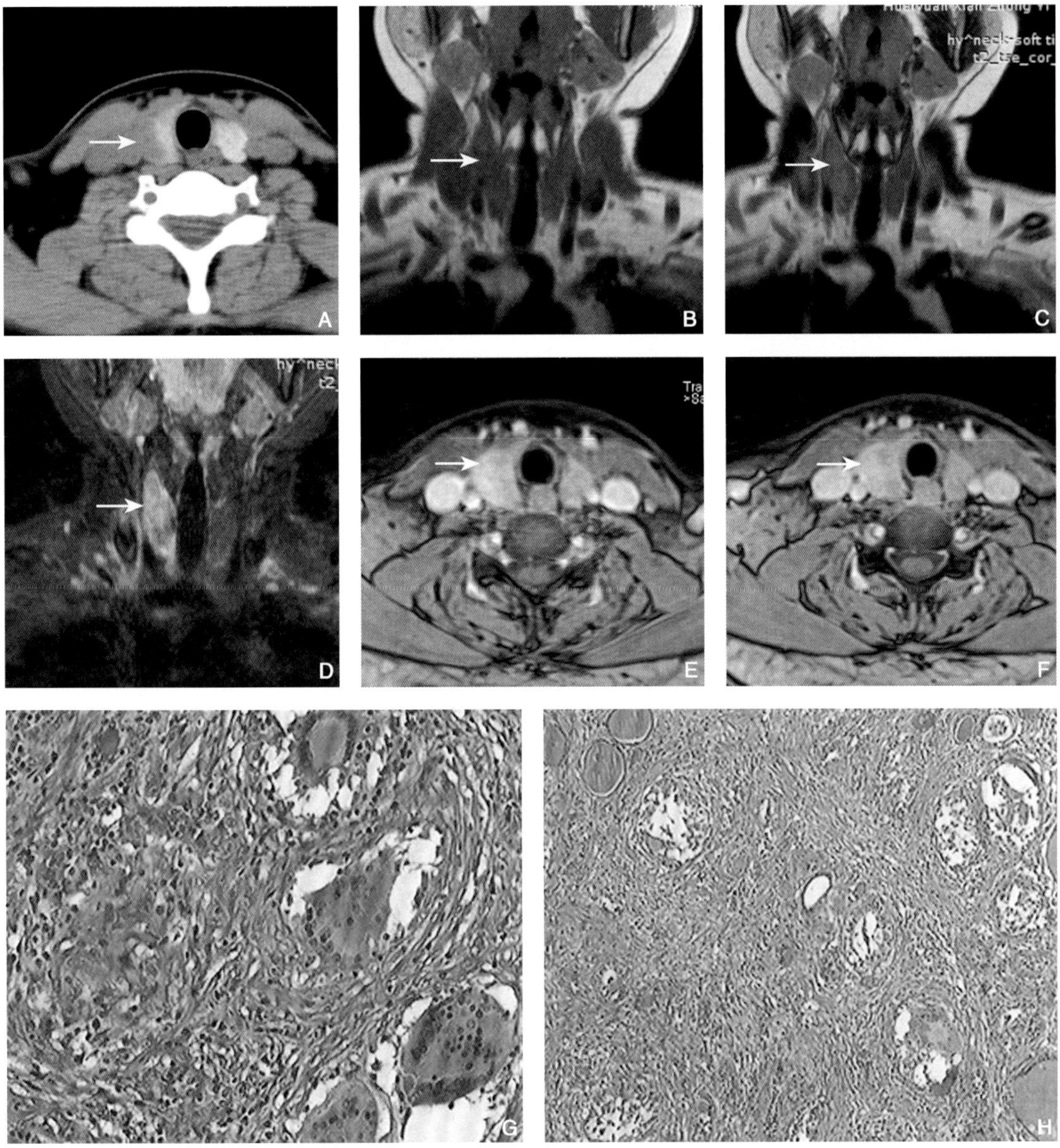

图 4-2-11 甲状腺右侧叶亚急性甲状腺炎(三)

A. CT 平扫示右侧叶条、片状低密度影(箭),边界欠清;B. MRI 扫描 T_1WI 序列示右侧叶形态较饱满,信号与对侧相似(箭);C. T_2WI 序列示右侧叶条、片状稍长 T_2 信号灶(箭),累及右侧叶纵轴(头→足)的大部分,病变外侧与血管分界不清;D. T_2WI 脂肪抑制序列示右侧叶增大,信号弥漫性增高;E. T_1WI 序列增强扫描示右侧叶病变强化明显,程度高于周围甲状腺,病变与周围甲状腺分界不清;F. E 延迟 320s 后扫描,见病变仍呈高强化;G. 镜下示多核巨细胞吞噬胶质;H. 镜下示间质纤维化(安徽省怀远县中医院影像科易和老师提供图片)

3. 核医学检查 甲状腺摄碘或 $^{99m}TcO_4^-$ 的功能低下,受炎性反应严重程度及甲状腺受累及范围的影响,在 $^{99m}TcO_4^-$ 显像中可表现为放射性分布稀疏(图 4-2-12)、冷结节或甲状腺不显影(图 4-2-13)。^{99m}Tc-MIBI 显像时可见甲状腺大小正常或增大,显像剂分布多不均匀。临床对不典型亚急性甲状腺炎有时很难确诊,$^{99m}TcO_4^-$ 显像有一定帮助,即摄取 $^{99m}TcO_4^-$ 的功能低下而唾液腺影较浓，但与甲状腺功能减退不易鉴别，如增加血流显像，则亚急性甲状腺炎的患者血流多为正常或轻度增加，而原发性甲状腺功能减退者血流减少，可得出鉴别，然而其特异性不满意。绝大多数亚急性甲状腺炎患者的甲状腺均可摄取^{99m}Tc-MIBI，且与正常甲状腺无明显差异，甲状腺功能减退患者^{99m}Tc-MIBI显像和$^{99m}TcO_4^-$显像一样，甲状腺几乎不显影，如与甲状腺/唾液腺比值结合，则可使亚急性甲状腺炎得到较可靠的鉴别。

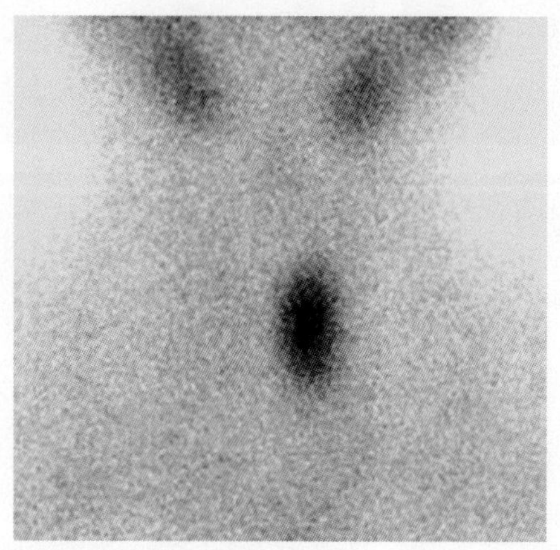

图4-2-12　甲状腺右侧叶亚急性甲状腺炎$^{99m}TcO_4^-$静态显像图

图像示甲状腺右侧叶轮廓不清，显像剂分布稀疏，略高于本底水平

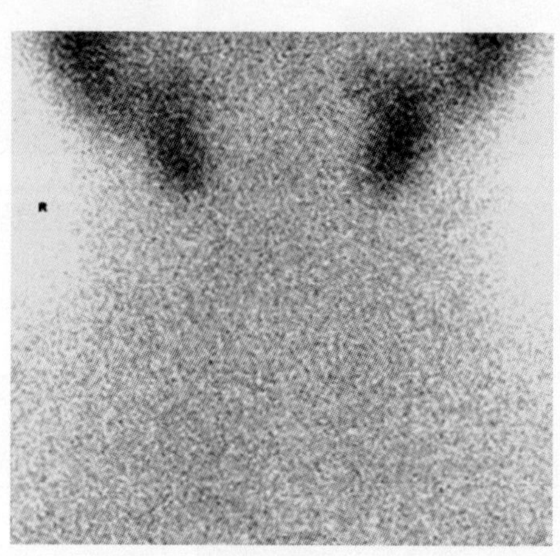

图4-2-13　甲状腺双侧叶亚急性甲状腺炎$^{99m}TcO_4^-$静态显像图

图像示甲状腺双侧叶轮廓不清，显像剂分布明显稀疏，接近本底水平

（谷莹　赵春雷　韩志江　项晶晶）

第三节　化脓性甲状腺炎

急性化脓性甲状腺炎是一种较为罕见的感染性甲状腺病变，发生率约占甲状腺疾病的0.1%～0.7%。化脓性甲状腺炎一旦发生，起病较快，脓肿短时间可迅速增大，如没有得到正确的诊断和治疗，可引起呼吸和吞咽困难，严重时可危及生命。

（一）临床表现

由于甲状腺具有完整的包膜，腺体内有高浓度的碘离子及过氧化氢，良好的血供和淋巴液引流，通常不易发生化脓性感染。近年来研究发现，先天性的梨状隐窝瘘管是常见的感染途径，以甲状腺左侧叶受累常见，多见于儿童、青少年。全身症状可有畏寒、发热，局部表现为颈部疼痛、颈部肿块。大部分患者甲状腺功能正常，偶有甲状腺功能亢进或者甲状腺功能减退的表现。由于窦道的寻找较为困难，且临床医师对于该疾病认识不足，导致存在先天解剖结构异常的患者，感染可反复发作，经常行频繁的颈部脓肿切开引流术，颈部皮肤表面可遗留窦道。甲状腺穿刺活检如抽出脓液对诊断有帮助，穿刺物培养出病原微生物可得到特异性诊断。

（二）病理学基础

病原体以细菌常见，包括金黄色葡萄球菌、链球菌、肺炎球菌、大肠埃希菌、分枝杆菌等，其他病原体也有真菌、支原体、寄生虫感染等的报道。感染的原因及途径包括：①先天性梨状隐窝瘘管，是由胚胎发育过程中，第三或第四鳃裂未完全退化残留瘘管，尤其左侧后鳃体

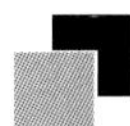

退化消失较晚所致，是儿童与青少年发生化脓性甲状腺炎的主要原因；②血源性与淋巴管途径，继发于败血症，或见于免疫缺陷、免疫功能低下患者；③甲状腺附近炎症直接蔓延；④颈部损伤；⑤医源性损伤，甲状腺细针穿刺、中心静脉置管等操作时消毒不严；⑥口咽食管损伤，进食时动物骨头导致食管损伤、穿孔。甲状腺化脓性感染可为局限性或广泛性，梨状窝窦道感染常常累及颈部，伴有颈部脓肿，后者可侵入颈部深组织或者纵隔，破入气管、食管。

（三）影像学检查

化脓性甲状腺炎影像学检查包括超声、食管钡餐 X 线检查、CT 和 MRI 检查，不同检查各具优势。

超声仍是化脓性甲状腺炎的首选检查方法。超声声像图常表现为腺体局限性的不对称性肿大，以左侧居多，多为单发。病变形态不规则，边界不清，内部回声不均匀，有局灶性或者弥漫性低回声（图 4-3-1），可往颈部深处延伸，超声难显示其终末端。超声检查可以较好地发现和显示甲状腺腺叶内脓肿的情况，但对病变与周围组织关系的显示并不理想。因梨状窝窦道是甲状腺脓肿的重要因素之一，故无任何诱因下发生甲状腺脓肿的患者，尤其是青少年患者，均需要首先排除是否为梨状窝窦道所致。常规超声检查对于梨状窝窦道的探查较为困难，对于可疑病例，超声检查时，可嘱患者鼓气或喝碳酸饮料，咽部气体进入窦道，从梨状窝顶部向下走行，进入甲状腺，此种方法直接显示窦道，可作为诊断梨状窝窦道的直接依据（图 4-3-2）；如果没有明确显示窦道，而在甲状腺区域出现气体的强回声，可间接提示窦道存在。梨状窝窦道感染累及颈部时，炎症导致局部肿胀明显，可见脓肿形成（图 4-3-3）。

对于窦道管腔较大的患者，食管钡餐 X 线检查可以显示窦道起源于梨状窝顶点，是显示窦道最为简单、直观及经济的检查方法。但钡餐检查在炎症的不同时间阳性率有较大差异，炎症早期阳性率低，而后期阳性率较高，其机制为急性炎症期时，局部水肿、炎症反应，使得窦道闭合，钡剂不能通过，造成假阴性检查结果，而后期，水肿有所缓解，管腔增大，钡剂能够通过（图 4-3-4）。由此可见，对于部分高度怀疑梨状窝窦道而首次钡餐检查阴性的急性期炎症患者，不可轻易做出无窦道的诊断，需嘱其在炎症后期进行复查。

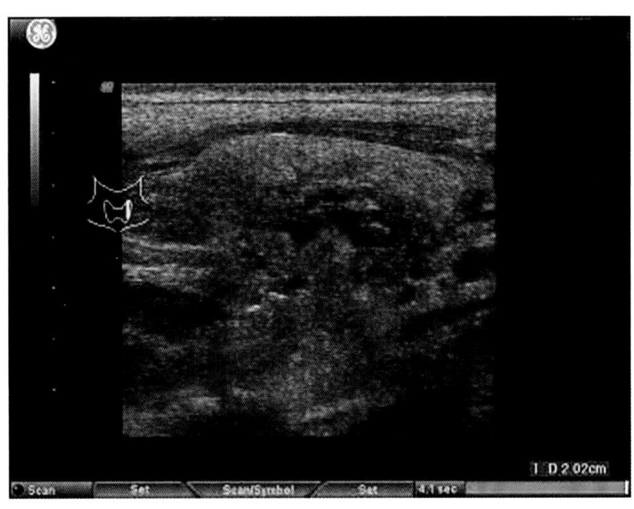

图 4-3-1　急性化脓性甲状腺炎脓肿形成期超声图

超声纵切示甲状腺中部不均质回声，边界模糊

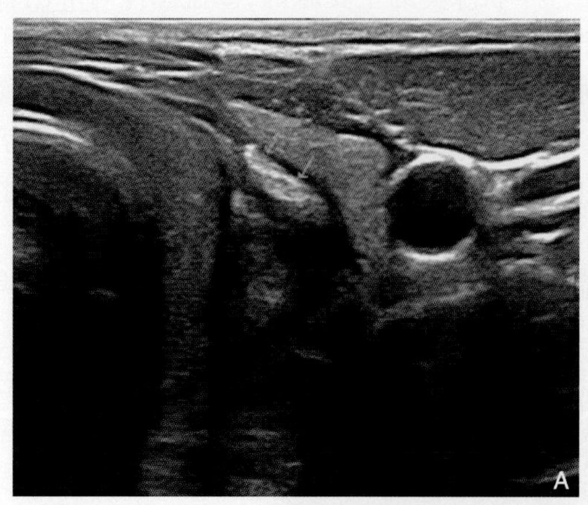

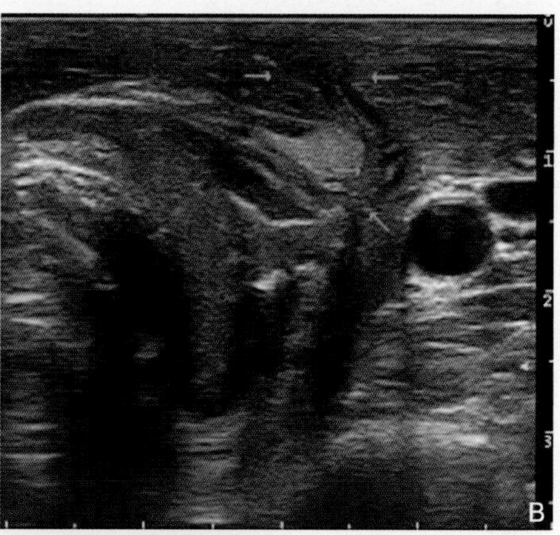

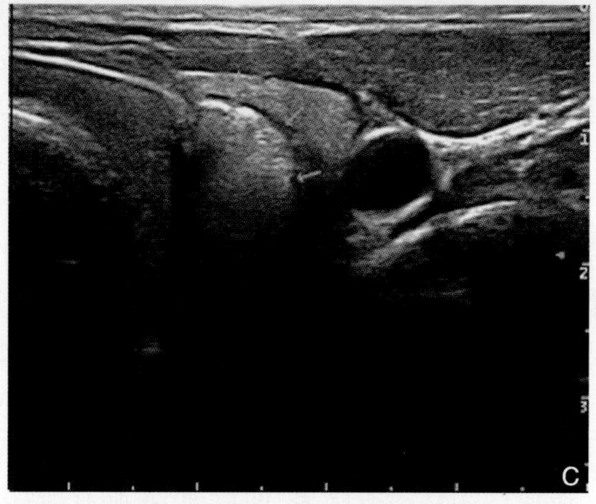

图 4-3-2　左侧梨状窝窦道

A. 超声横切示脓肿病灶内气体强回声，间接提示局部窦道形成；B. 超声横切示窦道呈不规则走行的线状低回声；C. 超声横切显示窦道呈弧形光滑的线状低回声

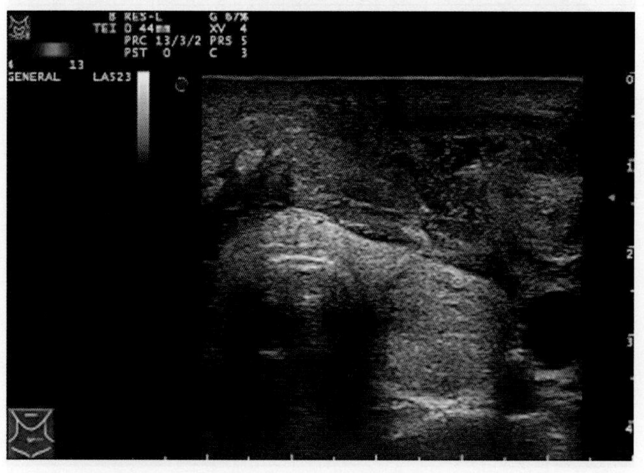

图 4-3-3　颈部脓肿

超声横切示颈部脓肿形成，内回声不均匀，边界模糊

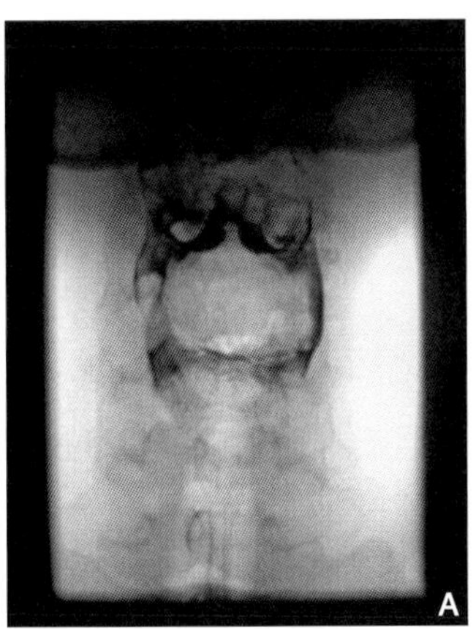
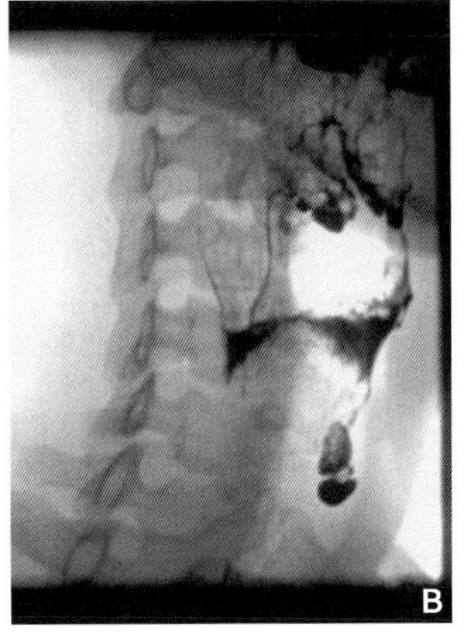
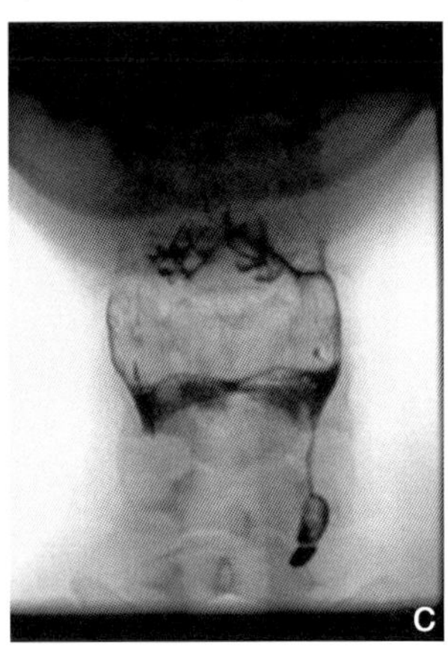

图 4-3-4　梨状窝窦道不同炎症时期的钡餐检查

A. 急性化脓性炎症期，食管正位钡餐检查示两侧梨状窝正常，未见明显窦道显示；B、C. 经过 2 个月的抗炎，食管正、斜位钡餐复查示左侧梨状窝窦道，向下延伸至左侧甲状腺区域

与钡餐和超声相比，CT 具有很多独特优势，如钡剂沉积和钩挂在病变局部边缘，可通过 CT 三维重建显示窦道的确切走行，为临床治疗方案的选择提供重要的依据，另外，CT 在显示病变及周围解剖结构方面优于超声检查，尤其是炎症向周围蔓延范围（图 4-3-5）。因钡餐检查分辨率较低，钡餐和 CT 联合可以降低单纯钡餐检查的假阴性率，即对于钡餐检查阴性而临床高度怀疑梨状窝窦道患者，在钡餐后即刻行 CT 扫描，对发现钡餐无法发现的细窦道具有重要意义（图 4-3-6）。

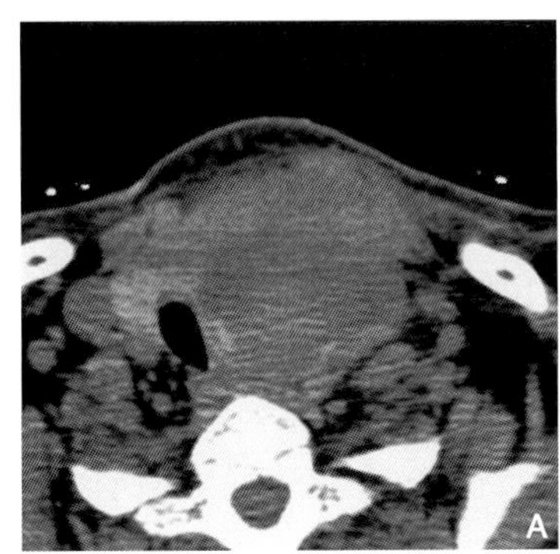
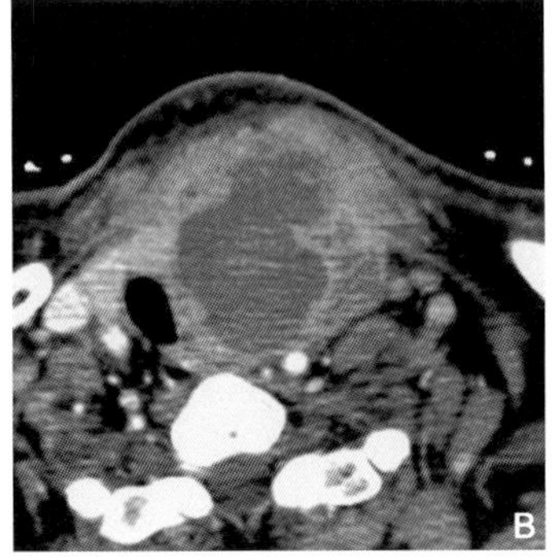
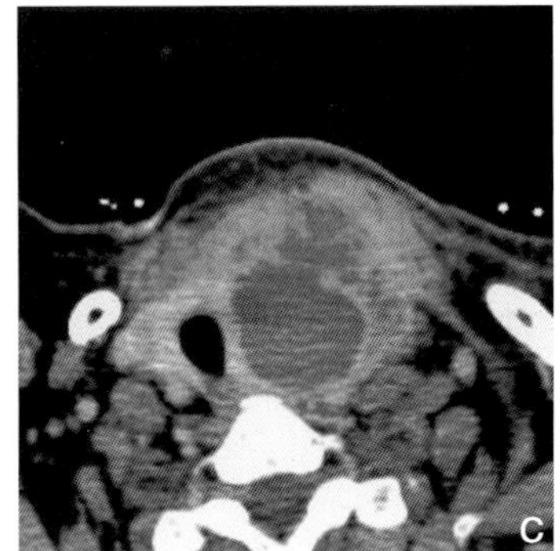

图 4-3-5　甲状腺左侧叶脓肿

A. CT 平扫示左侧叶弥漫性增大，密度减低，边界不清；B. CT 增强示病变内部无强化，病变边缘及不全性间隔中等强化，病变前方与周围结构分界不清；C. 静脉期示分隔更明显，局部呈不典型的“蜂窝”状表现

MRI 软组织分辨率高，其优势在于对范围较大的甲状腺脓肿及周围结构受累患者病情的评估（图 4-3-7），其不足是无法直接观察窦道结构，故适用于窦道伴感染较严重患者，而不宜作为窦道伴感染早期患者的首选检查方法。

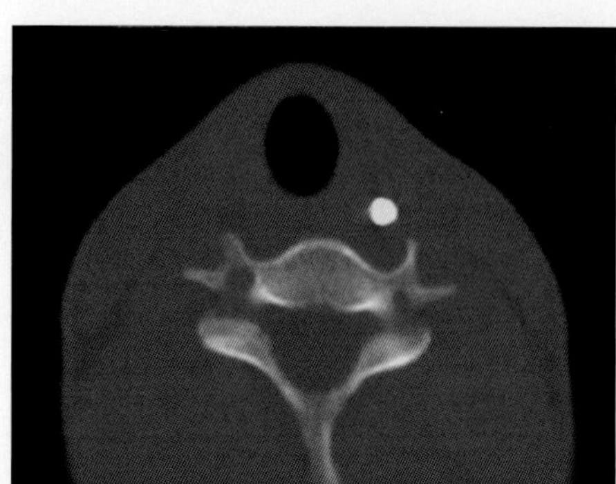

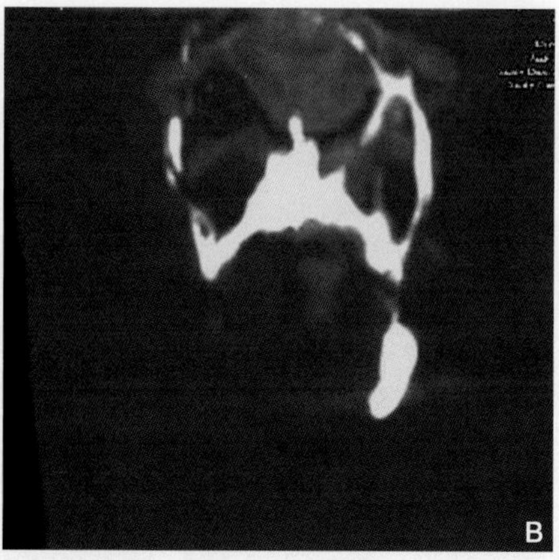

图 4-3-6　左侧梨状窝窦道钡餐后 CT 检查

A. CT 平扫横断位骨窗示甲状腺左侧叶外侧区域类圆形高密度；B. CT 平扫冠状位最大密度重建示两侧梨状窝存在高密度钡剂，左侧梨状窝下方亦见类似高密度影，并与梨状窝相通，向甲状腺左侧叶延伸

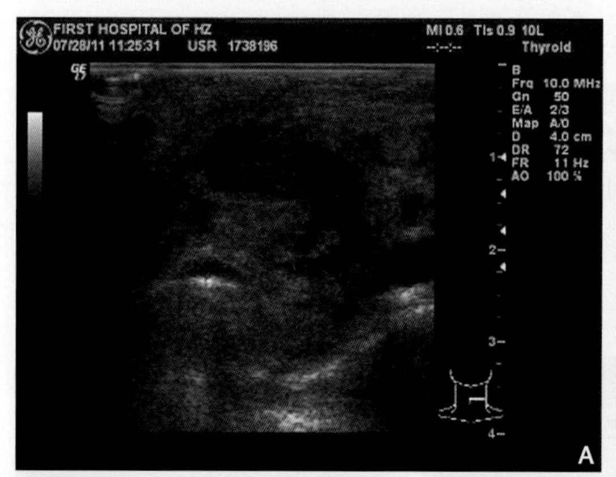

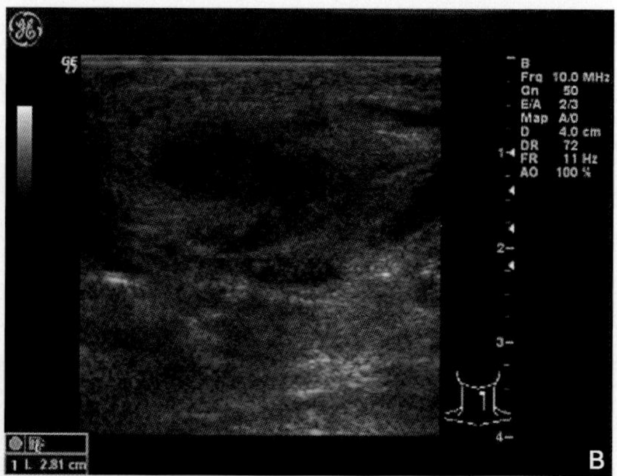

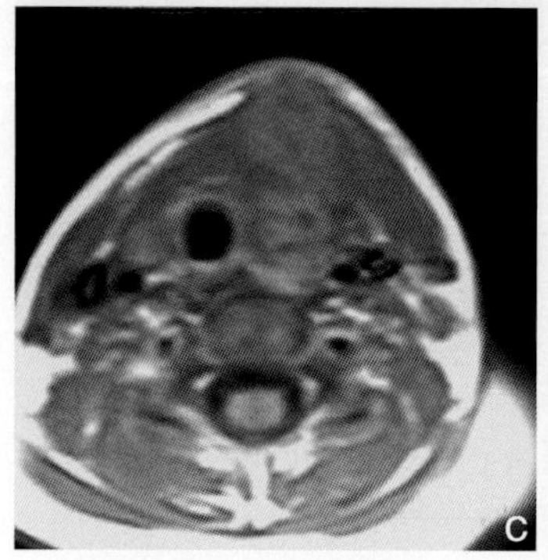

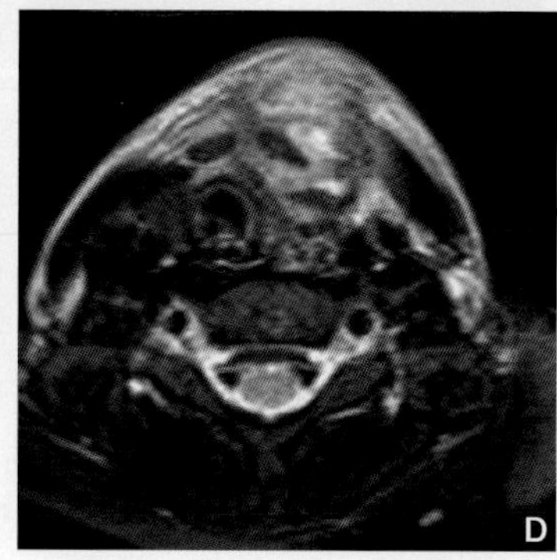

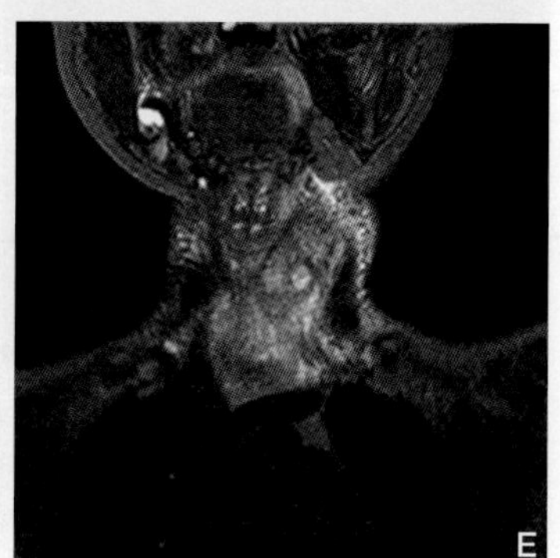

图 4-3-7　甲状腺左侧叶脓肿

A、B. 超声横切(A)及纵切(B)示甲状腺左侧叶及其前方软组织明显肿胀，与周围结构分界不清，内见斑片状低回声区，边缘模糊；C. MRI 横断位 T_1WI 扫描示甲状腺左侧叶及颈前肌群区较大范围异常信号灶，与肌肉信号相比，以稍高信号为主，内见斑片状等信号区；D、E. MRI 横断位(D)和冠状位(E)T_2WI 脂肪抑制扫描显示病变呈稍长及长 T_2 信号，边界欠清晰，与超声及 T_1WI 序列相比，T_2WI 脂肪抑制序列可以更理想地显示病变的范围及与周围结构的关系

（黄佼　包凌云　韩志江）

第四节　甲状腺结核

甲状腺结核(thyroid tuberculosis)又称结核性甲状腺炎，是一种罕见的甲状腺慢性炎症性疾病，临床极易误诊。至今尚无大宗的发病率统计资料，国外报道本病的发病率约占甲状腺手术切除标本的0.1%～0.4%，国内报道约占0.4%～0.7%。本病诊断较困难，近年来因穿刺活检技术及病理诊断水平的提高，本病的认识逐渐得到加强。

(一) 临床表现

本病以20～40岁青壮年多见，女性略多于男性，发病部位以甲状腺右下极多见。一般起病缓慢，病程较长，可从几天至数年不等。多数症状不显著，患者常不能及时就诊。仅少数合并有甲状腺外的结核病灶。早期可有颈部疼痛，局部轻压痛，部分患者可有全身结核毒血症状，如乏力、食欲减退、低热、盗汗、消瘦等。临床触诊可及甲状腺单发结节或肿大，质地往往较硬，活动度不佳，部分可及同侧颈部淋巴结硬结。本病甲状腺功能多数正常，极少数可有甲状腺功能亢进或减退。

(二) 发病机制及病理学基础

甲状腺结核分原发与继发两种。前者为初次感染时结核分枝杆菌潜伏在甲状腺组织内，在机体抵抗力下降的情况下诱发形成；后者继发于肺结核、纵隔淋巴结结核等，属结核扩散或全身结核病的一部分。感染途径有：①血行播散，原发灶多为粟粒性肺结核；②淋巴播散；③由喉或颈部淋巴结结核直接蔓延。

甲状腺结核患病率较低，原因可能为：①甲状腺血供丰富、含氧量高，不利于结核分枝杆菌繁殖；②甲状腺组织内缺乏易受结核分枝杆菌侵袭的网状内皮细胞；③甲状腺组织对结核分枝杆菌有较强的免疫力；④甲状腺组织内的胶质对结核分枝杆菌有一定的拮抗作用。

结核分枝杆菌侵犯甲状腺可有如下表现：①粟粒型播散：甲状腺体积不增大，病灶多发，局部症状不明显；②结节型病变：多表现为甲状腺内孤立性结节，中心可伴坏死，若病程迁延可表现为结节内液化性坏死，周围甲状腺组织纤维化形成脓肿壁，有时可破溃形成窦道。

(三) 影像学检查

1. 超声检查　发病初期，甲状腺体积正常大小或轻度增大，内见单个或多个低回声结节，大小不等，边界尚清晰，与腺瘤超声声像图表现相似。随着病程进展，结节内回声不均匀，逐渐出现坏死液化，坏死范围大小不一，形态不规则，内透声差，内见细小密集点状等回声或散在絮状高回声漂浮，探头轻压可见等回声、高回声移动，随着时间延长，坏死区逐渐融合、增大。因病变周围组织炎性改变引起水肿粘连，导致周围结构模糊，甲状腺包膜不平整，凹凸不平。冷脓肿形成的急性期，由于病变边缘纤维结缔组织增生而形成较厚的脓肿壁，为其特征性表现。CDFI：结节内部无法探及彩色血流信号，仅在结节边缘见散在稀疏的星点状或条状彩色血流信号(图4-4-1)。

随着病程的发展或抗结核药物的合理使用结节逐渐缩小，内坏死液化区逐步缩小至瘢痕愈合，结节边界清晰，整体表现为高回声或等回声，可出现点状、斑片状或团状强回声。CDFI：结节内可见点状彩色血流信号(图4-4-1、图4-4-2)。

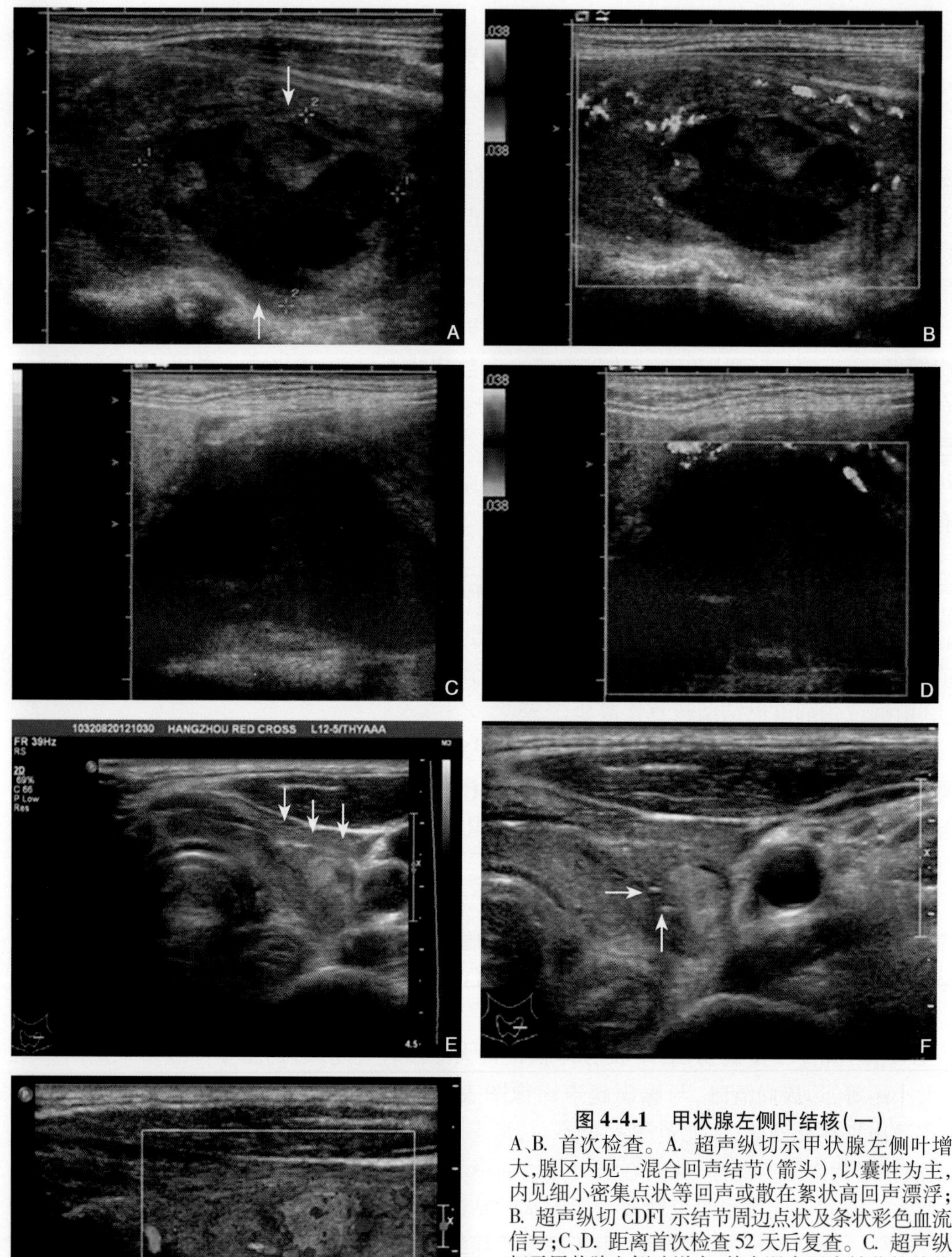

图 4-4-1 甲状腺左侧叶结核(一)

A、B. 首次检查。A. 超声纵切示甲状腺左侧叶增大,腺区内见一混合回声结节(箭头),以囊性为主,内见细小密集点状等回声或散在絮状高回声漂浮;B. 超声纵切 CDFI 示结节周边点状及条状彩色血流信号;C、D. 距离首次检查 52 天后复查。C. 超声纵切示甲状腺左侧叶增大,其内混合回声结节较前片增大,囊变坏死区范围增大;D. 超声纵切示结节周边彩色血流信号较前片稍减少;E~G. 距离首次检查近 8 个月后复查。E. 甲状腺左侧叶大小已基本恢复正常,腺体内见大小约 1.2cm×0.8cm 高回声结节,甲状腺包膜不连续并与甲状腺颈前肌群分界不清(箭);F. 结节边缘可见两枚短线状强回声(箭);G. 超声纵切示结节内部与周边点状彩色血流信号

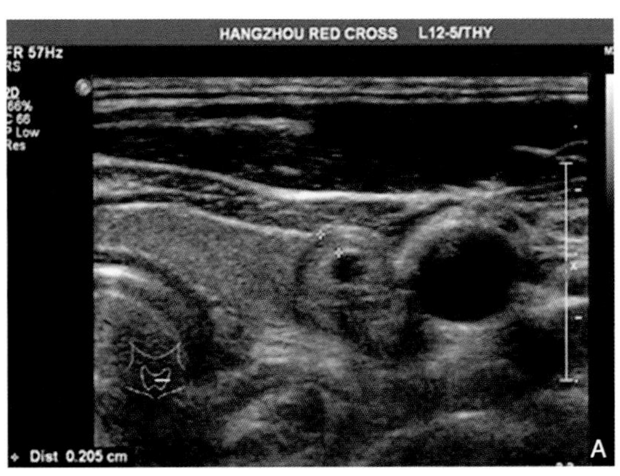

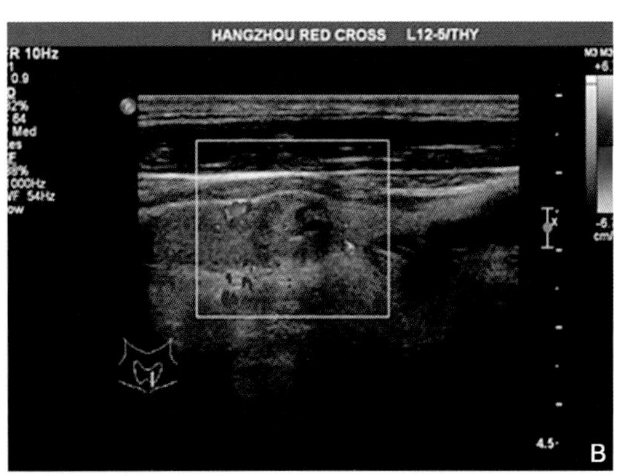

图 4-4-2　甲状腺左侧叶结核(二)

A. 超声横切示甲状腺左叶混合回声结节,向前包膜突起,结节壁较厚,厚约 0.2cm,呈环状,内见无回声区,内壁可见点状强回声;B. 超声纵切示混合结节内彩色血流信号不丰富

2. CT 检查　病变初期,CT 平扫仅表现为局灶性密度减低,边界不清,增强后因强化明显而与周围甲状腺分界不清,随着病变的进展,相应区域甲状腺滤泡破坏加重,滤泡储碘功能进一步丧失,增强后强化程度减低,边界模糊(图 4-4-3),甲状腺结核常伴有颈部淋巴结结核,此时与甲状腺恶性肿瘤伴颈部淋巴结转移相混淆,详见第十一章相关内容。病变内冷脓肿形成后,其 CT 表现与细菌性脓肿相仿,结合患者的动态变化过程、穿刺抽液(图 4-4-4)及实验室检查,可以对结核进行定性诊断。

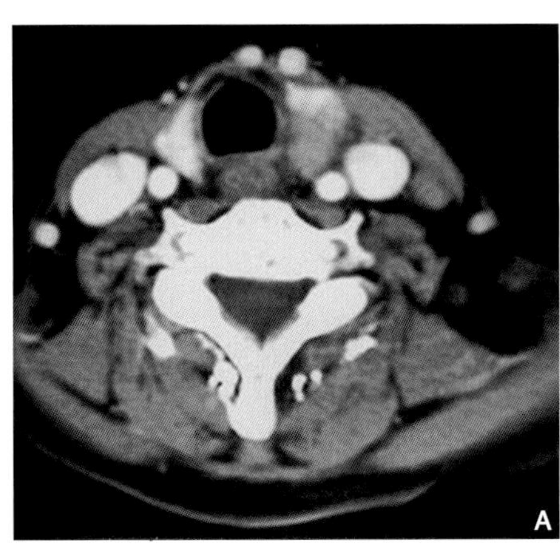

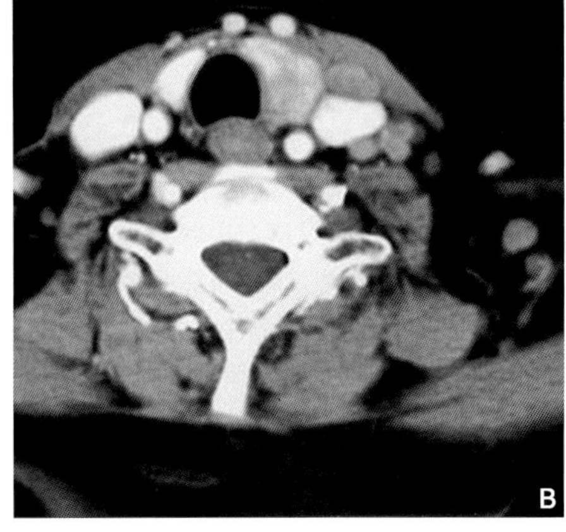

图 4-4-3　甲状腺左侧叶及颈部淋巴结结节

A. 动脉期 CT 增强扫描示甲状腺左侧叶中、上部片状强化程度减低区,边界模糊,左侧Ⅳ组见一枚肿大淋巴结;B. A 下方层面显示病变强化较明显,与周围甲状腺分界不清,甲状腺左侧叶内侧缘与气管之间见软组织密度影,左侧Ⅳ组见多发肿大淋巴结,强化程度同甲状腺左侧叶病变(感谢复旦大学附属肿瘤医院放射科顾雅佳老师提供图片)

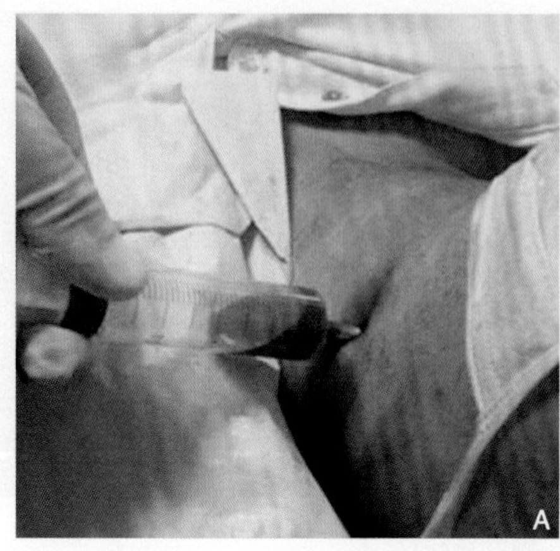

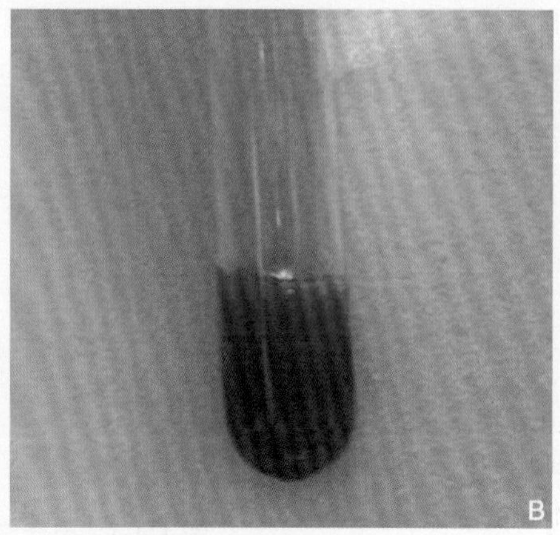

图 4-4-4　甲状腺结核穿刺抽液

A. 甲状腺结核穿刺抽液术；B. 抽出带血性脓液

（杨高怡　韩志江）

参 考 文 献

1. 周庚寅，觉道健一．甲状腺病理与临床．北京：人民卫生出版社，2005：80-81.
2. 傅先水，李志强，张华斌，等. 局限性桥本氏甲状腺炎的超声影像学特征. 中国医学科学院学报，2014，36：291-294.
3. 李传红，宋修芹，张良岩，等. 桥本氏甲状腺炎超声图像分析. 中华医学超声杂志（电子版），2012，9：71-75.
4. 强也，张晓晓，詹维伟，等. 颈部第Ⅳ组淋巴结在桥本氏甲状腺炎超声鉴别诊断中的价值. 诊断学理论与实践，2011，10：459-462.
5. 张艳，王学清，张克敏. 169 例弥漫性甲状腺肿患者颈部淋巴结超声检查结果分析. 山东医药，2010，50：107-108.
6. 燕山，詹维伟，周建桥. 甲状腺与甲状旁腺超声影像学. 北京：科学技术文献出版社，2009：12-106.
7. 任涛. 超声诊断桥本甲状腺炎的临床价值. 临床医学，2014，34：29-31.
8. 格桑德吉，夏宇，戴晴，等. 结节样桥本甲状腺炎的超声表现. 中国医学影像技术，2012，28：73-75.
9. 张秀梅，邵玉红，熊霞，等. 桥本甲状腺炎合并结节超声影像及病理特征分析. 中国医科大学学报，2011，40：250-252.
10. 刘秉彦，杨炳昂，符少清，等. 桥本氏甲状腺炎的彩色多普勒超声声像图分析. 中国医学影像学杂志，2008，24：1920-1923.
11. 杨力，段洪涛，宋奕宁，等. 彩色多普勒超声诊断亚急性甲状腺炎. 中国超声医学杂志，2009，25：2211-2213.
12. 谭旭燕，贾译清，崔凤英，等. 超声检查对亚急性甲状腺炎诊断及其随访观察的临床意义. 中国医学影像技术，2000，16：451-452.
13. 梁新，李泉水，郭国强，等. 超声显像对亚急性甲状腺炎诊断及误诊分析. 中国超声医学杂志，2008，24：213-215.
14. 任新平，詹维伟，周萍，等. 实时超声弹性成像及灰阶超声检查在甲状腺占位性病变诊断的对比研究. 中国超声医学杂志，2009，25：128-132.
15. 莫一菲，周健，包玉倩，等. 急性化脓性甲状腺炎的临诊应对. 中华内分泌代谢杂志，2013，29：170-172.

16. 廖二元,莫朝晖. 内分泌学. 第 2 版. 北京:人民卫生出版社,2007:650-651.
17. 陈家伦. 临床内分泌学. 上海:上海科学技术出版社,2011:392-393.
18. 程骏,韩少良,陈晓曦,等. 甲状腺结核三例. 中华耳鼻咽喉头颈外科杂志,2007,42:951-952.
19. 田兴松,刘奇. 实用甲状腺外科学. 北京:人民军医出版社,2009:12-13.
20. 张炽新,李松奇,林勇杰,等. 甲状腺结核的临床探讨. 中华普通外科杂志,2005,20:453-454.
21. 邓晓刚,郭梗. 甲状腺结核 18 例报告. 中华结核和呼吸杂志,1994,17:35-39.
22. 彭禹,徐光,郭发金. 甲状腺结核的声像图表现. 中国医学影像学技术,2005,21:1425-1426.
23. 秦茜淼,茅蓉,戴训芦,等. 甲状腺癌的高频声像图中钙化的意义. 中国超声医学杂志,2000,16:139-141.
24. 陈文,张武,苗立英,等. 甲状腺恶性肿瘤的二维及彩色多普勒超声征象及其临床意义. 中国超声医学杂志,2000,16:495-497.
25. Mazziotti G,Sorvillo F,Iorio S,et al. Grey-scale analysis allows a quantitative evaluation of thyroid echogenicity in the patients with Hashimoto's thyroiditis. Clin Endocrinol(Oxf),2003,59:223-229.
26. Tseleni-Balafouta S,Kavantzas N,Balafoutas D,et al. Comparative study of angiogenesis in thyroid glands with Grave's disease and Hashimoto's thyroiditis. Appl Immunohistochem Mol Morphol,2006,14:203-207.
27. Blickman JG. "Focal thyroid inferno" on color Doppler ultrasonography:a specific feature of focal Hashimoto's thyroiditis. Eur J Radiol,2011,77:3319-3325.
28. Yeh HC. Some misconceptions and pitfalls in ultrasonog-raphy. Ultrasound Q,2001,17:129-155.
29. Langer JE,Khan A,Nisenbaum HL,et al. Sonographic appearance of focal thyroiditis. Am J Roentgenol,2001,176:751-754.
30. Intenzo CM1,Park CH,Kim SM,et al. Clinical,laboratory,and scintigraphic manifestations of subacute and chronic thyroiditis. Clin Nucl Med,1993,18:302-306.
31. Alonso O,Mut F,Lago G,et al. 99Tc(m)-MIBI scanning of the thyroid gland in patients with markedly decreased pertechnetate uptake. Nucl Med Commun. 1998,19:257-261.
32. Paes JE,Burman KD,Cohen J,et al. Acute bacterial suppurative thyroiditis:a clinical review and expert opinion. Thyroid,2010,20:247-255.
33. Masuoka H,Miyauchi A,Tomoda C,et al. Imaging studies in sixty patients with acute suppurative thyroiditis. Thyroid,2011,21:1075-1080.
34. Mou JW,Chan KW,Wong YS,et al. Recurrent deep neck abscess and piriform sinus tract:a 15-year review on the diagnosis and management. J Pediatr Surg,2014,49:1264-1267.
35. Yang GY,Zhao D,Zhang WZ,et al. Role of ultrasound evaluation for the diagnosis and monitoring of thyroid tuberculosis:A case report and review of the literature. Oncol Lett,2015,9:227-230.
36. Das SK, Bairaqya TD, Bhattacharya S, et al. Tuberculosis of the thyroid gland. Indian J Lepr, 2012, 84:151-154.
37. Kang BC,Lee SW,Shim SS,et al. US and CT findings of tuberculosis of the thyroid:three case reports. Clin Imaging,2000,24:283-286.
38. Luiz HV,Pereira BD,Silva TN,et al. Thyroid tuberculosis with abnormal thyroid function--case report and review of the literature. Endocr Pract,2013,19:e44-e49.
39. Akbulut S,Gomceli I,Cakabay B,et al. Clinical presentation of primary thyroid tuberculosis. Thyroid,2010,20:231-232.
40. Terzidis K,Tourli P,Kiapekou E,et al. Thyroid tuberculosis. Hormones(Athens),2007,6:75-79.
41. Silva BP,Amorim EG,Pavin EJ,et al. Primary thyroid tuberculosis:a rare etiology of hypothyroidism and anterior cervical mass mimicking carcinoma. Arq Bras Endocrinol Metabol,2009,53:475-478.
42. Meng L,Hu S,Huang L,et al. Papillary thyroid cancer coexisting with thyroid tuberculosis:A case report. Oncol

Lett,2014,7:1563-1565.

43. Bodh A,Sharma N,Neqi L,et al. Thyroid tuberculosis in a child:a rare entity. J Lab Physicians,2014,6:40-42.

44. Bulbuloglu E,Ciralik H,Okur E,et al. Tuberculosis of the thyroid gland:review of the literature. World J Surg,2006,30:149-155.

45. Juan Rosai. Rosai and Ackerman's Surgical Pathology,Tenth Edition,Elsevier,2014,491-495.

第五章 甲状腺结节性病变

第一节 结节性甲状腺肿

结节性甲状腺肿(nodular goiter)是甲状腺最常见的良性病变,但其发病率常因地区不同而差异较大。目前认为其发病原因可能与碘营养状态异常、甲状腺激素代谢障碍、饮食习惯以及周围环境等因素有关。本病女性多见,有推测可能与女性的妊娠、哺乳和月经等有关。本病为良性病变,但也有证据表明,结节性甲状腺肿是甲状腺癌的癌前疾病,其发生发展过程中可发生癌变。

(一) 临床表现

结节性甲状腺肿发病年龄较早,病程较漫长,有些可达数十年,女性明显多于男性。绝大多数患者无自觉症状,常在健康体检或者肿物较大致颈部增粗才被发现。当病变呈弥漫性发展,甲状腺肿明显增大或者伸入胸骨后时可引起局部压迫症状,表现为呼吸和吞咽困难、声音嘶哑等。如结节性甲状腺肿发生坏死、出血时可短期内迅速增大引起颈部疼痛。胸骨后甲状腺肿严重时可引起大血管受压出现头面部及上肢淤血、水肿,以及颈部和胸前的浅表静脉怒张。

结节性甲状腺肿较轻时仅可触及甲状腺结节感,病灶较大或者呈弥漫性改变时甲状腺呈Ⅱ~Ⅲ度肿大,质地中等,表面光滑,局部无压痛,随吞咽上下活动。部分结节性甲状腺肿可出现囊性变,囊内容物可呈胶胨样、酱样物质、胆汁样黏稠物、黄褐色浑浊液以及淡黄色清液。如病期较长,病变长久可发生纤维化及钙化,此时结节性甲状腺肿可表现为大小不等、质地不均的结节,但活动度良好。较大的或弥漫性的结节性甲状腺肿长期压迫气管可出现气管软骨环变形、萎缩,形成气管软化。

(二) 病理学基础

结节性甲状腺肿的发展可分为三个时期:①增生期,即初期,由于碘缺乏,甲状腺素生成不足导致 TSH 分泌增多,滤泡上皮增生呈高柱状,类胶质含量少(所谓的实质性甲状腺肿);②静止期,即弥漫性甲状腺肿,此期胶质储积,甲状腺增大、对称,滤泡萎缩,大量类胶质潴留;③结节期,即后期,因长时期交替发生的增生和退缩过程使甲状腺内纤维组织增生,从而包绕增生或萎缩的滤泡形成结节。

大体上,结节性甲状腺肿不对称性增大,外形扭曲,被膜紧张而完整,切面呈多结节状,有些结节可有部分或完整的包膜。镜下,结节性甲状腺肿改变多样:有的结节由被覆扁平上皮的大滤泡构成;有的结节细胞丰富,增生明显,甚至可主要或完全由嗜酸性细胞构成;有些扩张滤泡在一极聚集着成团增生活跃的小滤泡(所谓的 Sanderson 小膨出);有些形成乳头状

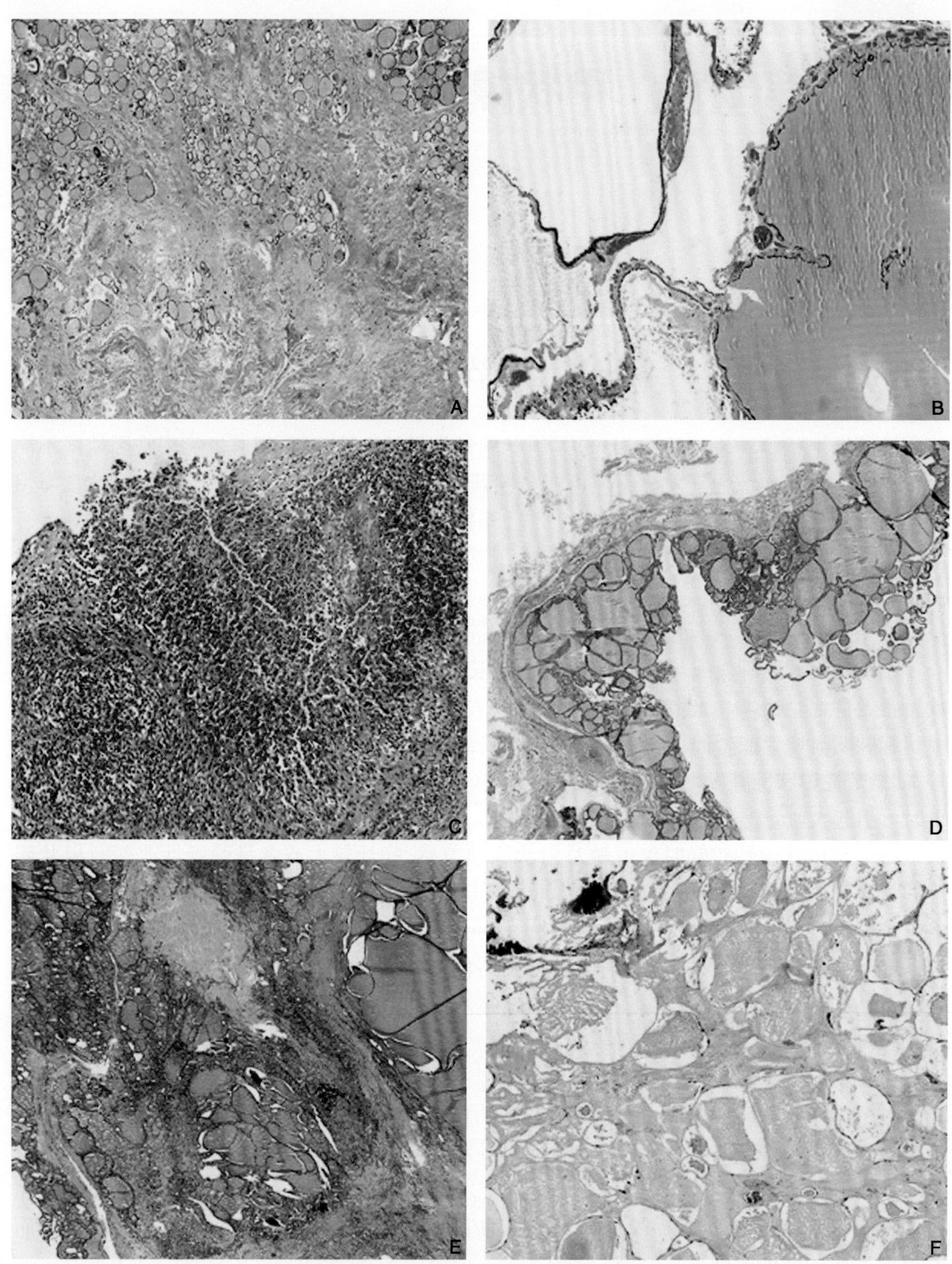

图 5-1-1　结节性甲状腺肿的镜下表现

A. 间质纤维组织增生，包绕多少不等的滤泡形成多结节状，局灶间质玻璃样变；B. 结节由被覆扁平上皮的大滤泡构成；C. 间质内见新鲜出血伴周围组织细胞反应；D. 囊性变；E. 甲状腺滤泡大小不等，间质陈旧性出血、含铁血黄素沉着及纤维化；F. 甲状腺组织退变、钙化

突起突向囊性滤泡腔，这需要和乳头状癌鉴别。滤泡破裂可导致间质出现组织细胞和异物巨细胞反应。因结节周围的纤维化包膜可影响一些滤泡的血供，故常继发出血、坏死、囊变、纤维化、钙化及骨化（图 5-1-1）。

结节性甲状腺肿中明显增生的结节（优势结节）与真性滤泡状腺瘤的鉴别，依靠一系列公认而又相对主观的标准：后者通常为单发，由包膜完整包裹，压迫邻近组织，形态上不同于周围甲状腺组织，主要由比正常甲状腺滤泡小的滤泡组成，而前者的结节一般多发，包膜不完整，滤泡大小不一，不压迫邻近的实质性成分（图 5-1-2）。有些病例难以将二者区分开来，因为具有腺瘤形态特征的病变可以多发和（或）发生在结节性增生的情况下。最近的研究显示，结节性甲状腺肿中有相当比例的"优势"结节是单克隆性的，而少数形态学上符合滤泡性腺瘤的病变是多克隆性的。这些观察反映出增生和肿瘤之间很难截然分开。在区分增生和肿瘤方面，至少从现阶段来说，遗传病理学并不比传统的组织学更有优势。

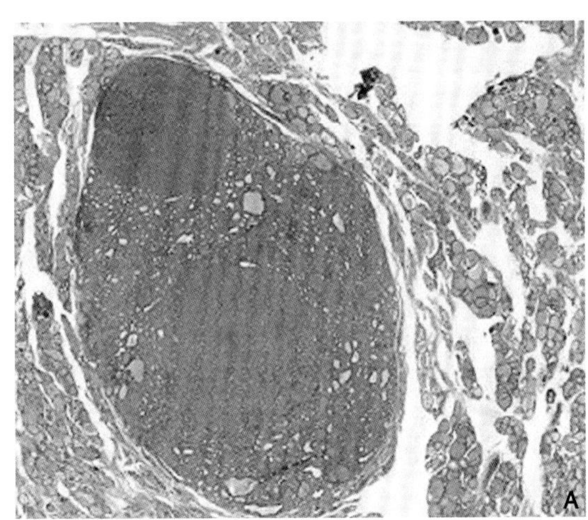

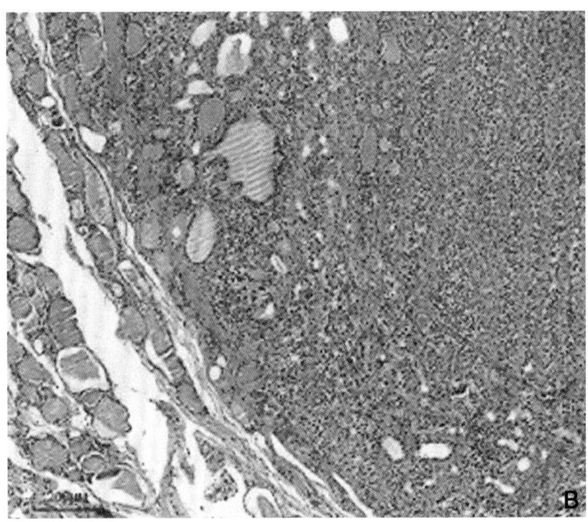

图 5-1-2　腺瘤性甲状腺肿的镜下表现

A. 超低倍镜下示甲状腺组织内结节，与周围组织界限较清楚；B. 低倍镜下示结节细胞丰富，表面未见完整包膜

（三）影像学检查

结节性甲状腺肿是甲状腺最常见的结节性病变，由于增生、复旧及继发出血囊变、坏死、纤维化的程度不同，其影像学表现也多种多样，易与滤泡性腺瘤及甲状腺癌相混淆，尤其是单发性结节。在结节性甲状腺肿的影像学检查方法中，超声检查在很大程度上优于 CT 检查和 MRI 检查，尤其是在微小结节、多发结节或弥漫性病变的观察上，但超声也存在一定不足，如在巨大结节性甲状腺肿、胸骨后甲状腺肿的显示方面，结节对气道等周围结构压迫的显示方面，以及粗大和环状钙化结节性质的判断方面。除了钙化方面显示不及 CT 检查外，MRI 检查具备了 CT 检查的大部分特点，且不需特殊重建处理，即可获得冠状位和矢状位图像，对胸骨后甲状腺肿的判断具有一定优势。由此可见，每种单一的影像学检查方式都有一定的优势及不足，依据结节特点，合理选择多种影像学检查方式将提高诊断准确率。

1. 甲状腺　结节性甲状腺肿典型的影像学表现为两侧叶不规则、非对称的增大，伴多发结节，结节大小不一，呈弥漫性分布（图 5-1-3）。随着高频超声在甲状腺检查中的广泛应用，以及甲状腺健康体检在人群中的普及，更多的单侧叶增大的结节性甲状腺肿被发现（图 5-1-4），甚

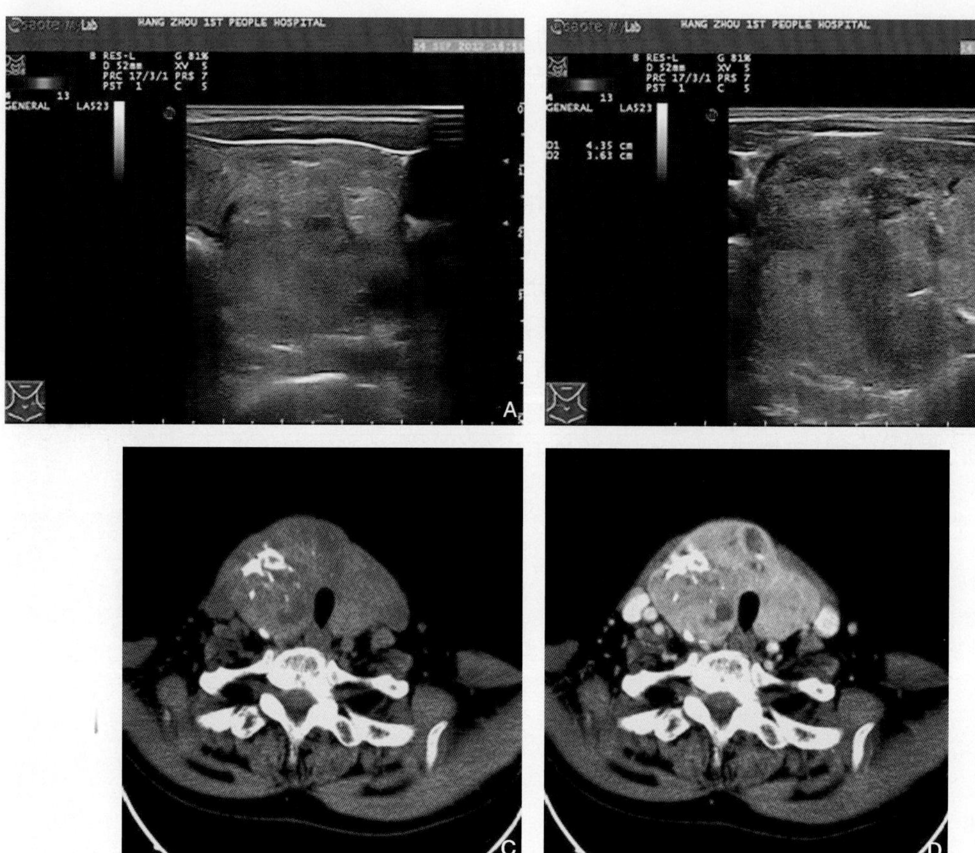

图 5-1-3 甲状腺两侧叶结节性甲状腺肿

A. 超声横切示甲状腺左侧叶增大,内部回声不均匀,见等及稍高回声为主的结节,边界不清;B. 超声横切示甲状腺右侧叶增大,以等、稍高回声为主,内见斑状低回声区,边界不清,结节内见散在微钙化;C. CT 平扫示甲状腺两侧叶不对称增大,整体密度减低,内见多发小斑片状稍低密度影,右侧叶见多发微钙化及粗钙化征象,两侧叶与周围血管及软组织分界欠清;D. CT 增强示两侧颈部血管呈受推外移表现,甲状腺与周围血管及软组织分界清晰

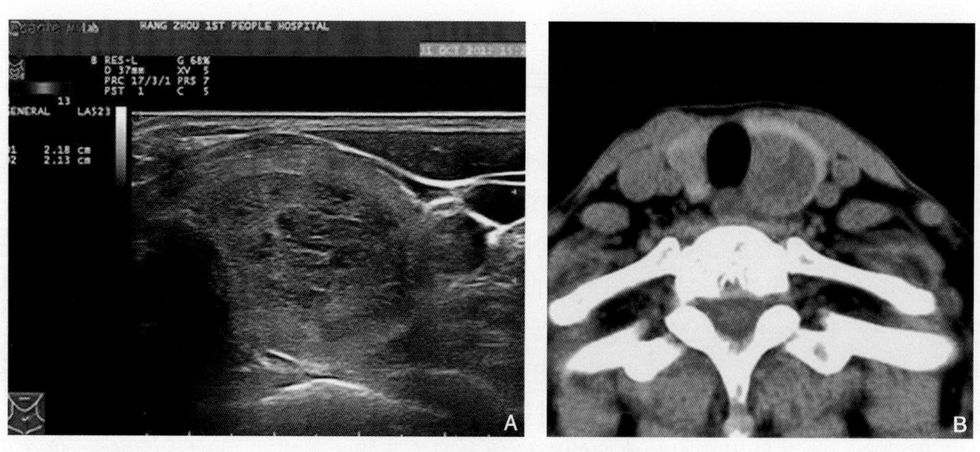

图 5-1-4 单发结节性甲状腺肿

A. 甲状腺左侧叶椭圆形不均质回声结节,以等回声为主,内见低回声及囊性回声区;B. 甲状腺左侧叶圆形稍低密度灶,界清,对侧甲状腺形态及密度正常

至部分小的结节性甲状腺肿无甲状腺形态改变(图 5-1-5)。因此,典型的甲状腺形态改变有助于结节性甲状腺肿的诊断,而对于形态正常的甲状腺,尚不足以排除结节性甲状腺肿的可能。

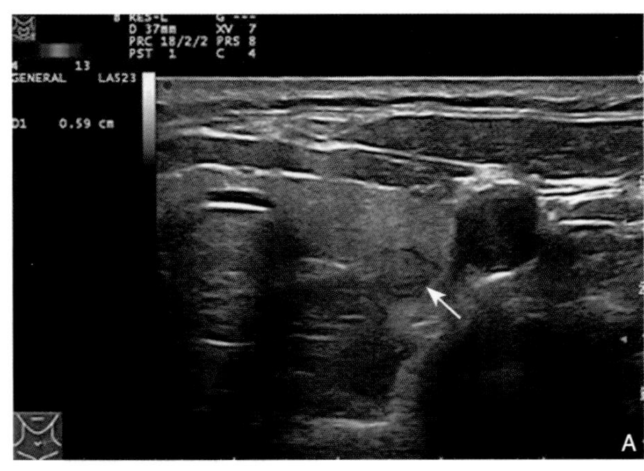
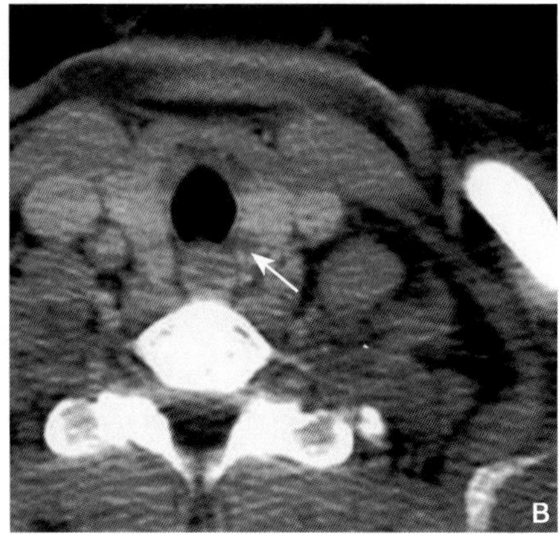

图 5-1-5　甲状腺左侧叶结节性甲状腺肿

A. 超声横切示甲状腺左侧叶中部稍低回声结节,界清,左缘不规则(箭),周围见纤细低回声晕环;B. CT 增强示甲状腺左侧叶中部后缘稍低强化灶,边界欠清(箭),此平面显示两侧甲状腺形态均正常

2. 结节

(1) 数目:结节性甲状腺肿常以多发结节的形式出现(图 5-1-3),而滤泡性腺瘤及甲状腺癌等则以单发多见,故以往有观点认为多发结节是良性结节,而单发结节为恶性结节,实际上,因结节性甲状腺肿和甲状腺癌的发病基数大,单发结节性甲状腺肿、多发甲状腺癌并非少见,前者约占结节性甲状腺肿的 1/5 ~ 2/5(图 5-1-4),而后者中,多发微小乳头状癌可达 10.0% ~ 25.0%,此外,结节性甲状腺肿和甲状腺癌并存的病例也并非罕见(图 5-1-6)。因此,瘤体数目并不能准确地反映出每一个结节的性质,在日常工作中,应对多发结节中的每一个结节进行详细分析。

(2) 大小:结节性甲状腺肿的大小差异很大,从仅能镜下观察的亚毫米的微小结节到几十毫米的巨大结节。在微小结节的显示方面,高频超声甚至能够发现 1.0 ~ 2.0mm 的微小结节,并对典型的微小结节做出正确的定性诊断,与超声相比,CT 和 MRI 的软组织分辨率较低,并且是断层成像,存在一定的扫描层厚,故在微小结节的显示方面远不及超声检查。在

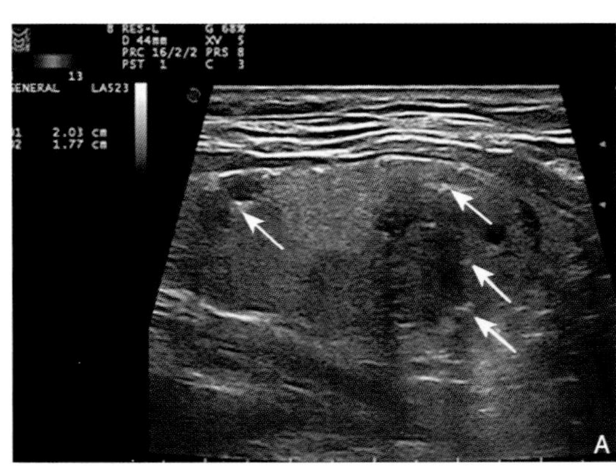
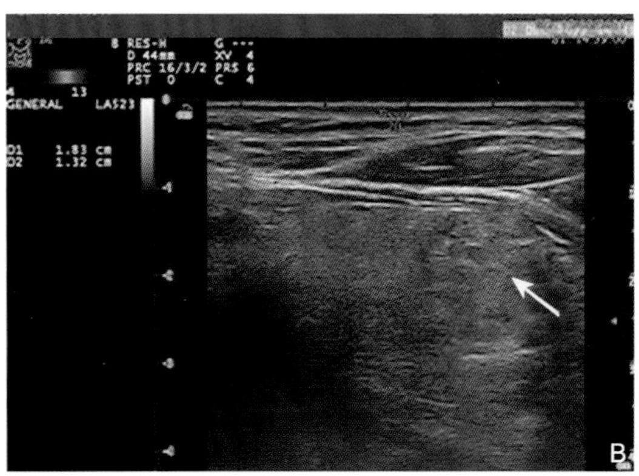

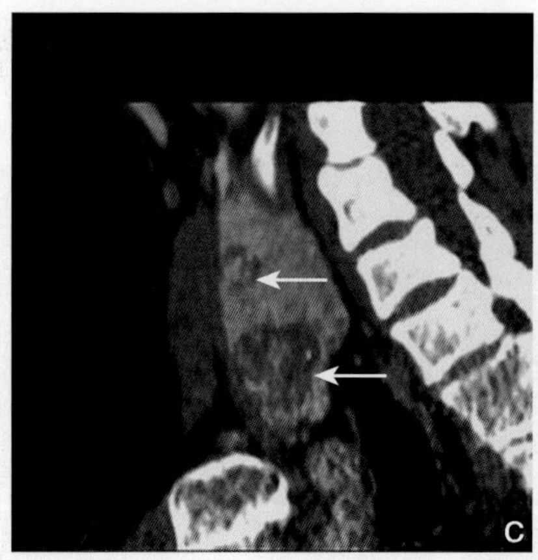

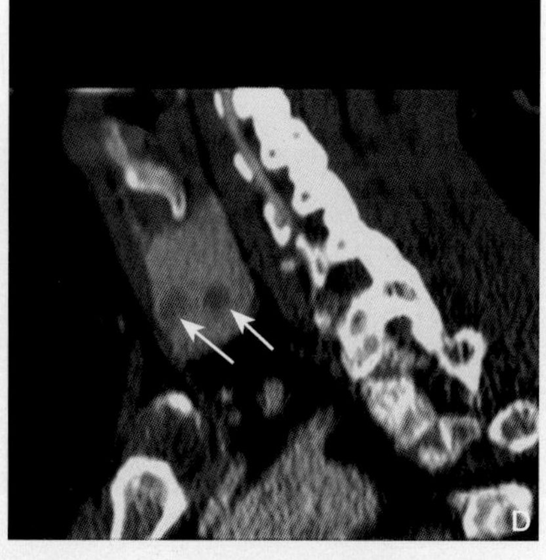

图 5-1-6　甲状腺右侧叶多发乳头状癌，左侧叶结节性甲状腺肿

A. 超声纵切示甲状腺右侧叶两枚结节，结节形态不规则，均呈稍低回声，内见多发钙化（箭）；B. 超声纵切示甲状腺左侧叶下极等回声结节，形态规则（箭）；C. 甲状腺右侧叶增强 CT 重建示两枚结节，上极结节形态规则，下极结节形态欠规则，内均见多发点状钙化（箭），结节强化不均匀，中央较明显，边强较低；D. 甲状腺左侧叶增强 CT 重建示两枚结节，前缘结节边界欠清，后缘结节边界清晰，两枚病灶均匀低强化（箭）

巨大结节及其与周围结构关系的显示方面，超声探头的宽度有限，常难以在同幅声像图中显示出瘤体的全貌，全景成像技术虽能在同一平面显示结节的大小，但图像的分辨率也随之降低，双图拼接技术可以保持图像的分辨率，但双幅图像拼接耗时较长，并且拼出图像的大小也存在一定的操作者差异，难以做到同一平面对瘤体的大小进行精确测量，CT 三维重建或 MRI 检查可以从多个方向对结节及结节与周围结构的关系进行显示，为外科医生合理选择手术方式提供了重要的线索（图 5-1-7）。胸骨后甲状腺肿常是颈部甲状腺肿向下延伸，意味着瘤体较大。

（3）形态：结节性甲状腺肿可以有部分性或较完整的包膜，或虽然无包膜，但其与周围甲状腺实质间有纤维分隔，结节呈膨胀性生长，故大部分结节呈规则的圆形或椭圆形，小部分结节内不同区域增生、复旧程度不同，造成结节内不同区域生长速度不同而表现为形态不规则，或多发结节融合形成浅分叶状边缘，对于形态不规则者，需要与乳头状癌的微分叶进行鉴别。超声在显示甲状腺结节形态方面，存在自身的优势及不足，优势主要体现在软组

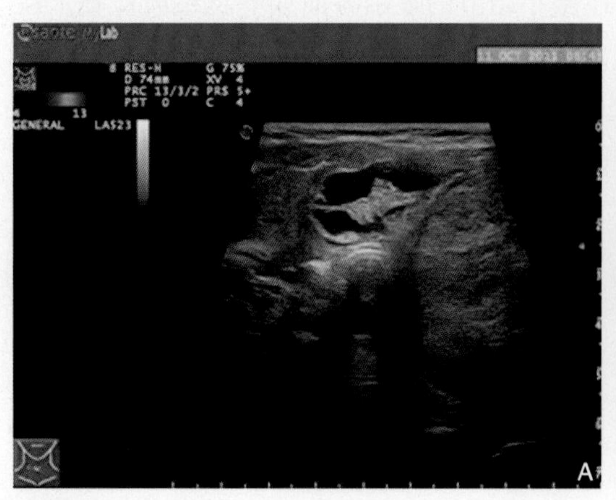

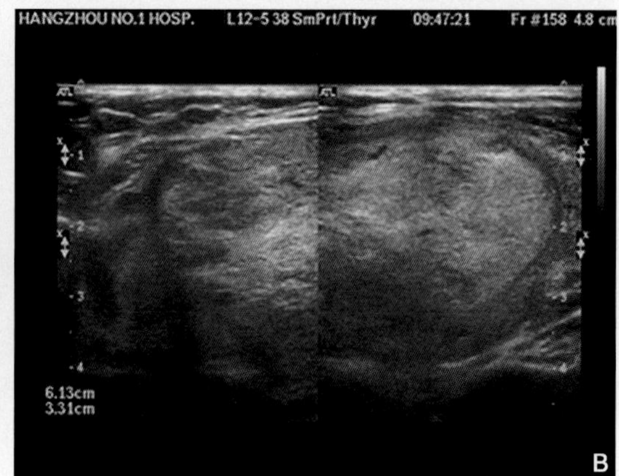

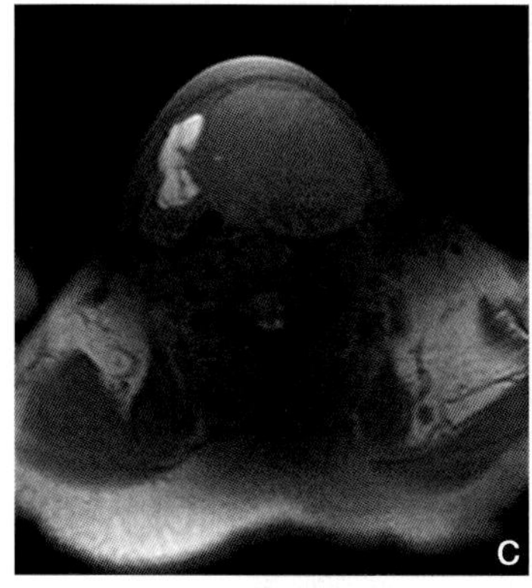

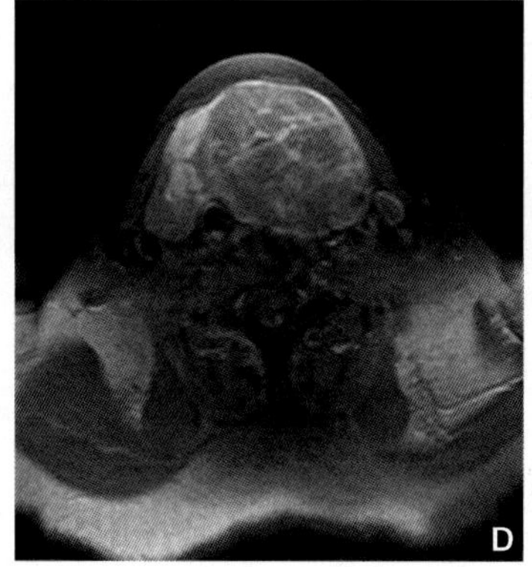

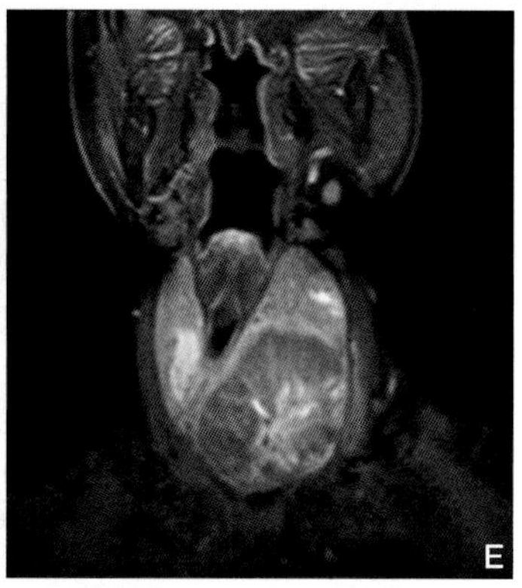

图 5-1-7　甲状腺两侧叶结节性甲状腺肿

A. 超声横切示甲状腺右侧叶结节，囊变为主，实性部分呈稍高回声；B. 双图拼接技术显示整个结节，对接界面难以完全吻合，提示对接后纵向测量结果与正常值存在一定差异；C. MRI 的 T_1WI 脂肪抑制示甲状腺两侧叶结节，左侧结节巨大，与肌肉相比呈稍高信号，右侧结节呈明显高信号，形态不规则；D. T_1WI 脂肪抑制增强横断位示左侧叶结节不均匀强化，以轻度强化为主，内见多发分隔状明显强化区，右侧叶结节强化征象不明显；E. T_1WI 脂肪抑制增强冠状位显示气管明显受压右偏，两侧血管受推外移，冠状位图像对病变与气管和血管关系的显示更直观，对结节上、下极位置的判断更明确

织分辨率高，可以对 CT 和 MRI 难以显示的结节形态进行观察，而探头对结节的压迫导致其变形则是超声检查的不足（图 5-1-8），因此扫查手法非常重要。在 CT 平扫中，结节性甲状腺肿的增生结节常与周围甲状腺组织密度相仿而难以识别，增强 CT 可以加大结节性甲状腺肿与周围甲状腺组织之间的密度差异，从而将结节的形态显露出来。MRI 检查时，实性结节性甲状腺肿在 T_1WI 序列中常呈等或稍高信号而与周围甲状腺组织分界欠清，在 T_2WI 中常呈高信号而勾画出结节的大致形态（图 5-1-9），增强 MRI 扫描与增强 CT 扫描相同，可以提高结节与甲状腺之间的信号差异，从而使结节的完整轮廓显示出来（图 5-1-10）。

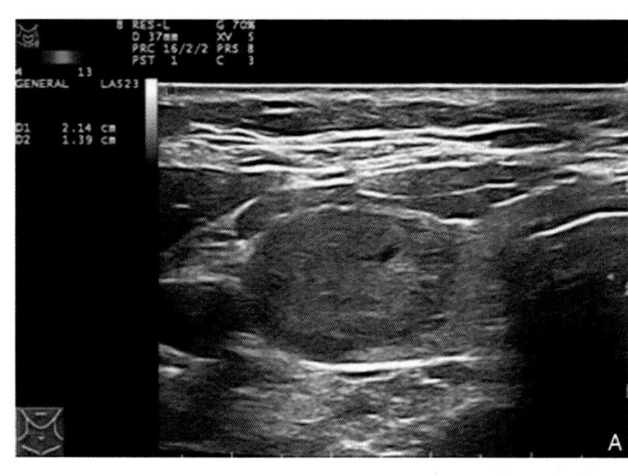

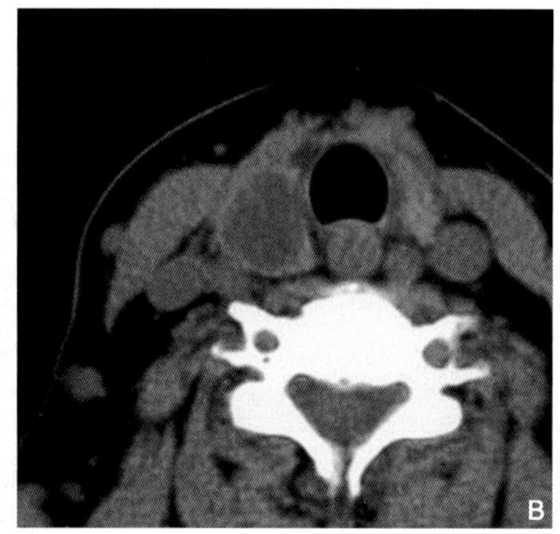

图 5-1-8　甲状腺右侧叶结节性甲状腺肿

A. 超声横切示甲状腺右侧叶横椭圆形低回声结节，边界清晰；B. 原超声上横椭圆形的结节（A），在 CT 平扫上呈纵椭圆形

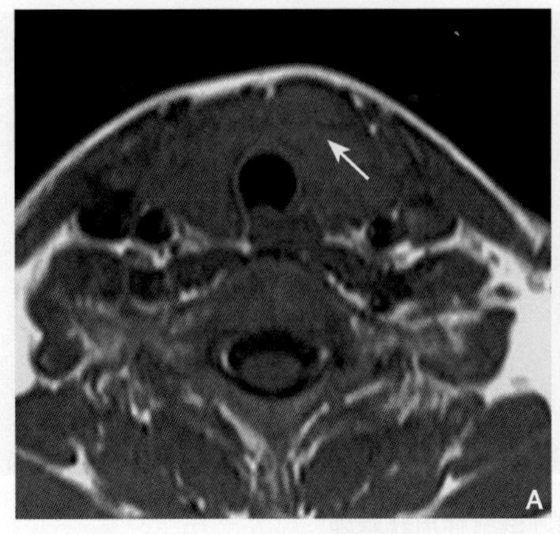
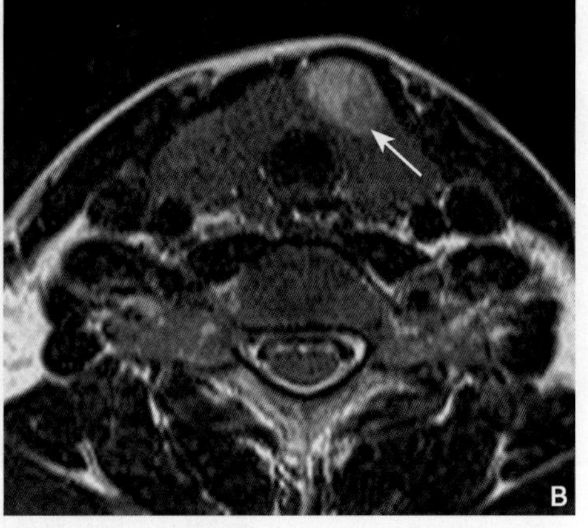

图 5-1-9 甲状腺左侧叶结节性甲状腺肿

A. MRI 的 T_1WI 序列显示甲状腺两侧叶形态较饱满，信号欠均匀，甲状腺左侧叶近峡部隐约见等信号结节影，界欠清；B. T_2WI 显示甲状腺左侧叶近峡部椭圆形长 T_2 信号灶，界清，内见小斑点状等 T_2 信号灶

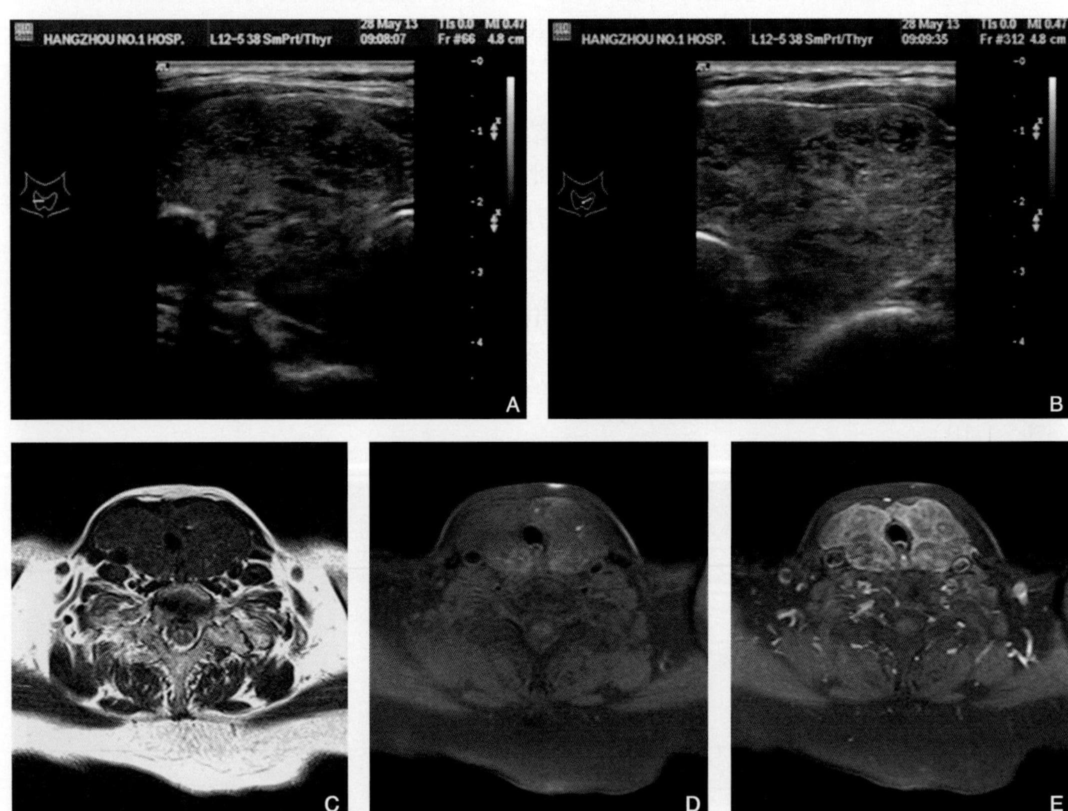

图 5-1-10 甲状腺两侧叶弥漫性结节性甲状腺肿

A. 超声纵切示甲状腺右侧叶弥漫性增大，回声增粗，并见多发小斑点状回声减低区；B. 超声纵切示甲状腺左侧叶弥漫性增大，回声增粗，并见多发小斑点状回声减低区，峡部可见少许正常腺体组织；C. MRI 的 T_2WI 示甲状腺两侧叶不对称增大，信号不均，见多发小斑点状高信号灶；D. T_1WI 脂肪抑制示两侧甲状腺信号欠均匀，仅左侧叶见小斑点状高回声灶，余区域未见明显结节状异常信号灶；E. T_1WI 脂肪抑制增强示两侧甲状腺弥漫性结节，边界清晰

（4）边界：结节性甲状腺肿的边界多清晰，形态规则。对于部分弥漫性结节，或结节内部纤维化与结节周围纤维化分界不清时，结节边界多模糊不清，易与甲状腺乳头状癌及亚急性甲状腺炎等混淆。在结节边界的判断方面，因超声的软组织分辨率较高，常能清晰显示CT或MRI显示不清的结节（图5-1-5），而CT或MRI很少能清晰显示超声显示不清的结节（图5-1-11）。

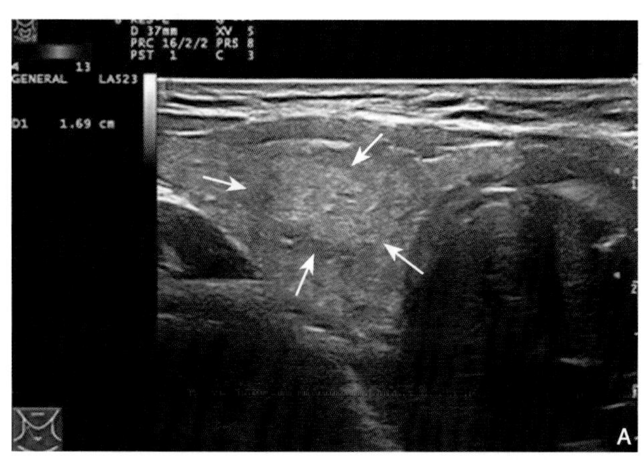

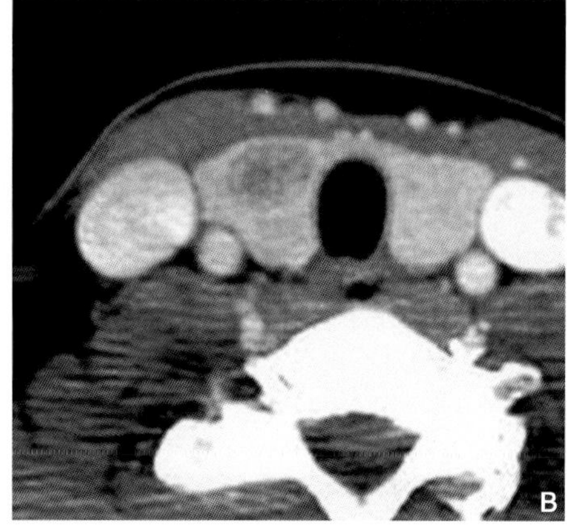

图5-1-11　甲状腺右侧叶结节性甲状腺肿

A. 超声横切隐约示甲状腺右侧叶中部结节影，边界不清（箭），边缘呈稍低回声，内部呈等回声；B. CT增强示甲状腺右侧叶中部横行椭圆形不均匀强化减低区，界清

（5）回声水平和密度：结节内部的超声回声水平及CT平扫密度与病理改变密切相关，如结节增生早期，以上皮细胞增生为主，滤泡内胶质含量少，此时的超声及CT均表现为均匀的低回声或密度；增生中期，随着滤泡增多、增大，滤泡内胶质成分的增多，声像图上表现为均匀或不均匀的等回声为主，CT表现为密度欠均匀；增生后期，滤泡上皮增生与复旧程度不一，以及结节长期压迫周围血管导致其供血障碍，部分结节内出现出血、囊变坏死、纤维化及钙化等，此时的超声表现为等、高、低混杂回声，CT上表现为密度不均匀（图5-1-3）。

（6）CT和MRI增强表现

1）强化程度：即使是同种甲状腺良、恶性结节，甚至同一结节的不同区域，其增强幅度也会出现显著的差异，且良、恶性结节之间增强幅度的重叠区域较大，很难用具体数值对结节的良、恶性进行判断。

2）增强后边界：CT增强后结节边界是否较平扫清晰，取决于增强前后结节周围甲状腺组织的密度与结节密度差值的大小，如增强后结节周围甲状腺组织CT值-增强后结节CT值>平扫结节周围甲状腺组织的CT值-平扫结节CT值，说明增强后结节周围甲状腺组织与结节之间的密度差异增大，CT图像上表现为边界较平扫清晰（图5-1-12），如增强后结节周围甲状腺组织CT值-增强后结节CT值<平扫结节周围甲状腺组织的CT值-平扫结节CT值，说明增强后结节周围甲状腺组织与结节之间的密度差异缩小，CT图像上表现为边界较平扫模糊（图5-1-13）。

增强后结节边界较平扫清晰对结节性甲状腺肿的诊断具有重要价值，其发病机制与结节内病理改变相关，如大部分结节性甲状腺肿内富含大滤泡、纤维化、囊变、坏死等成分时，这些成分占据了大量的毛细血管床，故增强CT表现为强化程度明显低于周围显著强化的甲

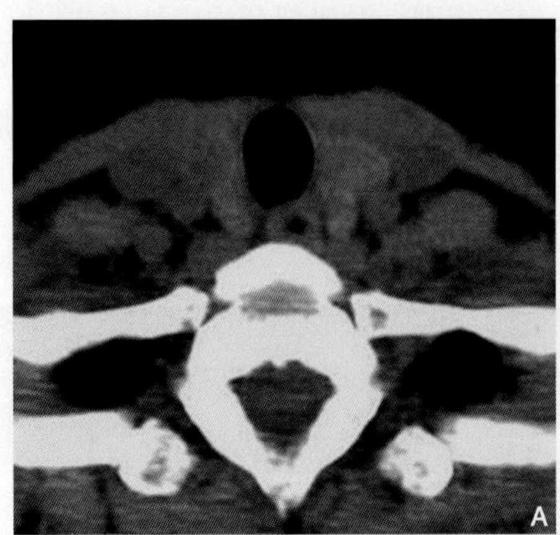

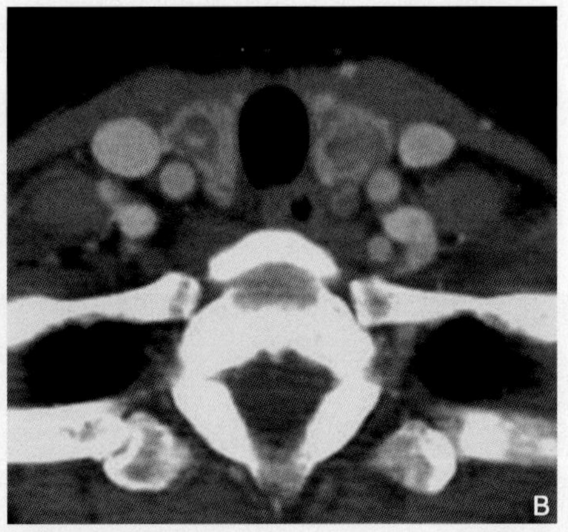

图 5-1-12 甲状腺两侧叶多发结节性甲状腺肿

A. CT 平扫示甲状腺左侧叶形态稍饱满，密度均匀，右侧叶形态尚可，中部外侧局部密度稍减低，边界不清；B. CT 增强示甲状腺左侧叶多发结节影，右侧叶单发结节，与平扫比较，增强后结节边界变清晰

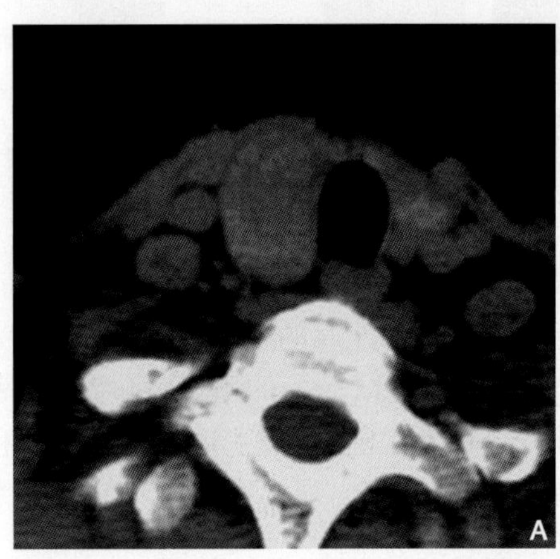

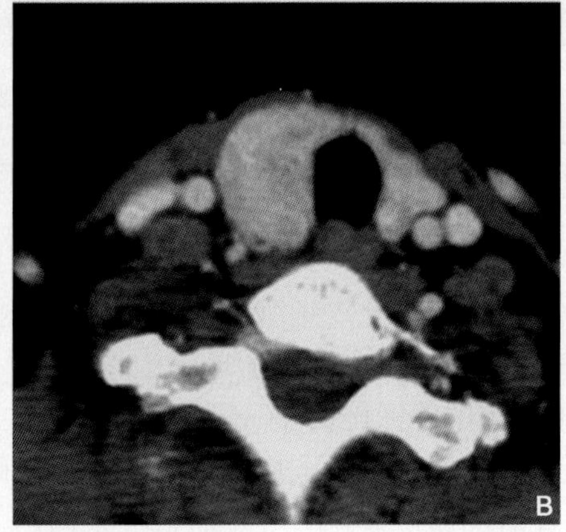

图 5-1-13 甲状腺右侧叶结节性甲状腺肿

A. 甲状腺右侧叶下极形态饱满，见椭圆形稍高密度影，界清；B. CT 增强示结节强化明显，与周围甲状腺强化相仿，结节与甲状腺之间分界不清，与平扫比较，增强后结节边界变模糊

状腺组织，二者之间的密度差增大，CT 图像上表现为结节边界较平扫清晰；如结节内滤泡上皮细胞、小滤泡成分增生显著，或结节内与结节周围纤维化分界不清，这些成分占据的毛细血管床较少，增强 CT 表现为强化明显而与周围显著强化的甲状腺组织接近，甚至部分结节的强化程度高于周围甲状腺，呈腺瘤样高强化（图 5-1-14），二者之间的密度差缩小，CT 图像上表现为结节的边界与平扫相仿或较平扫模糊。虽然 CT 与 MRI 的成像机制不同，但二者具有相同的解剖学基础，增强后结节边界较平扫清晰同样是 MRI 诊断结节性甲状腺肿的重要征象（图 5-1-10）。

（7）内部结构：囊变是甲状腺结节常见的影像学征象之一，占结节性甲状腺肿的 50%，占腺瘤的 30%，占淋巴细胞性甲状腺炎和脓肿的 10%，癌的囊变率更低，尤其是微小乳头状癌，基本不发生囊变。依据囊变区域的大小，将结节分为实性结节（无囊变）、实性为主结节

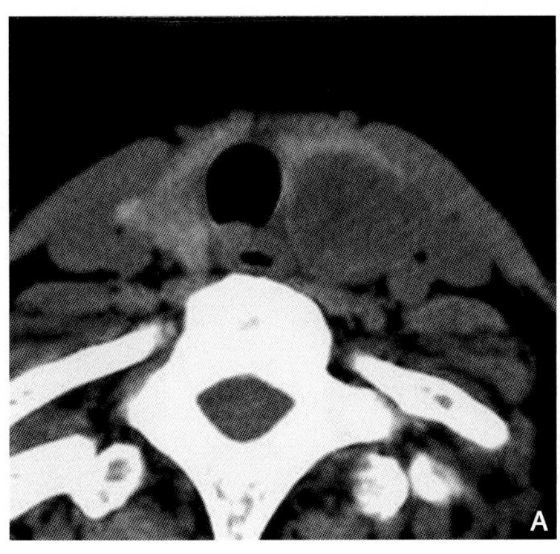

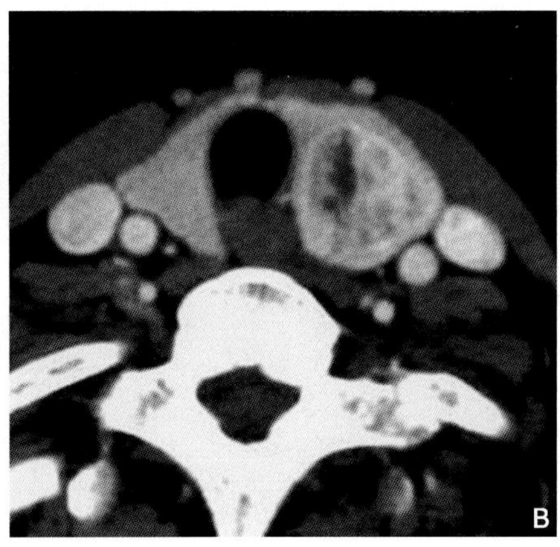

图 5-1-14　甲状腺左侧叶结节性甲状腺肿

A. CT 平扫示甲状腺左侧叶圆形低密度结节，界清；B. CT 增强示结节不均匀强化，周围及部分分隔状结构明显高强化而高于周围甲状腺，余部分呈低强化，与平扫比较，增强后结节边界变模糊

（囊变区域<50%）、囊性为主结节（囊变区域≥50%）和囊性结节（完全囊变）四型（图 5-1-15～图 5-1-18）。恶性结节多以实性结节为主，随着囊变区域的增大，结节为良性的可能性增加，完全囊变的结节绝大部分为良性结节。另外，结节多发微小囊变，囊变区域超过结节体积的 1/2 时，常被称为“海绵状”改变（图 5-1-19），是结节性甲状腺肿的特征性表现。

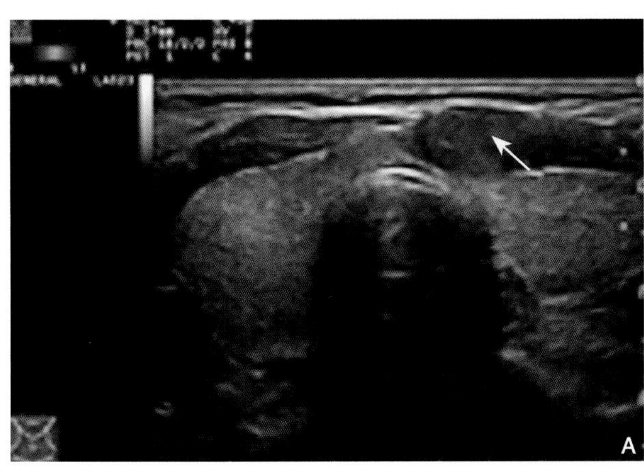

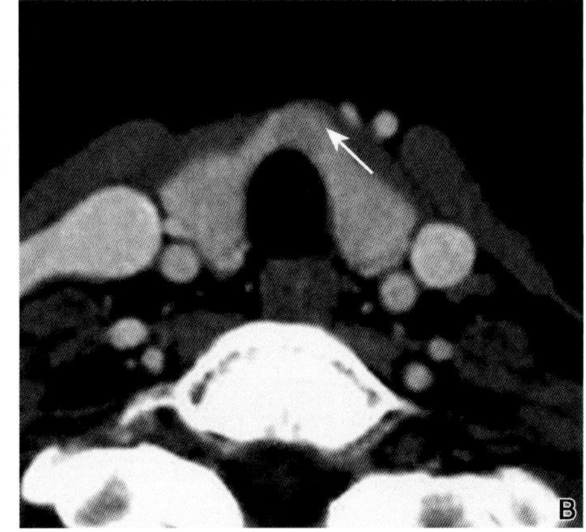

图 5-1-15　实性结节性甲状腺肿

A. 超声横切示甲状腺峡部左侧椭圆形实性稍低回声结节，向前凸起，回声均匀，界清（箭）；B. CT 增强示甲状腺峡部左侧结节均匀强化（箭）

MRI 可以通过 T_1WI 和 T_2WI 序列信号的高低来判断囊内蛋白成分的多少，以及是否合并出血等。囊内蛋白含量的判断主要依靠 T_1WI 序列，如囊内液体清亮，蛋白含量少，T_1WI 序列接近于水的低信号，如果囊内液体黏稠，蛋白含量丰富，T_1WI 序列则呈明显的高信号（图 5-1-20），而如果介于二者之间，则表现为等、稍低或稍高信号（图 5-1-21），在日常 MRI 检查中，绝大部分为 T_1WI 呈高信号的富含蛋白成分囊肿。囊内出血成分的判断主要依靠 T_2WI 序列，一般甲状腺囊肿在 T_2WI 序列中呈稍高及高信号，而出血性囊肿则表现为低信号（图 5-1-22）。

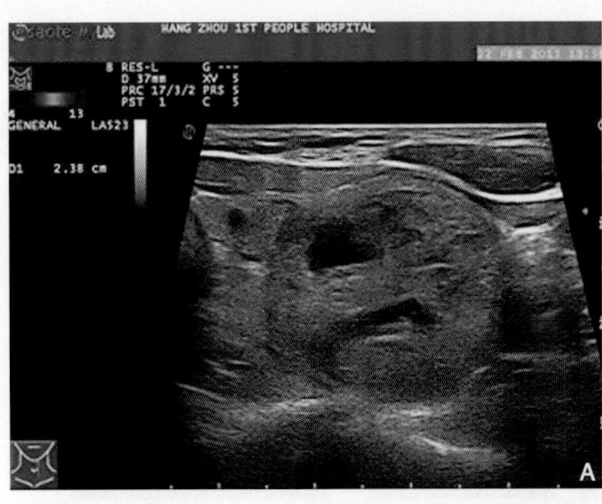
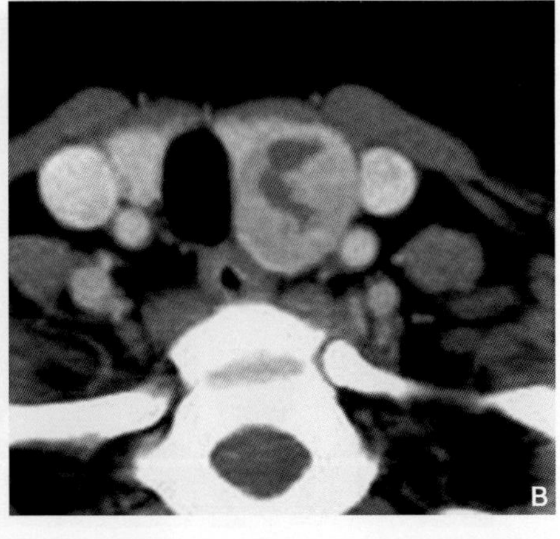

图 5-1-16 实性为主结节性甲状腺肿

A. 甲状腺左侧叶圆形等回声结节，以实性为主，内见小片状囊变低回声区，界清；B. CT 增强示甲状腺左侧叶结节中等强化，内见斑状无强化的囊变坏死区

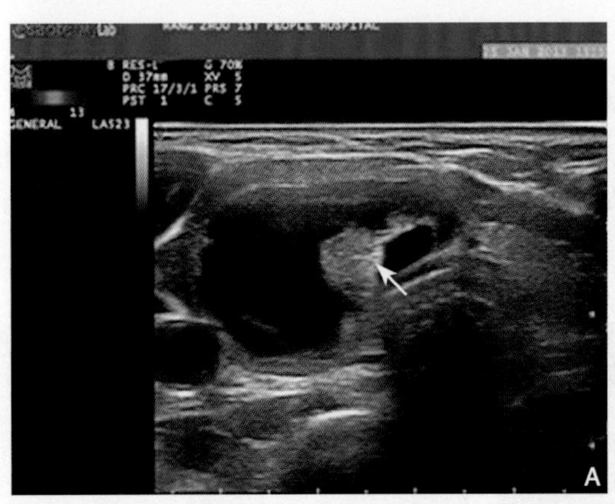
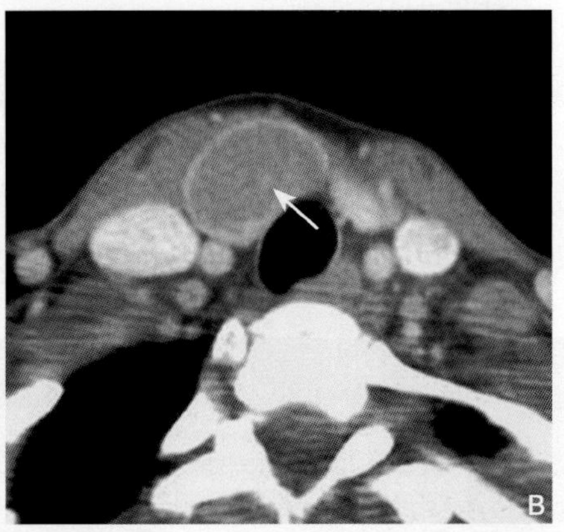

图 5-1-17 囊性为主结节性甲状腺肿

A. 甲状腺右侧叶近峡部结节，以囊性回声为主，内侧见部分等回声结节影存在(箭)；B. CT增强示结节大部分无强化，仅近峡部区域见散在斑点状强化灶(箭)

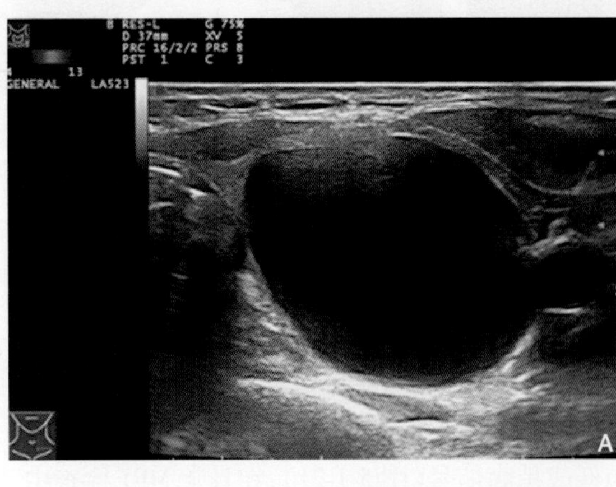
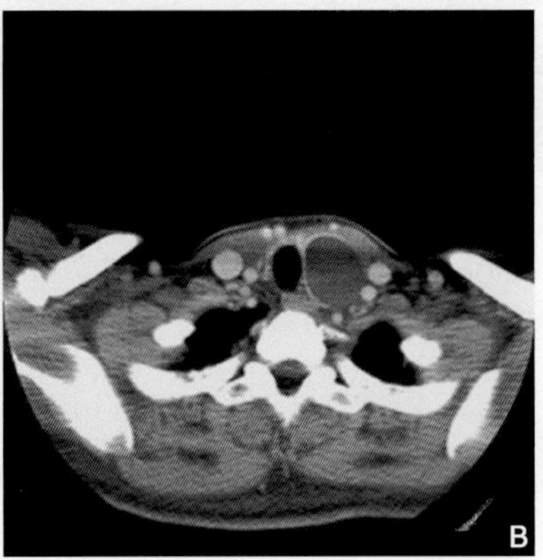

图 5-1-18 囊性结节性甲状腺肿

A. 超声横切示甲状腺左侧叶椭圆形液性无回声结节，边缘光整，内部无实性回声；B. CT 增强示甲状腺左侧叶椭圆形囊性灶，内部无强化

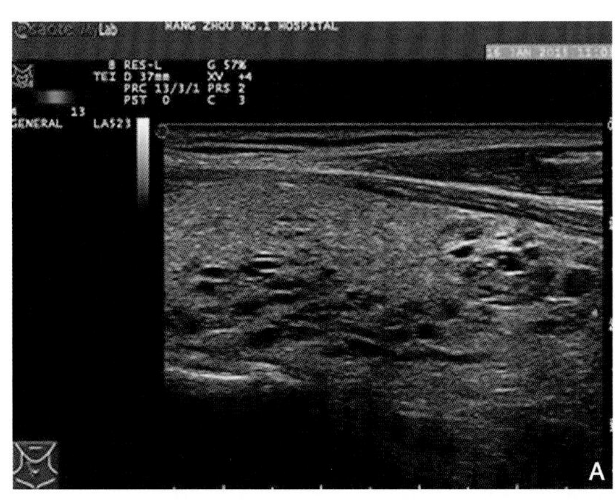

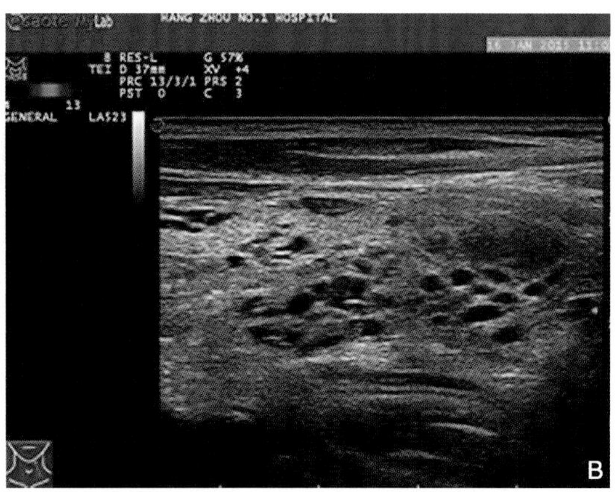

图 5-1-19　甲状腺两侧叶结节性甲状腺肿

A. 超声纵切示甲状腺右侧叶见多发微小囊变区域，构成“海绵状”改变；B. 超声纵切示甲状腺左侧叶亦呈“海绵状”改变

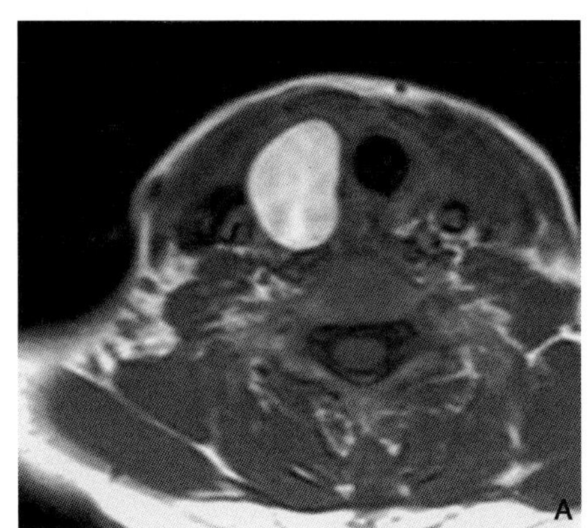

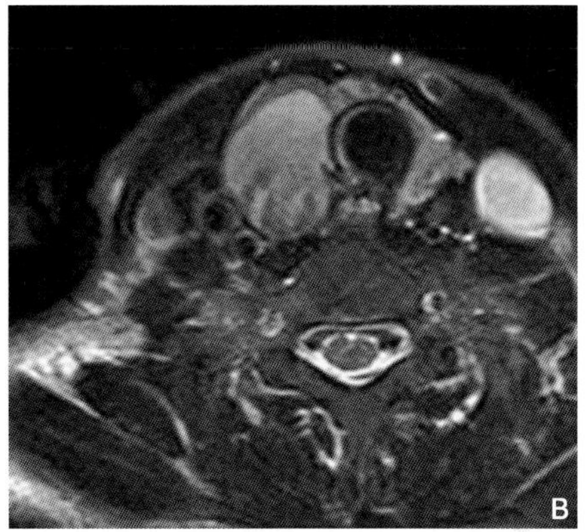

图 5-1-20　甲状腺右侧叶结节性甲状腺肿伴囊变

A. MRI 的 T_1WI 见甲状腺右侧叶椭圆形结节影，呈明显的高信号，界清；B. T_2WI 序列中，甲状腺右侧叶结节信号高于周围肌肉而低于同平面脑脊液信号

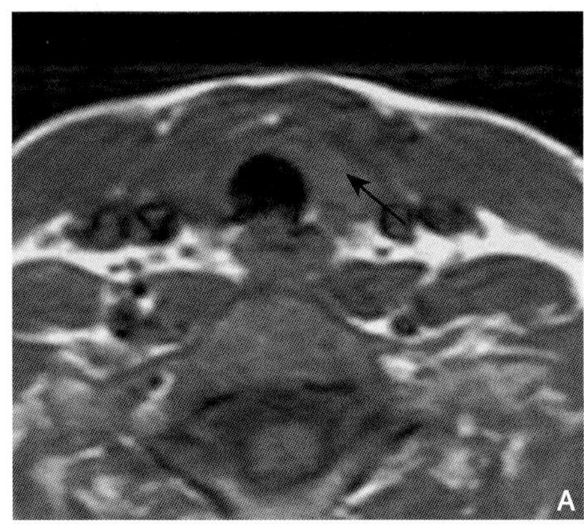

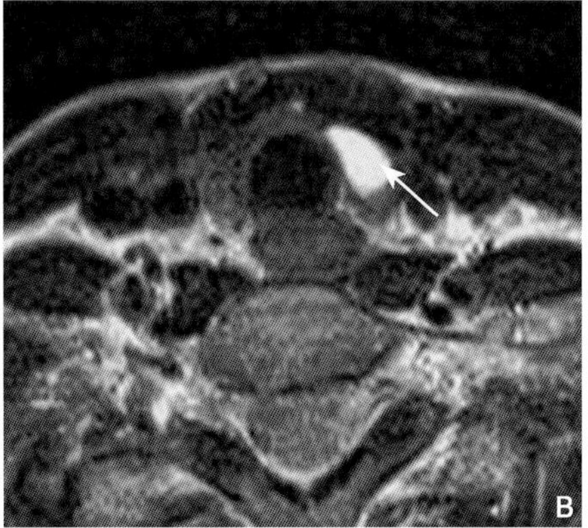

图 5-1-21　甲状腺左侧叶下极近峡部结节性甲状腺肿伴囊变

A. MRI 的 T_1WI 序列显示甲状腺左侧叶近峡部形态较饱满，信号与周围甲状腺一致（箭）；B. T_2WI 显示甲状腺左侧叶近峡部明显椭圆形高信号影，与同平面脑脊液信号相仿

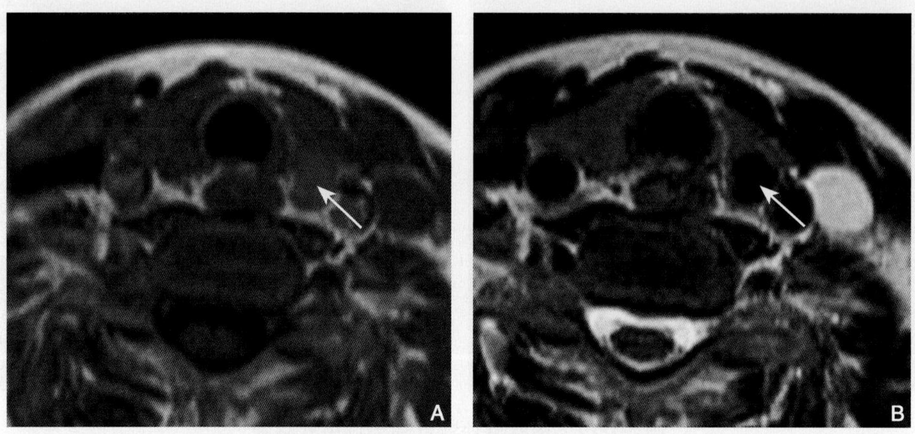

图 5-1-22　甲状腺左侧叶中极结节性甲状腺肿伴陈旧性出血

A. MRI 的 T_1WI 见甲状腺左侧叶中部后缘稍高信号影（箭），边界不清；B. T_2WI 显示甲状腺左侧叶中部后缘明显低信号结节，界清（箭）

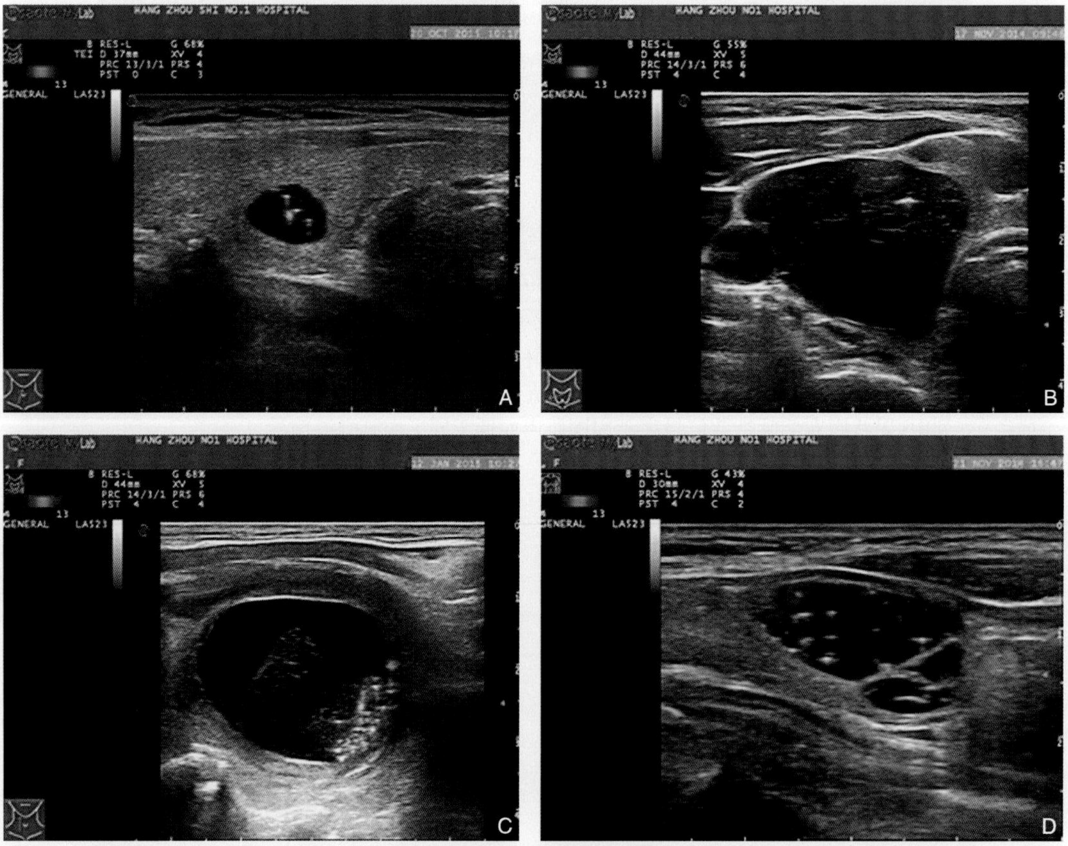

图 5-1-23　胶质囊肿分型

A. 胶质囊肿Ⅰ型；B. 胶质囊肿Ⅱ型；C. 胶质囊肿Ⅲ型；D. 胶质囊肿Ⅳ型

胶质囊肿主要是甲状腺滤泡过度复旧、破裂融合所致，结节内浓缩胶质呈点状强回声，后方伴"彗星尾"征象（图 5-1-23），易与微钙化相混淆。按照超声声像图的特点，常将胶质囊肿分为四型：Ⅰ型：彗星尾伪像自由分布于囊肿；Ⅱ型：囊肿一部分为代表胶质的弱回声成分，内伴多个彗星尾伪像，另一部分强回声附着于囊壁上或分隔上，多为结节性甲状腺肿；Ⅲ型：囊液内出现回声，彗星尾伪像出现在球状弱回声体内，遍布于囊液内；Ⅳ型：无回声区被高回声厚间隔所分隔，彗星尾伪像出现在分隔内。虽然理论上浓缩胶质的密度明显高于囊液的密度，但 CT 为断层成像，存在一定的层厚（3.0～5.0mm），无法发现胶质囊肿内的微少胶质成分，故无法与普通囊性病变进行鉴别。

（8）钙化：结节性甲状腺肿的钙化多为营养不良性钙化，多沿着结节边缘、分隔或整个结节分布，因此形成相应的弧形、环形、线状、条状及结节状钙化，详见第九章第一节相关内容。

（9）CDFI：结节性甲状腺肿结节内部及周边血供不丰富，边缘无环形血流或仅见散在星、点状血流，其机制考虑与结节包绕有纤维组织，对间质血管造成压迫，减少了血液供应，甚至会发生液化坏死而无血流显示有关。CDFI 检查发现实性结节中有分支血管粗大迂曲，并穿行其间，是腺瘤性甲状腺肿的主要诊断标准。结节性甲状腺肿内部形态多变，CDFI 表现也不尽相同：实性为主甲状腺肿时，结节周边血流间断，不连续，内部血流大多不丰富，特别是周边少量血流为主可与滤泡性腺瘤周边丰富的环状血流相鉴别；结节性甲状腺肿伴较多粗大钙化斑时，结节内部血流信号减少；结节内见较多分隔呈"蜂窝样"时，CDFI 结节内部分隔血流信号少见，结节周边可见血流信号；结节性甲状腺肿囊性为主时，实性内部可见少许星、点状血流，信号囊变区无血流信号；完全囊性结节时，CDFI 内部无血流信号（图 5-1-24）。

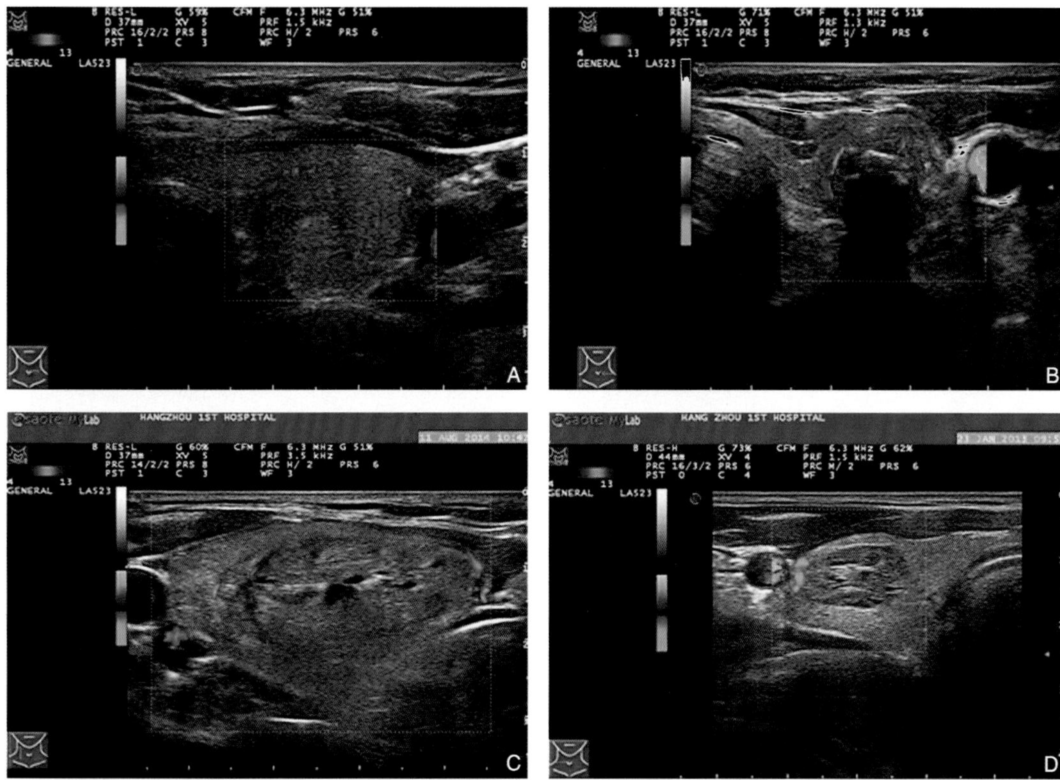

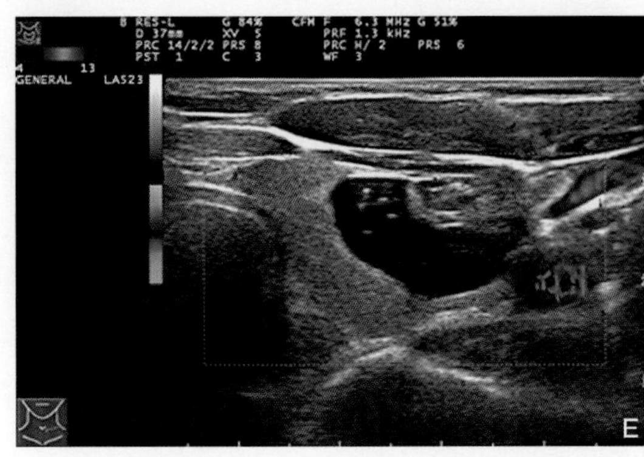
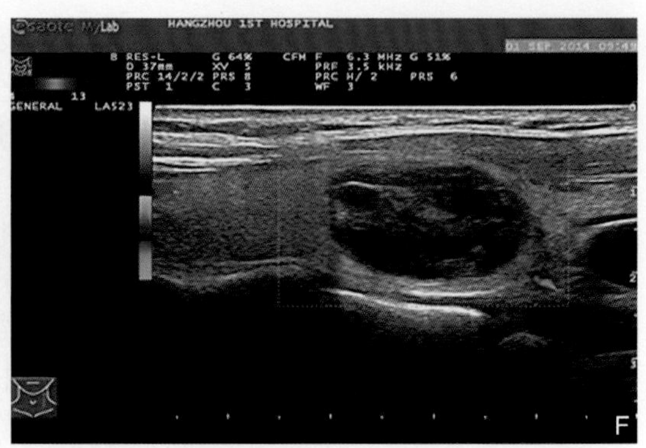

图 5-1-24　结节性甲状腺肿不同囊变程度的血流特点

A. 超声横切示甲状腺左侧叶实性结节，内部及周边少量血流信号；B. 超声横切示甲状腺左侧叶结节内部见粗大的钙化斑，CDFI 仅见结节周边少量血流信号；C、D. 实性为主结节，超声纵切（C）和横切（D）示甲状腺右侧叶圆形等回声结节，CDFI 结节周边及内部见少量血流信号；E. 甲状腺左侧叶囊性为主结节，结节实性部分见少量血流信号；F. 甲状腺左侧叶椭圆形囊性结节，CDFI 示结节内部无血流信号

（10）超声造影：结节性甲状腺肿由于其细胞学表现形态多变——增生、复旧及出血囊变、坏死、纤维化等种类繁杂，因此其超声造影表现复杂多变，其造影剂显影时间基本同步或稍慢于周边正常甲状腺组织，达峰时峰值强度不一，结节性甲状腺肿结节的 CEUS 多表现为整体均匀性增强，可以表现为低增强、高增强、等增强（图 5-1-25），当伴囊性变或钙化时造影剂充填不均匀，造影剂消退与周围甲状腺组织基本同步。

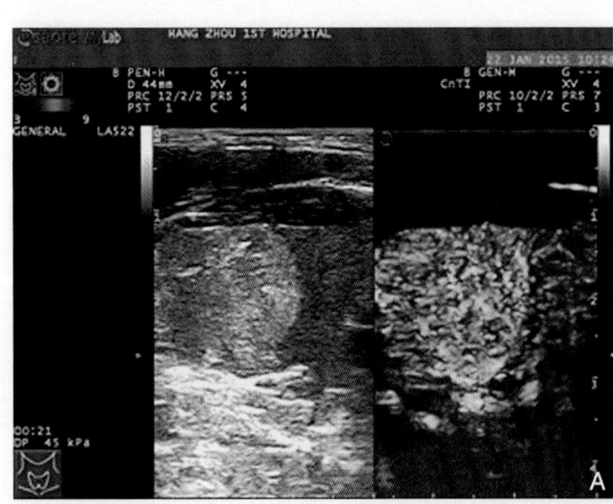
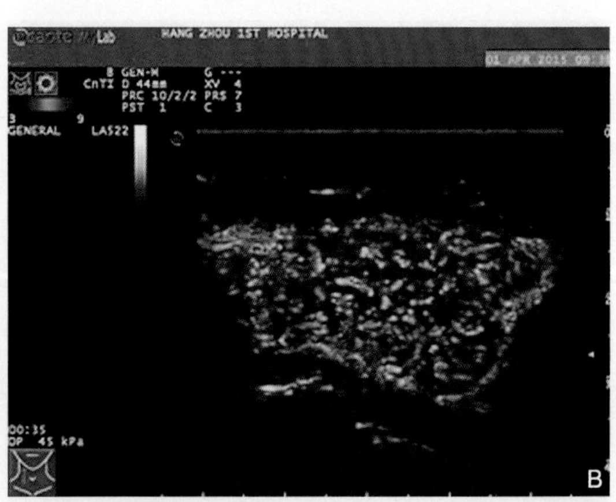

图 5-1-25　结节性甲状腺肿超声造影

A. 结节造影呈同进均匀高增强；B. 结节呈慢进低增强，边缘不出现环状增强

（11）弹性成像：结节性甲状腺肿由于结节所处的病理阶段不同，不同结节间病理组成的差异，决定了它的弹性图存在多样性，如结节内部以滤泡、胶质为主时，弹性系数低，结节内部以纤维或钙化成分为主时，整体硬度增加，弹性成像系数较高，结节内部以囊性为主时，组织硬度低，弹性成像系数较低（图 5-1-26）。但由于良、恶性结节硬度存在重叠，需结合常规超声以及 CT 等影像学手段综合判断分析。

3. 多种 CT 征象联合　与 CT 在甲状腺癌中的运用相同，单一 CT 征象虽然在结节性甲

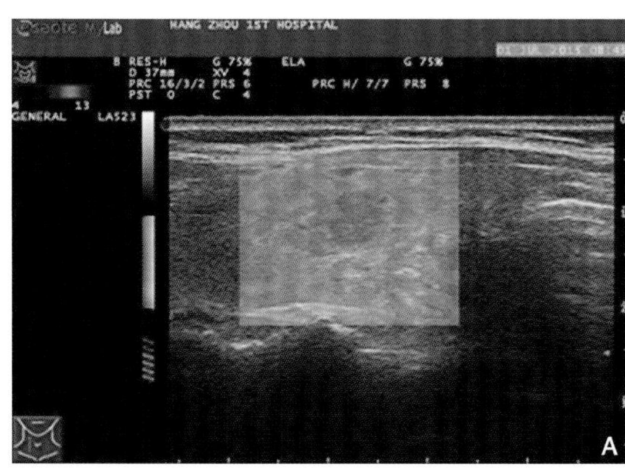

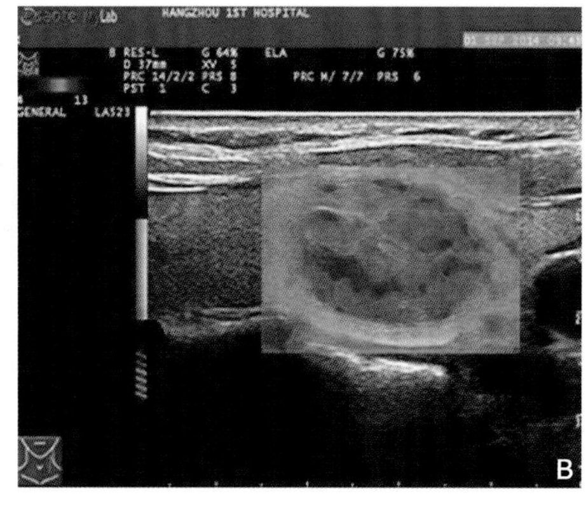

图 5-1-26　结节性甲状腺肿弹性成像

A. 实性结节，弹性成像结节以蓝色为主的表现；B. 实性为主的结节，内可见蜂窝状结构，弹性成像结节呈红蓝相间

状腺肿诊断中的敏感度较高，但特异度存在一定不足。朱妙平等对结节性甲状腺肿和甲状腺乳头状癌的 CT 征象进行大样本对照分析，观察结节形态规则、囊变、增强后转清晰及高强化等单一征象及其联合对前者的诊断效能，其结果显示单项 CT 征象中，形态规则的敏感度、准确度均最高，为 86%，高强化的特异度最高，为 99%；两项 CT 征象联合时，形态规则+增强后转清晰的敏感度、准确度均最高，分别为 67%、81%，各征象与高强化征象联合时特异度均为 100%；三项 CT 征象联合时，形态规则+增强后转清晰+囊变的敏感度、特异度、准确度均最高，分别为 45%、100%、72%；四项 CT 征象联合时，诊断的敏感度、特异度、准确度分别为 3%、100%、51%（表 5-1-1）。由此可见，多种 CT 征象联合应用可明显提高结节性甲状腺肿诊断的特异度，减少误诊的发生，从而减少不必要的手术创伤。

4. Zuckerkandl 结节病变　甲状腺起源于胚胎时期的正中和侧方原基，正中原基沿颈正中线下行，形成甲状腺大部；侧方原基形成后鳃体，与中部融合成一体，形成甲状腺侧缘，占整个甲状腺重量的 1.0% ~30.0%。部分学者认为以这种形式形成的甲状腺组织就是 Zuckerkandl 结节，其多位于环状软骨水平，也可位于甲状腺腺叶背后方的其他部位，是甲状腺手术中识别喉返神经及其分支与上甲状旁腺的重要标志，受到甲状腺外科医师的重视。Zuckerkandl 结节是由正常甲状腺组织构成，与甲状腺其他部位一样，可以发生癌、腺瘤和结节性甲状腺肿等病变，并易与甲状旁腺病变相混淆。

Zuckerkandl 结节病变或甲状旁腺病变与周围甲状腺之间具有相似的组织结构，即 Zuckerkandl 结节病变包膜或甲状旁腺病变包膜；以及二者均有的甲状腺包膜和二者之间的少量脂肪构成，因此，二者之间具有相似的超声和 CT 表现，容易相互误诊。在二者的鉴别诊断中，结节通过蒂与甲状腺连续是诊断 Zuckerkandl 结节病变的直接征象，而结节与甲状腺间完整分隔的显示是诊断甲状腺外病变的重要依据，故超声及 CT 寻找结节与甲状腺间的蒂及完整分隔至关重要。虽然超声的软组织分辨率高，但结节与甲状腺间的包膜状结构常为间断显示，超声难以在多发未显示包膜状结构区域辨别出二者之间的蒂。常规 CT 均为轴位扫描，并存在一定的扫描间隔，故在判断病变与甲状腺间的蒂和完整分隔不及超声检查，CT 三维重建可以通过各个角度观察结节与甲状腺之间的关系，从而弥补常规 CT 轴位扫描的不足（图 5-1-27）。通过观察病变与周围甲状腺组织强化程度的异同，超声造影可以对是否为

表 5-1-1　朱妙平等多种 CT 征象及其联合对结节性甲状腺肿的诊断效能

CT 征象	病理		敏感度（%）	特异度（%）	准确度（%）
	NG n=242	PTC n=236			
形态规则[(1)]	208	35	86	85	86
囊变[(2)]	143	7	59	97	78
增强后转清晰[(3)]	192	51	79	78	79
高强化[(4)]	41	3	17	99	57
（1）+（2）	124	2	51	99	75
（1）+（3）	163	14	67	94	81
（1）+（4）	36	0	15	100	57
（2）+（3）	128	3	53	99	76
（2）+（4）	15	1	6	100	52
（3）+（4）	18	1	7	100	53
（1）+（2）+（3）	110	1	45	100	72
（1）+（2）+（4）	13	0	5	100	52
（1）+（3）+（4）	15	0	6	100	53
（2）+（3）+（4）	8	0	3	100	51
（1）+（2）+（3）+（4）	7	0	3	100	51

注：NG：结节性甲状腺肿；PTC：甲状腺乳头状癌

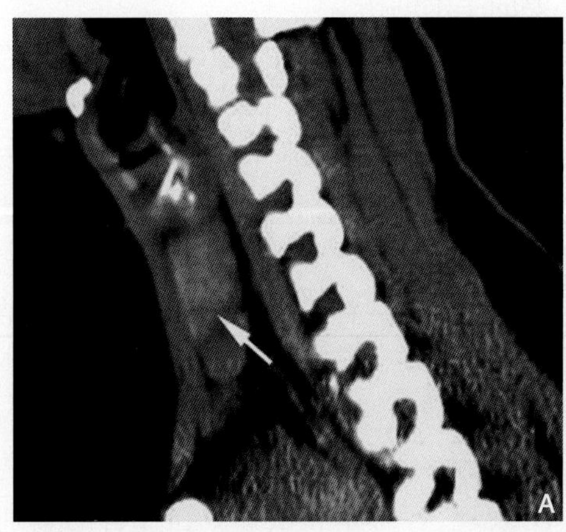

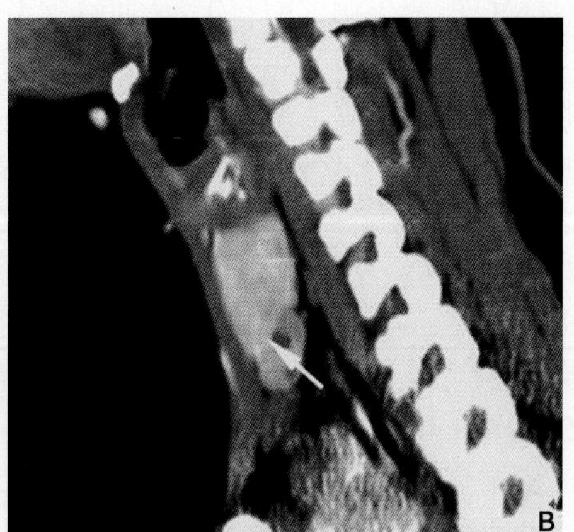

图 5-1-27　甲状腺左侧叶后突结节性甲状腺肿

A. CT 平扫矢状位重建示甲状腺左侧叶下方椭圆形结节影（箭），密度稍低于周围甲状腺组织，内见斑点状低密度影；B. CT 增强矢状位重建示结节上缘与甲状腺下缘关系密切，增强后大部分区域强化程度与周围甲状腺相仿，内见小斑点状囊变无强化区（箭）

Zuckerkandl 结节病变进行一定的判断，成为常规超声和 CT 的有力补充。

Zuckerkandl 结节病变中，以结节性甲状腺肿最常见，其超声声像图及 CT 均具备了一般结节性甲状腺肿的特点，如超声声像图以等回声（图 5-1-28）、高回声为主（图 5-1-29），回声信号可不均匀，易囊变坏死（图 5-1-30），CT 平扫表现为等或稍低密度，增强后等、高强化（图 5-1-28，图 5-1-30），而一旦结节呈低回声（图 5-1-31）或低密度及低强化（图 5-1-32），则很难通过单一超声或 CT 检查与甲状旁腺病变进行鉴别。另外，结节与甲状腺之间杯口征提示结节来源于甲状腺（图 5-1-29）。既往资料显示，以等回声或等、高回声作为判断 Zuckerkandl 结节甲状腺肿的指标，其敏感度 80.0%，以高强化及杯口征作为判断 Zuckerkandl 结节甲状腺肿的指标，其敏感度为 60.0%，超声与 CT 联合的敏感度为 92.0%。

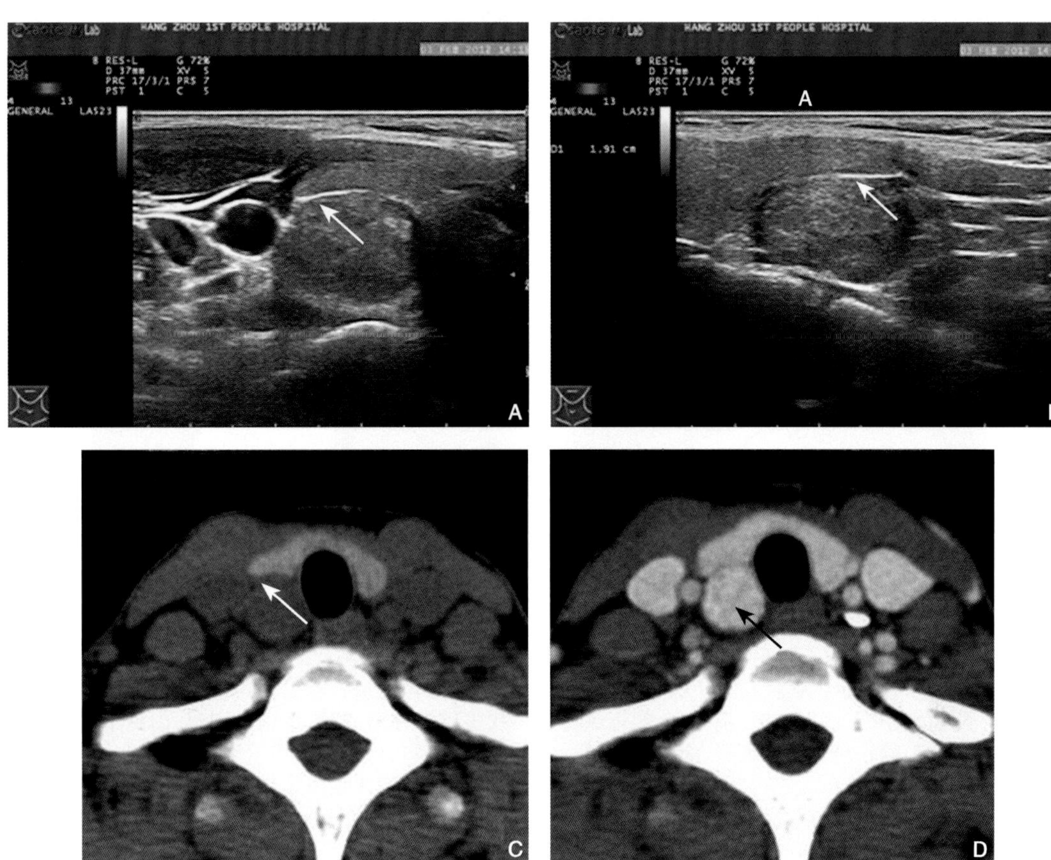

图 5-1-28　甲状腺右侧叶后突结节性甲状腺肿（一）

A. 超声横切示甲状腺右侧叶后方圆形等、稍高回声结节，结节与甲状腺之间见线状高回声影（箭）；B. 超声纵切示结节呈等、稍高回声，结节与甲状腺之间局部见线状高回声影（箭）；C. CT 平扫示甲状腺右侧叶后方均匀低密度结节，结节与甲状腺之间分界平直（箭）；D. CT 增强后结节显著强化，高于周围甲状腺组织（箭）

5. 胸骨后甲状腺肿　胸骨后甲状腺肿又称为胸内甲状腺肿，或纵隔甲状腺肿，按其来源不同分为原发性胸骨后甲状腺肿和继发性胸骨后甲状腺肿。原发性胸骨后甲状腺肿是指在胚胎发育过程中，甲状腺原基遗存在胸腔内逐渐发育而成，又称为迷走性胸骨后甲状腺肿。其发生率比较罕见，血供来源于胸腔内血管，手术方式不同于继发性胸骨后甲状腺肿。本节主要介绍继发性胸骨后甲状腺肿，自身重力和胸腔内负压是其形成的主要机制，血供主要来自甲状腺下动脉。继发性胸骨后甲状腺肿分为两型：Ⅰ型为不完全型，指甲状腺部分延伸至胸骨后，与颈部甲状腺组织相连接；Ⅱ型为完全型，指甲状腺完全坠入胸骨后，仅存小血

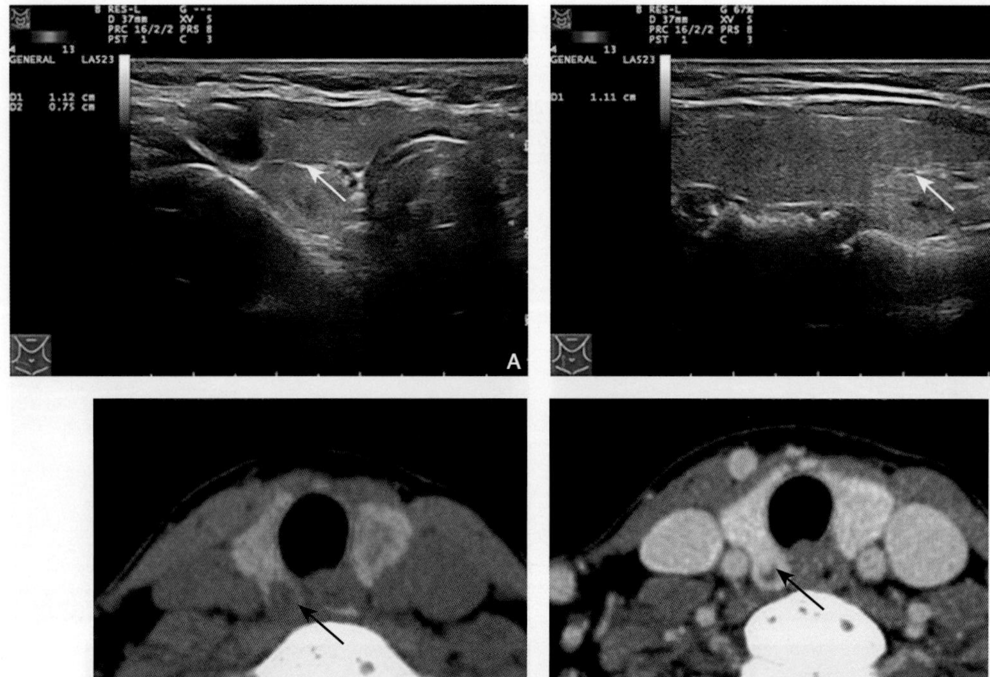

图 5-1-29　甲状腺右侧叶后突结节性甲状腺肿(二)

A. 超声横切示甲状腺右侧叶后方三角形稍高回声结节,内见斑状稍低回声,结节与甲状腺之间见带状高回声影(箭);B. 超声纵切示甲状腺后下方结节影,呈稍高回声,内见条状低回声灶,结节与甲状腺之间局部见线状高回声影(箭);C. CT平扫示甲状腺右侧叶后方低密度结节,结节与甲状腺之间呈杯口状表现(箭);D. CT增强示结节周围强化,平扫的杯口状边界消失,结节内强化程度低于周围(箭)

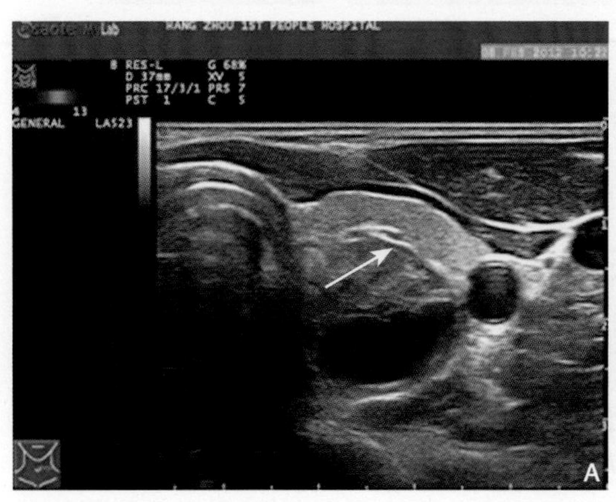

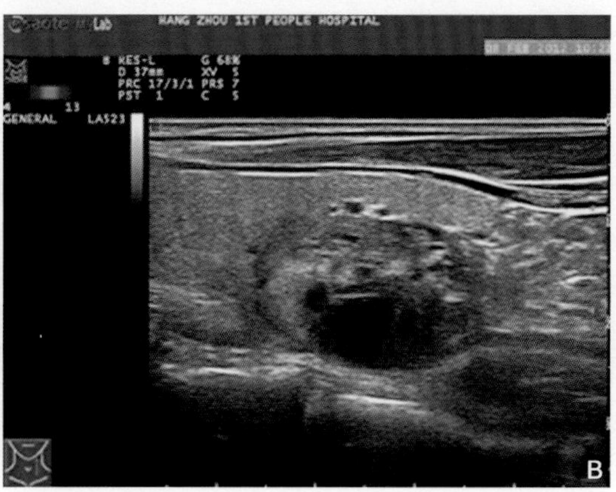

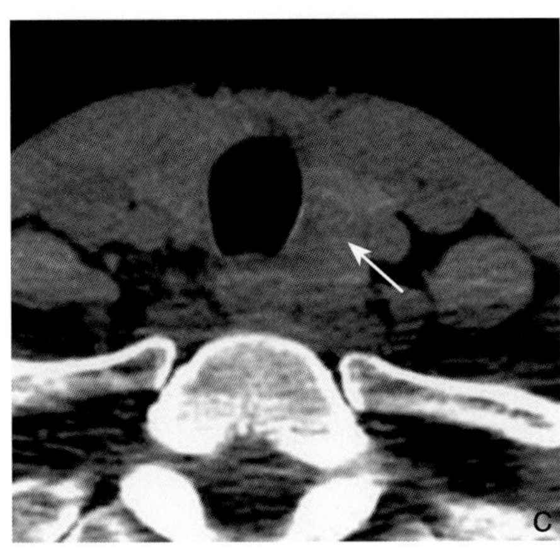
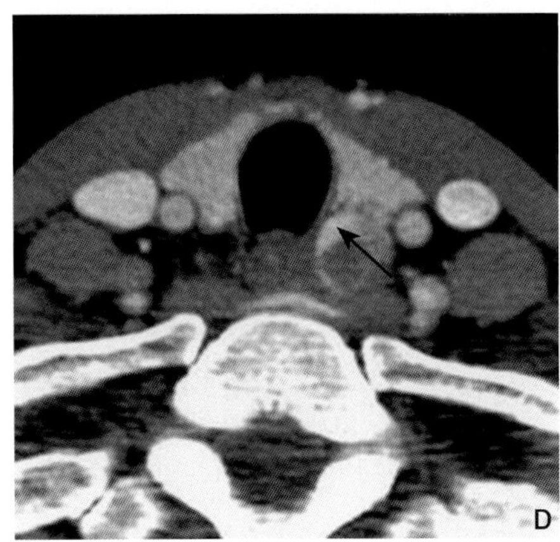

图 5-1-30　甲状腺左侧叶后突结节(一)

A. 超声横切示甲状腺左侧叶后方囊实性混合回声结节,实性成分以等回声为主,结节与甲状腺之间见线状高回声带(箭);B. 超声纵切示甲状腺左侧叶后下方结节影,呈低、等、高混杂回声,内见多发囊变的无回声区,结节与甲状腺之间局部见带状高回声区(箭);C. CT 平扫示甲状腺左侧叶后方等密度结节,前缘与甲状腺分界不清(箭);D. CT 增强扫描示结节实性区局部呈明显高强化(箭),囊变区无强化,结节与甲状腺之间见带状强化程度减低区

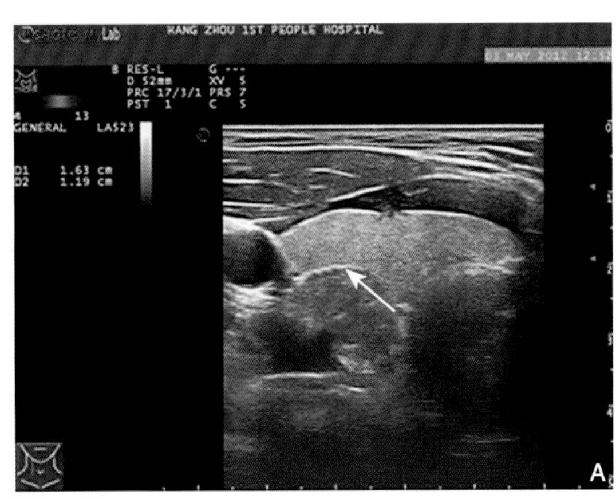

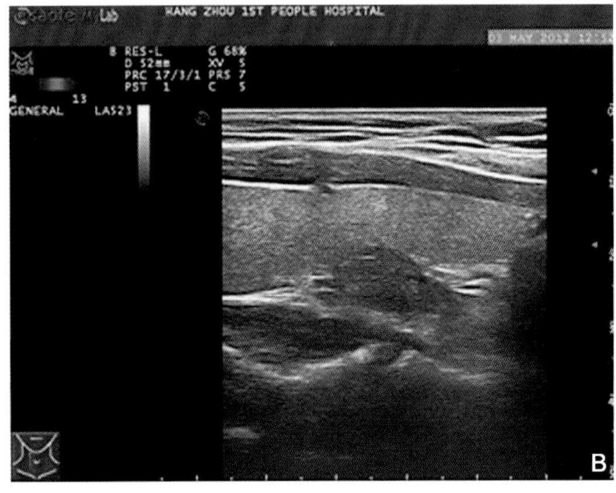

图 5-1-31　甲状腺右侧叶后突结节

A. 超声横切示甲状腺右侧叶下极后方不规则稍低回声结节,回声欠均匀,结节与甲状腺之间见线状高回声(箭);B. 超声纵切示结节形态不规则,呈稍低回声,结节与甲状腺之间线状高回声不明显;单纯依靠超声检查很难与甲状旁腺病变鉴别

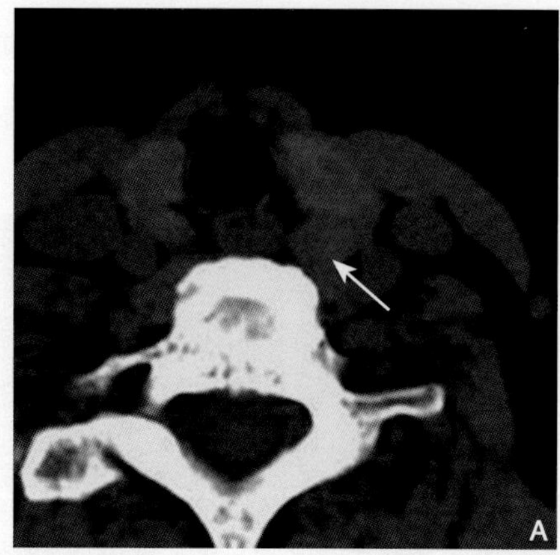

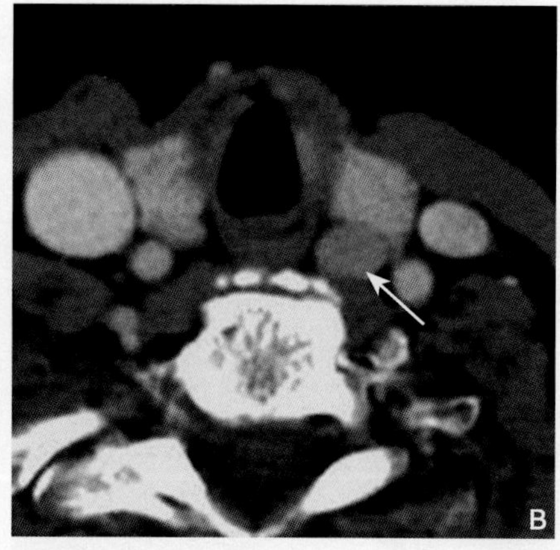

图 5-1-32 甲状腺左侧叶后突结节(二)

A. CT 平扫示甲状腺左侧叶上极后方稍低密度结节,与甲状腺之间分界平直;B. CT 增强示结节均匀强化,强化程度低于周围甲状腺组织,单纯依靠 CT 很难与甲状旁腺病变相鉴别

管、纤维索带与颈部甲状腺相连接,其中Ⅰ型更为常见。

继发性胸骨后甲状腺肿生长缓慢,多见于 40 岁以上女性患者。由于纵隔解剖结构特点,左侧因左颈总动脉及主动脉弓影响,甲状腺结节不易向下生长,所以临床上右侧发病率明显高于左侧。发生于右侧者,下缘多止于奇静脉隐窝(图 5-1-33),发生于左侧者,下缘多止于主动脉弓上方(图 5-1-34)。临床症状多表现为:胸闷气短、呼吸困难,吞咽困难、Horner 综合征、声嘶等,与其大小及压迫部位相关。

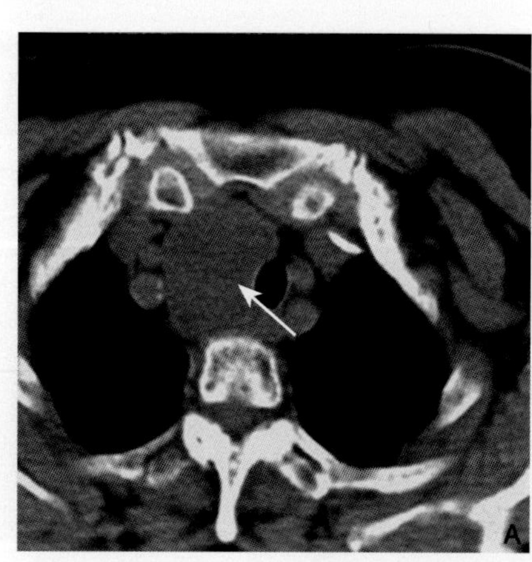

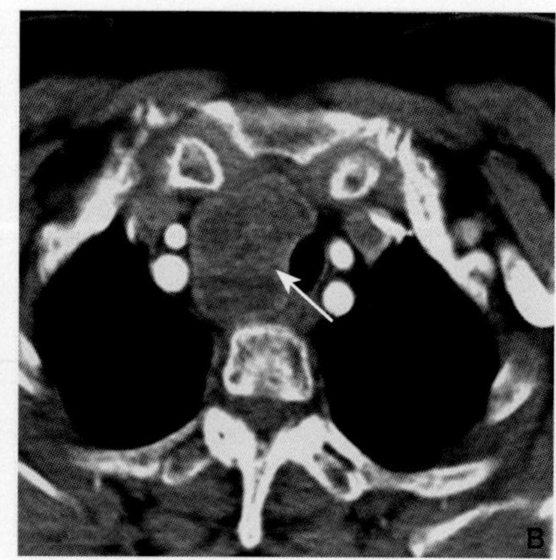

图 5-1-33 右侧胸骨后甲状腺肿(一)

A. CT 平扫示奇静脉隐窝异常软组织密度影,界清,边界光整,气管受压轻度左偏;B. CT 增强扫描示病变包膜强化明显,内部不均匀中等强化(箭)

因为具有相同的组织学基础,胸骨后甲状腺肿的表现与正常部位甲状腺肿的超声、CT 和 MRI 表现并无差异,因此,在定性诊断方面,做出胸骨后甲状腺肿的诊断并非难事,尤其是Ⅰ型胸骨后甲状腺肿,发现胸骨后病灶与甲状腺病灶相连,并且二者具有相同的回声、密度或信号即可确定诊断。在定位诊断方面,与 CT 和 MRI 相比,超声存在明显不足,如部分病

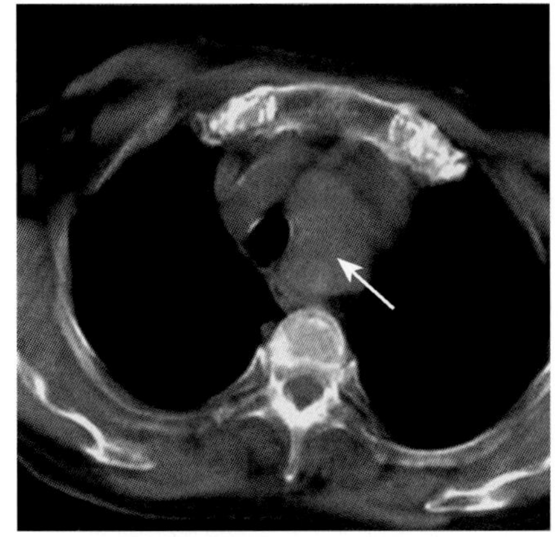

图 5-1-34　胸骨后甲状腺肿
CT 平扫示主动脉弓上缘水平异常软组织密度影(箭),气管轻度受压右移

灶位于胸骨后,声波无法穿透胸骨,只能通过胸骨上窝沿甲状腺向纵隔内进行扫描,虽然可扫描到部分胸骨后病灶,但对于体积大、向纵隔延伸较深的胸骨后甲状腺肿,超声不能显示病变的全貌及病变与周围结构的关系。CT 及 MRI 检查不受胸骨的限制,前者可以通过三维重建技术,从多个角度对病变及病变与周围结构的关系进行显示(图 5-1-35),而后者无需特殊后处理,即可获得横断位、矢状位和冠状位图像,并可通过多参数成像,对病变内的构成进行判断(图 5-1-36),尤其是囊性灶。胸部 X 线正位片是国内健康体检的重要项目,对正常部位较小甲状腺肿的检查往往无阳性发现,但对于胸骨后甲状腺肿却具有一定的筛

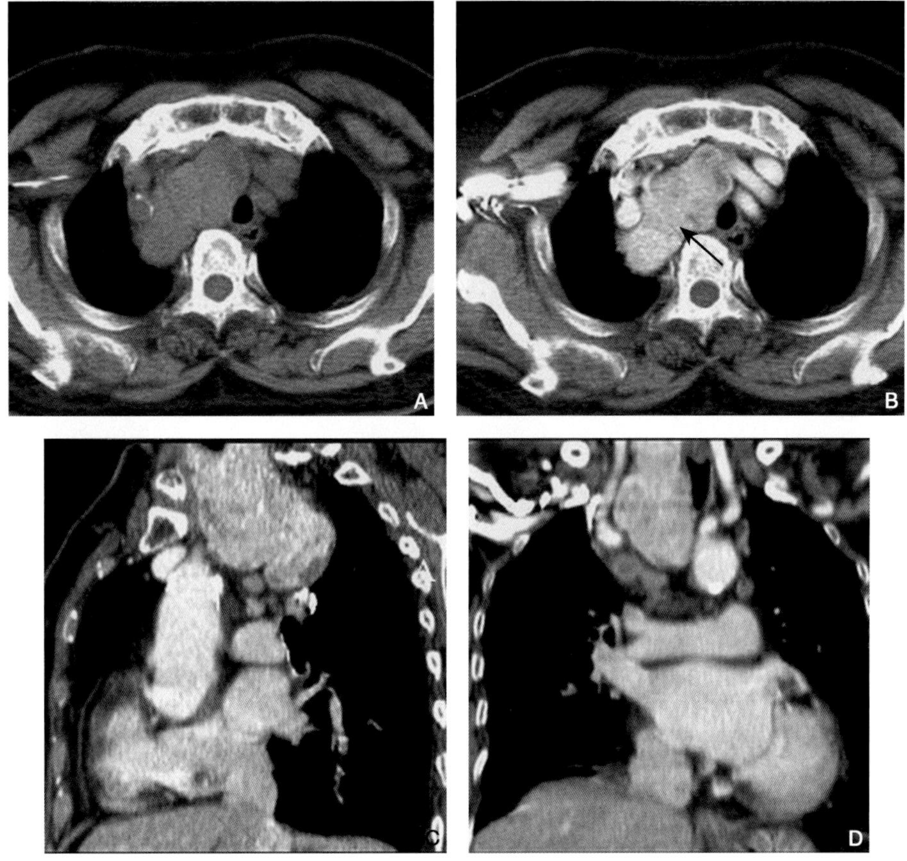

图 5-1-35　右侧胸骨后甲状腺肿(二)
A. CT 平扫示奇静脉隐窝异常软组织密度影,呈等、稍低密度,边界光整,周围血管、气管受压改变;B. CT 增强扫描示病变强化明显,囊变区无强化,与周围组织分界清晰(箭);C. CT 增强矢状位重建显示病灶向胸骨后延伸,病变与周围血管的关系显示清晰;D. CT 增强冠状位重建显示病变向胸骨后延伸,气管受压左侧移位

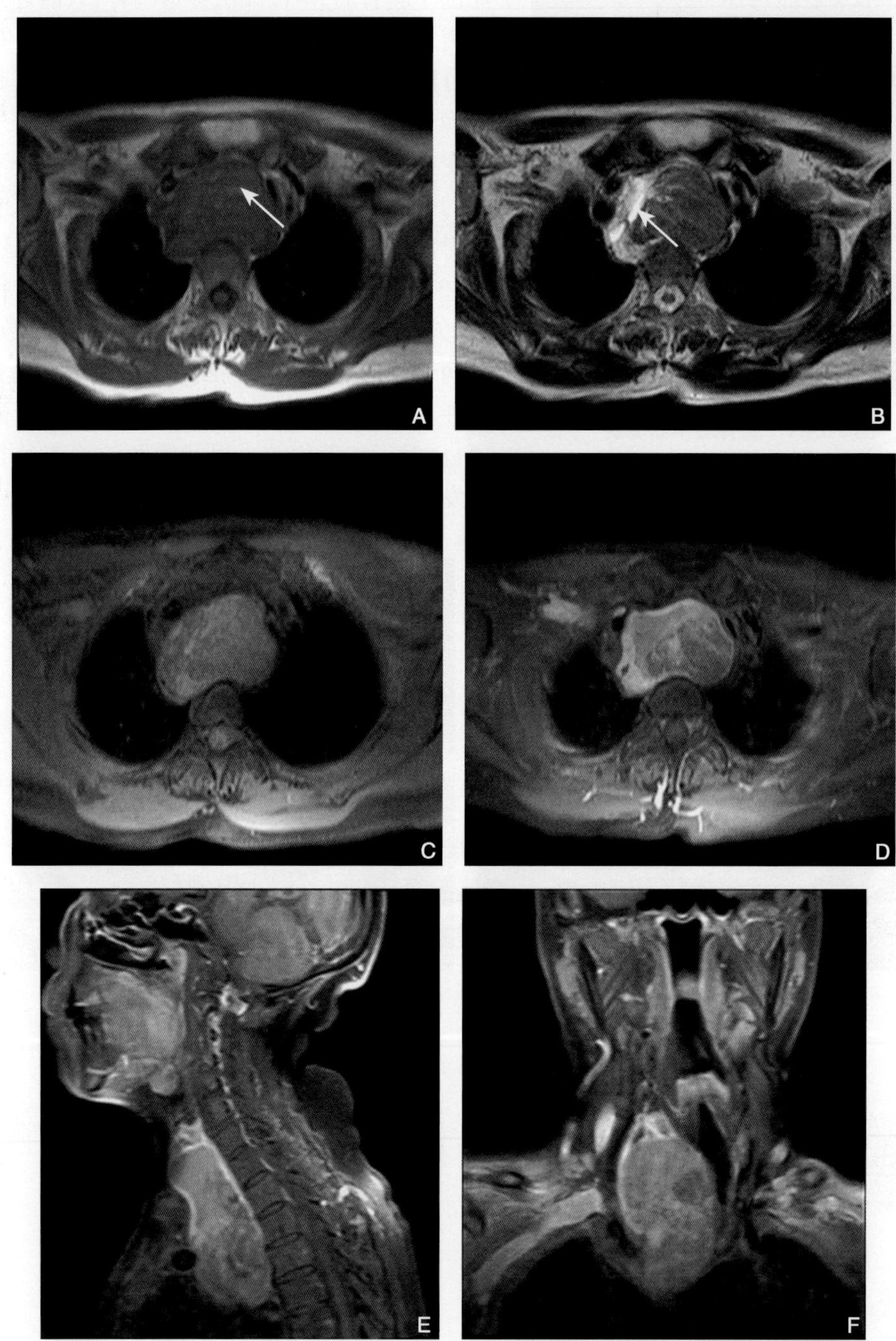

图 5-1-36　右侧胸骨后甲状腺肿(三)

A. MRI 扫描的 T_1WI 序列显示奇静脉隐窝异常信号灶，以等信号为主，内见散在斑点状高信号(箭)；B. T_2WI 序列示病变以等信号为主，病变右侧部分见条状稍长及长 T_2 信号灶(箭)；C. 脂肪抑制 T_1WI 序列显示病变呈欠均匀的稍高信号；D. 增强 T_1WI 序列显示病变强化不均匀，周边及内部见条状明显强化区，余病变呈轻度强化或无强化；E. 矢状位增强 T_1WI 序列见病变向胸骨后延伸，强化不均匀；F. 冠状位增强 T_1WI 显示病变向胸骨后延伸，气管受压左移

选作用,甚至是部分患者就诊的首要原因,胸骨后甲状腺肿在 X 线正位片表现为上纵隔增宽、气管受压变窄或移位等(图 5-1-37),少数可以看到粗大钙化或环状钙化。

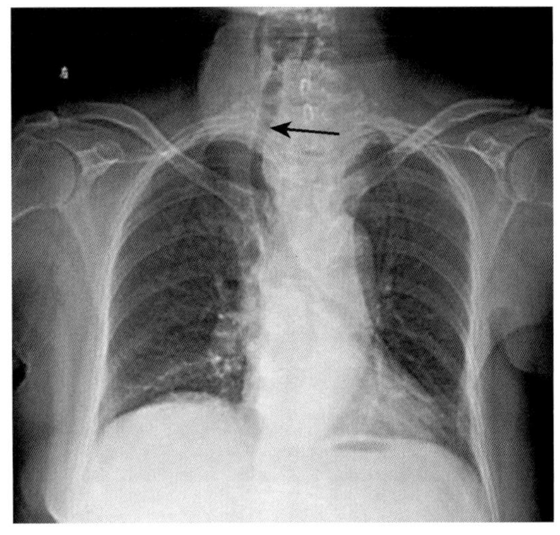

图 5-1-37 左侧胸骨后甲状腺肿

胸部 X 线正位片示左上纵隔增宽,气管受压向右侧偏移(箭)

6. 其他区域异位甲状腺肿

(1) 咽旁甲状腺肿:异位甲状腺多发生于颈中线或近中线舌盲孔至胸骨切迹的任何位置,极少数位于偏离中线的其他区域(详见第六章第二节相关内容)(图 5-1-38),任何区域发生的异位甲状腺,均可以发生结节性甲状腺肿或其他病变。涎腺多形性腺瘤、神经鞘瘤是咽旁间隙的常见病变,易与异位至咽旁间隙的结节性甲状腺肿相混淆,平扫呈高密度、增强后明显强化、斑片状粗大钙化及正常甲状腺区域未见甲状腺组织有助于咽旁甲状腺肿的诊断,穿刺活检可以确定诊断。

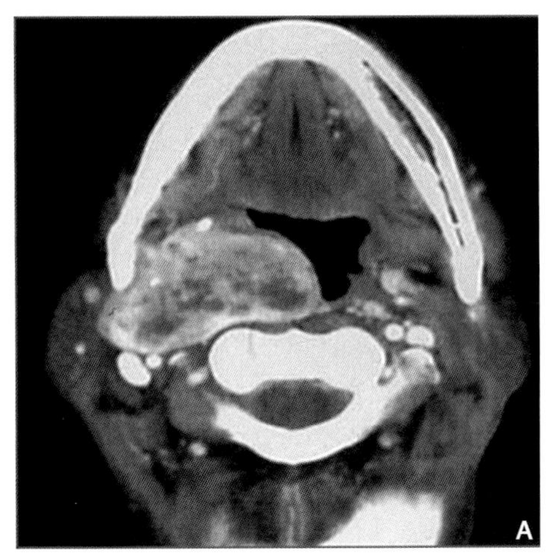

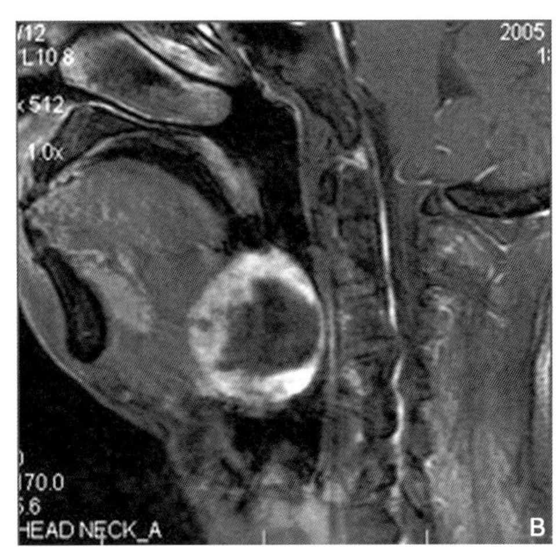

图 5-1-38 右侧咽旁间隙结节性甲状腺肿

A. CT 增强扫描示右侧咽旁间隙横行椭圆形肿块,边缘强化显著,内部见斑片状强化程度减低区,右侧口咽侧壁明显受压,口咽腔变窄;B. 矢状位 T_1WI 增强 MRI 扫描见瘤体位于舌根部后方,边缘强化显著,中央见无强化坏死区形成(感谢复旦大学附属肿瘤医院放射科 顾雅佳老师提供图片)

(2) 气管内异位甲状腺肿:气管内异位甲状腺肿多发生于气管上段、甲状腺周围区域,临床罕见,常表现为咳嗽、喘息、呼吸困难,易与气管恶性肿瘤相混淆,病变与甲状腺密度及强化模式、程度一致是诊断和鉴别诊断的主要依据(图 5-1-39)。

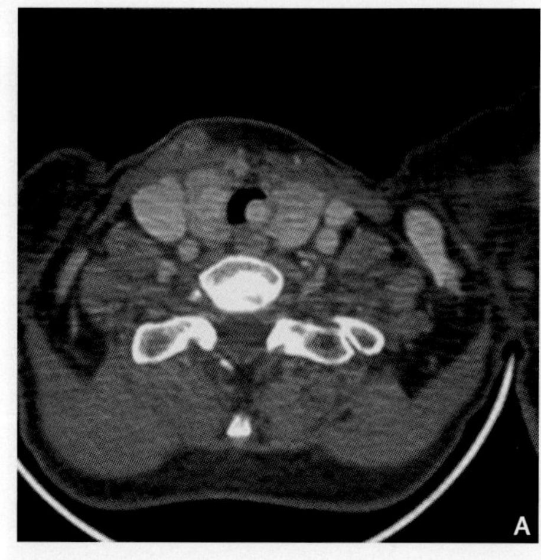

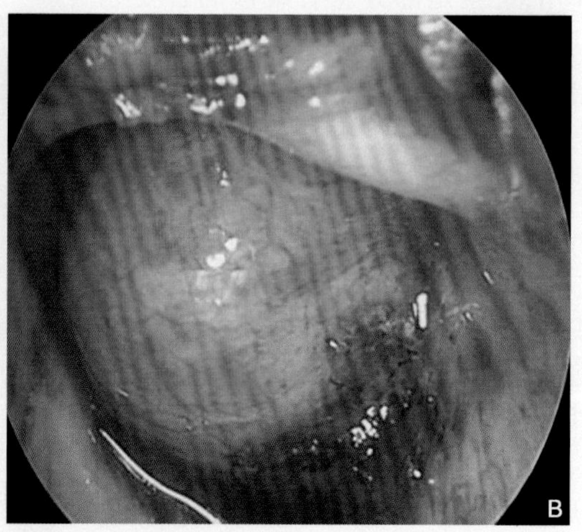

图 5-1-39　气管内异位结节性甲状腺肿

A. 气管上段局部隆起,相应管腔狭窄,病变强化程度与周围甲状腺组织一致,与甲状腺之间见带状低强化区;B. 喉镜见气管下方球形新生物,边缘光整,表面血管较丰富(吉林省肿瘤医院放射科　陈曦老师提供图片)

(舒艳艳　项晶晶　韩冰　包凌云)

第二节　甲状腺滤泡性腺瘤

甲状腺滤泡性腺瘤(thyroid follicular adenoma)是起源于甲状腺滤泡细胞的良性肿瘤,是甲状腺最常见的良性肿瘤,好发于甲状腺功能活跃期,目前认为本病多为单克隆性,其病因尚不明了,可能与性别、遗传因素、射线照射、TSH 过度刺激有关。

(一) 临床表现

本病常发生在 40 岁以下,以 20 ~ 40 岁最多见,女性较男性多见,男女之比约 1∶5 ~ 1∶6。病程缓慢,多数在数月到数年甚至更长时间。临床症状不明显,大部分患者因体检或颈部不适而发现颈部肿物。多为单发,圆形或卵圆形,表面光滑,质地韧实,与周围组织无粘连,无压痛,可随吞咽上下活动。肿瘤直径一般在 1. 0 ~ 5. 0cm,巨大者少见,巨大瘤体可引起邻近器官受压症状,但不侵犯这些器官。少数可因瘤体血管破裂而出血,短期内迅速增大,出现颈部胀痛。约 20. 0% 属于自主性高功能腺瘤,伴有甲状腺功能亢进。甲状腺腺瘤可出现癌变,恶变率约 10. 0% 。

(二) 病理学基础

滤泡性腺瘤是滤泡细胞分化具有包膜的良性肿瘤,通常单发,大体标本和镜下显示腺瘤有完整的薄包膜,组织结构和细胞形态与周围腺体不同,周围腺体受压。腺瘤最常见的组织类型为滤泡状,包括正常滤泡性、巨滤泡性和微滤泡性(图 5-2-1),或梁状/实性(图 5-2-2),这些结构可以单独发生,也可以合并存在。

(三) 影像学检查

滤泡性腺瘤是甲状腺腺瘤最常见的组织学亚型,本节以介绍滤泡性腺瘤为主,其他亚型腺瘤将在本文后分别讨论。在滤泡性腺瘤的影像学检查中,超声和 CT 具有很多相同作用,

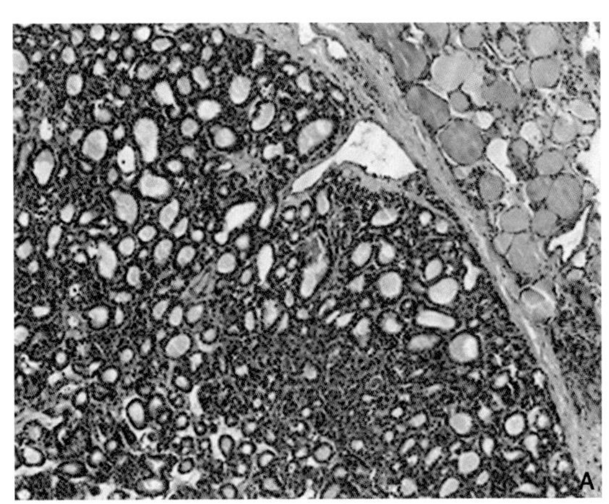

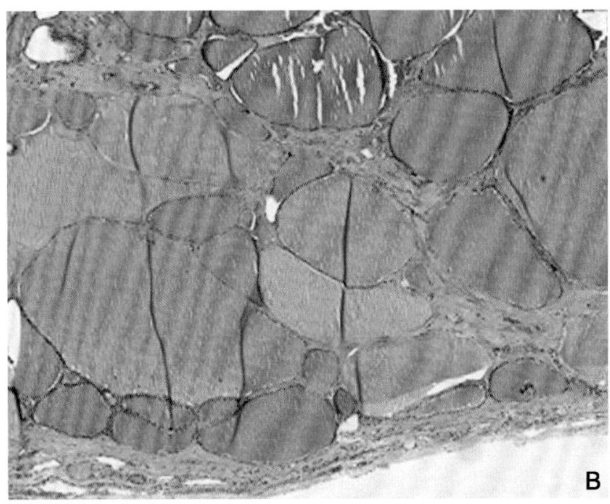

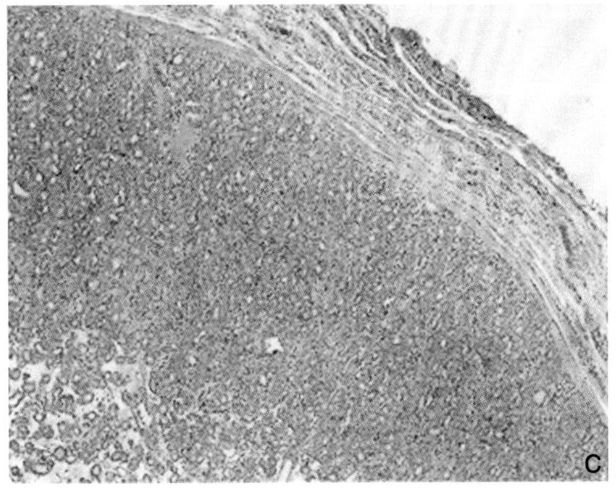

图 5-2-1　滤泡性腺瘤镜下表现

A. 表面包膜完整，主要呈正常滤泡性结构生长；B. 表面包膜完整，主要呈巨滤泡性结构生长；C. 表面包膜完整，主要呈微滤泡结构生长

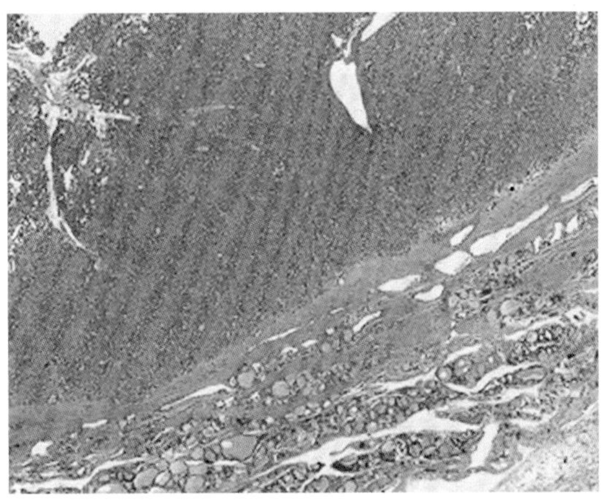

图 5-2-2　滤泡性腺瘤梁状/实性结构

表面包膜完整，主要呈梁状结构生长

如对瘤体形态、大小、内部结构是否均匀等方面的评估，两者之间也存在较大差异，如超声对包膜及微钙化的评估，CT对粗钙化及微循环的评估。两种检查方法的相互结合，可以取长补短，对滤泡性腺瘤的诊断和鉴别诊断具有重要意义。

1. 位置　滤泡性腺瘤在甲状腺左、右叶的发生率无明显差异，发生于峡部者少见，而异位、双侧叶发病或单侧叶多发者罕见。

2. 大小　滤泡性腺瘤的大小可存在较大差异，但多位于1.0～3.0cm之间。随着高分辨超声的应用，直径≤1.0cm的滤泡性腺瘤不断被发现。尽管瘤体大小并非是特异度很强的参数，但直径≤1.0cm的滤泡细胞癌少见，仅占3.0%～5.0%，故对直径≤1.0cm滤泡性病变，多考虑为滤泡性腺瘤，可以通过超声随访监测。

3. 形态　滤泡性腺瘤多呈圆形、椭圆形，较大的瘤体呈类似甲状腺塑形分布，少数瘤体呈不规则形态分布。超声检查中，瘤体的前后径和横径的比值多小于1.0，其中横径包括横断面上的内外径和上下径。瘤体在MRI和CT图像上的形态与在超声上的形态有所差异，考虑与超声检查时探头压迫造成瘤体变形有关，故对比瘤体形态时，需要考虑这些差异的存在。

4. 内部回声、密度或信号　滤泡性腺瘤常以均匀等回声、稍高回声和稍低回声多见（图5-2-3）。回声的高低在一定程度上反映了其内的组织学成分：细胞和滤泡较大，包浆较丰富，排列疏松的瘤体，其回声较低；细胞和滤泡较小，排列紧密的瘤体，以及间质血管和纤维组织丰富的瘤体，回声较高。

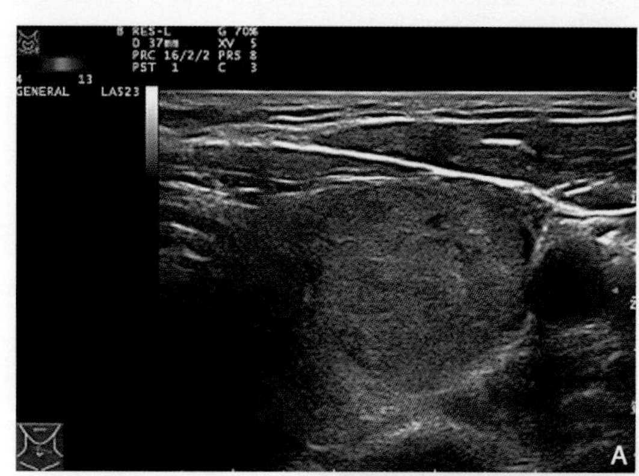

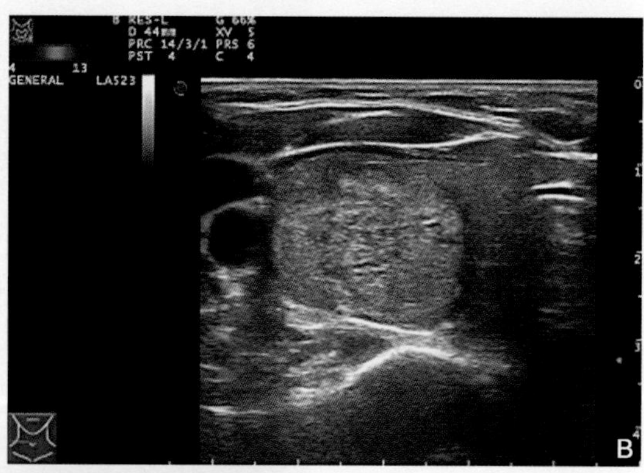

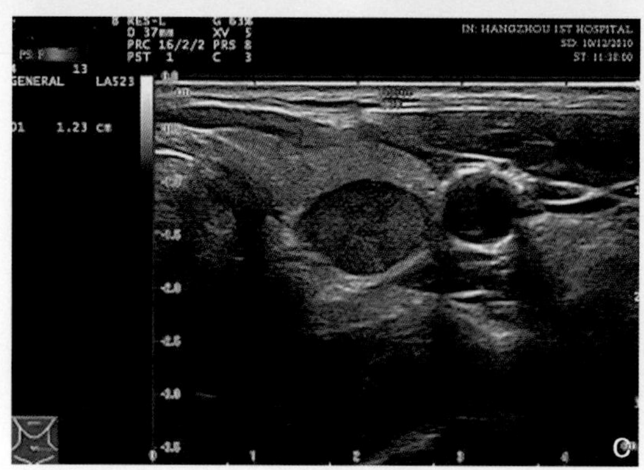

图5-2-3　滤泡性腺瘤的不同回声

A. 甲状腺左侧叶瘤体，超声横切呈等回声；B. 甲状腺右侧叶瘤体，超声横切呈高回声；C. 甲状腺左侧叶瘤体，超声横切呈低回声

正常甲状腺因滤泡胶质内含碘而在 CT 平扫上呈高密度，滤泡性腺瘤可以改变正常甲状腺滤泡的储碘作用，在 CT 平扫上表现为相应的密度改变，如瘤体与正常甲状腺胶质含量、浓度及分布相仿，CT 上表现为等密度；瘤体的胶质含量和浓度高于正常甲状腺，CT 平扫表现为高密度；瘤体胶质含量和浓度低于正常甲状腺，CT 平扫则表现为低密度。在日常 CT 检查中，绝大部分为低密度或稍低密度瘤体（图 5-2-4）。MRI 检查时，滤泡性腺瘤在 T_1WI 上多呈等、稍低信号，在 T_2WI 序列上呈高信号，在 ADC 序列呈稍高或高信号（图 5-2-5）。

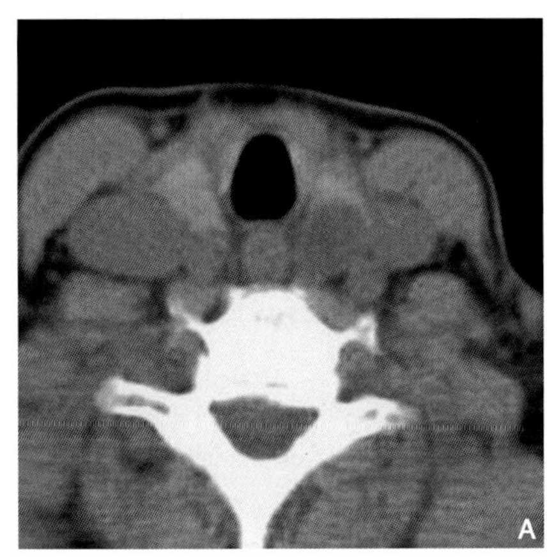

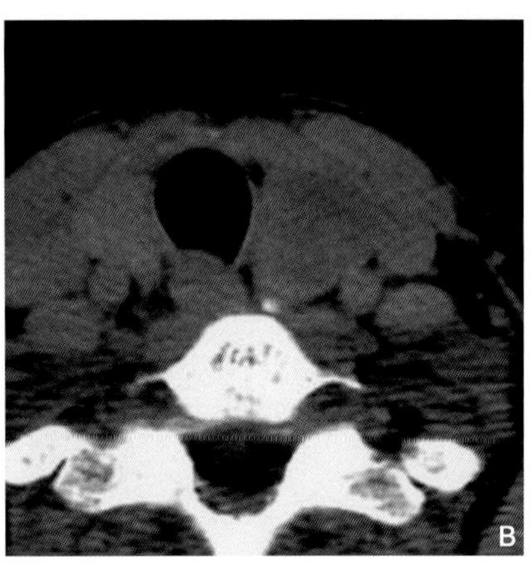

图 5-2-4　滤泡性腺瘤的 CT 密度

A. 甲状腺左侧叶瘤体，CT 平扫呈低密度；B. 甲状腺左侧瘤体，CT 平扫呈稍低密度

5. 内部结构　滤泡性腺瘤多以均匀的内部回声或密度为主，虽然特异度并非很高，但确是与腺瘤性甲状腺肿鉴别的重要依据，甚至是唯一的依据。腺瘤的内部回声或密度是否均匀，取决于瘤体内滤泡和间质的分布是否均匀，以及是否存在继发性改变，如瘤体不同区域间质和滤泡组织比例较均匀，滤泡大小较均匀，在超声、CT 和 MRI 平扫上分别表现为均匀的回声、密度和信号，若瘤体不同区域间质和滤泡组织比例不均，滤泡大小不等，以及出现间质内出血、水肿、囊性变、纤维化及玻璃样变、钙化等情况，在超声、CT 和 MRI 平扫上会相应表现为不均匀的回声、密度及信号（图 5-2-6）。

6. 声晕或包膜　声晕被认为是结节周边正常甲状腺组织的压迫或包膜，声像图上表现为结节周边的低回声环，是滤泡性腺瘤的常见征象之一，约占 23.3% ~57.7%（图 5-2-6、图 5-2-7），但其他良、恶性肿瘤中也并不少见，如滤泡细胞癌、乳头状癌、结节性甲状腺肿等，尤其是滤泡细胞癌，约占 30.3% ~36.0%。声晕能否预测良、恶性滤泡性病变，不同学者得出的结论相差较大，甚至截然相反。如有学者认为声晕的存在意味着结节周边包膜完整，提示良性结节，而恶性结节倾向于浸润周边组织；而有学者则认为声晕的产生是恶性肿瘤周边渐进性增厚的纤维化包膜，不完整或厚薄不均的声晕与甲状腺滤泡性癌相关。由此可见，声晕征象是否在鉴别良、恶性滤泡性病变中具有价值，尚需要大样本、多中心对照研究才能证实。

与超声对照，CT 平扫的软组织分辨率较低，CT 平扫不能显示滤泡性腺瘤的包膜征象，增强 CT 扫描时，部分腺瘤的内部和周围正常甲状腺组织强化均显著，位于二者之间的包膜呈无强化或低强化而被显示出来（图 5-2-8）。与超声相同，增强后 CT 是否显示包膜，在良、恶性滤泡性病变的鉴别诊断中的价值亦有限。

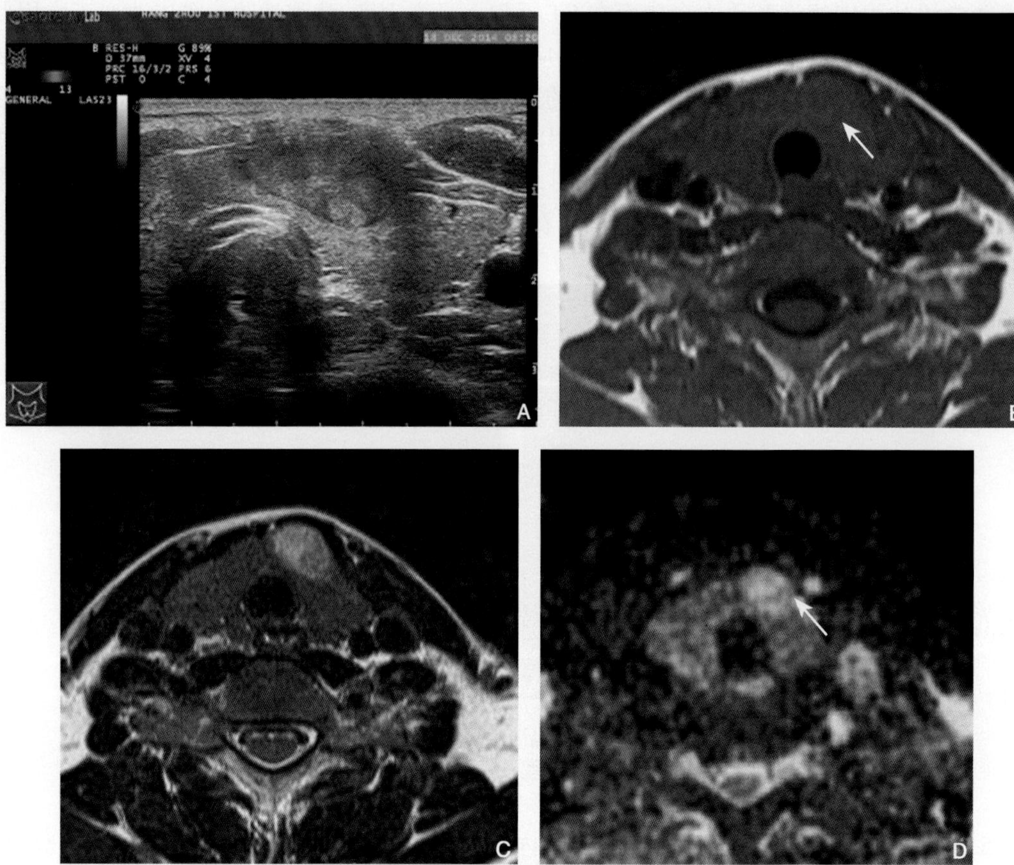

图 5-2-5　滤泡性腺瘤的 MRI 信号

A. 超声横切示甲状腺左侧叶和峡部椭圆形瘤体，以等回声为主，周围见不连续窄带状低回声区围绕；B. MRI 扫描 T_1WI 序列示甲状腺左侧叶和峡部区隐约见椭圆形等信号灶，边界欠清（箭）；C. T_2WI序列示峡部瘤体呈欠均匀的高信号，边界清晰；D. ADC 序列示瘤体呈欠均匀的稍高信号（箭）

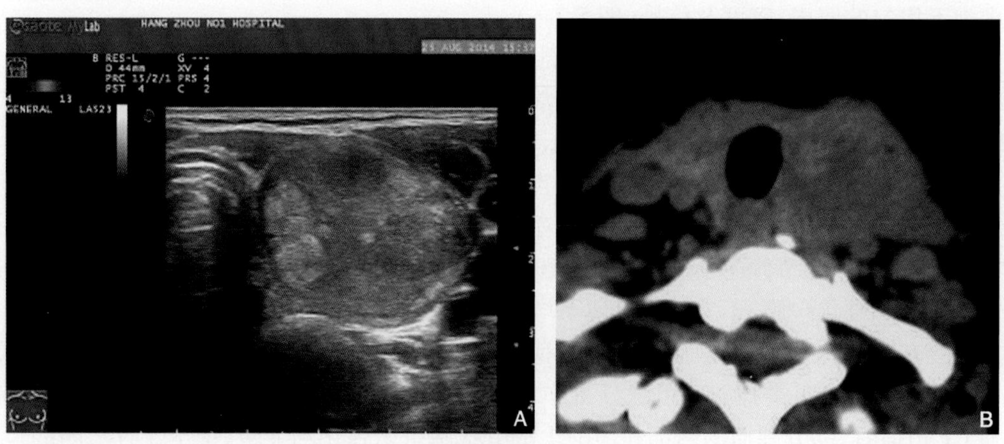

图 5-2-6　甲状腺左侧叶滤泡性腺瘤

A. 超声横切示甲状腺左侧叶椭圆形高、等、低混杂不均质回声结节，界清，周围见均匀细带状声晕；B. CT 平扫示甲状腺左侧叶等、低混杂密度结节，边界不清

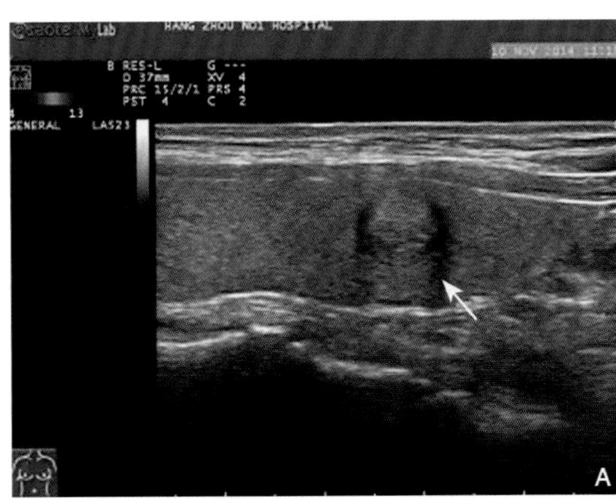

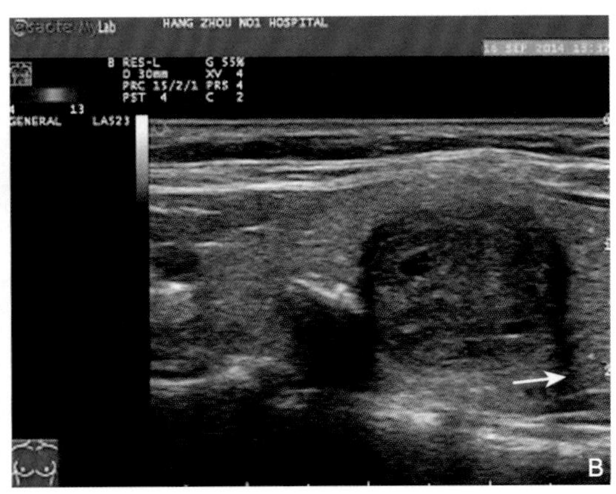

图 5-2-7　滤泡性腺瘤晕征和侧方声影

A. 甲状腺右侧叶下极圆形等回声结节，两侧见低回声晕征和侧方声影（箭）；B. 甲状腺左侧叶中部椭圆形不均质稍低回声结节，两侧见低回声晕征和侧方声影（箭）

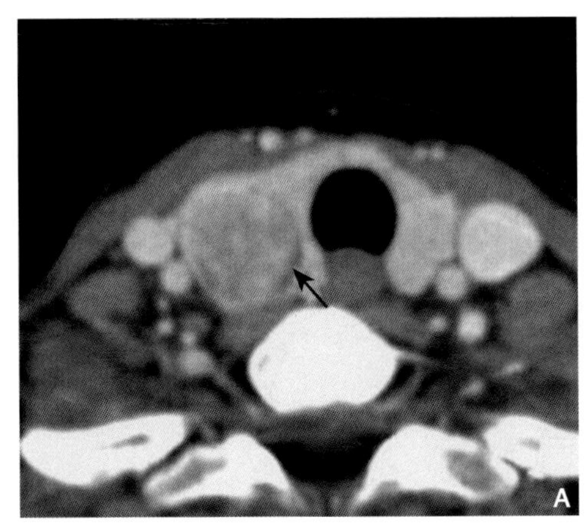

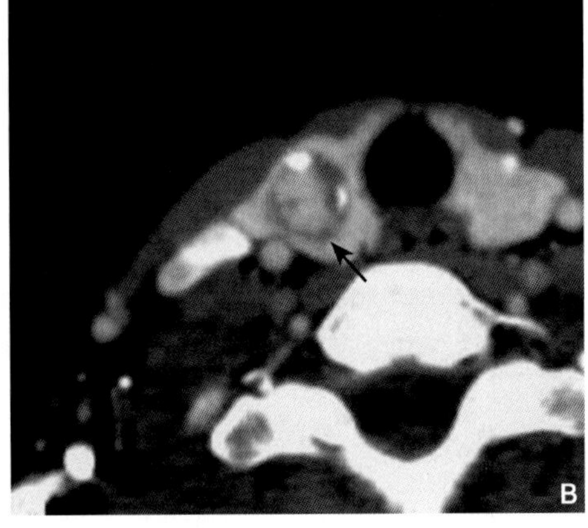

图 5-2-8　滤泡性腺瘤的 CT 包膜征象

A. CT 增强示甲状腺右侧叶圆形低强化结节，周围见弧形更低强化区显示（箭）；B. CT 增强示甲状腺右侧叶圆形稍低强化结节，周围见弧形更低强化区（箭）及多发粗钙化

7. 侧方声影　侧方声影是甲状腺结节性病变较常见的征象之一，常与声晕并存（图 5-2-7），其产生机制为周边有纤维包膜的球形病变，其包膜声速较周边正常甲状腺组织高，在球形病灶两侧后方显示直线形或锐角三角形的清晰声影。理论上讲，因良性结节包膜大多薄而均匀，造成良性结节的侧方声影不明显，而恶性结节的包膜厚且不规则，相应的侧方声影更显著些，但实际工作中，侧方声影的识别存在一定的主观因素，故有关侧方声影在良、恶性结节中的价值仍然存在较大争议，不宜作为诊断良、恶性结节的单一依据。

8. 囊变　囊变的甲状腺结节，主要发生在结节性甲状腺肿、滤泡性腺瘤和滤泡细胞癌，其中，前者的囊变率明显高于后两者，而后两者囊变发生率仍存在很大的争议。另外，囊变与瘤体大小存在一定的相关性，直径<2. 0cm 的滤泡性腺瘤和滤泡细胞癌很少发生囊变。由此可见，直径<2. 0cm 发生囊变，提示结节性甲状腺肿的诊断，而对于直径<2. 0cm、无囊变的瘤体及直径>2. 0cm、囊变的瘤体（图 5-2-9），需要结合其他影像学征象综合判断，很难单独

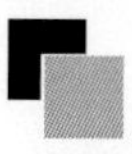

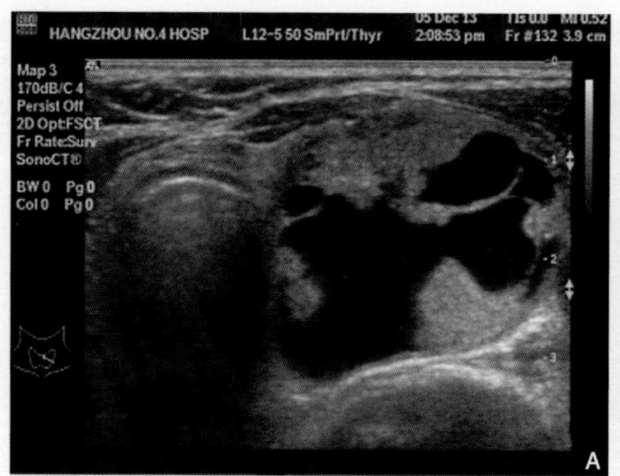

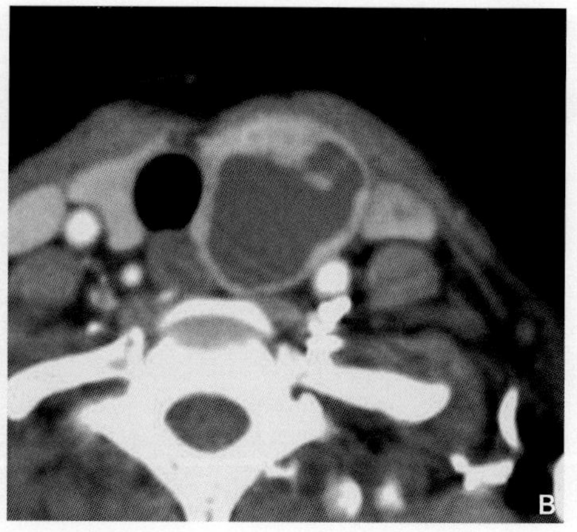

图 5-2-9　甲状腺左侧叶滤泡性腺瘤伴囊变

A. 超声横切示甲状腺左侧叶椭圆形混合性结节，实性部分呈等回声；B. CT 增强示甲状腺左侧叶结节，边缘强化较明显，高于对侧甲状腺强化程度，结节内部见大范围无强化囊变区

依据囊变的有无对其良、恶性进行鉴别。

9. 钙化　钙化在滤泡性腺瘤中的发生率占 5.8% ~10.0%（图 5-2-8，图 5-2-10），明显低于甲状腺乳头状癌的发生率（41.7% ~68.6%），也低于滤泡细胞癌的发生率（14.0% ~36.4%）。因滤泡性腺瘤的发病率较低，仅占甲状腺结节的 5.0% ~10.0%，同时发生钙化者更低，目前尚无滤泡性腺瘤与何种钙化类型相关的报道。

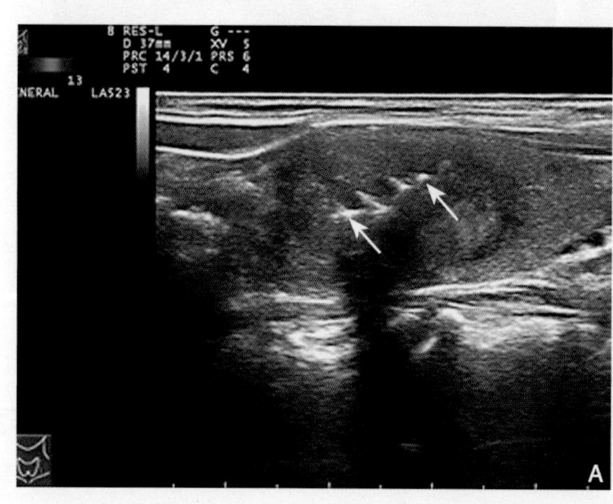

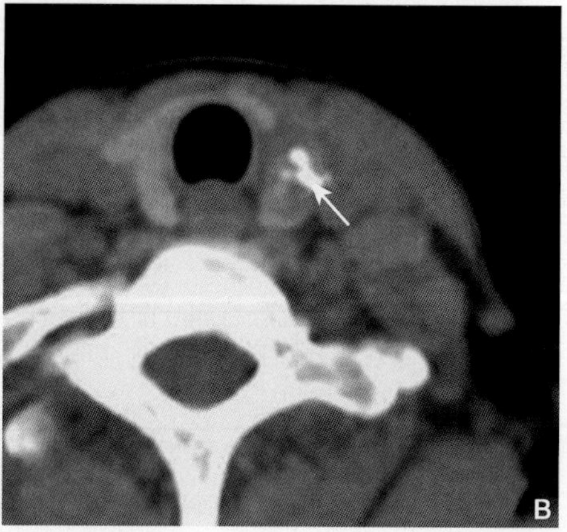

图 5-2-10　甲状腺左侧叶滤泡性腺瘤伴粗钙化

A. 超声纵切示甲状腺左侧叶中上极椭圆形等回声结节，边界欠清，内见多发粗钙化（箭），部分钙化后方声衰显著而掩盖相应瘤体组织回声；B. CT 平扫示甲状腺左侧叶低密度结节，内见多发粗钙化显示（箭）

10. 强化程度　在 CT 增强检查中，滤泡性腺瘤以高强化为主，约占 2/3，等低强化约占 1/3（图 5-2-11），详见第十章第二节相关内容。理论上讲，滤泡性腺瘤在 MRI 上的强化模式与 CT 相同，即以高强化为主（图 5-2-12），其机制为二者具备了相同的组织学和解剖学基础，但是 CT 和 MRI 检查的技术参数完全不同，如扫描速度、造影剂黏稠度、注射速率等，故在日常工作中，滤泡性腺瘤在二者中的强化模式可存在较大差异。

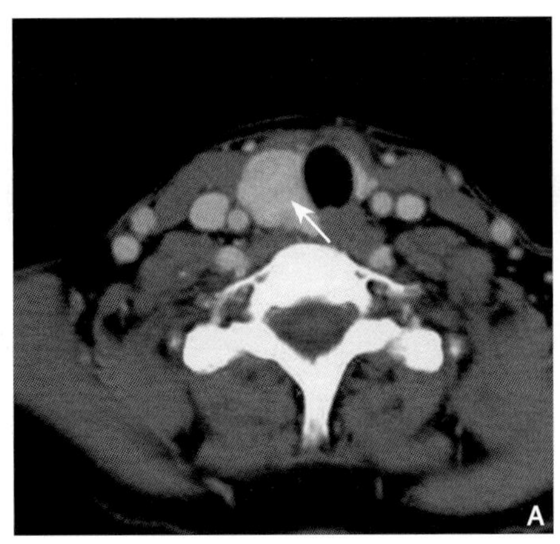

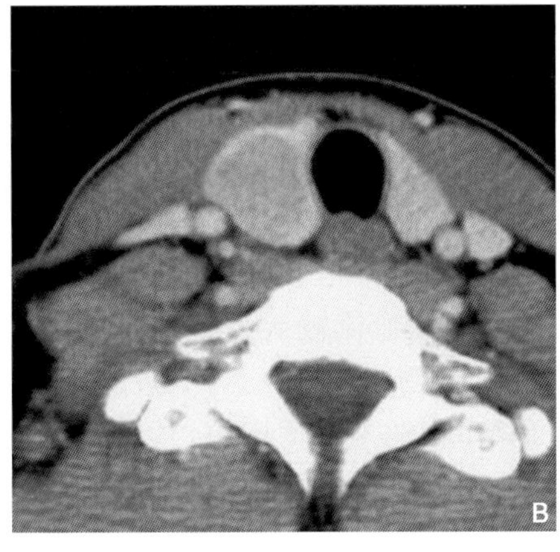

图 5-2-11　滤泡性腺瘤的强化模式

A. CT 增强示甲状腺右侧叶瘤体明显强化，高于对侧甲状腺强化程度，呈高强化（箭）；B. CT 增强示甲状腺右侧叶瘤体强化较明显，但低于对侧甲状腺强化程度，呈低强化

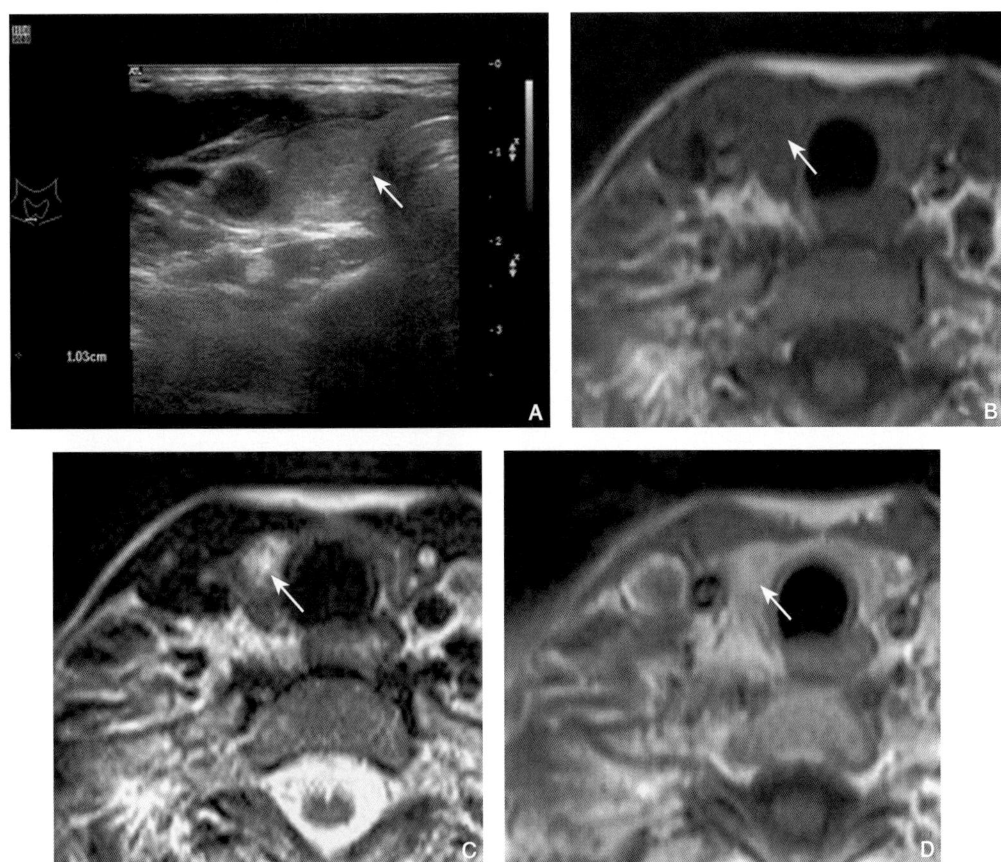

图 5-2-12　滤泡性腺瘤的 MRI 高强化

A. 超声横切示甲状腺右侧叶等回声结节，周围隐约见窄带状低回声晕（箭）；B. MRI 的 T_1WI 序列示甲状腺右侧叶信号偏低，边界不清（箭）；C. T_2WI 序列示甲状腺右侧叶椭圆形高信号灶，界清（箭）；D. T_1WI 增强扫描示瘤体大部分明显强化，高于对侧甲状腺强化程度（箭）

11. CDFI　滤泡性腺瘤中细胞与间质成分的多少，是否有囊腔、出血或钙化，是构成超声图像特征性表现的物理学基础。其CDFI通常表现为：周边可见较丰富动静脉信号呈环状分布，瘤体内部血流可以增多或与正常腺体分布相似（图5-2-13～图5-2-15），边缘环状血流被认为是其与结节性甲状腺肿的重要鉴别要点。滤泡性腺瘤频谱：由于结节内滤泡均衡增殖，其内血管扩张走向正常，因而表现正常的血流动力学频谱——收缩期峰值速度常居中，收缩期上升及下降速度均较慢，表现为上升波和下降波倾斜，舒张末期常出现血流频谱。

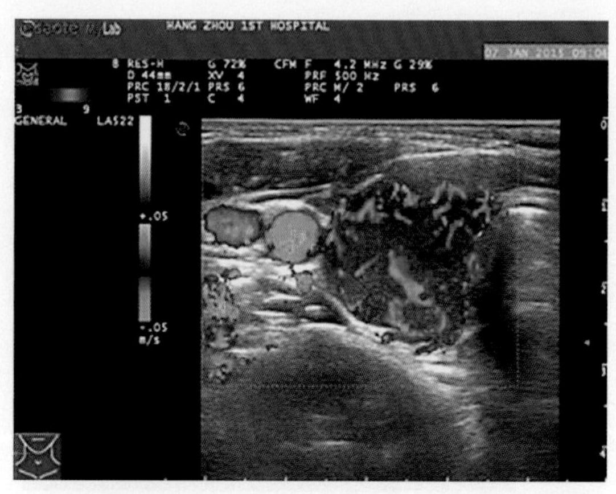

图5-2-13　甲状腺右侧叶滤泡性腺瘤

超声横切CDFI示右侧叶结节周边及内部血流信号丰富，周边呈环状

12. 超声造影　由于甲状腺滤泡性腺瘤多数血供较丰富，镜下微血管数目较多，呈典型的富血供表现。因此典型滤泡性腺瘤造影

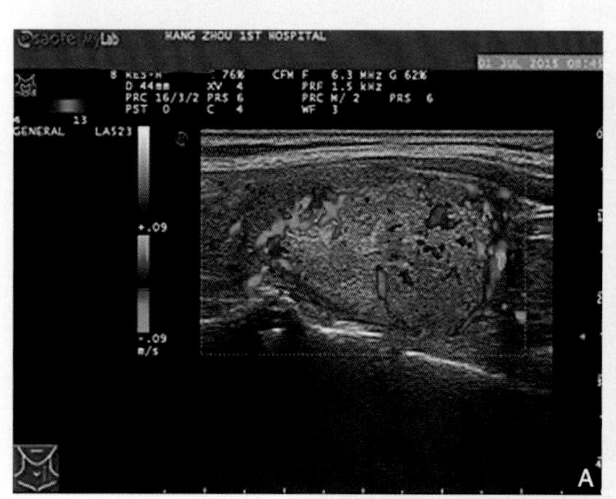

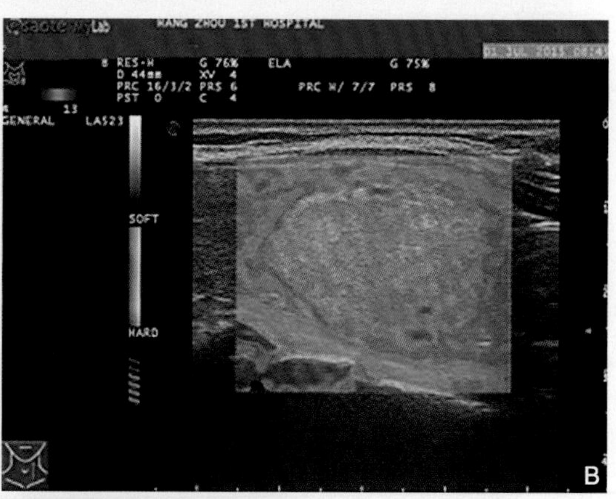

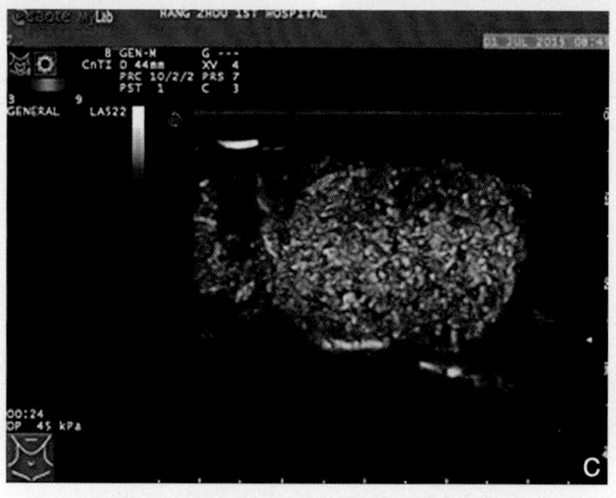

图5-2-14　甲状腺左侧叶滤泡性腺瘤

A. 超声纵切CDFI示结节周边及内部血流信号丰富，周边呈环状血流；B. 弹性5分法评分2分，质地软；C. 超声造影示环状增强，内部呈均匀高增强

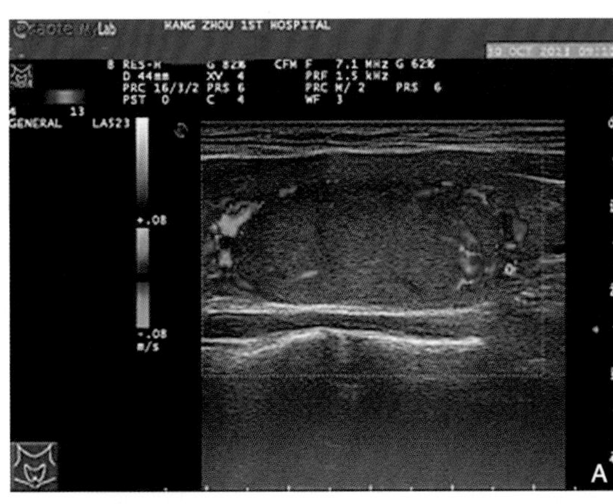

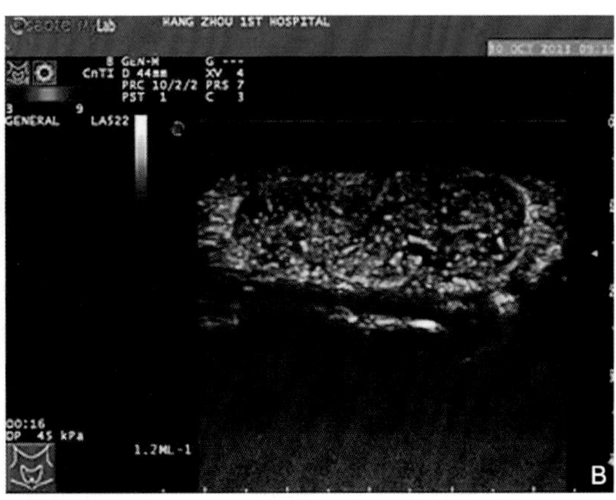

图 5-2-15　甲状腺右侧叶滤泡性腺瘤

A. 超声纵切 CDFI 示周边血流丰富，呈环状，内部血流信号无增多；B. 超声造影纵切示环状增强，内部呈低增强

呈快进、高增强为主，多数结节周边呈环形高增强，并向中央快速填充，内部增强较均匀，并晚于相邻甲状腺实质开始廓清，少数呈低增强表现（图 5-2-14、图 5-2-15）。定量参数分析结果显示滤泡性腺瘤的峰值强度大于结节性甲状腺肿，与进入结节内的造影剂微泡数量较多，停留时间较长有关（详见第九章第二节相关内容）。

13. 弹性成像　甲状腺滤泡性腺瘤镜下显示有大小不一的腺泡，腔内含胶质，质地较软，5 分法弹性评分通常在 1～3 分之间（图 5-2-14）。当良性结节出现粗大钙化或边缘钙化、内部出现纤维化会造成弹性评分增高。

（四）常见组织学亚型

1. 嗜酸细胞腺瘤　嗜酸细胞腺瘤是滤泡性腺瘤常见的组织学亚型，组织学上，除嗜酸性腺瘤完全或主要（至少 75.0%）由嗜酸细胞构成外，包括包膜完整、组织结构及恶性鉴别诊断标准等方面与普通滤泡性腺瘤相似，即除外嗜酸细胞，二者之间成像的组织学基础相同，提示超声和 CT 很难将嗜酸细胞腺瘤从滤泡性腺瘤中鉴别出来（图 5-2-16）。

2. 不典型腺瘤　不典型腺瘤指具有以下特征的滤泡性肿瘤：具有显著的细胞增生、细胞形态不规则但缺少被膜或血管侵犯证据的腺瘤。尽管其具有上述一项或几项令人担心的组织学特征但缺少明显恶性证据，仍表现为良性过程。影像学检查方面，因瘤体富含丰富

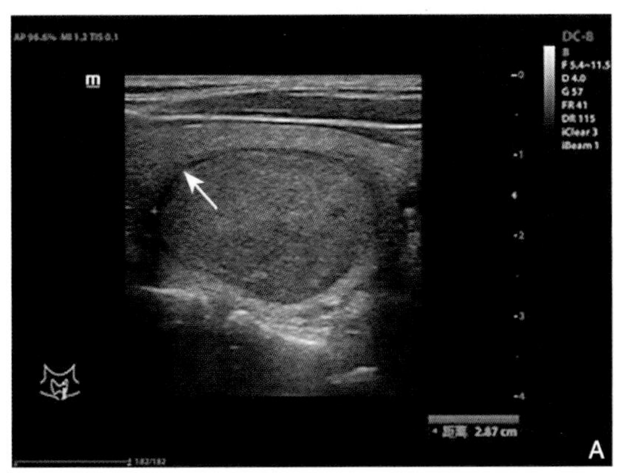

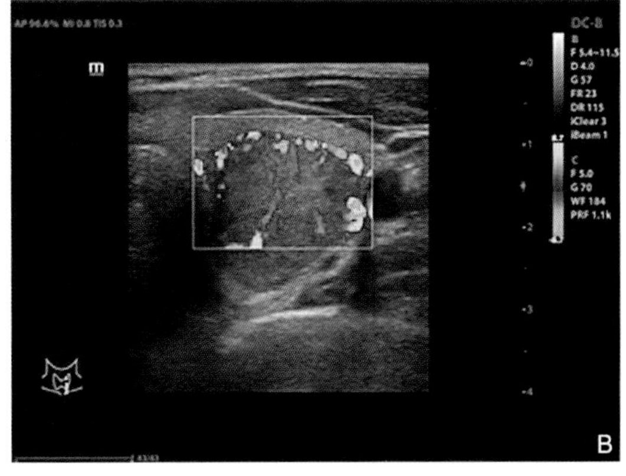

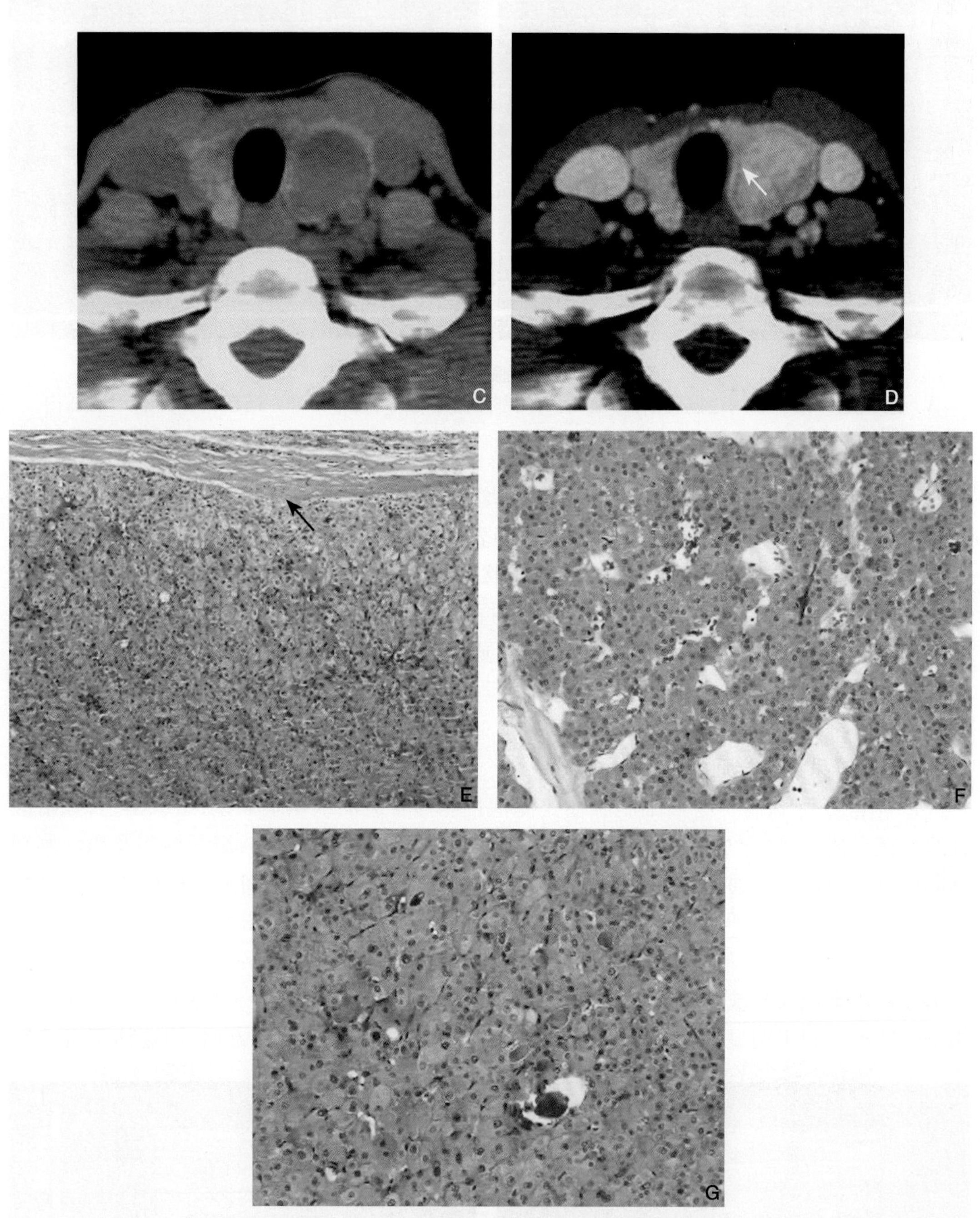

图 5-2-16 甲状腺左侧叶嗜酸细胞腺瘤

A. 超声纵切见甲状腺左侧叶下极椭圆形稍低回声结节，界清，回声均匀，周围见晕征（箭）；B. CDFI 示结节周边断续环状血流，中央呈条索状血流，较丰富；C. CT 平扫示结节呈均匀低密度，边界清晰；D. CT 增强 50s 扫描示瘤体大部分明显强化，强化程度高于周围甲状腺组织，包膜呈稍低强化，隐约可见（箭）；E. 肿瘤表面包膜完整（箭），呈实性排列；F. 呈小梁状排列；G. 肿瘤细胞有丰富颗粒的嗜酸性胞质，可出现个别瘤细胞核大深染，胶质常浓缩

细胞，滤泡成分少，CDFI 多表现为弥漫性富血供征象（图 5-2-17、图 5-2-18），超声造影及 CT 检查多表现为高强化征象（图 5-2-19），机制见第七章第二节相关内容。

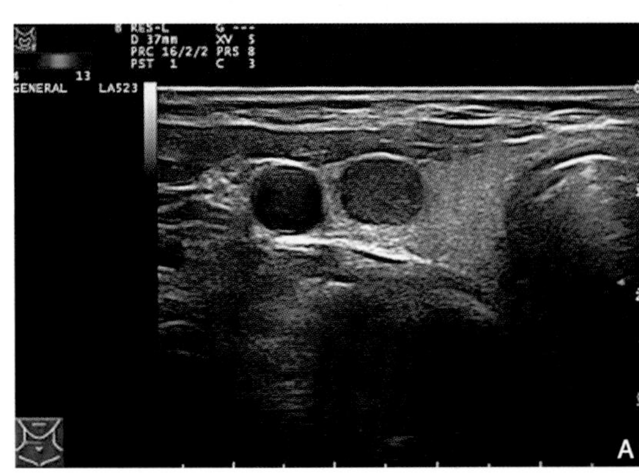
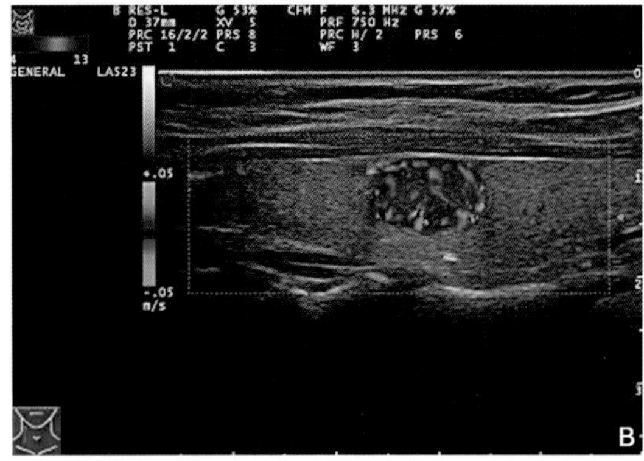

图 5-2-17　甲状腺右侧叶不典型腺瘤

A. 甲状腺右侧叶中极椭圆形均匀低回声瘤体，边界清晰；B. 超声纵切 CDFI 示瘤体中央血供丰富，周边见断续环状血流

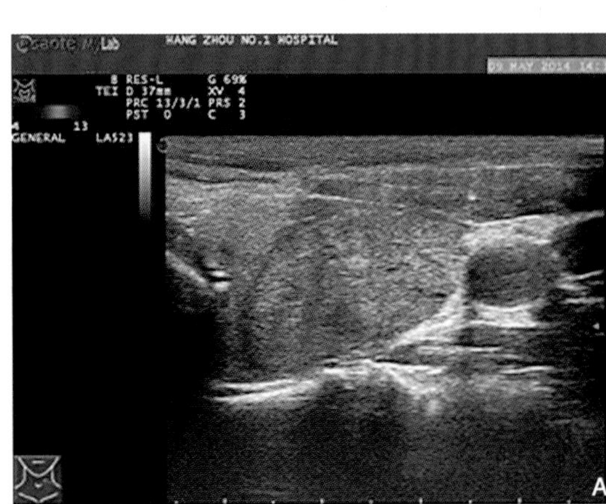
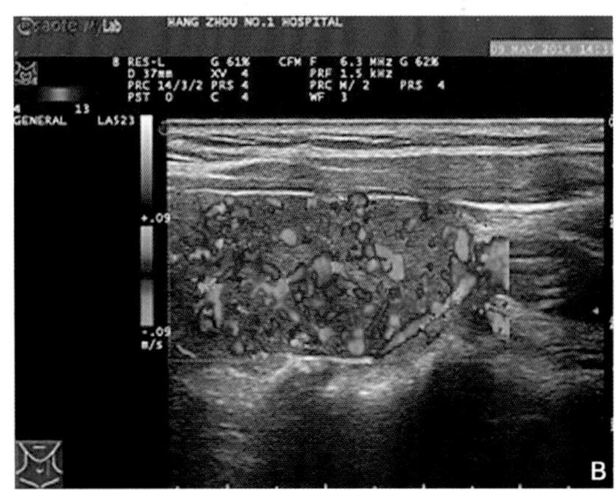

图 5-2-18　桥本甲状腺炎伴左侧叶不典型腺瘤

A. 左侧甲状腺回声弥漫性增高，并见类椭圆形等回声为主瘤体，边界清晰；B. 超声纵切 CDFI 见瘤体中央及周边血流均丰富

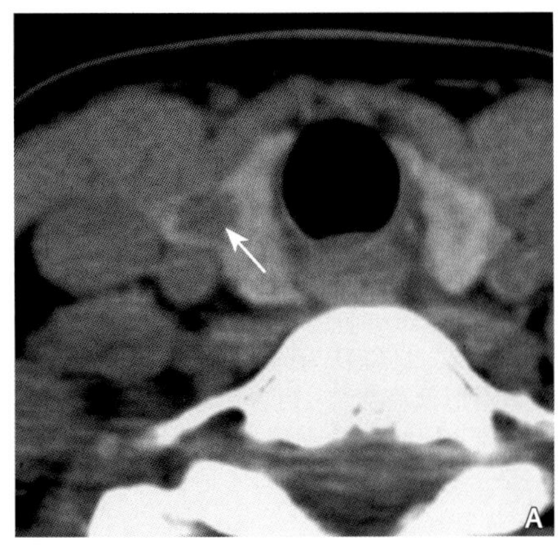
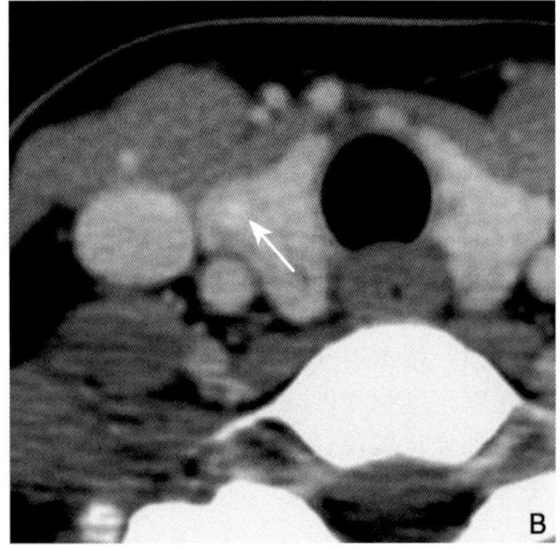

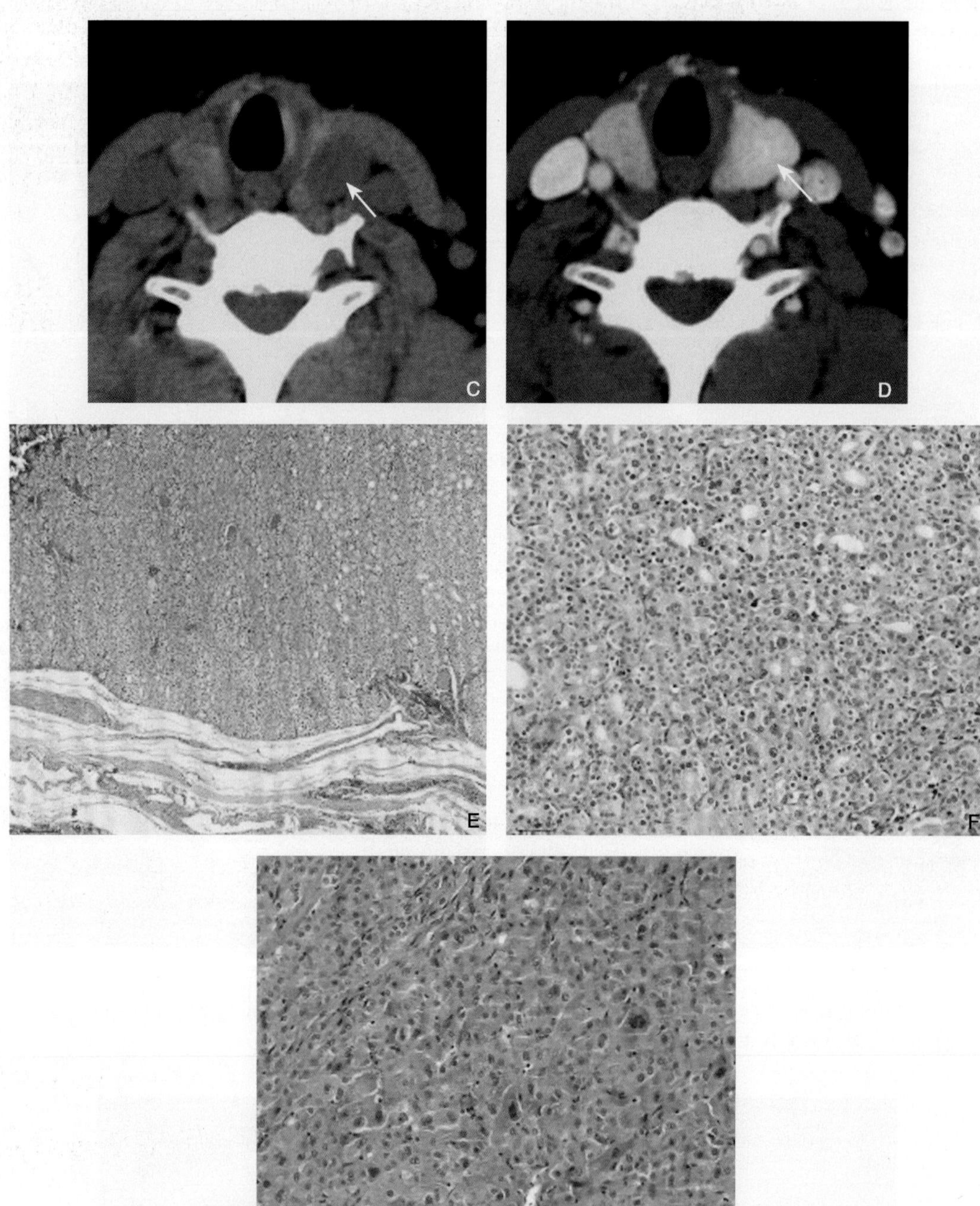

图 5-2-19　甲状腺右侧叶不典型腺瘤(与图 5-2-11A、B 为同一患者)

A. 甲状腺右侧叶中极椭圆形低密度影,边界清晰;B. CT 增强示瘤体中央呈高强化、周边呈等强化表现;C、D. 桥本甲状腺炎伴左侧叶不典型腺瘤(与图 5-2-11C、D 为同一患者)。C. CT 平扫示两侧甲状腺密度弥漫性减低,甲状腺左侧叶中极见椭圆形低密度影,边界清晰;D. CT 增强示瘤体呈均匀高强化表现;E. 肿瘤表面包膜完整,细胞丰富;F. 明显的细胞非典型性;G. 嗜酸性粒细胞不典型腺瘤

3. 透明变梁状腺瘤　透明变梁状腺瘤是滤泡源性罕见肿瘤，常呈梁状生长方式和明显的透明变，砂粒体可以见到。现在的观点认为透明变梁状腺瘤样形态是一种可见于多种甲状腺病变的生长方式，可出现于结节性甲状腺肿、甲状腺乳头状癌，伴有包膜和（或）血管浸润的肿瘤中偶然发现。争议更大的是透明变梁状肿瘤和乳头状癌在发病机制上存在明显的关联。大多数病变呈良性过程，应该按良性处理，偶见报道发生淋巴结转移。所以目前认为用“透明变梁状肿瘤”替代“透明变梁状腺瘤”这个术语更为合适（图 5-2-20）。

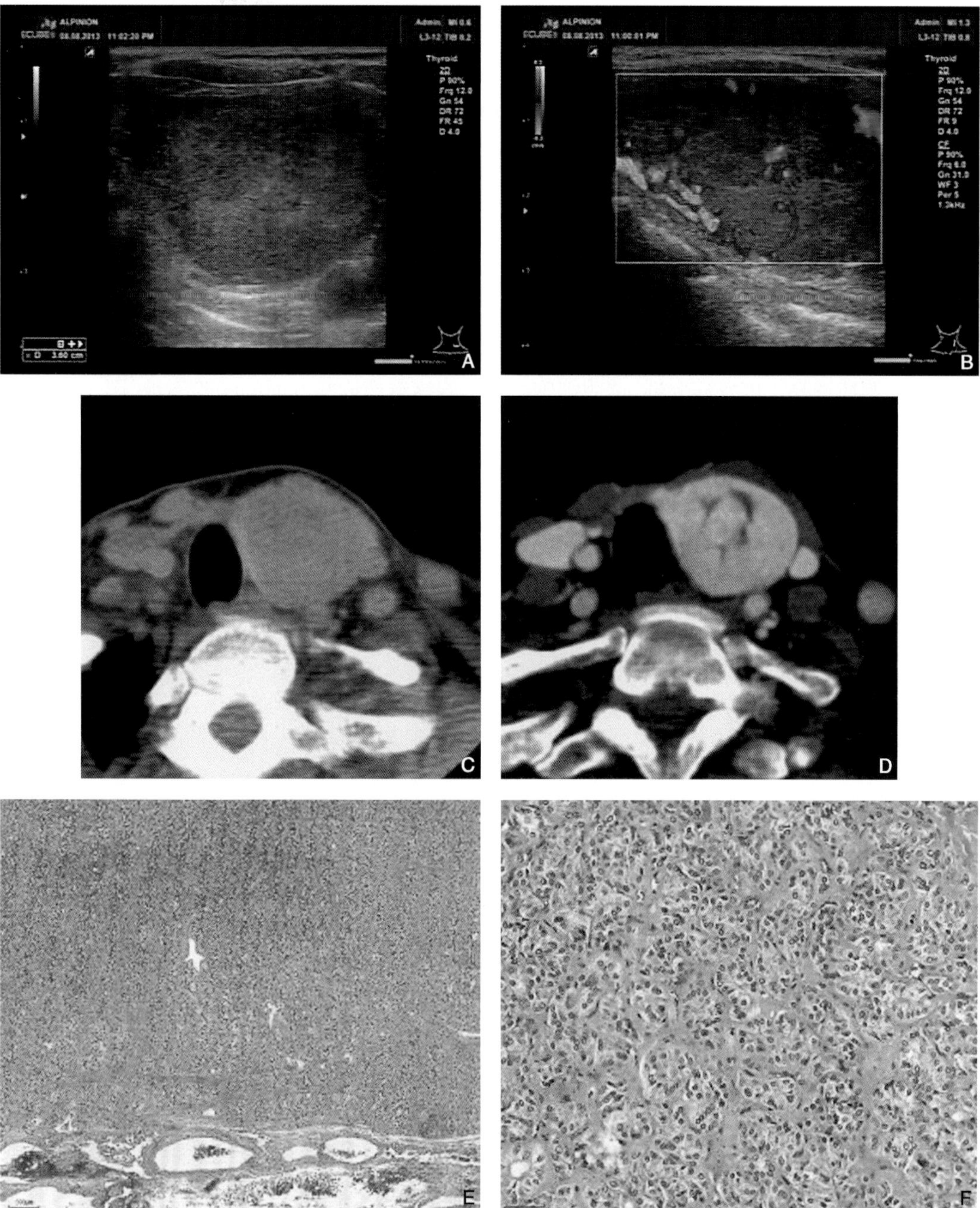

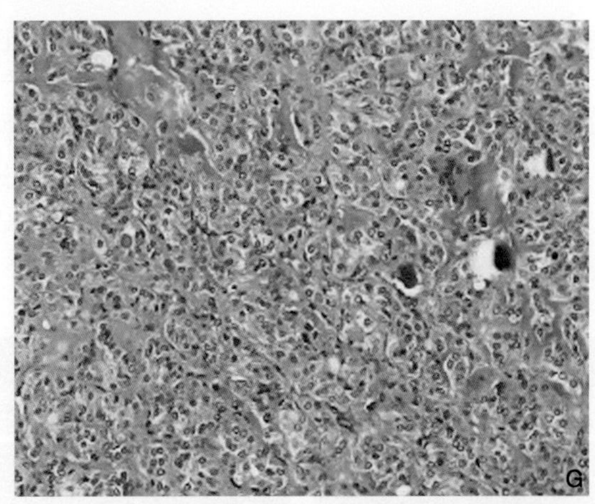

图 5-2-20　甲状腺左侧叶透明变梁状腺瘤

A. 超声纵切示甲状腺左侧叶下极椭圆形低回声瘤体，回声均匀；B. 超声纵切 CDFI 示周围血流丰富，内部见少量血流；C. CT 平扫示甲状腺左侧叶下极圆形低密度影，边界清晰，密度均匀；D. CT 增强示瘤体呈高强化，内见条状无强化区；E. 肿瘤有薄的纤维包膜并呈梁状生长方式；F. 梁状生长的肿瘤细胞间质明显玻璃样变性；G. 间质内可见砂粒体

4. 透明细胞型滤泡腺瘤　少见亚型，因线粒体肿胀、脂质或糖类蓄积或细胞内甲状腺球蛋白沉积而胞质透亮。因发病率低，透明细胞型滤泡腺瘤影像诊断方面的经验不足（图 5-2-21）。

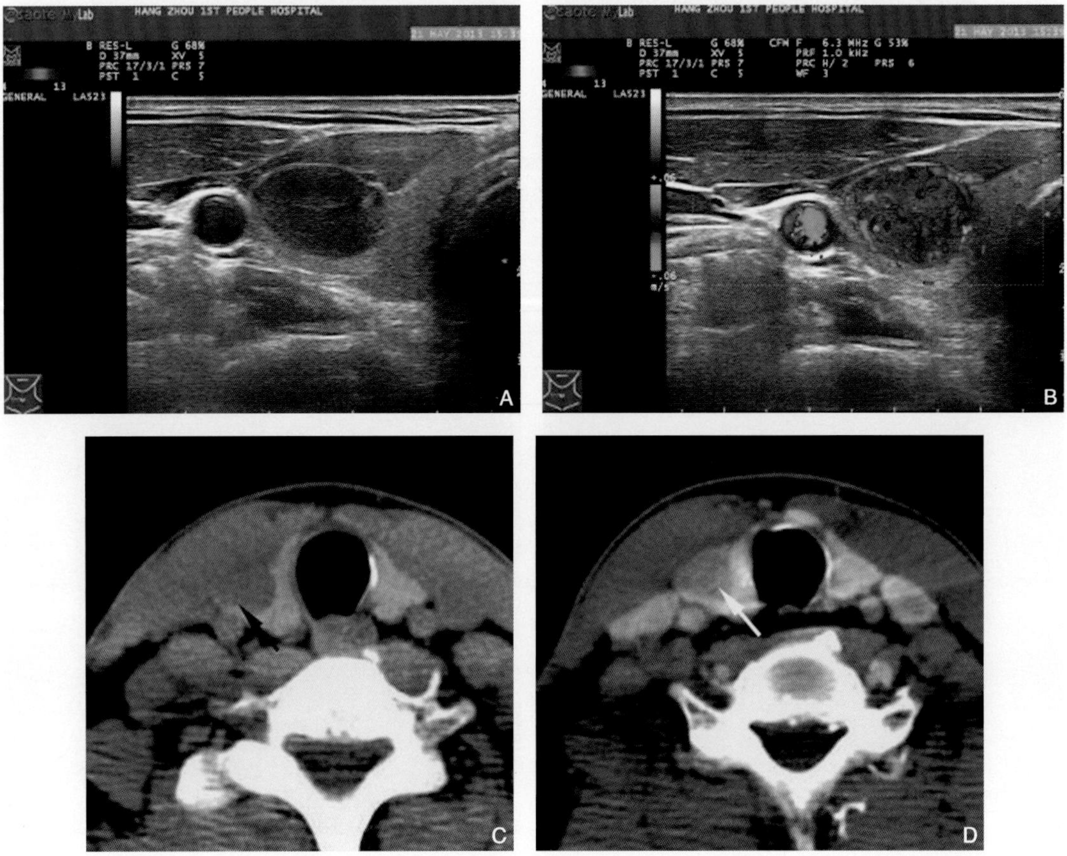

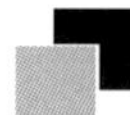

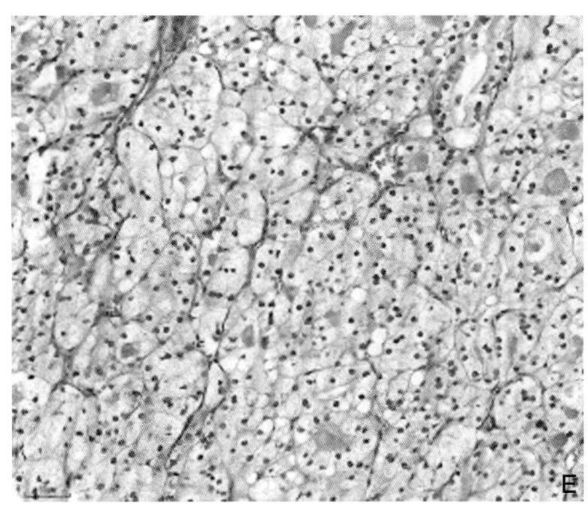

图 5-2-21　甲状腺右侧叶透明细胞型滤泡腺瘤

A. 甲状腺右侧叶椭圆形低回声瘤体,回声均匀,边界清晰;B. 超声横切 CDFI 示瘤体内部及周围血流均丰富;C. CT 平扫示甲状腺右侧叶均匀椭圆形低密度灶,边界清晰;D. CT 增强示瘤体呈低强化,边界清晰,周围见硬化伪影;E. 甲状腺腺瘤胞质呈滤泡状或小梁状排列,胞质透明

（舒艳艳　丁金旺　项晶晶　李明奎）

第三节　甲状腺乳头状癌

甲状腺乳头状癌(papillary thyroid carcinoma)是起源于甲状腺滤泡上皮细胞的分化型恶性肿瘤,也是甲状腺癌最常见的组织学亚型,约占全部甲状腺癌的 85.0% ~90.0%。近 30 年来,甲状腺癌发病率不断飙升,但增长的主要是乳头状癌,尤其是微小乳头状癌(直径≤1.0cm)。至今为止,甲状腺乳头状癌病因及发病机制尚未明确,目前只有射线辐射被确认为乳头状癌发生相关的危险因素,其他因素如慢性 TSH 刺激、雌激素、碘状态及种族差异等也被先后提出。甲状腺乳头状癌多数分化良好,恶性程度较低,预后较好,5 年生存率为 95.0% ~97.0%,10 年生存率达 93.8%,对于低危的甲状腺乳头状癌患者,5 年和 10 年生存率接近 100%。

（一）临床表现

甲状腺乳头状癌以女性多见,男女之比为 1∶3,20 岁以后患者明显增多,以 30 ~60 岁为著,60 岁以上明显减少。甲状腺乳头状癌发展缓慢,病程较长,尤其是微小癌,患者多无自觉症状,往往由体检时偶然发现。随着病情进展,当瘤体突破被膜侵犯喉返神经时,可出现声音嘶哑,当较大瘤体压迫气管、食管时,可引起呼吸及吞咽困难。乳头状癌偶可伴有甲状腺功能减退或亢进。

肿瘤常单发,部分有多中心发病特征,包括单侧多发、双侧多发。肿瘤较小时,临床难以触及,瘤体较大时可触及甲状腺内非对称的无痛性肿物,质地较硬,边界多较模糊,如肿块局限在甲状腺内则可随吞咽上下活动,如肿块侵犯气管、食管等周围组织时则无法活动。乳头状癌淋巴结转移较早,初诊时约有 20.0% ~90.0% 的患者出现颈部淋巴结转移,部分患者甚至以淋巴结转移为第一主诉就诊,淋巴结转移以中央区转移为主,其次是侧颈部,而远处转移少见。

（二）病理学基础

甲状腺乳头状癌显示滤泡细胞分化的形态，并具有特征性核特点：核增大，呈卵圆形；核拥挤、重叠，失去极性；典型的核呈毛玻璃样，核型不规则，可见核沟和核内假包涵体（图 5-3-1、图 5-3-2）。近 50% 的乳头状癌中存在砂粒体。

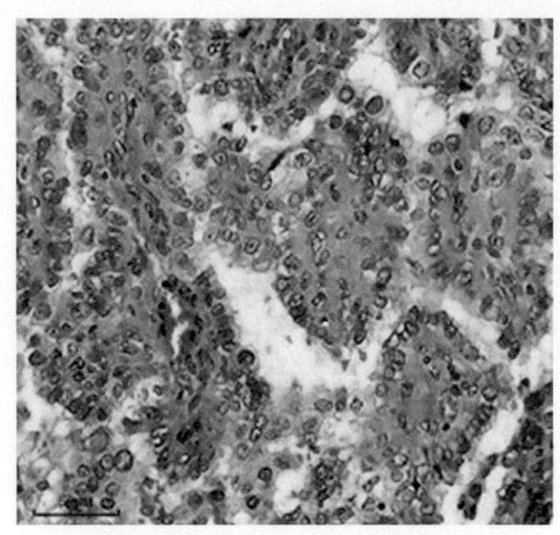

图 5-3-1　乳头状癌镜下表现（一）
乳头分支复杂，细胞核增大、拥挤、失去极性，呈毛玻璃样

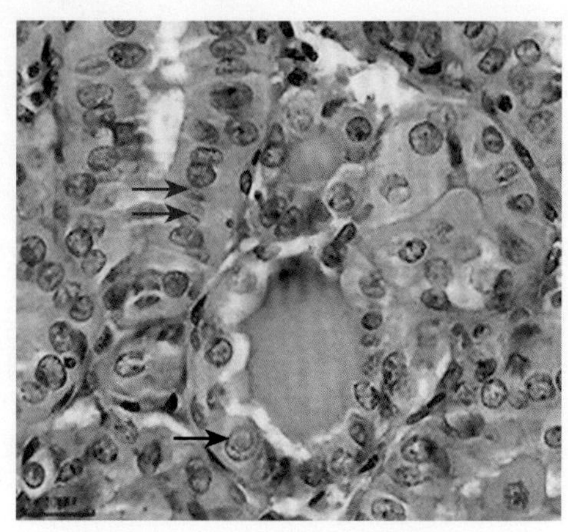

图 5-3-2　乳头状癌镜下表现（二）
核重叠，可见核沟（红箭）和核内包涵体（黑箭）

（三）影像学检查

超声、CT 和 MRI 虽然成像机制不同，但具备相同的病理学及解剖学基础，能够客观反映瘤体的大体病理学形态，如位置、数目、形态、大小、被膜侵犯、与周围结构的关系及淋巴结转移等，进而对瘤体的病理学性质进行推测，但需要注意，在 CT 检查中，因桥本甲状腺炎等弥漫性病变及锁骨伪影等因素均可以掩盖甲状腺结节性病变，目前国内、外关于甲状腺病变 CT 的文献报道，多已排除了这些病例，故 CT 与超声在甲状腺病变诊断效能方面的比较，并非是将文献报道的数据进行简单的对比。核医学曾是甲状腺病变较常用的检查方法之一，但诊断甲状腺乳头状癌的特异度较低，随着超声设备的迅速发展，核医学已不再作为甲状腺结节定性诊断的常规方法。

1. 位置　甲状腺常被分为 7 个区，即为左上叶、左中叶、左下叶、右上叶、右中叶、右下叶和峡部，较大的瘤体常跨越两个区生长，甚至单侧三个区域同时受累，故对于较大瘤体，无法确定瘤体在单区内的分布是否具备临床意义。在微小乳头状癌的分布中，80.0% 的瘤体仅占据甲状腺的 1 个区，其中以甲状腺中叶最常见，占 41.7%，其次是上叶，约占 25.0%。在甲状腺上、中、下 3 区的判断中，超声纵切或 CT 矢状位重建是参照平面，纵切是超声最基本的检查层面而易获得，CT 矢状位重建需要特殊的后处理才能完成，故超声较 CT 更容易对甲状腺进行分区。超声纵切与 CT 矢状位重建虽然都是对腺体进行矢状位检查，但二者之间可能会存在一定的差异，即超声探头会对皮肤、皮下组织、腺体及瘤体组织造成一定的压迫，压迫会造成相应结构的变形，CT 矢状位重建则是在无任何外压状态下获得的图像，因此，在通过超声或 CT 对甲状腺进行分区或图像对照时，需要考虑到这些差异。

2. 数目　曾有观点认为恶性结节多为单发，而良性结节则以多发的形式出现，实

际上，单发与多发结节患者在甲状腺癌发病率上并无差异。甲状腺乳头状癌，是最常见的甲状腺癌组织学亚型，虽然以单发多见，但多发并非少见，尤其是微小乳头状癌，多发的约占 10.0% ~25.0%。由此可见，在日常工作中，对于多发结节，影像科医生和临床医生不应简单依据结节的发病状态，草率的做出良、恶性的判断，而是应针对每一个结节进行评估。

3. 超声四主要征象

（1）形态不规则：瘤体形态不规则是诊断甲状腺乳头状癌的重要依据之一，其敏感度和特异度分别为 67.5% ~81.0% 和 58.5% ~92.0%（表 5-3-1），其机制是瘤体呈浸润性生长，其各部位生长速度不同，以及瘤体周围甲状腺组织、血管、胶原纤维等成分对瘤体的限制程度不同所致，超声影像上表现为瘤体形态不规则（图 5-3-3），尤其是细小分叶状结构（图 5-3-4）。形态不规则在微小乳头状癌中的显示比例稍高于非微小乳头状癌，前者约占 80.0%，后者约占 70.0%，其发生机制尚不明确，可能与较大的瘤体在生长过程中，受到瘤体周围组织的限制趋向均匀一致有关。

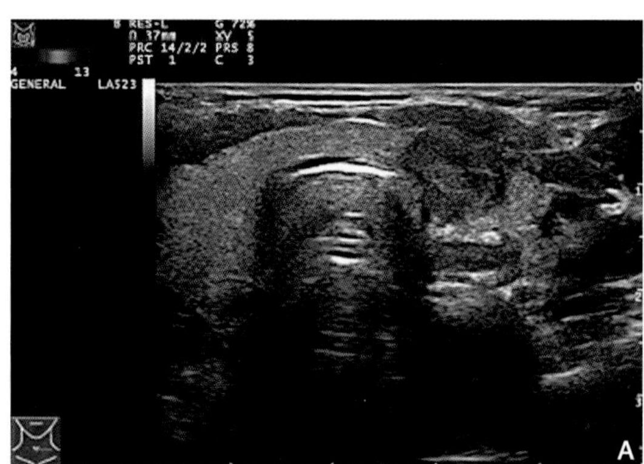

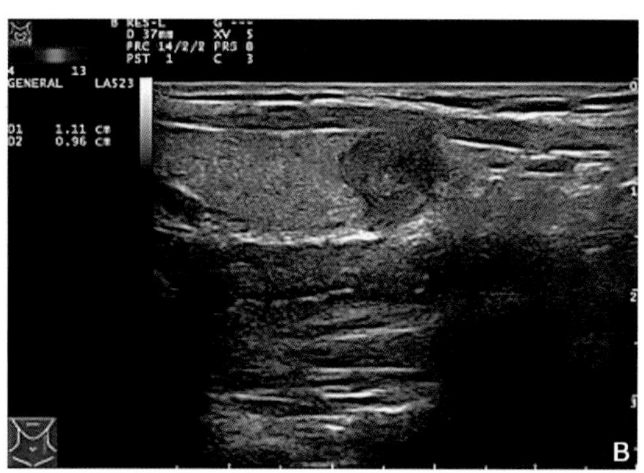

图 5-3-3　甲状腺左侧叶近峡部乳头状癌

超声横切（A）和纵切（B）均显示瘤体以低回声为主，形态不规则

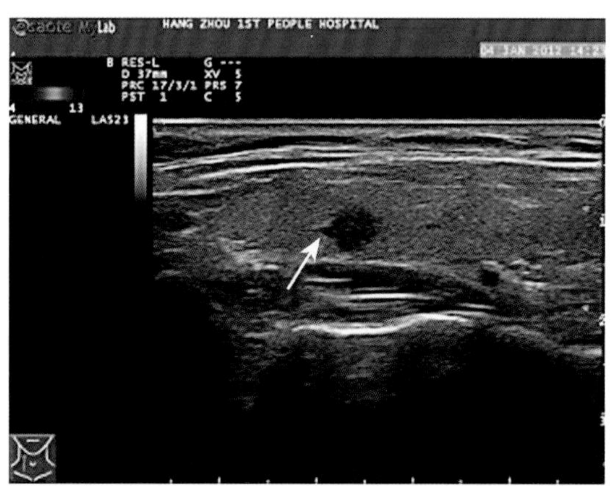

图 5-3-4　右侧甲状腺微小乳头状癌（一）

超声纵切示低回声瘤体，边缘呈锐角突出（箭）

表 5-3-1　形态不规则在甲状腺乳头状癌中的敏感度和特异度(%)

	敏感度	特异度		敏感度	特异度
Kim 等	77.1	92.0	Kim 等#	79.7	78.7
Moon 等	67.5	75.9	楼军等#	81.0	58.5

注:#微小癌

(2) 低回声:低回声(极低回声+低回声)是诊断甲状腺乳头状癌的重要征象之一,其敏感度和特异度分别为81.0%～91.0%和44.7%～65.1%(表5-3-2)。低回声的产生机制尚不明确,有学者认为可能与乳头状癌细胞大而重叠间质少及乳头状结构有关,对照部分低回声结节的超声与病理学资料,以及低回声声晕的病理学资料,发现它们的共同特征是富含纤维结缔组织,说明纤维结缔组织可能在低回声的产生过程中起到重要作用,其含量、空间分布有可能影响回声水平的高低及均匀度。如果以极低回声作为评价恶性肿瘤的指标,敏感度明显降低,而特异度明显增高,二者分别为22.9%～41.4%,92.2%～98.7%(表5-3-3),由此可见,以低回声作为判断恶性结节的超声征象,可以提高阴性预测值,降低漏诊的发生率,而以极低回声作为判断恶性结节的超声征象,可以提高阳性预测值,降低误诊的发生(图5-3-5)。

表 5-3-2　低回声在甲状腺乳头状癌中的敏感度和特异度(%)

	敏感度	特异度		敏感度	特异度
Moon 等	87.5	58.5	Kim 等#	86.5	44.7
Kim 等	82.8	54.3	谷莹等#	90.0	65.1
Kwak 等	81.0	58.5			

注:#单纯微小乳头状癌

表 5-3-3　极低回声在甲状腺乳头状癌中的敏感度和特异度(%)

	敏感度	特异度		敏感度	特异度
Moon 等	41.4	92.2	Kim 等	26.5	94.4
Kwak 等	22.9	98.7			

对比直径≤1.0cm组、直径1.0～2.0cm组和直径>2.0cm组三组乳头状癌的超声影像图,低回声分别占各组的80.0%、73.0%和35.0%,说明≤2.0cm的瘤体以低回声为主,甚至是诊断部分微小乳头状癌的唯一依据(图5-3-6),而>2.0cm的瘤体以等、高回声为主。由此可见,在通过回声来判断瘤体的良、恶性时,需要注意瘤体的大小不同,其回声水平也存在一定差异,不可忽视大小这个重要参数而单独强调低回声的重要性。

(3) 瘤体前后径/横径≥1:瘤体的前后径和横径的比值(anteroposterior and transverse diameter ratio,A/T)又称为纵横比,A/T≥1是诊断甲状腺乳头状癌的重要征象,其敏感度和特异度分别为25.7%～63.5%和82.1%～100%(表5-3-4)。这里的横径(transverse diameter)不仅是指横切面的内、外径,也包括了纵切面的上、下径。A/T≥1的发生机制尚不完全明确,目前多认为与甲状腺良、恶性结节的生长方式不同有关:良性结节的生长常保持在正常组织层面

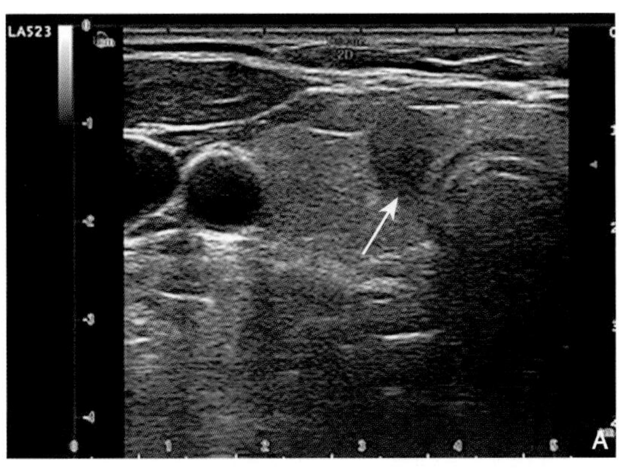

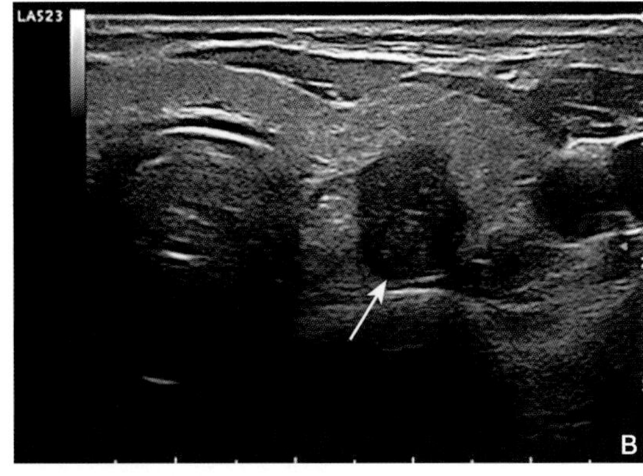

图 5-3-5　甲状腺乳头状癌的低回声和极低回声

A. 超声横切示甲状腺右侧叶近峡部瘤体，回声高于带状肌群而低于甲状腺回声水平，为低回声（箭）；B. 超声横切示甲状腺左侧叶瘤体，回声低于颈部带状肌群，为极低回声（箭）

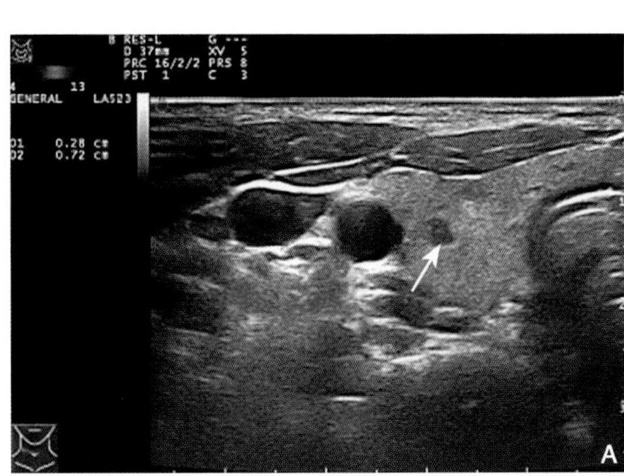

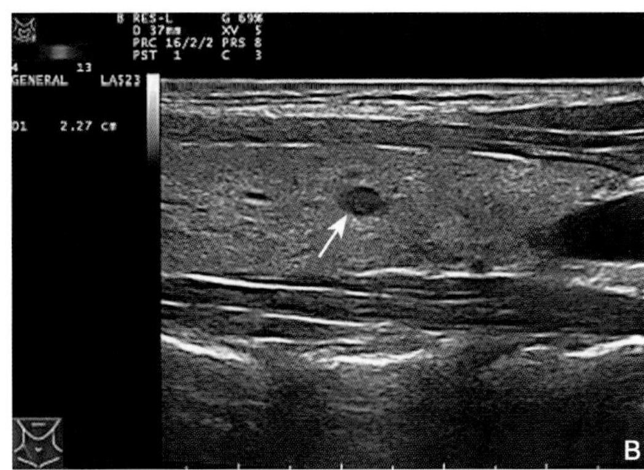

图 5-3-6　右侧甲状腺微小乳头状癌（二）

A. 超声横切面见右侧甲状腺类圆形低回声瘤体，直径约 0.3cm，界清（箭）；B. 超声纵切见低回声瘤体呈椭圆形，界清（箭）

内，而恶性结节可突破正常组织层面呈纵向生长，前者多 A/T<1，而后者则 A/T≥1。A/T 的测量，包括横切和纵切两个层面，对甲状腺微小癌横切 A/T≥1（图 5-3-7）、纵切 A/T≥1（图 5-3-8）、横切加纵切 A/T≥1（图 5-3-9）、横切和（或）纵切 A/T≥1 的敏感度和特异度进行统计，敏感度和特异度分别为 14.6% 和 94.1%、9.3% 和 97%、25.4% 和 100% 和 49.3% 和 91.1%。由此可见，在测量 A/T 时，横切加纵切 A/T≥1 可以明显提高微小癌诊断的特异度，减少误诊的发生，而横切和（或）纵切≥1 可以明显提高微小癌诊断的敏感度，减少漏诊的发生。

表 5-3-4　A/T≥1 在甲状腺乳头状癌中的敏感度和特异度（%）

	敏感度	特异度		敏感度	特异度
Moon 等	40	91.4	Kim 等[#]	63.5	82.1
Kim 等	25.7	94.6	Chen 等[#]	49.3	91.1
Kwak 等[#]	51.2	95.9	楼军等[#]	50.7	92.3

注：[#]单纯微小乳头状癌

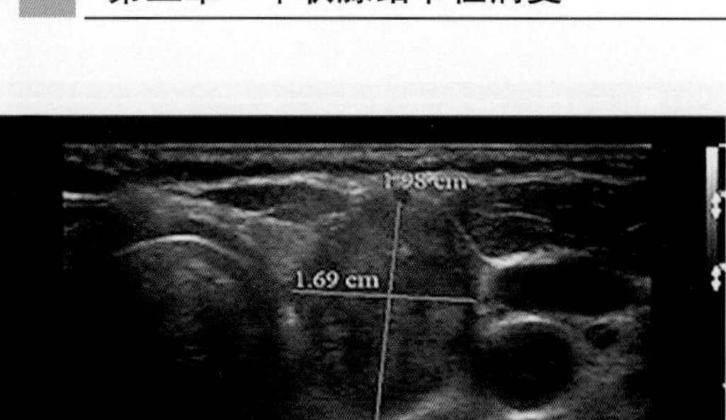

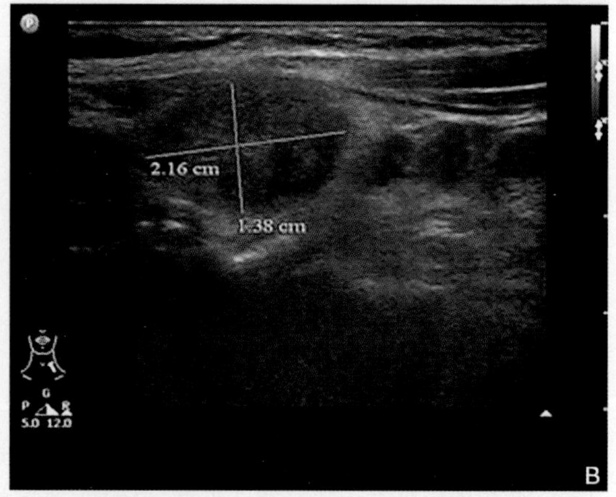

图 5-3-7　甲状腺左侧叶乳头状癌(一)

A. 超声横切示甲状腺左侧叶不均质回声瘤体,A/T≥1(箭);B. 超声纵切示瘤体 A/T<1(箭)

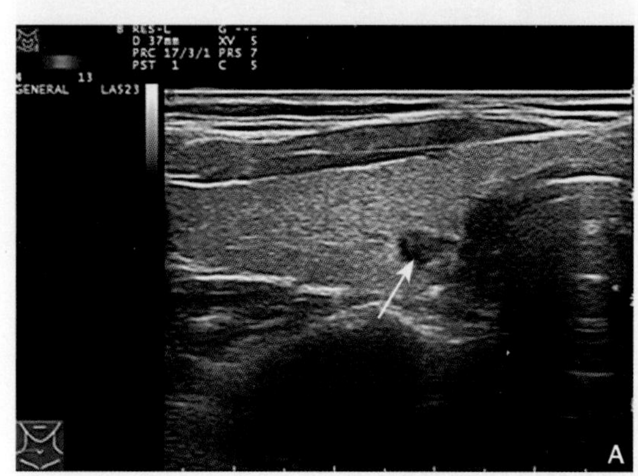

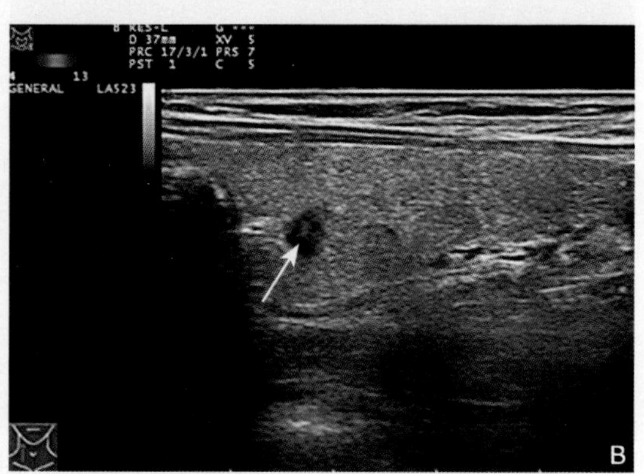

图 5-3-8　甲状腺右侧叶微小乳头状癌(一)

A. 超声横切示甲状腺右侧叶低回声结节,形态不规则,A/T<1(箭);B. 超声纵切示 A/T≥1(箭)

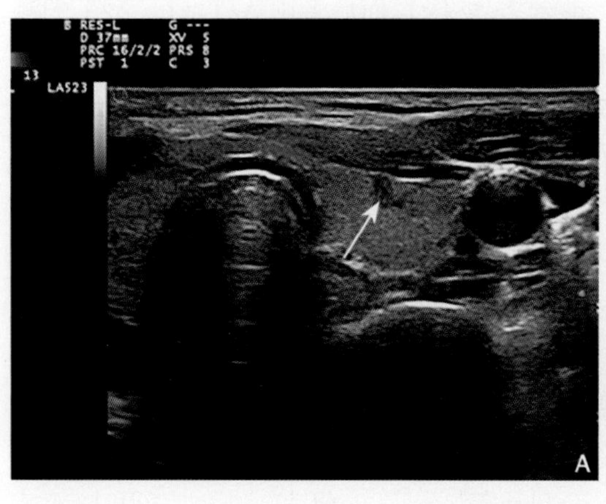

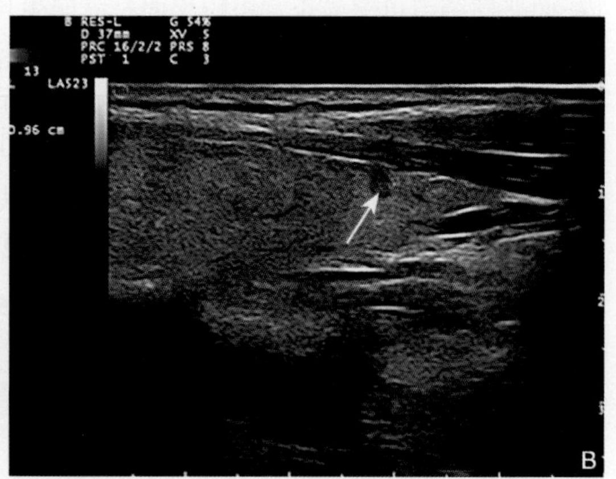

图 5-3-9　甲状腺微小乳头状癌

超声横切(A)和纵切(B)均示甲状腺左侧叶下极低回声瘤体,A/T≥1(箭)

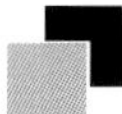

对比直径≤1.0cm 组、直径 1.0～2.0cm 组和直径>2.0cm 组三组乳头状癌的超声影像图，A/T≥1 分别占各组的 56.0%、42.0% 和 13.0%，说明瘤体的大小与 A/T≥1 的显示率呈一定的反比关系，即随着瘤体的增大，A/T≥1 的显示率降低，故 A/T≥1 在微小乳头状癌组中的诊断价值大于非微小乳头状癌组，甚至对于部分边界规则的等或稍低回声瘤体，A/T≥1 成为诊断微小乳头状癌的最重要的依据。

（4）微钙化：详见第九章第一节相关内容。

4. CT 四主要征象

（1）形态不规则：与超声影像学一致，形态不规则同样是 CT 诊断甲状腺乳头状癌的重要征象，其敏感度和特异度分别为 77.9%～92.0% 和 73.0%～90.0%（表 5-3-5）。对大部分瘤体而言，瘤体形态在超声与 CT 上的表现具有一致性，均能反映出大体病理的客观形态，但对于小部分瘤体，尤其是体积较小时，超声与 CT 对形态的判断存在一定的差异，主要是超声具有更高的软组织分辨率，能够显示瘤体分叶状边缘，而 CT 图像难以显示这些结构，另外，超声可以通过多平面对瘤体进行观察，而常规 CT 仅能对横断位进行判断，因此，超声表现为形态不规则的瘤体，在 CT 上可以表现为规则的圆形或椭圆形（图 5-3-10）。CT 增强检查时，瘤体边缘的强化会导致其相对低密度范围缩小而不能反映出瘤体的真实形态（图 5-3-11），故瘤体形态的判断应以 CT 平扫序列为主。

表 5-3-5　形态不规则在 CT 诊断甲状腺乳头状癌中的敏感度和特异度（%）

	敏感度	特异度		敏感度	特异度
韩志江等	79.7	74.5	韩志江等#	77.9	84.5
朱妙平等	83.0	90.0	瞿佳丽等#	92.0	73.0

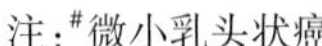
注：#微小乳头状癌

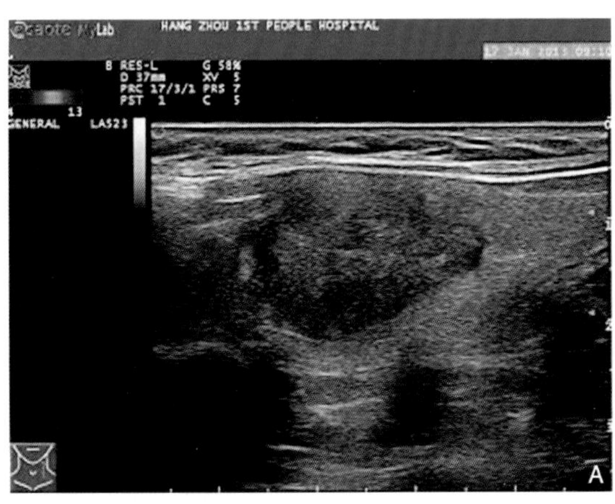

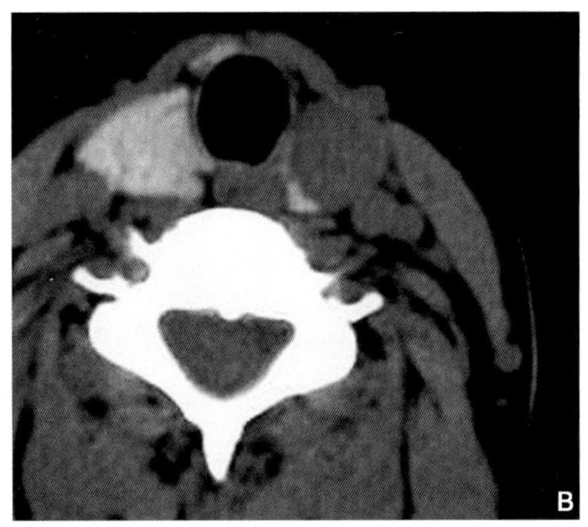

图 5-3-10　甲状腺左侧叶中、上极乳头状癌

A. 超声纵切示甲状腺左侧叶瘤体，界清，形态不规则，呈不均质混杂回声；B. CT 平扫示瘤体呈规则的类圆形，边缘光整，密度均匀

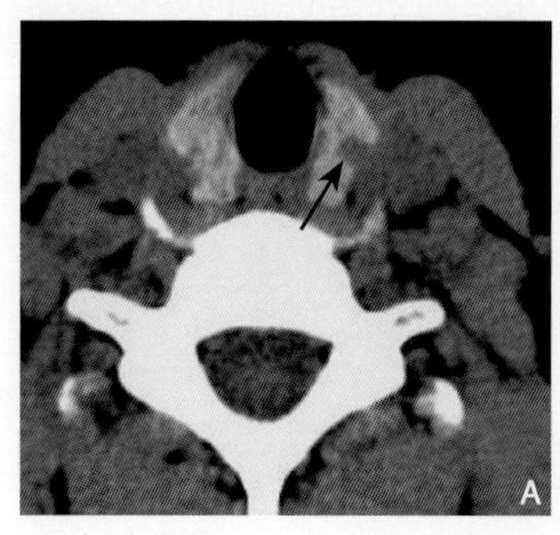

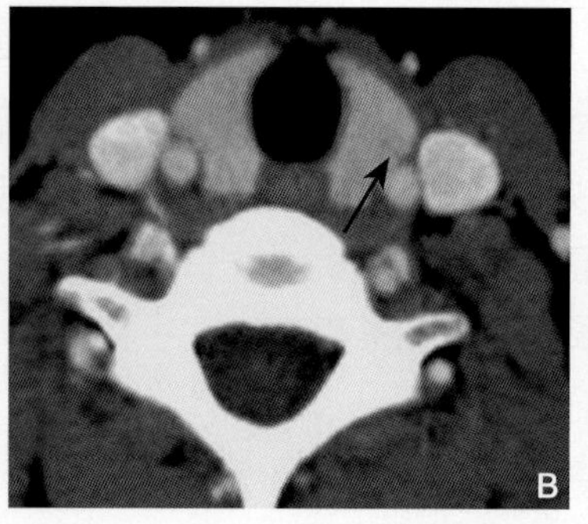

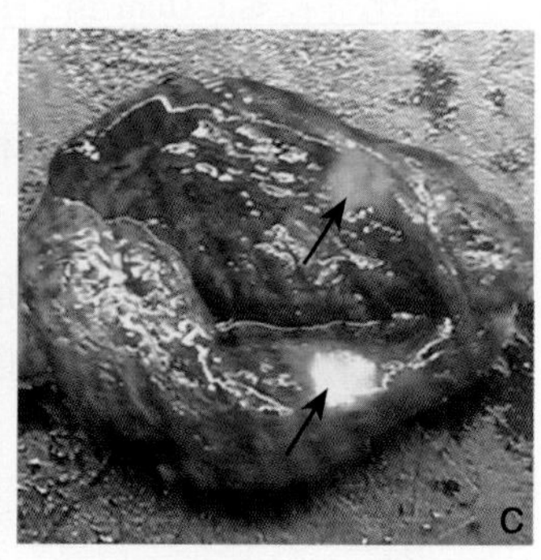

图 5-3-11　甲状腺左侧叶微小乳头状癌

A. CT 平扫示甲状腺左侧叶下极低密度瘤体，界清，形态不规则（箭）；B. CT 增强扫描示瘤体明显强化，与 CT 平扫比较（A），相对低密度区范围明显缩小，边缘模糊（箭）；C. 大体标本示瘤体形态不规则（箭），外侧缘可疑累及甲状腺被膜

（2）咬饼征："咬饼征"又称为"甲状腺边缘中断征"，狭义的"咬饼征"是指瘤体最大径位于瘤与甲状腺交界区或甲状腺外（图 5-3-12），广义的"咬饼征"泛指瘤体边缘与甲状腺边缘具有一定的接触面，接触面较平直，非杯口状表现（图 5-3-13），显然，狭义的"咬饼征"特异度更高，而广义的"咬饼征"敏感度更高。CT 增强后瘤体边缘常会发生一定程度的强化，影响瘤体与甲状腺边缘结构关系的观察，故"咬饼征"的判断通常是在 CT 平扫序列中进行的。"咬饼征"是 CT 诊断甲状腺乳头状癌的重要 CT 征象，其敏感度和特异度分别为 75. 0% ~ 91. 9% 和 81. 3% ~94. 0%（表 5-3-6），其发生机制尚不明确，可能与瘤体发生于甲状腺边缘并累及甲状腺被膜，或虽未累及被膜，但与被膜之间甲状腺组织菲薄，CT 无法分辨有关，故 CT 影像上表现为"咬饼征"，超声影像上可能仍显示被膜与瘤体之间存在薄层的甲状腺组织（图 5-3-14）。

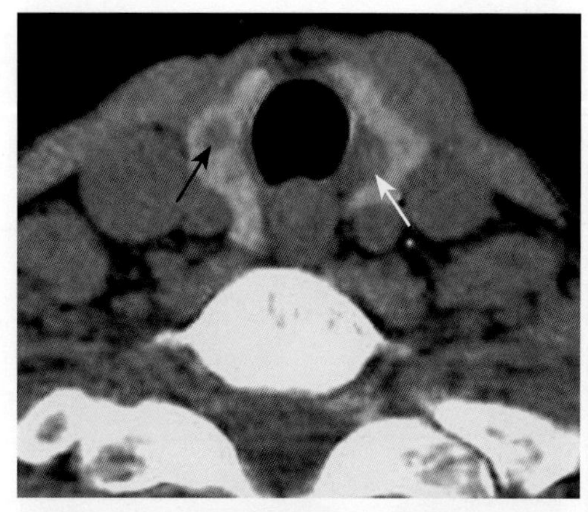

图 5-3-12　甲状腺左侧叶乳头状癌，右侧叶结节性甲状腺肿

CT 平扫示甲状腺左侧叶中极内侧缘低密度瘤体，其最大径位于甲状腺边缘，呈"咬饼征"（白箭），甲状腺右侧叶类圆形低密度区，界清（黑箭），无"咬饼征"

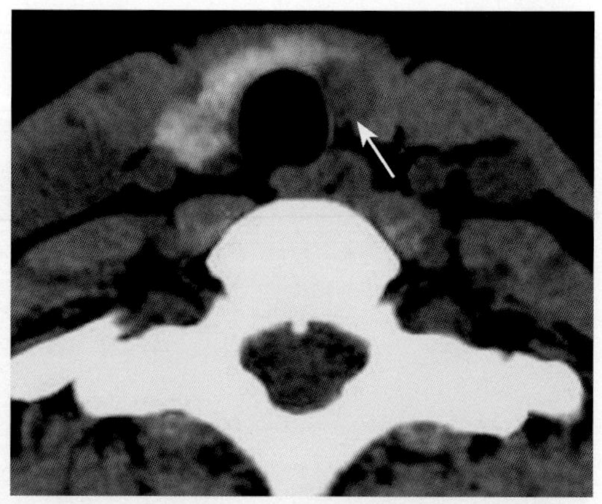

图 5-3-13　甲状腺左侧叶乳头状癌（二）

CT 平扫示甲状腺左侧叶近峡部低密度瘤体，边缘与甲状腺边缘具有较长的接触面（接近瘤体最大径），接触面较平直（箭），呈"咬饼征"

表 5-3-6　“咬饼征”在 CT 诊断甲状腺乳头状癌中的敏感度和特异度(%)

	敏感度	特异度		敏感度	特异度
韩志江等	91.9	81.3	韩志江等#	82.5	81.9
朱妙平等	84.0	94.0	瞿佳丽等#	75.0	92.0

注:#微小乳头状癌

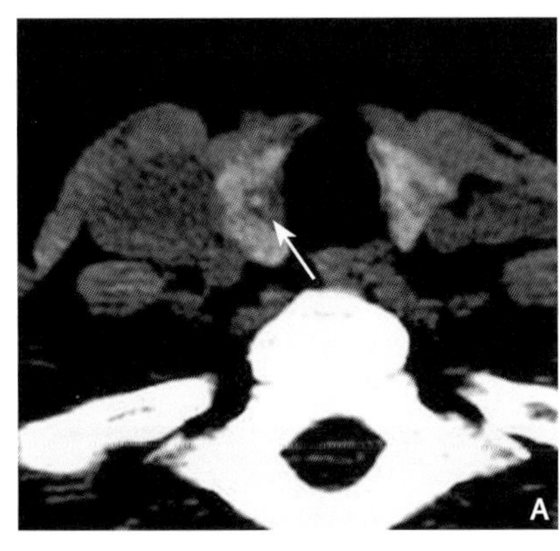

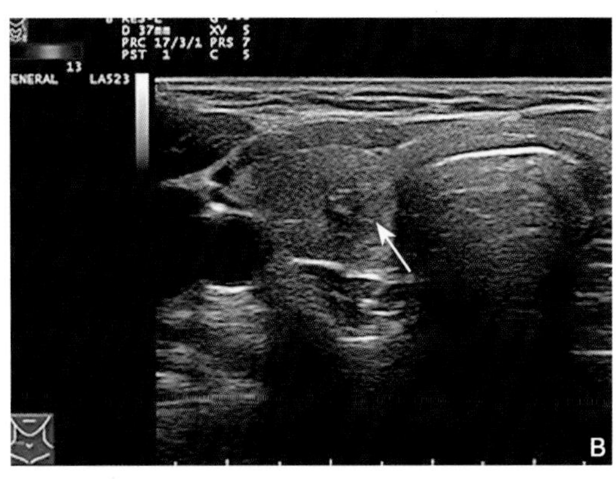

图 5-3-14　甲状腺右侧叶微小乳头状癌(二)

A. CT 平扫示甲状腺右侧叶低密度瘤体,形态不规则,内见微钙化,结节内侧缘与气管间无甲状腺组织而呈“咬饼征”(箭);B. 超声横切示甲状腺右侧叶低回声瘤体,边界欠清晰,内见微钙化,瘤体与气管间见正常甲状腺回声(箭)

(3) 增强后边界模糊或缩小:增强后边界模糊或缩小征象,即增强后甲状腺组织与瘤体之间的密度差异小于平扫甲状腺组织与瘤体之间的密度差异,是甲状腺乳头状癌的重要征象之一,其敏感度和特异度分别为73.2% ~87%和73.6% ~88.9%(表 5-3-7)。甲状腺与瘤体之间的密度差异反映了瘤体内部的微循环情况:60% ~90%的甲状腺乳头状癌富含浓密的纤维结缔组织,后者占据了相应的毛细血管床,与周围明显强化的甲状腺组织相比,瘤体表现为低强化(图 5-3-15),如果瘤体内肿瘤细胞结构丰富,而纤维结缔组织成分较少,瘤体表现为等强化(图 5-3-15),甚至极少数表现为高强化(图 5-3-16),由此可见,纤维结缔组织是决定瘤体强化程度及强化均匀程度的重要因素。另外,梗死同样会造成瘤体强化程度的减低,甚至无强化,此时易与结节性甲状腺肿等良性病变混淆,需要结合超声检查进行判断(图 5-3-17)。由表 5-3-7 可知,增强后边界模糊或缩小征象在直径>1.0cm 和直径≤1.0cm 的瘤体中分布存在一定差异,后者中的敏感度和特异度均高于前者,说明该征象更有利于微小乳头状癌的诊断。

甲状腺乳头状癌多呈渐进性强化(图 5-3-18),其机制与瘤体内纤维结缔组织等间质成

表 5-3-7　增强后边界模糊/缩小在诊断甲状腺乳头状癌中的敏感度和特异度(%)

	敏感度	特异度		敏感度	特异度
韩志江等	73.2	73.6	韩志江等#	80.1	88.9
朱妙平等	76.0	79.0	瞿佳丽等#	87.0	81.0

注:#微小乳头状癌

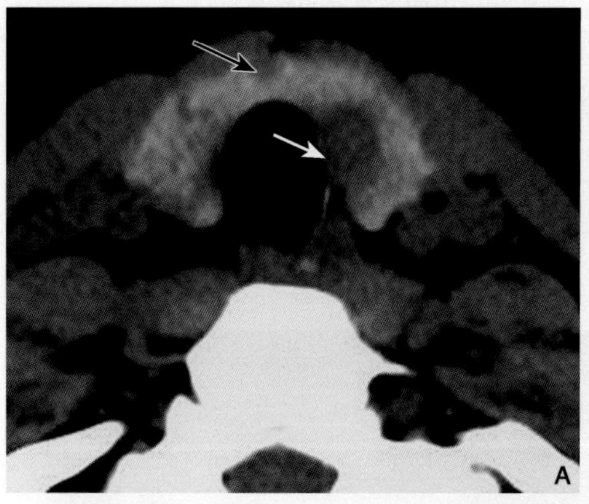

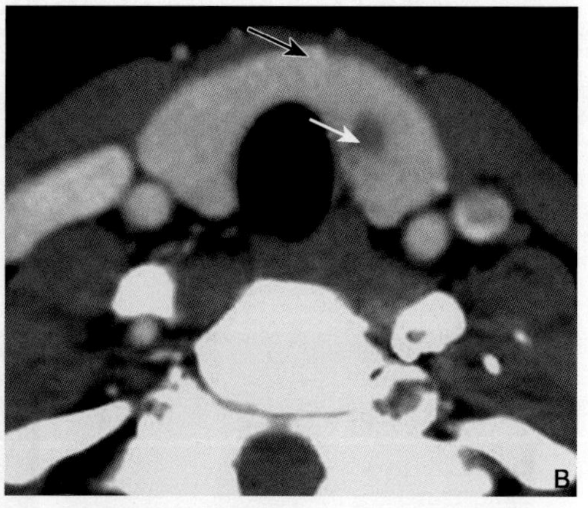

图 5-3-15　甲状腺峡部正中及左侧乳头状癌

A. CT 平扫见峡部左侧(黑箭)及正中(白箭)低密度瘤体,界清;B. CT 增强扫描见峡部左侧瘤体相对低密度区范围明显缩小(黑箭),峡部正中瘤体的相对低密度区消失而呈等密度(白箭)

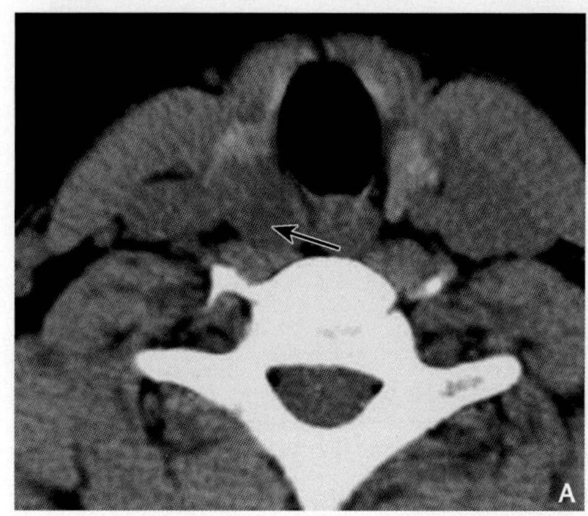

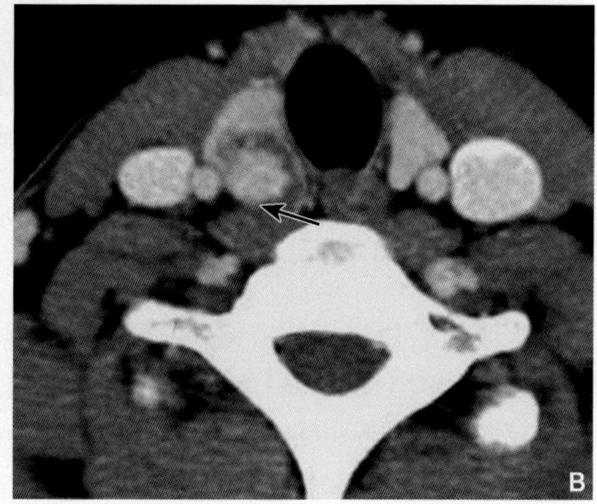

图 5-3-16　甲状腺右侧叶乳头状癌(一)

A. CT 平扫示甲状腺右侧叶中极不规则低密度瘤体(箭);B. CT 增强扫描示瘤体大部分明显强化(箭),程度高于周围甲状腺组织呈高强化,瘤体边缘见带状强化程度较低区

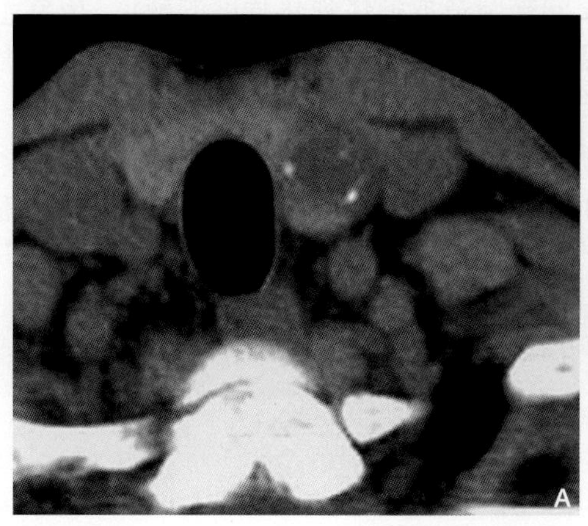

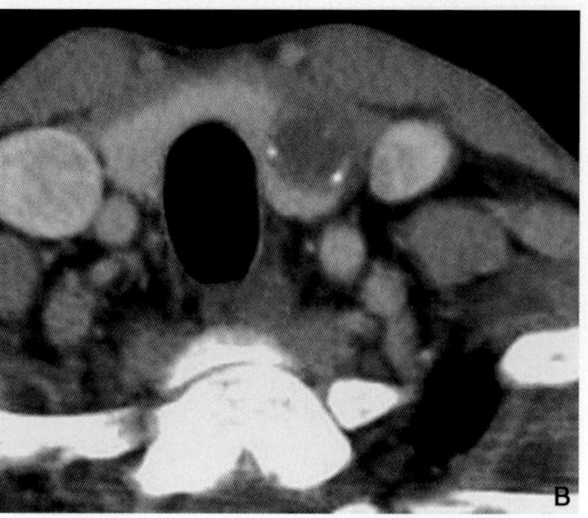

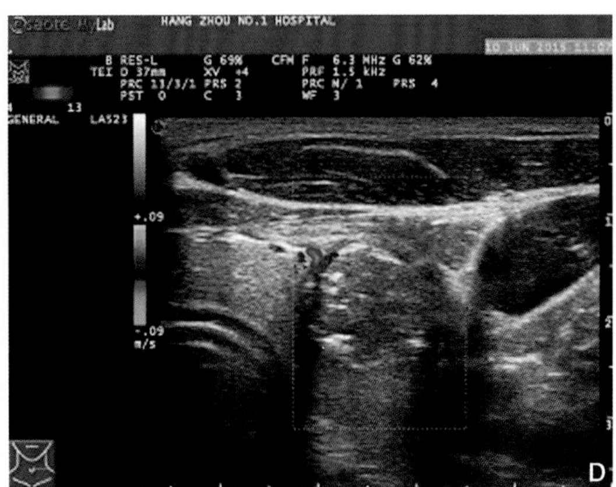

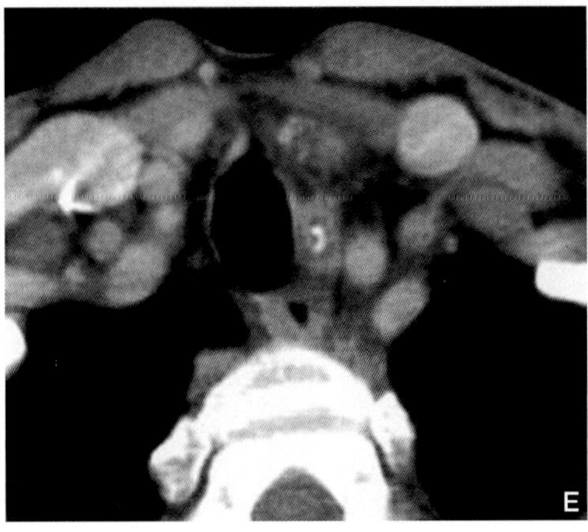

图 5-3-17　甲状腺左侧叶乳头状癌伴梗死及左侧Ⅵ组淋巴结转移

A. CT 平扫示甲状腺左侧叶下极近峡部低密度瘤体，边界清晰，周围见多发微钙化显示；B. 增强 CT 扫描示瘤体强化不明显；C. 超声纵切示瘤体不均质，以等回声为主，形态规则，边界清晰，内见多发微钙化，边缘见薄层不连续的低回声晕环，见显著侧方声影；D. CDFI 示瘤体内部无血流信号，边缘见少量血流信号；E. CT 增强检查示左侧Ⅵ组淋巴结增大，内见微钙化，淋巴结与气管分界不清，手术证实为淋巴结转移

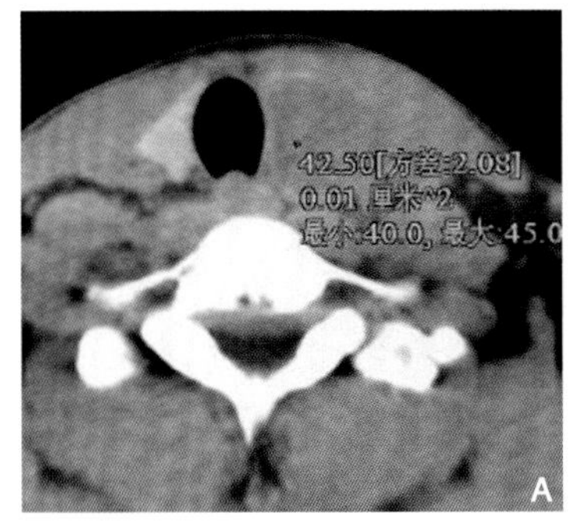

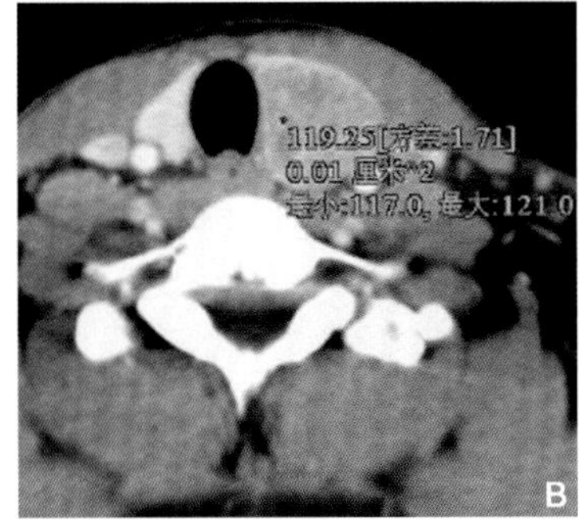

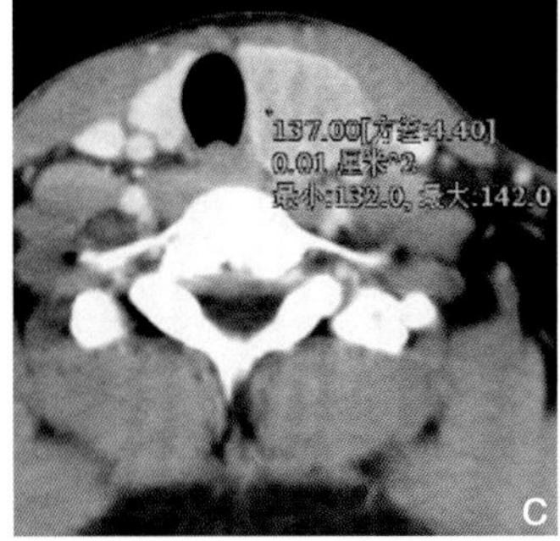

图 5-3-18　甲状腺左侧叶乳头状癌（三）

A. CT 平扫示甲状腺左侧叶中部类椭圆形低密度瘤体，CT 值约 42Hu，界清；B. 注入对比剂 25s 后 CT 增强扫描，瘤体不均匀强化，CT 值 119Hu；C. 注入对比剂 50s 后 CT 增强扫描，瘤体较 25s 时强化明显，CT 值 137Hu，并且趋向均匀一致

分较多、间质内血管纤细、血流速度较慢有关。

（4）微钙化：详见第九章第一节相关内容。

5. 其他征象

（1）被膜接触：甲状腺被膜接触是预测甲状腺癌颈部淋巴结转移的重要因素，其机制与肿瘤组织突破甲状腺被膜，并侵犯被膜内的淋巴系统有关。被膜接触是指瘤体与甲状腺被膜之间直接接触无甲状腺组织。在超声、CT、MRI 和核医学等影像学检查中，超声是唯一能够显示甲状腺被膜结构的检查方法，故在术前评估中，肿瘤与甲状腺被膜接触的范围均用超声来判断。对比超声影像与组织学资料，超声显示被膜接触的病例中，经病理证实为被膜侵犯的病例为 63.2%，超声显示无被膜接触的病例中，84.1% 的病例经病理证实无被膜侵犯，超声影像的被膜接触与病理证实的被膜接触存在较大的差异，其机制尚不明确，可能与超声检查中的压迫而导致其结构层次发生改变有关。目前在超声评估被膜接触程度时，均以瘤体与甲状腺被膜接触的最大长度与瘤体周长的比值来表示，常用 0、0 ~ 25.0%、25.0% ~ 50.0% 和>50.0% 四个范围来描述（图 5-3-19），随着比值的增大，预测颈部淋巴结转移的敏感度降低，但特异度增高，如比值为 0 ~ 25.0% 时，预测颈部淋巴结转移的敏感度和特异度分

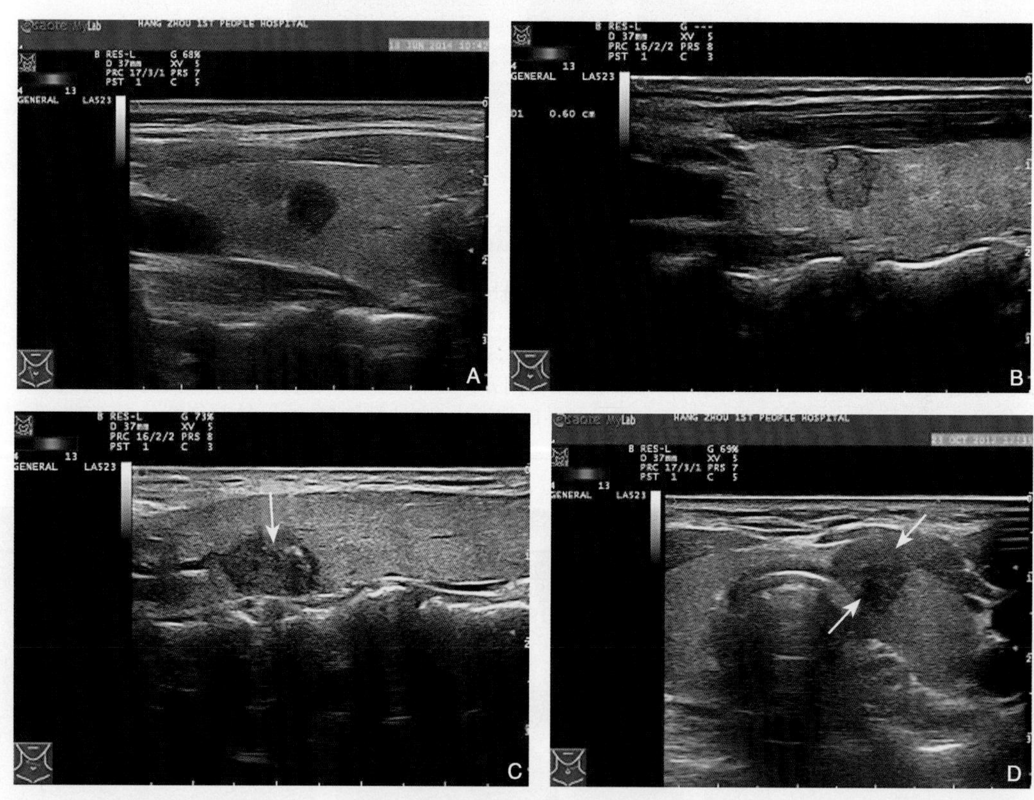

图 5-3-19　瘤体与甲状腺被膜接触范围

A. 超声纵切示甲状腺右侧叶中部低回声瘤体，瘤体与甲状腺被膜无接触；B. 超声纵切示甲状腺左侧叶上极稍低回声瘤体，瘤体与甲状腺被膜接触范围在 0 ~ 25.0% 瘤体周长之间（箭）；C. 超声纵切示甲状腺左侧叶上极低回声瘤体，瘤体与甲状腺被膜接触范围在 25.0% ~ 50.0% 瘤体周长之间（箭）；D. 超声横切示甲状腺左侧叶近峡部低回声瘤体，瘤体与甲状腺被膜接触范围在 50.0% 瘤体周长以上（箭）

别为 65.2% 和 81.8%，而比值为>50.0% 时，预测颈部淋巴结转移的敏感度和特异度分别为 13.5% 和 98.5%。

超声检查显示被膜接触的病例中，尤其是接触范围较大者，在 CT 影像上常表现为“咬饼征”(图 5-3-20)。因 CT 无法辨别甲状腺被膜，故常用“咬饼征”“甲状腺边缘中断征”或“甲状腺边缘接触”来描述病理学上的甲状腺被膜侵犯。CT 的软组织分辨率不及超声检查，对于病理证实存在甲状腺被膜侵犯范围较小的病例，CT 判断的准确度低于超声检查(图 5-3-21)。常规 CT 扫描均为横断位成像，在甲状腺上、下极瘤体是否存在“咬饼征”的判断上具有一定难度，CT 矢状位或冠状位重建可以弥补这一不足(图 5-3-22)。

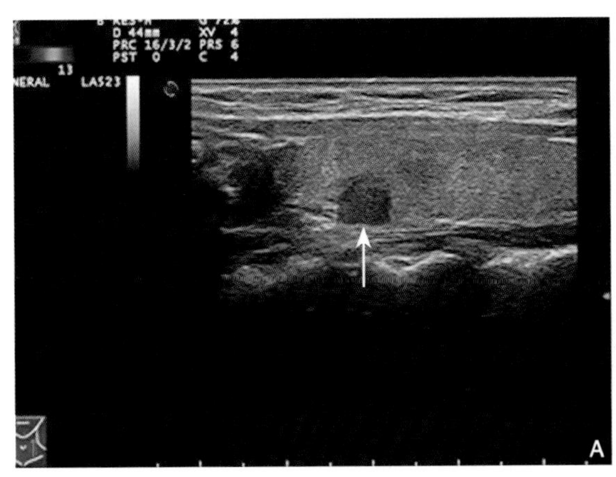
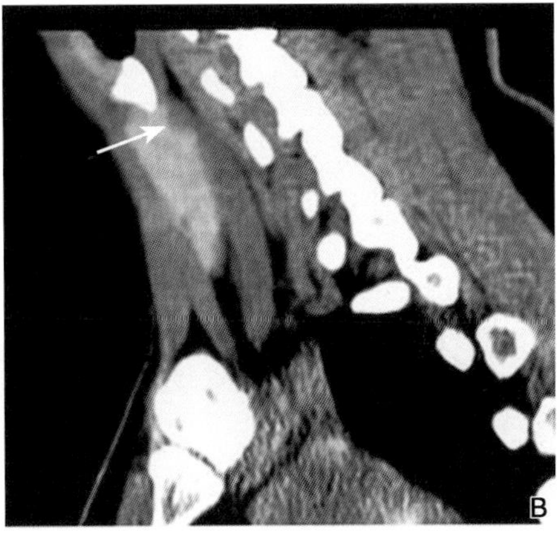

图 5-3-20　甲状腺左侧叶乳头状癌(四)

A. 超声纵切示甲状腺右侧叶上极低回声瘤体，与甲状腺被膜接触范围在 25.0% ~50.0% 瘤体周长之间(箭)；B. CT 矢状位重建示甲状腺左侧叶上极低密度瘤体，呈“咬饼征”(箭)

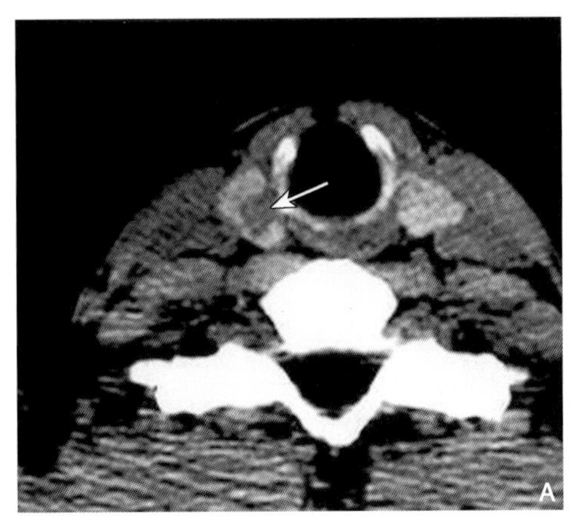
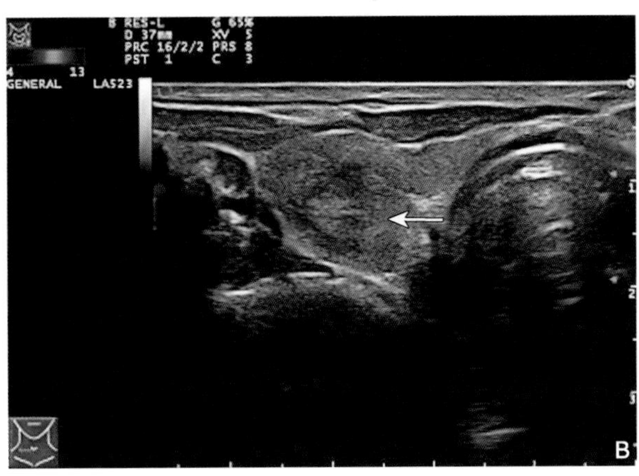

图 5-3-21　甲状腺右侧叶乳头状癌(二)

A. CT 平扫示甲状腺右侧叶上极不规则瘤体，内侧与气管之间未见甲状腺组织，呈“咬饼征”(箭)；B. 超声横切示甲状腺右侧叶等、稍低回声瘤体，边界模糊，内侧与气管之间见正常甲状腺回声(箭)

(2) 边界模糊：边界模糊是甲状腺恶性肿瘤浸润周围甲状腺组织的重要体现(图 5-3-23)。超声表现为边界模糊的微小乳头状癌与病理学对照，近半数病理学表现为瘤体的边界不规则，另外半数表现为瘤体浸润到周围甲状腺组织内而表现为边界模糊。与瘤体形态的

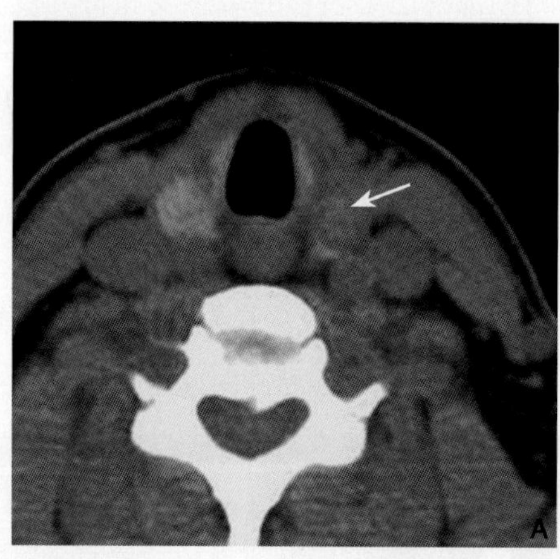

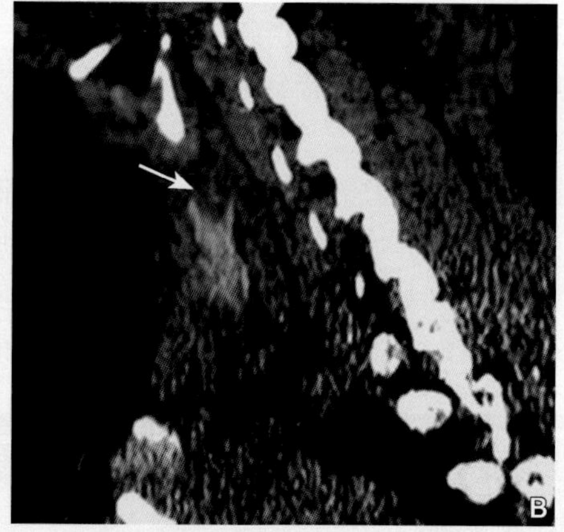

图 5-3-22　甲状腺左侧叶上极微小乳头状癌

A. CT 平扫示甲状腺左侧叶上极密度减低；B. CT 平扫矢状位重建示甲状腺上极杯口状缺损，呈“咬饼征”

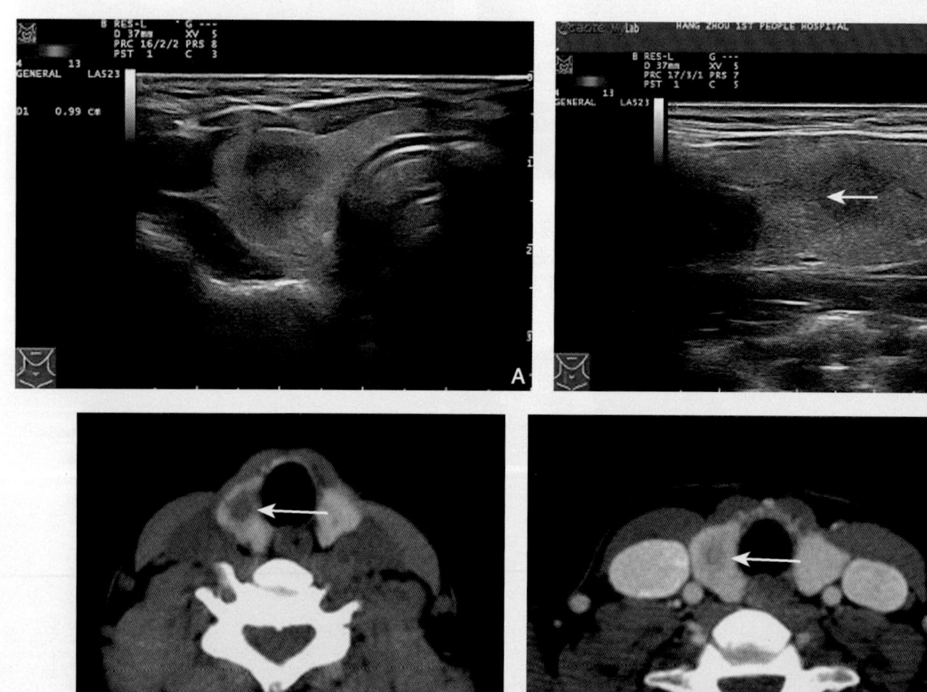

图 5-3-23　甲状腺右侧叶乳头状癌（三）

A. 超声横切示甲状腺右侧叶中部低回声瘤体，大部分边界模糊（箭）；B. 超声纵切亦示瘤体大部分边界模糊（箭）；C. CT 平扫示甲状腺右侧叶低密度瘤体，边界模糊（箭）；D. CT 增强扫描见瘤体低密度区范围相对缩小，边界模糊（箭）

判断相同，超声在边界的判断方面优于 CT 和 MRI 检查，超声表现为边界模糊的瘤体，在 CT 或 MRI 上可能会表现为边界清晰（图 5-3-24）。

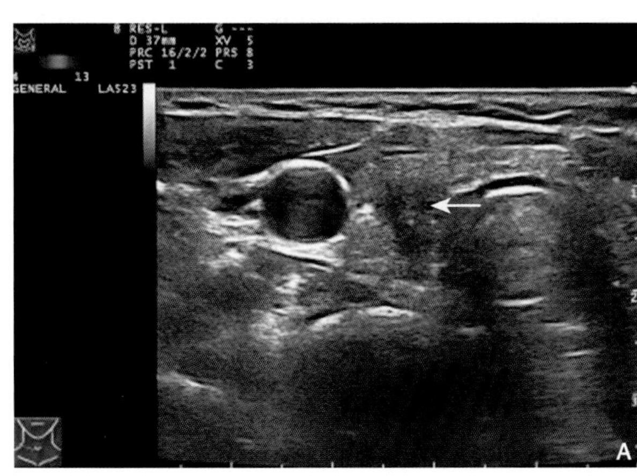

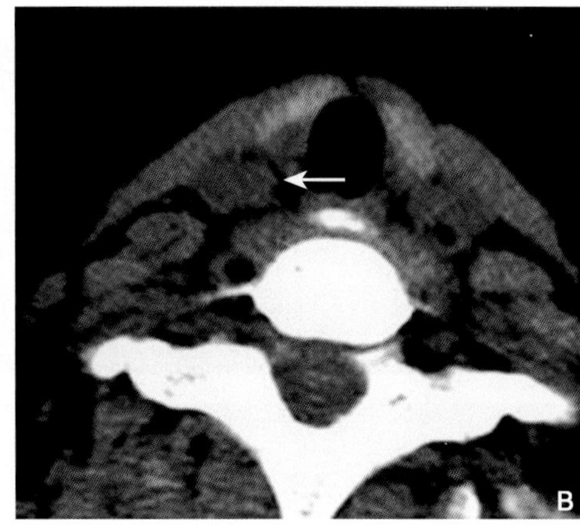

图 5-3-24　甲状腺右侧叶乳头状癌（四）

A. 超声横切示甲状腺右侧叶下极低回声瘤体，前缘及内侧缘边界模糊，外缘边界清晰（箭）；B. CT 平扫示甲状腺右侧叶三角形低密度瘤体，边界清晰（箭）

（3）假包膜征：假包膜征是乳头状癌的一个少见影像学征象，其形成机制为瘤体周围形成的纤维包膜状结构。在超声影像中，假包膜表现为环绕瘤体完整或不完整的低回声声晕，瘤体边缘常见侧方声影；在 CT 检查中，增强后瘤体边缘完整或不完整弧状强化程度减低区是假包膜的典型表现，此征象在 CT 平扫时不明显（图 5-3-25）。与大部分无假包膜的乳头状癌不同，具有假包膜的瘤体，多呈规则的圆形或椭圆形，内部回声多呈等或稍低回声，彩色多普勒提示血流丰富，CT 增强多呈等或稍低强化（图 5-3-25、图 5-3-26），与具有包膜的良、恶性病变，尤其是滤泡状腺瘤或癌难以鉴别，此时，超声影像上的纵横比失调、微钙化及 CT 影像上的咬饼征有助于进一步鉴别诊断。

（4）内部血流：彩色多普勒血流可以直接观察肿块内外的血管走行和分布情况。甲状腺乳头状癌的血流情况根据结节大小的不同，表现不同，Frates 等报道较大结节病变内血流信号丰富者多见，一般结节越大，血流越丰富，乳头状癌的血流信号多分布于瘤体的内部，走向迂曲紊乱，周边多无血流信号，大部分阻力指数（RI）≥0.7。对于较大的结节如果内部钙化成分较多或有部分液化，血流信号以不丰富者多见（图 5-3-27）。如果甲状腺乳头状癌有绕边血流，血流多较丰富，血流束粗细不均，可见多处血流中断，也可呈点状分布。以三型血流信号作为判断标准，甲状腺癌多以Ⅲ型为主。对于直径≤1.0cm 的较小瘤体，其内部多表现为无血流、微弱点状血流，少数表现为内部血流丰富而周边少或无血流的Ⅲ型血流特征，其中前者的机制为血管发育不成熟，血流速度缓慢，大多血流无法显示。彩色多普勒在诊断甲状腺乳头状癌方面具有一定的局限性，即良、恶性肿瘤的血流丰富程度具有部分交叉，因此，需结合其他影像表现综合分析。

（5）弹性成像：超声弹性成像在二维超声的基础上，作为一种补充的辅助诊断，在良恶性结节的鉴别诊断中的重要价值亦有大量报道。采用 5 分法超声弹性成像作为诊断标准，弹性评分为 4～5 分高度怀疑恶性，敏感度 97.0%，特异度 100%，阳性预测值 100%，阴性预测值 98.0%。有学者将图像分为 0～Ⅳ级，以Ⅲ级或以上作为判断恶性的标准，其敏感度为

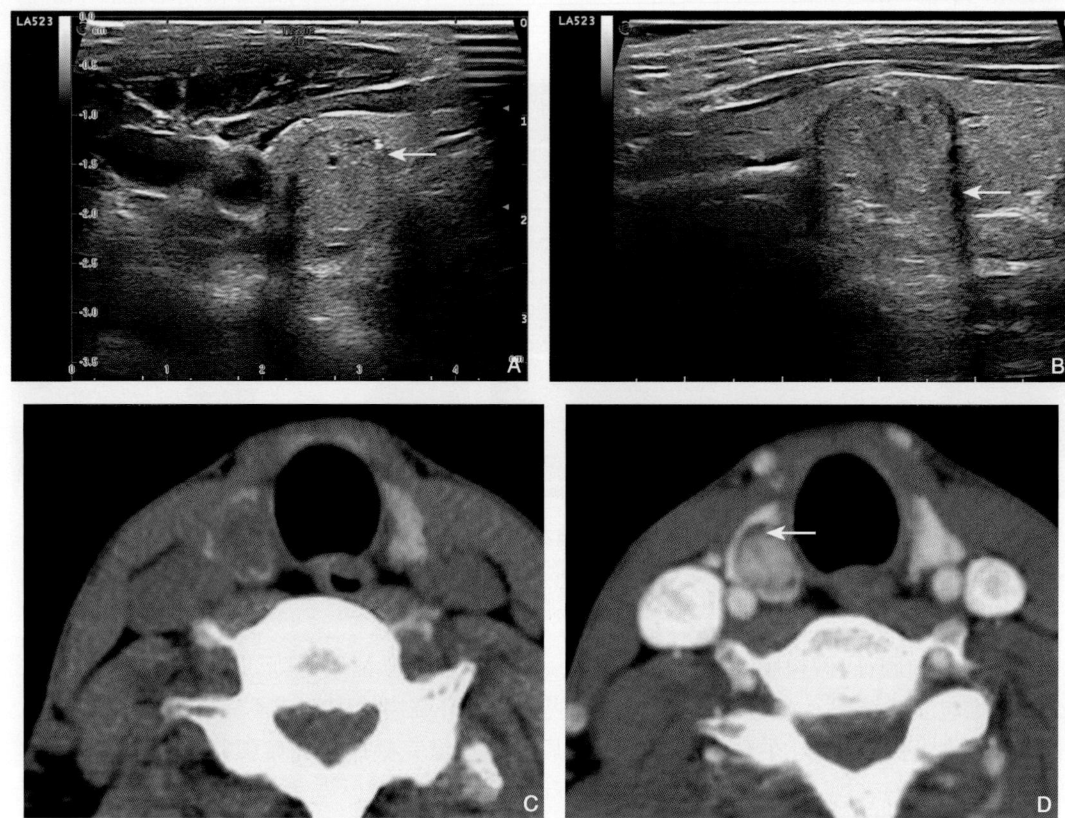

图 5-3-25　甲状腺右侧叶乳头状癌(五)
A. 超声横切示甲状腺右侧叶上极类椭圆形等回声瘤体,A/T≥1,其周围见低回声声晕,外侧见侧方声影,内上缘见微钙化(箭);B. 超声纵切示瘤体呈等回声,其边缘见不完整低回声声晕及侧方声影征象(箭);C. CT 平扫示甲状腺右侧叶低密度瘤体,边界欠清;D. CT 增强扫描示瘤体内部强化较明显,仍低于甲状腺强化程度,瘤体周围见弧形强化程度减低区(箭)

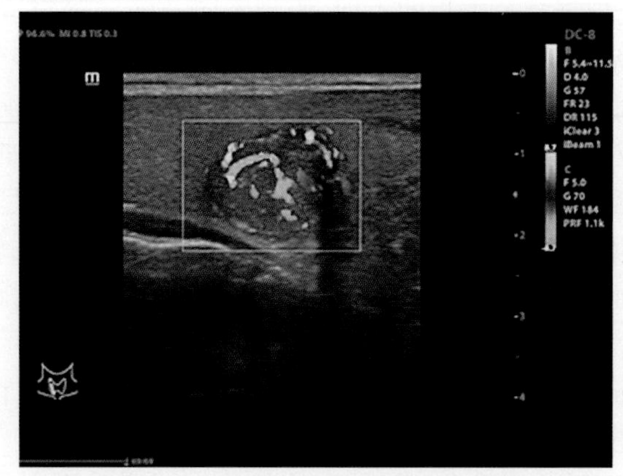

图 5-3-26　甲状腺右侧叶乳头状癌(六)
彩色多普勒示甲状腺右侧叶下极类椭圆形等回声瘤体,内部见迂曲紊乱的血流,周边见少量血流,并见侧方声影征象(箭)

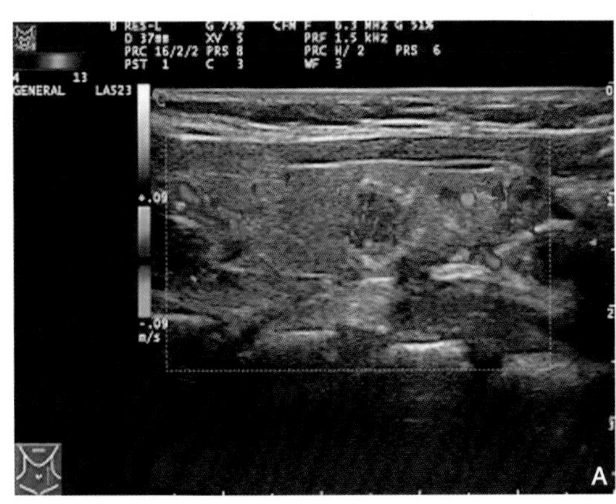

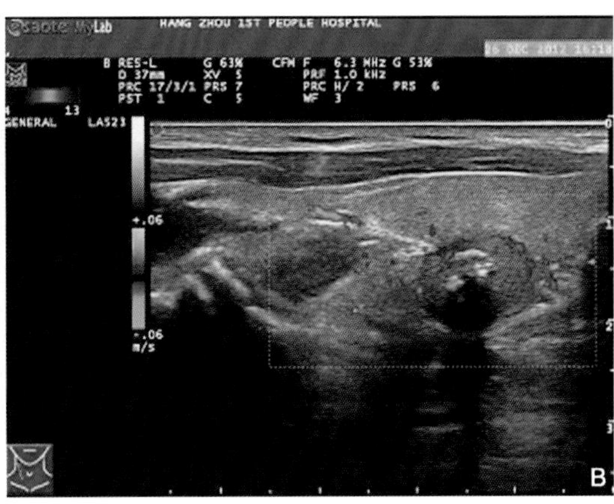

图 5-3-27　甲状腺乳头状癌 CDFI

A. 超声纵切示微小乳头状癌内部血流信号丰富，走行迂曲；B. 超声纵切示瘤体内较多钙化成分，瘤体内部及周边仅有少许血流分布

100%，特异度 77.1%，准确度 81.8%。甲状腺乳头状癌弹性评分高，与其组织学构成相关：分支多，中心有较多纤维血管间质，间质内常见呈同心圆状的砂粒体，因此其组织硬度增加（图 5-3-28、图 5-3-29），而典型的甲状腺腺瘤和结节性甲状腺肿等良性结节，其内由滤泡组成，滤泡内充满胶质，质地较软，弹性评分较低。但如果良性结节发生钙化、纤维化、胶原化等病理改变，结节硬度相应增加，在一定程度上与恶性结节重叠，给鉴别诊断带来很大困难。由此可见，弹性成像具有自身的优势及不足，日常工作中，可以充分发挥其优势，为良、恶性结节鉴别诊断提供依据。

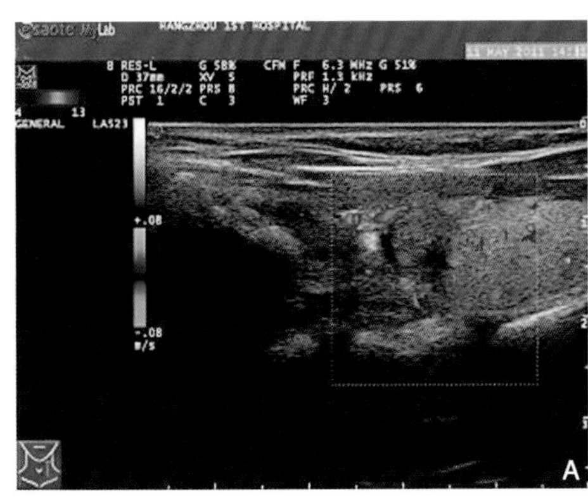

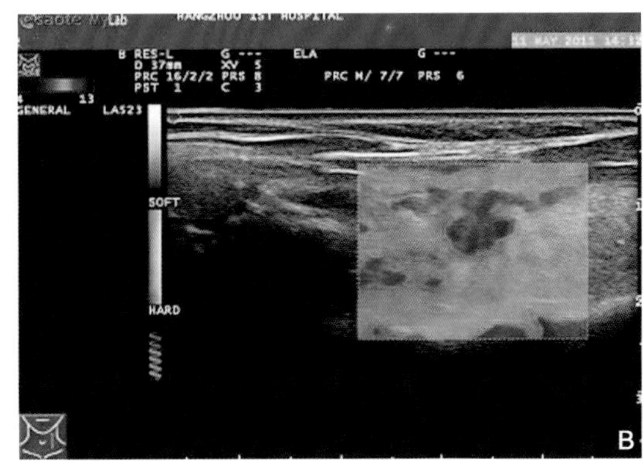

图 5-3-28　甲状腺乳头状癌弹性成像（一）

A. 彩色多普勒见甲状腺左侧叶类椭圆形低回声瘤体，边缘见少量血流；B. 弹性成像图从绿色到红色代表组织从软到硬，见甲状腺左侧叶类椭圆形瘤体，内部基本被红色覆盖，说明瘤体内部组织较硬

（6）超声造影：超声造影是通过显示造影剂微泡的分布、运动来了解感兴趣区域的血流灌注状态及血流动力学变化，其准确率为 74.0% ~82.0%。目前多数学者研究认为甲状腺乳头状癌的超声造影呈现慢进低增强的表现，其原因可能与以下因素有关：①正常甲状腺组织是富血供；②肿瘤组织内虽有大量新生血管形成，但恶性生长会破坏大量组织结

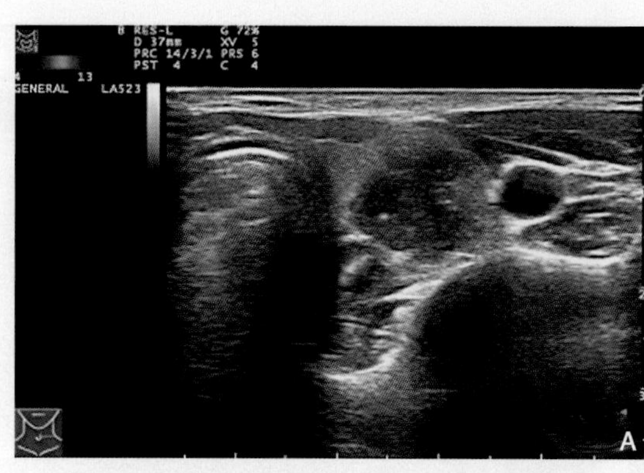

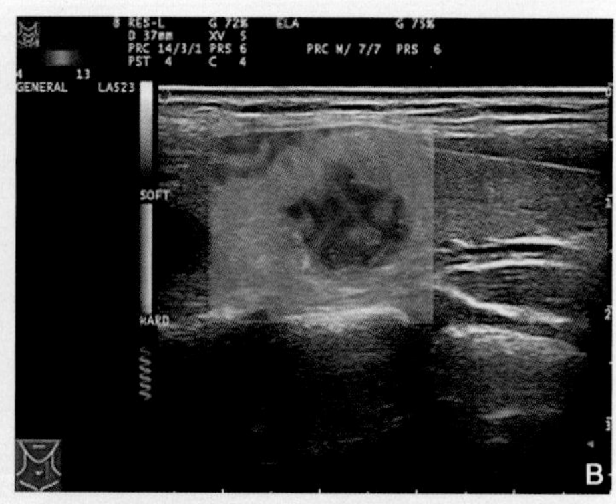

图 5-3-29　甲状腺乳头状癌弹性成像(二)

A. 超声横切示甲状腺左侧叶低回声瘤体,形态不规则,内可见细小强回声光斑;B. 弹性成像图从绿色到红色代表组织从软到硬,见甲状腺左侧叶瘤体,结节大部分被红色覆盖,瘤体内部组织较硬

构包括血管,导致肿瘤发生不同程度的硬化、坏死及液化等,破坏的血管大于新生血管的生成,造成恶性结节血供不丰富;③恶性结节内血管走向杂乱、不规则,周边血管较细,血流阻力指数高,出现造影剂到达时间慢;④恶性结节较小时,早期肿瘤血管床及动静脉瘘尚未形成与血供不丰富及造影剂进入延迟也有一定关系;⑤部分恶性结节囊性变、纤维化及钙化时可导致实性成分缺血,使造影剂不易进入。也有学者认为甲状腺癌病变内部血管增多、分布不均匀、走行紊乱、分支增多(血管网无级别差异)、管径粗细不均以及形成大量的动静脉瘘,甲状腺癌超声造影多呈高增强并表现为快进快出。不同大小的甲状腺乳头状癌超声造影表现不同:小于 1.0cm 的结节造影表现为乏血流,1.0～2.0cm 的有少量点状强化,超过 2.0cm 则表现为弥漫性强化。甲状腺结节的超声造影定量分析显示,通过比较甲状腺结节的时间-强度曲线各定量参数,发现恶性结节并非表现为传统的"快进快出高增强"模式,而是呈"慢进低增强"表现(图 5-3-30)。在结节性甲状腺肿并存的情况下,甲状腺癌的强化模式并无很大差异,如孔凡雷等报道的结节性甲状腺肿背景下甲状腺癌的强化模式,亦呈"慢进低增强"表现(图 5-3-31)。虽然超声造影在甲状腺癌的诊断中有一定的特征,但必须注意到良、恶性结节超声造影仍存有一定的重叠区,结合形态学特征才能让造影发挥更重要作用。

6. 多种征象联合

(1) 甲状腺诊断和报告系统(thyroid imaging reporting and data system, TI-RADS):虽然实性低回声、形态不规则、A/T≥1 和微钙化对甲状腺恶性结节具有很大的诊断价值,但目前仍没有单一的超声征象能够将甲状腺良、恶性结节完全鉴别开,这就需要多种超声征象的联合应用,旨在最大程度上提高甲状腺良、恶性诊断的准确度。

2009 年,Horvath 等首先采用 TI-RADS 的概念(表 5-3-8),用 10 个超声征象来判断甲状腺结节的良、恶性;Park 等根据 12 个超声征象提出了预测甲状腺结节良、恶性的方程式(表 5-3-9)。Horvath 等和 Park 等的观点虽然体现了多种征象联合应用的价值,但二者采用的超声征象过多,个人操作难度大,以及评价方法复杂而不能在临床医师和超声医师中广泛应用。Kwak 等在 2011 年对 TI-RADS 进行简化(表 5-3-10),提出通过结节构成、回声、边界、钙

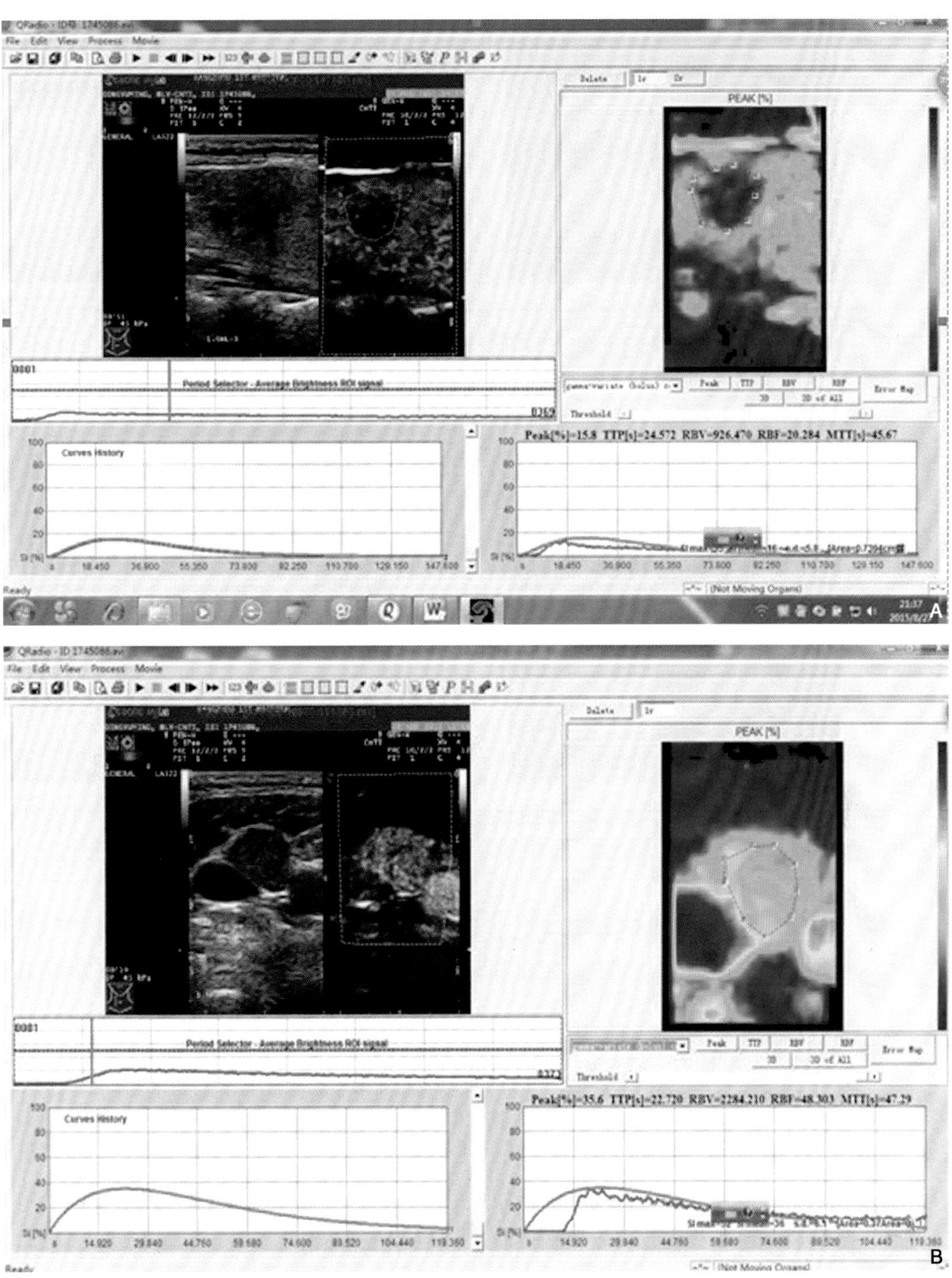
PEAK [%]
Period Selector - Average Brightness ROI signal
Curves History
Peak[%]=15.8 TTP[s]=24.572 RBV=926.470 RBF=20.284 MTT[s]=45.67
A
PEAK [%]
Period Selector - Average Brightness ROI signal
Curves History
Peak[%]=35.6 TTP[s]=22.720 RBV=2284.210 RBF=48.303 MTT[s]=47.29
B

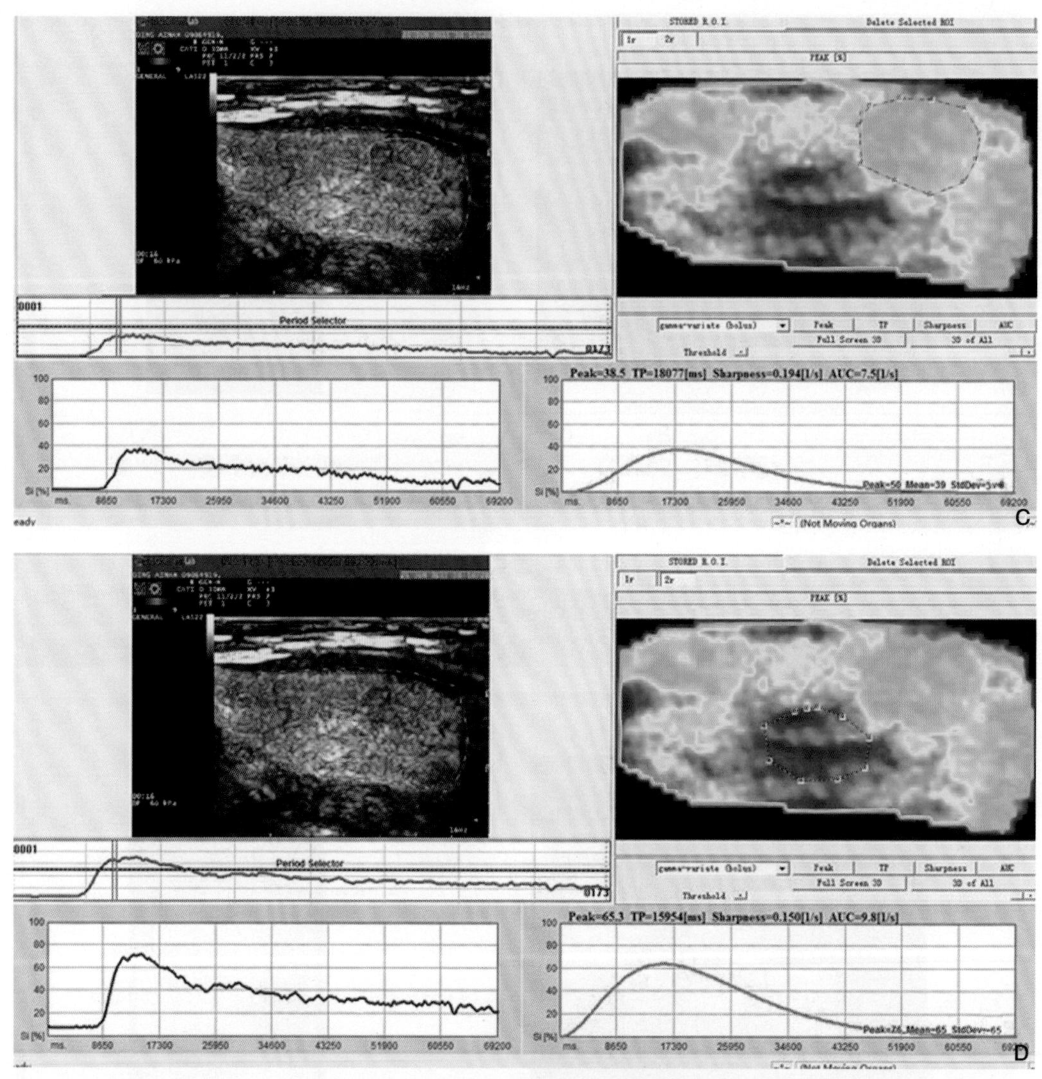

图 5-3-30　甲状腺乳头状癌超声造影动态曲线

甲状腺乳头状癌结节(A)和淋巴结转移(B),左上图所示时间-强度曲线图,为造影动态图像回放;右上图所示为软件提供的显示各参数三维图的顶面俯视图,内部小虚线框为所选的感兴趣区域;左下图所示为 Qontrast 定量分析软件拟合曲线;右下图所示感兴趣区内时间-强度曲线(TIC)及各定量参数。PEAK 峰值强度,TTP:达峰时间,RBV 局部血容量,RBF:局部血流量,MTT:对比剂平均渡越时间,TIC:时间密度曲线。甲状腺乳头状癌 TIC(C)和病灶周边正常组织 TIC(D),曲线对比示甲状腺恶性结节 Peak、AUC 低于病灶周边正常组织;恶性结节较周围正常组织上升缓慢,下降段平缓

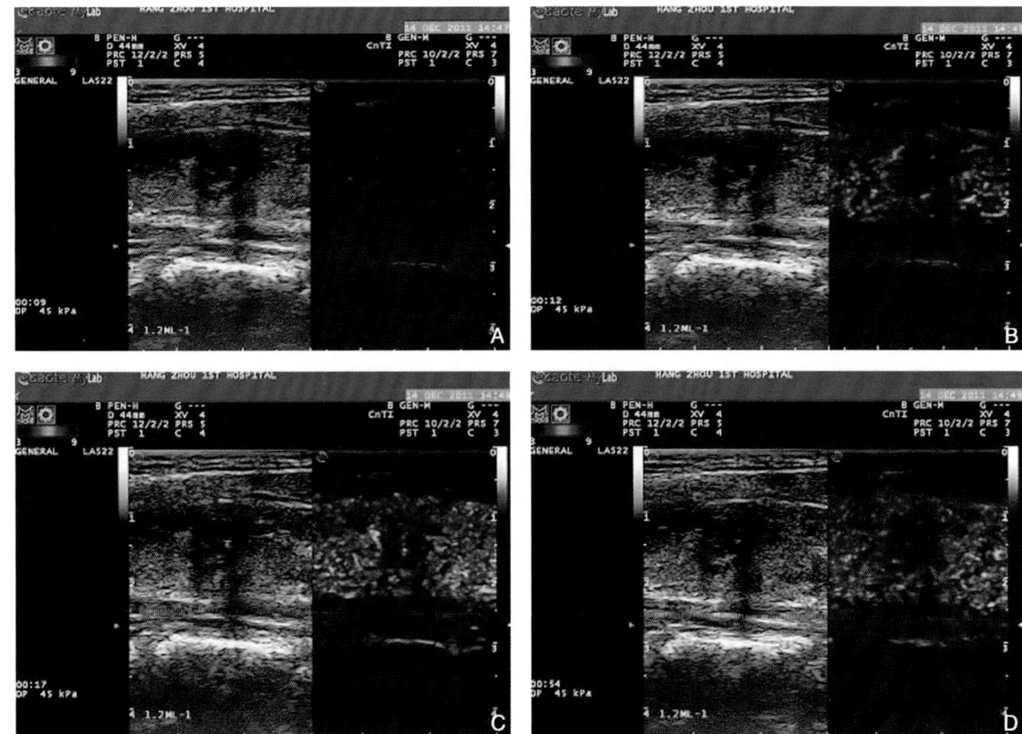

图 5-3-31 甲状腺右侧叶乳头状癌(七)

A. 超声双幅对照显示,常规超声示甲状腺右侧叶瘤体呈低回声,内可见多枚强回声光斑,超声造影 9 秒甲状腺实质开始增强,此时甲状腺结节未见增强;B. 造影 12 秒时,甲状腺结节开始增强;C. 造影 17 秒时,甲状腺结节较周围正常甲状腺实质呈低增强;D. 造影 54 秒时,甲状腺结节与周围甲状腺实质基本同步消退

表 5-3-8 Horvath 等 TI-RADS 分类

超声类型的描述	类型	恶性	TI-RADS 分级
无回声兼强回声点,无血管化病变	胶质类型 1		2 级:良性发现
无包膜,混合,不膨胀,有强回声点,血管化的病变,"网格"(海绵状结节)	胶质类型 2	0%	
无包膜,混有实性部分,等回声,可膨胀,有强回声点的血管化结节	胶质类型 3		
桥本甲状腺炎中、高、等或低回声,伴有外周血管化的部分包膜结节	桥本甲状腺炎假结节	<5%	3 级:可能良性
实性或混合高、等、低回声结节,有薄包膜	单一肿瘤类型	5% ~10%	4A 级:不能确定
低回声病变且边界不清楚,没有钙化	de Quervain 类型		
高、等或低回声,高度血管化,厚包膜结节,具有钙化(粗或微钙化)	可疑肿瘤类型		
低回声,无包膜,不规则形状和边缘,穿透性血管,有或无钙化	恶性类型 A	10% ~80%	4B 级:可疑
等或低回声,伴有多发周围微钙化和富血管化的无包膜结节	恶性类型 B	>80%	5 级:与恶性分类一致
无包膜,等回声混有富血管化结节,有或无钙化,没有高回声点	恶性类型 C 癌,之前的活检已证实	100%	6 级:恶性

表 5-3-9　Park 等 TI-RADS 分类

分级	可能性[a]	细胞学					分类		定义	超声结果	建议
		不充分	良性	不确定	怀疑恶性	恶性	良性	恶性			
TUS0									无结节	甲状腺的正常增大或弥漫性增大	
TUS1	0～7%	15	416	2	6	2	433 (98.2%)	8 (1.8%)	高度提示良性	囊性占主导，外围晕环	如果临床不需要，不建议再行超声
TUS2	8%～23%	17	372	20	31	9	406 (90.4%)	48 (9.6%)	可能良性	边缘清晰，实性为主，回声不均匀，等至高回声，蛋壳状或粗钙化	如果临床需要，建议长期超声随访
TUS3	24%～50%	20	292	44	58	52	321 (68.9%)	145 (31.3%)	不确定	回声均匀，低回声，边缘清晰，实性，高大于宽，没有其他提示恶性的超声结果	如果是非诊断性细胞学结果，建议抽吸和长期随访(6 个月)
TUS4	51%～90%	16	55	57	95	79	70 (23.2%)	231 (76.8%)	可能恶性	一个或两个超声结果提示恶性，如明显低回声，微钙化，边界不清，淋巴结异常	如果是非诊断性 FNAB 结果，建议抽吸和立即再抽吸
TUS5	91%～100%	2	0	11	14	9	0(0%)	36 (100%)	高度提示恶性	超过三个超声结果提示恶性，如明显低回声，微钙化、边界不清，淋巴结异常	无论 FNAB 结果如何，考虑手术

注：[a]概率是 P^{us} 的范围，一个结节为恶性的概率，由基于超声特征推断的公式计算而来；TUS：甲状腺超声；US：超声；FNAB：细针抽吸活检

表 5-3-10　Kwak 等多个分类系统的比较

研究与参数	分级				
	1	2	3	4	5
Horvath 等					
定义	良性	良性	可能良性	4a:不能确定;4b:可疑	与恶性一致
提出的恶性风险	0	0	<5	4a:5～10;4b:10～80	>80
恶性风险	0	0	14.1	45	89.6
Park 等*					
定义	高度提示良性	可能良性	不确定	可能恶性	高度提示恶性
可能性	0～7	8～23	24～50	51～90	91～100
恶性风险	1.8	9.6	31.1	76.8	100
BI-RADS					
定义	阴性	良性	良性可能	4a:低度怀疑恶性;4b:中度怀疑恶性;4c:适度考虑但不是典型恶性	高度提示恶性
恶性风险	0	0	<2	4a:2～10;4b:10～50;4c:50～95	>95
当前研究					
定义	阴性	良性	良性可能	4a:低度怀疑恶性(一个可疑的超声特征);4b:中度怀疑恶性(两个可疑的超声特征);4c:适度考虑但不是典型恶性(三或四个可疑的超声特征)	高度提示恶性(五个可疑的超声特征)
拟合概率†	0	0	2～2.8	4a:3.6～12.7;4b:6.8～37.8;4c:21～91.9	88.7～97.9
恶性风险	0	0	1.7	4a:3.3;4b:9.2;4c:44.4～72.4	87.5

注:* 数据是一个结节为恶性的拟合概率范围,由基于超声特征推导的公式计算而来。† 性质为恶性的拟合概率,计算如下:exp(equation)/[1+exp(equation)],其中 equation = -3.8809+(0.5852×US1)+(0.6702×US2)+(1.3424×US3)+(1.6081×US4)+(2.7320×US5)+(1.7764×US6)+(0.3466×US7)+(1.2981×US8)。US1:实性成分=1,混合成分=0;US2:低回声=1,其他回声=0;US3:显著低回声=1,其他回声=0;US4:微分叶边缘=1,规则或不规则边缘=0;US5:不规则边缘=1,规则或微叶化边缘=0;US6:微钙化=1,粗钙化或无钙化=0;US7:粗钙化=1,微钙化或无钙化=0;US8:高大于宽的形状=1,宽大于高的形状=0

化、形态5个超声特征对直径≥1.0cm的甲状腺结节的良、恶性进行评级。与Horvath等和Park等的评级方法相比，Kwak等的方法更为简单实用，但这种评级方法也存在很多不足：首先他们仅对直径≥1.0cm的甲状腺结节进行研究，而直径<1.0cm的甲状腺结节是否适用还有待证明；其次，瘤体的很多征象难以完全用"是"或"不是"来判断，如果瘤体的超声征象介于二者之间，不同的观测者可能得出不同的评级；最后，年龄和边界在甲状腺乳头状癌中具有重要作用，他们未将这些因素计入在内。

（2）超声结节评分：TI-RADS分级提出了多征象联合的判断规则，对甲状腺结节性病变的规范化诊断及监测具有重要的临床意义，但TI-RADS分级也存在一定不足，见本节相关内容。国内部分学者尝试用超声积分的方法进行评估，不同学者采用的积分方法有所差异，如以形态为例，祝海颖等将"规则"赋值0分，"不规则"赋值2分，介于二者之间的"欠规则"赋值1分等，当积分为5.5分时，诊断恶性结节的敏感度和特异度分别为93.9%和94.7%；宋玉虹等将"形态规则"赋值1分，"不规则"赋值3分，介于二者之间的赋值2分等，当积分为14.5分时，诊断恶性结节的敏感度和特异度分别为88.2%和97.8%。

甲状腺结节的大小不同，即使是同样的病理亚型，其超声表现也会存在很大的差异，故对微小癌（直径≤1.0cm）进行单独研究是很有必要的。李明奎等采用超声积分的方法，对微小实性结节（直径≤1.0cm）进行了研究，将超声征象中的边缘不规则、低回声、A/T≥1和多发微钙化赋值3分，边缘规则、等高回声、纵横比≤1、无微钙化赋值0分，介于二者之间的不确定征象赋值1分，并将边界不清和年龄≥45岁赋值1分，边界清晰和年龄<45岁赋值0分，将主要超声征象中的形态不确定与次要超声征象中的边界不清并存，这种超声积分方法不但扩大了甲状腺结节间的积分范围而有利于甲状腺良、恶性结节的鉴别，同时缩小了不可靠超声征象在评级中所占的比重，在一定程度上减少了组间观察不一致性所造成的超声积分差异，当积分为5.5分时，诊断微小乳头状癌的敏感度、特异度分别为86.0%和81.8%，当积分≥11.5分时，诊断微小乳头状癌的特异度达100%（表5-3-11）。

表5-3-11　李明奎等超声积分诊断微小乳头状癌的价值（%）

超声积分	敏感度	特异度	准确度	阳性预测值	阴性预测值
-0.5分	100	0.00	52.2	52.2	0.00
0.5分	98.9	7.6	55.3	54.0	86.7
1.5分	97.8	33.5	67.1	61.7	93.4
2.5分	96.8	39.4	63.6	64.2	91.8
3.5分	94.0	61.2	78.4	72.6	90.4
4.5分	90.3	74.7	82.9	79.6	87.6
5.5分	86.0	81.8	84.0	83.8	84.2
6.5分	77.4	88.8	82.9	88.3	78.2
7.5分	58.1	93.5	75.0	90.8	67.1
8.5分	47.3	95.9	67.7	92.6	62.5
9.5分	37.6	98.2	66.6	98.2	59.0

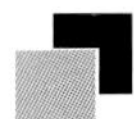

续表

超声积分	敏感度	特异度	准确度	阳性预测值	阴性预测值
10.5分	19.2	99.4	55.9	95.4	52.0
11.5分	8.80	100	52.0	100	49.9
12.5分	2.90	100	49.2	100	48.4
13.5分	0.50	100	48.0	100	47.9
14.5分	0.00	100	47.8	-	47.8

注：- 不存在

（3）超声四主征在乳头状癌中的诊断效能：虽然低回声、形态不规则、A/T≥1 和微钙化等均是诊断恶性肿瘤的重要超声征象，但不同的征象其诊断敏感度和特异度存在很大差异，TI-RADS 和超声积分法均没有将各种超声征象之间的差异体现出来，而是单纯依靠风险因子个数而做出良、恶性的判断，其价值受到一定的质疑。楼军等对微小实性结节进行分析（表 5-3-12），将不同超声征象联合，分别计算单一及多种征象联合的诊断效能，此种方法更客观、实用，有助于医师根据结节的不同超声征象，掌握其相应的诊断效能，并能更客观地对甲状腺结节的良恶性进行评估与告知，但此方法较适合研究的征象为 4～5 个以下，否则，所得表格过于繁杂。

表 5-3-12　楼军等各超声征象及联合应用对 PTMC 诊断效能的比较

	微小乳头状癌	实性微小结节性甲状腺肿	敏感度	特异度	准确度
形态不规则[(1)]	115	54	81.0	58.5	70.2
低回声[(2)]	97	43	68.3	66.9	67.6
纵横比>1[(3)]	72	10	50.7	92.3	70.6
微钙化[(4)]	58	17	40.8	86.9	62.9
(1)+(2)	83	20	58.5	84.6	71.0
(1)+(3)	63	5	44.6	96.2	69.1
(1)+(4)	50	11	35.2	91.5	62.1
(2)+(3)	57	6	40.1	95.4	66.5
(2)+(4)	36	5	25.4	96.2	59.2
(3)+(4)	21	1	14.8	99.2	55.2
(1)+(2)+(3)	50	4	35.2	96.9	64.7
(1)+(3)+(4)	20	0	14.1	100	55.1
(1)+(2)+(4)	34	3	23.9	97.7	59.2
(2)+(3)+(4)	16	0	11.6	100	53.7
(1)+(2)+(3)+(4)	16	0	11.6	100	53.7

注：[(1)]形态不规则；[(2)]低回声；[(3)]纵横比>1；[(4)]微钙化

（4）CT四主征在乳头状癌中的诊断效能：形态不规则、咬饼征、增强后边界模糊或缩小和微钙化是诊断恶性肿瘤的重要CT征象，与超声的四主征相同，单一的CT征象对良、恶性结节的价值有限，多种征象联合将有助于提高诊断准确度。瞿佳丽等（表5-3-13）和朱妙平等（表5-3-14）分别对≤1.0cm和>1.0cm的甲状腺结节的四主征进行分析，结果表明，在直径≤1cm或直径>1.0cm的乳头状癌的CT诊断中，咬饼征和微钙化均是特异度较高的两个征象，达92.0%～94.0%，其他任何两项或以上征象同时存在时，对直径≤1.0cm乳头状癌诊断的特异度为96.0%～100%，对直径>1.0cm的乳头状癌诊断的特异度为98.0%～100%。需要强调的是CT在分析四主征时，已经将部分不能显示的结节及完全钙化的结节排除，故CT四主征与超声四主征联合的特异度不能简单的比较。

表5-3-13　瞿佳丽等的不同CT征象及联合应用对微小乳头状癌诊断价值的比较

CT征象	微小乳头状癌	微小结节性甲状腺肿	敏感度	特异度	准确度
形态不规则[(1)]	174	57	0.92	0.73	0.82
咬饼征[(2)]	142	16	0.75	0.92	0.85
微钙化[(3)]	29	13	0.15	0.94	0.57
增强后缩小/模糊[(4)]	165	40	0.87	0.81	0.84
(1)+(2)	131	8	0.69	0.96	0.84
(1)+(3)	26	8	0.14	0.96	0.57
(1)+(4)	154	20	0.81	0.90	0.87
(2)+(3)	22	1	0.12	1.00	0.58
(2)+(4)	126	8	0.66	0.96	0.83
(3)+(4)	24	5	0.13	0.98	0.58
(1)+(2)+(4)	19	1	0.10	1.00	0.57
(1)+(2)+(3)	119	6	0.63	0.97	0.81
(1)+(3)+(4)	24	3	0.13	0.99	0.58
(2)+(3)+(4)	18	1	0.09	1.00	0.57
(1)+(2)+(3)+(4)	18	1	0.09	1.00	0.57

注：[(1)]形态不规则；[(2)]咬饼征；[(3)]微钙化；[(4)]增强后模糊

表5-3-14　朱妙平等的不同CT征象及联合应用对乳头状癌诊断价值的比较

CT征象	乳头状癌	结节性甲状腺肿	敏感度	特异度	准确度
形态不规则[(1)]	150	22	0.83	0.90	0.87
咬饼征[(2)]	152	12	0.84	0.94	0.90
增强后范围缩小/模糊[(3)]	136	46	0.76	0.79	0.77
微钙化[(4)]	59	16	0.33	0.93	0.65
(1)+(2)	127	1	0.71	1.00	0.86
(1)+(3)	119	4	0.66	0.98	0.84
(1)+(4)	48	2	0.27	0.99	0.66

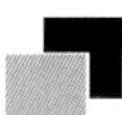

续表

CT 征象	乳头状癌	结节性甲状腺肿	敏感度	特异度	准确度
(2)+(3)	126	5	0.70	0.98	0.85
(2)+(4)	48	0	0.27	1.00	0.67
(3)+(4)	41	4	0.23	0.98	0.64
(1)+(2)+(3)	41	0	0.23	1.00	0.65
(1)+(2)+(4)	41	0	0.23	1.00	0.65
(1)+(3)+(4)	36	0	0.20	1.00	0.64
(2)+(3)+(4)	39	0	0.22	1.00	0.64
(1)+(2)+(3)+(4)	34	0	0.19	1.00	0.63

注：(1)形态不规则；(2)咬饼征；(3)增强后范围缩小/模糊；(4)微钙化

7. MRI 在甲状腺癌中的应用　虽然 MRI 多参数成像，具备较高的软组织分辨率，并无需特殊处理即可以多角度成像，可以在同一层面显示出原发肿瘤和周围转移淋巴结的位置关系，但因价格贵、检查时间长、对钙化不敏感等因素存在，MRI 多用于巨大甲状腺肿块、可疑甲状腺周围侵犯或淋巴结转移等复杂病变。MRI 在判断结节的良、恶性时，在很多方面与 CT 相仿，如形态不规则、咬饼征、渐进性强化等提示恶性肿瘤的诊断，尤其是乳头状癌（图 5-3-32），而形态规则、增强后边缘较平扫清晰、周围见完整包膜征象多提示良性病变。

乳头状癌的信号与其内成分密切相关，如以纤维成分为主，在 T_1WI 和 T_2WI 序列多以等、稍低信号为主，如以细胞成分为主，T_1WI 以等信号、T_2WI 等高信号为主，如其内含有较多坏死，则 T_1WI 呈等低、T_2WI 以高信号为主，故乳头状癌的信号混杂，单纯依靠其信号组成，很难与结节性甲状腺肿等良性病变进行鉴别。

磁共振弥散加权成像（DWI）是目前唯一无创性反映活体组织弥散的检查方法，可以通过弥散系数来反映不同的组织结构和水分子含量，在神经系统及腹部已得到广泛认可。DWI 在颈部检查中也受到很多学者的关注，并取得了一定的结果，如良性结节的 ADC 值明显高于恶性结节，但 DWI 序列存在很多不足：①易受到吞咽及呼吸运动的影响，依从性差者无法获得理想图像；②对微小结节不敏感（直径≤1.0cm）；③机型依赖性强，低于 1.0T 的 MRI 不能检查。故相对于成熟的超声和 CT 检查技术而言，DWI 还有很多不足需要进一步完善。

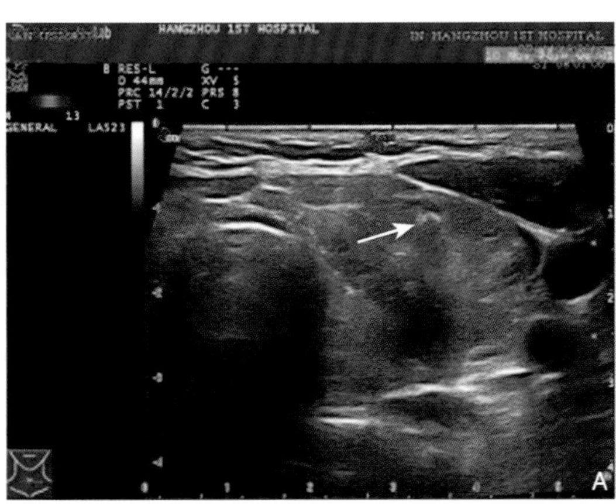

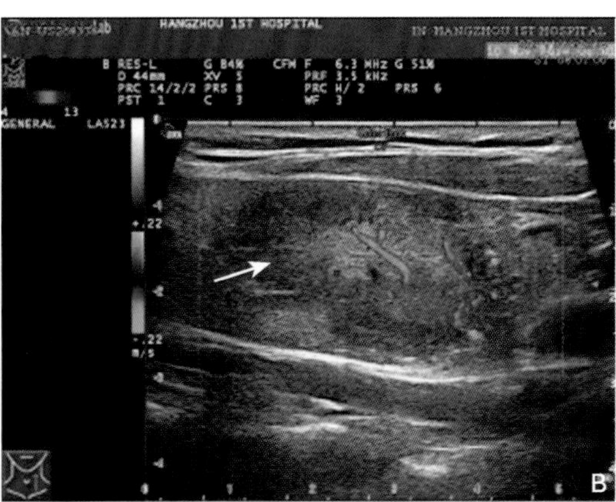

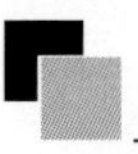

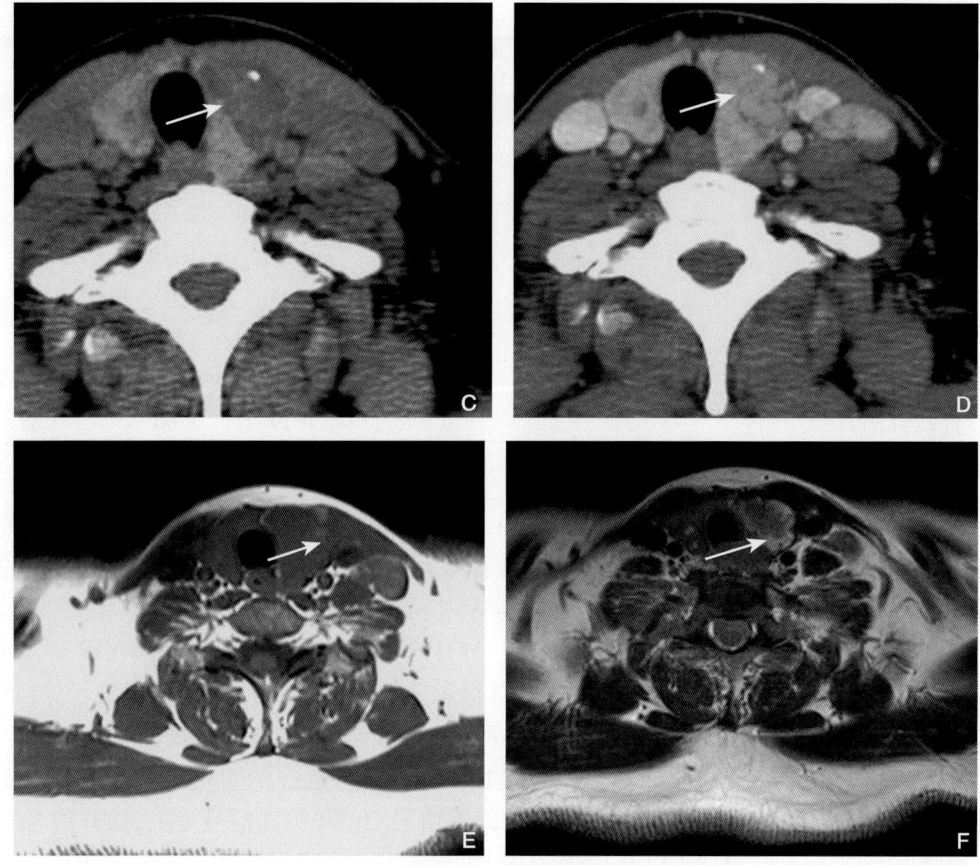

图 5-3-32　甲状腺乳头状癌伴颈部Ⅳ组淋巴结转移

A. 超声横切示甲状腺左侧叶不均质等、稍低回声结节，边界不清，低回声区主要分布于结节周边，结节内见微钙化征象（箭）；B. 超声纵切 CDFI 示结节以中央血供为主，结节边缘不清，周边呈低回声（箭），中央呈等、稍高回声；C. 甲状腺左侧叶不规则低密度结节，边界清晰，可见咬饼征（箭），结节前缘见微钙化；D. CT 增强示结节强化显著，与周围甲状腺相仿，边界较平扫模糊，另见右侧甲状腺小结节影，边界清（病理证实为结节性甲状腺肿，箭）；E. MRI 检查 T_1WI 序列示结节以等信号为主，边界不能分辨，其外侧局部见斑点状高信号（箭）；F. MRI 检查 T_2WI 序列示结节周边呈厚薄不均匀的高信号（箭），内部呈等信号，与 CT 相仿，可见咬饼征

（四）部分亚型

1. 滤泡亚型　滤泡亚型较为常见，占所有乳头状癌的 15.0% ~20.0%，这是一类主要或完全由滤泡组成的乳头状癌，其诊断主要根据乳头状癌的典型核特征（图 5-3-33）。这类肿瘤有浸润时其生物学行为与普通乳头状癌相似，有趣的是，淋巴结转移灶常表现为发育良好的乳头状结构。

根据瘤体包膜的有、无及包膜的侵犯，滤泡亚型常被分为包膜内型（即包裹性）和非包膜内型，前者又被分为浸润性包膜内型和非浸润性包膜内型。包裹性滤泡亚型乳头状癌（encapsulated follicular variant of papillary thyroid carcinoma，EFVPTC）兼有包裹性乳头状癌和滤泡型乳头状癌的特征，即肿瘤由包膜包裹并具有滤泡型乳头状癌的结构特征，尤其是具有广泛而典型的细胞核的特征。可以有也可以没有包膜和（或）血管浸润的依据。这种类型肿瘤的诊断标准在甲状腺病理学中是争议的焦点。近期研究表明，包裹性滤泡亚型乳头状癌与

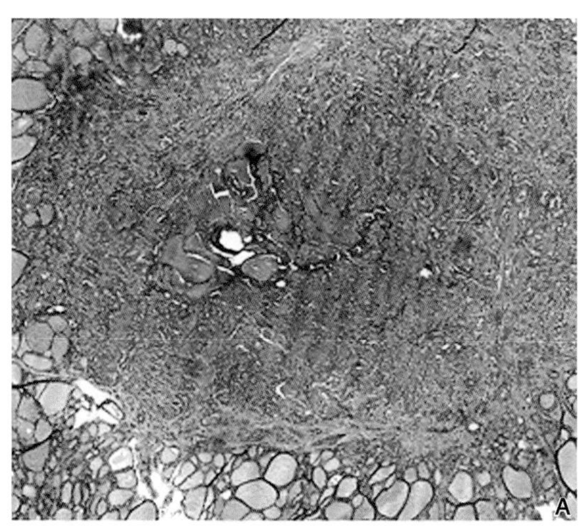

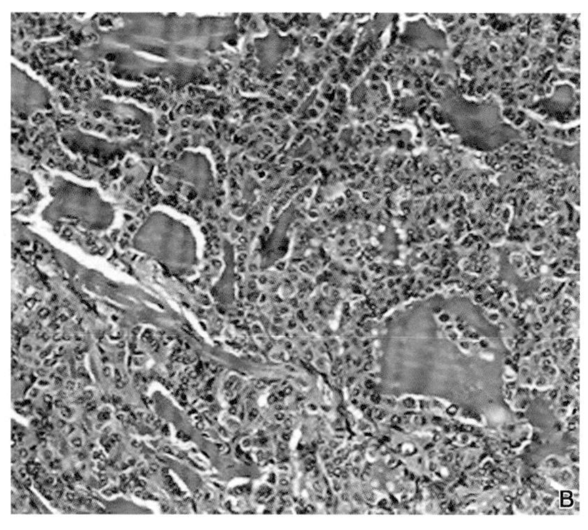

图 5-3-33　滤泡乳头状癌镜下表现

A. 肿瘤组织由小至中等大小、不规则形滤泡组成；B. 肿瘤滤泡胶质呈强嗜酸性，肿瘤细胞具有典型的乳头状癌核特征

其他乳头状癌不同，显示出介于滤泡性腺瘤或癌和乳头状癌之间的分子改变。包裹性滤泡亚型乳头状癌（EFVPTC）生物学行为相对惰性，但临床治疗一直以来多按照经典的甲状腺乳头状癌处理。最近有研究对诊断为 EFVPTC 的患者进行了国际性、多中心、回顾性研究，制定出可区分浸润性及非浸润性 EFVPTC 的组织学诊断标准共识，研究表明非浸润性 EFVPTC 出现不良预后的风险非常低，故建议将非浸润性 EFVPTC 命名为“具有乳头状癌核特征的非浸润性滤泡性甲状腺肿瘤”（noninvasive follicular thyroid neoplasm with papillary-like nuclear features，NIFTP），从而减少这种惰性肿瘤的过度治疗及对患者造成的心理负担。

超声声像图上，滤泡亚型常被分为 3 型：①Ⅰ型：具备甲状腺乳头状癌的典型超声表现，结节形态不规则，边界不清，内部可呈极低回声，可见微小钙化（图 5-3-34）。②Ⅱ型：表现为境界较清晰的等回声或低回声结节，形态不规则，边缘可见成角和分叶，微钙化较少见（图 5-3-35）；③声像图表现形似腺瘤，结节边界清晰且边缘光整，内部为均匀中等回声（图 5-3-36）。与滤泡亚型乳头状癌的病理进行对照，Ⅰ型多为非包膜内型，Ⅱ型多为侵袭性包膜内型，Ⅲ型多为非侵袭性包膜内型。由此可见，滤泡亚型乳头状癌的超声声像图特征与其组织学亚型相

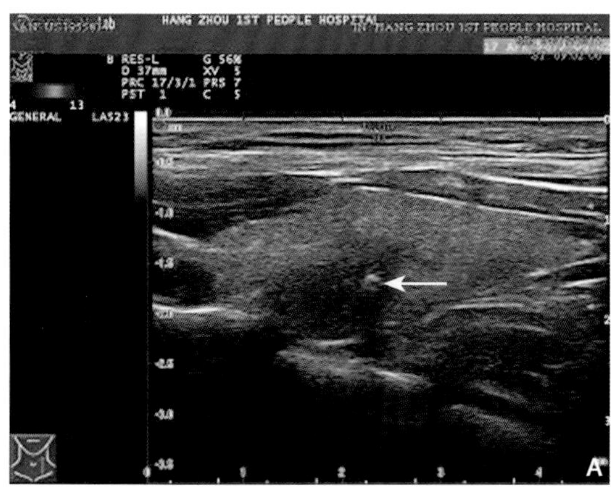

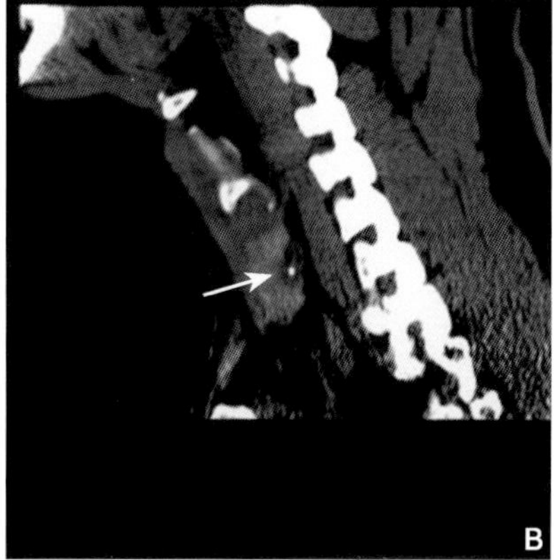

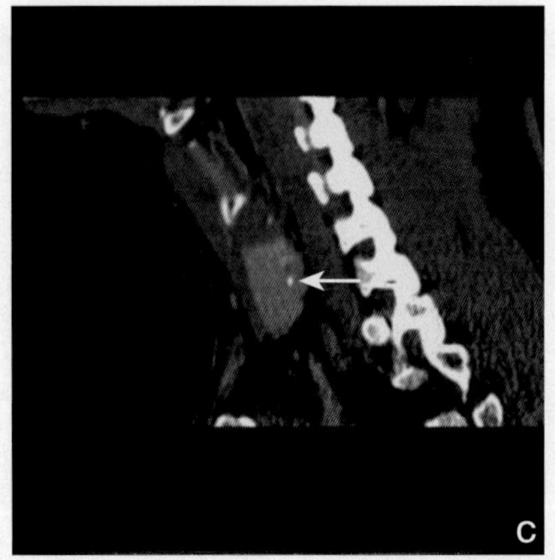

图 5-3-34　甲状腺左侧叶滤泡亚型乳头状癌（Ⅰ型）

A. 超声纵切示甲状腺左侧叶中上部后缘低回声瘤体，回声均匀，边界不清，内见微钙化（箭）；B. CT 平扫矢状位重建示甲状腺左侧叶中极后缘不规则低密度瘤体，其前缘与甲状腺组织边界模糊，内见微钙化（箭）；C. CT 增强示瘤体与周围甲状腺组织呈等强化而显示不清，内见微钙化（箭）

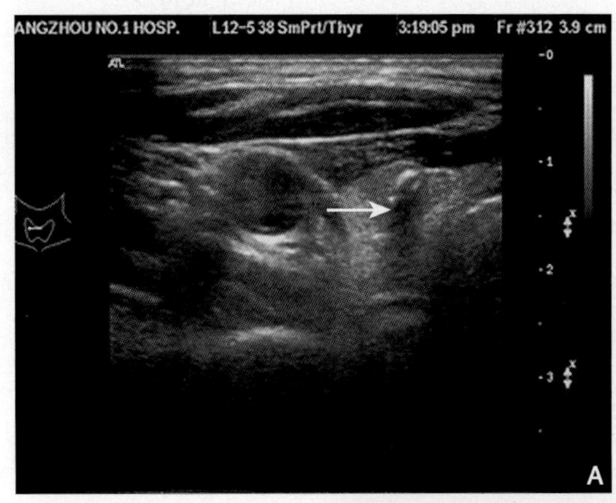

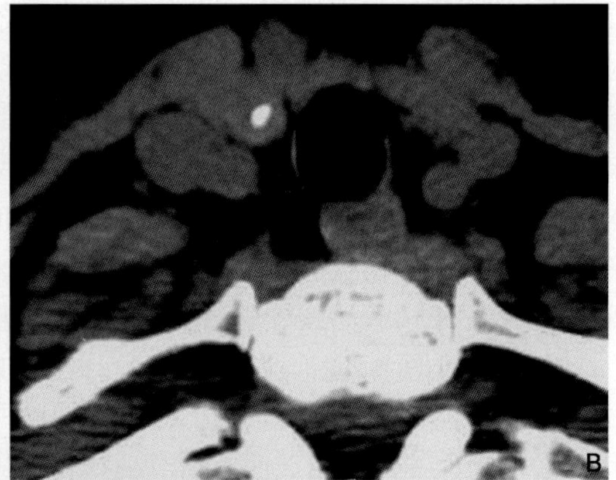

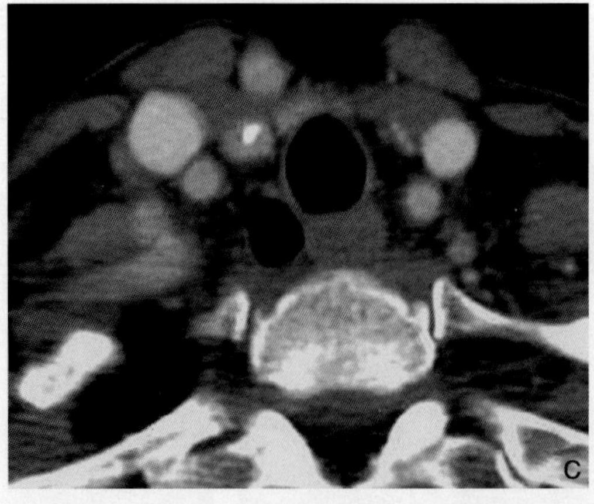

图 5-3-35　右侧甲状腺滤泡亚型乳头状癌（Ⅱ型）

A. 超声横切示甲状腺右侧叶下极等回声瘤体（箭），形态不规则，边界不清，内见粗大钙化；B. CT 平扫示甲状腺右侧叶下极粗钙化，软组织肿块显示不清；C. CT 增强示甲状腺右侧叶下极粗钙化，软组织肿块仍显示不清

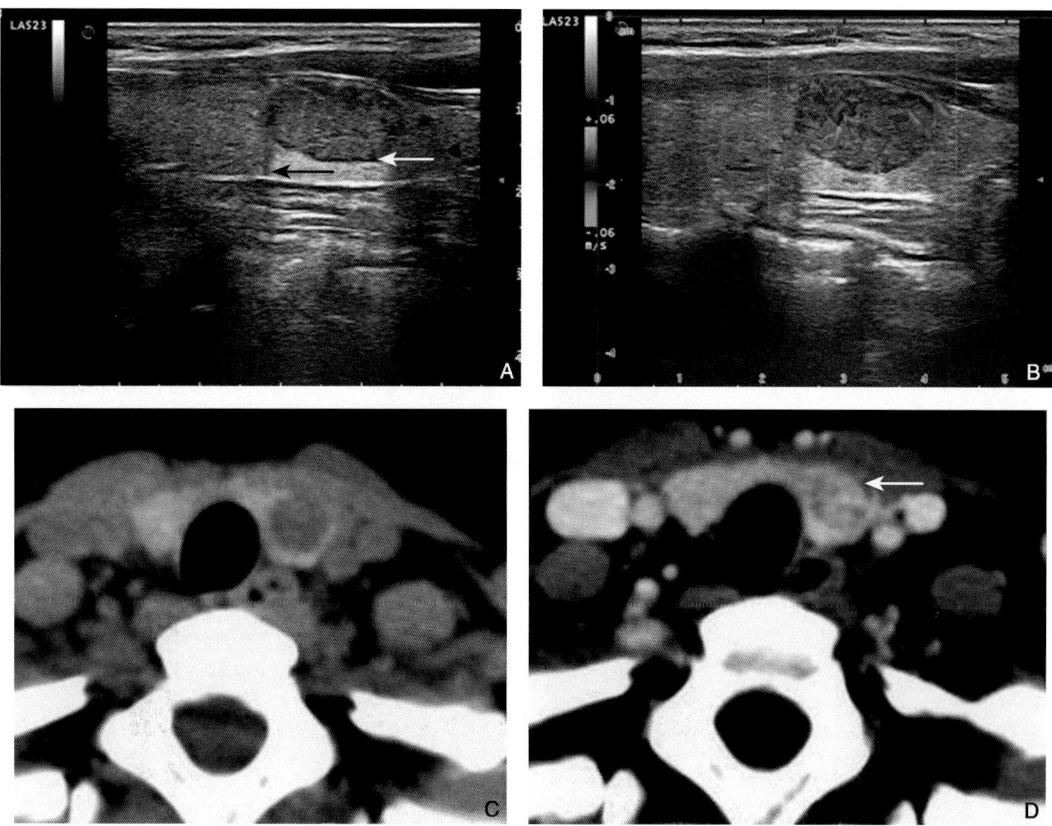

图 5-3-36　左侧甲状腺滤泡亚型乳头状癌（Ⅲ型）

A. 超声纵切示甲状腺左侧叶中下极卵圆形均匀等回声瘤体，见不连续晕环征象（白箭）及侧方声影（黑箭）；B. 超声纵切 CDFI 示瘤体中央血流较丰富；C. CT 平扫示甲状腺左侧叶类圆形低密度影，界清；D. CT 增强示瘤体呈等强化，周围见环状强化程度较低区（箭），病理提示纤维包膜

关，既可以表现为乳头状癌样的恶性征象，亦可以表现为类似滤泡状腺瘤样的良性征象。

FNAC 在滤泡亚型乳头状癌的诊断中面临很大的挑战，主要是因为：①FNAC 显示无黏附的细胞群，乳头状结构少见，但因多数病例有典型乳头状癌的核变化，故一般能与其他滤泡性病变相区别；②与典型乳头状癌相比，滤泡亚型乳头状癌中核内包涵体较少见，部分病例有局灶性或"不完全性"核改变的病变，可能代表在已有的良性病变基础上发生了早期的乳头状癌；③在其他滤泡性病变中亦可以出现少数含有核沟和核内假包涵体的滤泡上皮细胞，而临床意义尚不明确。

在滤泡亚型乳头状癌的影像诊断中，CT 与超声面临着同样的难题，即无法鉴别Ⅰ型和普通乳头状癌，很难将Ⅲ型与滤泡状腺瘤、腺瘤性甲状腺肿、滤泡细胞癌进行鉴别诊断。另外，对于部分Ⅰ、Ⅱ型，由于 CT 软组织分辨率较超声低，很难辨别出瘤体的微小分叶及钙化，故在滤泡亚型乳头状癌的诊断方面，超声优于 CT 检查。

2. 弥漫硬化亚型　多见于儿童及青年人，确诊时平均年龄为 18～29 岁，占甲状腺乳头状癌的 2.0%。其组织学特征为：单侧或双侧叶甲状腺弥漫受累，通常不形成明显肿块；特征是具有致密性硬化、丰富的砂粒体、广泛的实性巢、鳞状上皮化生，大量的淋巴细胞浸润，以及广泛的淋巴管侵犯（图 5-3-37）。许多患者有自身免疫性甲状腺病的血清学证据，临床上

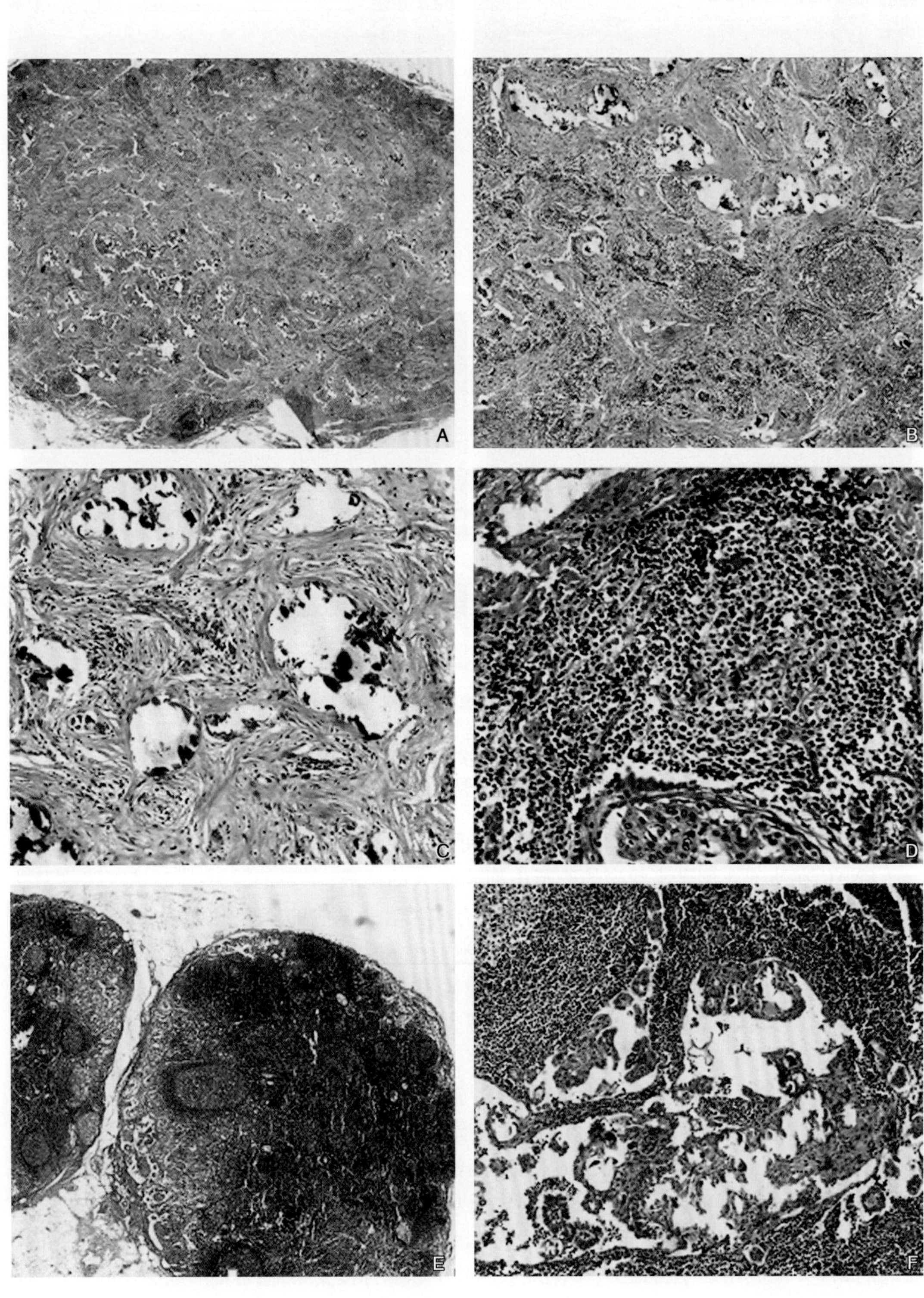
A
B
C
D
E
F

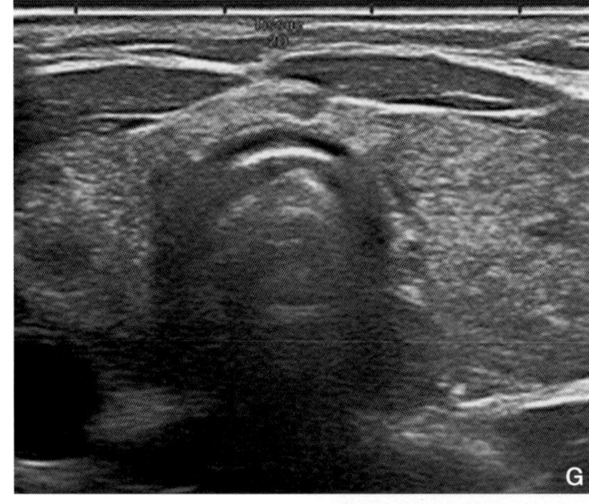

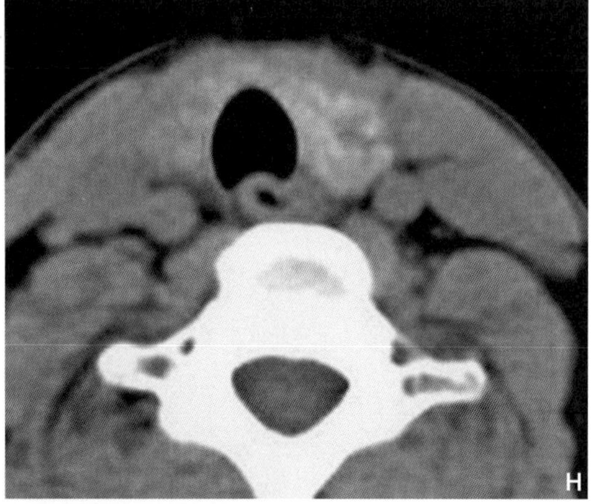

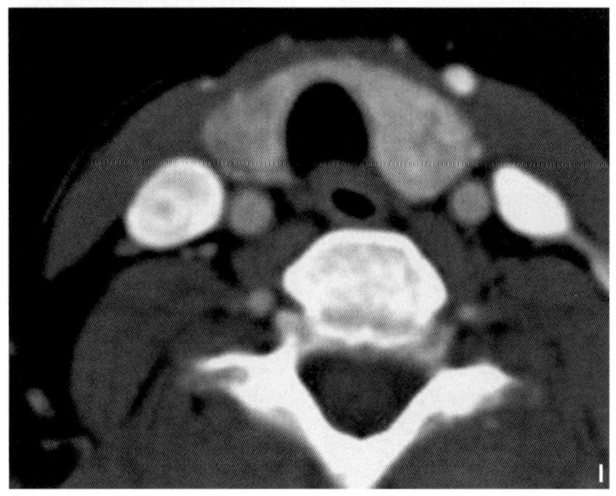

图 5-3-37　甲状腺两侧叶弥漫硬化亚型乳头状癌

A～F. 镜下表现，甲状腺弥漫受累(A)，肿瘤内见致密性硬化和丰富的砂粒体，大量淋巴细胞浸润伴淋巴滤泡形成(B)，致密性硬化和丰富的砂粒体(C)，实性肿瘤细胞巢伴鳞状上皮化生，间质淋巴滤泡形成(D)，淋巴结内肿瘤转移(E)，F. 淋巴结转移灶见实性肿瘤细胞巢伴鳞状上皮化生和砂粒体(F)；G～I. 超声横切示两侧叶不对称，左侧叶较大，内见弥漫性点状高回声灶，未见结节状异常回声灶(G)，CT 平扫示甲状腺两侧叶形态不对称，内见弥漫性点状高密度影(H)，CT 增强示甲状腺两侧叶强化欠均匀(I)

易被误诊为桥本甲状腺炎。淋巴结转移几乎总是存在，肺转移也很常见(大约 25% 的患者)。普遍生存率低于普通的乳头状癌。

超声或 CT 检查中，弥漫硬化亚型乳头状癌表现为弥漫性微钙化，部分似融合呈粗钙化，病变局限或累及单叶、双叶，无结节及软组织肿块(图 5-3-37)，极易发生侧颈部及中央组淋巴结转移，转移淋巴结内常见相似的钙化表现。

3. 实体亚型　年轻人发病率较高，尤其是受到电离辐射的儿童，成人发病率占 1.0%～3.0%。该亚型肿瘤主要由实性排列的肿瘤细胞巢构成，与岛状癌和其他类型的低分化癌不同，因为其具有典型的乳头状癌核特征(图 5-3-38)。大约 1/3 病例可见到血管侵犯和甲状腺外扩展。

超声与 CT 检查中，瘤体具备了普通乳头状癌的常见特征，如形态不规则、多发微钙化、淋巴结转移、超声低回声及 CT 增强后边界模糊等征象(图 5-3-38)，很难单独通过超声或 CT

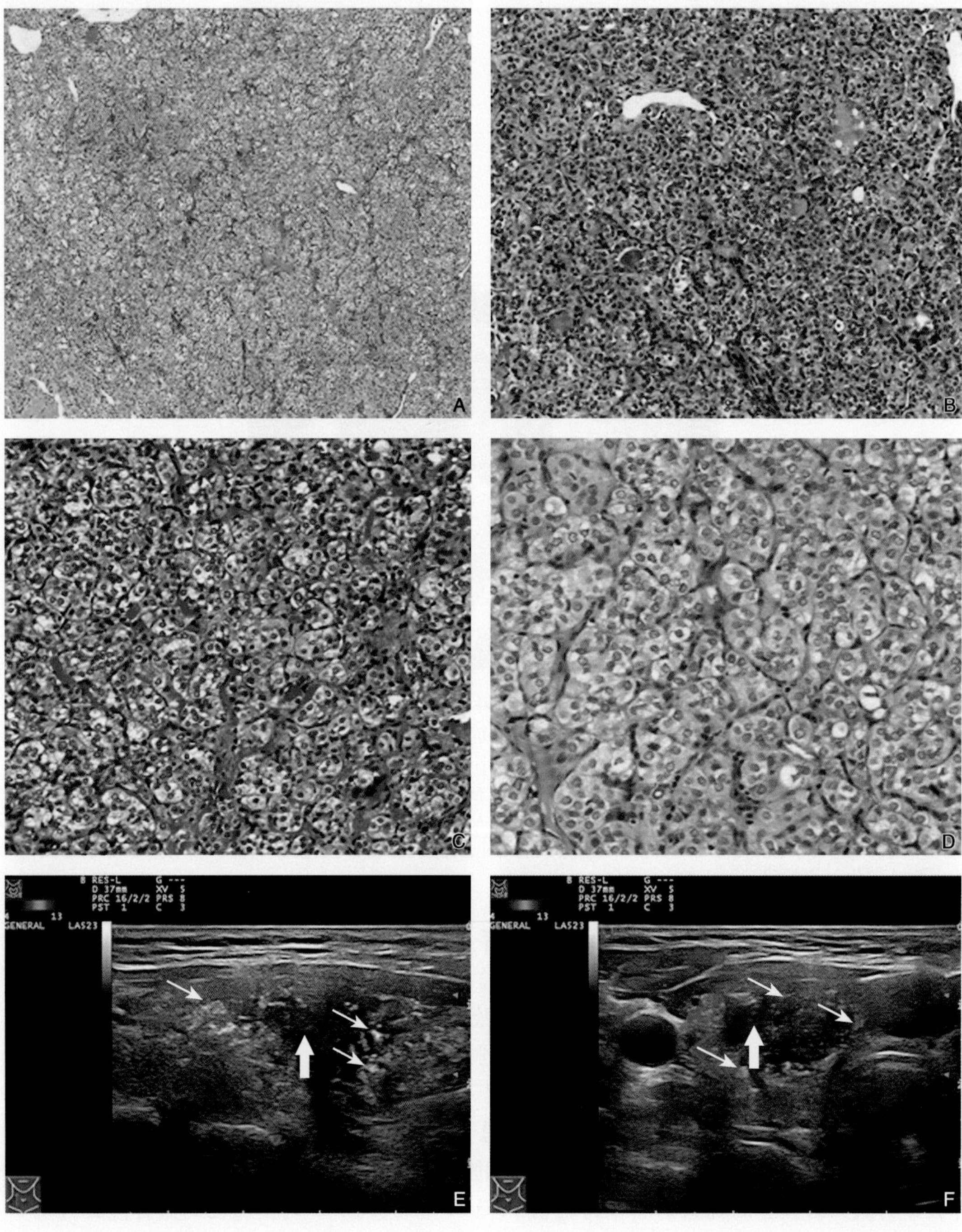
A
B
C
D
B RES-L G ---
D 37mm XV 5
PRC 16/2/2 PRS 8
PST 1 C 3
13
GENERAL LA523
E
B RES-L G ---
D 37mm XV 5
PRC 16/2/2 PRS 8
PST 1 C 3
13
GENERAL LA523
F

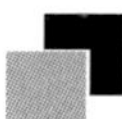

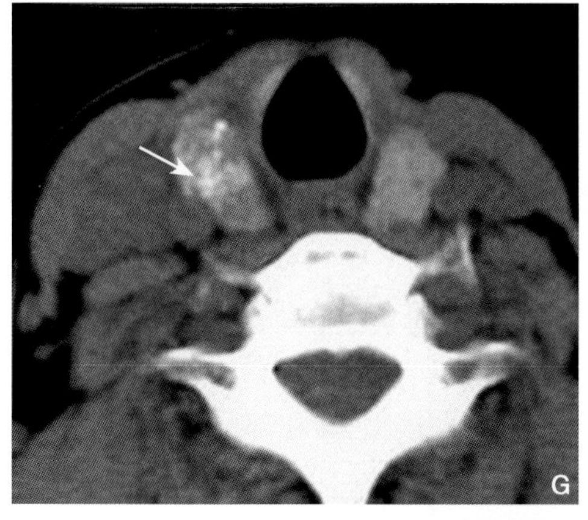

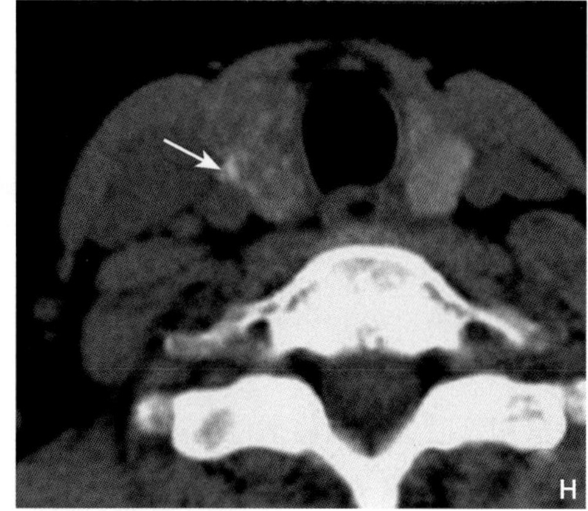

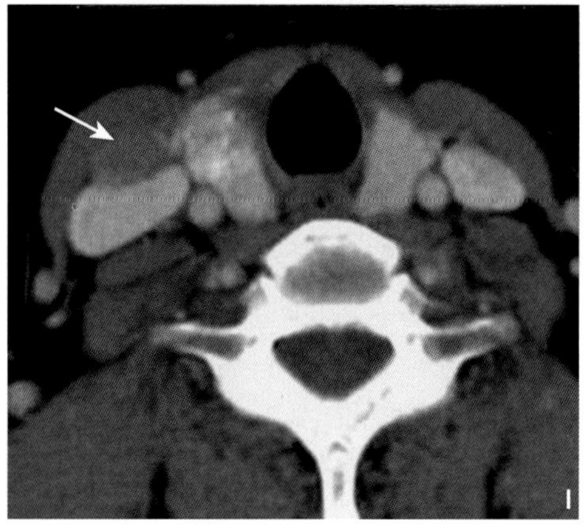

图 5-3-38　甲状腺右侧叶实体亚型乳头状癌伴桥本甲状腺炎

A～D. 镜下表现，实体亚型乳头状癌主要由实性排列的肿瘤细胞巢构成(A)，肿瘤组织内可见少许滤泡结构(B)，实体亚型乳头状癌肿瘤细胞巢部分区域被纤维玻璃样变间质分隔(C)，肿瘤细胞具有典型的乳头状癌核特征(D)；E、F. 超声纵切面(E)和横切面(F)示甲状腺右侧叶弥漫性不均匀分布的微钙化(细箭)，周围未见明显软组织肿块。中央区域见不规则低回声区，病理证实为局限性桥本甲状腺炎(粗箭)；G、H. CT 平扫示两个层面不均匀分布的弥漫性微钙化(箭)；I. CT 增强示右侧颈部Ⅲ组淋巴结转移(箭)

影像学征象将其从乳头状癌中鉴别出来，而患者的年龄及电离辐射史可能对其诊断具有一定的提示作用。

（韩志江　包凌云　赵春雷　丁金旺　项晶晶）

第四节　甲状腺滤泡细胞癌及滤泡状病变

甲状腺滤泡状病变是甲状腺疾病中常见的病变，组织学形态复杂，变化多样，有良性与恶性之分。良性者包括结节性甲状腺肿、结节性甲状腺肿伴腺瘤样增生(腺瘤性甲状腺肿)、滤泡性腺瘤等；恶性者有滤泡细胞癌、滤泡亚型乳头状癌、滤泡状髓样癌等。本节主要探讨甲状腺恶性滤泡状病变的经典类型——甲状腺滤泡细胞癌(follicular thyroid carcinoma)，本病是以滤泡状结构和包膜/血管侵犯为主要组织学特征的分化型甲状腺癌，是仅次于乳头状癌的甲状腺第二常见恶性肿瘤，既往文献报道约占甲状腺恶性肿瘤的 20.0%，而近年来由于甲状腺乳头状癌发病率迅猛增加，其占比下降至10.0%～15.0%。甲状腺滤泡细胞癌分为微小浸润型和广泛侵袭型两种。本病多见于碘缺乏地区，因此推测其发病可能与碘营养状态有关。

（一）临床表现

甲状腺滤泡细胞癌可发生于任何年龄，患者以年龄较大者多见，女性发病率多于男性。一般生长缓慢，病程较长，少数也可在近期内快速生长，常缺乏明显局部恶性特征。多数无明显症状，极少数可引起甲状腺功能亢进表现。肿瘤直径多数1.0～4.0cm，少数也可形成巨大瘤体，多为单发病灶，实性，硬韧，较少发生淋巴结转移，但较甲状腺乳头状癌容易出现远处转移，初诊时远处转移率可达10%，尤其多见于广泛侵袭型，转移部位主要是肺和骨，因此预后往往较甲状腺乳头状癌差。

（二）病理学基础

滤泡癌是显示滤泡细胞分化的侵袭性滤泡细胞肿瘤，缺少乳头状癌典型的核特征。滤泡癌显示不同的形态学变化，生长方式通常类似于胚胎性或胎儿性腺瘤，亦可见含有胶质的滤泡，结构和细胞的非典型性特征不能作为诊断恶性的可靠依据，因为上述变化亦可见于良性病变：如结节性甲状腺肿和甲状腺腺瘤。恶性的诊断取决于包膜和血管侵袭的证据。典型的滤泡癌根据其侵袭程度可分为微小侵袭性滤泡癌和广泛侵袭性滤泡癌两种主要类型，前者大体上有包膜，切面常呈实性，具有有限的包膜和（或）血管侵犯（<4个血管），包膜通常比腺瘤的厚，并且更不规则，需要进行充分取材；后者可广泛浸润邻近甲状腺组织和（或）血管，通常缺乏完整包膜，显示广泛血管侵犯（≥4个血管），多为低分化癌形态。

确认包膜侵犯的标准必须是病变穿透包膜全层，常呈蘑菇样向邻近部位扩展（图5-4-1、图5-4-2）。值得注意的是，包膜侵犯病灶需和细针抽吸细胞学检查（FNAC）操作造成的包膜破裂鉴别，后者呈裂隙状，含有新鲜或陈旧性出血灶及明显的间质修复性改变，通常无蘑菇状轮廓。包膜浸润灶还需与疝入包膜的假侵犯鉴别，后者常因外科医生或病理科医生垂直切开新鲜标本包膜进行取材造成。

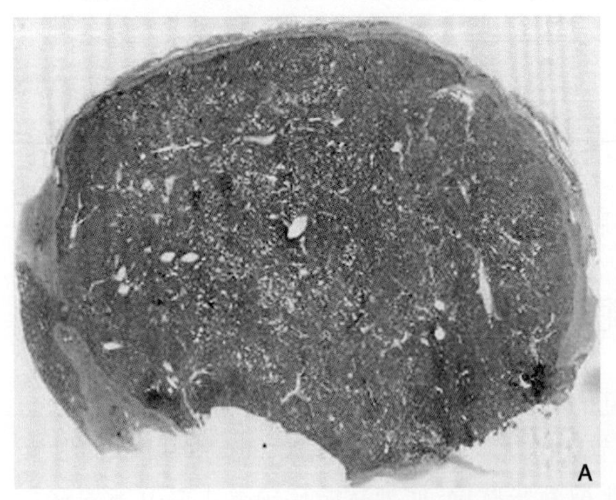

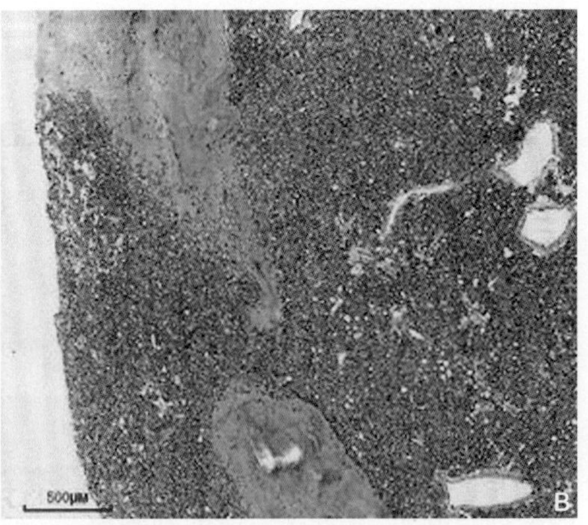

图5-4-1　滤泡细胞癌包膜穿透镜下表现（一）

HE染色，瘤体包膜增厚，局灶穿透包膜全层，呈蘑菇样向前突出

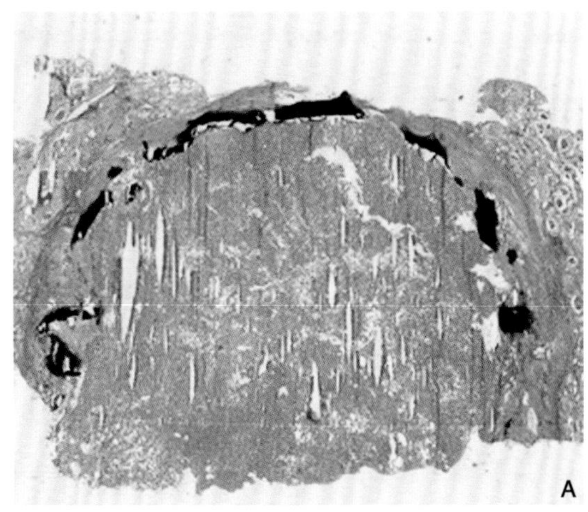

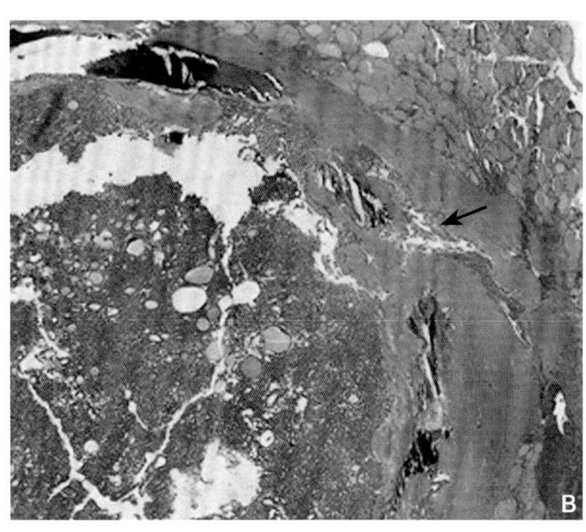

图 5-4-2　滤泡细胞癌包膜穿透镜下表现(二)
HE 染色,瘤体包膜增厚并出现钙化,局灶穿透包膜(箭)

血管侵犯,受累血管为静脉,位于包膜或紧贴包膜外,其内含一团或数团肿瘤细胞,黏附于管壁并突向管腔,表现与普通的血栓类似,免疫组化染色中血管内皮标志物 CD31、Ⅷ因子相关抗原、Fli-1 等对诊断非常有帮助。血管浸润需要与包膜血管的乳头状内皮增生(内皮细胞免疫组化染色表达 CD31 等内皮细胞抗体,但 TTF1、PAX8 等甲状腺特异性抗体呈阴性表达)、肿瘤在内皮下聚集、人为造成的肿瘤细胞漂浮、脱落在血管腔和收缩造成的缺乏内皮细胞的间隙相鉴别(图 5-4-3)。

(三) 影像学检查

在超声、CT、MRI 和核医学等影像学检查方法中,滤泡性腺瘤与腺瘤性甲状腺肿、滤泡细胞癌及滤泡亚型乳头状癌之间具有很多重叠的影像学征象,很难通过单一的影像学方法将四种病变完全鉴别开。尽管超声引导下细针抽吸细胞学检查(FNAC)在非滤泡状甲状腺病变的诊断中获得了高度的敏感度和特异度而被视为金标准,但在滤泡状甲状腺病变的诊断中存在很多重叠区而难以识别,被视为 FNAC 的灰色区。鉴于各种检查均存在一定的局限性,多种检查的联合势必成为滤泡状病变鉴别诊断的重要方向。本节主要通过超声及 CT 对滤泡细胞癌、滤泡性腺瘤和腺瘤性甲状腺肿的影像学征象进行对比分析。

1. 大小　瘤体的大小作为预测甲状腺良、恶性结节的独立风险因素已经得到很多学者的认可,尤其是直径>4.0cm、触诊固定对滤泡细胞癌的诊断具有很大价值,而直径<1.0cm 的滤泡细胞癌少见,仅占全部滤泡细胞癌的 3.0% ~5.0%。随着人们对自身健康的重视及体检时甲状腺超声的普及,直径>4.0cm 的结节越来越少,而更多直径≤4.0cm 的滤泡状病变被发现,故对这些较小结节做出鉴别诊断是当前影像科医生和临床医生的重要任务。直径>4.0cm 和直径<1.0cm 对滤泡状病变的诊断价值已经得到一定认可,而直径 1.0 ~4.0cm 对滤泡状病变的价值尚不明确,而且后者占据了滤泡状病变的大部分,因此,瘤体的大小在滤泡状病变鉴别诊断中的价值有限,需要结合其他影像学征象综合分析。此外,超声检查时会对瘤体进行一定的压迫,导致瘤体形态及大小发生变化,尤其是质地较软的腺瘤或腺瘤性甲状腺肿,与超声比较,CT 对瘤体形态及大小的评估会更接近大体组织学(图 5-4-4、图 5-4-5)。

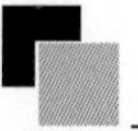

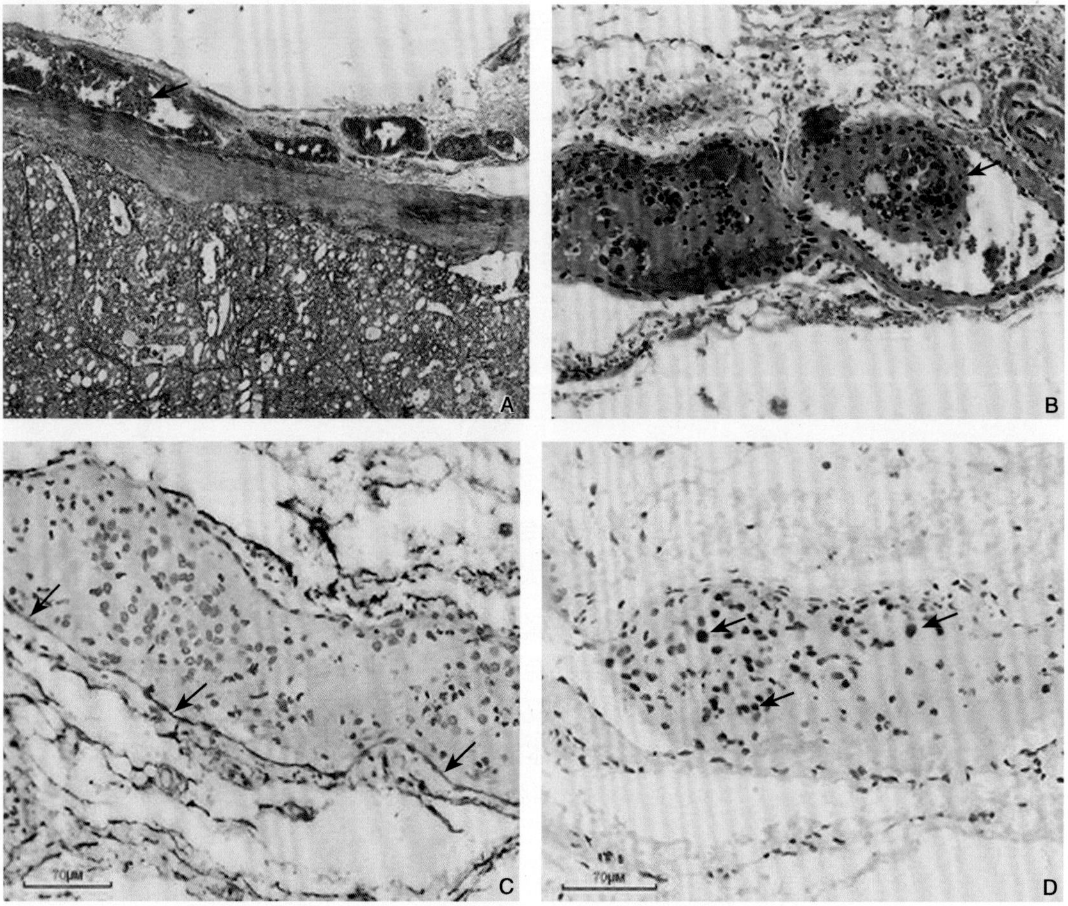

图 5-4-3　滤泡细胞癌侵犯血管镜下及免疫组化表现

A、B. HE 染色；A. 受累血管为静脉，紧贴包膜外（箭）；B. 血管内见数团肿瘤细胞黏附于管壁并突向管腔，类似于血栓（箭）；C、D. 免疫组化；C. 血管内皮细胞免疫组化染色 CD31 阳性（箭）；D. 肿瘤细胞免疫组化染色 TTF1 阳性（箭）

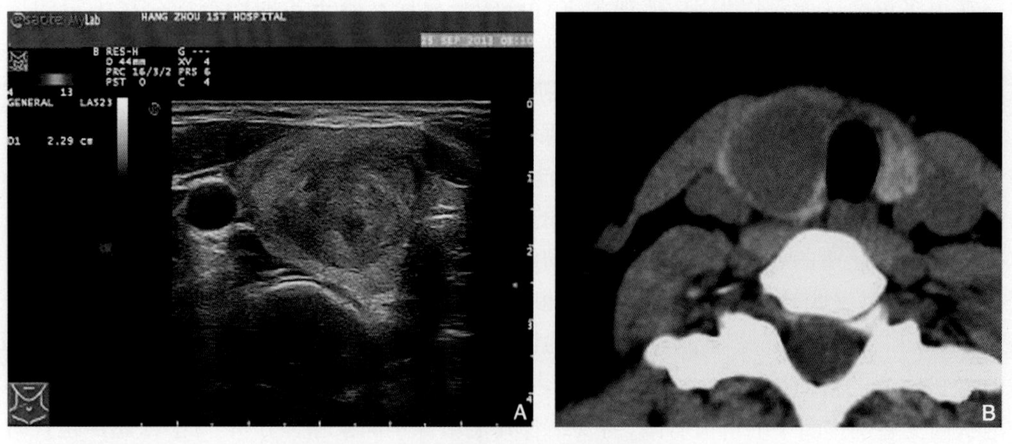

图 5-4-4　甲状腺右侧叶腺瘤性甲状腺肿（一）

A. 甲状腺右侧叶不均匀回声团块，边界清，瘤体左右径/前后径>1.0；B. CT 平扫示甲状腺右侧叶低密度区，左右径/前后径<1.0，边界清，密度均匀

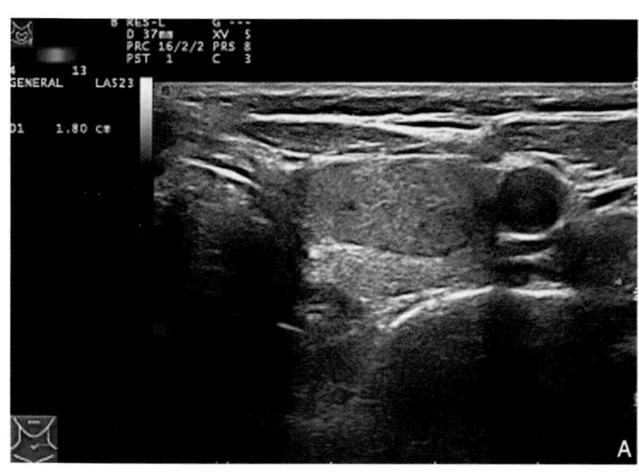

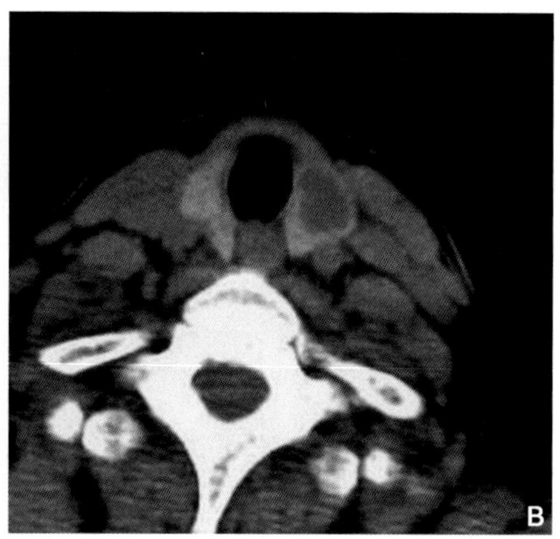

图 5-4-5　甲状腺左侧叶滤泡性腺瘤(一)

A. 甲状腺左侧叶等回声团块,左右径/前后径>1.0,边界清;B. CT 平扫示甲状腺左侧叶低密度瘤体,呈类甲状腺形态,左右径/前后径<1.0,边界清,密度均匀

2. 边界　滤泡状病变的边界清晰与否,取决于瘤体与周围甲状腺组织之间的回声差异或密度差异,差异越大,边界越清晰。虽然包膜在滤泡状病变中的价值受到部分学者的质疑,但目前包膜仍是组织学及超声影像学判断滤泡状病变的重要依据。腺瘤性甲状腺肿继发于结节性甲状腺肿,病理表现为病变周围出现均匀或不均匀的包膜,而包膜的低回声与周围甲状腺的等回声形成明显的差异,故腺瘤性甲状腺肿在超声上表现为有低回声晕环的圆形或椭圆形,边界清。腺瘤与腺瘤性甲状腺肿同样表现为有低回声晕环的圆形或椭圆形,边界清,只是前者包膜更完整,更均匀,故包膜的完整性及均匀性是腺瘤性甲状腺肿与腺瘤的鉴别依据,但目前的超声分辨率还不足以发现二者包膜厚度之间的细微差异。

CT 和 MRI 软组织分辨率低于超声而不能辨别包膜成分,故腺瘤性甲状腺肿与腺瘤在 CT 或 MRI 平扫上常表现为膨胀性生长的无包膜的圆形或椭圆形,边界清,CT 或 MRI 增强扫描时,部分腺瘤性甲状腺肿或腺瘤内部与周围甲状腺组织强化较明显,二者之间的包膜强化不明显而被完全或部分显示出来(图 5-4-6)。

微小浸润型滤泡细胞癌仅发生包膜或血管的局部浸润,范围局限,与腺瘤性甲状腺肿及腺瘤的超声难以鉴别。低回声晕环的厚度在滤泡细胞癌鉴别诊断中的价值受到一定争议。与滤泡性腺瘤的组织学切片比较,滤泡细胞癌的包膜更厚,但通过超声将二者包膜厚度的差异反映出来并不容易,很多因素都会影响测量结果,如探头频率、肿块位置、测量部位、阈值选择及操作者经验等,故晕环厚度在滤泡状病变中的价值,需在规范检查方法、测量方法的基础上进行大样本总结。相对微小浸润型滤泡细胞癌,广泛浸润型滤泡细胞癌的诊断较易,低回声晕环中断是诊断滤泡细胞癌的重要征象,主要与癌细胞浸润晕环而导致低回声晕环消失有关,一旦瘤体包膜广泛浸润并累及周围甲状腺,瘤体就表现为不规则形,界不清,故对于形态不规则、边缘不清的滤泡状病变,对滤泡细胞癌的诊断具有很大提示作用,尤其是广泛浸润型滤泡细胞癌。与腺瘤性甲状腺肿和滤泡性腺瘤比较,增强后包膜显示更常见于滤泡细胞癌中,其机制与滤泡细胞癌的包膜较厚有关,另外,增强后甲状腺组织与瘤体内部之间密度差较大也是滤泡细胞癌包膜易显示的一个重要因素(图 5-4-7)。

3. 内部回声或密度　超声的回声或 CT 的密度是否均匀,以及回声或密度的低、等、高

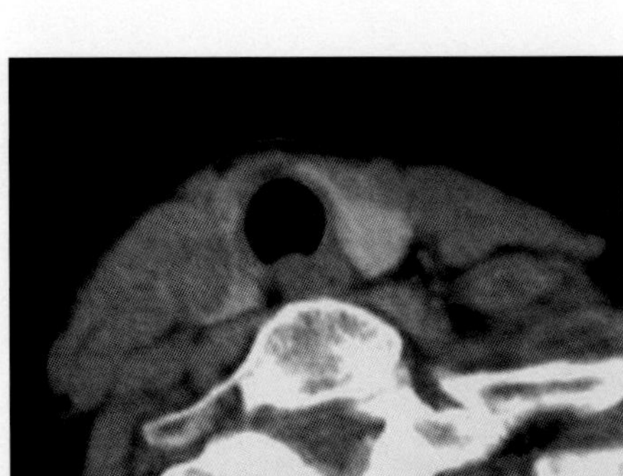
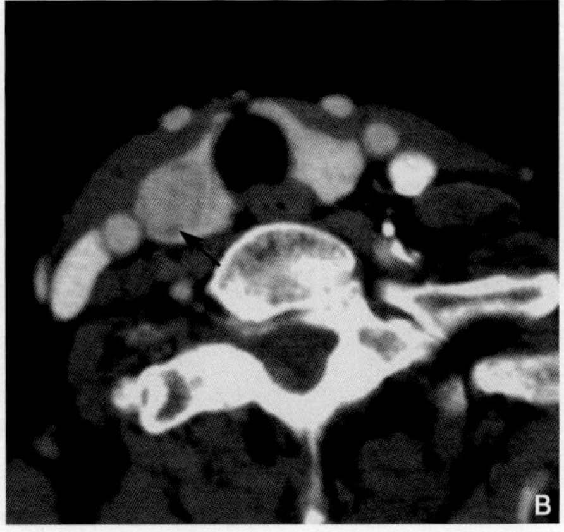

图 5-4-6 甲状腺右侧叶滤泡性腺瘤

A. CT 平扫示甲状腺右侧叶类圆形低密度区，边界清；B. CT 增强示瘤体内部与周围甲状腺组织强化明显，瘤体周围见弧线状低强化区（箭），病理证实低强化区为包膜

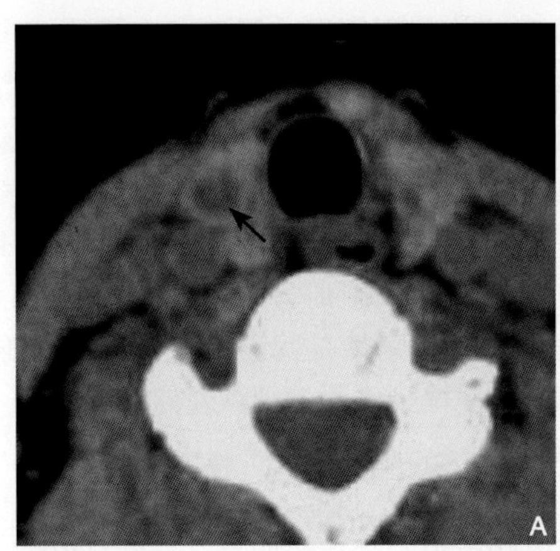
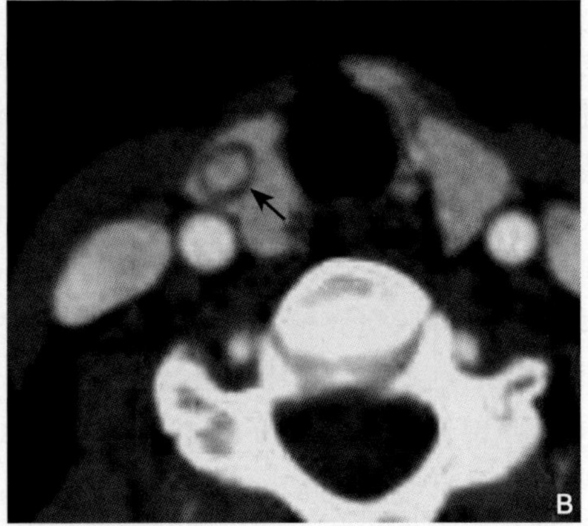

图 5-4-7 甲状腺右侧叶微小浸润型滤泡细胞癌

A. CT 平扫示甲状腺右侧叶低密度结节影，直径约 1.0cm，边界清；B. CT 增强示瘤体内部与甲状腺组织强化明显，瘤体周围见较厚环形低强化区（箭）

均与结节内的组织成分有关，如果结节内成分均匀一致，则表现为均匀回声或密度，而如果其内成分不一或出现坏死囊变，则表现为不均匀回声或密度。有学者认为，在腺瘤性甲状腺肿与滤泡性腺瘤的 CT 鉴别诊断中，平扫密度不均匀是唯一的区别，主要与前者的内部存在部分结节性甲状腺肿有关，而结节性甲状腺肿的不同程度增生、复旧是造成密度不均的原因，同样道理，腺瘤性甲状腺肿较滤泡性腺瘤更易出现超声的回声不均匀（图 5-4-8），另外，海绵状外观及囊性结构为主是结节性甲状腺肿的特征性表现，与其内多发微小坏死区及坏死区融合成更大囊性结构有关，虽然腺瘤性甲状腺肿与结节性甲状腺肿不完全相同，但海绵状外观及囊性为主的特征同样适用于腺瘤性甲状腺肿的诊断（图 5-4-9）。腺瘤性甲状腺肿与腺瘤均以低或稍低回声及低密度为主，二者之间无差异。

低回声在滤泡细胞癌中的价值已得到了很多学者的认同（图 5-4-10），其发生机制与滤泡上皮细胞失去了正常排列而快速、无序的生长有关。滤泡细胞癌与腺瘤性甲状腺肿、滤泡

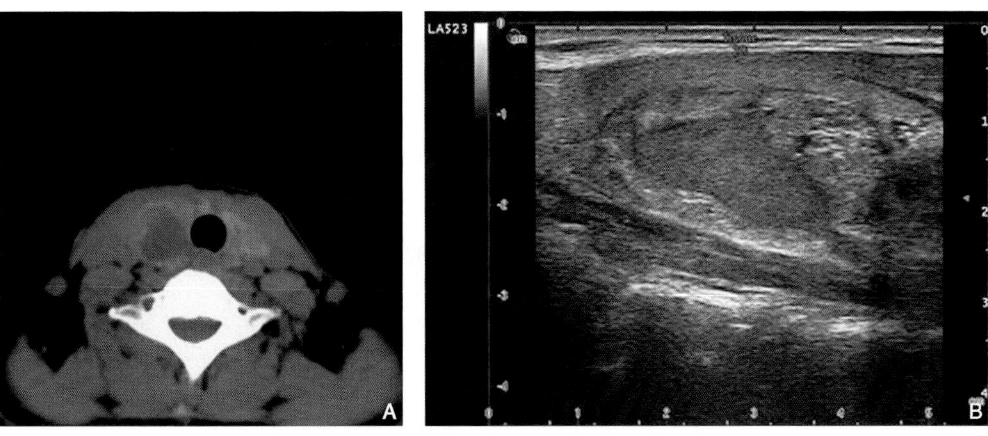

图 5-4-8　甲状腺右侧叶腺瘤性甲状腺肿(二)

A. CT 平扫示甲状腺右侧叶类圆形瘤体,密度不均匀,前缘呈稍低密度,余部呈低密度;B. 超声纵切示瘤体边界欠清晰,呈等、高不均质混杂回声表现

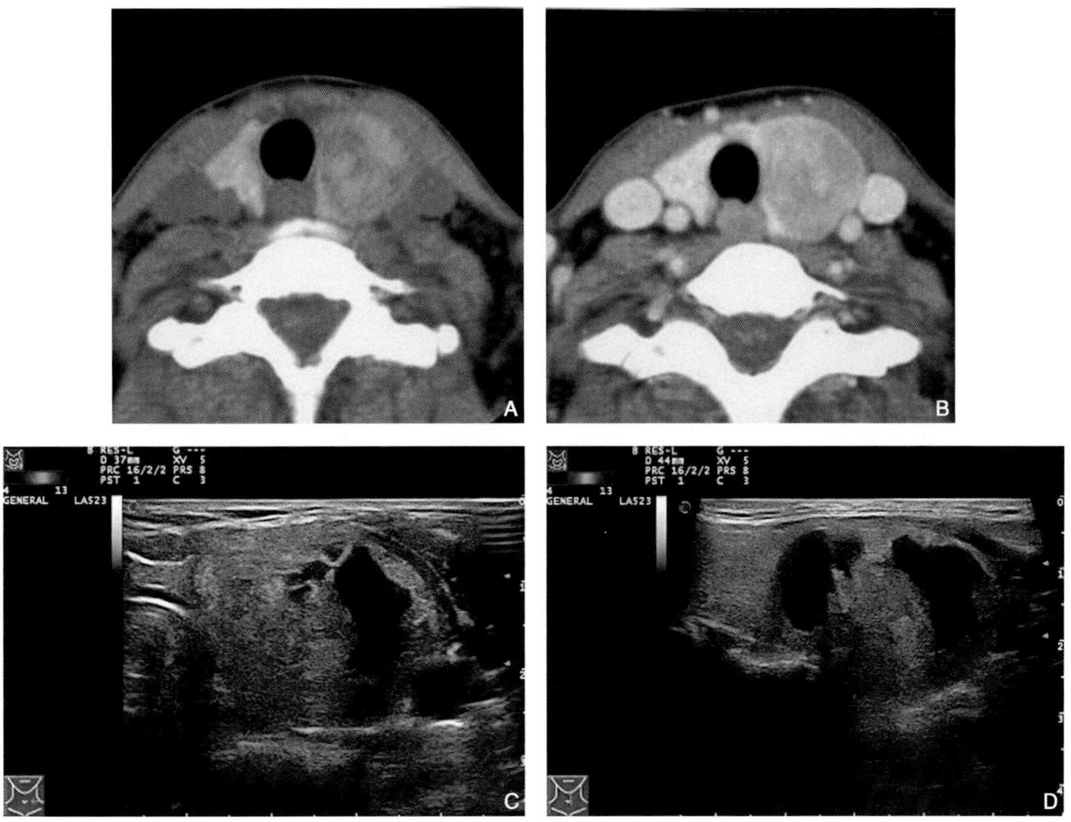

图 5-4-9　甲状腺左侧叶腺瘤性甲状腺肿

A. 甲状腺左侧叶稍低及低密度混合瘤体,界欠清;B. CT 增强示原平扫高密度区无强化,而部分低密度区强化;C. 超声横切示瘤体呈囊实性,以实性为主,后者呈等回声;D. 超声纵切示瘤体呈混合性,以囊性无回声为主,余部瘤体呈等回声

性腺瘤一致，在 CT 上均呈低密度，仅依靠病变密度无法鉴别三者。与滤泡性腺瘤相比，滤泡细胞癌发生囊变的比例低，其机制与恶性肿瘤细胞生长迅速但不会发生良性腺瘤中的退行性囊性变有关，但对于较大的滤泡状病变，不均匀厚壁囊状坏死更倾向于滤泡细胞癌的诊断（图 5-4-11）。

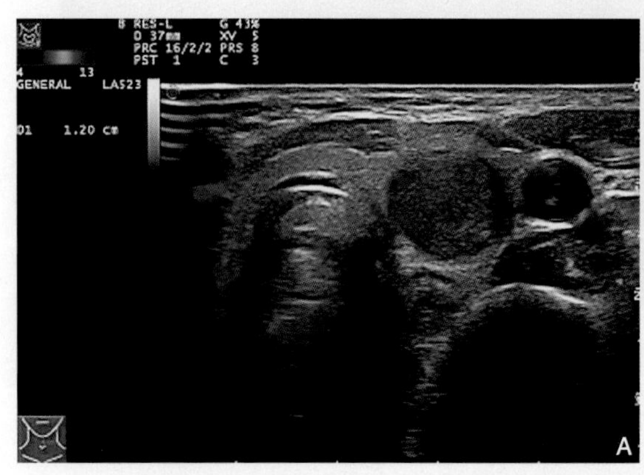
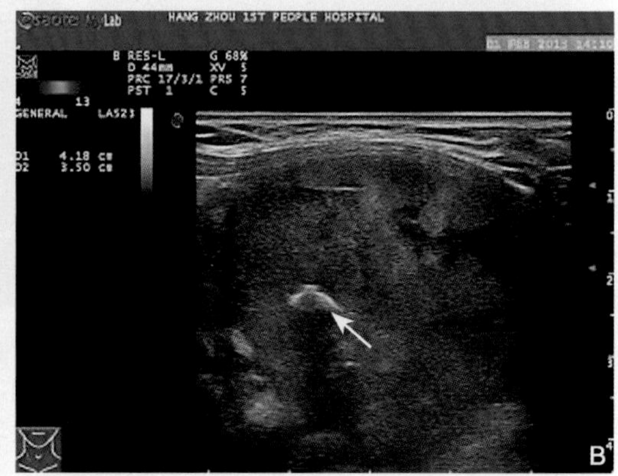

图 5-4-10　甲状腺滤泡细胞癌

A. 甲状腺左侧叶滤泡细胞癌，瘤体呈均匀低回声，界清；B. 甲状腺右侧叶滤泡细胞癌，以低回声为主，内见粗大钙化（箭）

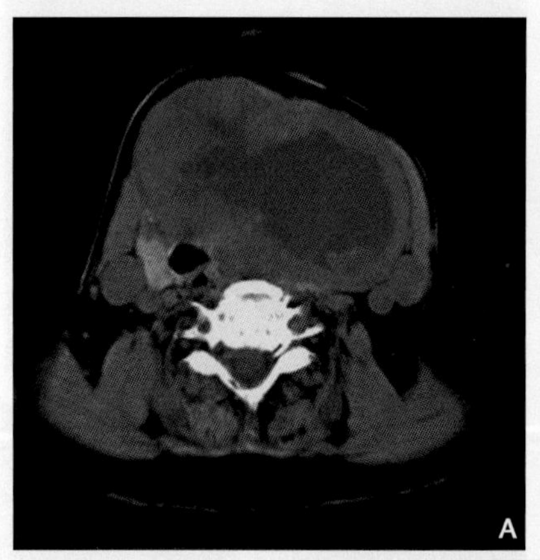
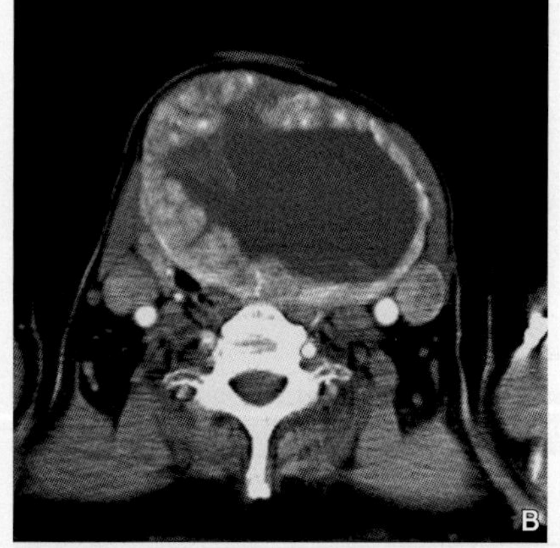

图 5-4-11　甲状腺左侧叶滤泡细胞癌

A. CT 平扫示甲状腺左侧叶巨大瘤体，内部见大范围囊变，囊壁明显厚薄不均；B. CT 增强示囊壁不均匀明显强化，坏死区无强化

4. 中央低强化区　在较大的滤泡状病变的 CT 增强扫描中，常可以看到斑片状、星芒状低强化区，大部分低强化区随着时间延迟而逐渐缩小（图 5-4-12），提示该低密度区并非完全为坏死，可能为部分囊变、部分纤维瘢痕状结构，或尚未完全强化的瘤体（图 5-4-13），后者在超声上表现为与周围瘤体回声相同。低密度区形态在肾上腺嗜铬细胞瘤和肾上腺皮质癌中的价值已得到一定关注，星芒状低密度区有利于肾上腺皮质癌的诊断，甲状腺与肾上腺均为内分泌器官，星芒状低密度区是否适用于甲状腺滤泡细胞癌尚需要搜集大样本资料进行分析（图 5-4-14）。

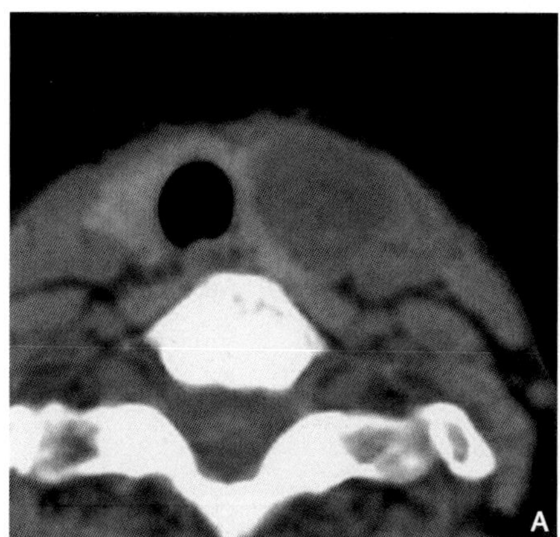

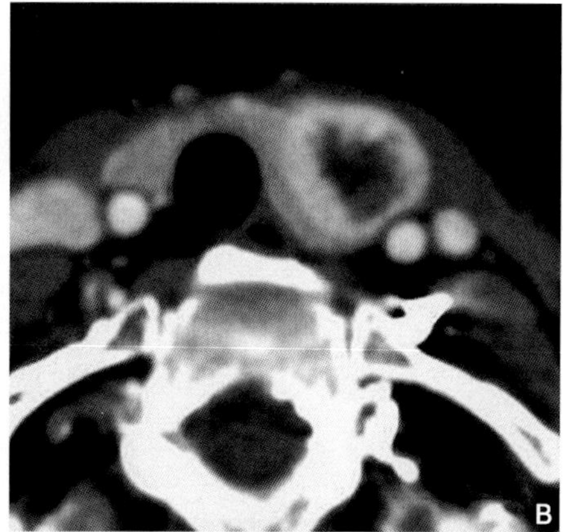

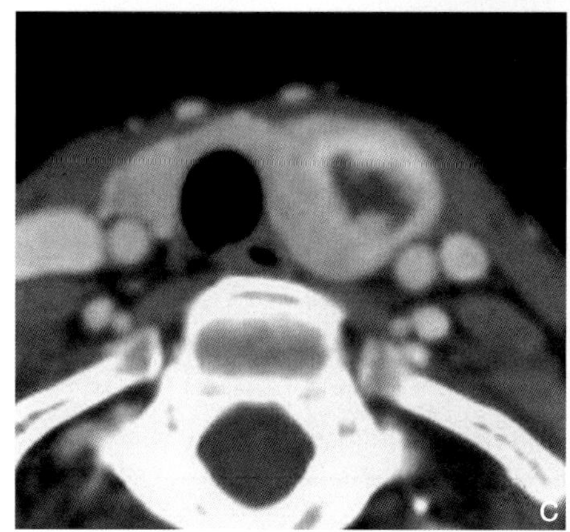

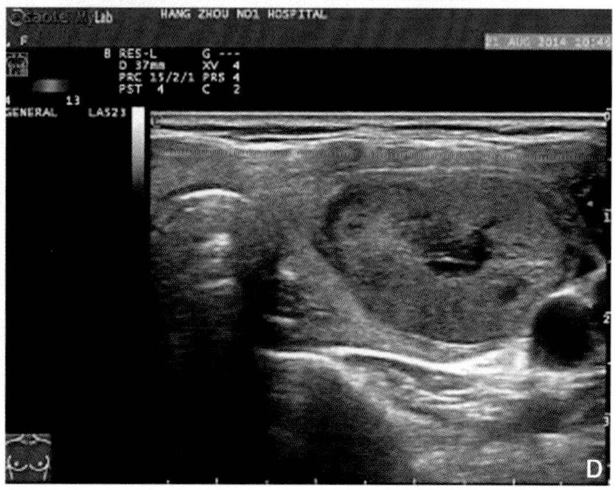

图 5-4-12　甲状腺左侧叶滤泡性腺瘤(二)

A. CT 平扫示甲状腺左侧叶均匀低密度瘤体,界清;B. CT 增强 25s 扫描示瘤体边缘呈高强化,中央见斑状强化程度较低区;C. CT 增强 50s 扫描示中央低强化区范围缩小;D. 超声横切示甲状腺左侧叶不均质回声瘤体,以等回声为主,内见小片囊变无回声区,范围小于 CT 增强 50s 时的低强化区范围

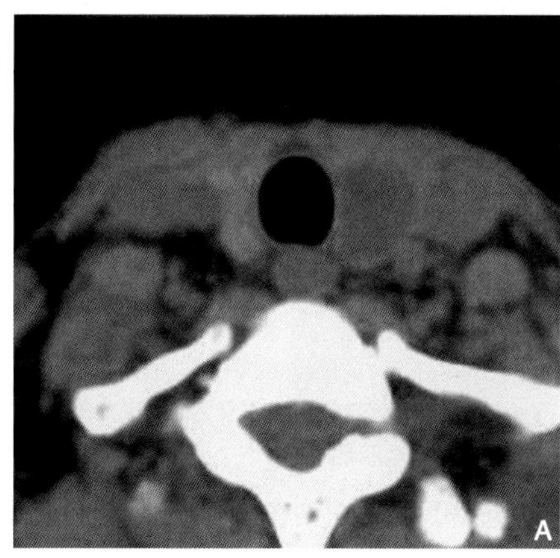

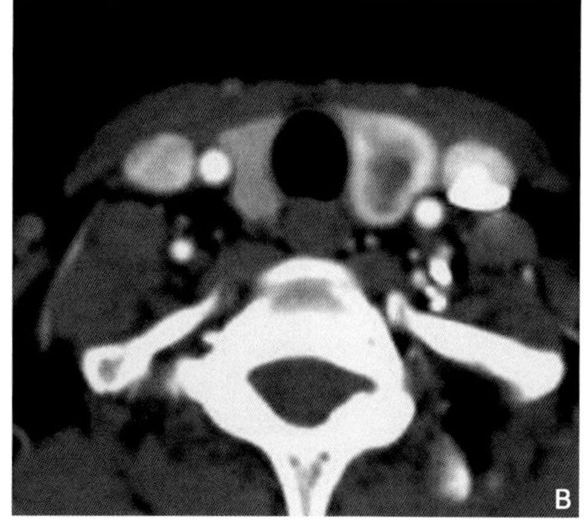

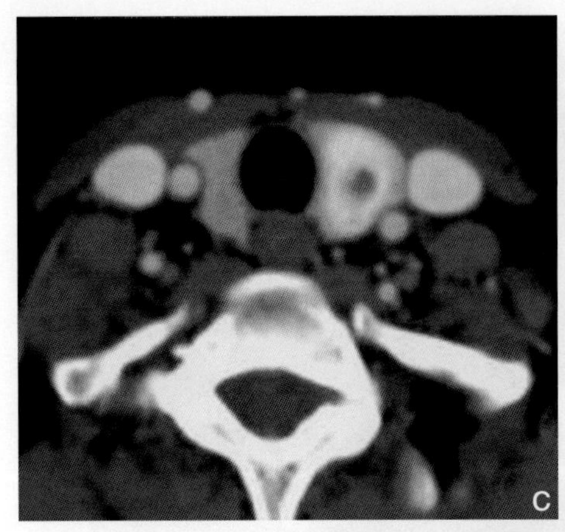

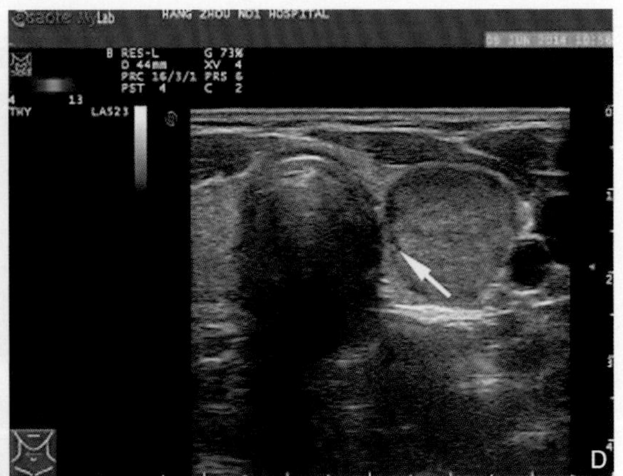

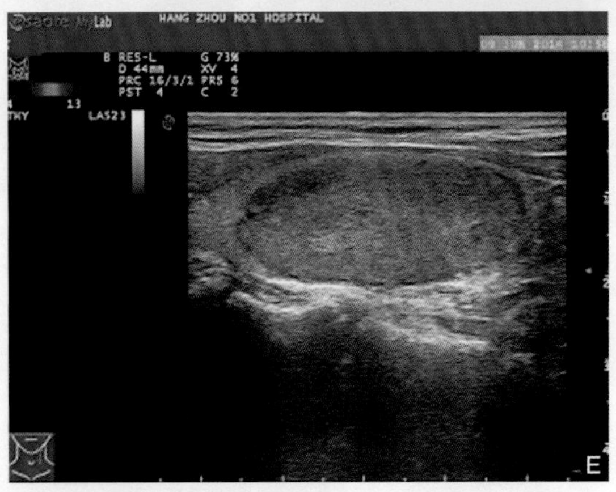

图 5-4-13　甲状腺左侧叶滤泡性腺瘤(三)

A. CT 平扫示甲状腺左侧叶类椭圆形低密度瘤体,界清;B. CT 增强 25s 扫描示瘤体周围呈高强化,中央强化较低;C. CT 增强 50s 扫描示瘤体呈高强化,低密度区范围进一步缩小;D. 超声横切示瘤体呈均匀等回声的类椭圆形,瘤体周围见低回声晕环(箭),内未见明显囊变的无回声区;E. 超声纵切示瘤体呈均匀等回声的类椭圆形,内未见明显囊变的无回声区,周围见低回声晕环

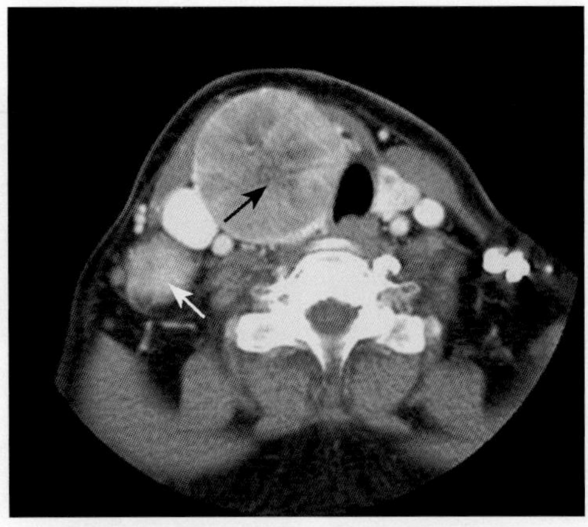

图 5-4-14　甲状腺右侧叶滤泡细胞癌伴Ⅳ组淋巴结转移

CT 增强示甲状腺右侧叶类圆形瘤体,中央强化程度减低呈类星芒状表现(黑箭),右侧颈部Ⅳ组淋巴结强化程度同甲状腺右侧叶瘤体(白箭)

5. 血供 中央为主型血流分布与甲状腺滤泡状癌相关,其灵敏度、特异度分别为56.3%和93.5%,与腺瘤表现为周边血供为主有差异,详见第五章第二节相关内容。

6. 钙化 钙化是滤泡细胞癌的重要征象之一,尤其是环状钙化,详见第九章第一节相关内容。

（陈文辉 李明奎 包凌云 项晶晶）

第五节 甲状腺髓样癌

甲状腺髓样癌(medullary thyroid carcinoma)是起源于甲状腺滤泡旁C细胞的恶性肿瘤,既往文献报道约占甲状腺癌的3.0%～5.0%,但近30年由于乳头状癌的迅猛增长,其占比下降至1.0%～2.0%。甲状腺髓样癌的发病、病理、临床及影像学表现均不同于一般的甲状腺癌,而独成一型。本病分为散发性和家族性两大类。目前认为,甲状腺髓样癌的主要分子发病机制为RET基因突变所引起的RET信号异常活化。约90%的髓样癌可分泌降钙素,有的还可分泌其他多种生物活性物质如促肾上腺皮质激素、前列腺素、血清素和5-羟色胺等,并可引起一系列内分泌综合征。甲状腺髓样癌恶性程度中等,预后不如乳头状癌及滤泡细胞癌,但比未分化癌好。

（一）临床表现

甲状腺髓样癌以散发性最多见,约占70.0%～80.0%,发病高峰年龄为50～60岁,女性稍多,常累及一侧腺体,不伴其他内分泌疾病。家族性髓样癌占20.0%～30.0%,属于常染色体显性遗传病,外显率高,发病年龄较散发性提前10～20岁,男女发病率无差别,大多数存在多中心病灶,易累及双侧腺体。

甲状腺髓样癌主要表现是甲状腺的无痛性肿物,可伴有颈部淋巴结肿大,有时淋巴结肿大成为首诊原因,而部分髓样癌可分泌多种生物活性物质可伴有腹泻、面色潮红、心悸、色素增多等症状。体检时甲状腺肿物多为孤立较硬的结节,边界不清,表面不光滑,家族性髓样癌可为甲状腺双侧叶肿物,一般发展较慢,少数可急速进展,晚期者侵犯了邻近组织后则较为固定,导致吞咽困难、呼吸困难、声音嘶哑等。髓样癌早期即可侵犯区域淋巴结,病程中易向肺、骨、肝等远处器官转移,故预后相对较差。

（二）病理学基础

髓样癌是显示滤泡旁C细胞分化的甲状腺恶性肿瘤。镜下见圆形或多角形细胞无黏附性生长,呈小梁状、器官样、巢状、腺样或假乳头状结构排列,肿瘤细胞染色质呈细颗粒状,常被不等量的纤维血管间质分隔,部分间质见淀粉样物质沉积(图5-5-1)。免疫组化显示肿瘤细胞除表达嗜铬素A(chromogranin A,CgA)、突触素(Syn)、CEA(多数病例阳性)外,还表达C细胞特异度产物即降钙素(calcitonin),但甲状腺球蛋白通常阴性,而TTF1、PAX8可局灶阳性,在瘤巢周边可见到S-100蛋白阳性的支持细胞(图5-5-2)。

（三）影像学检查

1. 位置 甲状腺髓样癌起源于甲状腺滤泡旁C细胞,而后者更多见于侧叶的中至中上区域,故髓样癌也多位于甲状腺中、上极区。但对于较大的髓样癌,瘤体可占据整个甲状腺侧叶(图5-5-3),此时难以通过瘤体的位置对其性质进行判断。

2. 形态 尽管髓样癌是以无包膜、浸润方式生长为主的恶性肿瘤,但形态规则的瘤体

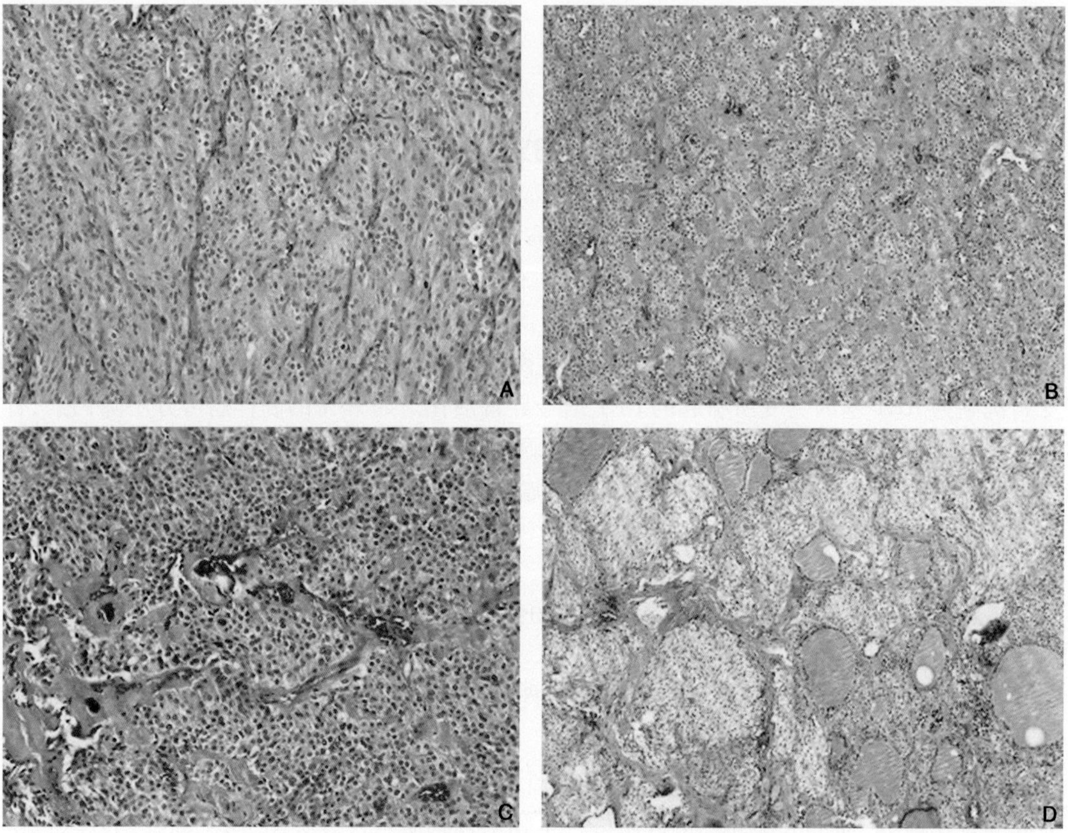

图 5-5-1　髓样癌镜下表现

A. 圆形或多角形细胞呈小梁状、器官样结构生长，间质血管丰富；B. 肿瘤细胞呈实性生长，间质见多量淀粉样物质沉积；C. 肿瘤细胞中等大，胞质颗粒状，间质可见淀粉样变及钙化；D. 实性生长的肿瘤组织在甲状腺滤泡内浸润性生长

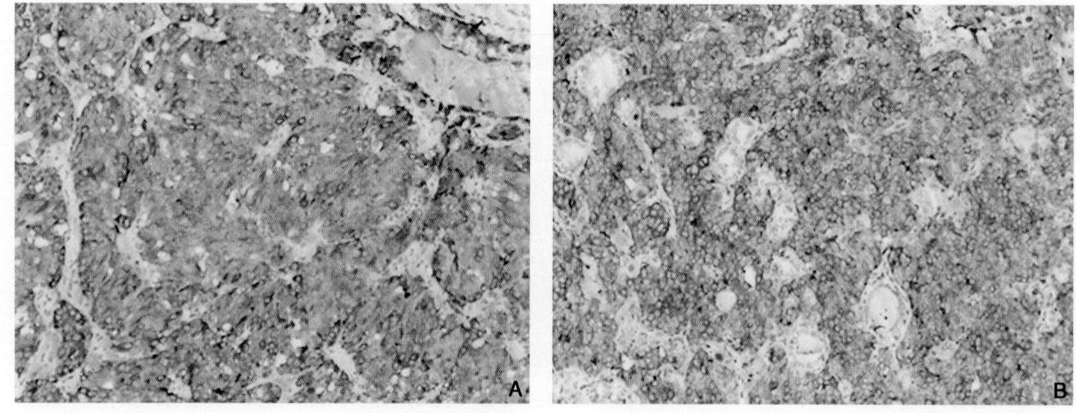

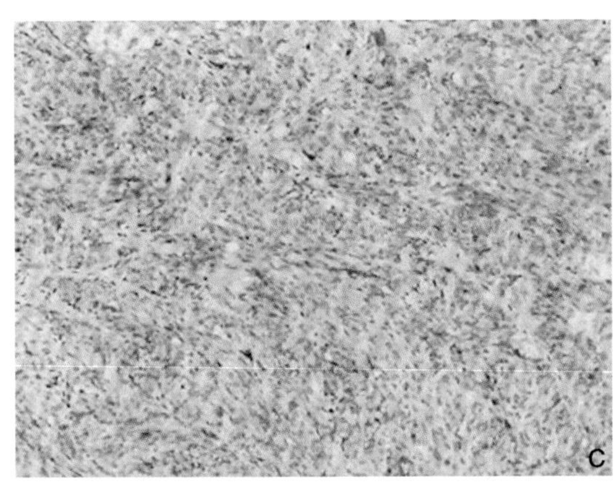

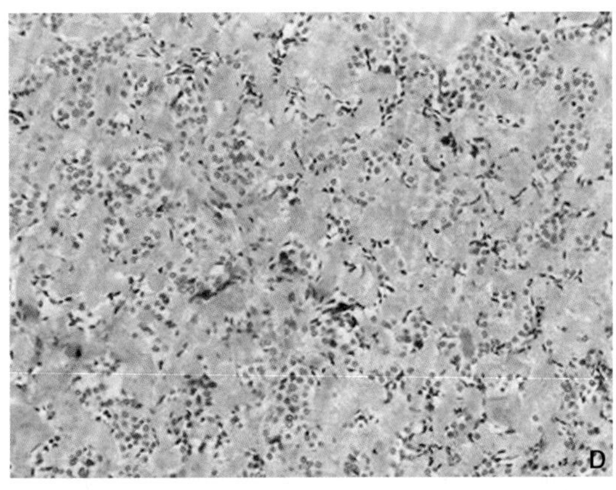

图 5-5-2 髓样癌的免疫组化染色

A. 肿瘤细胞嗜铬素呈阳性反应;B. 肿瘤细胞嗜铬素呈阳性反应,其间夹杂的甲状腺滤泡呈阴性反应;C. 肿瘤细胞降钙素呈阳性反应;D. 肿瘤间质刚果红染色阳性

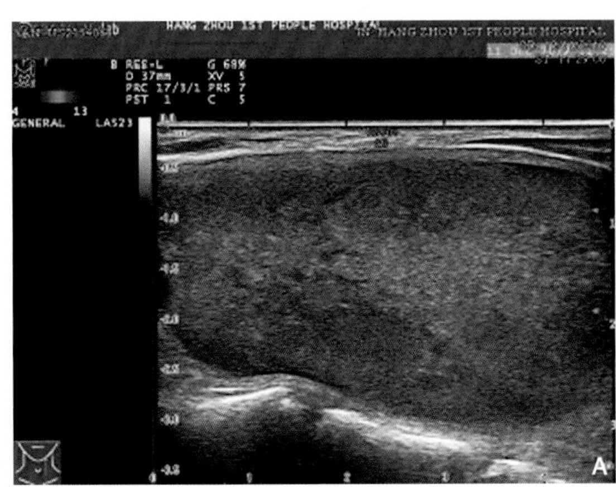

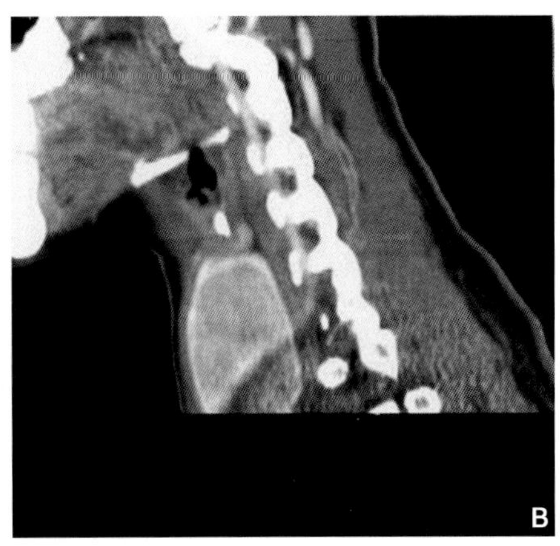

图 5-5-3 甲状腺左侧叶髓样癌(一)

A. 超声纵切示甲状腺左侧叶椭圆形瘤体,界清,以等回声为主,瘤体累及整个甲状腺左侧叶;B. CT 增强矢状位重建示瘤体累及整个甲状腺左侧叶,呈椭圆形

占 55% ~67.4%(表 5-5-1,图 5-5-3)。对于形态规则的髓样癌,常与滤泡状腺瘤及滤泡细胞癌混淆,而对于不规则的瘤体,常难以与乳头状癌进行鉴别(图 5-5-4)。

表 5-5-1 形态在甲状腺髓样癌中的分布(%)

	规则	不规则		规则	不规则
韩志江等#	55.0	45.0	Choi 等*	63.9	36.1
韩雪等*	56.0	44.0	Lee 等*	67.4	32.6
Kim 等*	57.1	42.9			

注:* 超声报道;# CT 报道

3. 数目 散发型髓样癌以单侧为主,但双侧发病也并非少见,二者之比约 7∶3(图 5-5-5),而家族遗传型髓样癌多为双侧发病,故对于双侧发病的髓样癌,需要警惕是否为家族遗

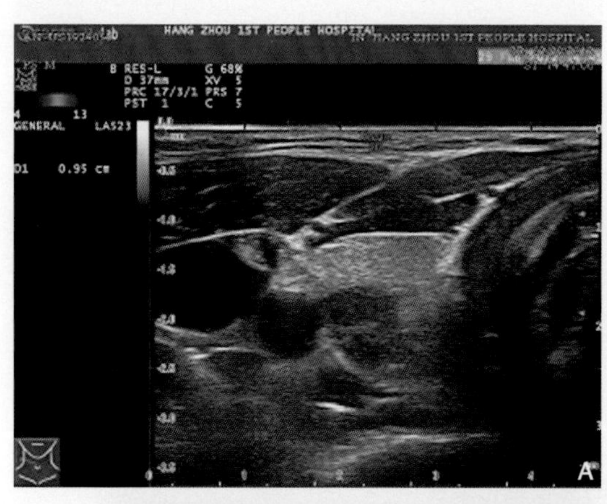

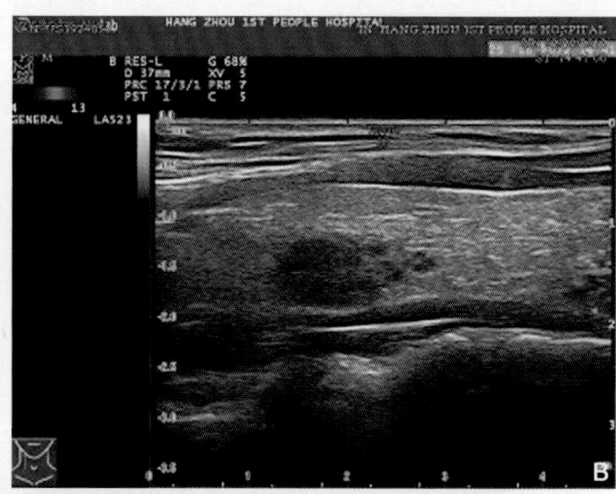

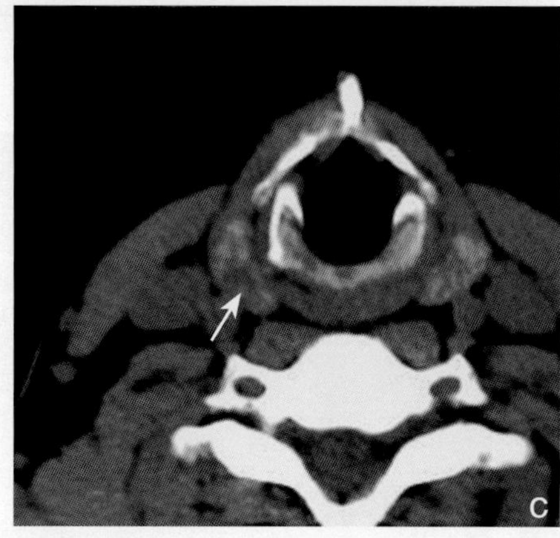

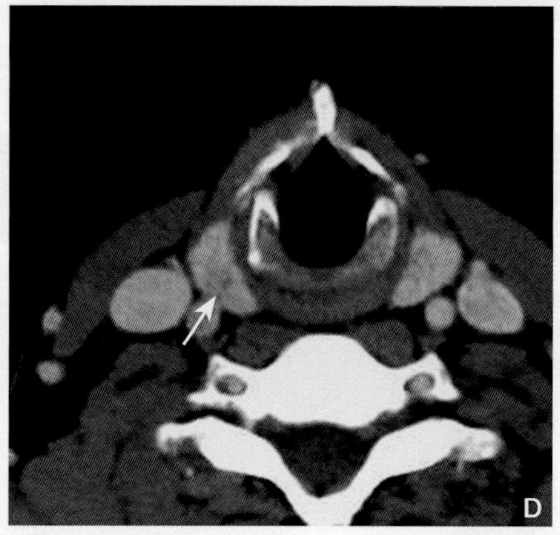

图 5-5-4　甲状腺右侧叶上极髓样癌

A. 超声横切示甲状腺右侧叶上极不规则低回声瘤体，前后径/左右径>1.0；B. 超声纵切示瘤体呈低回声，形态不规则，前后径/左右径<1.0；C. CT 平扫示甲状腺右侧叶上极不规则低密度瘤体，边界尚清（箭）；D. CT 增强示瘤体强化较明显，与 CT 平扫比较，瘤体相对低密度区范围明显缩小，边界模糊（箭）

传型，详细询问家族史及对甲状旁腺、肾上腺、胰腺、垂体、皮肤等进行相应的检查有利于进一步鉴别诊断。

4. 回声及密度　低回声（极低回声+低回声）是甲状腺髓样癌的常见征象之一（图 5-5-4、图 5-5-6），约占 78.3% ~97.2%（表 5-5-2），其发生机制尚不明确。与髓样癌比较，乳头状癌也是以低回声为主，且后者发病率远高于前者，说明低回声在二者的鉴别诊断中价值有限。

表 5-5-2　回声水平在甲状腺髓样癌中的分布（%）

	低回声	等高回声		低回声	等高回声
韩雪等	96.0	4.0	Choi 等	97.2	2.8
Kim 等	95.2	4.8	Lee 等	78.3	21.7

髓样癌瘤体组织破坏具有正常储碘功能的甲状腺滤泡，从而导致瘤体在 CT 平扫序列中

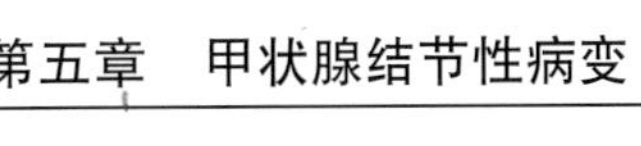

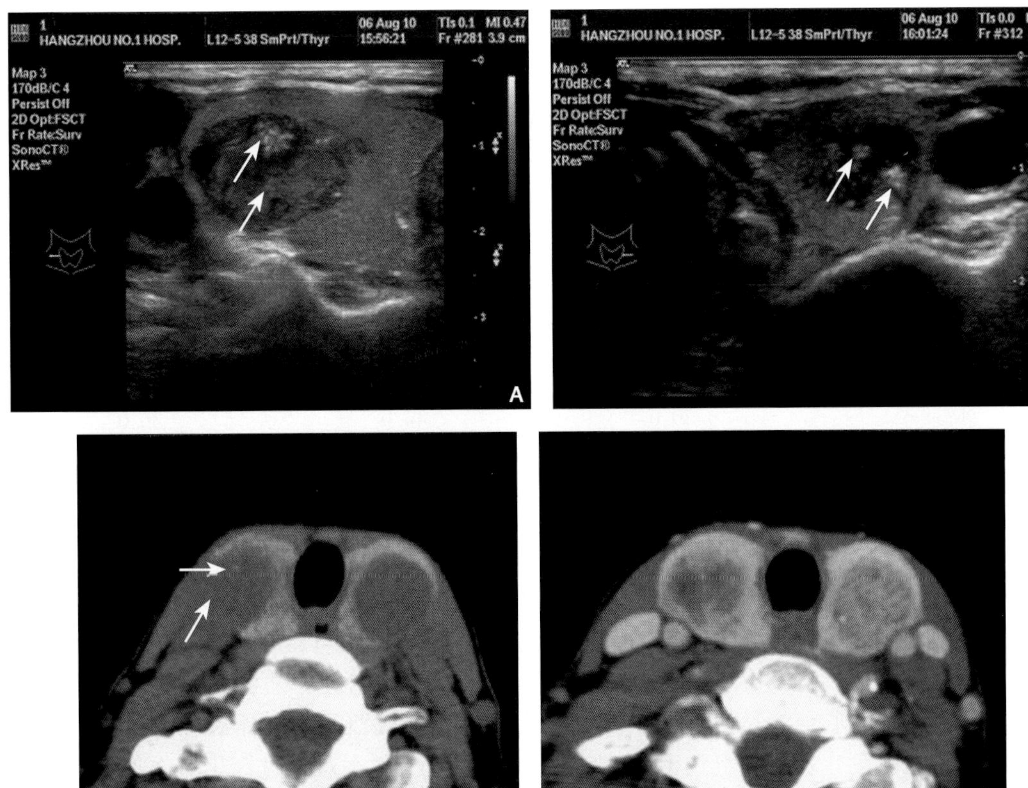

图 5-5-5　甲状腺两侧叶髓样癌(散发型)

A、B. 超声横切示甲状腺右侧叶和左侧叶等、低回声结节,边界清晰,形态规则,内见多发簇状微钙化(箭);C. CT 平扫示两侧叶甲状腺低密度瘤体,形态规则,右侧瘤体内见多发微钙化,呈散在分布(箭);D. CT 增强示两侧瘤体强化较明显,与 CT 平扫比较,瘤体边界变模糊

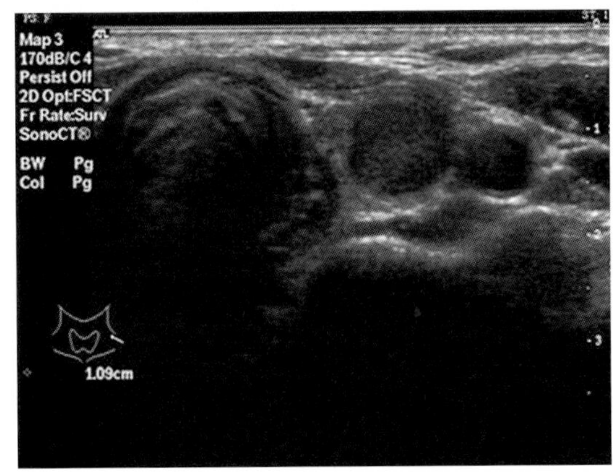

图 5-5-6　甲状腺左侧叶髓样癌(二)

超声横切示甲状腺左侧叶上极类圆形极低回声瘤体,边界清晰

呈低密度。

5. 边界(border)和边缘(margin)　边界和边缘的概念存在一定的争议,我们常用“清晰”或“模糊”来描述边界,而用“规则”或“不规则”来描述边缘,另外,有学者用“光滑”“尖角或毛刺”“模糊”来描述边缘。边界清晰和模糊在髓样癌中的比例为 51.6% ~63.6% 和 36.4% ~48.4%,边缘光滑、毛刺或尖角和模糊在髓样癌中的比例为 20.0% ~58.7%、22.2% ~44.0% 和 15.2% ~36.0%(表 5-5-3)。由此可见,不同学者选用不同的描述方法,其对髓样癌的诊断价值也存在一定的差异。

表 5-5-3　边缘状态在甲状腺髓样癌中的分布(%)

	光滑	尖角	模糊
韩雪等	20.0	44.0	36.0
Choi 等	52.8	22.2	25.0
Lee 等	58.7	26.1	15.2

6. 钙化　钙化是甲状腺髓样癌的常见征象之一,占 52% ~77.3%(表 5-5-4),其中以微钙化常见(图 5-5-5、图 5-5-7)。钙化也常见于乳头状癌中,与髓样癌比较,二者在钙化方面无统计学差异,说明钙化的有无对鉴别乳头状癌和髓样癌无意义。髓样癌的钙化形成机制与乳头状癌有所不同,前者是由淀粉样物质包绕的局部钙盐沉积所致,而后者主要是由砂粒体构成,故后者的钙化较前者更致密、粗糙,但目前超声或 CT 很难通过钙化的这些差异对其进行诊断和鉴别诊断。

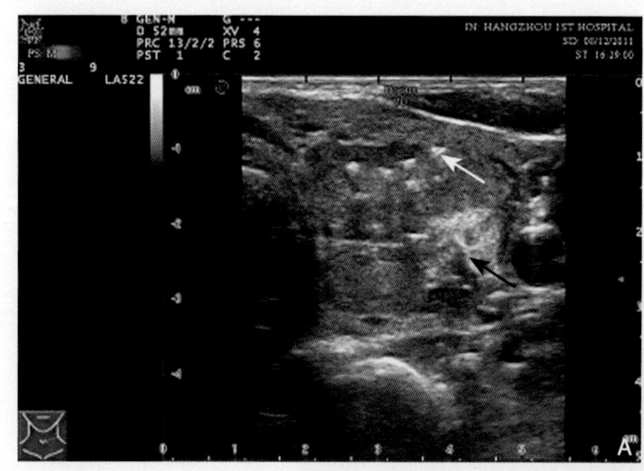

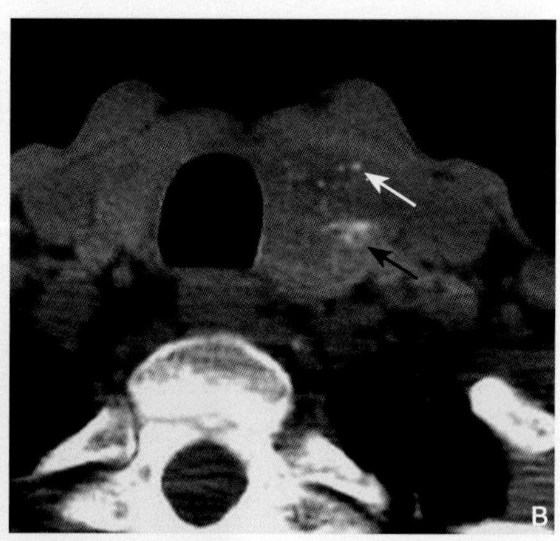

图 5-5-7　甲状腺左侧叶髓样癌(三)

A. 超声横切示左侧叶不均质回声瘤体,形态不规则,瘤体前部见多发微钙化,界清(白箭),瘤体外后部见小片状钙化,部分边界模糊(黑箭);B. CT 平扫示甲状腺左侧叶稍低密度瘤体,边界模糊,瘤体前部见多发微钙化,界清(白箭),外后部见小片状钙化,部分边界模糊(黑箭)

7. 囊变　实性为主或实性是髓样癌的重要征象,占 73.8% ~100%(表 5-5-5)。因乳头状癌,尤其是微小乳头状癌很少发生坏死,故无法通过坏死的有无对二者进行鉴别诊断。

表 5-5-4　钙化在甲状腺髓样癌中的分布(%)

	微钙化	粗钙化	总钙化	无钙化
韩雪等	28.0	24.0	52.0	48.0
Kim 等	28.6	23.8	52.4	38.1
Choi 等[#]	38.9	11.1	61.1	38.9
Lee 等	39.1	17.4	56.5	43.5
蔡胜等	59.1	18.2	77.3	22.7

注:[#]微钙化和粗钙化同时存在占 8.3%,环状钙化占 2.8%

表 5-5-5　实性或实性为主在甲状腺髓样癌中的分布(%)

	实性或实性为主	囊性或囊性为主		实性或实性为主	囊性或囊性为主
韩雪等	100	0	Lee 等	73.8	26.2
Kim 等	90.5	9.5	蔡胜等	90.9	9.1
Choi 等	91.7	8.3			

8. 声晕　声晕在一定程度上反映了结节周围包膜的结构,髓样癌多呈浸润性生长而无包膜,故大部分髓样癌无声晕征象,占 72.2% ~95.0%。

9. 血供　CDFI 检查中,近 80.0% 髓样癌表现为结节内高血供,50.0% 为边缘血供,易与富血供的滤泡状腺瘤和滤泡细胞癌混淆(图 5-5-8);CT 增强扫描中,瘤体强化显著,但常低于周围甲状腺组织的强化程度,甲状腺组织与瘤体组织之间的密度差较平扫时缩小,表现为增强后瘤体边界较平扫时模糊(图 5-5-4 ~ 图 5-5-5)。

(四) 微小髓样癌

微小髓样癌的影像学表现与非微小髓样癌有很多相似之处,如实性、低回声、钙化、无声晕、血供丰富等(图 5-5-9、图 5-5-10),也具有一定的特点,如形态不规则等,后者极易与微小乳头状癌混淆。与超声比较,CT 在微小髓样癌的显示及判断上不及超声检查(图 5-5-9)。

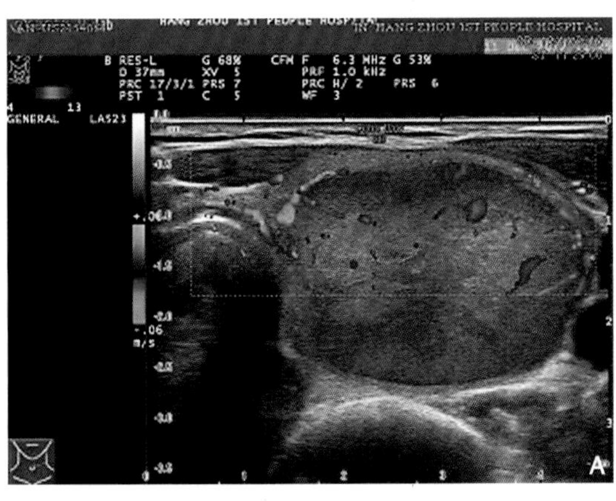

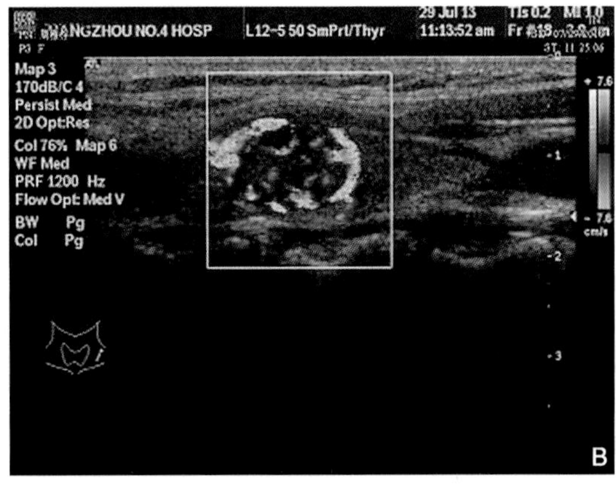

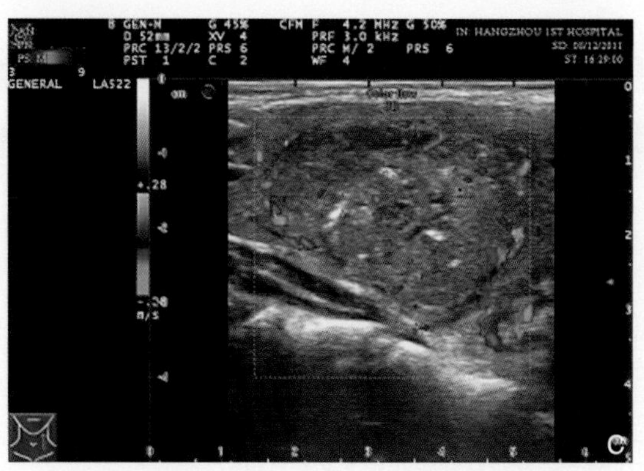

图 5-5-8　不同髓样癌患者的 CDFI

A 与图 5-5-3 为同一患者，B 与图 5-5-6 为同一患者，C 与图 5-5-7 为同一患者，A、B、C 均见瘤体内及周边不连续的环状血流，内部血流较丰富，尤以 B 为著

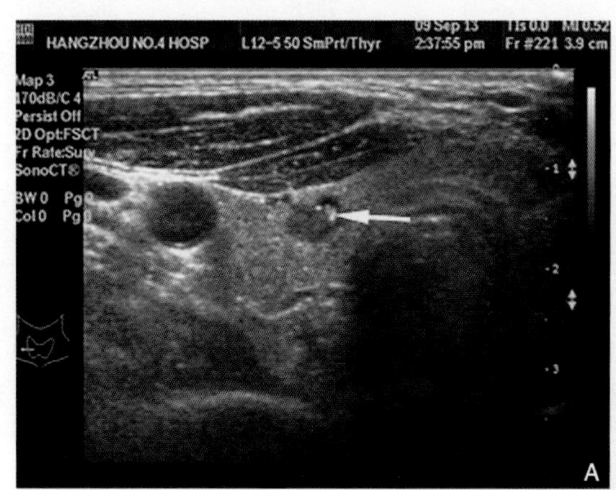

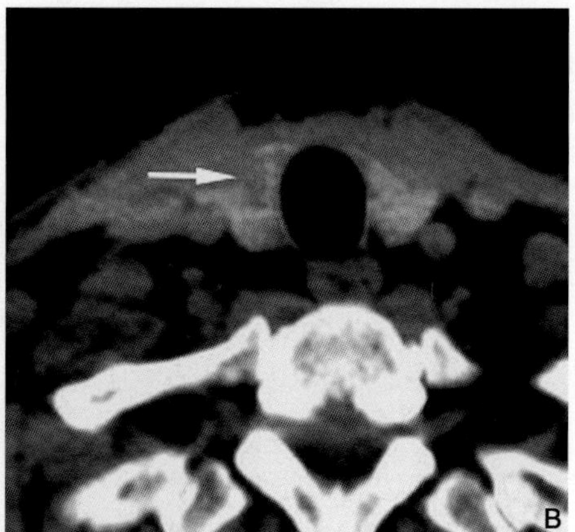

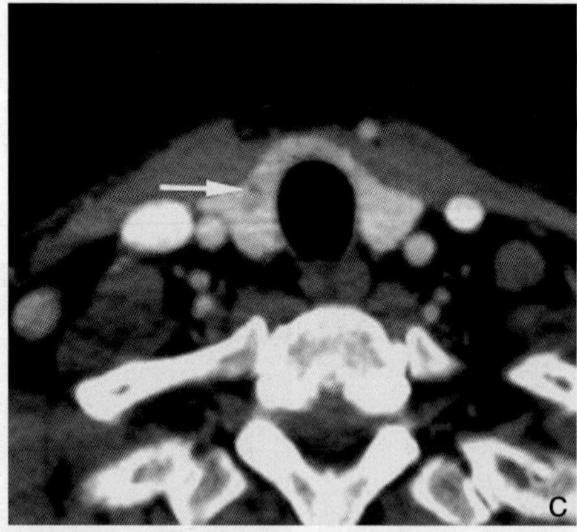

图 5-5-9　甲状腺右侧叶近峡部微小髓样癌(直径为 0.6cm)

A. 超声横切示瘤体呈低回声，边界清晰，形态欠规则，内见多发点状强回声(箭)；B. CT 平扫示瘤体呈低密度，边界不清，未见钙化样高密度灶(箭)；C. CT 增强示低密度区较平扫缩小，呈中等强化(箭)

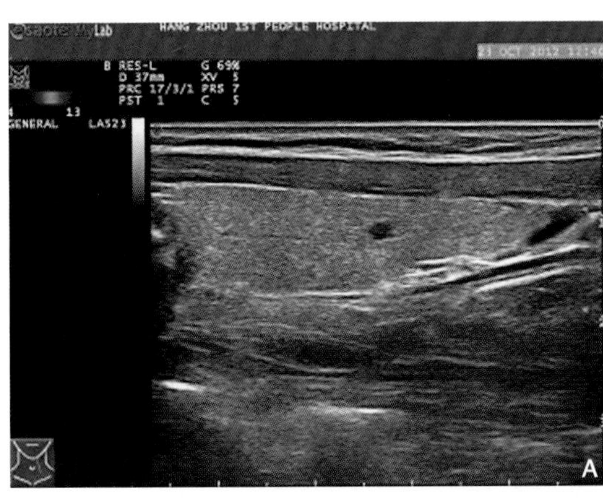

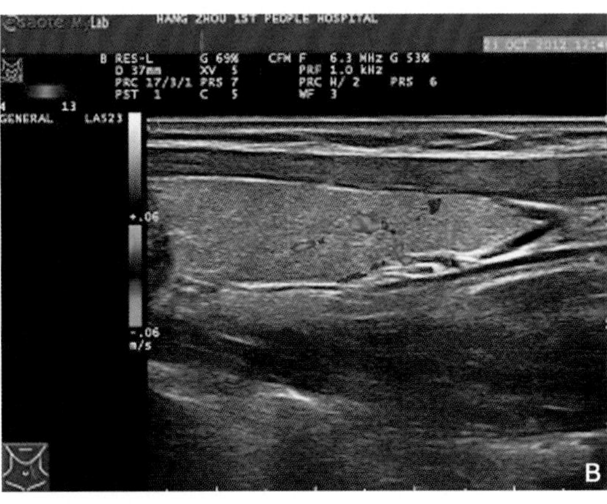

图 5-5-10　甲状腺左侧叶中部微小髓样癌(直径为 0.2cm)

A. 超声纵切示瘤体呈低回声,边界清晰,形态不规则;B. CDFI 示结节血供丰富

(五) 遗传性甲状腺髓样癌

遗传性甲状腺髓样癌占所有髓样癌的 15.0% ~30.0%,包括 2A 型多发性内分泌肿瘤(multiple endocrine neoplasia 2A,MEN 2A)、2B 型多发性内分泌肿瘤(multiple endocrine neoplasia 2B,MEN 2B)和家族性甲状腺髓样癌(familial medullary thyroid carcinoma,FMTC)。

1. MEN 2A　MEN 2A 是最常见的亚型,以甲状腺髓样癌、嗜铬细胞瘤和原发性甲状旁腺增生为特征(图 5-5-11),占家族病例的 75.0% ~90.0%,发病年龄通常低于 20 岁。与散发性甲状腺髓样癌及单纯嗜铬细胞瘤相比,瘤体常表现为双侧、形态不规则、易复发等特点,甲状旁腺增生则常为多个腺体同时、显著增生。

2. MEN 2B　MEN 2B 是恶性程度最高的亚型,以甲状腺髓样癌、嗜铬细胞瘤、黏膜神经瘤、胃肠道神经节瘤病和马方综合征为特征(图 5-5-12),发病年龄通常在 10 岁之前,并且进展快,易转移。与散发性甲状腺髓样癌及单纯嗜铬细胞瘤相比,瘤体同样具备双侧、形态不规则、易复发的特点(图 5-5-13)。

3. FMTC　以仅患甲状腺髓样癌为特征,常见于 40 ~60 岁发病,其诊断标准为:①一个家族中超过 10 个携带者;②多数携带者或受累家族成员>50 岁;③受累家族成员或髓样癌

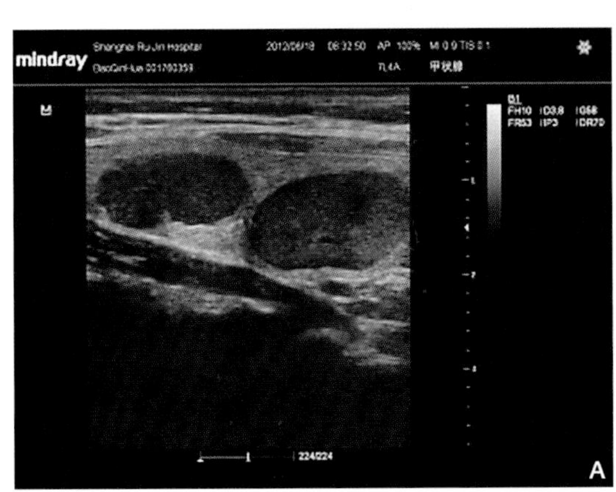

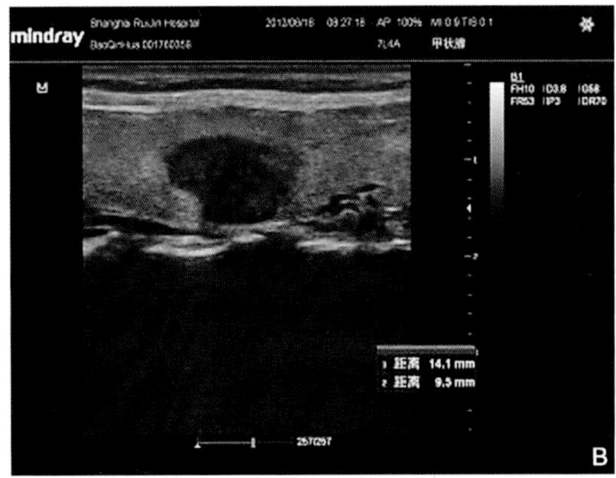

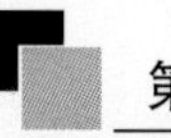

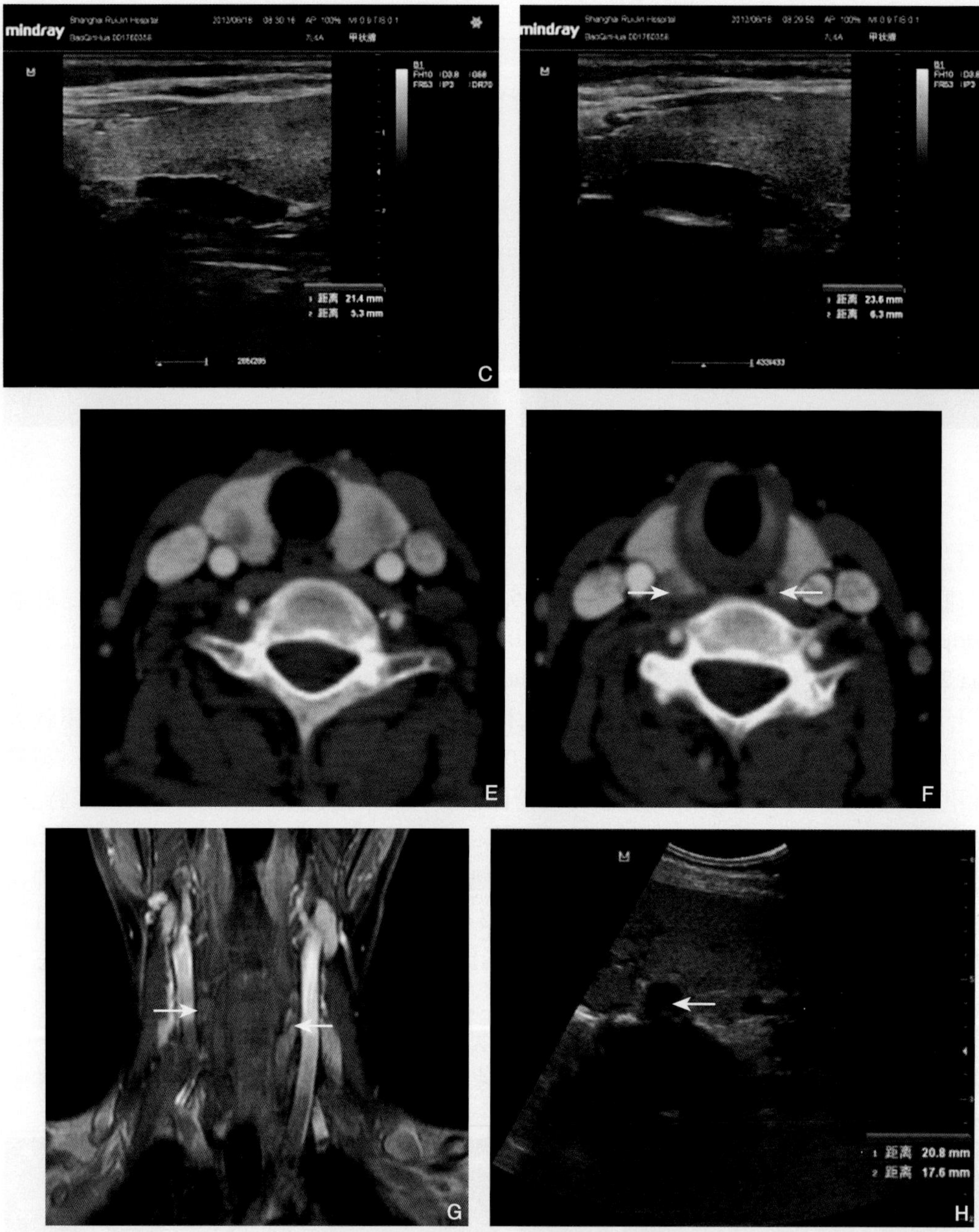

图 5-5-11　多发神经内分泌瘤（MEN 2A）

40 岁女性患者，双侧嗜铬细胞瘤术后 2 年。A. 超声纵切示甲状腺左侧叶两枚椭圆形低回声瘤体，边界清晰，回声均匀；B. 超声纵切示甲状腺右侧叶不规则结节，呈低及极低回声；C. 超声纵切示甲状腺左侧叶上极后方条状低回声瘤体，界清，沿着纵轴生长，瘤体与甲状腺之间可见甲状腺包膜存在；D. 超声纵切示甲状腺右侧叶上极后方条状低回声灶，界清，沿着纵轴生长，瘤体与甲状腺之间可见甲状腺包膜存在；E. CT 增强示甲状腺两侧叶中部异常强化灶，边界欠清；F. CT 增强示甲状腺两侧叶上极后方结节状异常强化灶（箭），强化程度低于周围甲状腺，瘤体与甲状腺之间见线状低密度影；G. 冠状位 MRI 增强扫描示甲状腺两侧叶后方条状异常强化灶（箭），沿着纵轴走行，强化程度低于甲状腺；H. 双侧肾上腺嗜铬细胞瘤术后，右侧肾上腺区低回声结节影（箭），形态欠规则

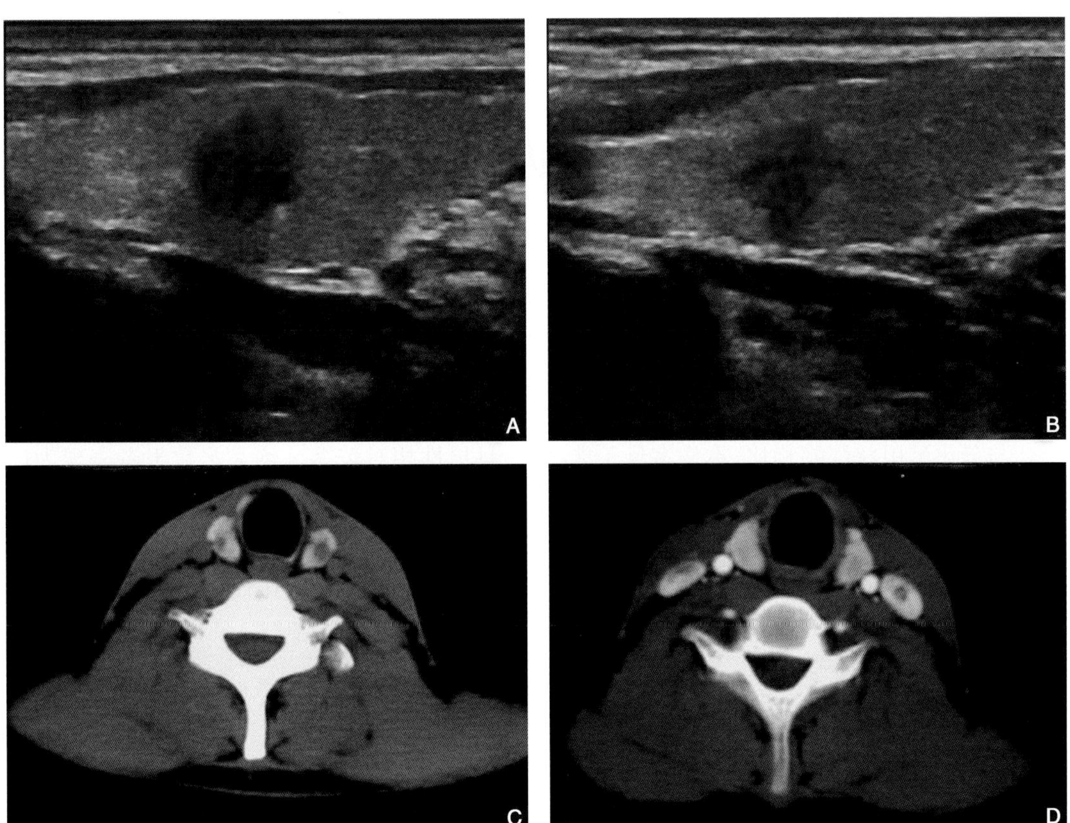

图 5-5-12　多发神经内分泌瘤(MEN 2B)

35 岁男性患者,5 年前因双侧嗜铬细胞瘤进行手术治疗,甲状腺手术证实两侧髓样癌。A. 超声纵切示甲状腺左侧叶中部不规则瘤体,呈极低回声,前后径/左右径>1.0;B. 超声纵切示甲状腺右侧上极不规则瘤体,呈极低回声,前后径/左右径>1.0;C. CT 平扫示甲状腺两侧上极不规则瘤体,边界清晰,左侧瘤体较大;D. CT 增强示瘤体强化较明显,与平扫相比,瘤体低密度区范围缩小,边界模糊

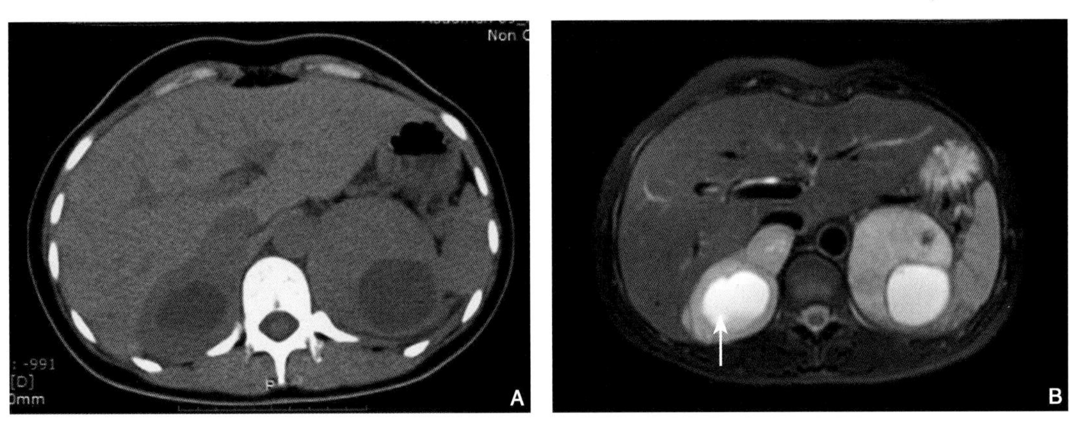

图 5-5-13　多发神经内分泌瘤(MEN 2B)

31 岁女性患者,左侧嗜铬细胞瘤术后 8 年,甲状腺两侧叶髓样癌术后 7 年。A. CT 平扫示两侧肾上腺区域囊实性瘤体,以实性为主,右侧瘤体形态不规则,囊内隐约见液-液平面,左侧瘤体形态规则;B. MRI 检查 T_2WI 脂肪抑制序列示两侧肾上腺区稍长 T_2 信号瘤体,右侧瘤体不规则,其内囊性区域呈长 T_2 信号,内见液-液平面征象(箭),左侧瘤体形态规则,其内亦见囊性长 T_2 信号区

高危者无嗜铬细胞瘤或甲状旁腺功能亢进的证据。

（周健　包凌云　项晶晶　丁金旺）

第六节　甲状腺未分化癌

甲状腺未分化癌（anaplastic thyroid carcinoma）又称为甲状腺间变性癌或肉瘤样癌，是甲状腺癌中恶性程度最高、预后最差的一种组织学亚型，本病占甲状腺恶性肿瘤的 1.3% ~ 9.8%，中位生存期仅 5 个月，1 年生存率约为 20.0%。目前大部分学者认为其来源于甲状腺滤泡上皮，部分起源于先前存在的分化良好的肿瘤出现间变的结果。

（一）临床表现

与分化型甲状腺癌相比，本病多见于老年人，且男性相对较多。绝大多数患者表现为进行性增大的颈部肿块，质地坚硬，表面凹凸不平，活动度很差，发病前常有较长时间的甲状腺肿物病史。本病发展迅猛，确诊时多已侵犯周围组织或器官，如气管、食管、血管、神经等，导致声嘶、呼吸困难、吞咽障碍以及 Horner 综合征等，颈部淋巴结转移很早且很常见，远处转移主要至肺、骨、脑、肝等。

（二）病理学基础

肿瘤体积大，具有侵袭性，多数病变已取代甲状腺实质的大部分，并侵袭周围软组织和邻近结构。大体上病变呈鱼肉样，常见坏死和出血。

镜下见肿瘤呈广泛侵袭性，由梭形细胞、多形性巨细胞和上皮性分化细胞混合组成（图 5-6-1），核分裂象常见。肿瘤内常能见到广泛的凝固性坏死，边缘呈栅栏状。肿瘤细胞易于侵犯静脉壁，取代正常平滑肌组织（图 5-6-2）。大约 20% ~30% 的病例能见到明显的上皮性分化区域，有时呈明显的鳞状分化。梭形细胞和巨细胞为主或完全由上述两种细胞构成的肿瘤与多种软组织肉瘤形态相似，肿瘤细胞呈束状或车辐状排列，具有多量中性粒细胞浸润，血管丰富，可以伴有软骨、骨化生。需要牢记的是甲状腺中绝大多数呈肉瘤样形态的肿

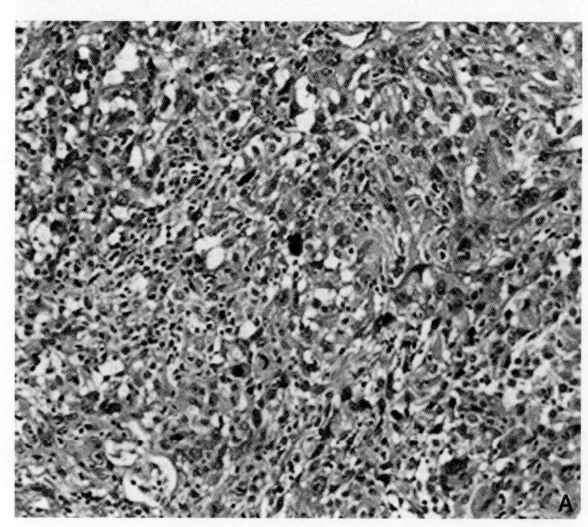

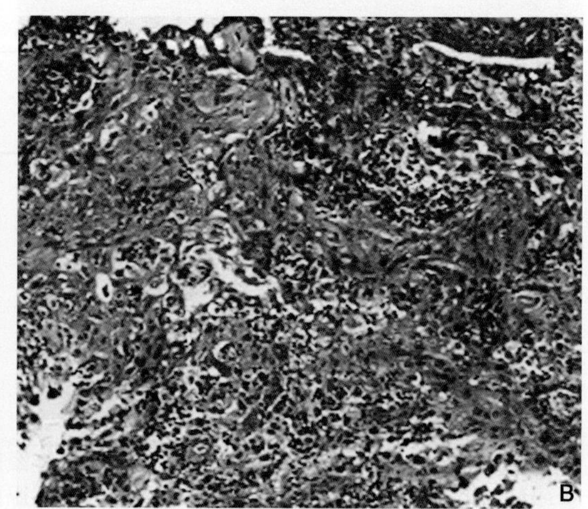

图 5-6-1　甲状腺未分化癌镜下表现

A、B. HE 染色，梭形细胞、多形性巨细胞呈车辐状排列，形态上类似于多形性未分化肉瘤；B. 上皮样分化区域

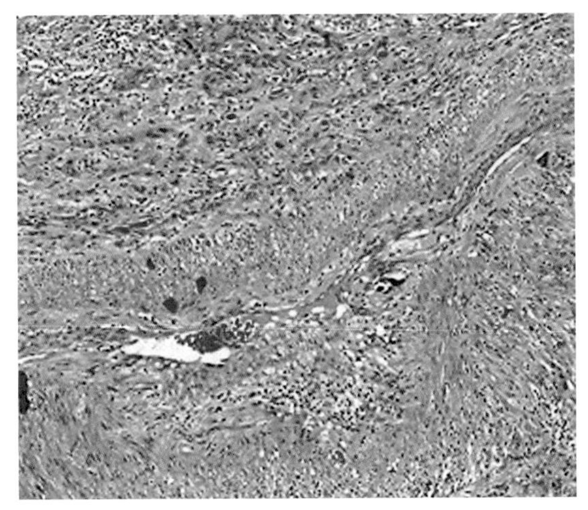

图 5-6-2　甲状腺未分化癌侵犯静脉壁
HE 染色,肿瘤细胞侵犯静脉壁,取代正常平滑肌组织

瘤,事实上是未分化癌。

50% ~ 100% 病例免疫组织化学染色见肿瘤表达 CK(图 5-6-3),这样大的变化范围主要是由于抗原修复程序和所使用抗体的不同克隆所致。超微结构检查发现大约半数病例提示有上皮分化的标志。

充分取材尤为重要,因为相当多的病例可以见到高分化或低分化甲状腺癌。最近有研究证据表明,未分化甲状腺癌起源于滤泡上皮细胞。

(三) 影像学检查

超声多表现为直径大于 3.0cm 的实性为主的瘤体,形态不规则,以低和极低

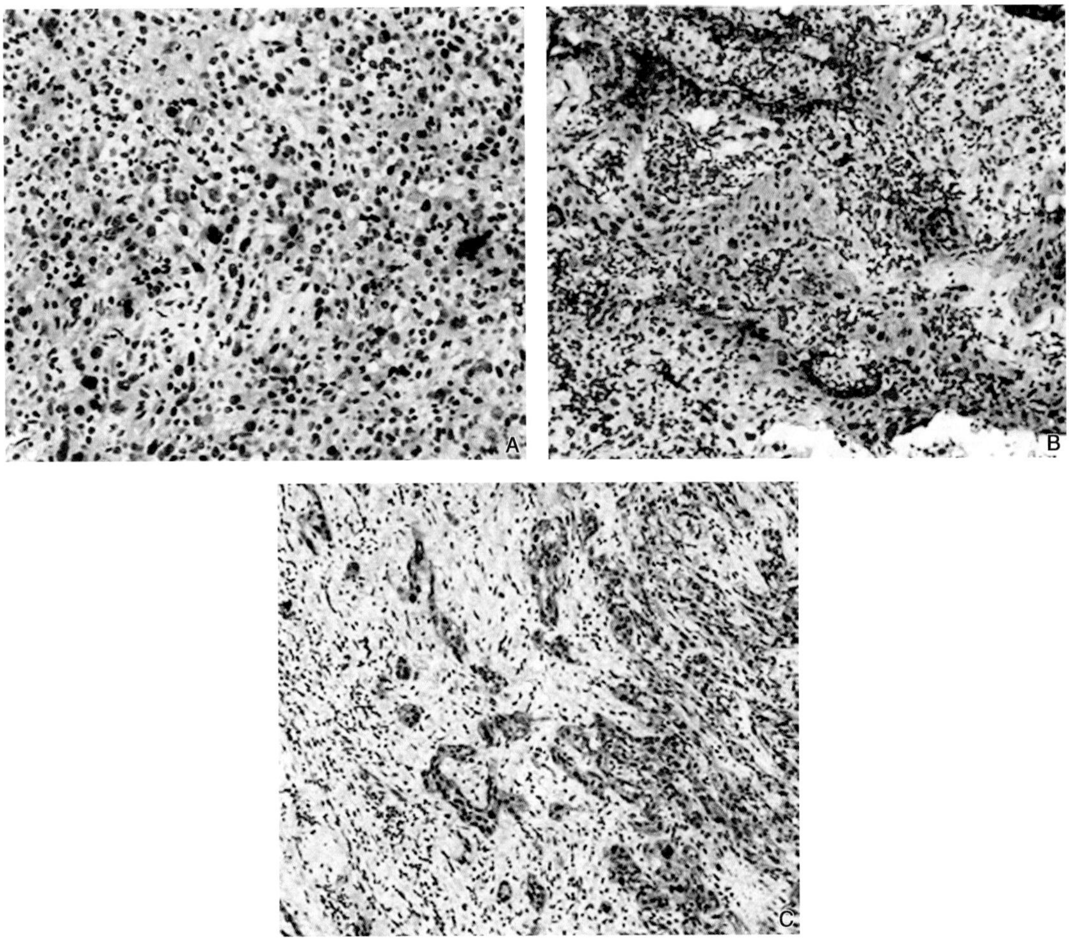

图 5-6-3　甲状腺未分化癌免疫组化染色 CK(AE1/AE3)阳性
A. 多形性未分化肉瘤样区;B. 上皮样分化区域;C 低分化癌区

回声为主，回声不均匀（图5-6-4、图5-6-5），CDFI以内部血流为主，瘤体与食管和气管分界不清，钙化常见，可出现在50.0%～70.0%的瘤体中，其中粗钙化占71.4%～77.8%。CT平扫多呈稍低及低密度，见粗钙化，增强后以轻、中度不均匀渐进性强化为主，内可见斑片状无强化的坏死区（图5-6-5、图5-6-6），坏死范围较大者，甚至形成囊肿样结构而易与良性病变相混淆。因低分化癌的瘤体多较大，并且周围浸润或转移较明显，故与超声比较，CT的优势更明显，如可以更好地显示瘤体向气管、食管沟延伸，更好地显示瘤体向胸骨后方延伸的情

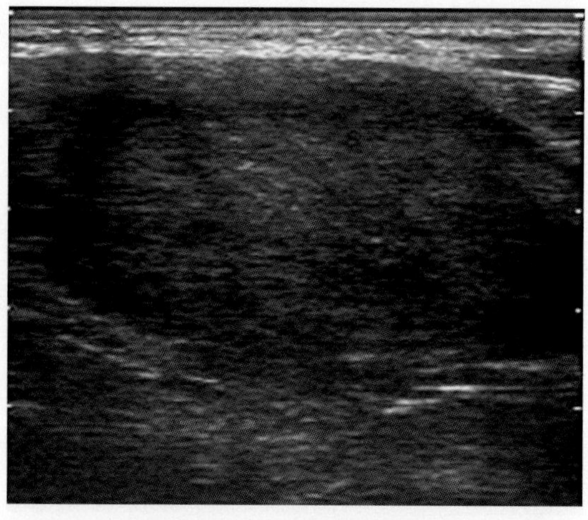

图5-6-4　甲状腺未分化癌

超声纵切示甲状腺左侧叶巨大团块，形态不规则，占据整个甲状腺侧叶，以不均匀稍低及低回声为主

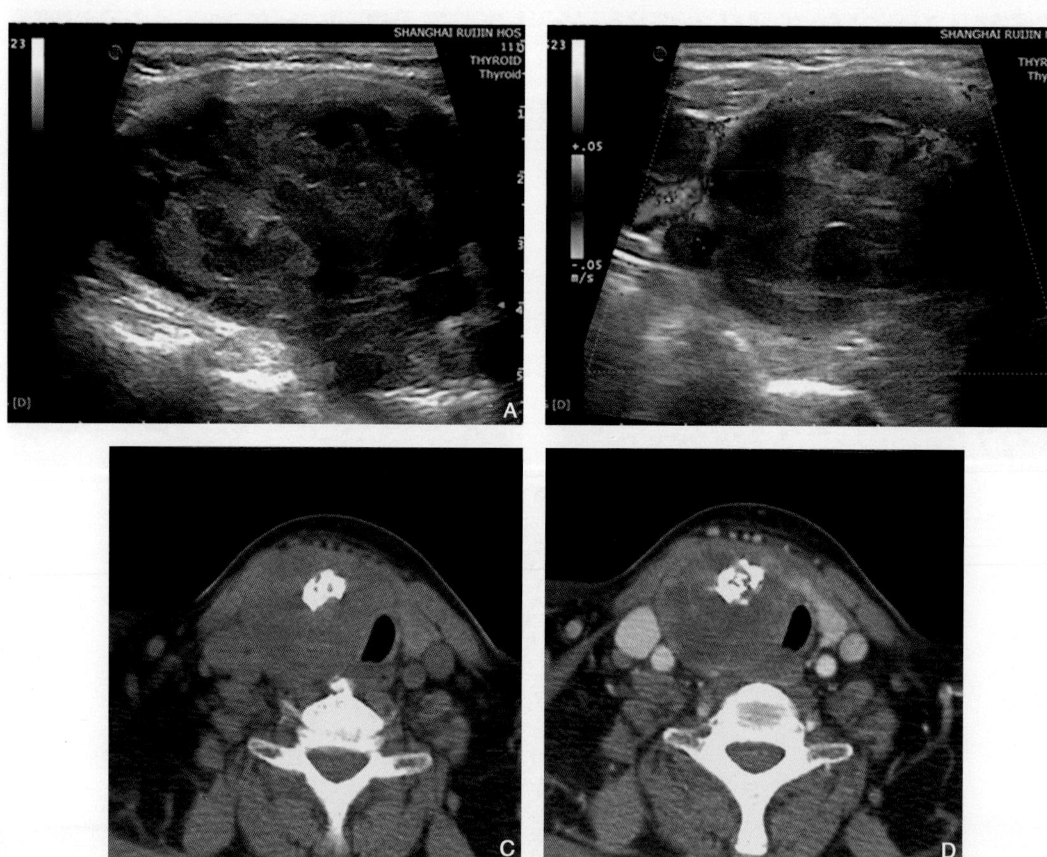

图5-6-5　甲状腺未分化癌

A. 超声纵切示甲状腺右侧叶巨大团块，形态不规则，占据整个甲状腺侧叶，不均质，内见片状无回声的囊变区；B. CDFI横切面示瘤体内部血流分布不均匀，大部分无血流，瘤体内见粗大钙化征象；C. CT平扫示甲状腺右侧叶巨大肿块，呈均匀稍低密度，内见多发粗钙化呈簇状分布；D. CT增强示瘤体轻度不均匀强化，瘤体向内侧至气管、食管区，并与气管食管分界不清，气管受压左移

况，以及瘤体包绕和侵犯气管、食管的程度（图 5-6-5 ~ 图 5-6-7）。

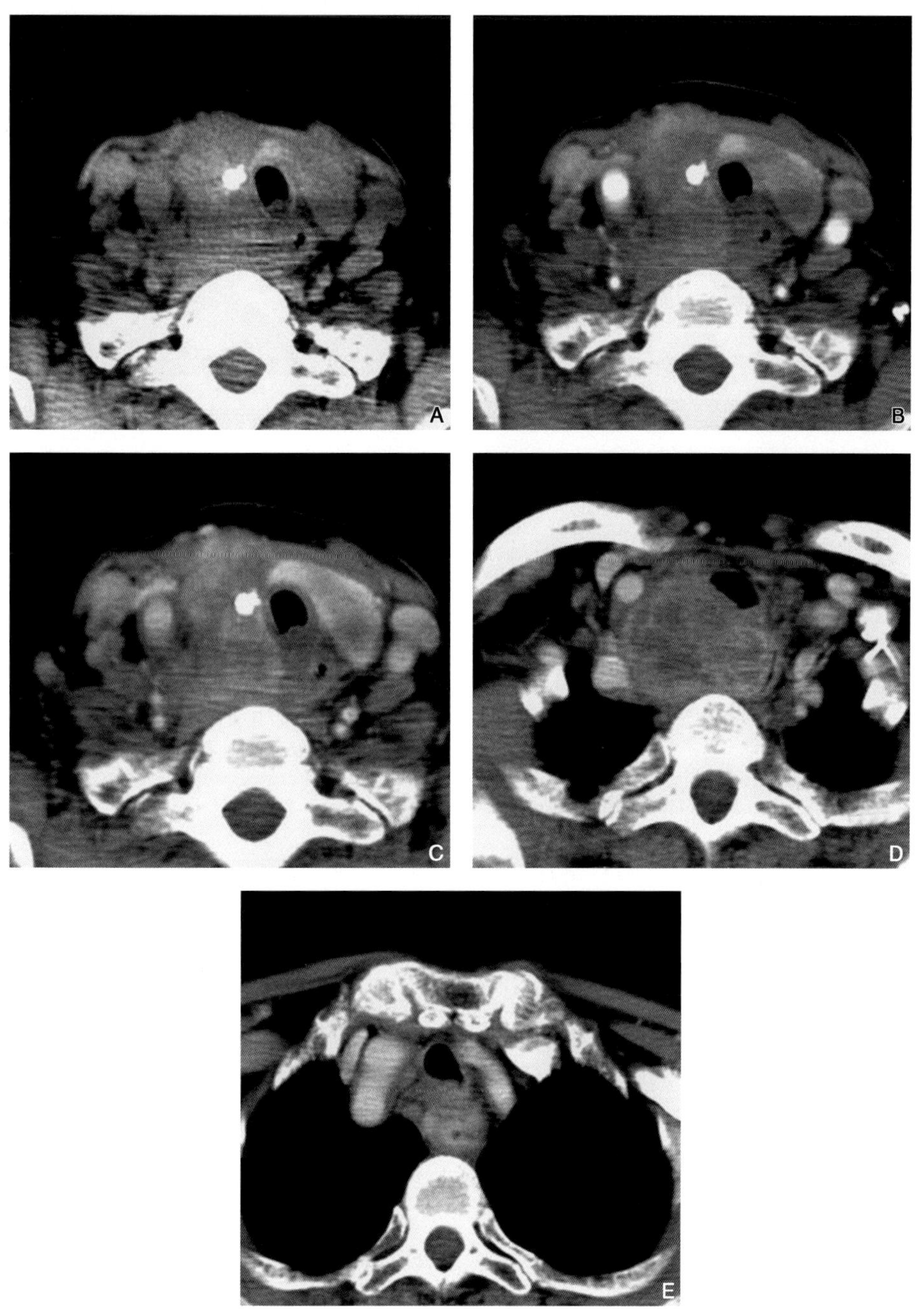

图 5-6-6　甲状腺两侧叶未分化癌

A. CT 平扫示甲状腺右侧叶不规则瘤体，边界不清，内见粗大钙化，甲状腺左侧叶形态尚可，内见类似密度灶；B. CT 动脉期增强示瘤体轻度不均匀强化，瘤体内侧向气管、食管沟延伸，累及气管和食管，向后累及椎前筋膜，向前累及颈前肌群；C. CT 静脉期增强示瘤体进一步强化，强化程度不均匀；D. CT 静脉期增强示瘤体内多发斑片状无强化的坏死区，瘤体累及气管和食管更明显，相应气管及食管结构受压左移，管腔变窄；E. CT 静脉期示瘤体向下达胸骨上缘水平，包绕食管，相应管壁增厚，强化明显，管腔变窄（感谢浙江省新华医院放射科 唐栋老师提供图片）

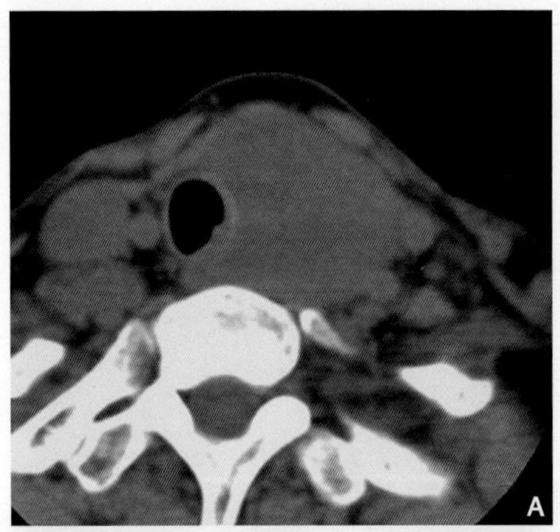

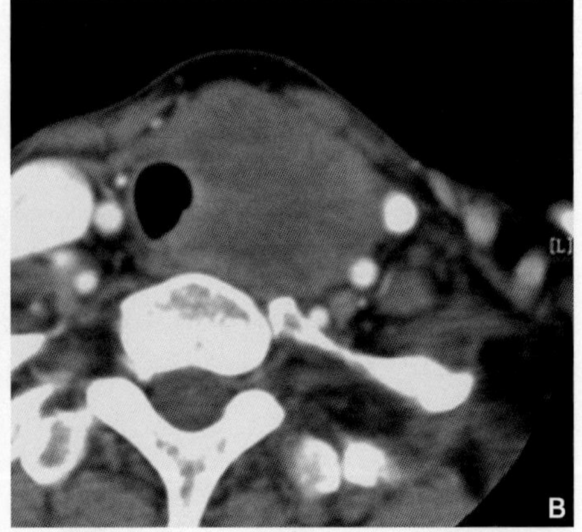

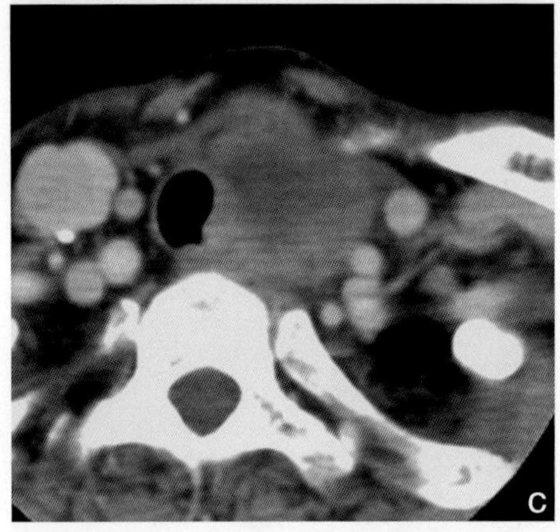

图 5-6-7　甲状腺左侧叶未分化癌

A. CT 平扫示甲状腺左侧叶巨大瘤体，累及整个甲状腺左侧叶，并向气管、食管沟延伸，密度均匀，瘤体向内侧累及气管、后缘累及椎前筋膜，外侧缘累及颈部血管；B. CT动脉期增强示瘤体不均匀轻、中度强化，累及气管和颈部血管较平扫更明显；C. B 层面下方水平的静脉期 CT 增强示气管受累更明显，内见软组织肿块征象，相应管腔轻度不规则变窄（感谢珠海市人民医院超声科 梁继飞老师提供图片）

未分化癌易发生颈部淋巴结转移，占 60.0% ~76.5%，故对于临床及影像学怀疑为未分化癌病例，需要重点对颈部淋巴结进行评估。Ⅵ区是甲状腺癌最常发生淋巴结转移区（图 5-6-8），尤其是甲状腺乳头状癌，但对于未分化癌，因瘤体较大，常向下延伸与Ⅵ组甚至Ⅶ组淋

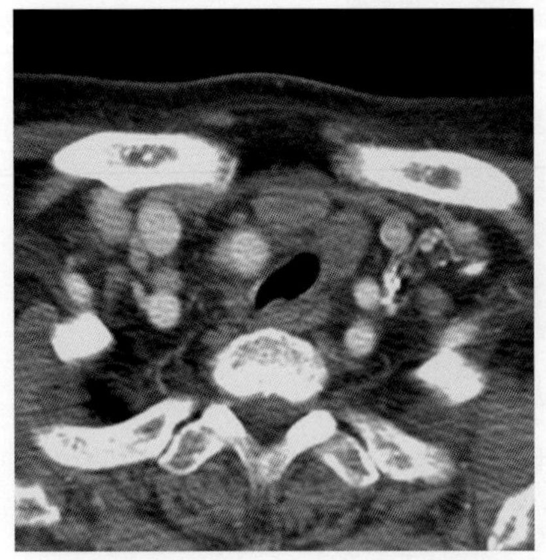

图 5-6-8　甲状腺未分化癌中央组淋巴结转移

CT 增强静脉期示两侧Ⅵ区淋巴结增大，中等强化

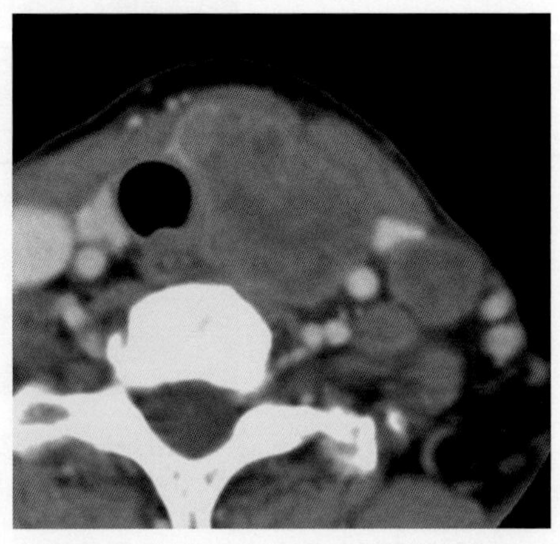

图 5-6-9　甲状腺未分化癌Ⅳ组淋巴结转移

CT 静脉期增强示左侧Ⅲ组淋巴结肿大，强化程度与甲状腺左侧叶瘤体相仿，左侧颈静脉受瘤体与肿大淋巴结压迫而形态不规则

巴结融合,故Ⅵ或Ⅶ组淋巴结转移的征象多被原发瘤体掩盖,此时,侧颈部淋巴结转移的征象相对更突出(图5-6-9、图5-6-10)。未分化癌与低分化癌在影像学上表现极其相似,单纯依靠影像学无法进行鉴别。

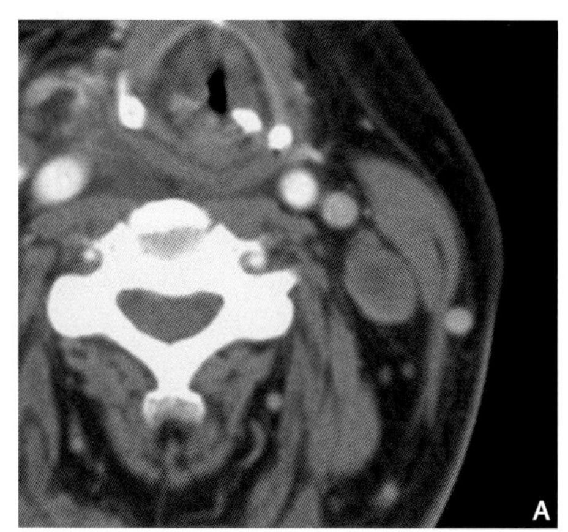

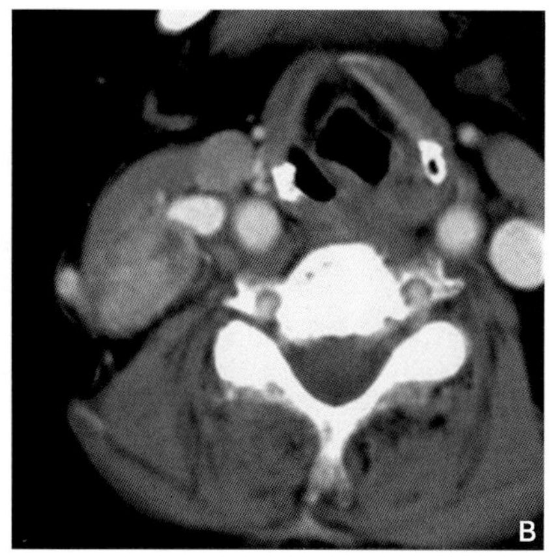

图5-6-10　甲状腺未分化癌Ⅲ组淋巴结转移

A和B为不同患者。A. 静脉期增强CT扫描示左侧Ⅲ组多发淋巴结肿大,内见斑点状强化程度减低区;B. 静脉期增强CT扫描示右侧Ⅲ组淋巴结肿大,以中等强化为主,内见斑状无强化的坏死区

(孔凡雷　包凌云　周金柱　徐如君)

第七节　甲状腺转移性肿瘤

甲状腺转移性肿瘤少见,占甲状腺恶性肿瘤的1.2%～10.0%,占尸检的26.0%。对于原发肿瘤病史明确,而甲状腺内从无到有、发展迅速的瘤体,超声、CT、MRI等影像学检查诊断转移瘤并非难事,但对于原发肿瘤病史不明,或原发肿瘤术后及甲状腺内瘤体均存在多年的患者,很难做出原发或转移瘤的判断,此时细针穿刺细胞学检查有助于明确诊断,而核医学、PET-CT等全身扫描发现多发病变可间接提示转移瘤的诊断。

(一) 临床表现

甲状腺血管和淋巴管丰富,任何恶性肿瘤均可出现甲状腺转移。但实际上,甲状腺早期转移瘤很难被发现,其原因与早期瘤体较小,并且不具有分泌功能,所以临床很难察觉,或即使被影像学手段发现,也很难与发病基数大的结节性甲状腺肿和甲状腺乳头状癌等鉴别,而对于中晚期转移瘤,患者多处于原发癌晚期的恶病质体质,瘤体多在短期内迅速增大,触诊质硬而固定,易侵犯周围组织和器官,继而出现吞咽和呼吸困难及声音嘶哑等一系列症状。甲状腺转移瘤常见的原发肿瘤为食管癌、肺癌、乳腺癌、肾癌、恶性黑色素瘤及头颈部小器官的原发癌等。

(二) 影像学检查

结节型可单发或多发(图5-7-1、图5-7-2),以多发常见。对于较典型的转移瘤,其在一定程度上反映了原发肿瘤的特点,如肾透明细胞癌血供丰富,其转移瘤血供亦丰富,头颈部鳞状细胞癌易发生坏死,其转移瘤亦如此。而对于不典型转移瘤,其结节的声像图表现多样，此时超声检查的价值在于分辨瘤体是良性或恶性。多数转移瘤具有体积大、边界不清、形态不规则、实性或囊实性、低回声、钙化、血流丰富等恶性结节特征，再结合瘤体进展速度和原发肿瘤病史做出正确的诊断。结节内结节型是结节型的一种特殊亚型，表现为甲状腺腺瘤或结节内局灶性结节样改变，局灶性结节往往为浸润性低回声，形态多不规则，这种转移到甲状腺腺瘤或增生结节内的肿瘤，称之为“肿瘤-肿瘤转移”，即“瘤中瘤”（图 5-7-3）。CT 检查时，可对病史明确、大小不一、增强后边缘模糊的瘤体做出转移瘤的诊断，而对于单发结节或多发微小结节，CT 无法对其进行显

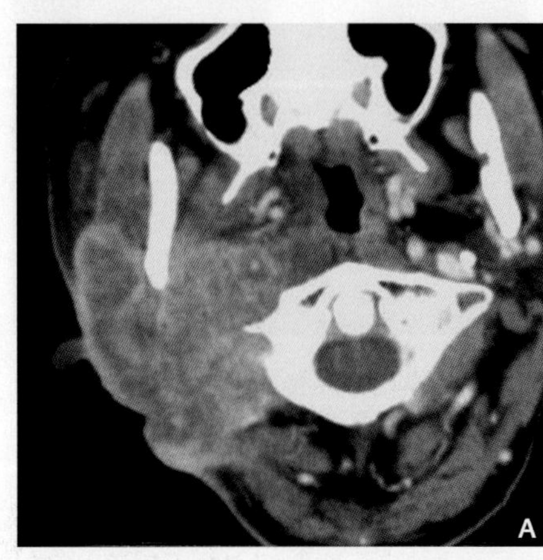

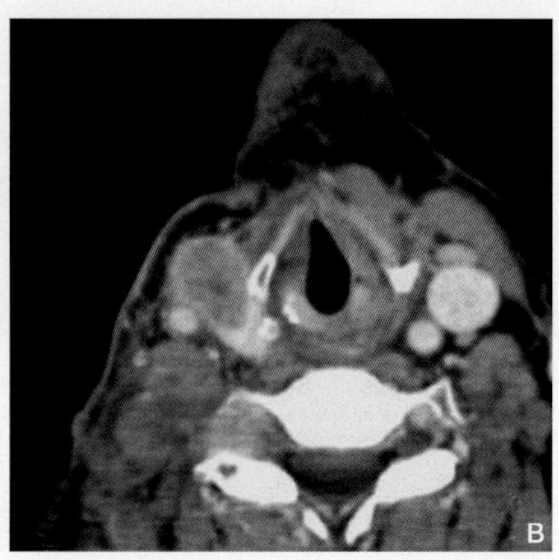

图 5-7-1　右侧腮腺黏液表皮样癌术后复发，甲状腺右侧叶单发转移

A. CT 增强示右侧腮腺区巨大软组织肿块，不均匀明显强化，向周围浸润性生长，边界不清；B. 甲状腺右侧叶类椭圆形瘤体，强化程度与腮腺区病变相仿，内见斑点状强化程度较低区

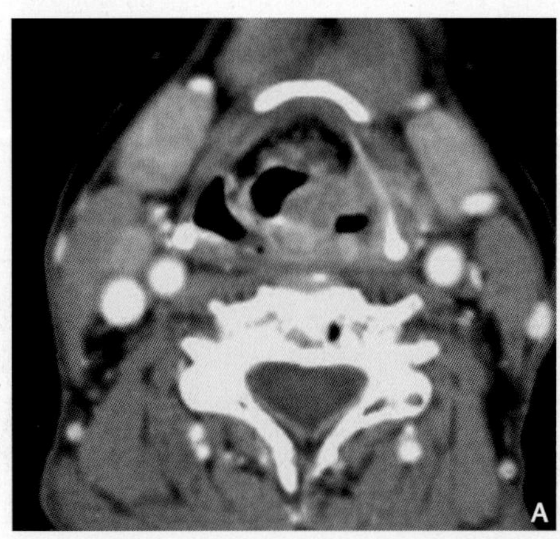

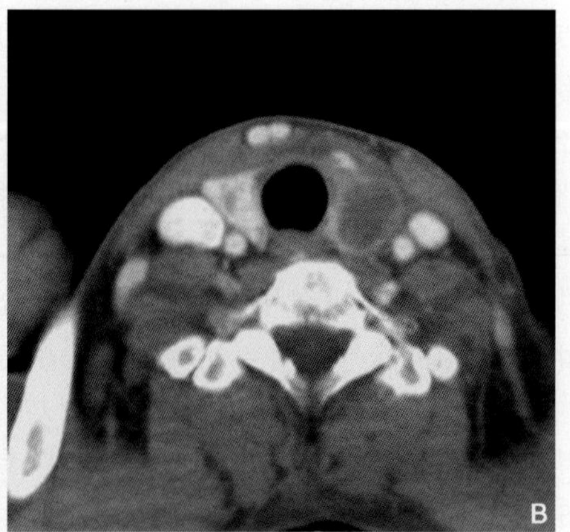

图 5-7-2　左侧梨状窝、会厌软骨鳞状细胞癌伴甲状腺两侧叶转移，右侧颈部Ⅱ组淋巴结转移

A. CT 增强示左侧梨状窝及会厌软骨区异常软组织肿块，强化中等，与周围结构分界不清，同平面右侧Ⅱ组淋巴结转移；B. CT 增强示甲状腺两侧叶低强化灶，左侧为著，边缘模糊

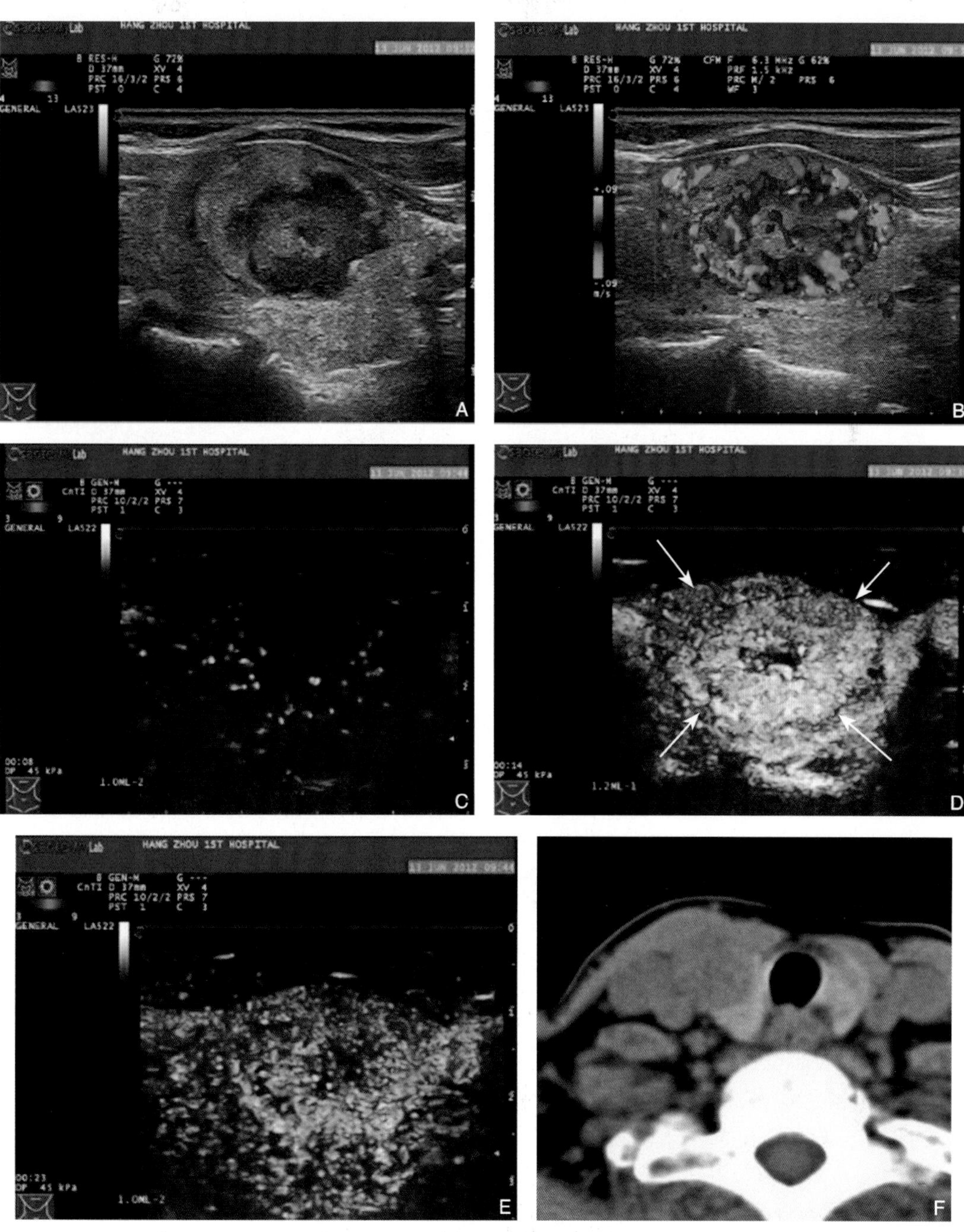
HANG ZHOU 1ST HOSPITAL
GENERAL
A
B
C
D
E
F

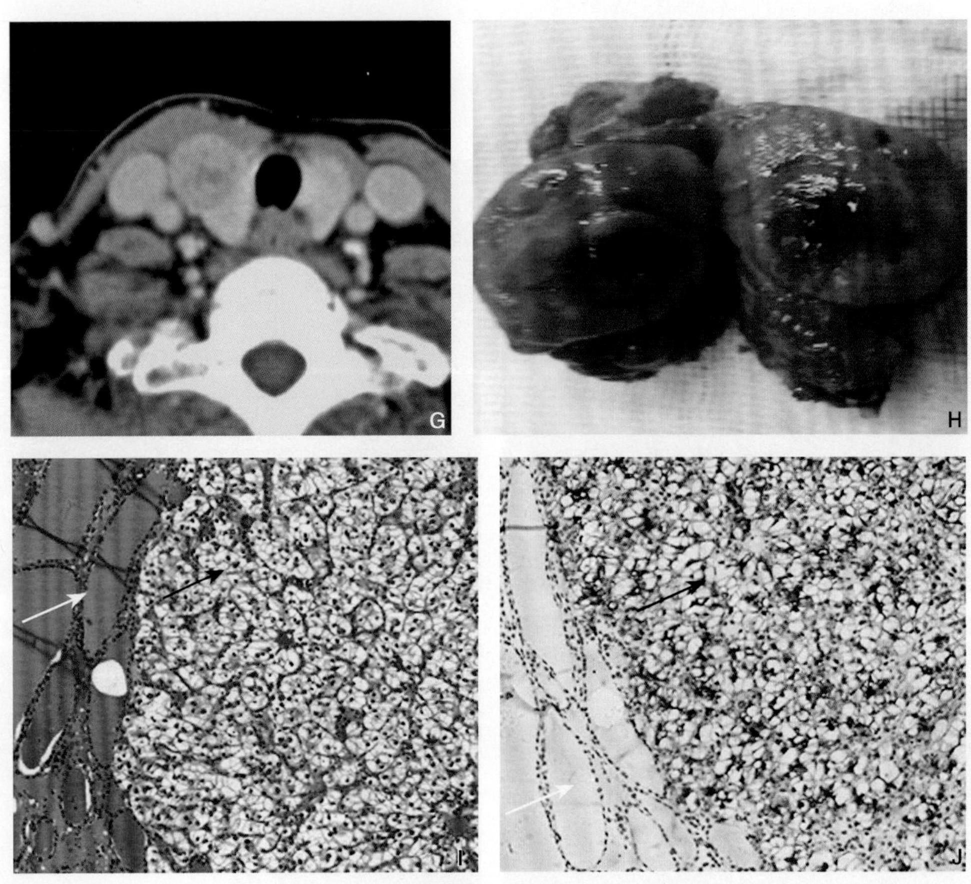

图 5-7-3　肾脏透明细胞癌甲状腺右侧叶转移癌

A. 超声示甲状腺右侧叶中等回声结节，其内可见低回声结节（结节内结节型），形态不规则，内部回声不均，可见小片状无回声暗区；B. CDFI 示结节内部血供丰富；C～E. 超声造影示注射造影剂 8s 后，瘤体开始增强，早于周围正常甲状腺组织，14s 后瘤体显影达峰，结节强化程度高于周围甲状腺组织，不均匀，中央小部分不增强，23s 瘤体开始消退，呈“快进慢退”高增强；F、G. CT平扫示甲状腺右侧叶中极外侧缘类圆形低密度影，界清；CT 增强示瘤体不均匀强化，程度低于周围甲状腺组织，瘤体内部见小斑点状无强化区；H. 大体组织标本可见灰白色结节，中央可见出血坏死；I. HE 染色，甲状腺实质内（黑箭）见透明细胞巢（白箭）；J. 透明肿瘤细胞免疫组化染色 CD10 阳性（黑箭），周围甲状腺组织阴性（白箭）

示或进一步甄别。

弥漫型呈浸润性生长，可呈条状侵犯甲状腺组织，或侵犯甲状腺一侧（图 5-7-4），甚至侵犯整个甲状腺组织（图 5-7-5）。超声表现为甲状腺增大，弥漫性回声不均，以低或稍低回声为主，边界不清；CT 和 MRI 表现为弥漫性密度或信号异常，前者表现为密度减低，后者表现为等、稍长 T_1 稍长 T_2，甲状腺周围模糊，增强后轻、中度强化，可见并存的颈部多发淋巴结肿大。当转移瘤表现为甲状腺弥漫性肿大时，应与甲状腺淋巴瘤及弥漫性原发性肿瘤相鉴别。在弥漫型甲状腺转移瘤的影像诊断中，CT 和 MRI 可以更好地显示瘤体对周围结构的侵犯及淋巴结转移情况。

对于甲状腺内结节型转移，或单侧为主的弥漫型转移，可以通过影像学确定转移瘤位于甲状腺，而少数患者，颈部淋巴结、甲状腺及甲状腺周围软组织同时受累，呈弥漫性分布，此

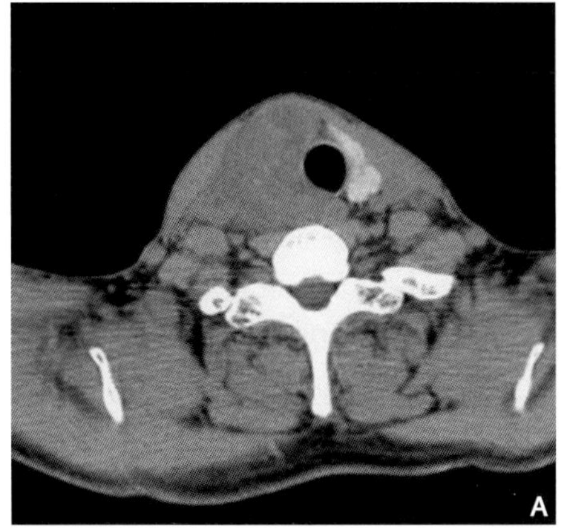

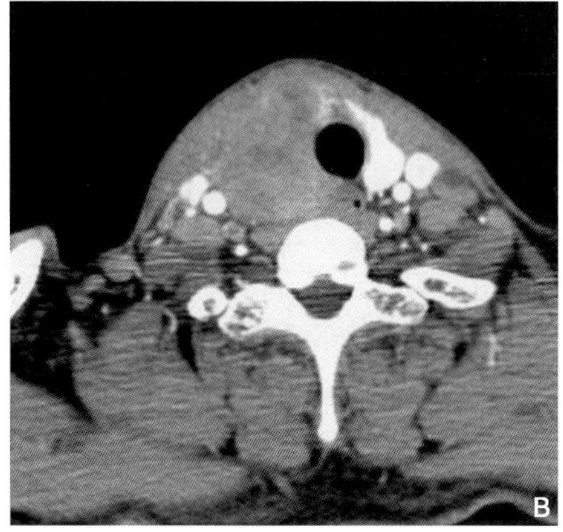

图 5-7-4　甲状腺右侧叶转移性鳞癌（原发肿瘤不明）

A. 甲状腺右侧叶弥漫性增大，密度减低，并向气管食管沟延伸，气管部分包绕；B. CT 增强示瘤体不均匀轻中度强化，同层面可见左侧淋巴结转移，内见坏死区

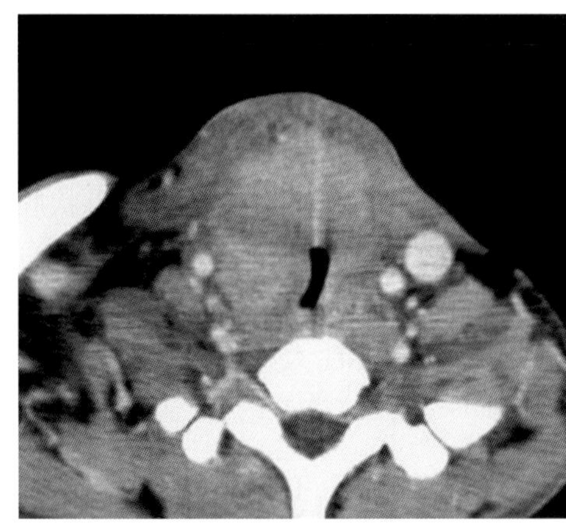

图 5-7-5　下咽鳞状细胞癌伴甲状腺两侧叶转移

CT 增强静脉期示甲状腺弥漫性增大，强化程度减低，并与周围软组织间隙模糊，左侧叶瘤体向气管食管沟延伸，气管、食管包绕，管腔明显变窄

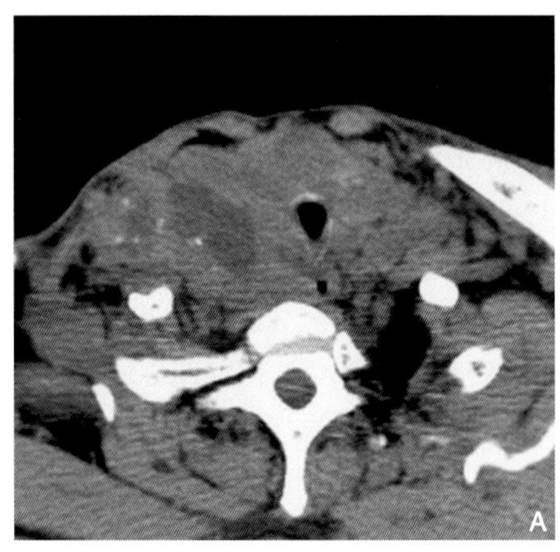

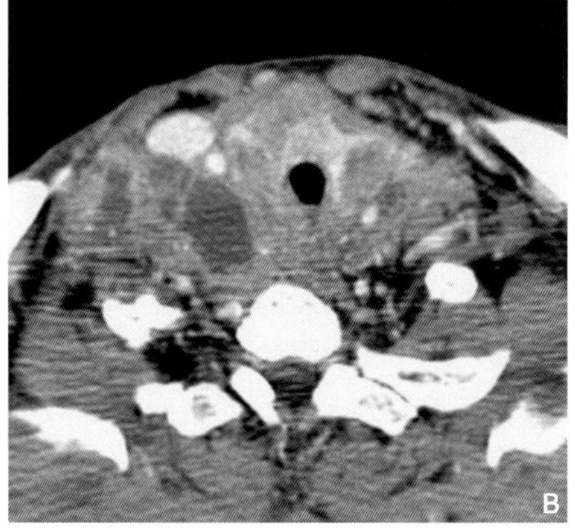

图 5-7-6　甲状腺及颈部淋巴结活检均为鳞状细胞癌（原发肿瘤不明）

A. CT 平扫示甲状腺两侧叶及周围区域结构紊乱，见弥漫性团块状软组织密度影，瘤体右侧见斑片状低密度区及多发微钙化灶；B. CT 增强示左侧叶残存甲状腺组织强化较明显，余两侧叶及周围软组织不均匀中等强化，右侧叶低密度区无强化，瘤体与周围结构分界不清，气管、食管被包绕，管腔变窄

时难以判断甲状腺是直接转移还是周围转移瘤累及所致(图 5-7-6)。

(雷志锴 周金柱 项晶晶)

第八节 原发性甲状腺淋巴瘤

原发性甲状腺淋巴瘤(primary thyroid lymphoma)是一种原发于甲状腺的少见恶性肿瘤,约占所有甲状腺恶性肿瘤的5.0%和所有结外淋巴瘤的2.5% ~7.0%,但近年来有增长的趋势。文献报道,慢性淋巴细胞性甲状腺炎与原发性甲状腺淋巴瘤有明显相关性,其发生原发性甲状腺淋巴瘤的危险性为正常人群的40~80倍。临床、超声及各种影像学检查早期易将其误诊为甲状腺癌。初诊的主要方法是细针穿刺细胞学,但其并不能取代开放性切除活检。

(一) 临床表现

多数发生于中老年人,平均年龄56~67岁,女性多于男性,男女比例约1∶1.4~1∶6,几乎所有患者都有慢性淋巴细胞性甲状腺炎。常表现为甲状腺肿物短期内迅速增大,其中约30.0% ~50.0%的患者可出现局部受压症状如吞咽及呼吸困难、声嘶、喘鸣等,但发热、盗汗及体重减轻等“B”症状相对少见。多数患者就诊时可触及甲状腺肿物,大小不等,质地硬韧,固定,活动度差。肿瘤播散时颈部淋巴结最常受累,其次骨髓、胃肠道、肺、肝等。

(二) 病理学基础

病因未完全明确,多数原发性甲状腺淋巴瘤在慢性淋巴细胞性或桥本甲状腺炎的基础上发生,这种并存的现象和免疫增生与自身免疫性疾病发病机制关系密切,大部分患者抗甲状腺抗体血清测试呈阳性。最常见的类型是弥漫性大B细胞淋巴瘤,其次是黏膜相关淋巴组织结外边缘区淋巴瘤(MALT淋巴瘤),约半数的弥漫性大B细胞淋巴瘤显示相关的MALT淋巴瘤成分,符合由原低级别淋巴瘤转化而来。其他类型的淋巴瘤少见,包括滤泡性淋巴瘤、Burkitt淋巴瘤、外周T细胞淋巴瘤等。

大体上,肿瘤形成表面光滑的多结节或弥漫性肿块,切面实性、灰白色或鱼肉样。镜下,甲状腺MALT淋巴瘤是一种由形态各异的小B细胞组成的结外淋巴瘤,包括边缘区(中心细胞样)细胞、单核样细胞、小淋巴细胞和散在的免疫母细胞和中心母细胞样细胞,部分病例有浆细胞分化。与发生在其他部位的MALT淋巴瘤一样,甲状腺MALT淋巴瘤含有特征性淋巴上皮病变,由边缘区细胞填充和扩张甲状腺滤泡腔形成圆形聚集灶,即所谓的球状MALT淋巴上皮病变,淋巴细胞呈弥漫性或结节状排列,滤泡植入较明显,在一些病例形成明显的滤泡结构,形态与滤泡性淋巴瘤类似,淋巴瘤组织附近常见慢性淋巴细胞性甲状腺炎病变(图 5-8-1)。MALT淋巴瘤的免疫表型显示CD20、CD79a、PAX-5、Bcl-2阳性,而CD5、CD10、CD23、CyclinD1和Bcl-6阴性,部分病例肿瘤细胞可表达CD43、CD21和CD35,CK(细胞角蛋白)免疫组化染色对判定淋巴细胞浸润和破坏滤泡非常有帮助(图 5-8-2)。

(三) 影像学检查

1. 位置 原发性淋巴瘤较小时,多位于单侧叶,左侧叶或右侧叶无差异,瘤体较大时,常以单侧叶为主,并累及峡部和对侧叶,但完全累及双侧叶者罕见。

2. 形态 依据瘤体大小及数目,常将其分为单结节型、多发结节型、弥漫型和混合型。单结节型和多发结节型常见于较小瘤体,单发者局限于单叶,多发者分布于单叶或两叶,相互之间无融合,瘤体常呈圆形、卵圆形(图 5-8-3),边界清晰或模糊,此时容易与更常见的结

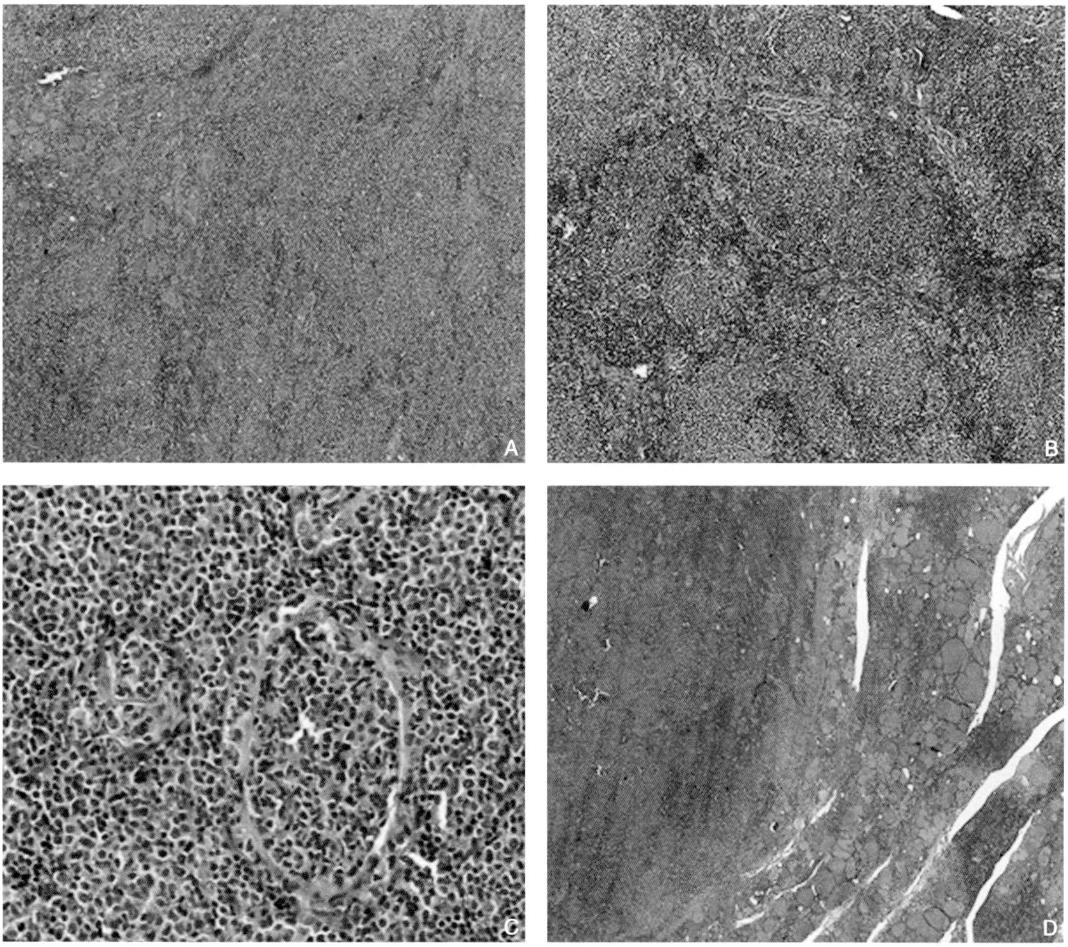

图 5-8-1　MALT 淋巴瘤镜下表现

A. 肿瘤细胞弥漫分布为主，局灶见模糊的结节；B. 肿瘤细胞结节状分布为主；C. 特征性淋巴上皮病变，由边缘区细胞填充和扩张甲状腺滤泡腔形成的圆形聚集灶；D. 淋巴瘤周围示桥本甲状腺炎

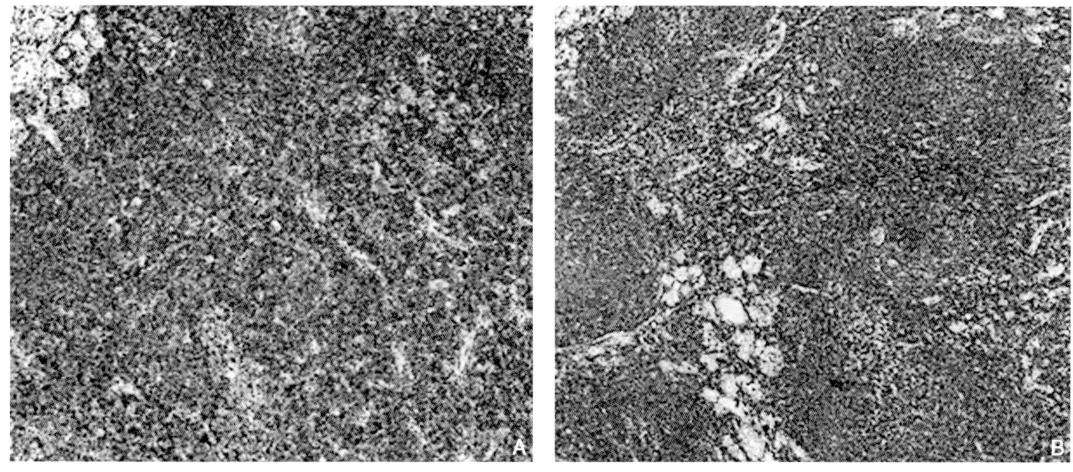

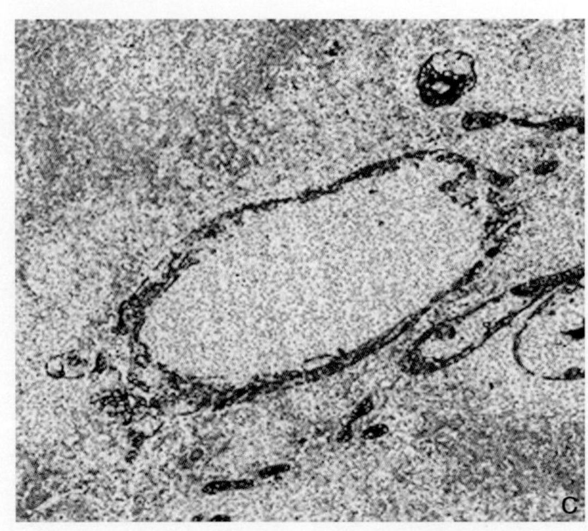

图 5-8-2　MALT 淋巴瘤免疫组化表现

A. 免疫组化 CD20 染色肿瘤细胞弥漫阳性；B. 免疫组化 CD20 染色肿瘤细胞结节状阳性；C. 免疫组化 CK(AE1/AE3)染色见残留滤泡上皮细胞阳性，滤泡腔内见淋巴细胞聚集灶，即球状 MALT 淋巴上皮病变

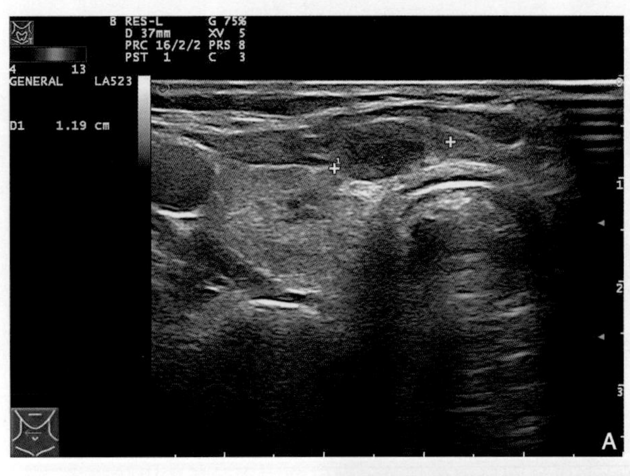

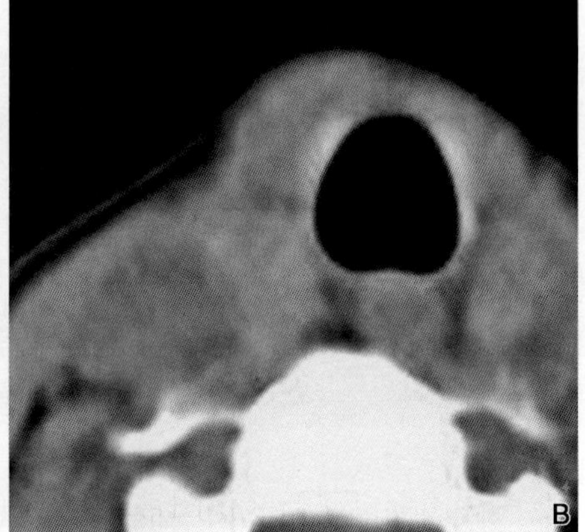

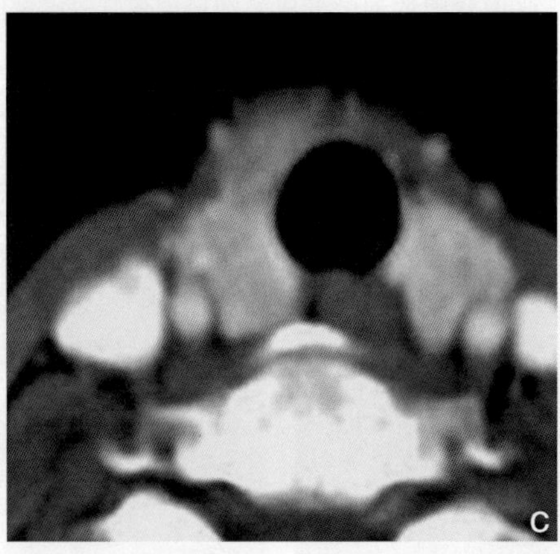

图 5-8-3　甲状腺右侧叶近峡部淋巴瘤(单结节型)

A. 超声横切示甲状腺右侧叶近峡部类椭圆形低回声结节，形态规则，回声不均匀，局部边界模糊；B. CT 平扫示甲状腺右侧叶近峡部可疑稍低密度影，边界不清；C. CT 增强示病变强化较明显，但低于周围甲状腺强化程度

节性甲状腺肿和甲状腺乳头状癌相混淆。弥漫型的体积多较大，累及单侧全部或大部分瘤体，部分可累及或超过峡部而达到对侧甲状腺，该型表现典型，呈类似甲状腺形态的塑形生长，边缘圆钝(图5-8-4、图5-8-5)，其沿甲状腺塑形性生长的机制与其质地细腻、易在甲状腺包膜内匍匐生长有关。混合型介于结节型和弥漫型之间，此型同部分桥本甲状腺炎难以鉴别(图5-8-6)。

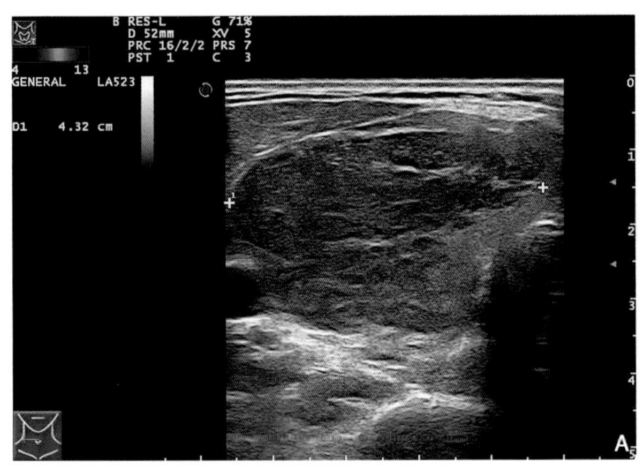

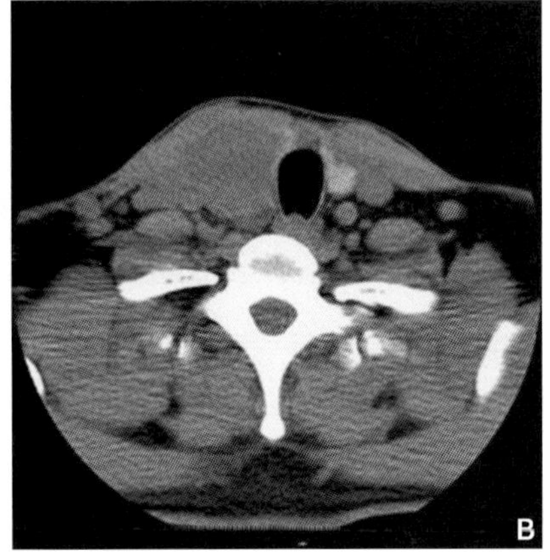

图5-8-4　甲状腺右侧叶淋巴瘤(弥漫型)

A. 超声横切示甲状腺右侧叶弥漫性回声不均匀减低，呈甲状腺塑形状，边缘圆钝；B. CT平扫示甲状腺右侧叶弥漫性密度减低，呈甲状腺塑形，密度均匀，边缘圆钝

3. 超声、CT和MRI特征　甲状腺淋巴瘤的超声、CT和MRI影像学征象具有很多共同点，如弥漫型瘤体的塑形生长、质地(回声、密度及信号)较均匀、注入造影剂后低增强等。三种检查方法也存在较大差异，对各差异进行充分认识，取长补短，对提高淋巴瘤的诊断具有重要意义。

超声检查，尤其是高频超声检查，在单发或多发结节型淋巴瘤的诊断中更具优势，声像图多表现为内部回声复杂，极低回声多见，可呈假囊样，同周围甲状腺组织常边界清晰(图5-8-3)。弥漫型淋巴瘤声像图常表现为形态不规则，边界不清，内部回声相对较均匀，间有线状或网状高回声带，多累及双侧叶甲状腺及峡部(图5-8-4、图5-8-5)。一侧甲状腺病变者，另一侧甲状腺可无病灶，少有钙化及液化坏死区，二者均多见于较大瘤体。混合型的超声声像图介于结节型和弥漫型之间，此时与严重的桥本甲状腺炎极其相似(图5-8-6)。在弥漫

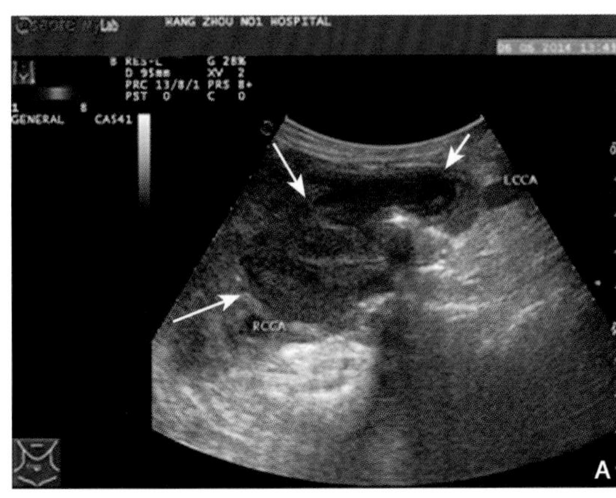

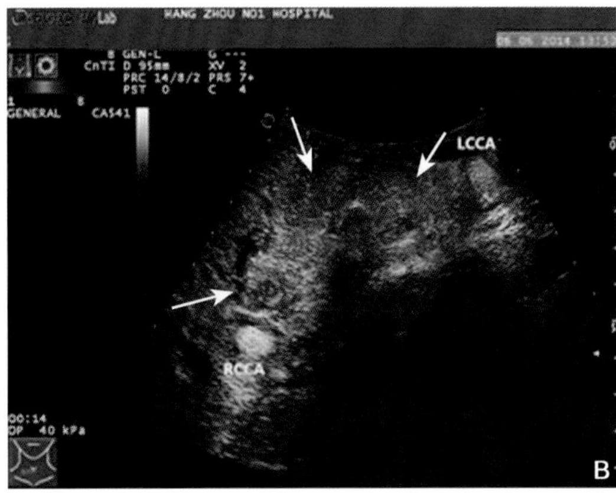

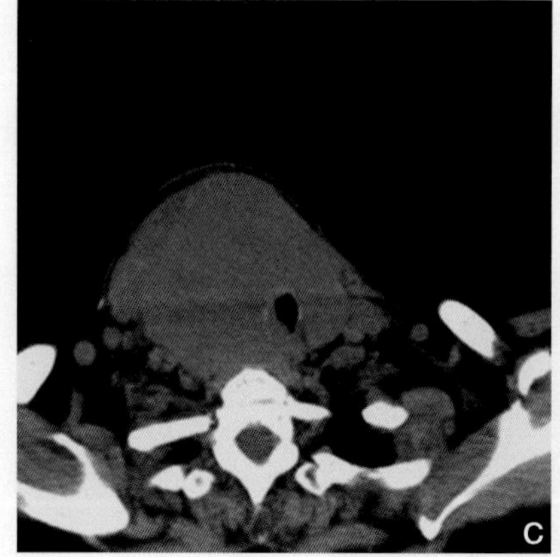

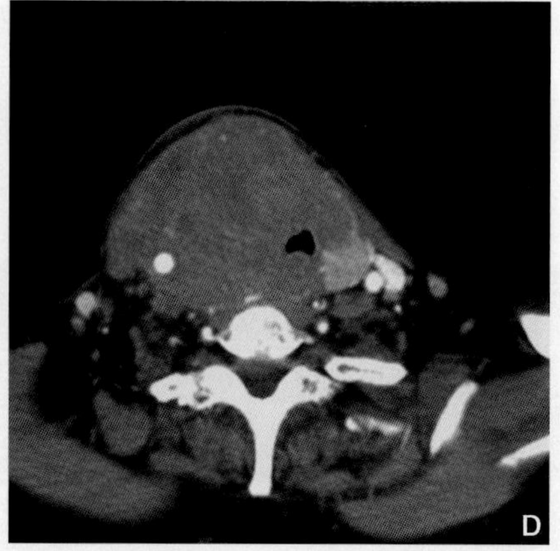

图 5-8-5　甲状腺两侧叶淋巴瘤

A. 超声横切示甲状腺两侧叶弥漫性不对称增大，右侧颈部血管受压移位；B. 超声造影检查，14 秒时图像显示甲状腺整体呈不均匀等增强；C. CT 平扫示甲状腺两侧叶不对称弥漫性增大，右侧为主，病变向气管、食管沟延伸，并包绕、侵犯气管，管腔内见软组织密度影存在；D. CT 增强检查示瘤体均匀轻中度强化，瘤体包绕血管、气管、食管征象更清晰

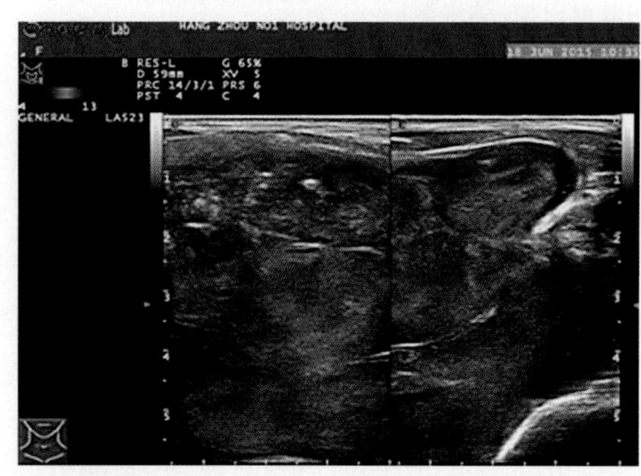

图 5-8-6　混合型甲状腺右侧叶淋巴瘤

超声横切示瘤体呈不均匀低回声，边界不清，内见多发钙化

型甲状腺淋巴瘤的超声检查中，由于探头宽度有限，很难通过一个常规层面对瘤体的全貌进行显示，虽然拼接和全景技术可以显示瘤体全貌（图 5-8-7），但分辨率明显降低，瘤体甲状腺分界常难以理想显示，此时，CT 和 MRI 等大型断层检查是必不可少的检查方法。

对于无合并桥本甲状腺炎的甲状腺淋巴瘤，其与正常甲状腺的高密度相比呈低密度，易于识别，而对于合并桥本甲状腺炎的淋巴瘤，其密度及强化程度与周围桥本甲状腺炎差异较小，甚至瘤体定位存在困难，更无法对其性质进行诊断，故 CT 在单发或多发结节型淋巴瘤的诊断方面存在很大不足。对于弥漫性淋巴瘤，CT 平扫时，因瘤体密度与周围肌肉和血管密度相似，故常难以判断瘤体是否对其进行侵犯，静脉注入造影剂后，瘤体多呈轻、中度“不愠不火”的均匀强化模式，而残存的甲状腺呈更高强化，周围血管呈显著强化，瘤体边界较平扫更清晰，与周围血管的关系更明确。多层螺旋 CT 检查后三维重建，可以通过各个角度对瘤体与周围的关系进行显示，故对较大原发性甲状腺淋巴瘤患者进行临床评估时，尤其是怀疑存在喉部、气管、食管、血管包绕、侵犯时，推荐多层螺旋 CT 检查后三维重建进行评估（图 5-8-8）。

与 CT 相似，MRI 可以较全面地评估瘤体对周围结构的侵犯情况。除此之外，MRI 也存在一些优势及不足，优势如无需后处理即可获得冠状位和矢状位图像，软组织分辨率更高，对出血和囊变更敏感，不足如不适合危重患者，对钙化不敏感等。淋巴瘤的 MRI 常表现为等 T_1 稍短 T_2 信号，较大瘤体信号常不均匀，增强后轻、中度均匀或不均匀强化（图 5-8-9）。等 T_1 信号

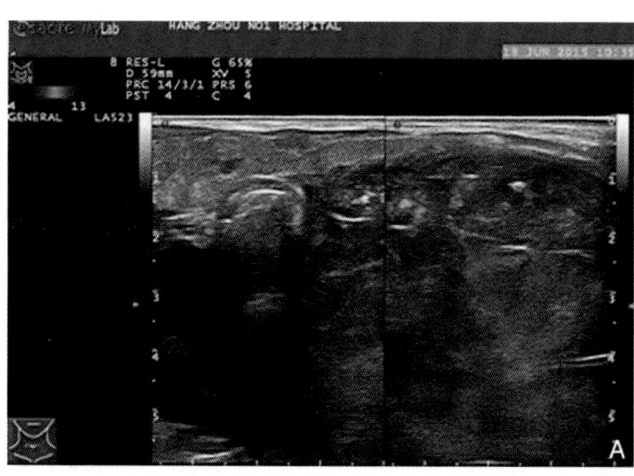

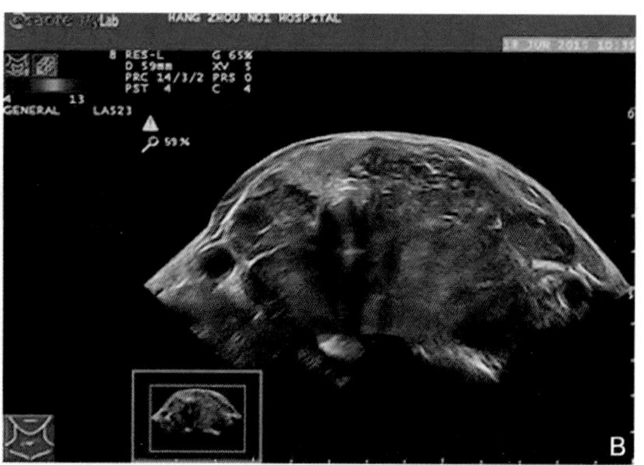

图 5-8-7　弥漫型甲状腺淋巴瘤

A. 甲状腺左侧叶淋巴瘤超声检查拼接图。经过拼接后，瘤体仍然不能在同一平面完全显示，另外，拼接很难达到完全无缝对合，这对于瘤体的精确测量存在很大不足。B. 两侧甲状腺弥漫型甲状腺淋巴瘤全景图，虽然检查视野已基本包括了整个瘤体，由于其边界模糊不清，对瘤体范围评估依然不能达到临床要求

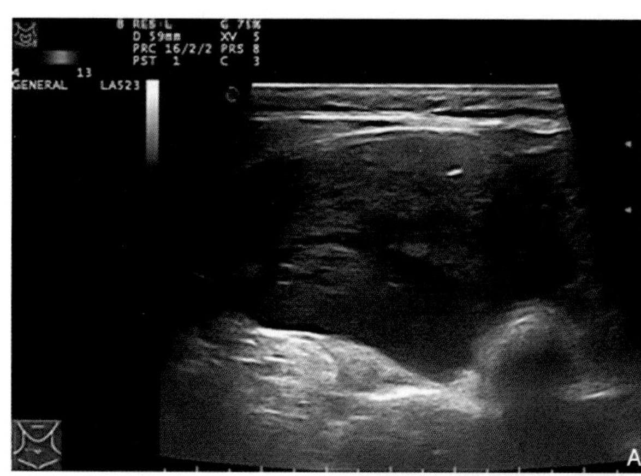

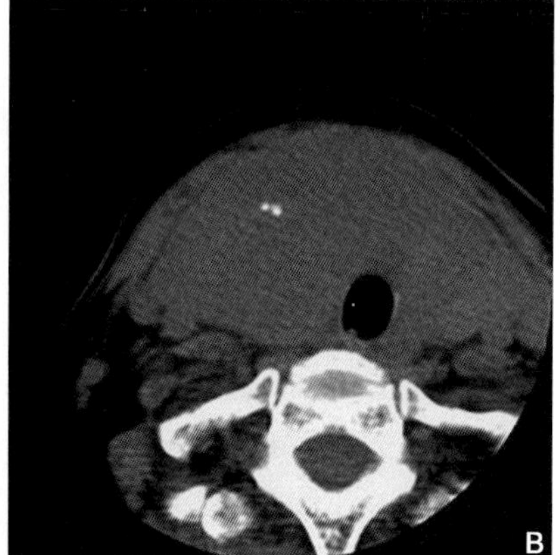

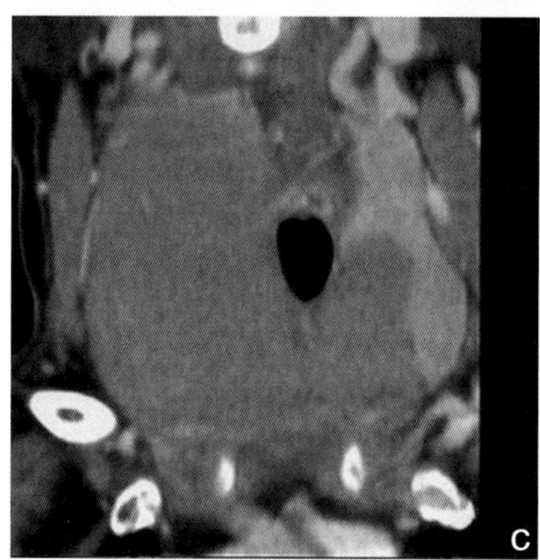

图 5-8-8　甲状腺两侧叶淋巴瘤(弥漫型)

A. 超声横切示甲状腺右侧叶巨大低回声瘤体，累及甲状腺峡部，回声不均匀，内见点状高回声；B. CT平扫示甲状腺两侧叶弥漫性增大，沿着甲状腺形态分布，呈甲状腺塑形，密度均匀，甲状腺左侧叶后缘仅局部密度趋向正常，气管轻度受压左移，右侧叶见微、粗混合钙化灶；C. 增强 CT 冠状位重建示甲状腺右侧叶全部、峡部及左侧叶大部分均匀轻度强化，左侧部分残余正常甲状腺呈相对均匀高强化

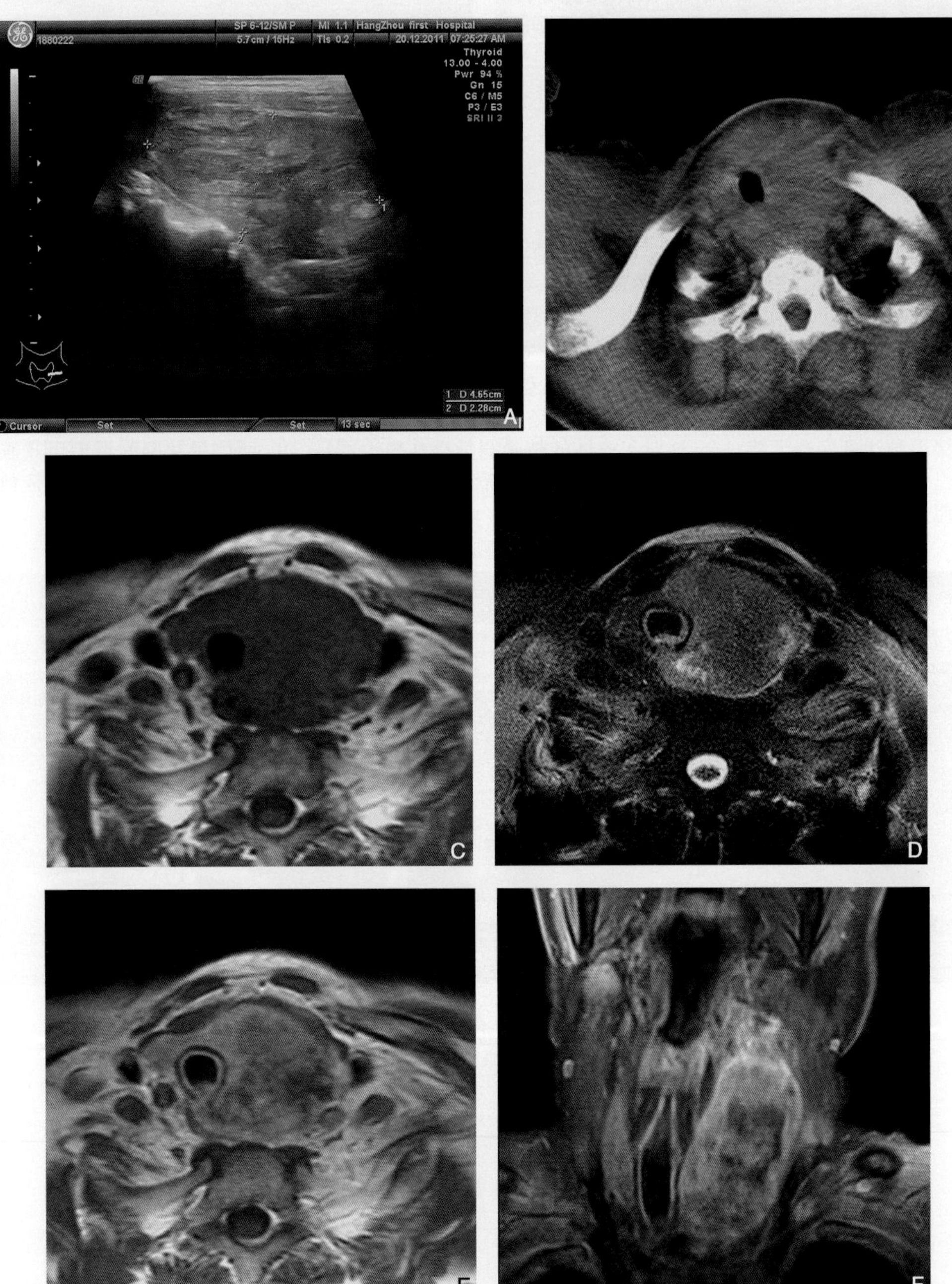

图 5-8-9　甲状腺左侧叶淋巴瘤(弥漫型)

A. 超声横切示甲状腺左侧叶巨大瘤体,呈不均质回声,局部境界模糊不清;B. CT 平扫示甲状腺左侧叶弥漫性软组织密度影,边界不清,瘤体似向气管食管沟延伸;C. MRI 平扫 T_1WI 序列示瘤体以等信号为主,内见散在斑点状稍低及稍高区,瘤体与气管食管沟分界不清;D. MRI平扫 T_2WI 脂肪抑制序列示瘤体以稍低信号为主,边缘见条片状稍高信号区,气管左侧呈包绕表现;E. MRI 增强 T_1WI 序列显示瘤体轻中度强化,强化不均匀;F. MRI 增强 T_1WI 脂肪抑制序列示瘤体边缘强化较明显,中心区见多发斑片状低强化区,瘤体向下延伸至胸骨上窝水平,气管受推右移

在很多肿瘤中均可出现，故其对淋巴瘤诊断的特异性并不很大，而稍短 T_2 仅见于少数几种情况，如肿瘤伴出血、黑色素瘤及淋巴瘤，淋巴瘤呈稍短 T_2 的机制主要与瘤体内核浆比高有关。

因绝大多数甲状腺淋巴瘤伴有甲状腺周围、锁骨上及纵隔淋巴结增多、增大，皮质增厚，表现为极低回声，血流丰富，故对于临床或影像学高度怀疑为甲状腺淋巴瘤患者，需常规对这些区域进行排查（图 5-8-10）。对于气管、食管后方及上纵隔的淋巴结，因超声不能或难以理想显示，需依靠 CT 及 MRI 检查。甲状腺淋巴瘤中，多伴有慢性淋巴细胞性甲状腺炎或桥本甲状腺炎，而桥本甲状腺炎可以同时伴有低回声桥本结节，结节性桥本甲状腺炎和淋巴瘤极难鉴别（图 5-8-11），需要充分结合临床病史和病理形态特征予以明确诊断。

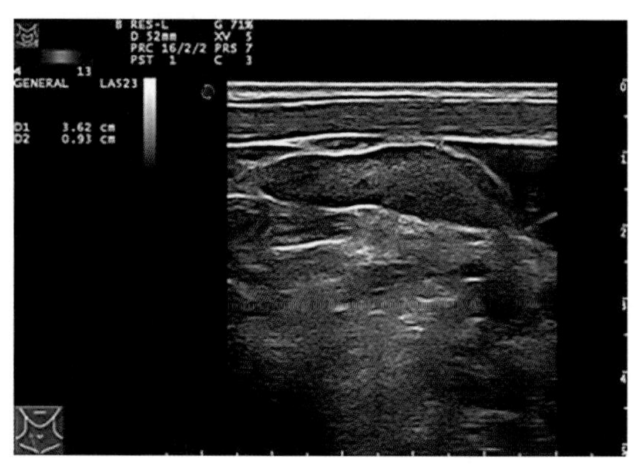

图 5-8-10　周围淋巴结肿大

甲状腺淋巴瘤（弥漫型）伴周围淋巴结累及，可见甲状腺前方增大的淋巴结，内部结构不清，呈不均匀回声

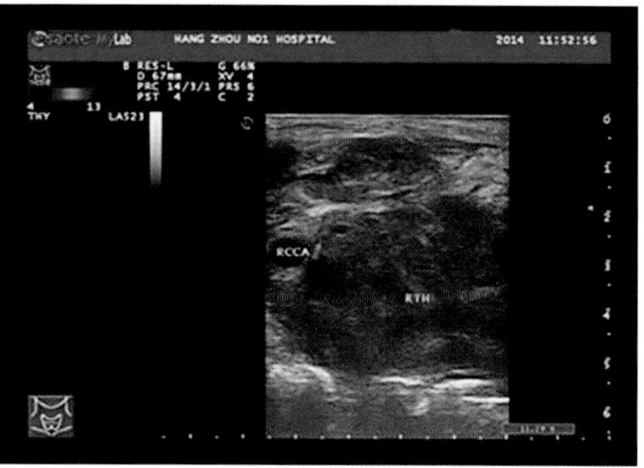

图 5-8-11　桥本甲状腺炎合并淋巴瘤

甲状腺增大，正常腺体回声消失，见多个不规则低回声，形态不规则，颈前肌群正常结构消失

（黄安茜　徐如君　丁金旺　韩志江）

第九节　部分囊性甲状腺结节

部分囊性甲状腺结节（partially cystic thyroid nodule）是指同时含有囊性和实性成分的结节，占外科切除标本的 18.0% ~35.0%，其中良性多以结节性甲状腺肿为主，而恶性结节多以乳头状癌为主，后者占囊性结节的 1.0%。因部分囊性甲状腺结节绝大部分为良性结节，故临床医师常将部分囊性结节作为良性病变来处理。随着高频超声和 CT 的应用，临床及影像科医师对部分囊性甲状腺结节的良、恶性影像学征象有了更为深入的认识，两种检查成为部分囊性甲状腺结节鉴别诊断所不能缺少的方法。本节部分囊性结节是指囊性部分/结节最大层面面积等于 20.0% ~80.0%。

（一）临床表现

本病主要表现为甲状腺囊实性肿物，病变较小时可无任何症状，病变较大或者短期内增大明显时可推挤包膜引起疼痛或压迫感，良性者极少侵犯周围器官，恶性者可侵犯周围的气管、食管、喉返神经等重要脏器引起相应的呼吸困难、吞咽困难及声嘶等改变。触诊时可及甲状腺内肿物，囊实性，单发多见，良性者或者病变较小的恶性者往往可随吞咽上下活动，但是恶性者体积较大时常容易出现周围侵犯而固定。

（二）病理学基础

结节性甲状腺肿囊性变可形成乳头状突起突向囊性滤泡腔（图 5-9-1），这种改变易与乳头状癌尤其是部分囊性变乳头状癌发生混淆，前者乳头状区域主要局限于朝向囊腔的区域，其内类胶质浅染，滤泡细胞呈低柱状，核位于基底部，染色质正常或深染，更为重要的是缺乏乳头状癌典型细胞特征。

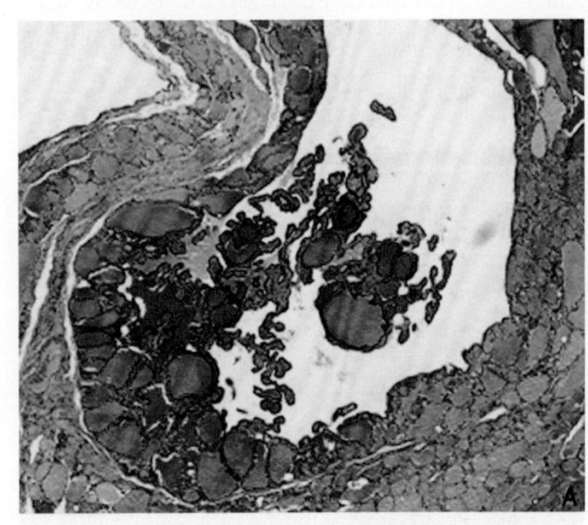

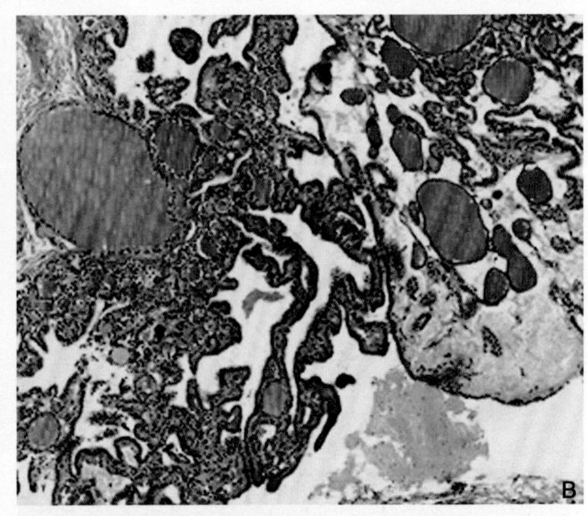

图 5-9-1　部分囊性结节性甲状腺肿镜下表现

A. 囊性变及乳头状增生；B. 良性乳头结构伴部分间质水肿，被覆单层柱状上皮

乳头状癌可出现囊性变，但罕见完全形成囊状，偶尔，肿瘤可起源于甲状舌骨囊肿。乳头状癌通常分支复杂，少见乳头明显水肿，排列方向无序，具有血管轴心，为真性乳头，部分间质内见钙化（图 5-9-2），关键是被覆上皮具有乳头状癌特征性的核改变。一般纯乳头生长方式不常见，可有其他结构如滤泡、实性和梁状结构等与乳头结构共存。

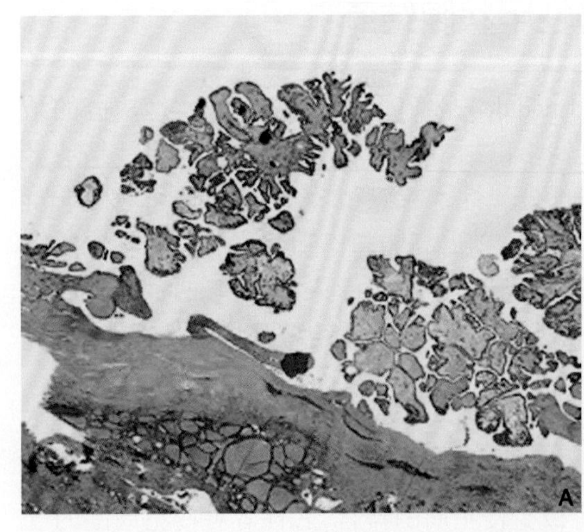

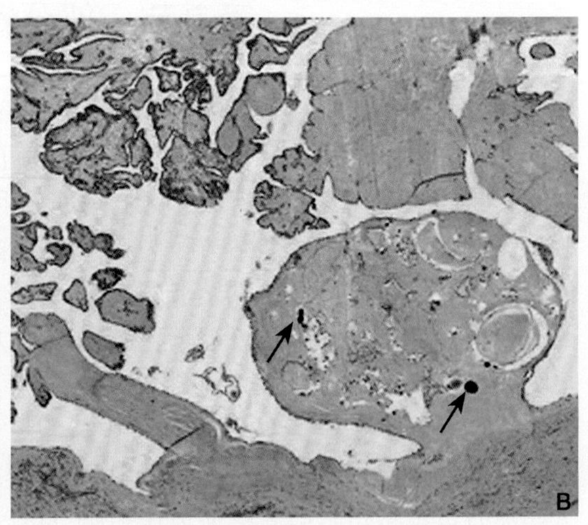

图 5-9-2　部分囊性甲状腺乳头状癌镜下表现

A. 囊壁内甲状腺乳头状癌，乳头分支复杂，部分具有血管轴心；B. 间质内钙化（箭）

（三）影像学检查

1. 形态　瘤体的形态在一定程度上反映了其生物学特性：虽然部分囊性乳头状癌的囊壁恶性肿瘤细胞分布较少，但其仍然按浸润的方式生长，从而形成不规则的瘤体形态，而部分囊性结节性甲状腺肿是由结节性甲状腺肿缺血、坏死、囊变而来，故瘤体仍保留着膨胀式生长方式，形成规则的圆形或椭圆形。

2. 微钙化　与实性乳头状甲状腺癌相同，微钙化，尤其是多发微钙化，在部分囊性乳头状癌中的诊断价值已得到很多学者的认可（图 5-9-3、图 5-9-4），甚至其特异性超过实性乳头状癌，达 100%，其病理基础为砂粒体。

3. 壁结节　恶性肿瘤细胞主要位于壁结节及其周围区域，故恶性肿瘤的壁结节在一定程度上反映了整个瘤体的组织学性质，成为细针穿刺活检的靶区。壁结节的形成机制目前尚无可信的文献报道，但多发壁结节、环状或半环状壁结节常见于良性结节（图 5-9-5），而单发壁结节好发于恶性结节已得到部分学者认可，前者在一定程度上反映了囊壁不同程度的滤泡上皮增生，而后者的机制尚需多学科联合进行研究。

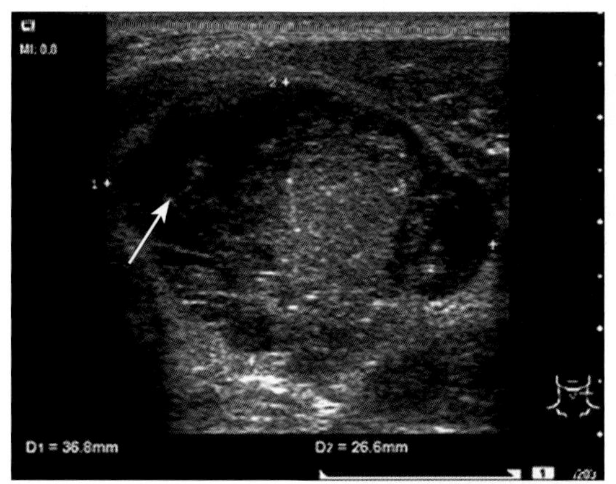

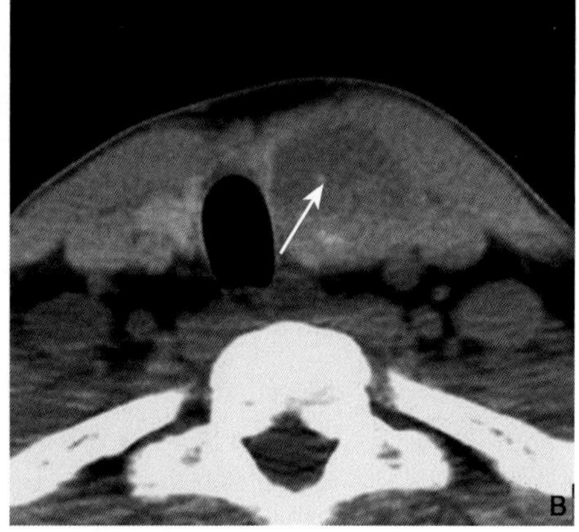

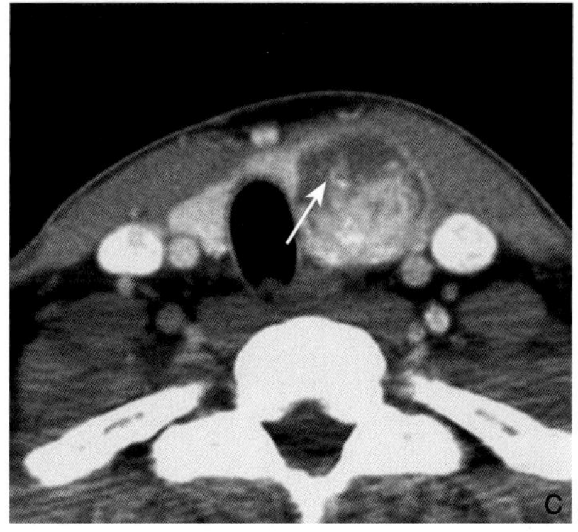

图 5-9-3　甲状腺左侧叶部分囊性乳头状癌

A. 超声横切示甲状腺左侧叶不规则瘤体，回声不均匀，内见多发点状高回声，瘤体前缘部分呈乳头状结构（箭）；B. CT 平扫示甲状腺左侧叶低密度瘤体，形态尚规则，内见多发点状高密度影（箭），瘤体后缘显示不清；C. CT 增强示瘤体形态欠规则，内见较大壁结节，强化较明显，但低于周围甲状腺强化程度，瘤体前缘乳头状结构清晰可见（箭）

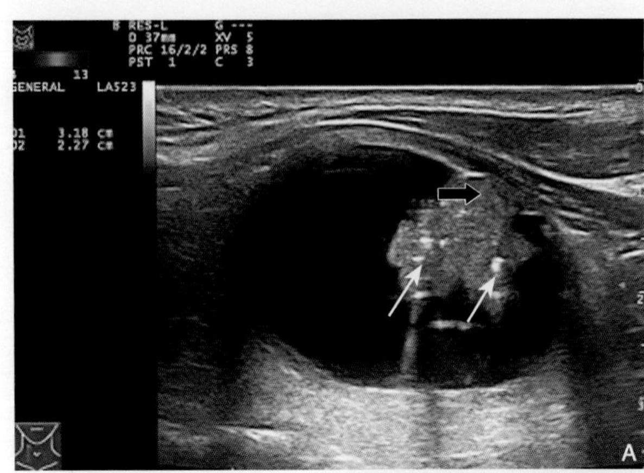
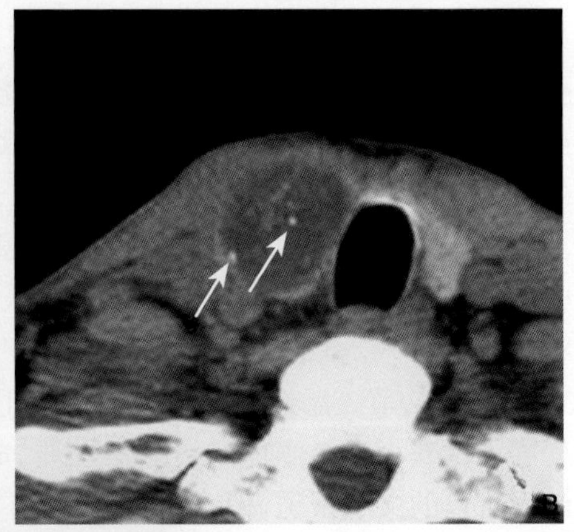
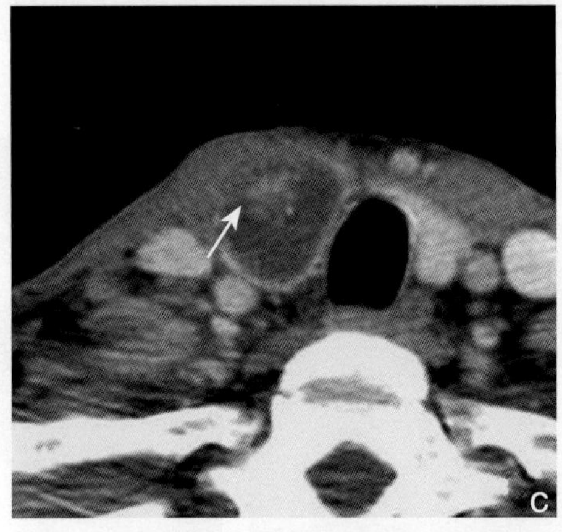

图 5-9-4　甲状腺右侧叶部分囊性乳头状癌

A. 超声纵切示右侧叶椭圆形混合性回声光团,以囊性为主,前壁见不规则壁结节附着(粗箭),内见多发点状高回声(细箭);B. CT 平扫示右侧叶低密度瘤体,形态规则,内见多发点状高密度影(箭);C. CT 增强示壁结节显示清晰,位于前壁,轻度强化(箭)

4. 回声　恶性壁结节低回声占 72.7%,良性壁结节低回声占 45.0%,尽管二者之间具有统计学差异,但后者发病率远高于前者,提示低回声在二者鉴别诊断中的价值有限。

5. 乳头状结构　实性甲状腺乳头状癌或结节性甲状腺肿的超声或 CT 检查中,很难发现乳头状结构,但在周围囊内液体的衬托下,部分囊性乳头状癌和部分结节性甲状腺肿均可很好地显示出壁结节边缘呈乳头状生长的部分,在组织学上表现为乳头状癌(图 5-9-3),或滤泡上皮乳头状增生,或发生囊变的结节性甲状腺肿的细小间隔(图 5-9-6)。

6. CT 平扫密度　在 CT 平扫中,部分囊性乳头状癌及大部分囊性结节性甲状腺肿囊液的成分常由咖啡色的血、水、蛋白及含铁血黄素等混合物构成,其密度常小于周围正常含碘的甲状腺密度,而小部分囊性结节性甲状腺肿是由浓缩的胶质成分构成,CT 平扫表现为均匀等密度,壁结节呈相对低密度,对于该类结节需要与甲状腺实性结节进行鉴别,增强 CT 无强化有助于部分囊性结节性甲状腺肿的诊断(图 5-9-7)。

总之,部分囊性甲状腺病变的鉴别诊断,主要是围绕形态、囊变、壁结节、钙化和 CT 平扫囊液密度展开,为了便于记忆,可以形象的将囊变区视为“海”,将壁结节视为“岛”,将微钙

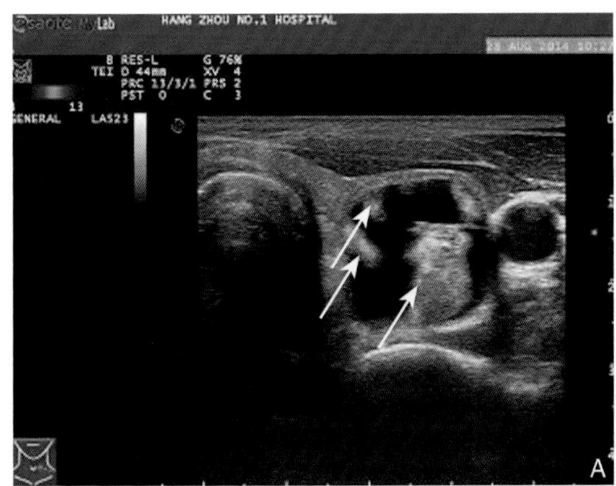

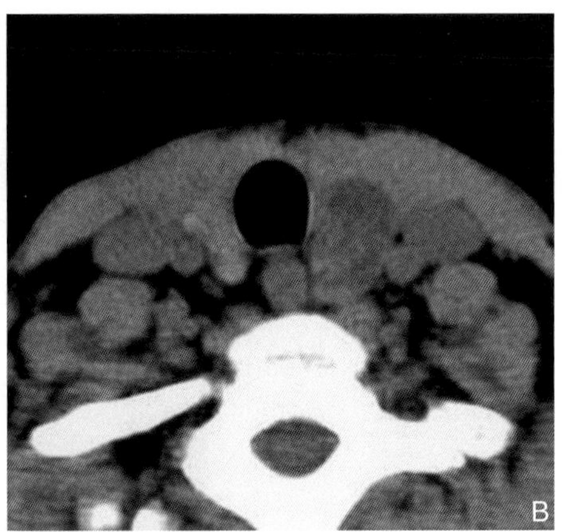

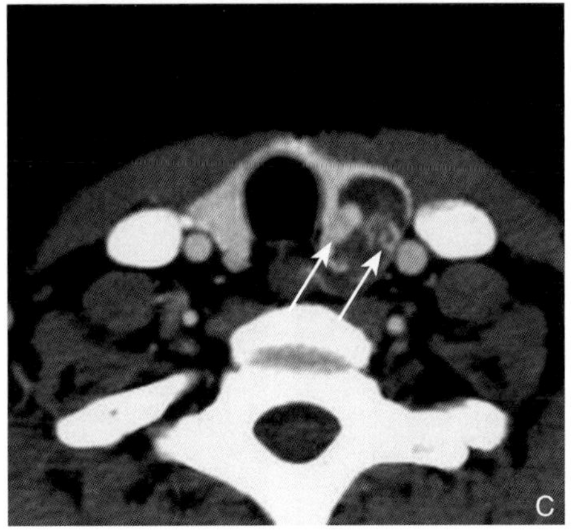

图 5-9-5　甲状腺左侧叶部分囊性结节性甲状腺肿

A. 左侧叶类圆形混合性团块，约一半为液性无回声区，一半为实性，呈多发壁结节(箭)，壁结节大小不一，呈相对的高回声；B. CT 平扫示左侧叶低密度灶，密度欠均匀，边界欠清；C. CT增强示瘤体边界较平扫清晰，形态规则，囊性成分约占一半，实性成分多发(箭)，呈结节状突起，强化程度等或低于周围甲状腺密度

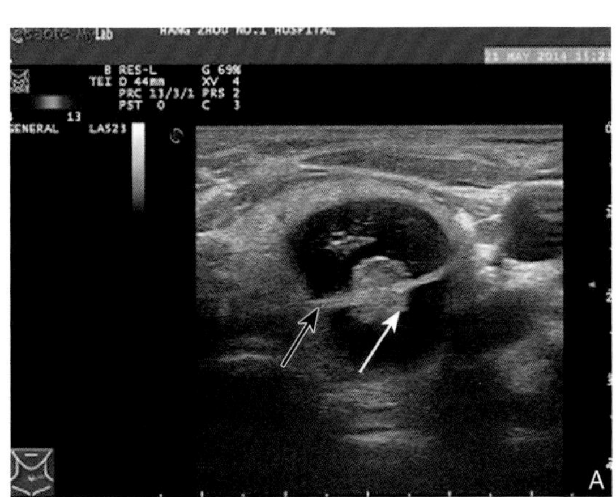

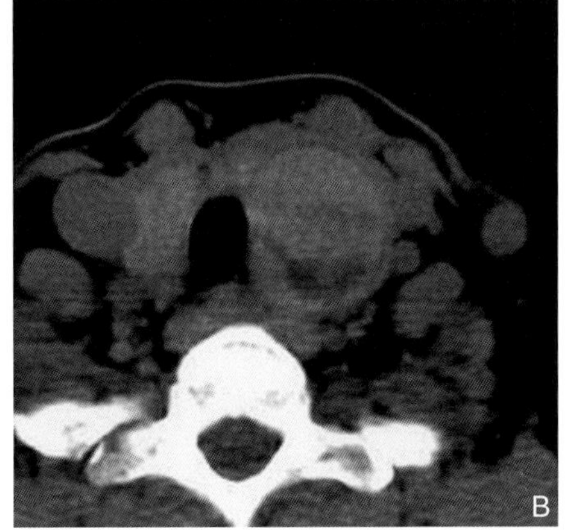

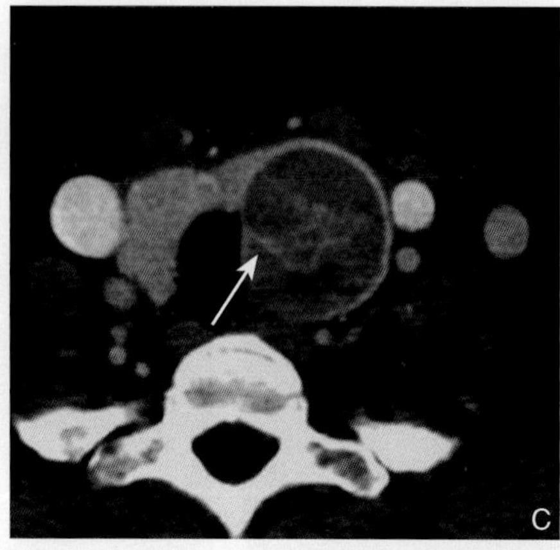

图 5-9-6　甲状腺左侧叶部分囊性结节性甲状腺肿

A. 左侧叶椭圆形混合性回声瘤体，界清，内见条索状（黑箭）及结节状等回声灶（白箭）；B. CT 平扫示瘤体呈椭圆形，边界清晰，瘤体大部分呈等密度，瘤体后部局部呈低密度；C. CT 增强示瘤体呈规则的椭圆形，内见多发间隔状稍低强化灶（箭）

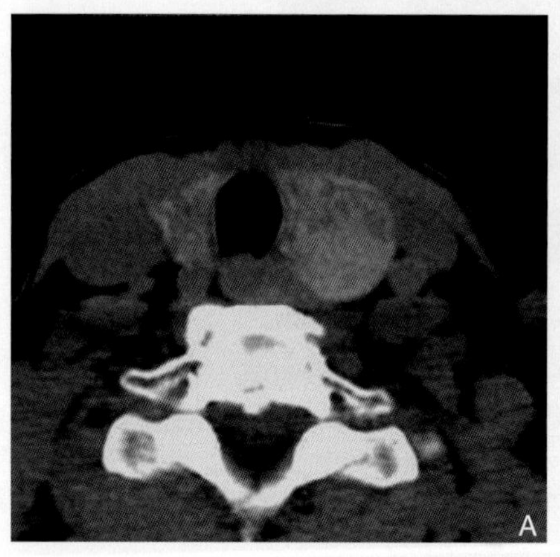

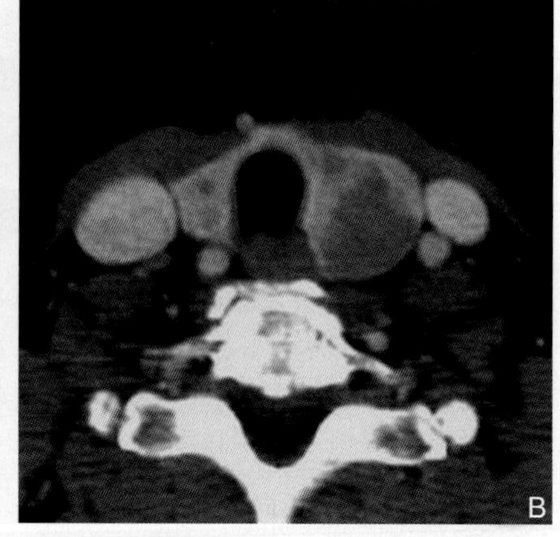

图 5-9-7　甲状腺左侧部分囊性结节性甲状腺肿

A. CT 平扫示左侧叶形态饱满，隐约见椭圆形等、稍低密度瘤体，稍低密度区位于瘤体前缘；B. CT 增强示瘤体边界较平扫清晰，以囊性成分为著，实性成分位于瘤体前缘，强化程度稍低于周围甲状腺

化视为“珍珠”，如果不规则“海”的“孤岛”上有“珍珠”，高度提示乳头状癌，而如果是规则“海”上有“多岛”，且没有“珍珠”，或“海”比“岛”亮（高密度），则高度倾向良性病变，尤其是结节性甲状腺肿。

（朱妙平　李明奎　徐如君）

参 考 文 献

1. 吕英志，柳剑英，廖松林，等. 结节性甲状腺肿与甲状腺癌关系的探讨. 中华普通外科杂志，2004，19：298-300.

2. 燕山，詹维伟，周建桥. 甲状腺与甲状旁腺超声影像学. 北京：科学技术文献出版社，2009：140-198.

3. 韩志江，陈文辉，舒艳艳，等. 结节性甲状腺肿和甲状腺癌的 CT 鉴别诊断. 中国临床医学影像杂志，2011，

22:415-417.

4. 韩志江,陈文辉,舒艳艳,等.乳头状甲状腺微小癌和微小结节性甲状腺肿的CT鉴别诊断.中国临床医学影像杂志,2013,24:88-92.
5. 谷莹,韩志江,许亮,等.甲状腺微小乳头状癌与微小结节性甲状腺肿的超声鉴别.中国超声医学杂志,2013,29:211-214.
6. 朱妙平,舒艳艳,韩志江.多种CT征象联合在结节性甲状腺肿诊断中的应用.中华全科医师杂志,2016,15:281-285.
7. 刘岩岩,吴高松,马小鹏,等.Zuckerkandl结节:甲状腺手术中一个重要的解剖标志.中华内分泌外科杂志,2010,4:90-97.
8. 谷莹,舒艳艳,韩志江,等.超声与CT对Zuckerkandl结节病变的误诊分析.医学影像学杂志,2013,23:326-328.
9. 王黎明,许顺,杨春鹿,等.胸骨后甲状腺肿的诊断与治疗.中国医科大学学报,2013,42:189-191.
10. 田兴松,刘奇.实用甲状腺外科学.北京:人民军医出版社,2009:72-73.
11. 吴孟超,吴在德,吴肇汉,等.外科学.北京:人民卫生出版社,2013:243.
12. 纪小龙,吉米.甲状腺病理诊断.北京:人民军医出版社,2011,187.
13. 王纯正,徐智章.超声医学.第2版.北京:人民卫生出版社,2007:21.
14. 赖旭峰,舒艳艳,韩志江,等.CT在甲状腺滤泡性结节病变诊断和鉴别诊断中的价值.肿瘤学杂志,2013,19:470-475.
15. 王红阳,韩志江,包凌云.超声对甲状腺滤泡性癌与腺瘤的鉴别诊断价值.中国超声医学杂志,2015,10:884-886.
16. 张蒂荣,鲁树坤,王双双,等.甲状腺肿块的彩色多普勒血流频谱形态与病理对照研究.中国超声医学杂志,2004,20:256-258.
17. 李琛,罗定存.甲状腺乳头状癌患者颈淋巴结转移的临床研究.医学研究杂志,2012,41:169-171.
18. 楼军,韩志江,雷志锴,等.各种超声征象联合在乳头状甲状腺微小癌中的诊断价值.中国超声医学杂志,2014,32:1077-1079.
19. 黄雅元,包凌云,韩志江,等.各种超声征象在不同大小甲状腺乳头状癌诊断价值中的比较.中国临床医学影像杂志,2015,26:558-561.
20. 朱妙平,周秀艳,韩志江.不同CT征象及其联合应用在甲状腺乳头状癌诊断中的价值.中国临床医学影像杂志,2014,25:840-843.
21. 瞿佳丽,朱妙平,韩志江.各种CT征象联合应用在甲状腺微小乳头状癌诊断中的价值.影像诊断与介入放射学,2015,24:151-155.
22. 陈文,张武,苗立英,等.甲状腺恶性肿瘤的二维及彩色多普勒超声征象及临床意义.中国超声医学杂志,2000,16:495-497.
23. 吕珂,姜玉新,张缙熙,等.甲状腺结节的超声诊断研究.中华超声影像学杂志,2003,12:285-288.
24. 徐智章,俞清.超声弹性成像原理及初步应用.上海医学影像,2005,14:3-5.
25. 俞清,徐智章,王文平,等.甲状腺占位性病变的实时超声弹性成像表现.中国医学影像技术,2007,23:1612-1614.
26. 史晓龙,郑笑娟,郭海新,等.甲状腺肿块的超声造影与病理对照分析.浙江实用医学,2007,12:87-88.
27. 谭艳娟,包凌云,黄安茜,等.超声造影时间-强度曲线在甲状腺结节中的应用.医学影像学杂志,2013,23,678-681.
28. 孔凡雷,包凌云,雷志锴,等.超声造影在结节性甲状腺肿背景下良恶性结节的诊断价值.浙江医学,2013,35:1333-1335.
29. 祝海颖,孙彩波,王玉丽,等.超声积分在甲状腺良恶性结节的鉴别诊断中的应用.医学影像学杂志,

2009,19:1120-1122.

30. 宋玉虹,苏雁欣,万莹.超声积分法对甲状腺单发实性结节的鉴别诊断价值.齐齐哈尔医学院学报,2010,31:1028-1030.
31. 李明奎,包凌云,韩志江,等.超声积分在甲状腺微小实性结节诊断与鉴别诊断中的应用价值.中华医学超声杂志(电子版),2014,11:672-677.
32. 杨帆,李耀华,李盼盼,等.甲状腺滤泡型乳头状癌的超声影像分析.中国超声医学杂志,2013,29:4-7.
33. 张蕾,吴美娟,蒋荣泉.甲状腺滤泡型乳头状癌的超声表现与病理对照研究.中华医学超声杂志(电子版),2014,11:469-473.
34. 孔令非.甲状腺滤泡状病变.诊断病理学杂志,2002,9:324-326.
35. 彭友,韩志江,丁金旺,等.滤泡状甲状腺癌临床诊治分析.实用医学杂志,2015,31:128-131.
36. 赖旭峰,项晶晶,韩志江,等.CT在腺瘤性结节性甲状腺肿和乳头状甲状腺癌鉴别诊断中的价值.浙江医学杂志,2013,35:997-1001.
37. 舒艳艳,包凌云,韩志江,等.超声和CT的联合应用在甲状腺滤泡状病变诊断和鉴别诊断中的价值.中国临床医学影像杂志,2013,24:543-547.
38. 赵勤余,韩志江,陈克敏.肾上腺皮质癌的CT诊断及鉴别诊断.放射学实践,2012,27:975-978.
39. 舒艳艳,包凌云,韩志江,等.超声与CT的联合应用在甲状腺滤泡状病变诊断中的价值.中国临床医学影像杂志,2014,25:43-45.
40. 丁金旺,罗定存,叶柳青.血清CEA升高诊断甲状腺髓样癌3例诊治分析.现代实用医学,2012,24:1293-1295.
41. 韩志江,丁金旺,陈文辉,等.CT在甲状腺髓样癌和乳头状癌鉴别诊断中的价值.中华内分泌外科杂志,2016,10(1):9-12.
42. 韩雪,程文,荆慧,等.高频超声对甲状腺髓样癌的诊断价值.影像诊断与介入放射学,2011,20:304-307.
43. 赵文川.甲状腺髓样癌的预后影响因素—73例临床分析.中国癌症杂志,2004,14:167-169.
44. 邬宏恂,张冰洁,戴军,等.甲状腺髓样癌超声征象分析.中国超声医学杂志,2013,29:868-871.
45. 蔡胜,欧阳云淑,李建初,等.超声对甲状腺髓样癌的诊断价值.中国超声医学杂志,2008,24:1071-1075.
46. 史震山,庄茜,游瑞雄,等.甲状腺间变性癌的CT影像特点.中华放射学杂志,2013,47:147-151.
47. 夏婷婷,郑向前,赵静,等.甲状腺未分化癌108例的治疗和预后分析.中华普通外科杂志,2012,27:282-285.
48. 赵瑞娜,张波,姜玉新,等.甲状腺转移癌的超声征象.协和医学杂志,2014,5:17-19.
49. 丁金旺,叶柳青,张煜,等.甲状腺转移性肾癌1例.中华全科医学,2015,13:161-162.
50. 王彬.甲状腺恶性肿瘤超声及病理图谱.北京:人民卫生出版社,2014:294.
51. 夏宇,戴晴,姜玉新,等.原发甲状腺淋巴瘤的超声表现.中华超声影像学杂志,2010,19:131-133.
52. 王东侠,舒艳艳,韩志江,等.部分囊性乳头状甲状腺癌与结节性甲状腺肿的CT鉴别诊断.海南医学,2014,25:1624-1627.
53. 王晓庆,魏玺,徐勇,等.甲状腺部分囊性结节的超声特征及其与良恶性鉴别诊断的关系.中华肿瘤杂志,2014,36:617-620.
54. Wang Y, Li L, Wang YX, Feng XL, et al. Ultrasound findings of papillary thyroid microcarcinoma: a review of 113 consecutive cases with histopathologic correlation. Ultrasound Med Biol, 2012, 38: 1681-1688.
55. Moon WJ, Kwag HJ, Na DG. Are there any specific ultrasound findings of nodular hyperplasia ("leave me alone" lesion) to differentiate it from follicular adenoma? Acta Radiol, 2009, 50: 383-388.
56. Moon WJ, Jung SL, Lee JH, et al. Benign and malignant thyroid nodules: US differentiation--multicenter retrospective study. Radiology, 2008, 247: 762-770.
57. Costanzo M, Caruso LA, Veroux M, et al. The lobe of Zuckerkandl: a important sign of recurrent laryngeal

nerve. Ann Ital Chir,2005,76:337-340.

58. Mansberger AR Jr,Wei JP. Surgical embryology and anatomy of the thyroid and parathyroid glands. Surg Clin North Am,1993,73:727-746.

59. Yalçin B,Ozan H. Relationship between the Zuckerkandl's tubercle and entrance point of the inferior laryngeal nerve. Clin Anat,2007,20:640-643.

60. Katlic MR,Wang CA,Grillo HC. Substemal tumor. Ann Thorac Surg,1985,39:391-399.

61. Delellis RA, Lloyd RV, Heitz PU, et al. WHO Classification of tumours of Endocrine Organs. Lyon: IARC Press,2004,57-66.

62. Seo HS,Lee DH,Park SH,et al. Thyroid follicular neoplasms:can sonography distinguish between adenomas and carcinomas? J Clin Ultrasound,2009,37:493-500.

63. Sillery JC,Reading CC,Charboneau JW,et al. Thyroid follicular carcinoma:sonographic features of 50 cases. Am J Roentgenol,2010,194:44-54.

64. Kim GR,Kim MH,Moon HJ,et al. Sonographic characteristics suggesting papillary thyroid carcinoma according to nodule size. Ann Surg Oncol,2013,20:906-913.

65. Juan Rosai. Rosai and Ackerman's Surgical Pathology. 10th ed. New York:Elsevier,2014,500-517.

66. Sillery JC,Reading CC,Charboneau JW,et al. Thyroid Follicular Carcinoma:Sonographic Features of 50 Cases. AJ R,2010,194:44-54.

67. Appetecchia M,Bacaro D,Brigida R,et al,Second generation Ultrasonographic contrast agents in the diagnosis of neoplastic thyroid nodules. J Exp Clin Cancer Res,2006,25:325-330.

68. Kwak JY,Han KH,Yoon JH,et al. Thyroid imaging reporting and data system for US features of nodules:a step in establishing better stratification of cancer risk. Radiology,2011,260:892-899.

69. Jemal A,Bray F,Center MM,et al. Global cancer statistics. CA Cancer J Clin,2011,61:69-90.

70. Xing M,Alzahrani AS,Carson KA,et al. Association between BRAF. V600E mutation and mortality in patients with papillary thyroid cancer. JAMA,2013,309:1493-1501.

71. Veiga LH,Neta G,Aschebrook-Kilfoy B,et al. Thyroid cancer incidence patterns in Sao Paulo,Brazil,and the U. S. SEER Program,1997-2008. Thyroid,2013,23:748-757.

72. McLeod DS,Sawka AM,Cooper DS. Controversies in primary treatment of low-risk papillary thyroid cancer. Lancet,2013,381:1046-1057.

73. Londero SC,Krogdahl A,Bastholt L,Papillary thyroid carcinoma in Denmark,1996-2008:outcome and evaluation of established prognostic scoringsystems in a prospective national cohort. Thyroid,2015,25:78-84.

74. WHO Classification of tumours of Endocrine Organs. Delellis RA, Lloyd RV, Heitz PU, et al. Lyon: IARC Press,2004,57-66.

75. Delellis RA, Lloyd RV, Heitz PU, et al. WHO Classification of tumours of Endocrine Organs. Lyon: IARC Press,2004,67-103.

76. Ito Y,Tomoda C,Uruno T,et al. Papillary microcarcinoma of the thyroid:how should it be treated? World J Surg,2004,28:1115-1121.

77. Kim EK,Park CS,Chung WY,et al. New sonographic criteria for recommending fine-needle aspiration biopsy of nonpalpable solid nodules of the thyroid. Am J Roentgenol,2002,178:687-691.

78. Chen SP,Hu YP,Chen B. Taller-than-wide sign for predicting thyroid microcarcinoma:comparison and combination of two ultrasonographic planes. Ultrasound Med Biol,2014,40:1-8.

79. Zhan WW,Zhou P,Zhou JQ,et al Differences in sonographic features of papillary thyroid carcinoma between neck lymph node metastatic and nonmetastatic groups. J Ultrasound Med,2012,31:915-920.

80. Kwak JY,Kim EK,Youk JH,et al. Extrathyroid extension of well-differentiated papillary thyroid microcarci-

noma on US. Thyroid,2008,18:609-614.

81. Rago T,Santini F,Scutari M,et al. Elastography:new developments in ultrasound for predicting malignancy in thyroid nodules. J Clin Endocrinol Metab,2007,92:2917-2922.

82. Tessler FN,Tublin ME. Thyroid sonography:current applications and future directions. Am J Roentgenol,1999, 173:437-443.

83. Argalia G,De Bemardis S,Mariani D,et al. Ultrasonographic contrast agent:evaluation of time-intensity curves in the characterisation of solitary thyroid nodules. Radiol Med,2002,103:407-413.

84. Bartolotta TV,Midiri M,Galia M,et al. Qualitative and quantitative evaluation of solitary thyroid nodules with contrast-enhanced ultrasound:initial results. Eur Radiol,2006,16:2234-2241.

85. Horvath E,Majlis S,Rossi R,et al. An ultrasonogram reporting system for thyroid nodules stratifying cancer risk for clinical management. J Clin Endocrinol Metab,2009,94:1748-1751.

86. Park JY,Lee HJ,Jang HW,et al. A proposal for a thyroid imaging reporting and data system for ultrasound features of thyroid carcinoma. Thyroid,2009,19:1257-1264.

87. Hughes DT,Haymart MR,Miller BS,et al. The most commonly occurring papillary thyroid cancer in the United States is now a microcarcinoma in a patient older than 45 years. Thyroid,2011,21:231-236.

88. Yoon JH,Kim EK,Hong SW,et al. Sonographic features of the follicular variant of papillary thyroid carcinoma. J Ultrasound Med,2008,27:1431-1437.

89. Cooper DS,Doherty GM,Haugen BR,et al. Revised American Thyroid Association management guidelines for patients with thyroid nodules and differentiated thyroid cancer. Thyroid,2009,19(11):1167-1214.

90. DeMay RM. Follicular lesions of the thyroid. W(h)ither follicular carcinoma? Am J Clin Pathol,2000,114: 681-683.

91. LiVolsi VA,Asa SL. The demise of follicular carcinoma of the thyroid gland. Thyroid,1994,4:233-236.

92. Rosai J. Handling of thyroid follicular patterned lesions. Endocr Pathol,2005,16:279-283.

93. Serra S,Asa SL. Controversies in thyroid pathology:the diagnosis of follicular neoplasms. Endocr Pathol,2008, 19:156-165.

94. Lee SH,Baek JS,Lee JY,et al. Predictive factors of malignancy in thyroid nodules with a cytological diagnosis of follicular neoplasm. Endocr Pathol,2013,24:177-183.

95. Lubitz CC,Faquin WC,Yang J,et al. Clinical and cytological features predictive of malignancy in thyroid follicular neoplasms. Thyroid,2010,20:25-31.

96. Schreiner AM,Yang GC. Adenomatoid nodules are the main cause for discrepant histology in 234 thyroid fine-needle aspirates reported as follicular neoplasm. Diagn Cytopathol,2012,40:375-379.

97. Solbiati L,Osti V,Cova L,et al. Ultrasound of thyroid,parathyroid glands and neck lymph nodes. Eur Radiol, 2001,11:2411-2424.

98. Najafian A, Olson MT, Schneider EB, et al. Clinical Presentation of Patients with a Thyroid Follicular Neoplasm:Are there Preoperative Predictors of Malignancy? Ann Surg Oncol,2015,22:3007-3013.

99. Zhang JZ,Hu B. Sonographic features of thyroid follicular carcinoma in comparison with thyroid follicular adenoma. J Ultrasound Med,2014,33:221-227.

100. Kim WG,Kim TY,Kim TH,et al. Follicular and Hurthle cell carcinoma of the thyroid in iodine-sufficient area:retrospective analysis of Korean multicenter data. Korean J Intern Med,2014,29:325-333.

101. Sugino K,Kameyama K,Nagahama M,et al. Follicular thyroid carcinoma with distant metastasis:outcome and prognostic factor. Endocr J,2014,61:273-279.

102. Sugino K,Ito K,Nagahama M,et al. Prognosis and prognostic factors for distant metastases and tumor mortality in follicular thyroid carcinoma. Thyroid,2011,21:751-757.

103. Wells SA Jr, Asa SL, Dralle H, et al. Revised American Thyroid Association Guidelines for the Management of Medullary Thyroid Carcinoma The American Thyroid Association Guidelines Task Force on Medullary Thyroid Carcinoma. Thyroid, 2015, 25: 567-610.

104. Kim SH, Kim BS, Jung SL, et al. ultrasonographic findings of medullary thyroid carcinoma: a comparison with papillary thyroid carcinoma. Korean J Radiol, 2009, 10: 101-105.

105. Choi N, Moon WJ, Lee JH, et al. Ultrasonographic findings of medullary thyroid cancer: differences according to tumor size and correlation with fine needle aspiration results. Acta Radiol, 2011, 52: 312-316.

106. Lee S, Shin JH, Han BK, et al. Medullary thyroid carcinoma: comparison with papillary thyroid carcinoma and application of current sonographic criteria. AJR Am J Roentgenol, 2010, 194: 1090-1094.

107. Saller B, Moeller L, Görges R, et al. Role of conventional ultrasound and color Doppler sonography in the diagnosis of medullary thyroid carcinoma. Exp Clin Endocrinol Diabetes, 2002, 110: 403-407.

108. Woliński K, Rewaj-Łosyk M, Ruchała M, et al. Sonographic features of medullary thyroid carcinomas--a systematic review and meta-analysis. Endokrynol Pol, 2014, 65: 314-318.

109. Smallridge RC, Copland JA. Anaplastic thyroid carcinoma: pathogenesis and emerging therapies. Clin Oncol (R Coll Radiol), 2010, 22: 486-497.

110. Lee JW, Yoon DY, Choi CS, et al. Anaplastic thyroid carcinoma: computed tomographic differentiation from other thyroid masses. Acta Radiol, 2008, 49: 321-327.

111. Suh HJ, Moon HJ, Kwak JY, et al. Anaplastic thyroid cancer: ultrasonographic findings and the role of ultrasonography-guided fine needle aspiration biopsy. Yonsei Med J, 2013, 54: 1400-1406.

112. Smallridge RC, Ain KB, Asa SL, et al. American Thyroid Association guidelines for management of patients with anaplastic thyroid cancer. Thyroid, 2012, 22: 1104-1139.

113. Lin JD, Weng HF, Ho YS. Clinical and pathological characteristics of secondary thyroid cancer. Thyroid, 1998, 8: 149-153.

114. Haugen BR, Nawaz S, Cohn A, et al. Secondary malignancy of the thyroid gland: a case report and review of the literature. Thyroid, 1994, 4: 297-300.

115. Lam KY, Lo CY. Metastatic tumors of the thyroid gland: a study of 79 cases in Chinese patients. Arch Pathol LabMed, 1998, 122: 37-41.

116. Nakhjavani MK, Gharib H, Goellner JR, et al. Metastasis to the thyroid gland: A report of 43 cases. Cancer, 1997, 79: 574-578.

117. Bohn OL, De las Casas LE, Leon ME. Tumor-to-tumor metastasis: renal cell carcinoma metastatic to papillary carcinoma of thyroid-report of a case and review of the literature. Head Neck Pathol, 2009, 3: 327-330.

118. Delahunt B, Bethwaite PB, Nacey JN. Outcome prediction for renal cell carcinoma: evaluation of prognostic factors for tumours divided according to histological subtype. Pathology, 2007, 39: 459-465.

119. Wojtczak B, Sytkowski K, Bolanowski M, et al. The prognostic value of fine-needle aspiration biopsy of the thyroid gland-analysis of results of 1078 patients. Neuro Endocrinol Lett, 2012, 33: 511-516.

120. Orita Y, Sato Y, Kimura N, et al. Characteristic ultrasound features of mucosa-associated lymphoid tissue lymphoma of the salivary and throid gland. Acta Otolaryngol, 2014, 134: 93-99.

121. Katna R, Shet T, Sengar M, et al. Clinicopathologic study and outcome analysis of thyroid lymphomas: experience from a tertiary cancer center. Head neck, 2013, 35: 165-171.

122. Stein SA, Wartofsky L. Primary thyroid lymphoma: a clinical review. J Clin Endocrin Metab, 2013, 98: 3131-3138.

123. Graff-Baker A, Roman SA, Thomas DC, et al. Prognosis of primary thyroid lymphoma: demographic, clinical, and pathologic predictors of survival in 1,408 cases. Surgery, 2009, 146: 1105-1115.

124. Derringer GA, Thompson LD, Frommelt RA, et al. Malignant lymphoma of the thyroid gland: a clinicopathologic study of 108 cases. Am J Surg Pathol, 2000, 24: 623-639.

125. McHenry CR, Slusarczyk SJ, Khiyami A. Recommendations for management of cystic thyroid disease. Surgery, 1999, 126: 1167-1172.

126. Park JM, Choi Y, Kwag HJ. Partially cystic thyroid nodules: ultrasound findings of malignancy. Korean J Radiol, 2012, 13: 530-535.

127. Rojeski MT, Gharib H. Nodular thyroid disease. Evaluation and management. N Engl J Med, 1985, 15, 313: 428-436.

128. Kim DW, Lee EJ, In HS, et al. Sonographic differentiation of partially cystic thyroid nodules: a prospective study. Am J Neuroradiol, 2010, 31: 1961-1966.

129. Hatabu H, Kasagi K, Yamamoto K, et al. Cystic papillary carcinoma of the thyroid gland: a new sonographic sign. Clin Radiol, 1991, 43: 121-124.

130. Hiromura T, Nojima T, Morita Y, et al. Cystic papillary carcinoma of the thyroid-sonographic-pathologic correlation. Nihon Igaku Hoshasen Gakkai Zasshi, 1990, 50: 40-47.

131. Nikiforov YE, Seethala RR, Tallini G, et al. Nomenclature Revision for Encapsulated Follicular Variant of Papillary Thyroid Carcinoma: Paradigm Shift to Reduce Overtreatment of Indolent Tumors. JAMA Oncol, 2016. doi: 10. 1001/jamaoncol. 2016. 0386. [Epub ahead of print]

第六章 甲状腺少见病变

第一节 甲状腺海绵状血管瘤

甲状腺海绵状血管瘤(cavernous hemangioma of the thyroid gland)为良性病变,临床罕见,国内、外至今报道不足50例,其病因尚不清楚,可能与甲状腺内血管异常生长有关,也可能与颈部创伤、细针穿刺活检或其他颈部操作有关。

(一)临床表现

本病常发生在中、老年人,男性略多于女性。常表现为甲状腺一侧叶无症状性肿物,报道以左侧叶为主。瘤体直径常约2.0~6.0cm,最大者可达22.0cm。瘤体较小时无任何不适,常在健康体检时发现,较大时可伴有局部压迫症状,如声音嘶哑、气管偏移,甚至呼吸困难、吞咽困难、单侧声带麻痹等。触诊时表现为甲状腺体积增大,可扪及孤立规则或不规则肿块,质地较软,边界清晰或欠清,压迫时有压缩感,体积明显缩小,并随吞咽移动。

(二)病理学基础

瘤体由具有囊性扩张的、相互吻合的薄壁大血管构成,血管腔不规则、大小不一,腔内充满血液。管壁内衬一层扁平的内皮细胞,一般无平滑纤维,管内可见血栓形成,并可进一步机化、钙化。血管内皮细胞可增生,形成乳头突向管腔。

(三)影像学检查

较小海绵状血管瘤边界多不规则,较大瘤体累及单侧叶全部或大部分时,其生长受到甲状腺包膜的限制而呈规则的圆形或椭圆形。海绵状血管瘤在超声声像图上常呈不均质回声或混合性回声,以等、低回声为主,囊性部分呈多房分隔状,海绵状,部分病例还可见斑状高回声,提示静脉石(图6-1-1),瘤体周边可探及条状血流信号。CT和MRI增强及超声造影对典型的海绵状血管瘤具有确诊价值,其影像学表现为瘤体边缘结节状强化,随着时间延迟而逐渐向中央充填(图6-1-2),延迟足够长的时间后,除了坏死及瘢痕部分外,瘤体大部分均匀强化,强化程度高或稍高于周围甲状腺组织。由于不典型的海绵状血管瘤罕见,目前尚缺乏足够的影像学诊断经验,很难与局灶性桥本、亚急性甲状腺炎、腺瘤、乳头状癌等良、恶性病变相鉴别。

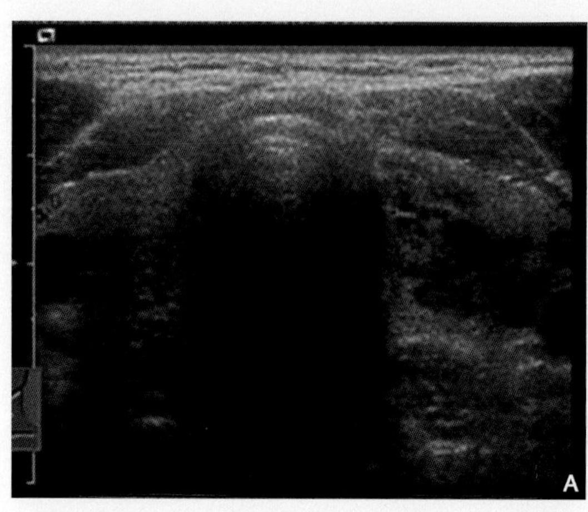
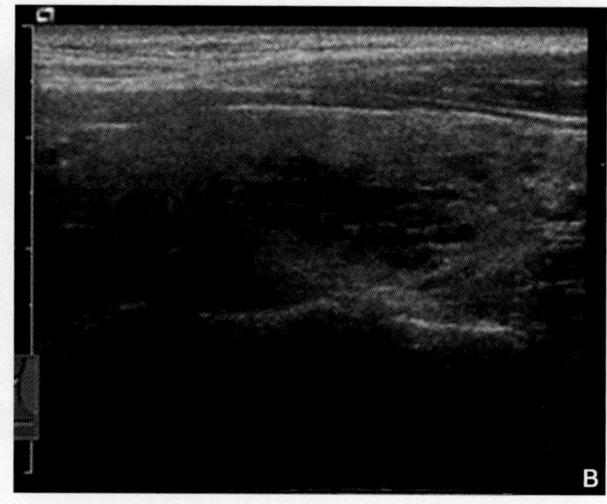

图 6-1-1　甲状腺左侧叶海绵状血管瘤
超声横切(A)和纵切(B)示甲状腺左侧叶不规则瘤体,内部呈混合性回声,局部呈“海绵状”结构(感谢浙江大学附属第一医院超声科 胡志强老师提供图片)

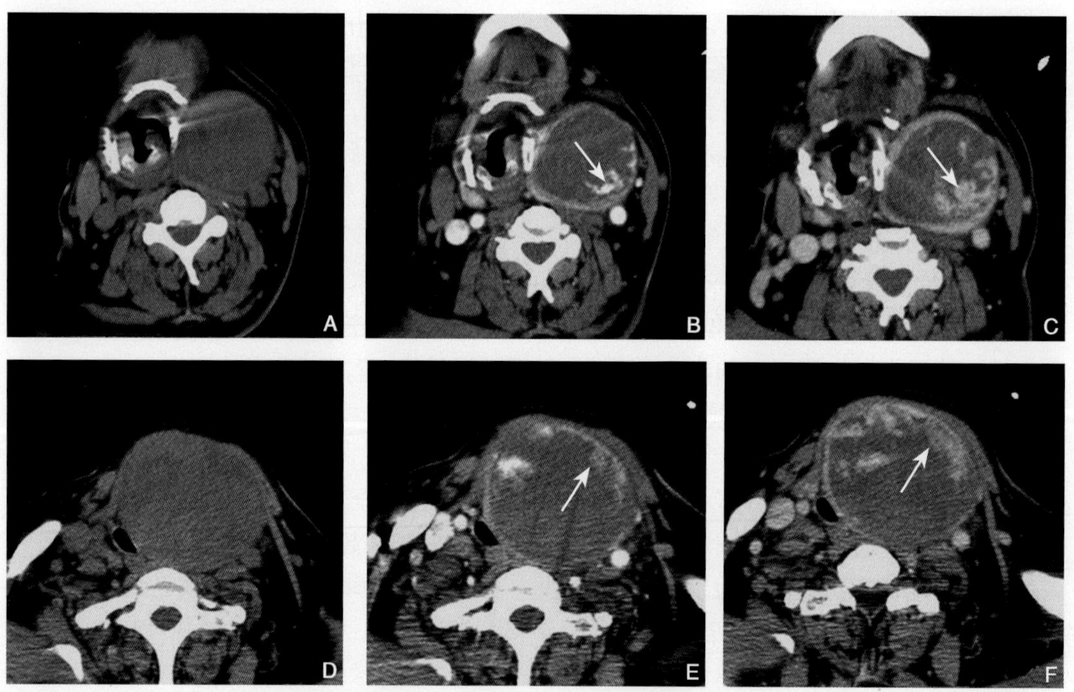

图 6-1-2　甲状腺左侧叶海绵状血管瘤
A～C. 环状软骨水平;CT 平扫示瘤体呈圆形,密度均匀,边界清晰,环状软骨及甲状软骨左侧呈受压表现(A),动脉期扫描示瘤体后缘呈明显斑片状强化(箭),强化程度高于对侧及周围甲状腺组织(B),静脉期扫描示强化范围进一步扩大(箭),强化程度稍高于对侧及周围甲状腺(C)。D～F. 胸骨切迹上方水平;甲状腺左下方巨大圆形瘤体,密度均匀,边界清晰,气管明显受压右移(D),动脉期扫描示瘤体前缘明显斑片状强化灶(E,箭),门脉期扫描示强化范围进一步扩大(F,箭)

(黄勇　李明奎　韩志江)

第二节　胸骨后异位甲状腺腺瘤

胸骨后异位甲状腺腺瘤是起源于胸内上纵隔异位甲状腺的一种良性病变,临床较为少见,一般多位于胸骨后上纵隔偏右侧位置。因强化明显,边界规则,易与副神经节细胞瘤、巨淋巴细胞增生症等相混淆。

(一)临床表现

本病患者年龄较大,发病隐匿,病程较长。大多数患者无自觉症状,部分患者因瘤体压迫周围组织和器官而引起相应症状,如呼吸困难、吞咽困难、声音嘶哑等,严重者可引起上腔静脉压迫综合征,亦有部分患者可出现甲状腺功能亢进的临床表现。

(二)病理学基础

详见第五章第一节相关内容。

(三)影像学检查

在胸骨后甲状腺腺瘤的各种影像学检查方法中,因胸骨的遮挡,超声检查常不能显示或不能完整显示瘤体的大小、形态、内部回声,无法评估其与甲状腺及周围组织的关系,故超声不作为胸骨后甲状腺腺瘤的首选检查方法。

CT 检查不受胸骨的限制,能够理想显示瘤体,尤其是 CT 三维重建,可以多个方向对瘤体及周围结构关系进行显示。MRI 检查无需特殊后处理技术,可以直接获得轴位、冠状位及矢状位图像。胸骨后甲状腺腺瘤的 CT 和 MRI 表现与正常位置甲状腺发生的腺瘤一致,前者表现为平扫呈均匀或欠均匀的软组织密度影,内可见坏死或钙化,后者表现为 T_1WI 以等信号为主,T_2WI 呈等、稍高信号,坏死区呈高信号(图 6-2-1),增强 CT 或 MRI 均表现为非坏死区明显均匀或不均匀强化,强化程度多等或高于正常位置甲状腺组织。胸骨后甲状腺腺瘤的纵轴径线多大于前后或左右径线,呈橄榄球形或泪滴状(图 6-2-1、图 6-2-2),其部分机制与瘤体的自身重力作用及胸腔内负压吸引有关。

核素甲状腺显像既是形态显像,又是反映甲状腺摄取 ^{99m}Tc 或 ^{131}I 能力的功能显像,其特异性与准确性优于其他影像学检查,是定位和定性诊断异位甲状腺病变的最佳检查方法。功能性胸骨后甲状腺腺瘤核素显像示纵隔内显像剂异常浓聚,与正常位置甲状腺不相连(图 6-2-1),此时可以明确诊断,而如果瘤体无功能,甲状腺扫描可不显像,此时应配合其他检查,如 CT 或 MRI 等,甚至需要穿刺活检进一步明确诊断。

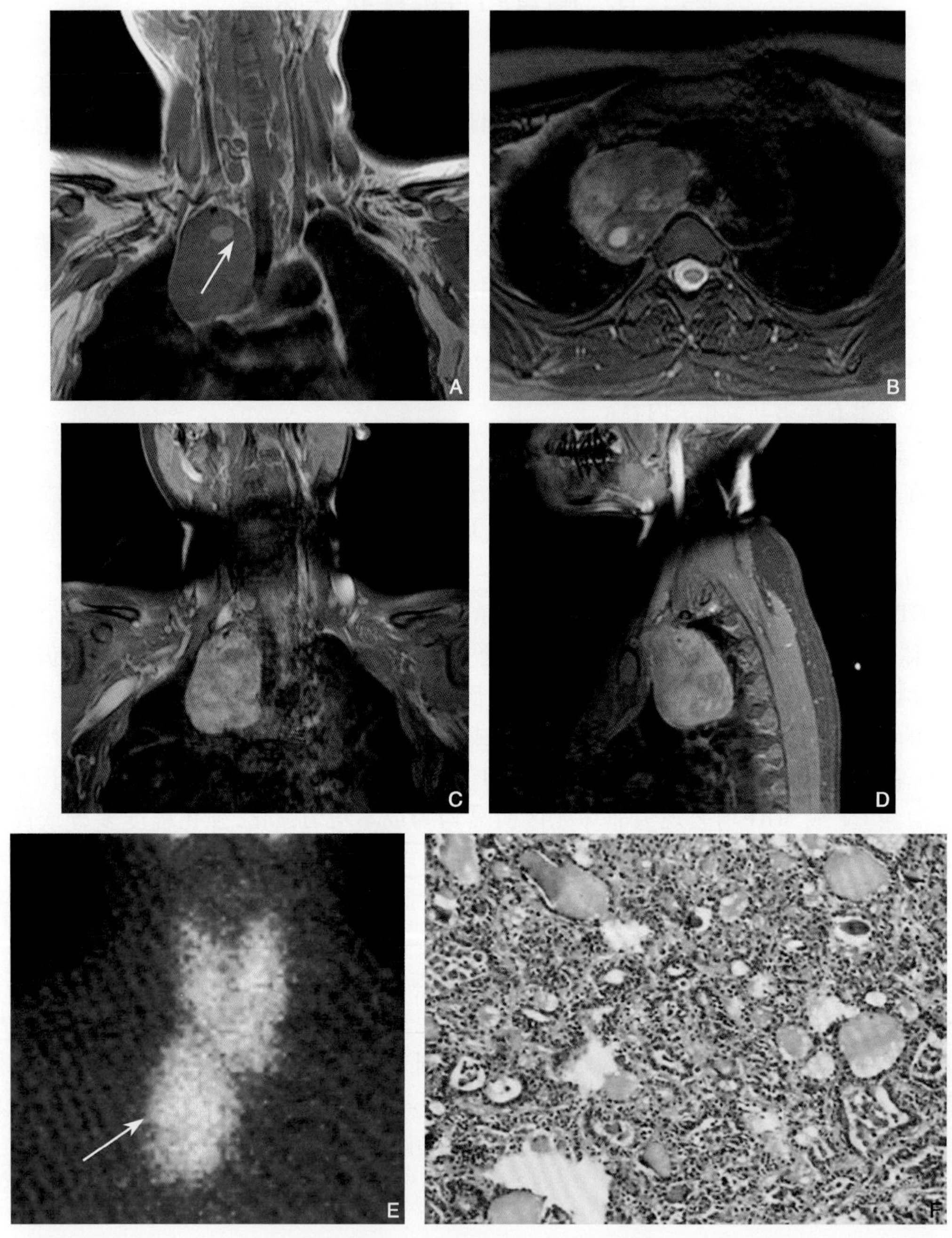

图 6-2-1　胸骨右后方异位甲状腺腺瘤

A. 冠状位 T_1WI 示右上纵隔椭圆形异常信号，以等信号为主，其内可见点状高信号（出血灶）；B. T_2WI 脂肪抑制序列呈不均匀高信号，边界清晰；C、D. T_1WI 冠状位和矢状位增强示瘤体不均匀明显强化，轴位、冠状位和矢状位联合，对瘤体在纵隔内的走向显示更直观；E. 核素显像示右上纵隔甲状腺右叶外下方显像剂异常浓聚；F. 病理示甲状腺滤泡，其内充满均质红染胶质

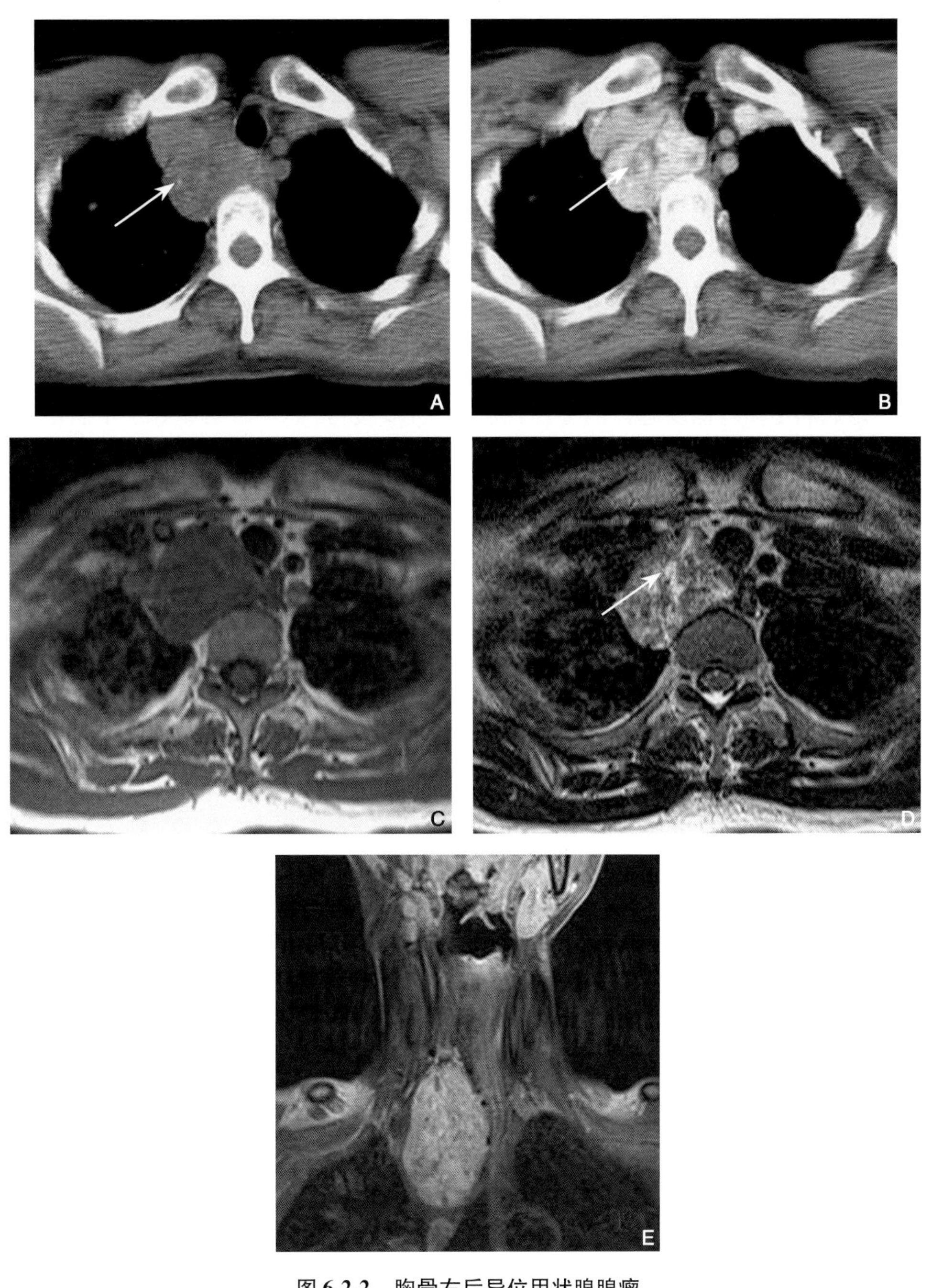

图 6-2-2　胸骨右后异位甲状腺腺瘤

A. CT 平扫示上纵隔右侧椭圆形软组织密度影，其内可见点状钙化影（箭），前缘边界欠清；B. CT 增强示瘤体不均匀明显强化，中央见裂隙状无强化区（箭）；C. T_1WI 轴位示瘤体呈较均匀的等信号；D. T_2WI 轴位示瘤体以等、高信号为主，其中 B 的无强化区呈高信号，提示坏死；E. T_1WI 增强冠状位扫描示瘤体不均匀明显强化

（李培岭　王萍　韩志江）

第三节　胸腺样分化的甲状腺癌

胸腺样分化的甲状腺癌(carcinoma showing thymus-like element)是一种罕见的发生于甲状腺的特殊类型恶性肿瘤,其病理形态上与发生于纵隔的上皮性肿瘤(B3 型胸腺瘤或胸腺癌)相似。该病最早由 Miyauchi 等于 1985 年描述,定义为甲状腺内上皮源性胸腺瘤,用以区分甲状腺原发的鳞状细胞癌。Chan 等及 Rosai 等于 1991 年对此类肿瘤的临床及病理学特征进行了详尽描述,并推测肿瘤可能来自于甲状腺内异位胸腺组织或鳃囊胚胎发育残余组织。2004 版的 WHO 甲状腺肿瘤分类中对此型肿瘤予以明确。胸腺样分化的甲状腺癌临床发病率极低,英文文献报道目前仅数十例,而相关影像学文献仅有个别个案报道。因其少见,大多数影像科医师对其不熟悉,甚至病理科医师也容易将其误诊为甲状腺低分化癌或未分化癌。该病属于一种低度恶性的上皮性肿瘤,进展缓慢,其预后明显好于甲状腺未分化癌、鳞状细胞癌、低分化癌及髓样癌。如果完整切除肿瘤辅以放疗的话 5 年生存率约为 90.0%。

(一) 临床表现

该病好发于中年人,男女比例约为 1∶1.33,90.0% 的患者表现为颈部及甲状腺区缓慢生长的无痛性肿物,瘤体较小时可无任何症状,也可因喉返神经麻痹引起声音嘶哑症状。少数情况下,位于颈前部的较大瘤体可使患者呼吸困难和吞咽困难等。临床触诊时可及颈部及甲状腺内肿块,质地偏硬,较为固定。少数病例中,在颈部肿块的周围还可触及多个淋巴结。绝大多数瘤体发生于甲状腺内,特别是下极,除甲状腺外,少数瘤体还可发生于左喉旁间隙、颈动脉和颈后间隙以及头颈部皮下组织。

(二) 病理学基础

大体上,瘤体呈实质性,结节状或分叶状,质地中等偏硬,无包膜。切面呈灰白色,周界不清。镜下,肿瘤呈浸润性生长,浸润或穿插于甲状腺滤泡之间,部分可累及至甲状腺外软组织。瘤体的实质由岛状、巢状、不规则小叶状或片状分布的上皮样瘤细胞组成,多数均显示明确的鳞状分化特征,癌细胞呈明显异型性,核分裂象易见,细胞间桥清楚,局部见“角珠”形成(图 6-3-1),可观察到典型或不典型的哈氏小体样结构。免疫组织化学,肿瘤细胞甲状腺球蛋白(TG)、降钙素(CT)、甲状腺转录因子 1(TTF-1)、嗜铬素 A(CgA)及 CD21 均阴性,不支持甲状腺组织起源。而 CD5、CD117 呈弥漫性强阳性,与胸腺癌的免疫组化染色结果一致,提示胸腺上皮起源(图 6-3-2),故 CD5 可作为诊断胸腺样分化的甲状腺癌的可靠的免疫组织化学标记物。

(三) 影像学检查

瘤体单侧发病,呈结节状,形态多不规则,以稍低及低回声为主(图 6-3-3),极少伴有钙化,瘤体大部分位于颈部近甲状腺下极处,与甲状腺下极往往分界不清。CT 表现为下颈部密度均匀的实性肿块,平扫大部分密度较均匀,与周围正常肌肉组织相仿,但低于甲状腺密度,肿瘤内部坏死囊变少见,增强后肿块呈不均匀性轻度强化(图 6-3-4)。MR 上与正常肌肉组织信号相比,T_1WI 显示均匀性等信号,T_2WI 显示略高信号,与正常甲状腺的信号有较明显差异,增强后呈轻、中度均匀或不均匀性强化。

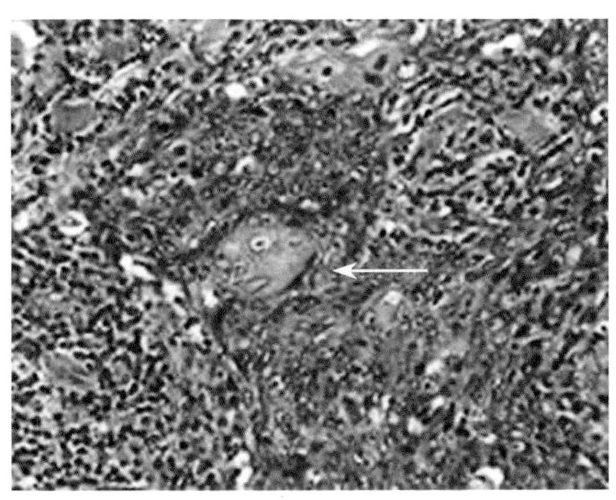

图 6-3-1　胸腺样分化的甲状腺癌镜下表现
肿瘤细胞呈卵圆形及梭形表现，细胞核仁较小，间质见大量小淋巴细胞及浆细胞浸润。箭头示局部角质化

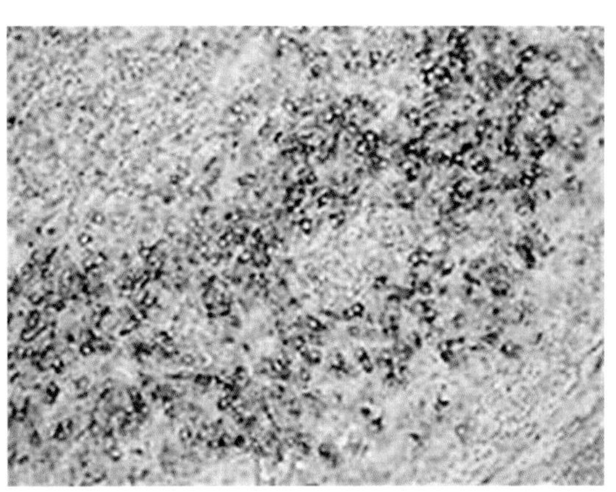

图 6-3-2　胸腺样分化的甲状腺癌 CD5 免疫组化显示细胞膜明显染色

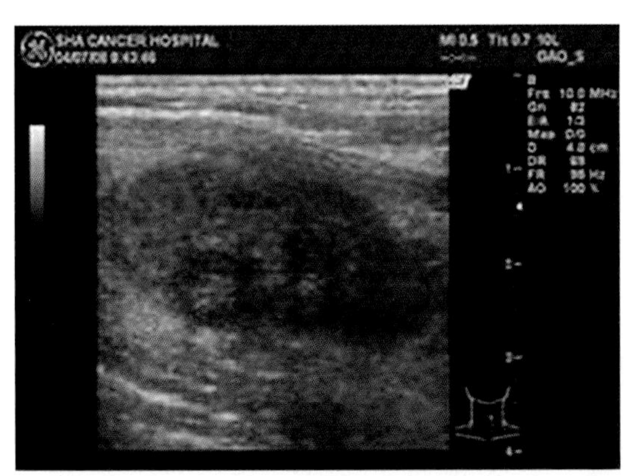

图 6-3-3　左侧叶胸腺样分化的甲状腺癌
超声图像显示实性椭圆形结节，内部回声不均匀

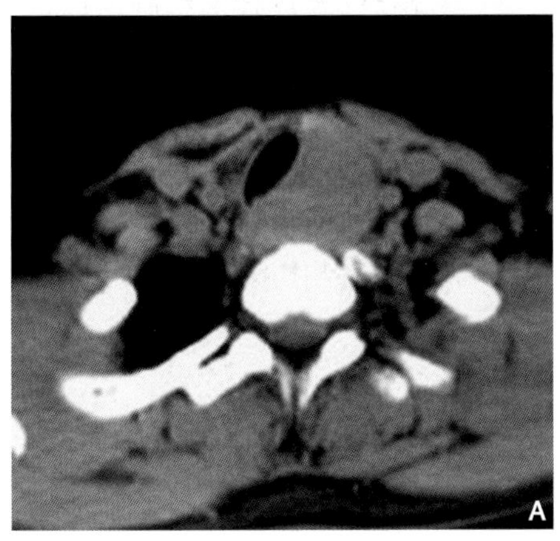

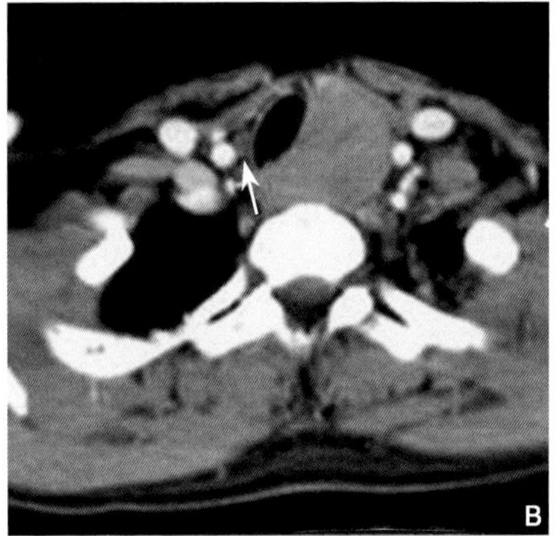

图 6-3-4　左侧叶胸腺样分化的甲状腺癌
A. CT 平扫示左侧叶下部等密度瘤体，形态尚规则，与甲状腺下部分界欠清，气管明显受压右移；B. CT 增强示瘤体轻度强化，强化欠均匀，低于周围甲状腺强化程度，右侧Ⅵ淋巴结可见（箭）

肿瘤较大时可侵犯邻近结构，如患侧的带状肌及气管食管沟、气管壁及膜部、食管开口。肌肉侵犯表现为肿瘤与肌肉之间的正常脂肪间隙消失（图 6-3-5）。气管侵犯可见肿瘤包绕气管壁生长，有时可见肿瘤突入气管腔内（图 6-3-6）。颈部淋巴结转移多见于同侧颈部，实性，边界清，影像学表现与原发肿瘤相似，多累及Ⅳ及Ⅵ组淋巴结，与其他亚型的甲状腺癌淋巴结转移情况类似，详见第八章相关内容。

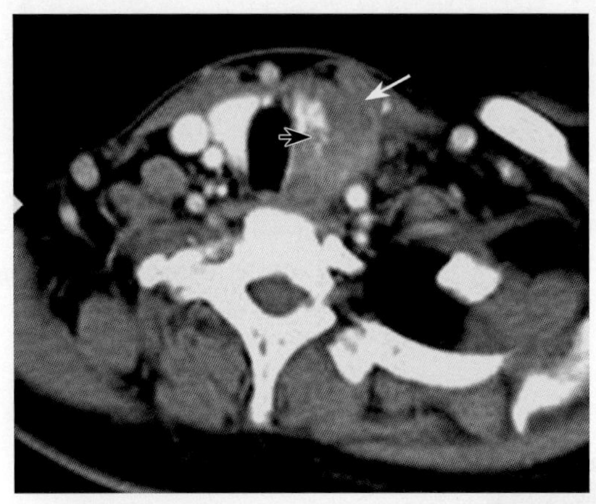

图 6-3-5　左侧叶胸腺样分化的甲状腺癌
CT 增强示瘤体边界不清，呈浸润性生长，与左侧带状肌、胸锁乳突肌之间脂肪间隙消失

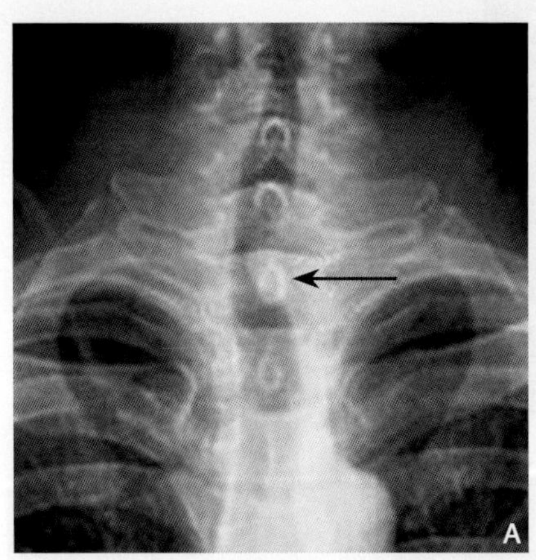

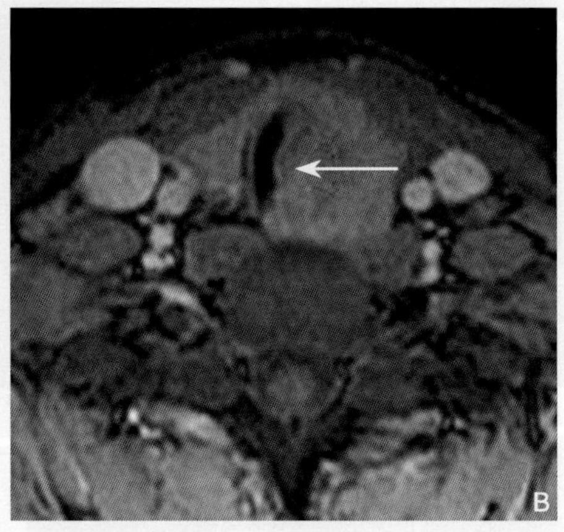

图 6-3-6　左侧叶胸腺样分化的甲状腺癌侵犯气管
A. 正位胸片示气管左侧壁受压，相应气管腔狭窄（黑箭）；B. MR 增强示左侧叶瘤体侵犯气管膜部，略向腔内突出（白箭）

（吴斌　韩志江）

第四节　甲状腺未分化多形性肉瘤

甲状腺未分化多形性肉瘤（thyroid undifferentiated pleomorphic sarcoma）又称甲状腺恶性纤维组织细胞瘤（thyroid malignant fibrous histiocytoma），发病罕见，具有生长快、恶性度较高、侵袭性强及易复发等特点。诊断主要依赖于组织病理及免疫组化。早期诊断、彻底手术切除及术后放疗可提高生存率。

（一）临床表现

多见于老年人，表现为甲状腺区域快速生长的软组织肿块，常因侵袭喉返神经、气管、喉、食管、颈内静脉和颈总动脉，引起相应的声音嘶哑、呼吸、吞咽困难及血管瘤栓形成，当出现脑内或肺部等远处转移时，出现颅内和肺部临床症状。甲状腺触诊可发现明显软组织肿块，质硬，活动度差，多无压痛。

（二）病理学基础

肿瘤由席纹状或交织条束状排列的多形性梭形细胞组成，肿瘤内可见多形性和异型性均十分明显的多形性瘤细胞或瘤巨细胞（图 6-4-1），间质内常伴有数量不等的泡沫样组织细胞（黄色瘤细胞）反应和炎症细胞浸润，部分肿瘤内可看到多少不等的出血、坏死、囊性变。免疫组化方面，有报道 α_1-抗胰蛋白酶（α_1-AAT）、α_1-抗糜蛋白酶（α_1-ACT）、溶菌酶（lysozyme）、KP-1（CD68）和波形蛋白（vimentin）的检出阳性率较高，后两者特异性较强。

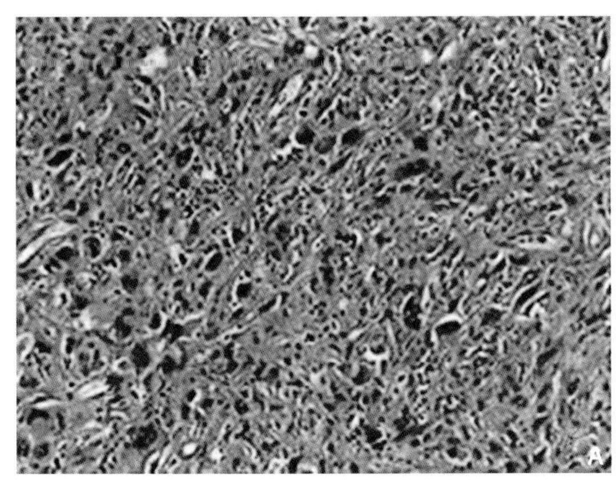

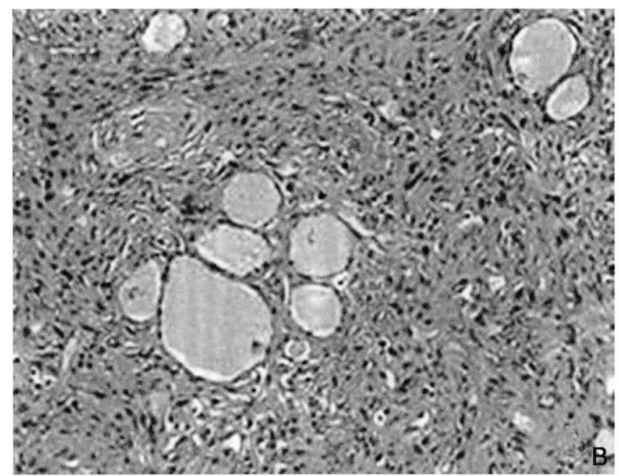

图 6-4-1　甲状腺未分化多形性肉瘤

A. 肿瘤细胞为大圆形或多边形，核大而不规则，染色质粗而深染的瘤巨细胞；B. 肿瘤主要由胖梭形的肿瘤细胞组成，内可见少量甲状腺滤泡

（三）影像学检查

超声与 CT 检查多提示甲状腺区域较大软组织肿块，超声以低回声常见，CT 平扫与周围肌肉呈等或稍低密度（图 6-4-2），增强 CT 呈轻、中度强化。在超声、CT 平扫及增强时，肿块回声或密度是否均匀，与其内肿瘤成分与梗死、液化坏死的比例有关，如果肿瘤成分均匀，坏死少或无，则表现为均匀的回声或密度（图 6-4-2），如果梗死、液化坏死成分较多，则表现为不均匀的回声或密度（图 6-4-3）。因瘤体常呈浸润性生长，边界多不清晰，液化、坏死、囊变及钙化常见，后者多为粗钙化（图 6-4-3）、弧状钙化或环状钙化（图 6-4-2）。瘤体易侵犯周围骨质、肌群、气管及喉腔等，可远处转移到肺（图 6-4-2）、脑组织等器官，从而引起相应的临床及影像学表现。因本病罕见，临床及影像诊断经验不足，术前诊断困难，易与甲状腺未分化癌及甲状腺软骨肉瘤等其他间叶源性恶性肿瘤相混淆。

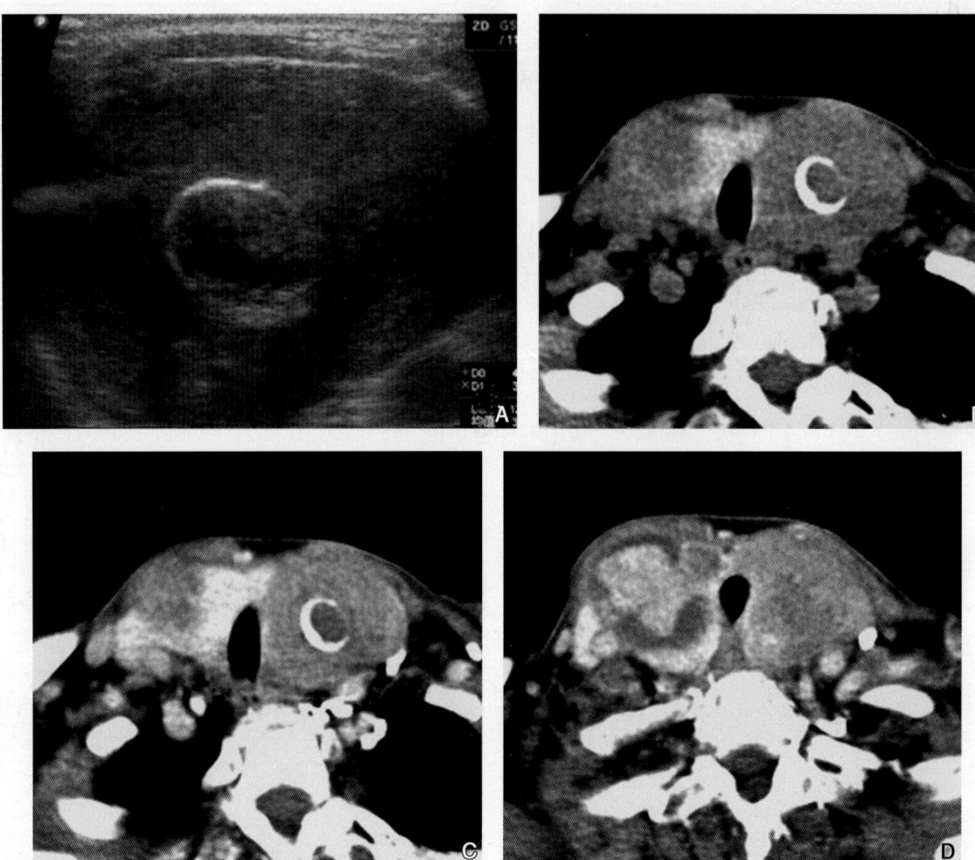

图 6-4-2　甲状腺左侧叶高级别未分化多形性肉瘤，甲状腺右侧叶乳头状癌

女性，77 岁，颈前肿物 3 年，增大 1 年。A. 超声纵切示左侧叶巨大肿块影，边界尚清，以低回声为主，内见环形钙化，钙化环前缘连续，厚薄尚均匀；B. CT 平扫示左侧叶低密度瘤体，边界尚清，中间见壁厚薄不一的类环形钙化。右侧叶见低密度结节影，边缘模糊，密度均匀，见"咬饼征"；C. CT 增强示瘤体实质中度强化，钙化环中间低密度区未见强化，两侧叶瘤体强化程度相仿；D. CT 增强示左侧叶瘤体边界不清，强化尚均；右侧叶结节强化明显，程度高于左侧结节而稍低于甲状腺，周围为带状无强化区围绕

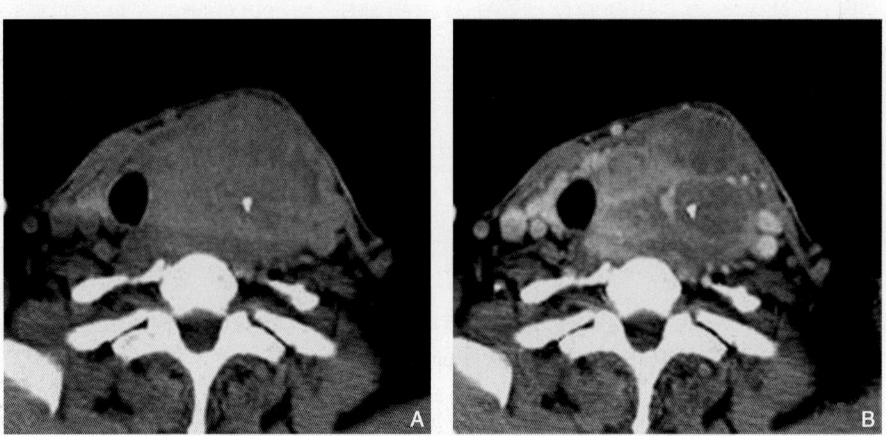

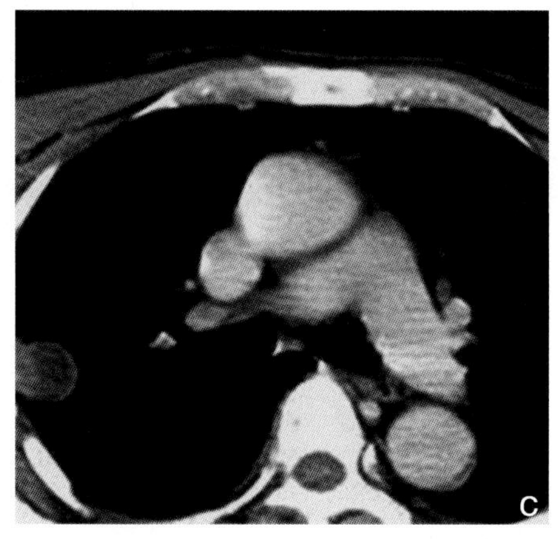

图 6-4-3　甲状腺左侧叶未分化多形性肉瘤
男性，71 岁，发现颈前无痛性肿物 10 天。A. CT 平扫示甲状腺左侧叶弥漫性低密度肿块，边界不清，内见粗钙化及多发斑片更低密度区，气管受推轻度右移；B. 增强 CT 示瘤体强化不均匀，以中度强化为主，肿块前缘与颈浅肌群分界不清，外缘及后缘与颈部血管分界不清，内侧与气管分界不清，后内侧向气管后方延伸；C. 右上肺外部胸膜下囊实性结节，术后证实为甲状腺转移性未分化肉瘤

（陈夏浦　孙建鸿　韩志江）

第五节　甲状腺间叶性软骨肉瘤

间叶性软骨肉瘤（mesenchymal chondrosarcoma）是一种罕见的软骨性恶性肿瘤，Lichtenstein 等于 1959 年首次报道了这种组织形态特殊的软骨恶性肿瘤。该肿瘤多见于年轻患者，10～30 岁发病者超过 60.0%。发生在骨外软组织的间叶性软骨肉瘤相对少见，约占 1/3，Abbas 等在 2004 年首次报道原发于甲状腺的间叶性软骨肉瘤。

（一）临床表现

目前国内、外仅有数篇报道，报道显示，本病好发年龄为 10～30 岁。因病例太少，尚难以确定是否存在明显的性别差异。临床多为发现逐渐增大的颈部包块而就诊。触诊时可扪及质硬、边界清楚肿块，随吞咽上下移动。治疗以根治性手术切除为主，术后可出现肿瘤原位复发及多发转移，预后不佳。

（二）病理学基础

甲状腺间叶性软骨肉瘤大体常为分叶状肿块，切面呈灰白色、有光泽，混合密度，多见灶性不规则软骨和（或）骨化区。甲状腺间叶性软骨肉瘤具有典型的双相组织学特性，未分化富细胞区域和不同分化程度的软骨岛相互移行，多数病例细胞密集区核分裂象少见，可呈现血管外皮瘤样结构，软骨岛可为分化完全的良性软骨，也可为低分化的肉瘤性软骨（图 6-5-1）。未分化的细胞、分化好的软骨细胞和血管外皮瘤样结构是诊断间叶性软骨肉瘤的组织学特征。免疫组化染色未分化细胞 CD99、vimentin 多阳性，部分可 Leu7 阳性，S-100 和 FⅧRag 阴性，软骨细胞 S-100 阳性，两者均不表达上皮性标记。

（三）影像学检查

超声检查表现为甲状腺内边界清楚的实性不均质肿块或高回声肿块。放射性核素扫描表现为甲状腺形态不规则，其内可见无放射性摄取的缺损区，即甲状腺“冷结节”。CT 表现为单侧叶瘤体，呈稍低密度，平扫边界不清，内见散在微钙化、粗钙化、环状钙化及三者的混合钙化，钙化间夹杂着较软组织密度，增强呈不均匀强化，少数瘤体可有清晰和完整强化环，瘤体对甲状腺组织呈推移和受压改变，甲状腺“鸟嘴状”包绕肿瘤组织，CT 三维重建可以将此结构显示更清晰（图 6-5-2）。钙化是甲状腺间叶性软骨肉瘤的重要特征，其形态及数量与肿瘤细胞分化程度密切相关，分化良好者，多有环状、斑块状钙化，分化不良或不分化者钙化不明显，或微钙化为主。甲状腺间叶性软骨肉瘤术后易复发、纵隔转移（图 6-5-3），需引起重视。

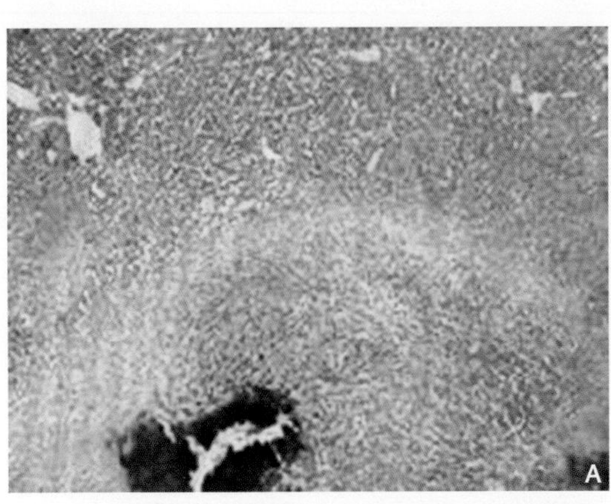
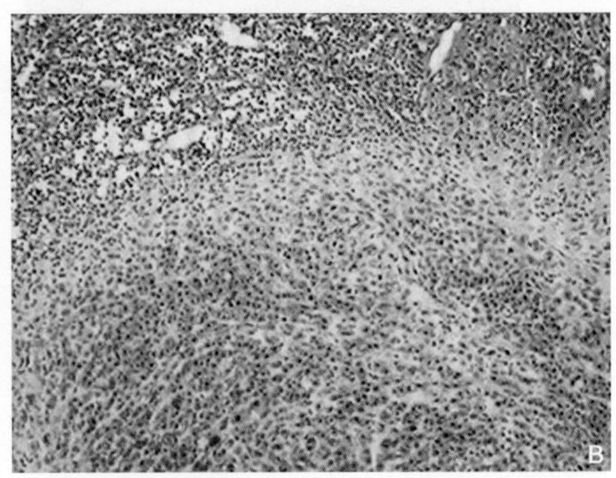

图 6-5-1　甲状腺间叶性软骨肉瘤镜下表现

A. 镜下示肿瘤由未分化小细胞和软骨岛组成双相分化结构，未分化小细胞似血管外皮瘤样结构，肿瘤细胞和软骨之间呈逐渐移行状态，并见软骨岛及钙化；B. 肿瘤细胞核染色深、染色质少，局部有明显异型性，可见核分裂，模拟血管外皮瘤样结构，软骨岛中可见大多为正常的软骨细胞，亦可见异型的软骨细胞，有双核

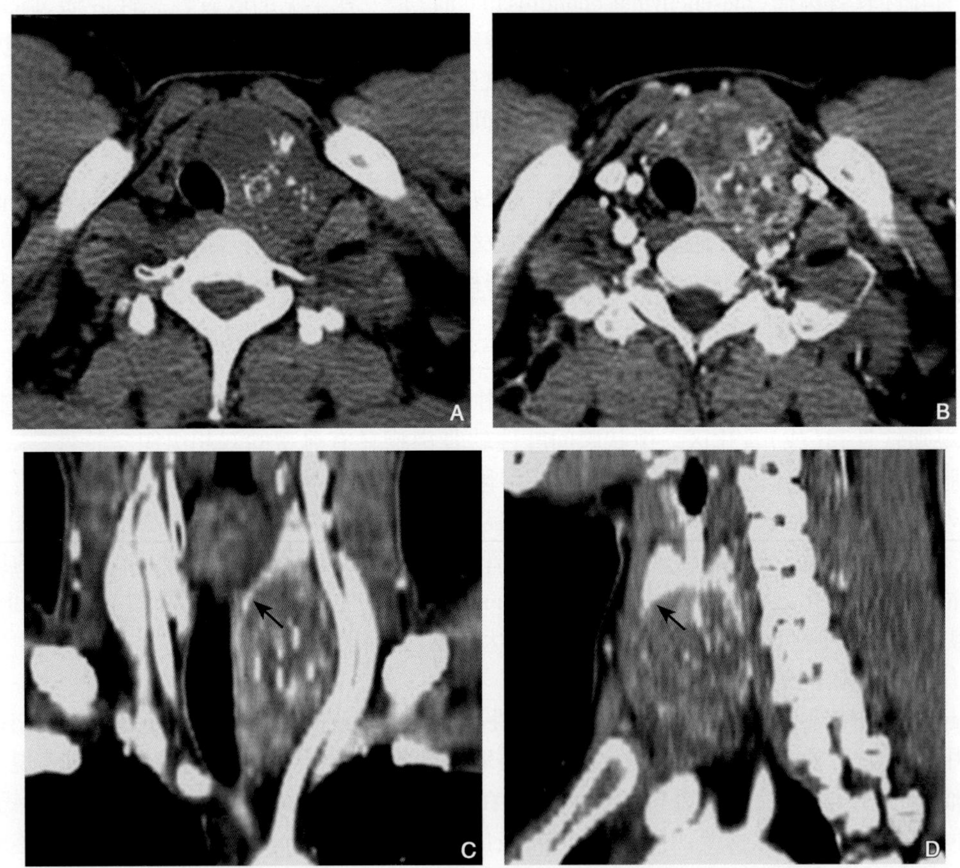

图 6-5-2　甲状腺左侧叶间叶性软骨肉瘤

A. CT 平扫示甲状腺左侧叶类圆形瘤体，边界不清，其内见多发微钙化及粗大钙化，局部呈簇状分布，周围组织和气管受压移位；B. CT 增强示瘤体不均匀中等强化，内见多发斑点状强化程度较低区；C、D. CT 增强冠状位和矢状位重建示甲状腺“鸟嘴状”包绕瘤体

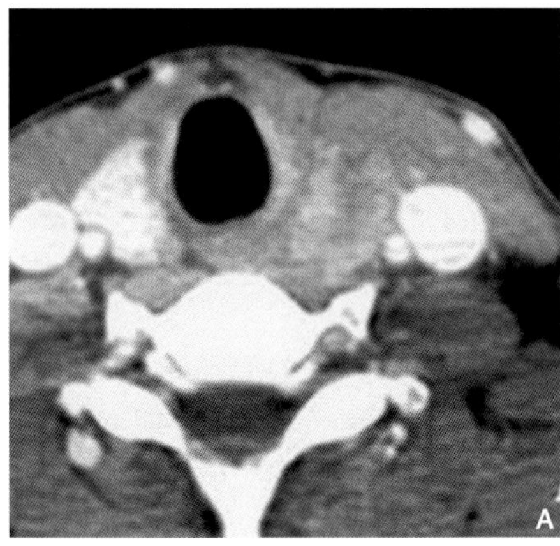

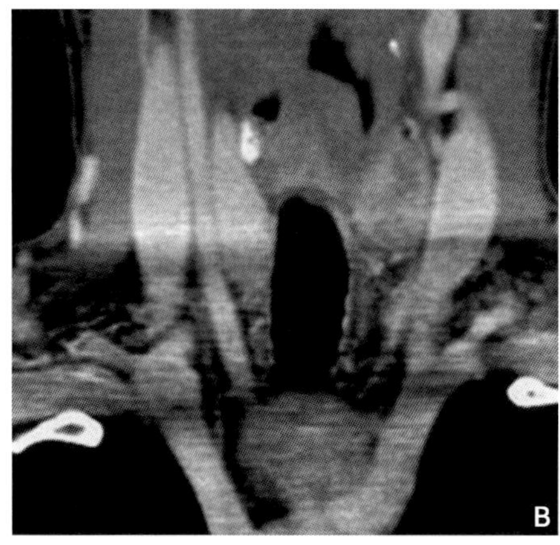

图 6-5-3 甲状腺左侧叶间叶性软骨肉瘤术后复发、上纵隔转移

A. 患者术后 18 个月复查,CT 增强横断位示左侧叶中上部区域瘤体,强化不均匀,程度低于对侧甲状腺而高于周围软组织,与周围结构分界欠清;B. CT 增强冠状位重建示左侧叶区域瘤体与上纵隔肿大淋巴结,二者强化程度相仿

(田昭俭 杨斌 王炜)

参考文献

1. 高建军,左中,李明霞,等. 罕见的甲状腺海绵状血管瘤一例. 中华内分泌外科杂志,2014,8:440.
2. 赵敬柱,于洋,李亦工,等. 胸骨后甲状腺肿瘤的外科治疗. 中国肿瘤临床,2013,40:796-798.
3. 黄盛,张再重,郝晓鹏,等. 异位甲状腺诊断和治疗. 中华内分泌外科杂志,2014,8:309-311.
4. 李舒,方志伟,樊志文,等. 单中心 687 例软组织肉瘤临床病理统计分析,中国肿瘤外科杂志,2015,7:6-13
5. 郭华,熊焰,农琳,等. 33 例恶性纤维组织细胞瘤病理学重新诊断评估. 北京大学学报(医学版),2008,40:374-379.
6. 韩伟,侯新华,姚兰辉. 软组织恶性纤维组织细胞瘤超声及病理特征. 临床超声医学杂志,2014,16:766-767.
7. 王坚,朱雄增. 软组织肿瘤病理学. 北京:人民卫生出版社,2008:189.
8. 项晶晶,吴能定,徐如君,等. 中枢神经系统间叶性软骨肉瘤 2 例临床与病理学观察. 临床与实验病理学杂志,2007,23:370-372.
9. 俞明细,强金伟,叶宣光. 甲状腺间叶性软骨肉瘤一例. 临床放射学杂志,2006,25:129.
10. 杨新国,田昭俭,吴起嵩. 甲状腺间叶性软骨肉瘤一例. 中华放射学杂志,2013,47:757-758.
11. Dasgupta A,Teerthanath S,Jayakumar M,et al. Primary cavernous haemangioma of the thyroid-a case report. J Clin Diagn Res,2014,8:151-152.
12. Lee J,Yun JS,Nam KH,et al. Huge cavernous hemangioma of the thyroid gland. Thyroid,2007,17:375-376.
13. Paliogiannis P,Scognamillo F,Denti S,et al. Surgical treatment of a patient with retrosternal thyroid goiter. Ann Ital Chir,2009,80:429-433.
14. Miyauchi A,Kuma K,Matsuzuka F,et al. Intrathyroid epithelial thymoma:an entity distinct from squamous cell carcinoma of the thyroid. World J Surg,1985,9:128-135.
15. Chan JK,Rosai J. Tumors of the neck showing thymic or related branchial pouch differentiation:a unifying concept. Hum Pathol,1991,22:349-367.
16. Cheuk W,Chan JK,Dorfman DM. Spindle cell tumor with thymus-like differentiation. In:DeLellis RA,Lloyd

RV, Heitz PU, et al. Pathology and genetics of tumours of endocrine organs. Lyon, France: IARC Press, 2004: 96-97.

17. Ahuja AT, Chan ES, Allen PW, et al. Carcinoma showing thymic-like differentiation (CASTLE. tumor). Am J Neuroradiol, 1998, 19: 1225-1228.
18. Yoneda K, Matsui O, Kobayashi T, et al. CT and MRI findings of carcinoma showing thymus-like differentiation. Radiat Med, 2005, 23: 451-455.
19. Yamamoto Y, Yamada K, Motoi N, et al. Sonographic findings in three cases of carcinoma showing thymus-like differentiation. J Clin Ultrasound, 2013, 41: 574-578.
20. Dorfman DM, Shahsafaei A, Miyauchi A. Intrathyroidal epithelial thymoma (ITET)/carcinoma showing thymus like differentiation (CASTLE) exhibits CD5 immunoreactivity: new evidence for thymic differentiation. Histopathology, 1998, 32: 104-109.
21. Ito Y, Miyauchi A, Nakamura Y, et al. Clinicopathologic significance of intrathyroidal epithelial thymoma/carcinoma showing thymus-like differentiation: a collaborative study with Member Institutes of The Japanese Society of Thyroid Surgery. Am J Clin Pathol, 2007, 127: 230-236.
22. Sun T, Wang Z, Wang J, et al. Outcome of radical resection and postoperative radiotherapy for thyroid carcinoma showing thymus-like differentiation. World J Surg, 2011, 35: 1840-1846.
23. Roka S, Kornek G, Schüller J, et al. Carcinoma showing thymic-like elements-a are malignancy of the thyroid gland. Br J Surg, 2004, 91: 142-145.
24. Liu Z, Teng XY, Sun DX, et al. Clinical analysis of thyroid carcinoma showing thymus-like differentiation: report of 8 cases. Int Surg, 2013, 98: 95-100.
25. Yavuz AA, Cobanoglu U, Genc M. Malignant fibrous histiocytoma of the thyroid gland: recurrence treated by radiotherapy. J Otolaryngol, 2005, 34: 216-220.
26. Lichtenstein L, Bernstain D. Unusual benign and malignant chondroid tumors of bone. A survey of some mesenchymal cartilage tumors and malignant chondroblastic tumors, including a few multicentric ones, as well as many atypical benign chondroblastomas and chondromyxoid fibromas. Cancer, 1959, 12: 1142-1157.
27. Nakashima Y, Unni KK, Shives TC, et al. Mesenchymal chondrosarcoma of bone and soft tissue. A review of 111 cases. Cancer, 1986, 57: 2444-2453.
28. Abbas M, Ajrawi T, Tungekar MF. Mesenchymal chondrosarcoma of thyroid a rare tumour at an unusual site. APMIS. 2004, 112: 384-389.
29. Nitzsche EU, Seeger LL, Klosa B, et al. Primary osteosarcoma of the thyroid gland. J Nucl Med, 1992, 33: 1399-1401.
30. Makis W, Novales-Diaz JA, Hickeson M. Primary thyroid osteosarcoma: staging and evaluation of response to therapy with F-18 FDG PET-CT. Clin Nucl Med, 2010, 35: 517-520.

第七章　异位甲状腺

异位甲状腺是指存在于正常解剖部位之外的甲状腺组织，属于甲状腺胚胎发育异常，包括迷走甲状腺和额外甲状腺，前者指固有部位甲状腺缺如，而在其他1～2处部位出现甲状腺（图7-0-1、图7-0-2），后者指固有部位存在甲状腺，而其他部位亦出现甲状腺组织。人群中异位甲状腺发病率约为1/30万～1/10万，占甲状腺疾病的1/8000～1/4000，65.0%～80.0%发生在女性。在异位甲状腺中，舌根异位甲状腺占90.0%，其中70.0%～90.0%为唯一的甲状腺组织，其他可发生于颈中线或近中线舌盲孔至胸骨切迹的任何位置，包括淋巴结内，也可见于腋窝、颚扁桃体、虹膜、垂体、心脏、升主动脉、胸腺、食管、十二指肠、胆囊、胃壁、胰腺、肠系膜、肝门、肾上腺、肾脏、骶骨、脊髓、卵巢等部位。

（一）临床表现

异位甲状腺临床表现缺乏特异性，与发生部位、病变性质及有无功能改变等有关。青春期后，特别是女性在月经期、妊娠及分娩期，肿块迅速增大且症状加重，表现为下咽困难、发声障碍、咽痛、出血等。异位甲状腺若同时合并甲状腺功能异常，除偶有甲亢报道之外，多数为甲减，儿童患者可能出现明显的生长发育滞后现象。甲状腺的任何疾病，包括炎症、增生、肿瘤等均可发生于异位甲状腺，当其发生上述病变时可引起相应的临床症状。

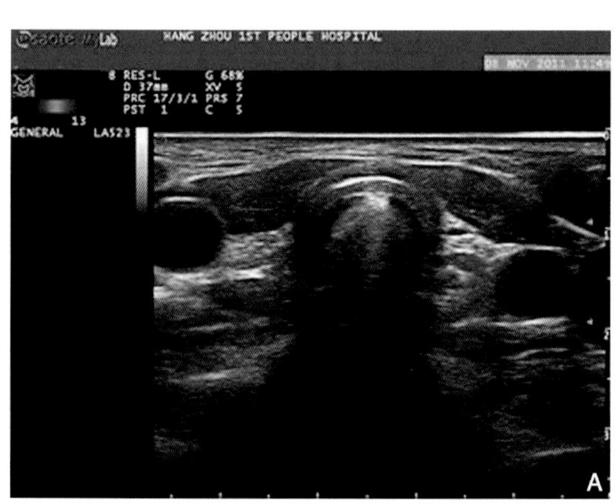

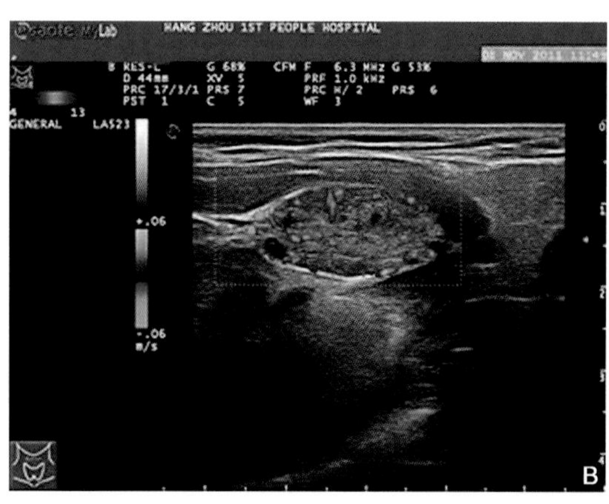

图7-0-1　颈部迷走甲状腺

A. 超声横切示正常甲状腺两侧叶区域无甲状腺组织的回声；B. CDFI横切示右侧颈上部结节样回声，呈不均匀的等回声，内部血供较丰富

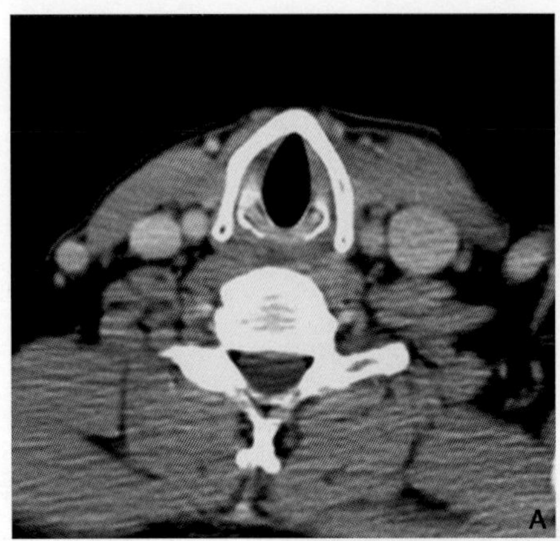

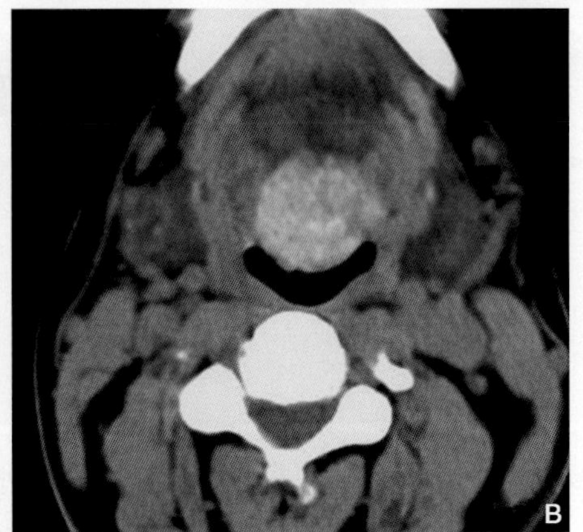

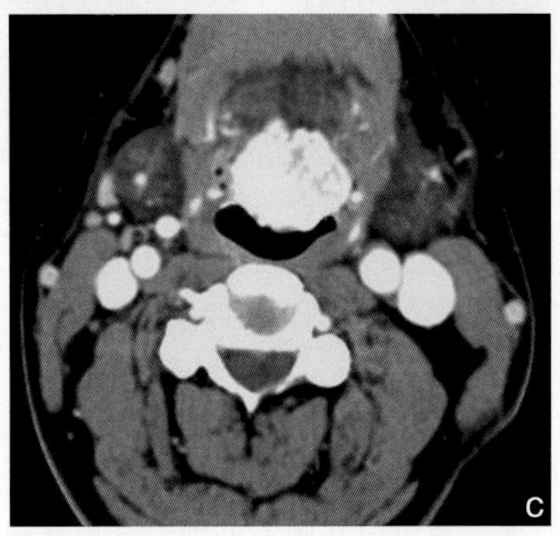

图 7-0-2　颈部迷走甲状腺

A. 正常甲状腺部位未见甲状腺组织显影；B. CT 平扫示舌根部结节影，呈均匀高密度影，边界清晰；C. CT 增强扫描示舌根部结节呈均匀、明显强化，边界清晰

（二）组织胚胎学基础

异位甲状腺是一种先天性胚胎发育异常引起的疾病，为甲状腺始基沿甲状舌管下降过程中发生的发育性疾病。甲状腺在胚胎第 4 周时，自前肠底部开始发育，通过绕道下降至颈前正中，出生时已定位在第 2 ~4 气管前，当甲状腺在胚胎期出现发育障碍，甲状腺未能顺利下降至上述位置，而在其他部位即成为异位甲状腺。

（三）影像学检查

超声、CT、MRI 和核医学等检查在异位甲状腺的诊断中具有很多共同特征，如正常解剖部位甲状腺组织缺如，同时其他区域出现与甲状腺相同的结节状回声、密度、信号及 ^{131}I 或 ^{99m}Tc 浓聚。超声检查中，发现颈部中线区域甲状腺样异常回声结构，固有甲状腺区无甲状腺组织，结合患者无手术病史，即可做出异位甲状腺的诊断。与 CT、MRI 和核医学比较，超声在判断胸骨后异位甲状腺、气道内甲状腺方面明显存在不足，CT 三维重建可以从多个角度对异位甲状腺及其与周围结构的关系进行显示，而 MRI 无需特殊后处理，即可获得横断位、矢状位和冠状位图像，并可通过多参数成像，对异位甲状腺及其合并病变进行判断。核素甲状腺显像是既能进行形态显像，又能反映甲状腺摄取^{131}I 或^{99m}Tc 能力的功能显像。

日常工作中，固有甲状腺与分离的甲状腺之间存在 5 种位置关系，①分离的甲状腺仅位于舌骨下方（图 7-0-3）；②分离的甲状腺仅位于舌骨上方（图 7-0-4）；③分离的甲状腺同时位于舌骨上方和下方（图 7-0-5）；④分离的甲状腺位于固有甲状腺的下方或纵隔；⑤分离的甲状腺位于固有甲状腺的侧方（图 7-0-6）。对于第一种情况，是否将其诊断为额外甲状腺是临床及影像科医生经常面临的难题，因为该种情况临床发生率高，也是 5 种情况中最常见者，如果将其诊断为额外甲状腺，无疑额外甲状腺的发生率会明显提高，其临床意义就会降低，另一方面，因其走行区域完全位于正常甲状腺锥状叶，仅是下极与固有甲状腺不连，临床也无特殊意义，因此更支持锥状叶变异不连的诊断。

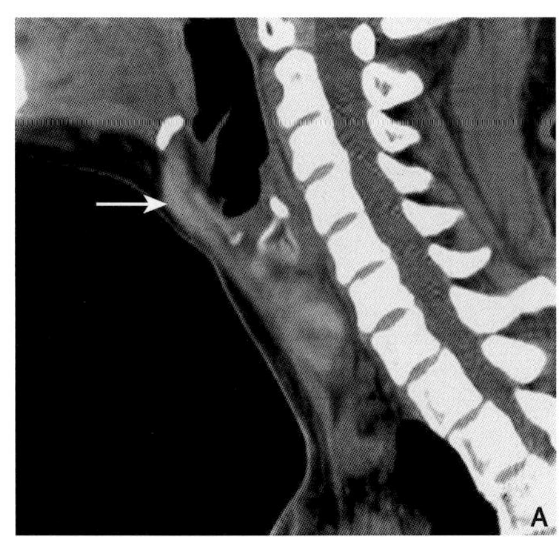

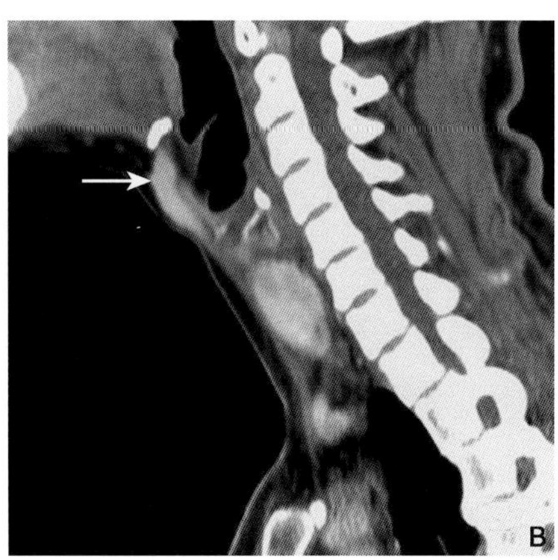

图 7-0-3　分离的甲状腺仅位于舌骨下方

A. CT 矢状位重建示舌骨下方条状高密度影，与固有甲状腺分离，密度与固有甲状腺相仿；
B. CT 矢状位增强重建示病变强化明显，与固有甲状腺相仿

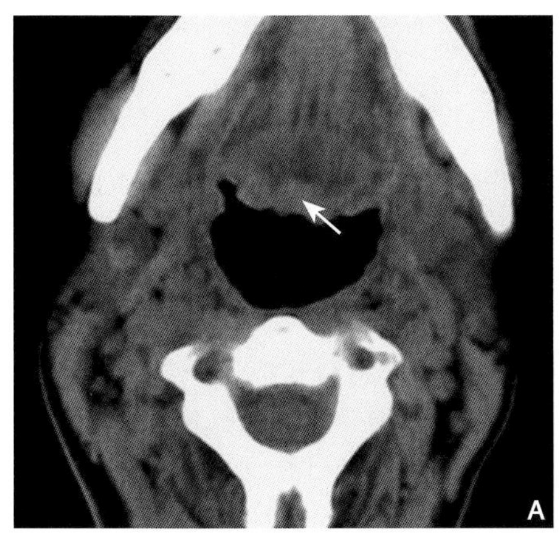

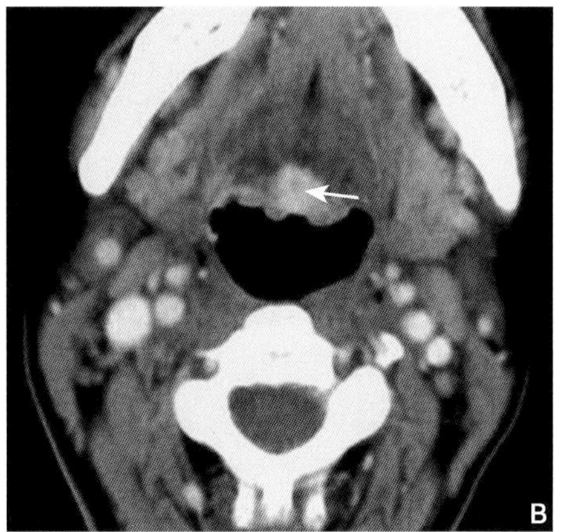

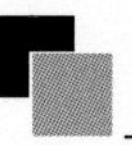

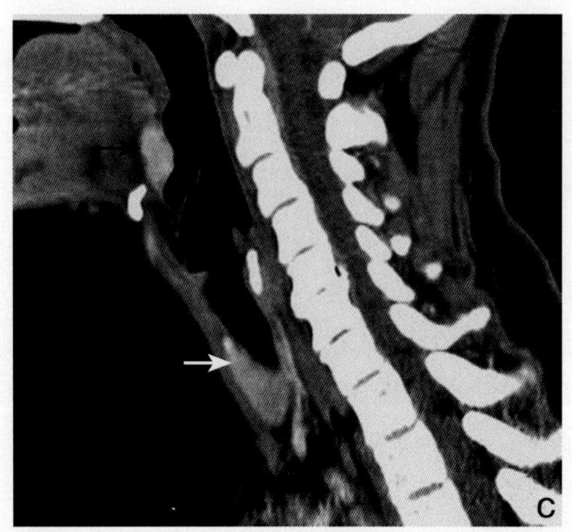

图 7-0-4　分离的甲状腺仅位于舌骨上方

A. CT 平扫示舌根部等密度结节影(箭);B. CT 增强示结节显著强化(箭),程度高于周围软组织而低于血管;C. CT 增强矢状位重建显示结节位于舌根部(黑箭),正常甲状腺区域见甲状腺组织显示(白箭)

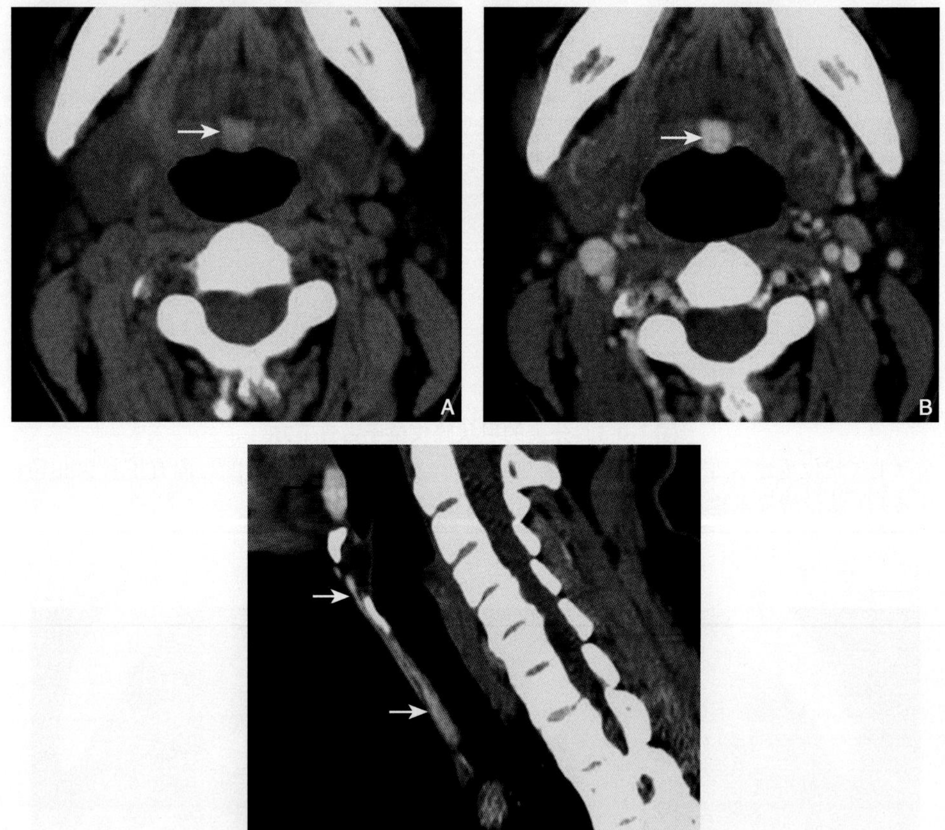

图 7-0-5　分离的甲状腺同时位于舌骨上方和下方

A. CT 平扫示舌根部结节状高密度影(箭),界清;B. CT 增强示结节显著强化(箭),高于周围软组织而低于血管;C. CT 增强矢状位重建显示颈部正中条状高密度影(白箭),向上达舌骨下缘水平,舌骨上方、舌根部类椭圆形明显强化灶(黑箭),界清

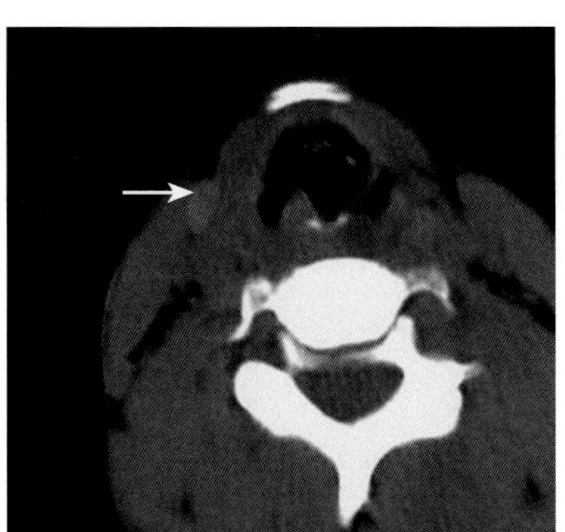

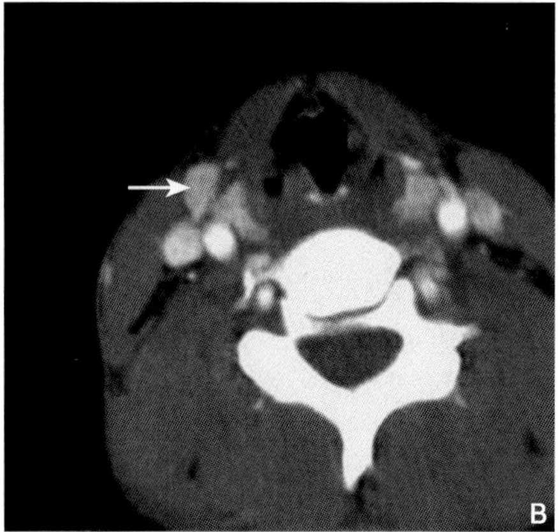

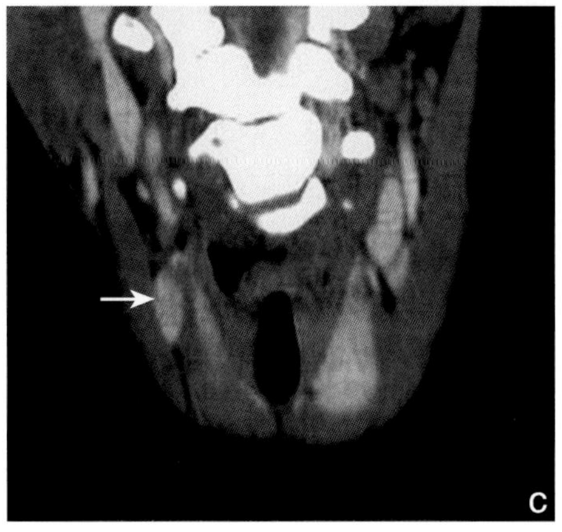

图 7-0-6　分离甲状腺位于固有甲状腺的侧方

A. CT 平扫示甲状腺右侧叶外上方类椭圆形稍高密度影（箭）；B、C. CT 增强横断位（B）和冠状位（C）示病变明显强化，程度与同平面甲状腺相仿，并与右侧叶之间见线状低强化区分隔

（罗晓东　史丽娜　杨斌）

参 考 文 献

1. 丘明生. 颈部异位甲状腺. 中国眼耳鼻喉杂志，2013，13：348-351.
2. 李向东，郑艳，刘世喜. 颈部异位甲状腺临床分析. 中国耳鼻喉头颈外科，2008，7：389-390.
3. 殷德涛，尹峰燕，刘洋，等. 异位甲状腺的诊断与治疗. 中华内分泌外科杂志，2010，4：399-401.
4. Kalan A，Tariq M. Lingual thyroid gland：clinical evaluation and comprehensive management. ENT J，1999，78：340-1，345-349.
5. Kennedy T L，Riefkohl W L. Lingual thyroid carcinoma with nodal metastasis. Laryngoscope，2007，117：1969-1973.
6. Yoon JS，Won KC，Cho IH，et al. Clinical characteristics of ectopic thyroid in Korea. Thyroid，2007，17：1117-1121.

第八章 甲状腺癌颈部淋巴结转移

一、评估甲状腺癌颈部淋巴结转移的临床意义

目前甲状腺癌最常使用的肿瘤分期系统是美国癌症联合委员会(American Joint Committee on Cancer,AJCC)的TNM分期,这是基于病理学参数(pTNM)和年龄的分期系统,适用于甲状腺来源的所有类型肿瘤(表8-0-1~表8-0-4),但病理类型不同其TNM分期存在差异(表8-0-2~表8-0-4)。甲状腺癌区域淋巴结转移分为中央组转移和外侧组转移,以中央组(即Ⅵ区)淋巴结转移最为常见。甲状腺癌出现淋巴结转移的相关因素很多,包含年龄、性别、原发肿瘤大小及甲状腺外侵犯等。年轻、男性、原发灶较大和甲状腺外侵是甲状腺癌颈部转移的高危因素。

表8-0-1 AJCC第7版(2010)甲状腺癌TNM分类

T	原发灶 注:所有的分类可再分为s(单个病灶),m(多发病灶,以最大的病灶确定分期)
TX	不能评价原发肿瘤
T_0	无原发肿瘤的证据
T_1	局限于甲状腺内的肿瘤,最大直径≤2cm
T_{1a}	肿瘤局限于甲状腺内,最大直径≤1cm
T_{1b}	肿瘤局限于甲状腺内,最大直径>1cm,≤2cm
T_2	肿瘤局限于甲状腺内,最大直径>2cm,≤4cm
T_3	肿瘤局限于甲状腺内,最大直径>4cm;或有任何大小的肿瘤伴有最小程度的腺外浸润(如侵犯胸骨甲状肌或甲状腺周围软组织)
T_{4a}	较晚期的疾病。任何大小的肿瘤浸润超出甲状腺包膜至皮下软组织、喉、气管、食管或喉返神经
T_{4b}	很晚期的疾病。肿瘤侵犯椎前筋膜、或包绕颈动脉或纵隔血管
所有甲状腺未分化癌均归为T_4肿瘤	
T_{4a}	局限于腺体内的未分化癌
T_{4b}	腺外侵犯的未分化癌

续表

N	区域淋巴结转移 区域淋巴结包括颈正中部淋巴结、颈侧淋巴结、上纵隔淋巴结
NX	不能评价区域淋巴结
N_0	无区域淋巴结转移
N_1	区域淋巴结转移
N1a	转移至Ⅵ区淋巴结（包括气管前、气管旁、喉前（Delphian）淋巴结）
N_{1b}	转移至单侧、双侧或对侧颈部（Ⅰ、Ⅱ、Ⅲ、Ⅳ、Ⅴ区）、咽后或上纵隔淋巴结
M	远处转移
M_0	无远处转移
M_1	有远处转移

表 8-0-2　AJCC 第 7 版（2010）甲状腺乳头状癌或滤泡状癌的 TNM 分期

	T	N	M
年龄小于 45 岁			
Ⅰ期	任何 T	任何 N	M_0
Ⅱ期	任何 T	任何 N	M_1
年龄大于或等于 45 岁			
Ⅰ期	T_1	N_0	M_0
Ⅱ期	T_2	N_0	M_0
Ⅲ期	T_3	N_0	M_0
	T_1	N_{1a}	M_0
	T_2	N_{1a}	M_0
	T_3	N_{1a}	M_0
Ⅳa 期	T_{4a}	N_0	M_0
	T_{4a}	N_{1a}	M_0
	T_1	N_{1b}	M_0
	T_2	N_{1b}	M_0
	T_3	N_{1b}	M_0
	T_{4a}	N_{1b}	M_0
Ⅳb 期	T_{4b}	任何 N	M_0
Ⅳc 期	任何 T	任何 N	M_1

表 8-0-3　AJCC 第七版(2010)甲状腺髓样癌(所有年龄组)的 TNM 分期

	T	N	M
Ⅰ期	T_1	N_0	M_0
Ⅱ期	T_2	N_0	M_0
	T_3	N_0	M_0
Ⅲ期	T_1	N_{1a}	M_0
	T_2	N_{1a}	M_0
	T_3	N_{1a}	M_0
Ⅳa 期	T_{4a}	N_0	M_0
	T_{4a}	N_{1a}	M_0
	T_1	N_{1b}	M_0
	T_2	N_{1b}	M_0
	T_3	N_{1b}	M_0
	T_{4a}	N_{1b}	M_0
Ⅳb 期	T_{4b}	任何 N	M_0
Ⅳc 期	任何 T	任何 N	M_1

表 8-0-4　AJCC 第 7 版(2010)甲状腺未分化癌的 TNM 分期

	T	N	M
Ⅳa 期	T_{4a}	任何 N	M_0
Ⅳb 期	T_{4b}	任何 N	M_0
Ⅳc 期	任何 T	任何 N	M_1

颈部淋巴结转移对甲状腺癌的预后影响尚存争议。目前普遍接受的观点为甲状腺癌淋巴结转移是肿瘤局部复发的不良预后因素,而对生存率的影响尚存争议。不同区域的淋巴结对甲状腺癌的预后影响不同,外侧组淋巴结转移患者复发率高,无瘤生存率低于中央组淋巴结转移和无淋巴结转移患者。Smith 等回顾性分析了 11453 例甲状腺癌患者的临床资料,发现在大于 45 岁的甲状腺癌人群中,伴有外侧组或纵隔淋巴结转移的患者死亡率明显高于无淋巴结转移和伴有中央组淋巴结转移的患者,而小于 45 岁的甲状腺癌人群中,不论中央组、外侧组或纵隔淋巴结转移均不影响患者的生存率。Randolph 等认为淋巴结的大小、数量以及包膜外侵犯情况不同,对甲状腺癌局部复发、无瘤生存率、总体生存率等预后影响不同。临床可见的转移淋巴结(cN_1,clinically apparent nodes),即查体、影像学检查或术中观察能检测到的淋巴结,对甲状腺癌的复发率、无瘤生存率影响明显,可能对总体生存率产生影响。而 cN_0 患者病理检测的转移淋巴结(pN_1,pathological N_1)的数量、大小不同,对预后影响不

同,大小≤1.0cm 和少于 3 个转移淋巴结对预后影响不明显。

甲状腺癌的术式选择一直以来是头颈外科争议较多的领域。近年来,对高危原发灶的切除术式逐渐趋于一致,即采用甲状腺全切除或近全切除,该术式可改善高危组患者生存期,降低其病死率,降低患者复发率,降低肺部转移的危险性,有助于利用放射碘治疗并减少放射性碘用量,有利于依靠放射碘扫描和甲状腺球蛋白监测复发及转移。是否对 cN_0 患者行预防性中央组淋巴结清扫是目前甲状腺癌手术治疗最具争议的领域。尽管甲状腺癌患者中央组淋巴结转移非常常见,cN_0 患者术后病理检查发现微小转移淋巴结的几率也较高,但由于缺乏可靠的循证医学依据证明 cN_0 患者行预防性中央组淋巴结清扫能使患者获益,目前对是否行预防性中央组淋巴结清扫意见并不统一。国内外对颈部转移性淋巴结处理方式较统一,对 cN_{1a} 患者行中央组淋巴结清扫,对 cN_{1b} 患者行中央组淋巴结清扫+择区外侧组淋巴结清扫,保留Ⅺ组脑神经、颈内静脉以及胸锁乳突肌。因为外侧淋巴结清扫不仅因较长的手术切开不被患者接受,更重要的是术中、术后的并发症增多,如副神经、舌下神经、颈部感觉神经分支、臂丛以及耳大神经的受损,术中出血,乳糜漏等,而预防性颈部清扫对患者的无瘤生存率和总体生存率无明显改善,因此对 cN_0 及 cN_{1a} 患者不主张行预防性外侧组淋巴结清扫。因此术前对甲状腺患者颈部淋巴结有无转移及转移的范围评估对患者手术方式的选择非常关键,对改善患者预后、减少术后并发症及降低患者治疗费用等有着重要的价值。

二、甲状腺癌淋巴结转移的影像学评估

对于部分较大颈部转移的淋巴结,可在临床触诊时发现,表现为质硬、固定,而较小或位置较深的淋巴结的检出主要依靠超声、CT、MRI、PET-CT、PET-MRI 等影像学检查手段。

在颈部淋巴结的评估中,超声最为常用,其次是 CT,两者各有优势及不足。超声的优势包括:①对外侧组淋巴结转移敏感度较高,总体特异度高;②方法简便、易行,没有辐射,价格合适;③可以作为引导设备,行超声下穿刺活检进行组织学检测。超声的不足在于操作者的技术依赖性强,不同学者可能得出完全不同的结果,图像不宜进行回顾性分析;易受气管、食管内气体的干扰,对中央组淋巴结的评估受限;由于受颅面骨和胸骨的遮挡,对咽后、咽旁间隙及上纵隔区淋巴结的显示受限。CT 的优势包括:①中央组和上纵隔组淋巴结检测的敏感度较高,并且能较好地显示肿瘤邻近结构的侵犯情况;②能提供连续、完整的可重复观察的图像,有利于全面评估颈部各区有无转移淋巴结,以及转移淋巴结的大小、数目和与周围结构的关系等。CT 的不足是有辐射,并且含碘对比剂会影响术后放射性碘剂治疗。欧洲泌尿生殖放射学会建议,患者在行放射性碘治疗前至少 2 个月不要行碘对比剂检查。

MRI 在颈部淋巴结的评估方面具有很大优势,如可以多参数、多平面显示,无需碘对比剂等,DWI 和动态增强序列可以对淋巴结的良、恶性进行一定的评估,但 MRI 也存在一定不足,如 MRI 患者依赖性强,图像质量易受到患者呼吸、吞咽的影响,另外,对直径<0.5cm 的淋巴结,MRI 的判断并不比超声和 CT 具备优势。随着超声及 CT 的发展,核医学已经不再用于颈部淋巴结转移的诊断性判断。在治疗方面,甲状腺滤泡状癌和分化好的甲状腺乳头状癌的原发灶及转移灶均有一定的摄 ^{131}I 能力,当甲状腺外出现摄 ^{131}I 的组织即可诊断为转移灶。甲状腺髓样癌的原发灶及转移灶均不能浓聚 ^{131}I,可采用 ^{201}Tl 作显像剂,静脉注射 ^{201}Tl Cl 74MBq(2mCi),10 ~ 30 分钟后进行全身显像,可获得阳性结果,也可用 ^{99m}Tc(V)-DMSA、^{99m}Tc-MIBI 或 ^{131}I-MIBG 进行肿瘤阳性显像。由此可见,多种影像学检查的相互结合,

才能更好地对颈部淋巴结进行准确的评估。

（一）正常淋巴结

淋巴结包括被膜、皮质、髓质和窦（被膜下窦、皮质窦和髓质窦）。窦含有组织细胞，负责摄取和处理抗原并递呈给淋巴细胞。皮质区分为滤泡区和副皮质区（滤泡之间的 T 细胞区），髓质分为髓索和髓窦（图 8-0-1）。

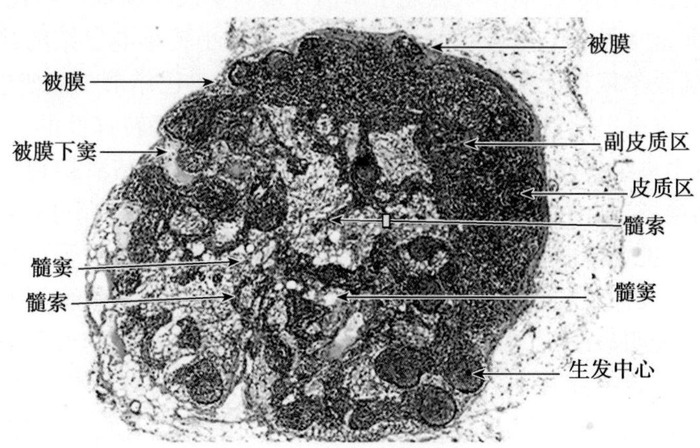

图 8-0-1 正常淋巴结镜下表现

细胞群分布于三个相互独立、但非固定不变的区域：皮质、副皮质及髓索。皮质区是 B 细胞区，容纳淋巴滤泡；副皮质区主要容纳 T 细胞和 T 细胞抗原递呈细胞；淋巴结内部分区域的髓索则容纳 B 细胞、T 细胞、浆细胞、巨噬细胞和树突细胞。

（二）甲状腺癌淋巴结转移分布规律

颈部淋巴结分为 7 个区（详见第一章第二节相关内容）（图 8-0-2）。甲状腺的淋巴管起源于甲状腺滤泡周围，在腺体内形成丰富的淋巴网，首先注入气管前、喉前和气管旁（Ⅵ区）淋巴结，再引流入颈内静脉淋巴结链（Ⅱ、Ⅲ和Ⅳ区）或上纵隔（Ⅶ区）淋巴结，因此，气管前、喉前和气管旁（Ⅵ区）淋巴结被认为是甲状腺癌的前哨淋巴结，是甲状腺癌淋巴道转移的首站，而Ⅰ组、Ⅴ组和咽后间隙淋巴结鲜见淋巴结转移（图 8-0-3）。

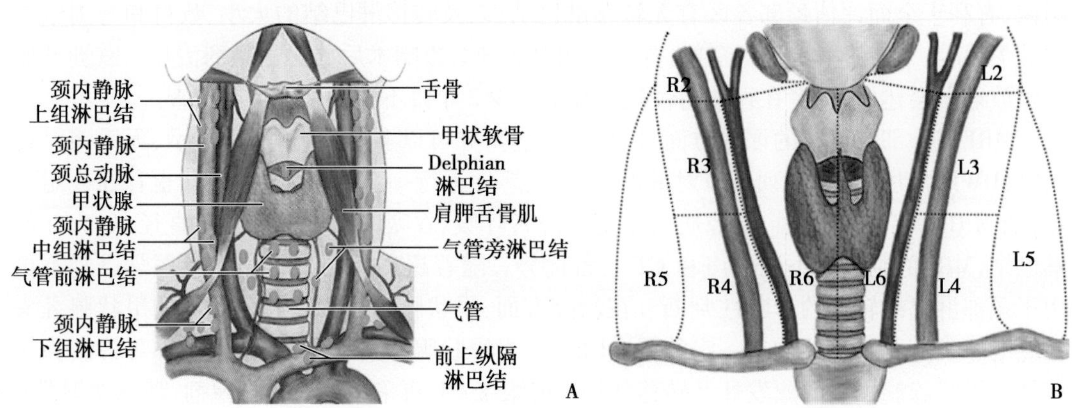

图 8-0-2 甲状腺癌颈部淋巴结转移示意图

A. 甲状腺癌淋巴结引流示意图；B. 外侧组淋巴结分区示意图

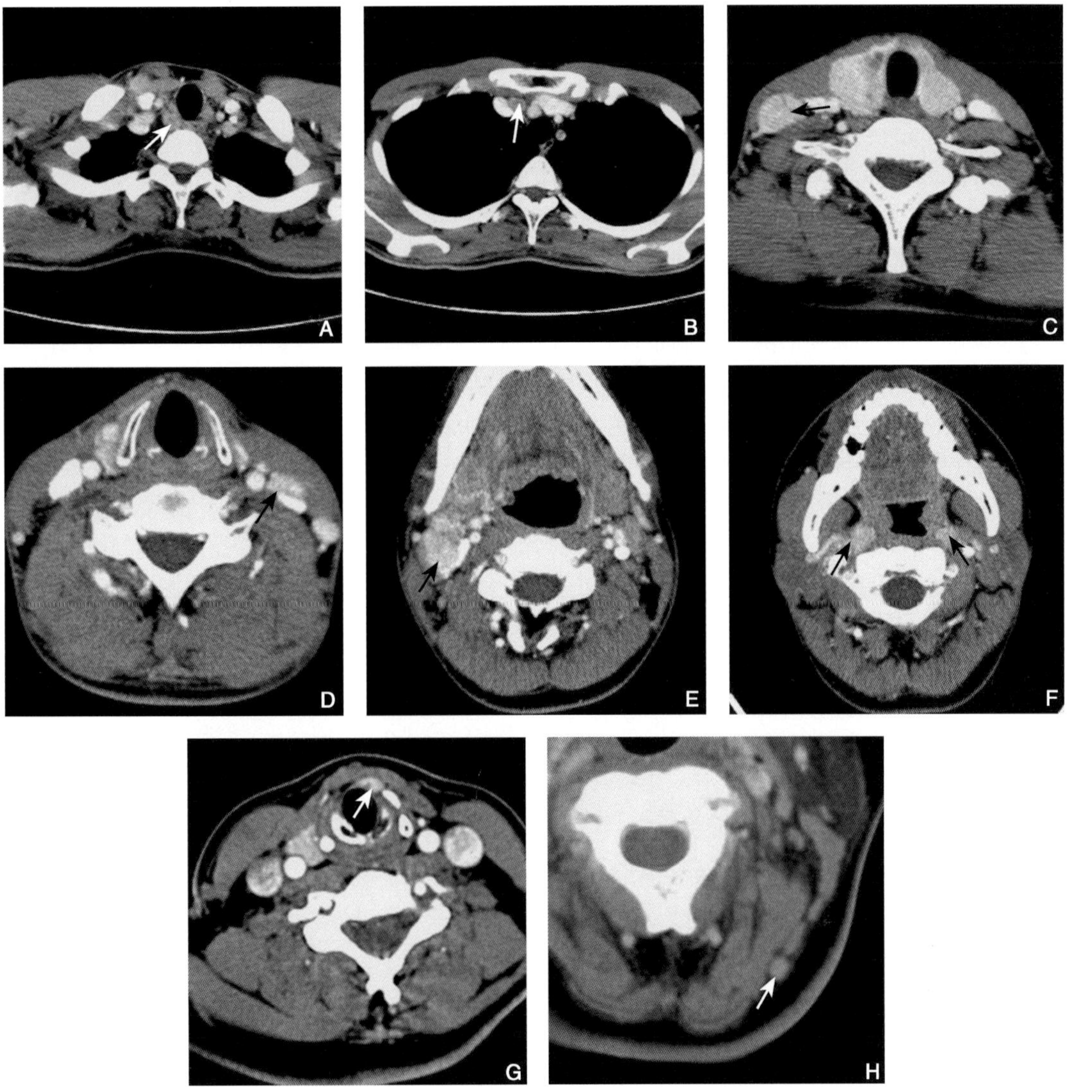

图 8-0-3　甲状腺癌伴颈部多组淋巴结转移

A. 双颈Ⅵ区；B. 右颈Ⅶ区；C. 右颈Ⅳ区；D. 左颈Ⅲ区；E. 右颈Ⅱ区；F. 双侧咽后间隙；G. 喉前淋巴结区；H. 左侧Ⅴ区

乳头状癌和髓样癌颈部淋巴结转移非常常见。因检查方法和病例的纳入标准不同，所得结果存在较大差异，如甲状腺乳头状癌约 30.0% ~80.0%，髓样癌约 60.0% ~80.0%，滤泡细胞癌约 10.0%。有学者对甲状腺乳头状癌颈部淋巴结转移的规律进行分析，发现淋巴结转移总发生率为 63.7% ~77.6%，中央组淋巴结转移发生率为 59.1% ~69.4%，1.0% ~8.2% 的患者淋巴结呈跳跃性转移（Ⅱ ~ Ⅴ区有阳性淋巴结而Ⅵ区无转移）。

（三）超声和 CT 在甲状腺癌颈部淋巴结转移中的价值

在甲状腺乳头状癌、髓样癌、滤泡细胞癌和未分化癌中，虽然髓样癌和未分化癌的转移发生率并不低于乳头状癌，但毕竟发病基数小，滤泡细胞癌相对于髓样癌和未分化癌多见，但淋巴结转移率较低，故平时所归纳的淋巴结转移的影像征象，多为乳头状癌。

1. 大小　尽管还没有一个公认的阈值，但“大小”这一参数已广泛应用于颈部淋巴结转移的判断中。目前大部分学者认为正常淋巴结的最小径应该≤0.5cm 或≤0.8cm，故相应的

>0. 5cm 或>0. 8cm 成为判断淋巴结转移的标准。尽管不同学者得出的结果存在很大差异，但毋庸置疑的是随着阈值的增加，虽然对淋巴结转移诊断的特异度逐渐增高，但敏感度将有所降低，故淋巴结转移阈值的选择，需要结合临床具体情况，若想降低淋巴结转移的漏诊率，提高敏感度，可以将>0. 5cm 作为诊断淋巴结转移的标准，而若想降低假阳性率，提高特异度，则可以将>0. 8cm 作为诊断淋巴结转移的标准。

2. 形态　形态在判断淋巴结转移中的重要价值已得到众多学者的认可。包括超声和 CT 在内的影像学检查中，不规则形态的淋巴结诊断较易，常常提示转移性病变，其机制为肿瘤组织已发生结外侵犯，或两枚及以上淋巴结融合成团，从而导致淋巴结形态不规则(图 8-0-4)。形态规则的圆形或椭圆形淋巴结的定性诊断目前尚存在一定困难，很多超声学者认为淋巴结最小径/最大径的比值能够在一定程度上反映淋巴结的性质，并且不受年龄和性别的影响，二者之间比值越小，正常淋巴结的可能性越大(图 8-0-5)，随着比值逐渐趋于 1.0，淋巴结转移的可能性增大(图 8-0-6)。由于颈部不同组正常淋巴结最小径/最大径比值存在一定差异，尤其是Ⅱ组淋巴结，所以很难用统一的比值来判断所有组淋巴结的性质，目前应用较广泛的阈值为 0.5(Ⅱ组淋巴结除外)，即最小径/最大径比值<0.5 视为正常淋巴结，而≥0.5 要考虑淋巴结转移的可能。超声检查时，淋巴结在横切面和纵切面上最小径/最大径的比值多存在一定差异(图 8-0-7)，此外，由于超声探头需与皮肤接触，并对其施以一定压力，可能会引起探头下方淋巴结变形，故在通过最小径/最大径比值来判断淋巴结转移与否时，需要考虑到这些差异，尤其是二者比值接近 0.5 时。

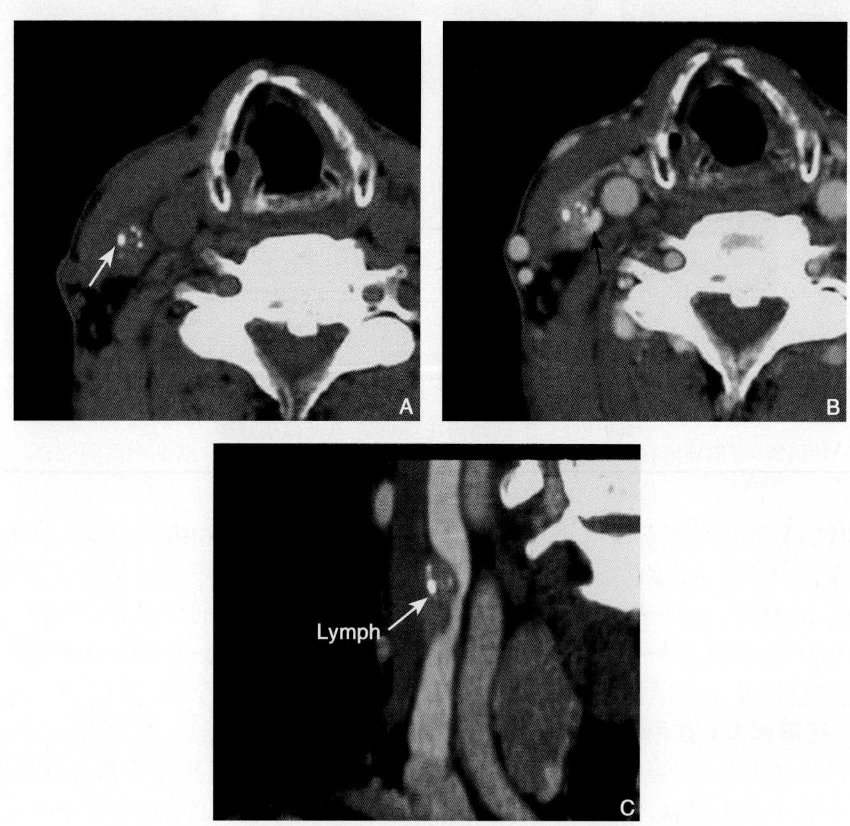

图 8-0-4　甲状腺右侧叶乳头状癌伴右侧颈部Ⅲ组淋巴结转移

A. 右侧颈部Ⅲ组淋巴结增大，形态不规则，内见簇状微钙化(箭)；B. CT 增强后病变强化较明显，边界更清晰，病变压迫右侧颈内静脉，相应颈静脉狭窄(箭)；C. CT 增强后冠状位重建显示病变与右侧颈内静脉关系更直接

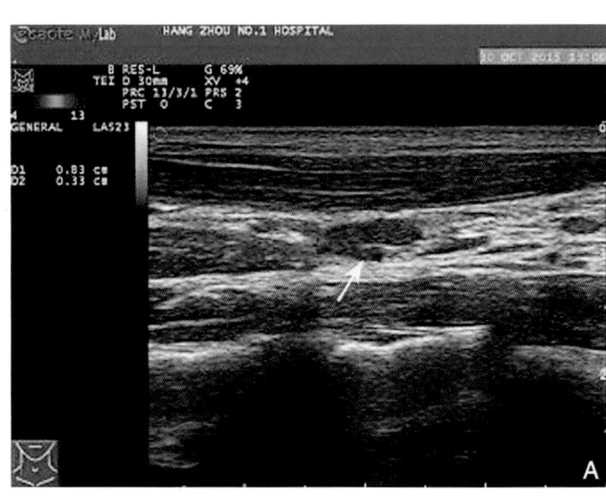

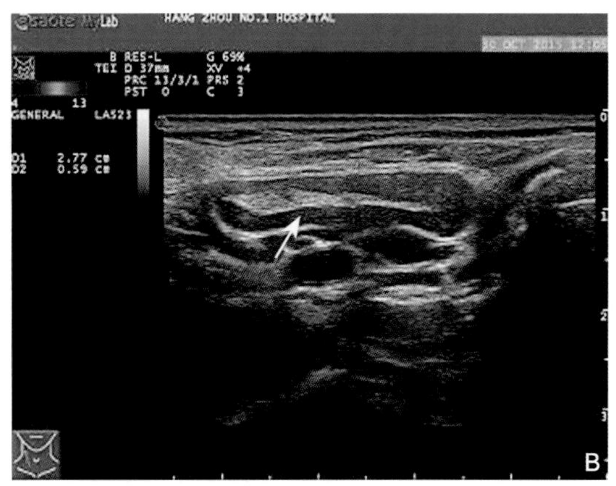

图 8-0-5　正常淋巴结最小径/最大径比值

A. 超声纵切示左侧颈部Ⅲ组淋巴结，形态呈长椭圆形，最小径/最大径<0.5，皮质分界清晰，淋巴门高回声与周围脂肪高回声连续；B. 超声纵切右侧颈部Ⅲ组淋巴结，形态呈长椭圆形，皮髓质分界清晰，最小径/最大径<0.5

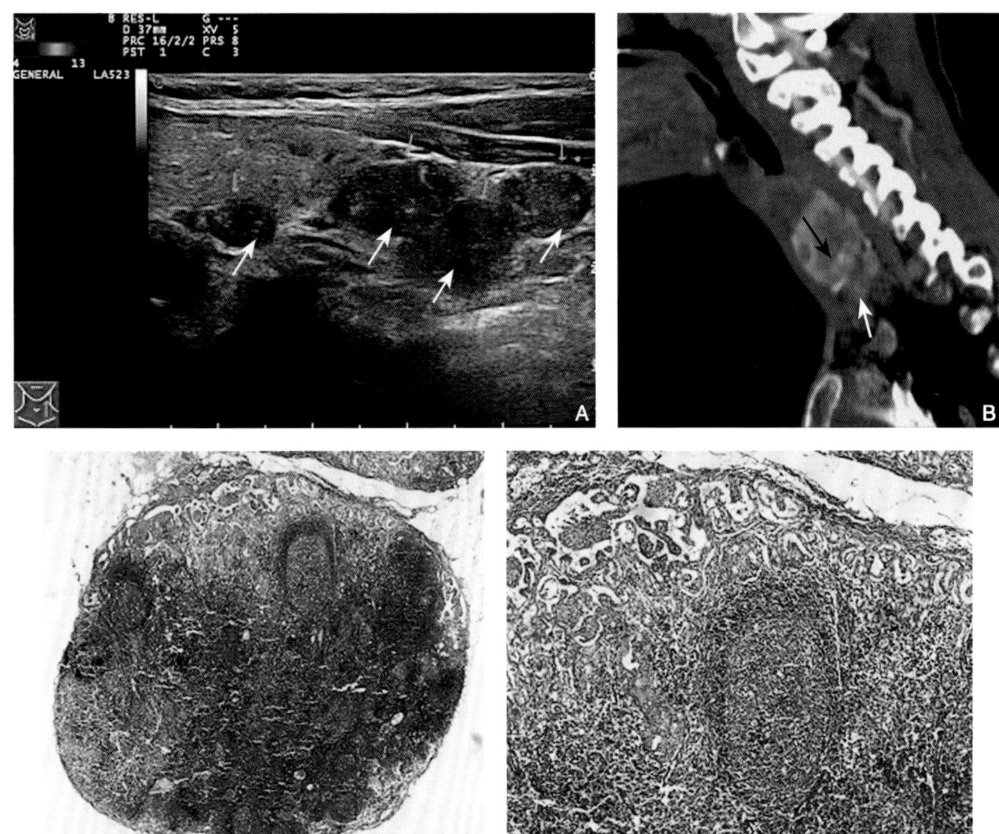

图 8-0-6　淋巴结转移最小径/最大径比值

A. 超声纵切示甲状腺左侧叶下极后方及下方多发淋巴结增大，境界不清，局部融合，回声减低，最小径/最大径>0.5；B. CT 增强矢状位重建示多发淋巴结增大，强化较明显，最小径/最大径>0.5（白箭），此外，甲状腺左侧叶中上极见多发甲状腺乳头状癌，强化程度低于周围甲状腺组织（黑箭）；C、D. 超低倍镜（C）和低倍镜（D）示甲状腺乳头状癌淋巴结转移，主要位于淋巴窦内，以乳头状结构为主

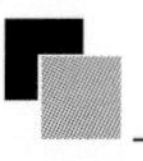

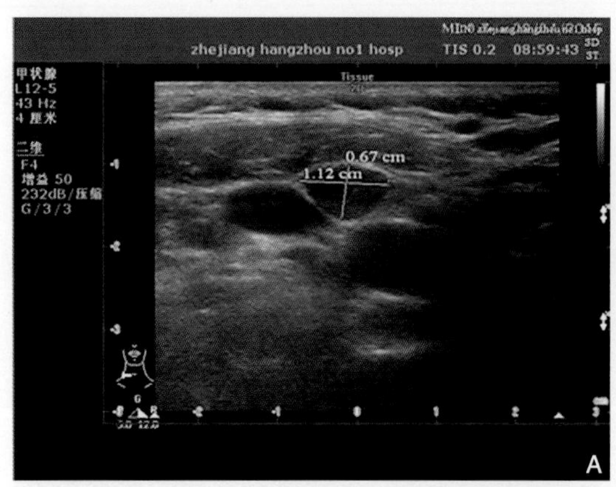

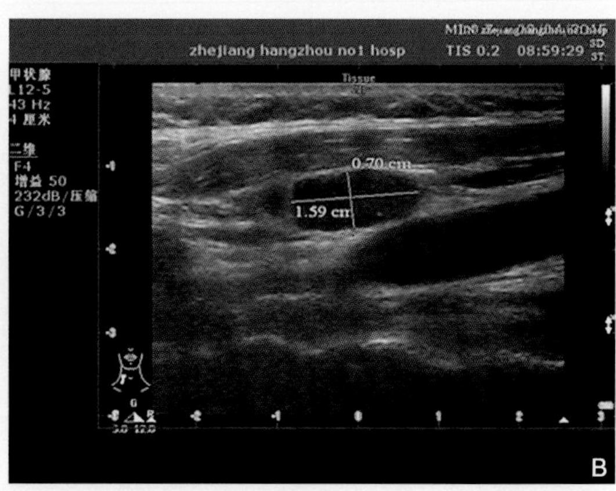

图 8-0-7　甲状腺右侧叶乳头状癌伴右侧颈部Ⅲ组淋巴结转移

A. 超声横切示右侧颈部Ⅲ组淋巴结增大，最小径/最大径>0.5；B. 超声纵切示最小径/最大径<0.5

CT 检查中，借鉴超声的最小径/最大径≥0.5 对甲状腺癌中央组和侧颈部组淋巴结转移进行评估（图 8-0-8），其敏感度和特异度分别为 95.5% 和 44.4%、88.9% 和 57.8%，虽然敏感度较高，但特异度不足，需要结合其他 CT 征象进行综合判断。与超声的探头压迫可能导致淋巴结变形不同，淋巴结在 CT 检查中不受任何外力的影响，可以更好地体现出其大体形态，但常规 CT 检查均为横断位扫描，矢状位及冠状位重建需要特殊后处理才能完成，日常工作中无法对每一个淋巴结都进行三维重建，而相同淋巴结最小径/最大径的比值在横断位、矢状位及冠状位可能会存在很大的差异，只有三个平面均趋向球体（最小径/最大径≥0.5），对转移瘤诊断的特异度才会更高，诊断时需要注意这些差异，不能单独强调横断位中最小径/最大径的价值。

3. 回声或密度　甲状腺乳头状癌颈部淋巴结转移可以是低回声、等回声或高回声（图 8-0-9），后者对甲状腺乳头状癌的诊断具有一定的特征性，其机制为乳头状癌所产生的甲状腺球蛋白的沉积和微钙化，因此，对于超声科医生或临床医生怀疑颈部高回声淋巴结转移的患者，需要进一步对甲状腺进行检查，旨在排除甲状腺乳头状癌的可能。正常淋巴结的淋巴门是由血管、神经、淋巴管和淋巴窦组成，超声检查中，约 90.0% 最大径超过 0.5cm 的淋巴结能够显示淋巴门，常表现为高回声，且与周围脂肪组织相延续。淋巴结良性病变的淋巴门显示率为 84.0%～92.0%，淋巴结转移瘤的淋巴门显示率为 5.0%～51.5%，由此可见，淋巴门可出现在正常淋巴结、良性病变和转移瘤中，虽然恶性肿瘤的淋巴门显示率不及良性病变和正常淋巴结组，但三者之间的交叉较多，不宜单独依据淋巴门的有无对淋巴结的性质进行判断。

CT 平扫的软组织分辨率较低，不能鉴别淋巴结的皮质、髓质及淋巴门结构，在淋巴结没有发生坏死、囊变、钙化时，甚至不能通过密度与周围血管及其他软组织进行鉴别，故单纯通过密度差异进行鉴别诊断的 CT 平扫，在甲状腺乳头状癌颈部淋巴结转移方面的价值远远低于超声。

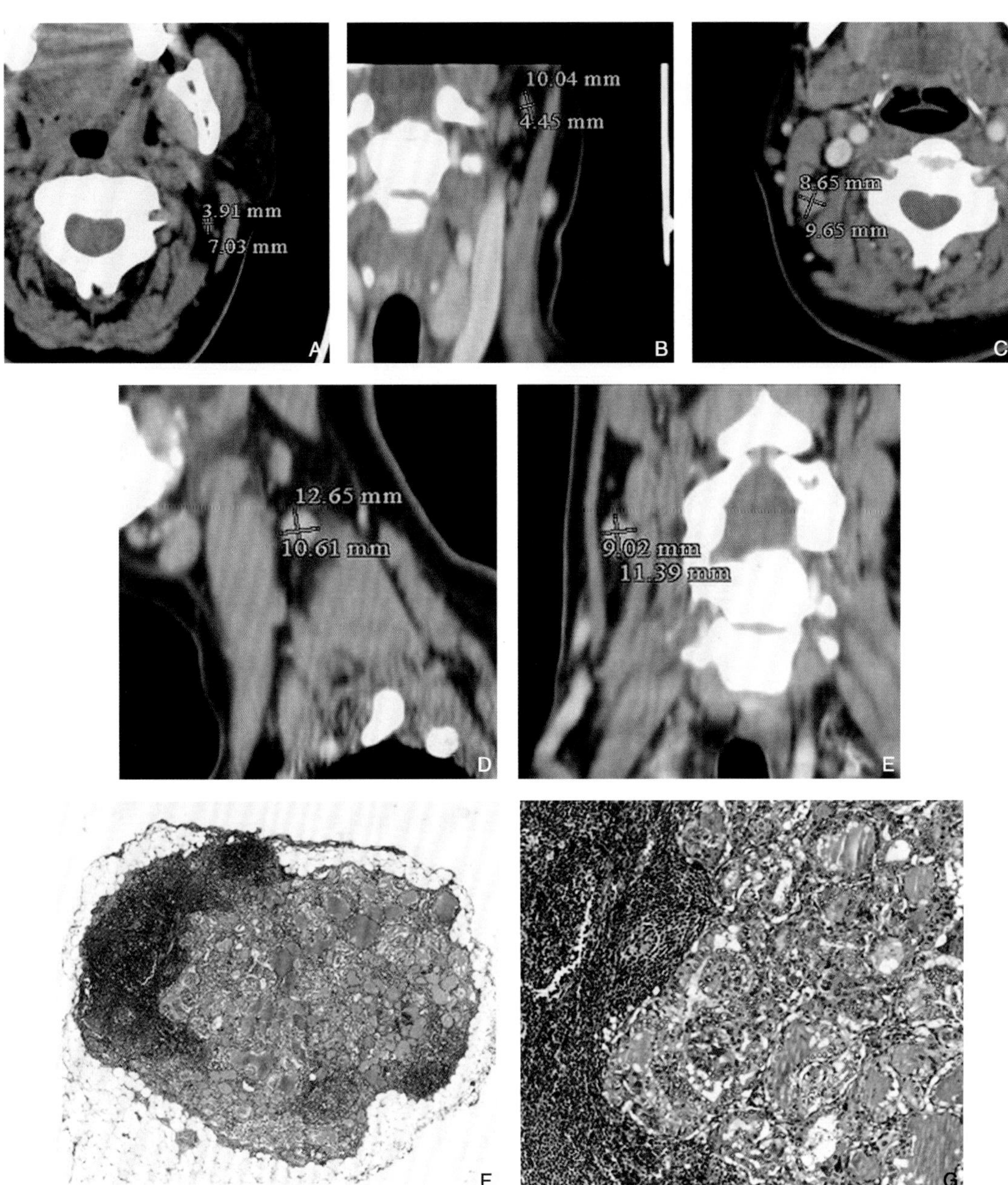

图 8-0-8　右侧甲状腺癌右侧颈部Ⅱ～Ⅲ组淋巴结转移

A、B. 正常淋巴结，CT 平扫示左侧Ⅱ组见一椭圆形淋巴结，密度均匀，横断位最小径/最大径 = 3.9/7.0>0.5（A），CT 增强冠状位重建示淋巴结明显均匀强化，最小径/最大径 = 4.4/10.0<0.5（B）；C～G. 乳头状癌淋巴结转移，增强 CT 横断位扫描示右侧Ⅱ组增大淋巴结，强化明显，横断位最小径/最大径 = 8.65/9.65>0.5（C），增强 CT 矢状位重建最小径/最大径 = 10.6/12.6>0.5（D），冠状位重建示最小经/最大径 = 9.0/11.4>0.5（E），超低倍镜示乳头状癌淋巴结内转移，转移灶在淋巴结实质和淋巴窦内浸润性生长（F），中倍镜示瘤体主要呈乳头状和滤泡状结构（G）

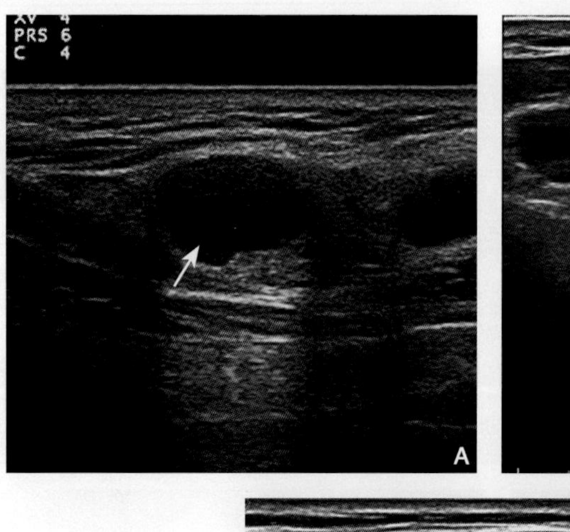

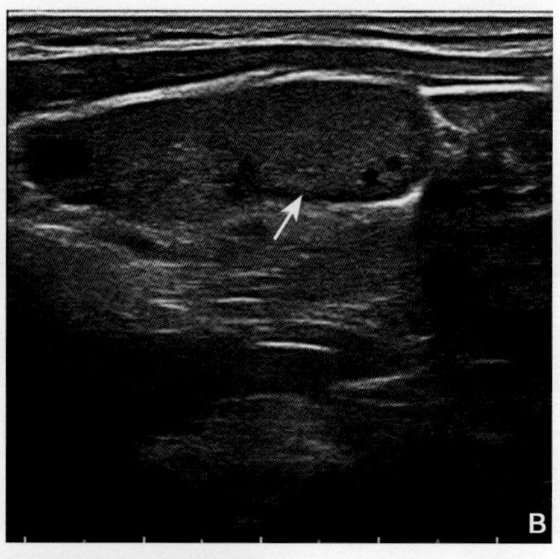

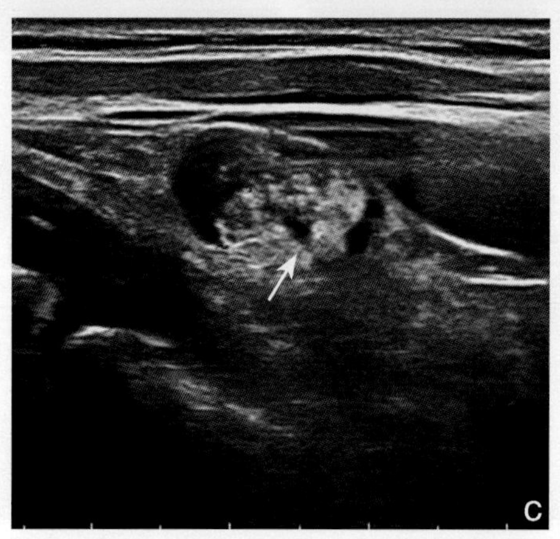

图 8-0-9　甲状腺癌淋巴结转移各种回声

A. 低回声；B. 等回声；C. 高回声

4. 坏死、囊变　包括囊性液化坏死或胶原性坏死，前者在超声上表现为淋巴结内无回声区，平扫 CT 表现为低密度区，增强后无强化，后者表现为淋巴结内强回声区，平扫 CT 表现为等密度，增强后强化程度减低。坏死是判断异常淋巴结的重要指标，常见于鳞状细胞癌转移、淋巴结结核和乳头状癌转移中。乳头状癌淋巴结转移坏死多见于较大淋巴结，坏死区单发或多发，CT 平扫密度不均匀，增强后实性部分明显强化，坏死区无强化（图 8-0-10），若病程进一步发展，坏死区范围扩大或相互融合，则呈典型的乳头状癌淋巴结表现：伴有壁结节的单发或多发结节，壁薄或厚，囊壁及壁结节在增强 CT 上呈显著强化，程度等或稍低于甲状腺组织，一旦壁结节上出现簇状微钙化，如同“岛上珍珠”，对甲状腺乳头状癌淋巴结转移具有确诊价值（图 8-0-11）。鳞状细胞癌转移与淋巴结结核的强化程度均较低，二者单纯依靠影像学很难鉴别，需要结合临床病史综合判断。

5. 钙化　颈部淋巴结微钙化对甲状腺癌的诊断价值已得到很多文献的支持，尤其是乳头状癌（图 8-0-3，图 8-0-12）。因纳入的原发灶大小及检查方法不同，甲状腺癌颈部淋巴结转移钙化发生率的报道有明显差异，从 CT 报道不足 1.0%，到超声报道的

69.0%。与超声相比，CT扫描存在一定的层厚，并且软组织分辨率较低，故超声对微钙化的判断较CT更可靠，尤其是高频超声。甲状腺髓样癌是又一易在转移的淋巴结内出现钙化的原发肿瘤，有学者认为原发灶与转移灶中同时出现钙化支持甲状腺髓样癌的诊断，因乳头状癌原发灶及转移灶也能同时出现钙化征象，且后者的发病基数大，故单纯依靠原发灶和转移灶同时出现钙化无法将甲状腺髓样癌与乳头状癌鉴别开。乳头状癌淋巴结转移的钙化多表现为点状或簇状的微钙化（直径≤2.0mm），其病理基础为砂粒体，超声可以通过多个切面对钙化的形态及比邻结构进行观察，而CT为横断位扫描，具有一定的层厚，故超声在显示淋巴结微钙化方面的优势明显大于CT，但超声也存在一定不足，如淋巴结内出现胶原性坏死也可呈高回声，与微钙化难以鉴别。除微钙化外，粗钙化及环状钙化也偶然出现在转移的淋巴结中（图8-0-13），易与肉芽肿性淋巴结病变相混淆（图8-0-14）。

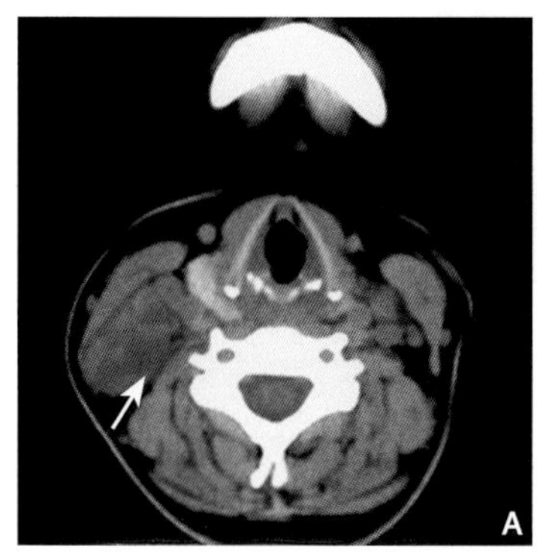

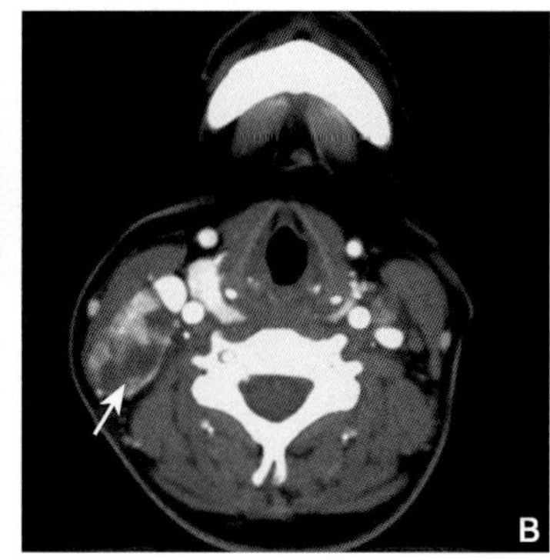

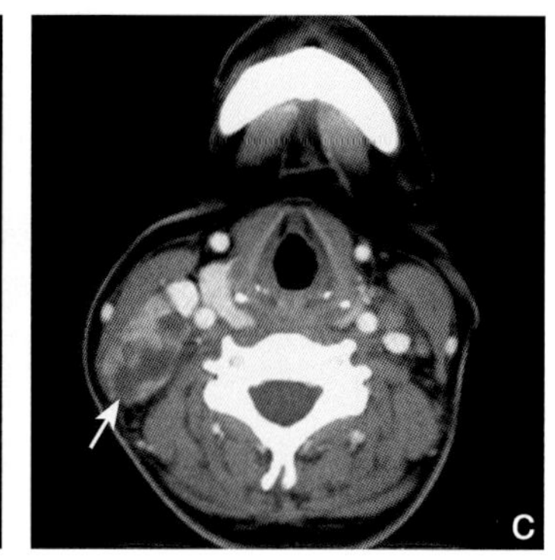

图8-0-10　两侧甲状腺乳头状癌伴两侧颈部Ⅲ区淋巴结转移

A. CT平扫见两侧Ⅲ组淋巴结增大，以右侧为著，两侧病变内密度不均，见多发斑片状低密度区；B、C. 增强CT示两侧病变低密度区强化不明显或无强化，实性成分显著强化

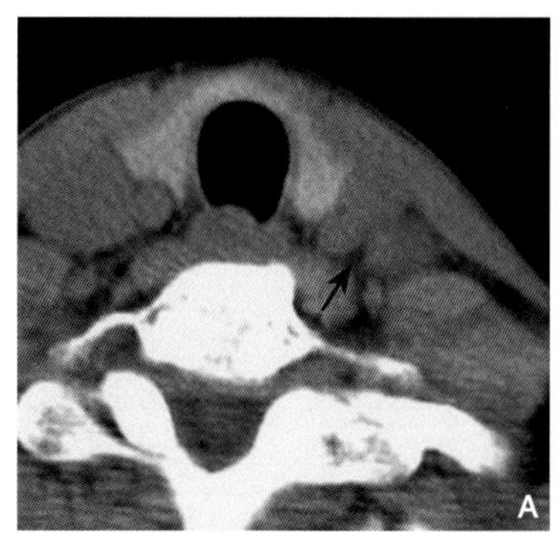

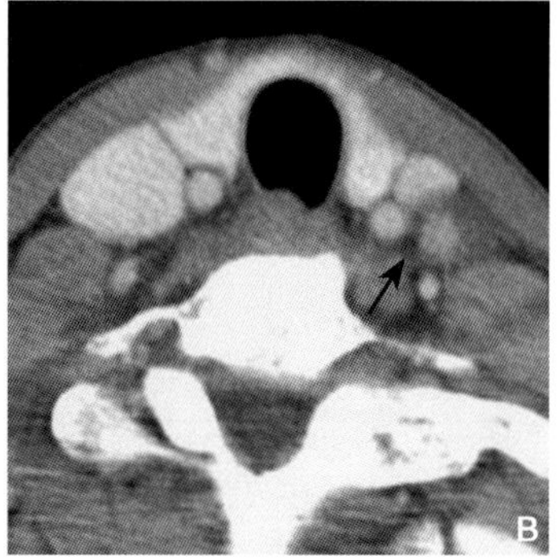

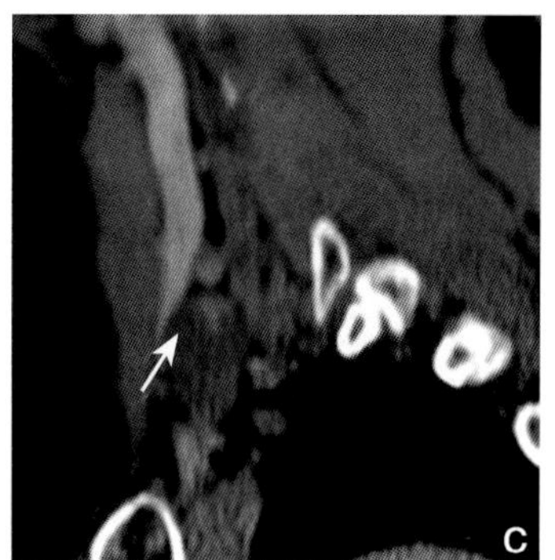

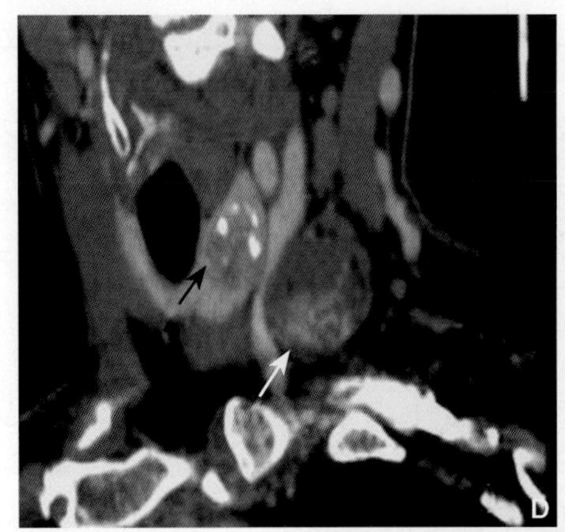
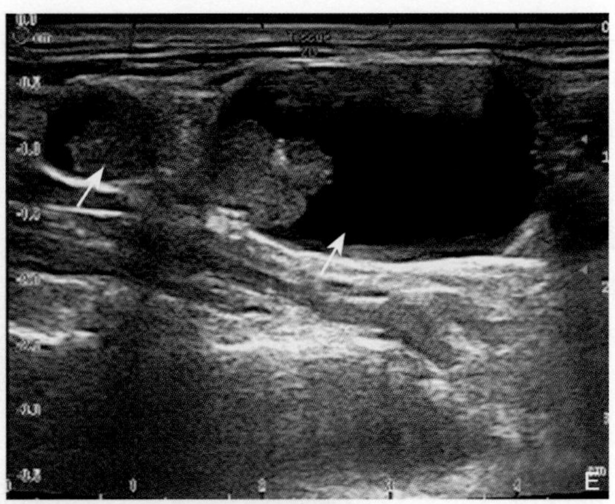
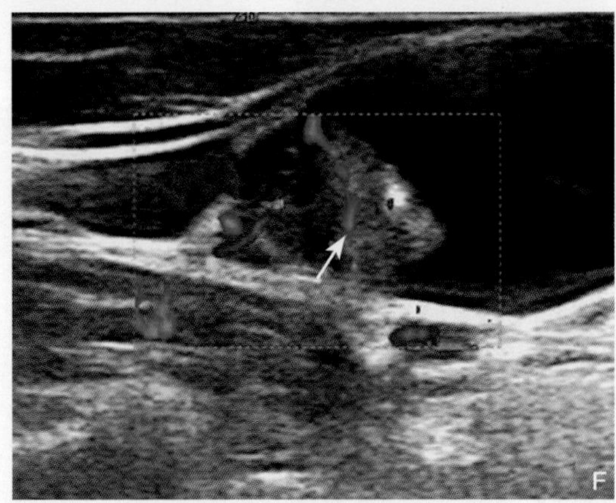

图 8-0-11　甲状腺左侧叶乳头状癌伴左侧颈部Ⅳ组淋巴结转移

A. CT 平扫示左侧Ⅳ组淋巴结增大，密度不均，其内侧密度稍高于外侧；B. 增强 CT 示平扫内侧高密度区明显强化，外侧低密度区无强化；C. CT 增强矢状位重建示左侧Ⅳ组两枚淋巴结，较大一枚以囊性为主，呈类椭圆形，明显强化的壁结节位于上极，周围血管呈受压推移表现；D. CT 增强近冠状位重建可以清晰显示左侧Ⅳ组淋巴结和左侧叶甲状腺乳头状癌（黑箭），左侧颈内静脉位于二者之间，明显受压变窄；E. 超声纵切见两枚增大、囊变淋巴结，较大一枚以囊性成分为主，实性部分呈不规则结节状，内见微钙化，如同"岛上珍珠"；F. CDFI 示壁结节内见条索状血流信号

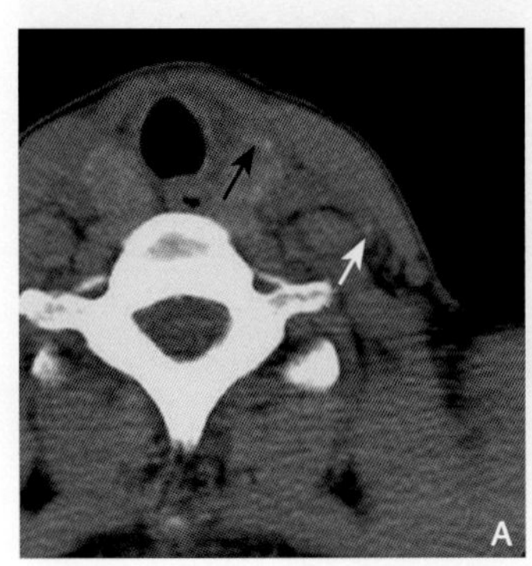
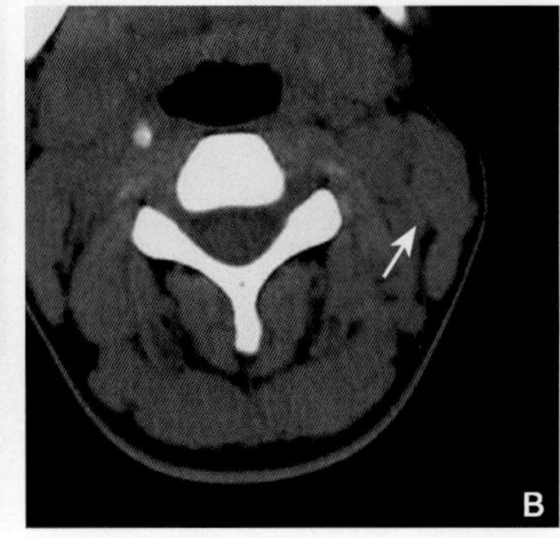
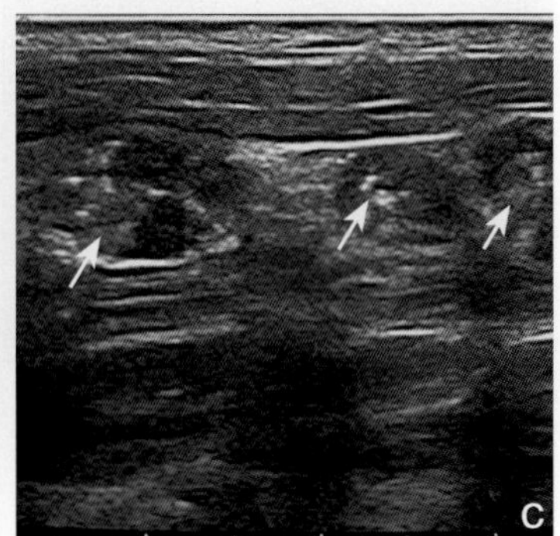

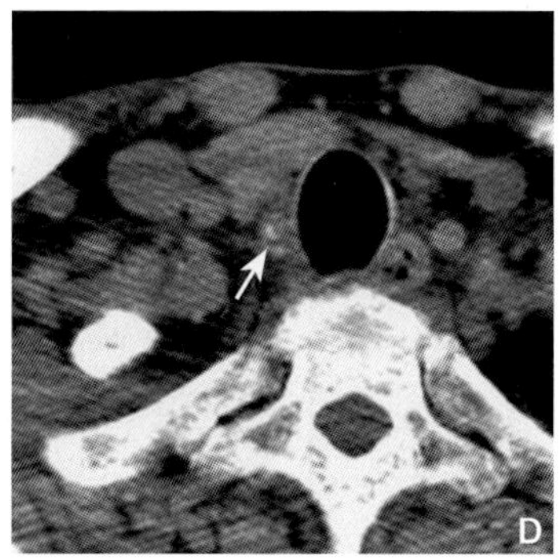

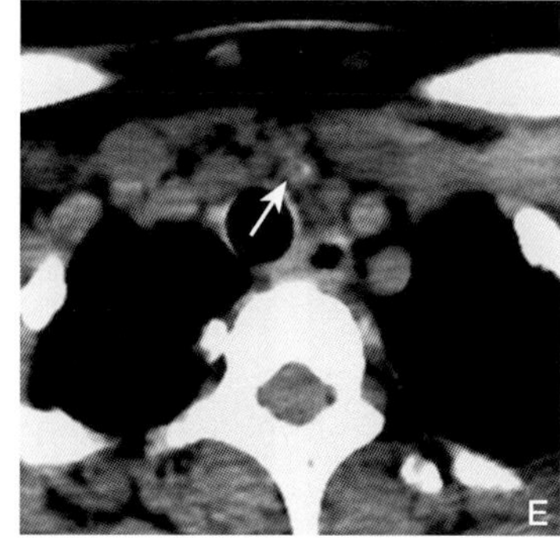

图 8-0-12　甲状腺乳头状癌淋巴结转移伴钙化

A. 甲状腺左侧叶前缘见结节状低密度影，形态不规则，内见多发微钙化（黑箭），左侧Ⅳ组淋巴结增大，内见钙化（白箭）；B. 左侧Ⅱ组淋巴结增大，内见钙化（箭）；C. 超声纵切示左侧颈部淋巴结增大，呈串珠样排列，回声不均质，最小径/最大径>0.5cm，正常淋巴门结构消失，内见多发微钙化（箭）。D. 甲状腺右侧叶乳头状癌中央组淋巴结转移，内见微钙化（箭）。E. 甲状腺左侧叶乳头状癌伴两侧中央组淋巴结转移，其中左侧中央组局部淋巴结见微钙化（箭）

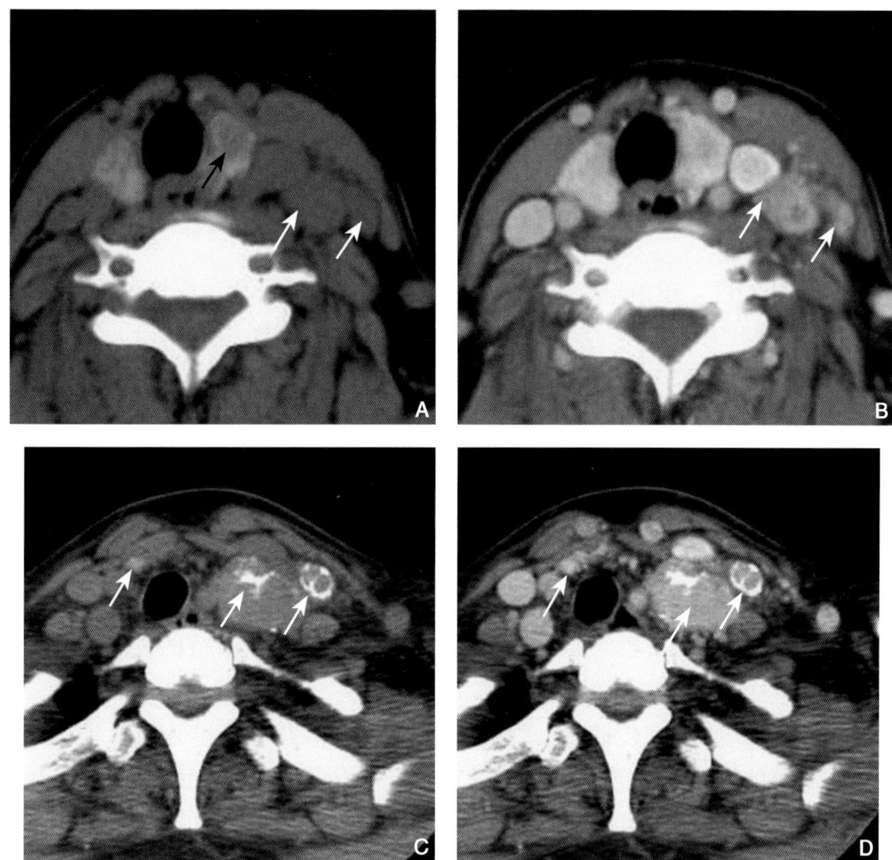

图 8-0-13　甲状腺左侧叶乳头状癌伴左侧颈部Ⅲ ~ Ⅳ组淋巴结转移

A. CT 平扫示甲状腺左侧叶上极不规则低密度结节（黑箭），左侧Ⅲ组淋巴结增大；B. CT 增强示甲状腺左侧叶瘤体相对低密度区范围缩小，边缘模糊，左侧Ⅲ组淋巴结不均匀明显强化，边缘模糊；C. CT 平扫示两侧Ⅵ组和左侧Ⅳ组淋巴结增多、增大，以左侧Ⅳ组为著，见多发环状钙化；D. CT 增强示淋巴结内部软组织强化显著

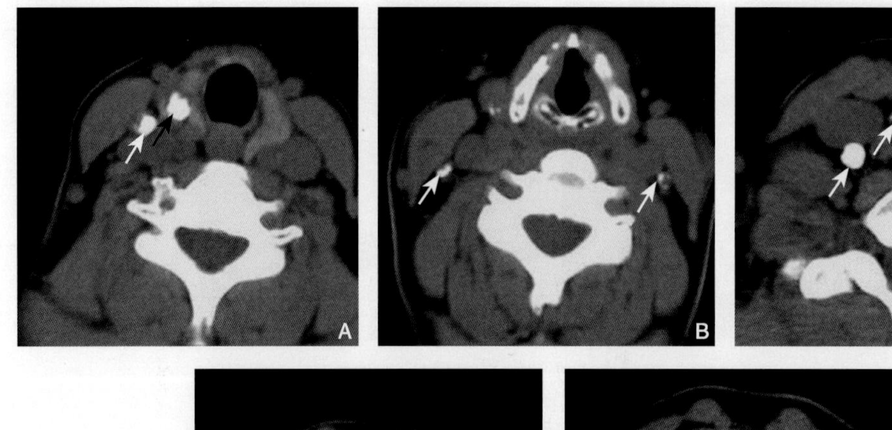

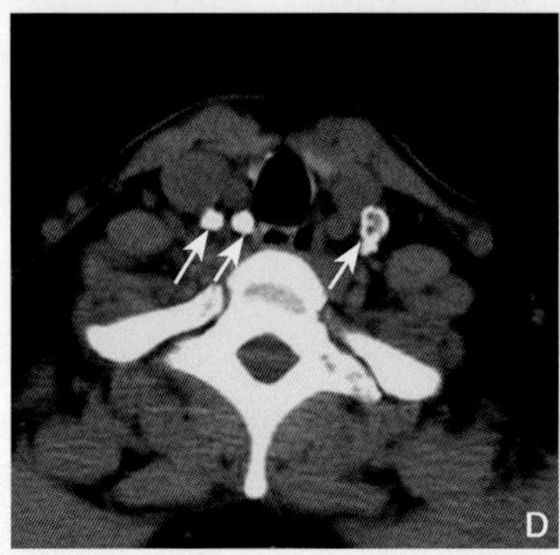

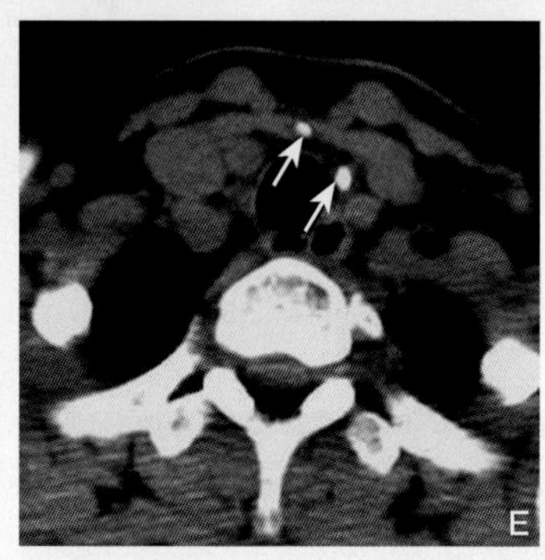

图 8-0-14　甲状腺右侧叶乳头状癌伴中央组 1 枚淋巴结转移，两侧颈部淋巴结肉芽肿性炎

CT 平扫示甲状腺右侧叶上极软组织肿块，内见粗大钙化（A，黑箭），病理证实为乳头状癌。两侧Ⅲ、Ⅳ、Ⅵ组淋巴结多发钙化，病理证实钙化淋巴结为肉芽肿性炎（A～E，白箭）

6. 血管或强化程度　超声检查中，正常颈部淋巴结可以检测到或检测不到淋巴门血管（图 8-0-15），随着淋巴结直径的增大，淋巴结内检测到血管回声的机会增加，当最大径>0.5cm 时，90.0% 以上的淋巴结可以显示出淋巴门血管回声，其发生机制可能与淋巴结越大，其内血管越粗，血流速度越快有关。正常淋巴结即便可以检测到淋巴门血管，但不会出现周边杂乱的血管。转移性淋巴结周边出现杂乱的血管，此征象与结内血管再生、反应性纤维化或包膜血管代偿等病理改变有关，以周边杂乱的血管作为诊断转移性淋巴结的指标，并与淋巴结反应性增生进行对照，敏感度为 83.0%～89.0%，特异度为 87.0%～98.0%，提示周边杂乱的血管有助于转移瘤的诊断（图 8-0-16）。与甲状腺乳头状癌比较，淋巴瘤的周边血管模式少见，而 31.0% 的淋巴结结核可表现为周边血管，鉴于结核的发病基数较高，不能单纯依靠血管模式做出甲状腺癌淋巴结转移的诊断。

由于 CT 的软组织分辨率较低，正常淋巴结的增强 CT 并不能单独显示淋巴门血管，而是表现为整个结节的轻度均匀强化（图 8-0-17）。乳头状癌出现较大淋巴结转移时，其转移灶的实性部分也表现出原发肿瘤富血供的特征（图 8-0-18），相应增强 CT 上表现为明显强化。以 40Hu 作为高强化阈值，其诊断转移淋巴结的敏感度和特异度分别 84.1% 和 66.7%，虽然敏感度较高，但特异度存在不足，说明不宜以高强化作为诊断淋巴结转移的唯一征象，而囊性区、梗死区、纤维化区及胶原化区血管结构破坏，相应增强 CT 上表现为无强化或轻度强化。当转移发生在较小淋巴结时，其转移灶强化程度常较低，与强化程度较低的鳞状细胞癌淋巴结转移、淋巴结结核以及正常淋巴结难以鉴别。故对于颈部存在淋巴结的甲状腺癌患者，淋巴结明显强化有助于甲状腺癌转移的诊断，而对于强化程度较低的淋巴结，尚不能单独依靠强化程度确定是否为甲状腺癌淋巴结转移。

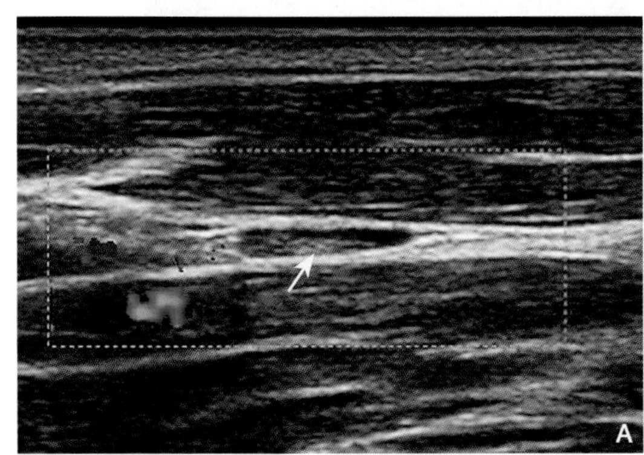

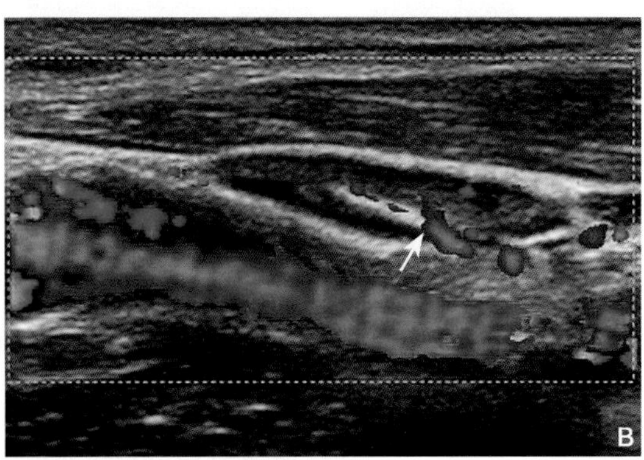

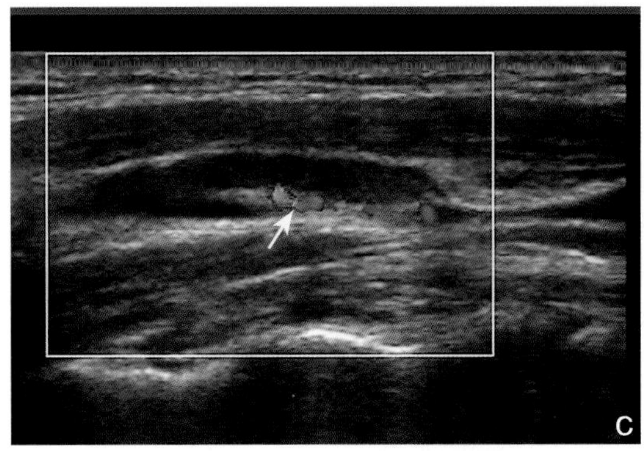

图 8-0-15　正常淋巴结 CDFI

A. 超声纵切 CDFI 示淋巴门无血流信号（箭）；B、C. 超声纵切 CDFI 示淋巴门见短棒状血流（箭）

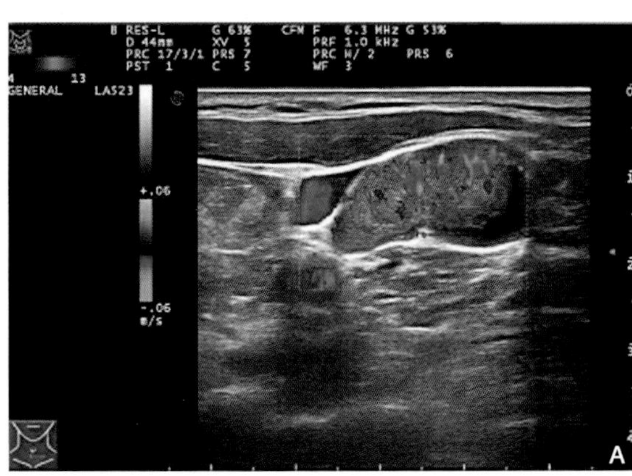

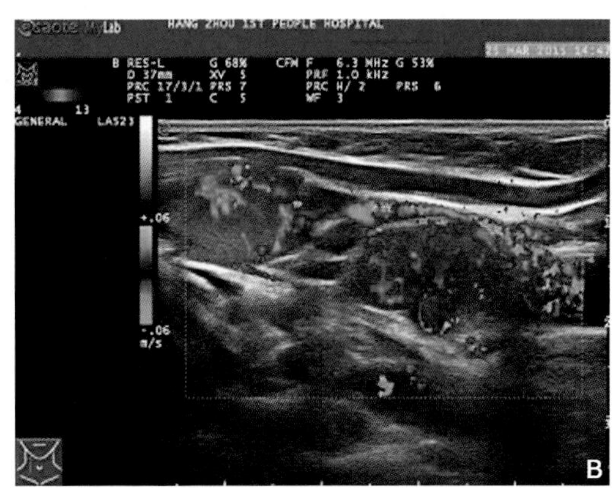

图 8-0-16　甲状腺癌淋巴结转移 CDFI

A. 左侧Ⅳ组淋巴结增大，以等回声为主，皮髓质及正常淋巴门结构消失，CDFI 内见网状分布的丰富血流信号；B. 右侧Ⅲ组两枚增大淋巴结，上方一枚呈等回声，下方一枚呈稍低回声，二者皮髓质及正常淋巴门结构消失，CDFI 内见丰富血流，分布杂乱

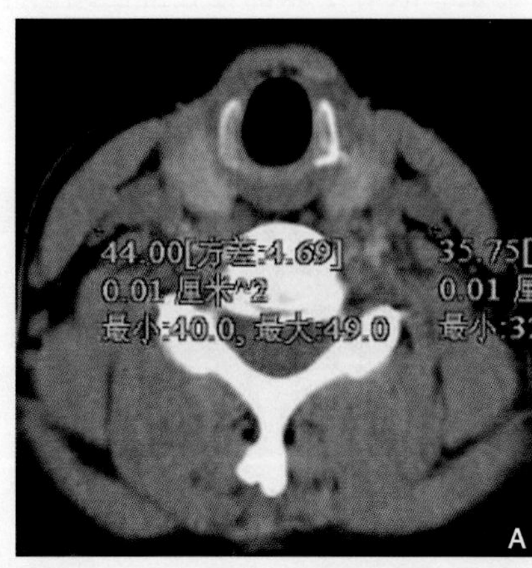

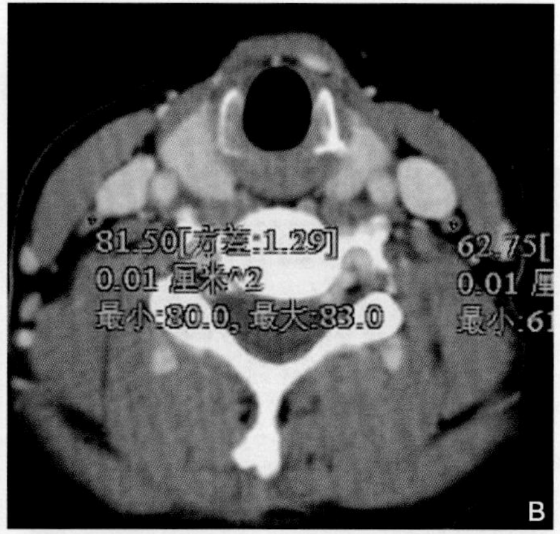

图 8-0-17　甲状腺右侧叶乳头状癌

A. CT 平扫示两侧颈部Ⅲ组淋巴结显示，右侧呈椭圆形，左侧呈类圆形，密度分别为 44.0Hu 和 35.75Hu；B. 增强 CT 示两侧淋巴结中度强化，分别为 81.5Hu 和 62.75Hu，术中证实均无淋巴结转移

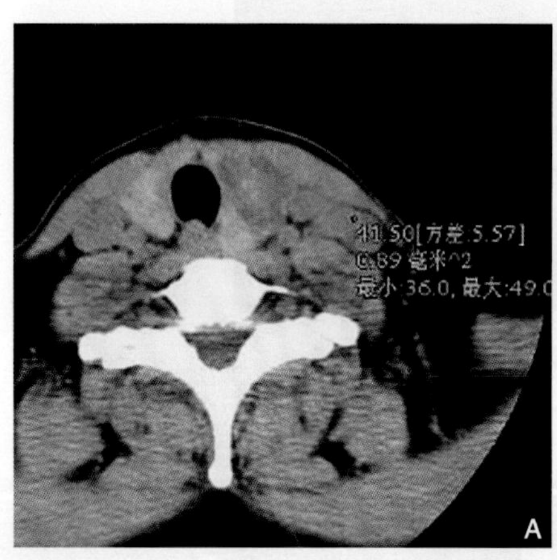

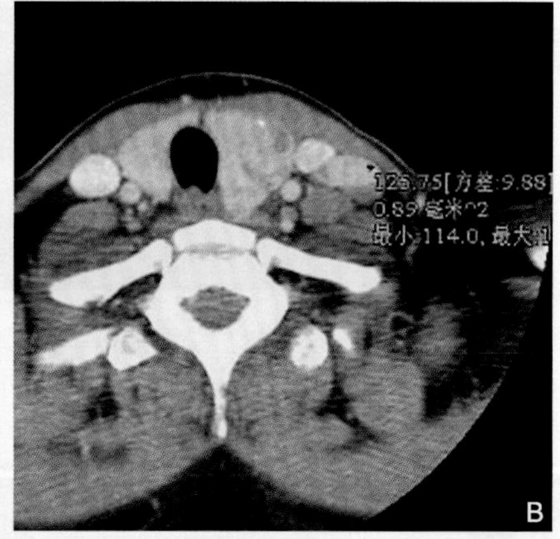

图 8-0-18　甲状腺左侧叶乳头状癌伴Ⅳ组淋巴结转移

A. CT 平扫示甲状腺左侧叶类椭圆形低密度瘤体，内见点状稍高密度影，边界清晰，左侧Ⅳ组淋巴结增大，CT 平扫密度为 41.5Hu；B. CT 增强示甲状腺左侧叶低密度瘤体范围缩小，边缘模糊，内见微钙化显示，左侧Ⅳ组淋巴结明显强化，密度为 125.75Hu，较平扫提高 84.25Hu

（四）簇状淋巴结

簇状淋巴结是指 CT 检查中，同平面显示的相互邻近的淋巴结≥3 个，或淋巴结呈融合状，而与淋巴结大小无关（图 8-0-19）。簇状淋巴结在甲状腺癌中央组淋巴结转移中的敏感度和特异度分别为 36.% 和 91.6%。桥本甲状腺炎是一种以滤泡细胞破坏为特征的自身免疫性疾病，周围常见反应性淋巴结增生且呈簇状（图 8-0-20），极易与甲状腺癌淋巴结转移相混淆，故评估簇状淋巴结是否转移的同时，如综合考虑是否存在桥本甲状腺炎及其他 CT 征象，将会在很大程度上提高甲状腺癌中央组淋巴结转移的术前诊断符合率。

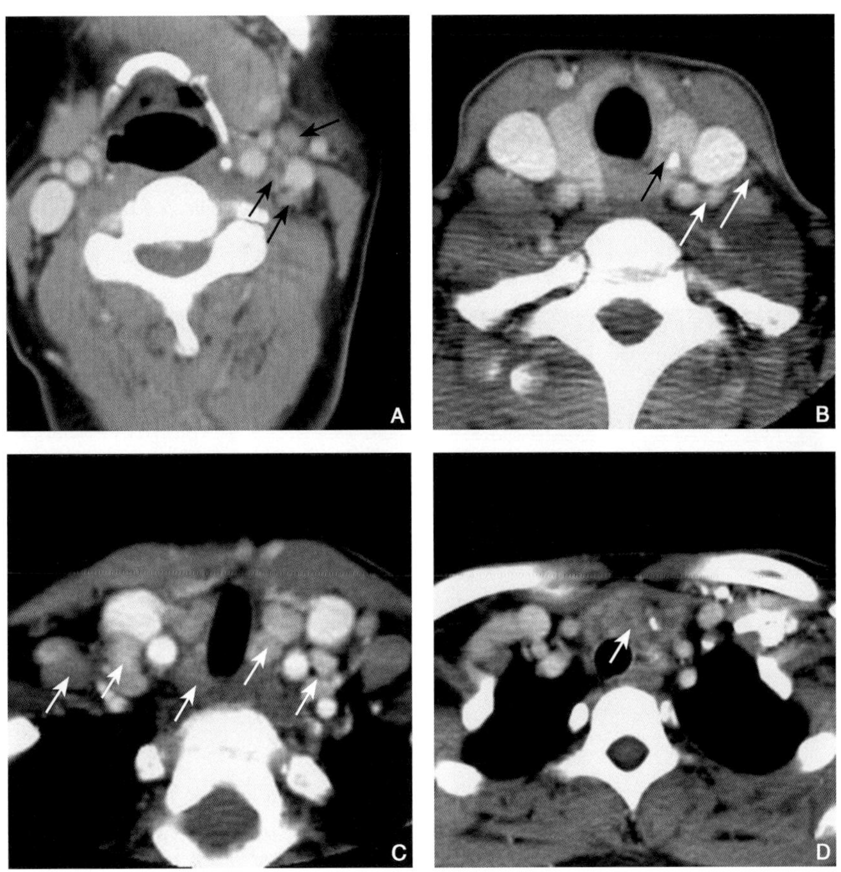

图 8-0-19　簇状淋巴结转移

A. CT 增强示左侧Ⅱ组簇状淋巴结转移；B. CT 增强示左侧Ⅲ组簇状淋巴结转移，另见原发灶位于甲状腺左侧叶上极，内见粗大钙化（黑箭）；C. CT 增强示两侧中央组淋巴结簇状转移；D. CT 增强示中央组淋巴结簇状转移，淋巴结之间分界不清，呈融合的团块状

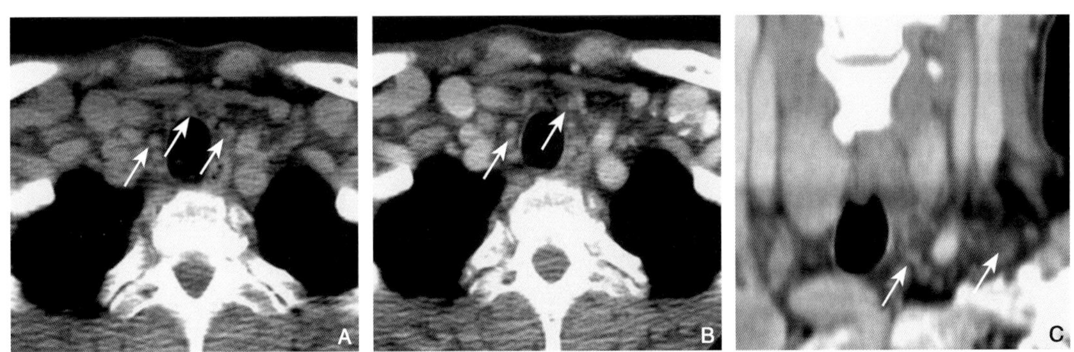

图 8-0-20　桥本甲状腺炎伴甲状腺左侧叶乳头状癌

A. 两侧中央组见多发淋巴结，呈簇状分布；B. 增强后淋巴结轻度强化；C. CT 增强冠状位重建示两侧中央组多发小淋巴结，局部呈簇状分布，周围脂肪间隙模糊，病理证实两侧中央组淋巴结无转移

（五）髓样癌和滤泡细胞癌淋巴结转移

髓样癌淋巴结转移率高，易出现钙化，甚至有学者认为原发灶及转移灶内均出现钙化支持髓样癌的诊断，但乳头状癌的原发灶与转移灶也可同时发生钙化，且乳头状癌的发病率远高于前者，故对于原发灶影像学不典型的髓样癌，仅依靠原发灶和转移灶内是否含有钙化将无法鉴别髓样癌和乳头状癌（图 8-0-21）。与乳头状癌、髓样癌等不同，滤泡细胞癌的转移方式主要是血行转移，而淋巴结转移鲜见，在影像学上，多表现为与原发灶相似的球形结构，内部密度或回声与原发灶相似（图 8-0-22）。

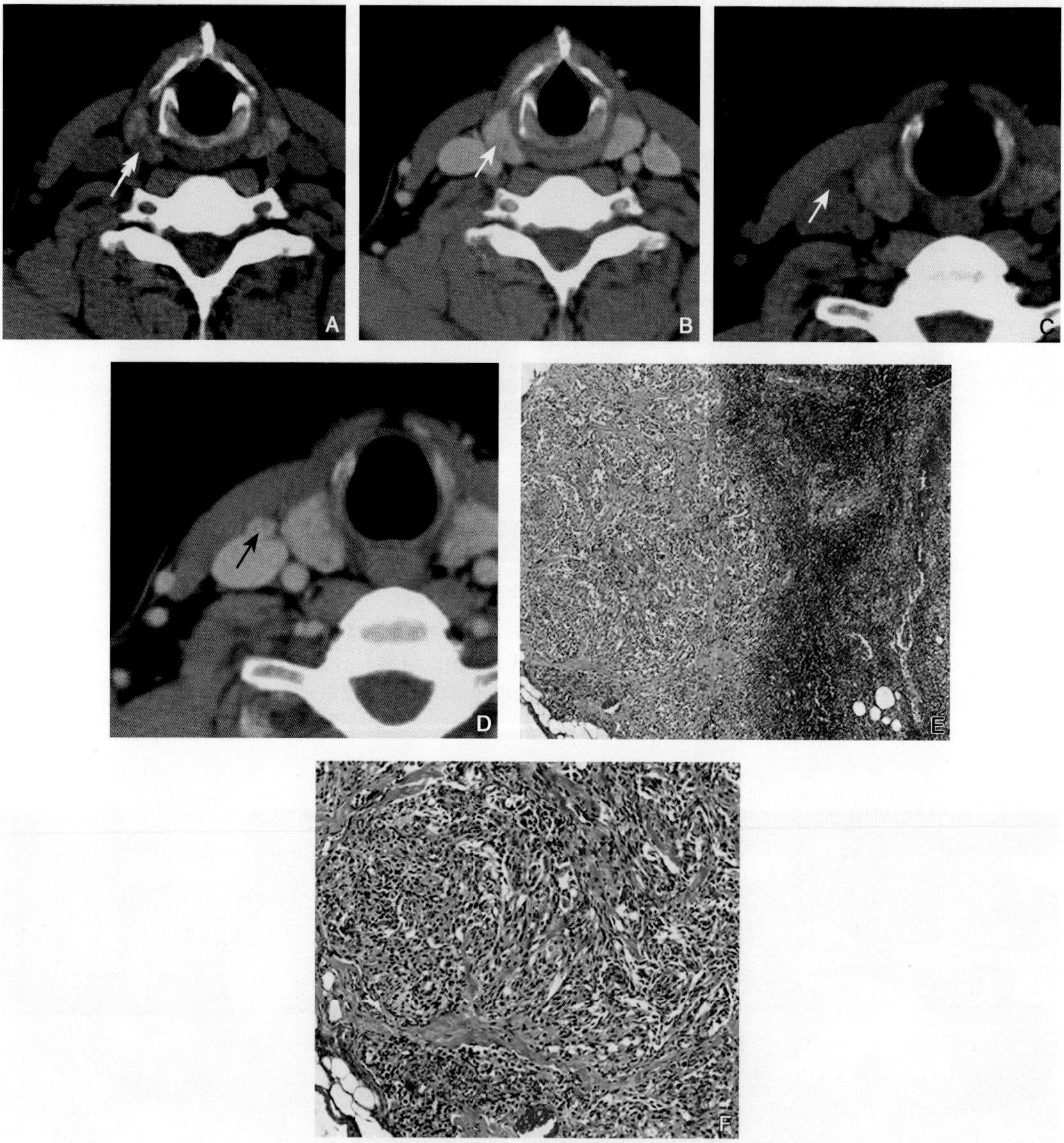

图 8-0-21　甲状腺右侧叶髓样癌伴右侧颈部Ⅲ组淋巴结转移

A. CT 平扫示甲状腺右侧叶上极低密度结节，形态不规则；B. CT 增强示瘤体相对低密度区范围缩小，边缘模糊；C. CT 平扫示右侧颈部Ⅲ组淋巴结增大，最小径/最大径<0.5；D. CT 增强示淋巴结强化较明显，与周围甲状腺组织相仿；E. 低倍镜示淋巴结内髓样癌转移灶，肿瘤主要位于淋巴窦内；F. 中倍镜示梭形和多边形肿瘤细胞呈巢状和实性排列，间质血管丰富

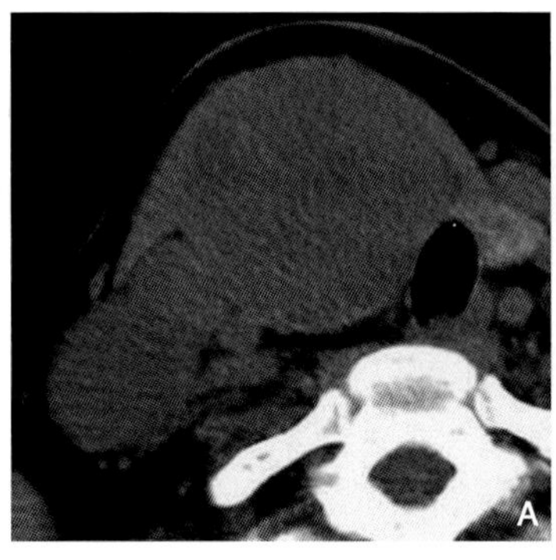
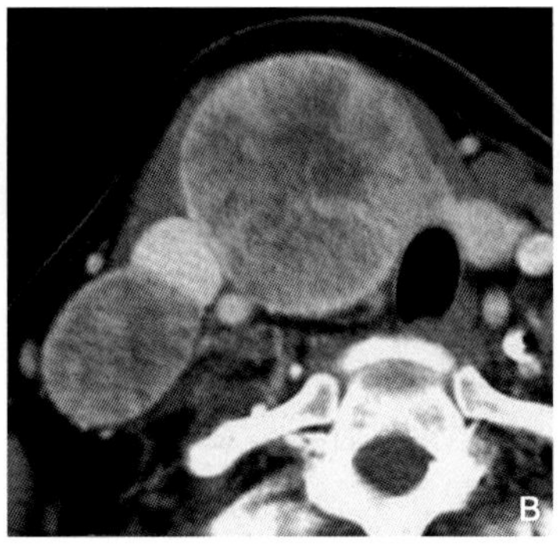
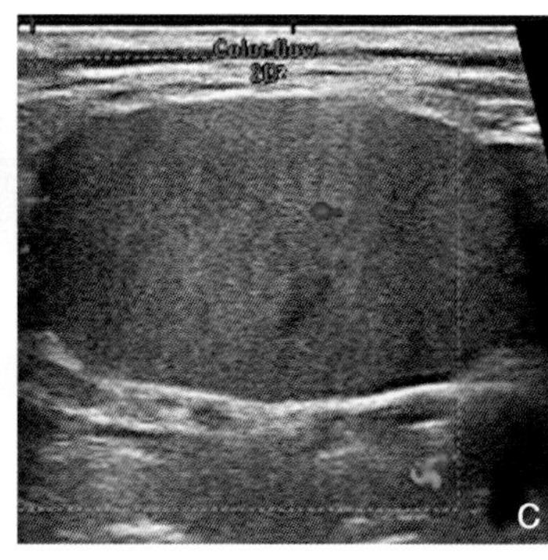

图 8-0-22　甲状腺右侧叶滤泡细胞癌伴右侧颈部Ⅳ组淋巴结转移

A. CT 平扫示甲状腺右侧叶类圆形肿块,边界清晰,密度欠均匀,右侧颈部Ⅳ组淋巴结增大,密度与甲状腺瘤体相仿;B. CT 增强示瘤体边缘强化较明显,内部见斑状强化程度较低区,边界不清,呈类“星芒状”,右侧Ⅳ组淋巴结强化模式与甲状腺瘤体相仿,颈静脉位于二者之间,受压变窄;C. 超声纵切 CDFI 示瘤体信号较均匀,呈等回声,内部见少许点状血流信号

（六）单独超声和 CT 在甲状腺乳头状癌颈部淋巴结转移中的价值

美国甲状腺协会(American Thyroid Association,ATA)推荐术前超声结合 FNAB 作为评估甲状腺癌原发灶和淋巴结转移的首选方法。但目前尚缺乏超声判断甲状腺乳头状癌颈部淋巴结转移的统一标准,不同学者采用不同的判断标准对中央组及侧颈部淋巴结转移进行评估,所得出的敏感度和特异度也存在很大差异:中央组淋巴结转移的敏感度和特异度分别为 23.0% ~65.0% 和 79.8% ~90.0%,侧颈部淋巴结转移的敏感度和特异度分别为 70.0% ~100% 和 25.0% ~97.0%。由此可知,超声在侧颈部淋巴结转移的判断上具有较高的敏感度和特异度,而对中央组淋巴结转移判断的敏感度显著低于侧颈部组,差异较大的结果,尤其是对侧颈部淋巴结转移特异度的评估,说明超声在颈部淋巴结转移方面的价值还存在一定不足,如果将上纵隔组淋巴结(Ⅶ组)计入在内,超声对颈部淋巴结转移判断的不足更为明显,需要其他影像学方法进行补充。

CT 对颈部淋巴结的显示不受气管、食管内气体影响,不受胸骨限制,且能更好地显示较大淋巴结与周围结构的关系,是超声的有力补充。然而,由于不同学者所采用的扫描层厚、碘对比剂的总量、注射速率、注射后扫描时间及不同人群,得出的敏感度和特异度也存在较大差异:中央组淋巴结转移的敏感度和特异度分别为 41.0% ~78.0% 和 78.0% ~90.0%,侧颈部淋巴结转移的敏感度和特异度分别为 81.7% ~100% 和 64.0% ~100%,由此可见,CT 在中央组淋巴结转移的判断上具有较高的特异度,在侧颈部组淋巴结转移的判断上具有较高的敏感度。与超声比较,CT 对颈部淋巴结(中央组+侧颈部)转移的评估中,虽然敏感度有所提高,可特异度有所减低。

（七）超声与 CT 联合在 PTC 颈部淋巴结转移中的价值

在超声联合 CT 对 PTC 颈部淋巴结转移的研究中,Kim 等报道单独应用超声的敏感度和特异度分别为 51.0% 和 92.0%,二者联合的敏感度和特异度分别为 66.0% 和 88.0%,说明二者联合虽然特异度稍减低,可敏感度明显提高;Choi 等报道单独应用超声在中央组和侧颈部组淋巴结转移中的敏感度和特异度分别为 59.0% 和 79.8%、93.9% 和 25.0%,二者联合的敏感度和特异度分别为73.0%和70.2%、95.9%和25.0%，提示二者联合可以显著提高中央组淋巴结转移诊断的敏感度，从而降低转移淋巴结漏诊率的发生，同时也说明二者联合并没有提高侧颈部组淋巴结转移诊断的特异度。

（八）CT三维重建技术在颈部淋巴结转移中的价值

常规CT仅能获得横断位成像，并存在一定的层厚（3.0～5.0mm），故对于淋巴结最小径/最大径、淋巴结内微钙化的评估受限。CT三维重建可以显示任意平面，可以无间隔显示微钙化，并且对于较大、融合、周围广泛侵犯的淋巴结，CT三维重建可以更好地显示其与周围结构的关系，并且能够将原发灶与淋巴结转移在同一平面显示。

（九）MRI在甲状腺癌颈部淋巴结转移中的价值

MRI在颈部淋巴结判断标准方面，与超声和CT有很多相似之处，如形态不规则、囊变伴壁结节、高强化、簇状分布、最小径/最大径比值≥0.5，也有其独特方面，如DWI加权成像，较小的ADC值有助于转移淋巴结的判断。因MRI对出血、囊变更敏感，故与超声和CT相比，MRI在出血、囊变的淋巴结转移中更占优势（图8-0-23、图8-0-24）。

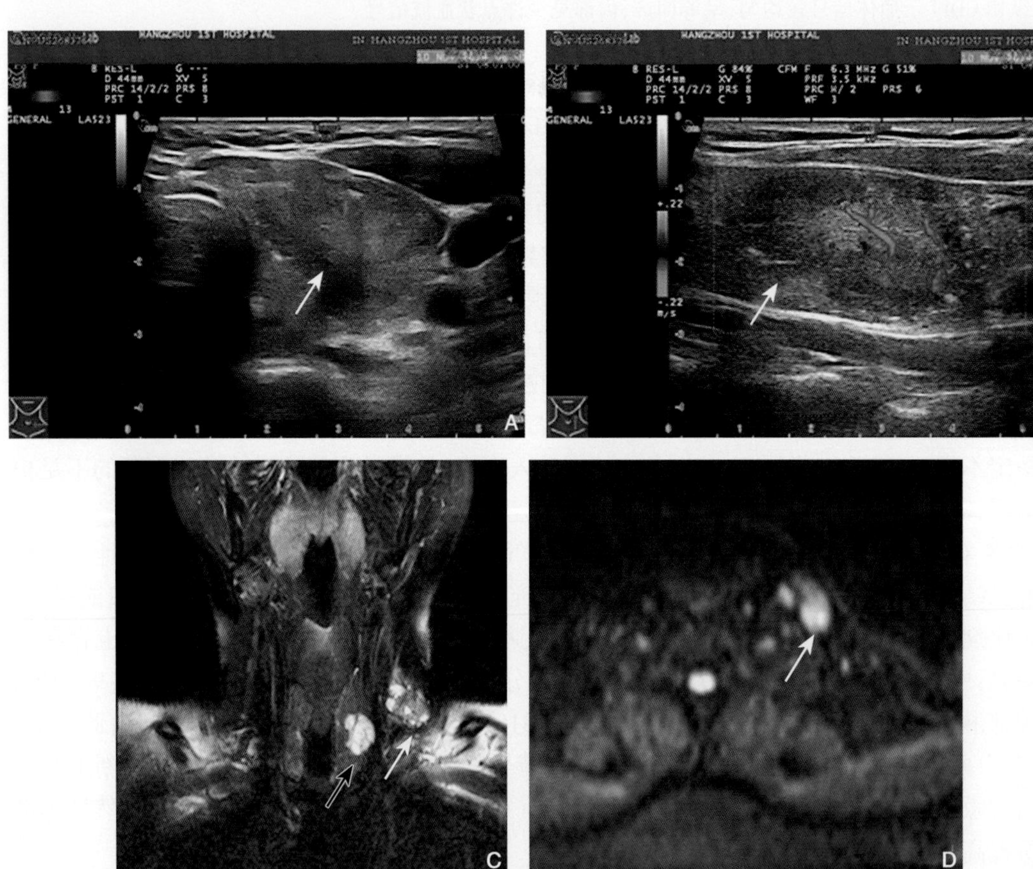

图8-0-23　甲状腺左侧叶乳头状癌伴颈部淋巴结转移

A. 超声横切示甲状腺左侧叶等回声为主结节，边界不清；B. 超声纵切CDFI示结节以内部血供为主，周围乏血供；C. T_2WI冠状位脂肪抑制序列见结节呈不规则高回声（黑箭），同时可以看到左侧颈部Ⅳ组淋巴结转移呈不均匀的等高信号（白箭）；D. DWI序列见甲状腺两侧叶前缘显示不清，后缘部分显示，左侧颈Ⅳ组淋巴结转移呈高信号（白箭）

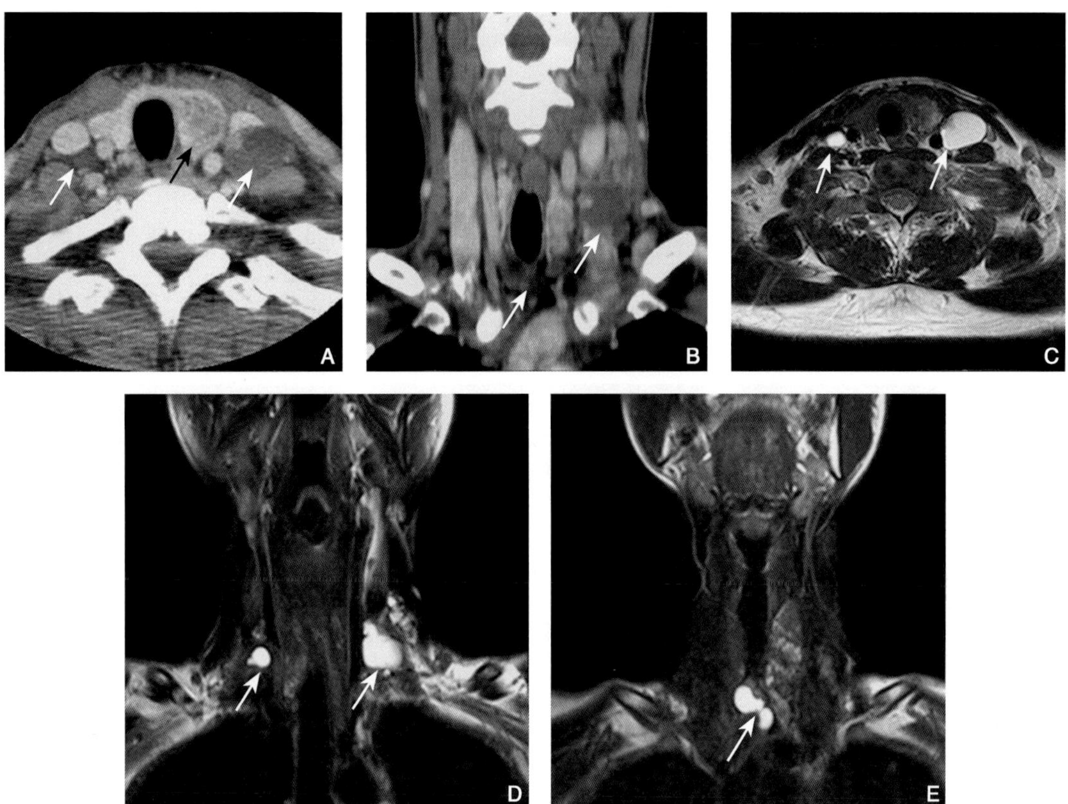

图 8-0-24　甲状腺左侧叶乳头状癌伴两侧中央组及Ⅳ组淋巴结转移

A. CT 增强横断位扫描示左侧Ⅳ组淋巴结增大、囊变，内侧见壁结节，壁结节强化较明显，对侧Ⅳ组淋巴结隐约增大，强化较低，另见甲状腺左侧叶低强化灶为原发灶（黑箭）；B. 增强 CT 冠状位重建示左侧Ⅳ组淋巴结增大、囊变，压迫周围血管结构，两侧中央组淋巴结增大，部分囊变；C. MRI 横断位 T_2 加权图像显示两侧Ⅳ组淋巴结增大，呈明显高信号，左侧病变较大，内侧见等信号的壁结节；D、E. 冠状位 T_2WI 扫描见两侧Ⅳ组和中央组淋巴结增大，大部分囊变呈高信号，与 CT 比较，MRI 对囊性灶显示更清晰

三、宝石能谱 CT 成像在甲状腺癌颈部淋巴结转移中的价值

宝石能谱 CT 成像（gemstone spectral imaging，GSI）作为近年来应用于临床诊断一项新生技术，通过单球管在一个旋转周期内进行 X 线高低两种能量（80kVp、140kVp）的高速瞬时（0.5ms）切换，并经单探测器接收数据，计算出物质的 X 线衰减系数，生成能量范围在 40～140keV 的 101 组单能量图像。GSI 成像技术能够降低硬化伪影，提供更精细的解剖细节。同时，通过在能谱数据图像中测量可以获取感兴趣区的能谱衰减曲线以及碘基物质密度、水基物质密度和有效原子序数等定量数据。通过比较不同组织的能谱衰减曲线及碘、水基物质密度以及有效原子序数等定量数据（图 8-0-25），能够对肿瘤的诊断与鉴别诊断提供重要的依据。GSI 在肿瘤诊断与鉴别诊断中已经得到了初步的应用，具有巨大的潜力。

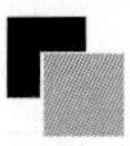

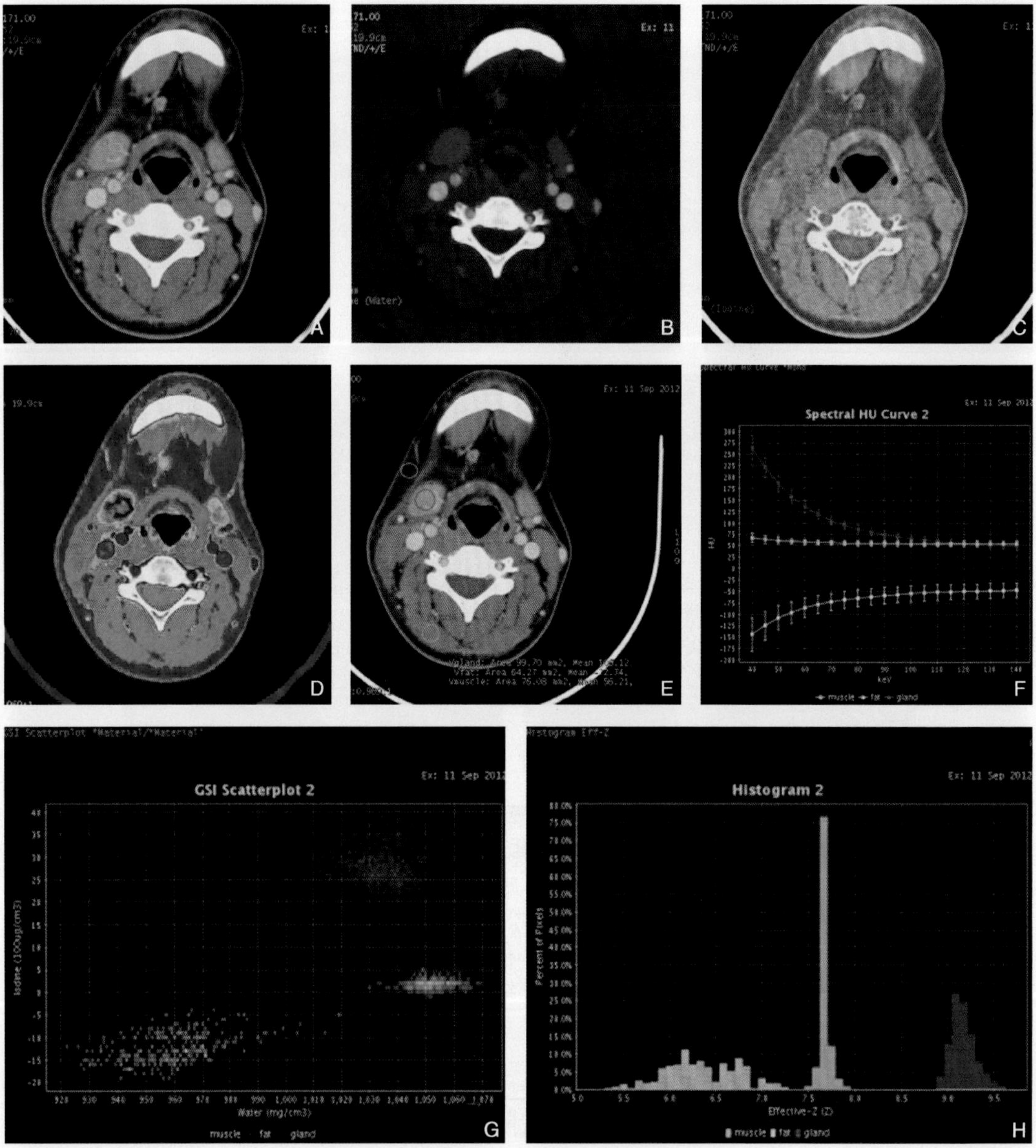

图 8-0-25　宝石能谱 CT 成像及定量测量示意图

能谱 CT 成像通过两种能量 X 线（80kVp、140kVp）的高速瞬时（0.5ms）切换，并经单探测器接收数据，经计算机后处理能自动生成任意能量的单能量图像（A，70keV 单能量图像），碘基物质密度图（B），水基物质密度图（C）和有效原子序数图（D）。经放置特定的感兴趣区（E）在肌肉（muscle）、脂肪（fat）和下颌下腺（gland），能获取感兴趣区的能谱曲线（F）和每个体素的碘基物质密度（G）、有效原子序数（H）。肌肉、脂肪和下颌下腺的能谱曲线及碘基物质密度、有效原子序数分布情况差异明显

甲状腺癌转移淋巴结一般较小，小于 10mm 的转移淋巴结比例很大，且小淋巴结比较少出现坏死和包膜外侵犯，使得这些常规 CT 征象在诊断甲状腺癌淋巴结转移中的价值有限。甲状腺癌转移至淋巴结时，正常的淋巴结结构发生变化，淋巴结变圆，正常淋巴门结构消失，

淋巴门结构内的脂肪组织被肿瘤组织代替，正常的T淋巴细胞、B淋巴细胞以及其他免疫细胞被肿瘤细胞所代替，细胞的密集度增高，因此对X线的吸收系数增大，对应的CT值增高。常规CT混合能量扫描时受到硬化伪影影响，这种轻微的CT值改变并不能被发现，而GSI成像不但能够降低硬化伪影的影响，而且能够通过低能量水平成像更敏感地检测到良恶性淋巴结间CT值的差异，为良恶性淋巴结的鉴别提供有价值的信息。甲状腺癌转移淋巴结中血管增多、增粗且通透性增加，碘造影剂能更快、更多、更容易进入到淋巴结内部，吸收系数增大，从而使GSI增强扫描低能量水平的CT值高于良性淋巴结，转移淋巴结的能谱曲线衰减斜率也大于良性淋巴结（图8-0-26）。

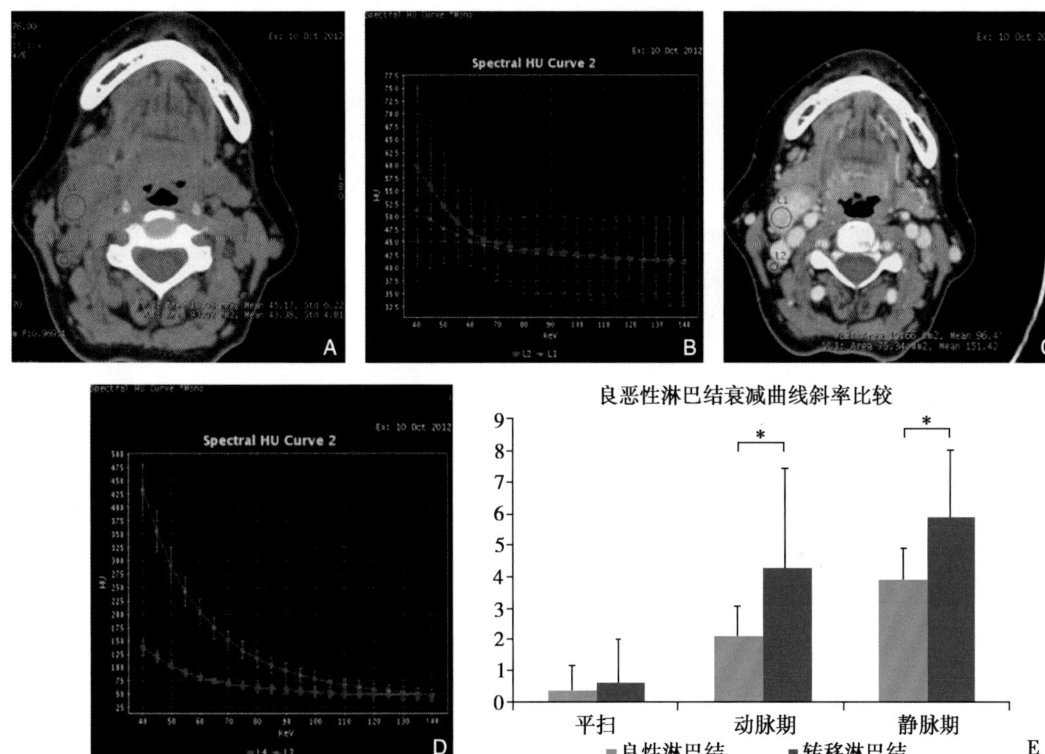

图8-0-26　甲状腺乳头状癌转移淋巴结与良性淋巴结的能谱曲线斜率比较

转移淋巴结（L_1，红色），良性淋巴结（L_2，蓝色），均经手术病理证实。良恶性淋巴结平扫能谱曲线差异不明显（A、B），而增强扫描静脉期能谱曲线的差异明显（C、D）。比较63枚转移淋巴结与112枚非转移淋巴结的能谱曲线斜率发现甲状腺乳头状癌转移淋巴结动脉期、静脉期能谱曲线衰减斜率明显大于良性淋巴结（E，$*P<0.01$）

GSI成像的另一个重要的定量数据，碘基物质密度，也给甲状腺癌淋巴结转移的诊断提供了重要的参考指标。通过GSI成像的碘基物质密度图像测量淋巴结内部的碘基物质密度，能够得到淋巴结内碘的半定量数据。淋巴结内部的碘含量包含了内源性碘和外源性碘。内源性碘与淋巴结的摄碘功能有关，而外源性碘与血流量以及血液中碘浓度有关。甲状腺癌组织，尤其是分化型甲状腺癌组织，具有很强的摄碘能力，甲状腺癌转移淋巴结的内源性碘含量会较非转移淋巴结高。同时，转移淋巴结中血管增多、增粗且通透性增加，碘造影剂能更快、更多、更容易进入到淋巴结内部，经静脉注入碘造影剂后，血液内碘浓度增高，使转移淋巴结与良性淋巴结的外源性碘浓度差异放大。刘学文等发现 GSI 增强扫描甲状腺乳头癌转移淋巴结的碘浓度明显高于良性淋巴结。另外，由于淋巴结内部血流受到个体组织和血流动力学影响，选择以甲状腺水平颈总动脉的碘浓度作为参照，得到标化的碘基物质密度，从而减少个体及血流动力学差异的影响，能够提供更客观的定量诊断指标(图 8-0-27)。

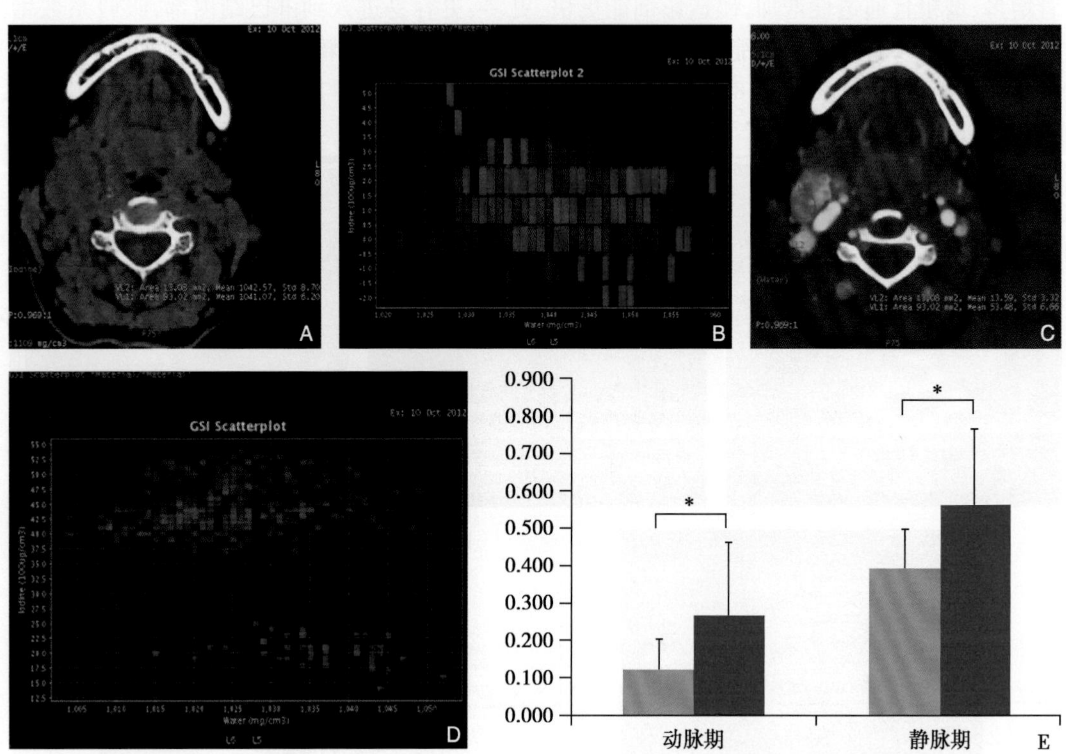

图 8-0-27　甲状腺乳头状癌转移淋巴结与良性淋巴结的碘基物质密度比较

转移淋巴结(L_1,红色)，良性淋巴结(L_2,蓝色)，均经手术病理证实。良恶性淋巴结平扫碘基物质密度的分布差异不明显(A、B)，而增强扫描动脉期碘基物质密度的分布差异明显(C、D)。比较 63 枚转移淋巴结与 112 枚非转移淋巴结的标化碘基物质密度(以颈总动脉作为标化参照)发现甲状腺乳头状癌转移淋巴结动脉期、静脉期的标化碘基物质密度明显大于良性淋巴结(E，* $P<0.01$)

甲状腺癌转移淋巴结的有效原子序数以及标化有效原子序数均大于良性淋巴结(图 8-0-28)。有效原子序数与淋巴结的结构、细胞组成以及无机物质成分有关。恶性淋巴结的组织较良性淋巴结致密，血流量增多，增强扫描碘含量增多，是有效原子序数增大的原因。

刘学文等通过前瞻性研究评估了 GSI 成像能谱曲线斜率、标化碘基物质密度、标化有效原子序数对甲状腺乳头状癌转移淋巴结的诊断能力。各 GSI 定量指标的特异度相对较高，而敏感度相对较低。静脉期能谱曲线衰减斜率是诊断效能最高的定量指标，诊断甲状腺乳头状癌转移的敏感度、特异度和准确性分别为 76.2%，77.7% 和 77.1%。用联合诊断指标能提高对甲状腺癌转移淋巴结的诊断价值，动脉期标化碘基物质密度+静脉期能谱曲线斜率是诊断效能最好的联合指标，敏感度、特异度和准确性分别为 68.3%，93.8% 和 84.6%(图 8-0-29)。

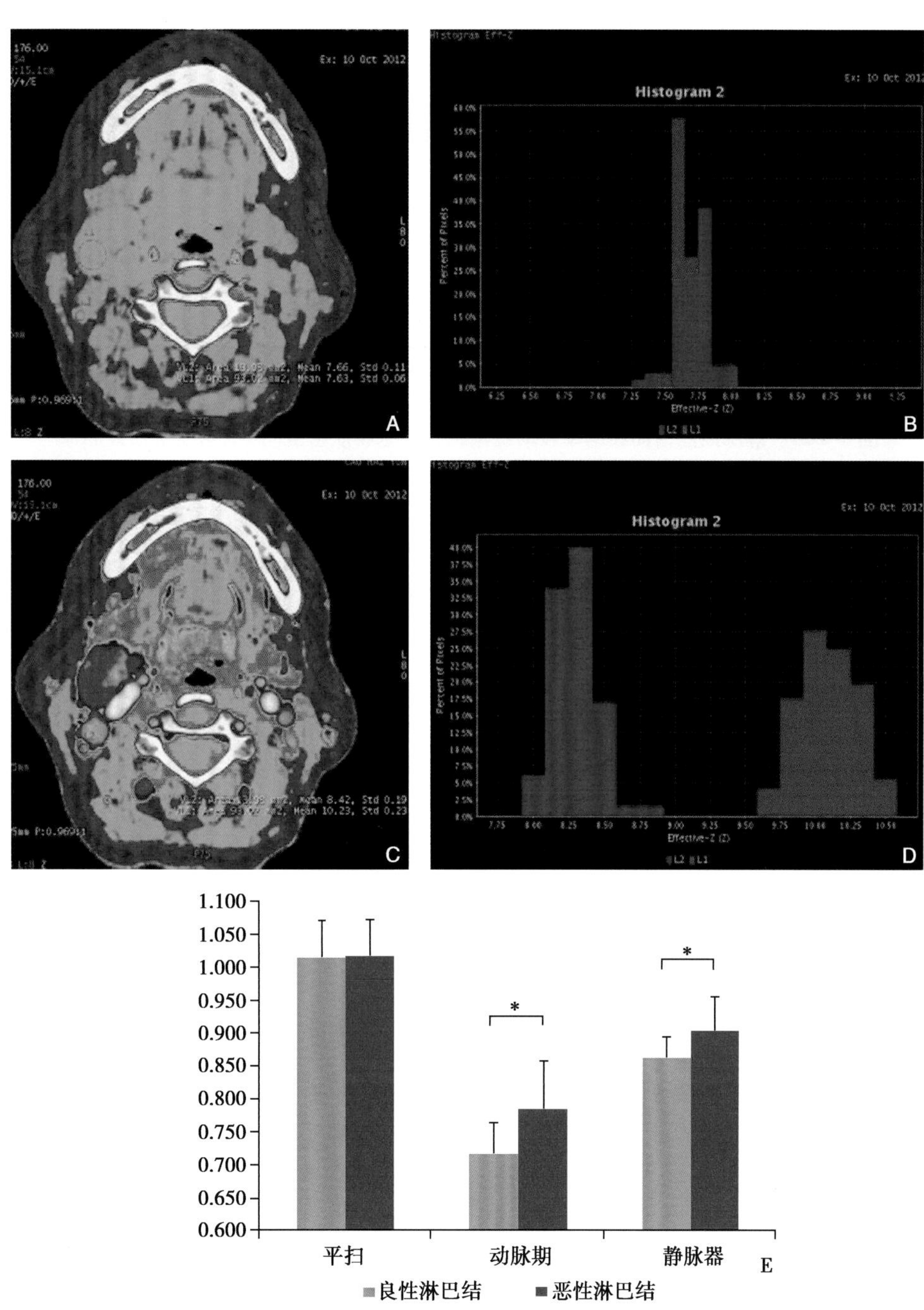

图 8-0-28　甲状腺乳头状癌转移淋巴结与良性淋巴结的有效原子序数比较

转移淋巴结(L_1,红色),良性淋巴结(L_2,蓝色),均经手术病理证实。良恶性淋巴结平扫的有效原子序数差异不明显(A、B),而增强扫描动脉期的有效原子序术差异明显(C、D)。比较 63 枚转移淋巴结与 112 枚非转移淋巴结的标化有效原子序数(以颈总动脉作为标化参照)发现甲状腺乳头状癌转移淋巴结动脉期、静脉期的标化有效原子序数明显大于良性淋巴结(E, $*P<0.01$)

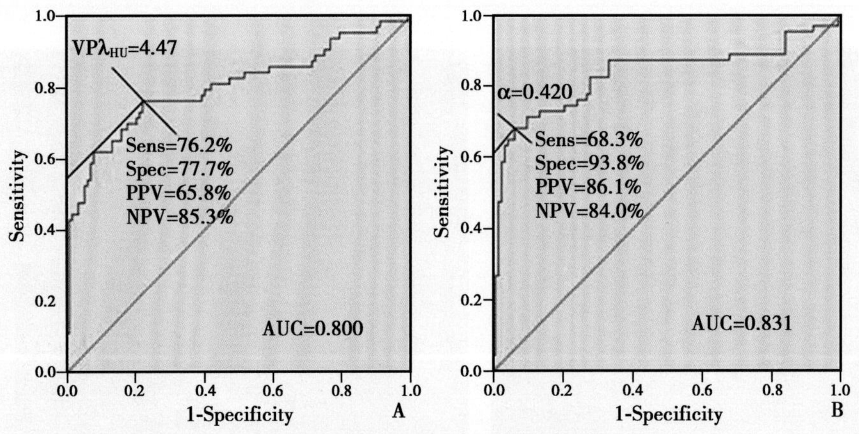

图 8-0-29 静脉期能谱曲线斜率和动脉期标化碘基物质密度+静脉期能谱曲线斜率诊断甲状腺乳头状癌淋巴结转移的价值

A. 静脉期能谱曲线斜率诊断甲状腺乳头状癌淋巴结转移的 ROC 曲线下面积为 0. 800,敏感度、特异度、阳性预测值和阴性预测值分别为 76. 2%,77. 7%,65. 8% 和 85. 3%;B. 动脉期标化碘基物质密度+静脉期能谱曲线斜率诊断甲状腺乳头状癌淋巴结转移的 ROC 曲线下面积为 0. 831,敏感度、特异度、阳性预测值和阴性预测值分别为 68. 3%、93. 8%、86. 1% 和 84. 0%

与运用常规 CT 征象(包括大小、强化方式、强化程度、钙化和囊变坏死)的定性分析比较,静脉期能谱曲线衰减斜率具有相似的诊断效能,而另外组合指标动脉期标化碘基物质密度+静脉期能谱曲线斜率具有更高的诊断效能(表 8-0-5)。

表 8-0-5 能谱 CT 定量指标与常规 CT 征象对乳头状甲状腺癌淋巴结转移诊断价值

指标	常规 CT 征象定性分析	静脉期能谱曲线斜率	静脉期能谱曲线斜率+动脉期标化碘基物质密度
真阳性数	39	48	43
假阳性数	19	25	7
真阴性数	93	87	105
假阴性数	24	15	20
敏感度	61. 90%	76. 20%	68. 30%
特异度	83. 00%	77. 70%	93. 80%
准确度	75. 40%	77. 10%	84. 60%
阳性预测值	67. 20%	65. 80%	86. 10%
阴性预测值	79. 50%	85. 30%	84. 00%

鉴于目前诊断甲状腺癌淋巴结转移的首选影像学手段为超声检查,在能谱 CT 成像广泛应用于甲状腺癌淋巴结转移前,与超声的诊断效能比较需要进一步展开。另外,碘对比剂的使用会影响甲状腺癌^{131}I 治疗时放射性碘的吸收,从而影响疗效,因此,如果患者预期两个月内进行^{131}I 治疗,我们不推荐患者进行能谱 CT 增强成像检查。

(刘学文 韩志江)

参考文献

1. 黄彩平，朱永学，田敖龙. 147 例甲状腺髓样癌临床分析. 中华肿瘤学杂志，2003，25：490-492.
2. 李治，刘春萍，屈新才，等. 乳头状甲状腺癌的颈部淋巴结转移规律与手术方式. 中国普通外科杂志，2008，17：1051-1053.
3. 张金美，韩志江. CT 在评估甲状腺乳头状癌侧颈部淋巴结转移中的价值. 实用医学影像杂志，2015，16：5-8.
4. 林启强，韩志江，舒艳艳，等. CT 在评估甲状腺乳头状癌中央组淋巴结转移中的价值. 中国临床医学影像杂志，2015，26：162-165.
5. 韩志江，陈文辉，周健，等. CT 在微小甲状腺癌诊断中的价值. 中华放射学杂志，2012，46：135-138.
6. 韩志江，陈文辉，舒艳艳，等. 乳头状甲状腺微小癌和微小结节性甲状腺肿的 CT 鉴别诊断. 中国临床医学影像杂志，2013，24：88-92.
7. Stack BC Jr, Ferris RL, Goldenberg D, et al. American Thyroid Association consensus review and statement regarding the anatomy, terminology, and rationale for lateral neck dissection in differentiated thyroid cancer. Thyroid, 2012, 22: 501-508.
8. Choi YJ, Yun JS, Kook SH, et al. Clinical and imaging assessment of cervical lymph node metastasis in papillary thyroid carcinomas. World journal of surgery, 2010, 34: 1494-1499.
9. Ito Y, Fukushima M, Tomoda C, et al. Prognosis of patients with papillary thyroid carcinoma having clinically apparent metastasis to the lateral compartment. Endocrine Journal, 2009, 56: 759-766.
10. Wada N, Masudo K, Nakayama H, et al. Clinical outcomes in older or younger patients with papillary thyroid carcinoma: impact of lymphadenopathy and patient age. Eur J Surg Oncol, 2008, 34: 202-207.
11. Gemsenjäger E, Perren A, Seifert B, et al. Lymph node surgery in papillary thyroid carcinoma. J Am Coll Surg, 197: 182-190.
12. Ito Y, Miyauchi A, Inoue H, et al. An observational trial for papillary thyroid microcarcinoma in Japanese patients. World J Surg, 2010, 34: 28-35.
13. Moreno MA, Agarwal G, de Luna R, et al. Preoperative lateral neck ultrasonography as a long-term outcome predictor in papillary thyroid cancer. Arch Otolaryngol Head Neck Surg, 2011, 137: 157-162.
14. Smith VA, Sessions RB, Lentsch EJ. Cervical lymph node metastasis and papillary thyroid carcinoma: does the compartment involved affect survival? Experience from the SEER database. J Surg Oncol, 2012, 106: 357-362.
15. Randolph GW, Duh QY, Heller KS, et al. The prognostic significance of nodal metastases from papillary thyroid carcinoma can be stratified based on the size and number of metastatic lymph nodes, as well as the presence of extranodal extension. Thyroid, 2012, 22: 1144-1152.
16. Kebebew E, Duh QY, Clark OH. Total thyroidectomy or thyroid lobectomy in patients with low-risk differentiated thyroid cancer: surgical decision analysis of a controversy using a mathematical model. World J Surg, 2000, 24: 1295-1302.
17. Shaha AR. Complications of neck dissection for thyroid cancer. Ann Surg Oncol, 2008, 15: 397-399.
18. Barczynski M, Konturek A, Stopa M, et al. Prophylactic central neck dissection for papillary thyroid cancer. Br J Surg. 2013, 100: 410-418.
19. Hughes DT, White ML, Miller BS, et al. Influence of prophylactic central lymph node dissection on postoperative thyroglobulin levels and radioiodine treatment in papillary thyroid cancer. Surgery, 2010, 148: 1100-1106.
20. Lang BH, Wong KP, Wan KY, et al. Impact of routine unilateral central neck dissection on preablative and postablative stimulated thyroglobulin levels after total thyroidectomy in papillary thyroid carcinoma. Ann Surg Oncol, 2012, 19: 60-67.

21. Moo TA, McGill J, Allendorf J, et al. Impact of prophylactic central neck lymph node dissection on early recurrence in papillary thyroid carcinoma. World J Surg, 2010, 34: 1187-1191.

22. Ito Y, Tomoda C, Uruno T, et al. Preoperative ultrasonographic examination for lymph node metastasis: usefulness when designing lymph node dissection for papillary microcarcinoma of the thyroid. World J Surg, 2004, 28: 498-501.

23. Jin J, Phitayakorn R, Wilhelm SM, et al. Advances in management of thyroid cancer. Curr Probl Surg, 2013, 50: 241-289.

24. Kim E, Park JS, Son KR, et al. Preoperative diagnosis of cervical metastatic lymph nodes in papillary thyroid carcinoma: comparison of ultrasound, computed tomography, and combined ultrasound with computed tomography. Thyroid, 2008, 18: 411-418.

25. Arturi F, Russo D, Giuffrida D, et al. Early diagnosis by genetic analysis of differentiated thyroid cancer metastases in small lymph nodes. J Clin Endocrinol Metab, 1997, 82: 1638-1641.

26. Noguchi S, Noguchi A, Murakami N. Papillary carcinoma of the thyroid. I. Developing pattern of metastasis. Cancer, 197, 26: 1053-1060.

27. Stulak JM, Grant CS, Farley DR, et al. Value of preoperative ultrasonography in the surgical management of initial and reoperative papillary thyroid cancer. Arch Surg, 2006, 141: 489-494.

28. Jin J, Phitayakorn R, Wilhelm SM, et al. Advances in management of thyroid cancer. Curr Probl Surg, 2013, 50: 241-289.

29. Wada N, Suganuma N, Nakayama H, et al. Microscopic regional lymph node status in papillary thyroid carcinoma with and without lymphadenopathy and its relation to outcomes. Langenbecks Arch Surg, 2007, 392: 417-422.

30. Pombo F, Rodríguez E, Cao JI, et al. Cervical lymph node metastases of medullary thyroid carcinoma: CT findings. Eur Radiol, 1997, 7: 99-101.

31. Vergez Sl, Sarini J, Percodani J, et al. Lymph node management in clinically node-negative patients with papillary thyroid carcinoma. Eur J Surg Oncol, 2010, 36: 777-782.

32. Ying M, Ahuja A, Brook F, et al. Sonographic appearance and distribution of normal cervical lymph nodes in a Chinese population. J Ultrasound Med, 1996, 15: 431-436.

33. Bruneton JN, Balu-Maestro C, Marcy PY, et al. Very high frequency (13 MHz) ultrasonographic examination of the normal neck: detection of normal lymph nodes and thyroid nodules. J Ultrasound Med, 1994, 13: 87-90.

34. Roh JL, Park JY, Kim JM, et al. Use of preoperative ultrasonography as guidance for neck dissection in patients with papillary thyroid carcinoma. J Surg Oncol, 2009, 99: 28-31.

35. Shin LK, Olcott EW, Jeffrey RB, et al. Sonographic evaluation of cervical lymph nodes in papillary thyroid cancer. Ultrasound Q, 2013, 29: 25-32.

36. Ying M, Ahuja A. Sonography of neck lymph nodes. Part Ⅰ: normal lymph nodes. Clin Radiol, 2003, 58: 351-358.

37. Ahuja A, Ying M. Sonography of neck lymph nodes. Part Ⅱ: abnormal lymph nodes. Clin Radiol, 2003, 58: 359-366.

38. Rubaltelli L1, Proto E, Salmaso R, et al. Sonography of abnormal lymph nodes in vitro: correlation of sonographic and histologic findings. Am J Roentgenol, 1990, 155: 1241-1244.

39. Vassallo P, Wernecke K, Roos N, et al. Differentiation of benign from malignant superficial lymphadenopathy: the role of high-resolution US. Radiology, 1992, 183: 215-220.

40. Han ZJ, Shu YY, Lai XF, et al. Value of computed tomography in determining the nature of papillary thyroid microcarcinomas: evaluation of the computed tomographic characteristics. Clinical Imaging, 2013, 37: 664-668.

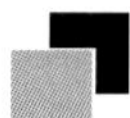

41. Ahuja A, Ying M, King W, et al. A practical approach to ultrasound of cervical lymph nodes. J Laryngol Otol, 1997, 111:245-256.

42. Pombo F, Rodríguez E, Cao JI, et al. Cervical lymph node metastases of medullary thyroid carcinoma: CT findings. Eur Radiol, 1997, 7:99-101.

43. Ahuja A, Ying M, Yuen YH, et al. Power Doppler sonography to differentiate tuberculous cervical lymphadenopathy from nasopharyngeal carcinoma. Am J Neuroradiol, 2001, 22:735-740.

44. Lee DW, Ji YB, Sung ES, et al. Roles of ultrasonography and computed tomography in the surgical management of cervical lymph node metastases in papillary thyroid carcinoma. Eur J Surg Oncol, 2013, 39:191-196.

45. Ahn JE, Lee JH, Yi JS, et al. Diagnostic accuracy of CT and ultrasonography for evaluating metastatic cervical lymph nodes in patients with thyroid cancer. World J Surg, 2008, 32:1552-1558.

46. Hwang HS, Orloff LA. Efficacy of preoperative neck ultrasound in the detection of cervical lymph node metastasis from thyroid cancer. Laryngoscope, 2011, 121:487-491.

47. Choi JS, Kim J, Kwak JY, et al. Preoperative staging of papillary thyroid carcinoma: comparison of ultrasound imaging and CT. Am J Roentgenol, 2009, 193:871-878.

48. Kim E, Park JS, Son KR, et al. Preoperative diagnosis of cervical metastatic lymph nodes in papillary thyroid carcinoma: comparison of ultrasound, computed tomography, and combined ultrasound with computed tomography. Thyroid, 2008, 18:411-418.

49. Perrone A, Guerrisi P, Izzo L, et al. Diffusion-weighted MRI in cervical lymph nodes: differentiation between benign and malignant lesions. Eur J Radiol, 2011, 77:281-286.

50. Silva AC, Morse BG, Hara AK, et al. Dual-energy (spectral) CT: applications in abdominal imaging. Radiographics, 2011, 31:1031-1046.

51. Lv P, Lin XZ, Li J, et al. Differentiation of small hepatic hemangioma from small hepatocellular carcinoma: recently introduced spectral CT method. Radiology, 2011, 259:720-729.

52. Zhang XF, Lu Q, Wu LM, et al. Quantitative iodine-based material decomposition images with spectral CT imaging for differentiating prostatic carcinoma from benign prostatic hyperplasia. Acad Radiol, 2013, 20:947-956.

53. Li M, Zheng X, Li J, et al. Dual-energy computed tomography imaging of thyroid nodule specimens: comparison with pathologic findings. Invest Radiol, 2012, 47:58-64.

54. Liu X, Ouyang D, Li H, et al. Papillary thyroid cancer: dual-energy spectral CT quantitative parameters for preoperative diagnosis of metastasis to the cervical lymph nodes. Radiology, 2015, 275:167-176.

55. Nygaard B, Nygaard T, Jensen LI, et al. Iohexol: effects on uptake of radioactive iodine in the thyroid and on thyroid function. Acad Radiol, 1998, 5:409-414.

第九章　甲状腺病变的重要影像学征象

第一节　钙　　化

钙化是甲状腺病变最常见的影像学征象之一，其中良性病变发现率约 10.9% ~15.7%，恶性病变发现率约 43.8% ~75.2%。近年来，随着良、恶性病变钙化产生机制方面的深入研究，钙化性质的影像诊断方面也得到了很大的进展，影像学中钙化的大小、数量、形态、分布状态等参数，已成为甲状腺钙化性病变诊断和治疗方案选择的重要依据。

（一）临床表现

甲状腺钙化形成比较缓慢，大多数情况下无任何症状，几乎都是在颈部影像学检查（如甲状腺超声、颈部 CT 或胸部 CT）中偶然发现的。体检时甲状腺内粗大的钙化灶或明显的环形钙化可触及质地坚硬的肿块感，一般无压痛，可随吞咽上下活动，而单纯的微钙化则不能触及。

（二）病理学基础

病理性钙化是指组织内有钙盐的异常沉积，分为营养不良性钙化和转移性钙化，前者继发于局部组织坏死或异物的异常钙盐沉积，不伴有血钙含量的异常及钙代谢紊乱；后者系指全身钙磷代谢障碍，血钙和血磷增高所引起的某些组织的异常钙盐沉积。甲状腺病变中的钙化多为营养不良性钙化，大体组织标本呈灰白色（图 9-1-1）。根据组织学特征，甲状腺病变中的钙化可分为间质钙化（图 9-1-2）、骨化（图 9-1-3）和砂粒体（图 9-1-4）三种。

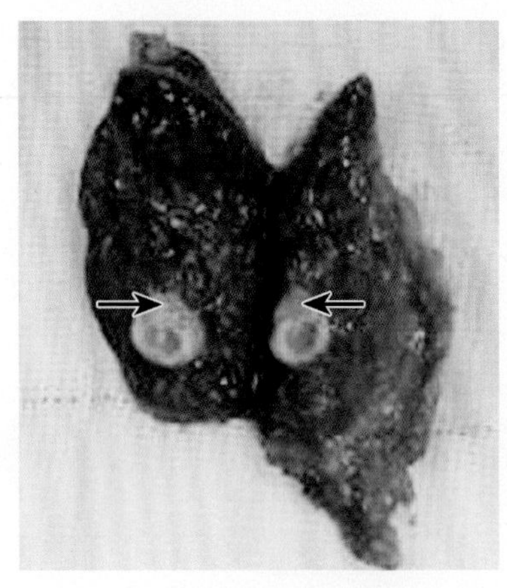

图 9-1-1　甲状腺钙化大体组织标本

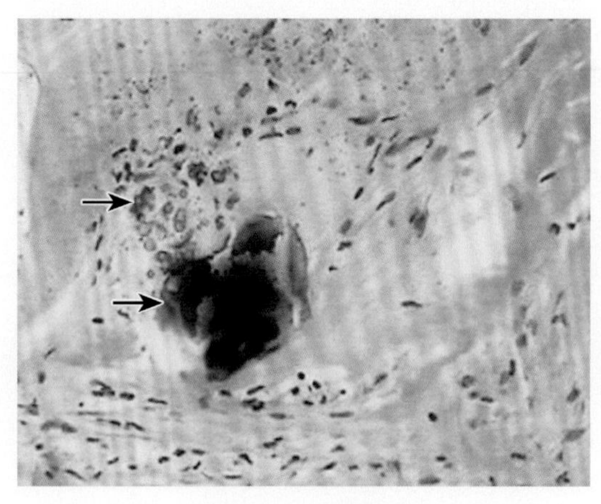

图 9-1-2　间质钙化

镜下间质钙化呈嗜碱性不规则的颗粒和团块状

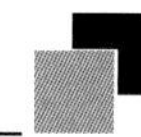

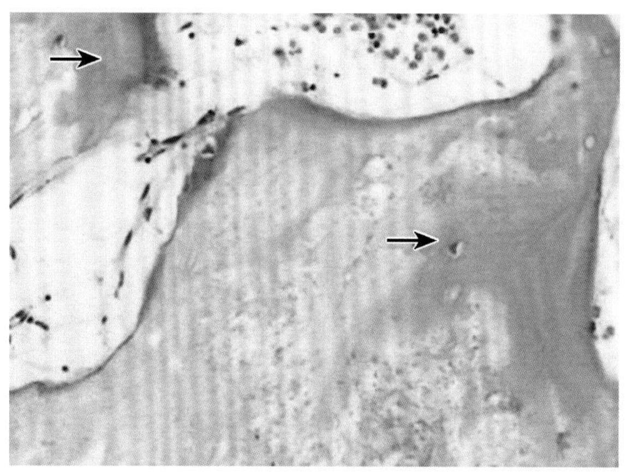

图 9-1-3　骨化
在钙化的基础上发生骨化，其成分与正常骨相似

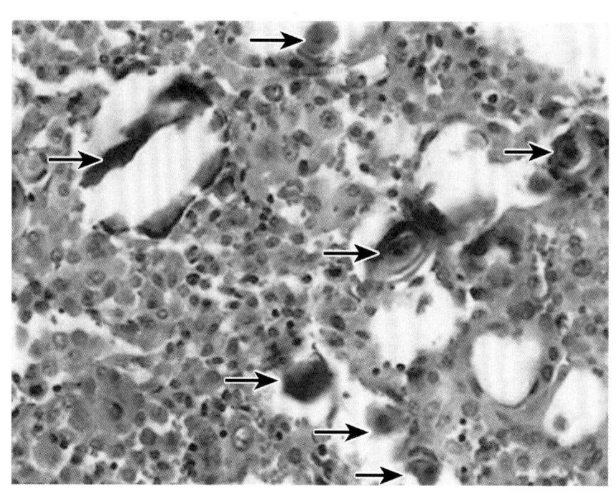

图 9-1-4　砂粒体
镜下砂粒体呈同心圆分层状的结构，与肿瘤细胞伴行

1. 组织切片 HE 染色中，间质钙化呈不规则的颗粒或团块，苏木素染成蓝色，初期为微细蓝色颗粒，晚期常聚集成不规则较大的颗粒或团块，周围被结缔组织包绕，其形成机制为炎症或增生和复旧交替发生过程中，出现甲状腺纤维组织增生影响血供，从而造成甲状腺出血、坏死、囊性变等继发性改变，血肿吸收机化后形成结节壁和纤维隔带钙化。

2. 骨化在钙化的基础上发生，可有骨髓形成，其成分与正常骨相似。

3. 砂粒体是一种直径约为 50.0～70.0μm 的同心圆分层状的结构，状如散砂，切面呈洋葱样，多与肿瘤细胞伴行，常见于乳头纤维轴心、纤维性间质和实性肿瘤细胞巢之间，但在肿瘤性滤泡中通常没有砂粒体。砂粒体是诊断甲状腺乳头状癌的重要线索，砂粒体存在于近 50.0% 的乳头状癌中，而少见于其他类型甲状腺癌，甲状腺良性病变中更是极为罕见。如果砂粒体出现在尚无明确乳头状癌的甲状腺组织或颈部淋巴结中（图 9-1-5），则其残存甲状腺组织中存在乳头状癌的概率非常高，即使其余甲状腺组织内未发现乳头状癌，亦需密切随访。甲状腺乳头状癌中的砂粒体的形成机制尚未完全明确，有学者认为其源于肿瘤纤维血管轴心血栓形成并继发性梗死，或淋巴管中转移性肿瘤细胞巢坏死引起钙质沉积于死亡细

胞，最终导致砂粒体的形成。但是，也有学者认为砂粒体是由完好的肿瘤细胞释放到局部的代谢产物，继发产生的营养不良性钙化，其形成与坏死的细胞并无必然联系。最近的研究表明，肿瘤细胞代谢的变化可能与骨形态发生蛋白-1（BMP-1）的大量表达和巨噬细胞产生的骨桥蛋白（osteopontin）有关。

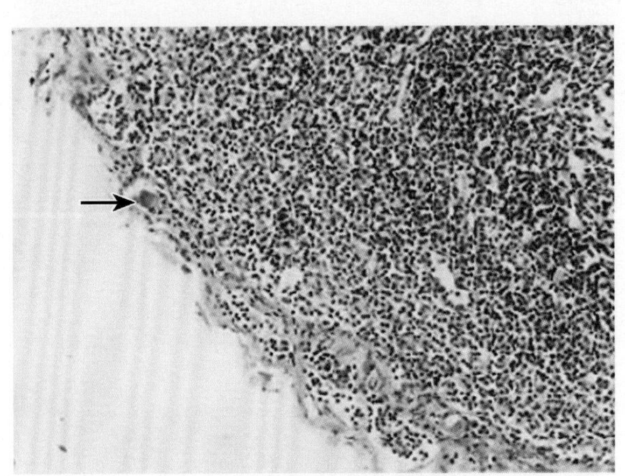

图 9-1-5　淋巴结内砂粒体

镜下颈部淋巴结被膜下仅见砂粒体，未见肿瘤细胞伴行

（三）影像学检查

1. 概述　与病理学对照，不同的影像学检查方法其钙化显示敏感度不同，以“伴有或不伴有声影的灶状强回声”作为超声诊断钙化的标准，其敏感度为 82.0% ~96.0%，以“高于周围甲状腺的点状、斑状、环状高密度灶”作为 CT 诊断钙化的标准，其敏感度为 75.0% ~80.0%。在术前超声诊断的钙化中，1/3 ~1/2 以上的病理切片中未发现钙化，而术前 CT 诊断的钙化与病理结果基本一致，说明超声在钙化敏感度的判断上更占优势，而在特异度的判断上存在很大不足，考虑与其判断时的主观因素影响有一定关系，CT 在钙化敏感度的判断上虽然不及超声检查，但特异度明显高于超声，由此可见，超声和 CT 在钙化的判断上，各有优势及不足。通常文献中提及的钙化多为符合影像学定义的钙化，而非组织学证实的钙化，本部分“2.”~“5.”提及的钙化为符合影像学定义的钙化，“6.”提及的钙化为经组织学证实的钙化。超声是甲状腺结节诊断和鉴别诊断最常用的检查方法，关于甲状腺结节的钙化分型也多围绕超声检查进行，尽管甲状腺结节钙化超声分型的方法很多，但微钙化、粗钙化和环状钙化已成为各种分型中不可缺少的部分，孤立性钙化常因周围无软组织肿块的特性也被单独分型进行研究。与超声相比，CT 在甲状腺病变中的应用较少，相应钙化分型的方法也少，其分型也多借鉴超声的分型方式，即微钙化、粗钙化和环状钙化。

2. 微钙化

（1）砂粒体与微钙化关系：微钙化的重要病理基础之一为砂粒体，在×200 的高倍镜视野中，至少含有 5 个砂粒体才能构成一枚超声可见的微钙化。显而易见，除了与数量相关外，超声微钙化的显示还与砂粒体空间分布的密度相关，分布较集中的砂粒体超声易于鉴别，而分布较松散的同样数量的砂粒体，超声不易显示。CT 的软组织分辨率低于超声，形成一枚 CT 能够分辨的微钙化需要更多的砂粒体。

（2）阈值：在甲状腺结节钙化的超声分型中，微钙化的价值最大，其对恶性肿瘤诊断的敏感度为 24.0% ~44.0%，特异度为 88.0% ~97.0%（表 9-1-1）。在超声影像学中，微钙化表现为结节内或周边点状或簇状强回声，后方伴或不伴声影（图 9-1-6），其阈值包括直径≤2.0mm、直径≤1.0mm 和直径≤0.5mm，其中直径≤2.0mm 是应用最广泛的阈值。随着高分辨超声的广泛应用，越来越多的学者开始用直径≤1.0mm 作为微钙化的阈值，甚至有学者提出直径≤0.5mm 作为微钙化的阈值。对比阈值由大到小，虽然诊断恶性肿瘤的特异性增高，但敏感度相应减低，此外，随着阈值的变小，实际工作中的判断及测量难度也不断增大，如病理上的微小胶原化、纤维化及甲状腺滤泡内浓缩的少量胶质等（图 9-1-7），这些成分在超声上均表现为强回声而与微钙化容易混淆，而较大阈值则能在一定程度上减少类似情况的发生。由此可见，超声微钙化阈值的选择，各有利弊，以直径≤2.0mm 为阈值，可以得到较高的敏感度，以≤1.0mm 或≤0.5mm 为阈值，则可以得到较高特异度。

甲状腺 CT 扫描的层厚多在 2.5 ~5.0mm 之间，故常以直径≤2.0mm 作为 CT 判断微钙化的阈值，其对直径≤1.0cm 乳头状癌诊断的敏感度和特异度分别为 15.0% 和 94.0%，其对直径>1.0cm 乳头状癌诊断的敏感度和特异度分别为 33.0% 和 93.0%。多层 CT 扫描后三维重建可以从多个层面对病变进行观察，在一定程度上增加了微钙化的显示率，但对于部分微钙化，CT 三维重建仍无法将密度稍高的微钙化与平扫呈高密度的甲状腺分辨开，另外，微钙化越小，在判断时受到主观因素影响越大，其结果越不可靠，故在微钙化的显示方面，CT 不及超声检查（图 9-1-8）。

表 9-1-1　微钙化在恶性病变诊断中的敏感度和特异度（%）

	敏感度	特异度		敏感度	特异度
Moon 等（≤1.0mm）	44.2	90.8	Wang 等*（≤2.0mm）	24.3	96.8
Lu 等*（≤2.0mm）	33.7	93.6	楼军等*（≤2.0mm）	40.8	86.9
Shi 等*（≤2.0mm）	25.9	96.5			

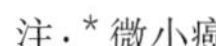
注：* 微小癌

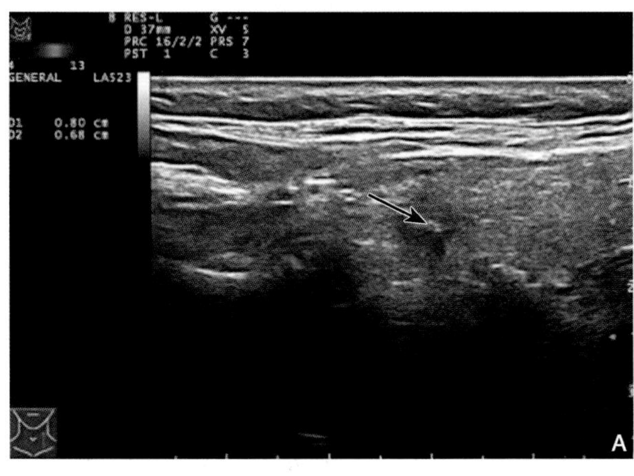
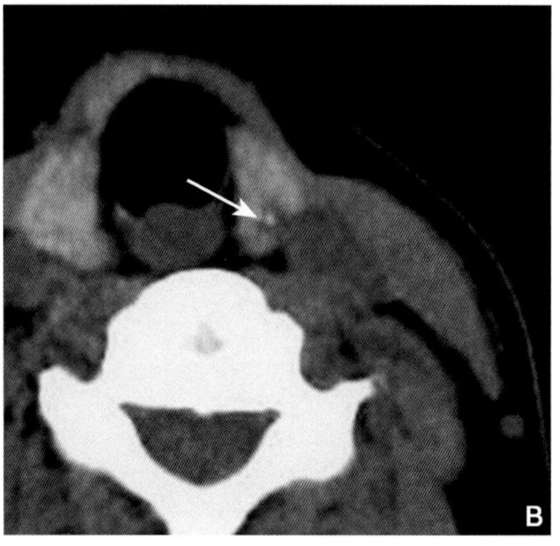

图 9-1-6　甲状腺左侧叶上极微小乳头状癌

A. 超声纵切示左侧叶上极实性低回声结节影，边缘模糊，内见微钙化（箭）；B. CT 平扫示左侧叶上极见微小低密度结节影，边界不规则，内见微钙化（箭）

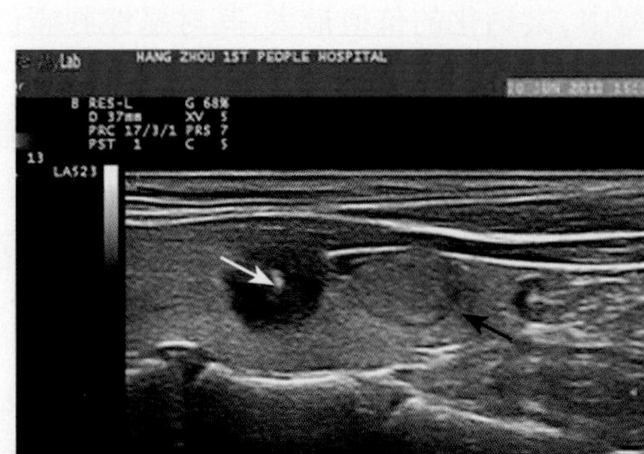

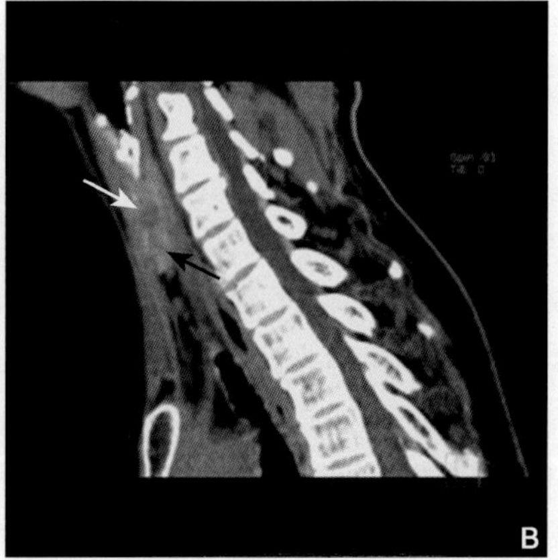

图 9-1-7 甲状腺左侧叶中部微小乳头状癌

A. 超声纵切示左侧叶中部实性低回声结节，形态规则，结节中央可见强回声灶（箭），另外，结节下方见类椭圆形等回声结节，病理证实为结节性甲状腺肿；B. CT 平扫矢状位重建示结节呈低密度，边界不规则，内未见钙化样高密度影（白箭），病理连续切片证实结节内无钙化，结节下方见稍低密度的结节性甲状腺肿（黑箭）

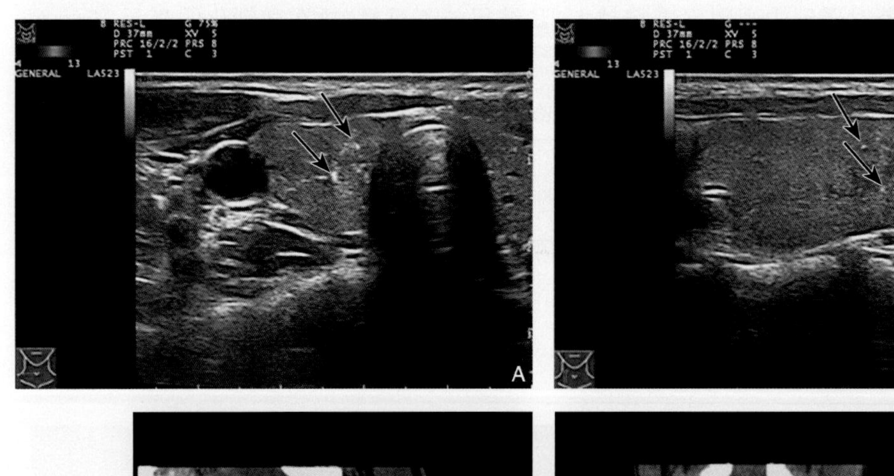

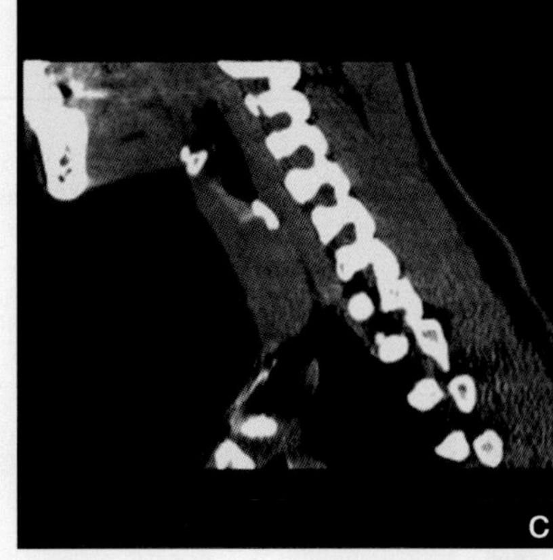

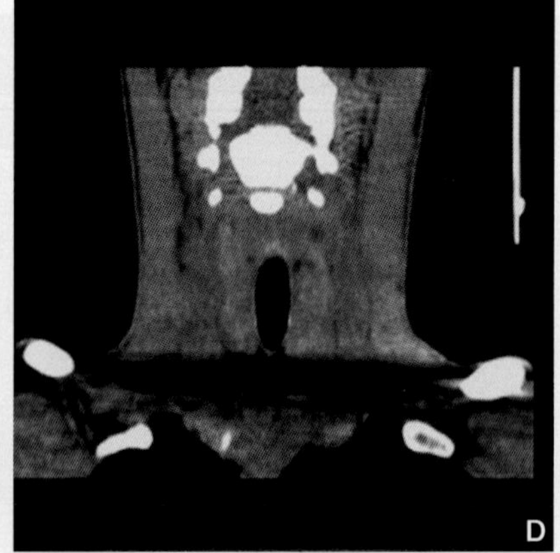

图 9-1-8 甲状腺右侧叶下极乳头状癌

A. 超声横切面示右侧叶下极等回声结节影，边界不清，边缘见多发微钙化（箭），排列成一个不完整的环；B. 超声纵切面示结节局部呈等回声，除了边缘，结节内部亦见微小钙化征象（箭）；C、D. 多层 CT 平扫矢状位（图 C）和冠状位（图 D）重建均未见高密度的钙化影

（3）分布与数目：甲状腺良、恶性结节钙化的分布在一定程度上反映了其生物学特性：以结节性甲状腺肿为主的良性结节，其增生与复旧过程交替，结节内纤维结缔组织增生，造成结节内出血、坏死、囊变，钙化沿着囊变及纤维间隔形成，故钙化常位于边缘呈弧形、环形，或位于间隔区呈条索状；以甲状腺乳头状癌为主的恶性病变，肿瘤细胞生长较快，组织过度增生，从而导致钙盐沉积而发生钙化，或瘤体本身产生糖蛋白和黏多糖而导致钙化，相应钙化易发生于瘤体内部呈规则或不规则结节状或颗粒状。但需注意，甲状腺并无明确的解剖及功能分带，如何对病变的内部及周围进行分界缺乏共识，主要依靠检查者主观经验进行，得出的结果可能相差较大，尤其是直径较小的结节。结节在影像学中表现的单一微钙化，在组织学上可能是砂粒体或钙化，也可能是纤维化、微小胶原化和少量浓缩胶质，随着微钙化数量的增加，尤其是分布集中的簇状微钙化（图 9-1-9），甲状腺癌的可能性明显增大。

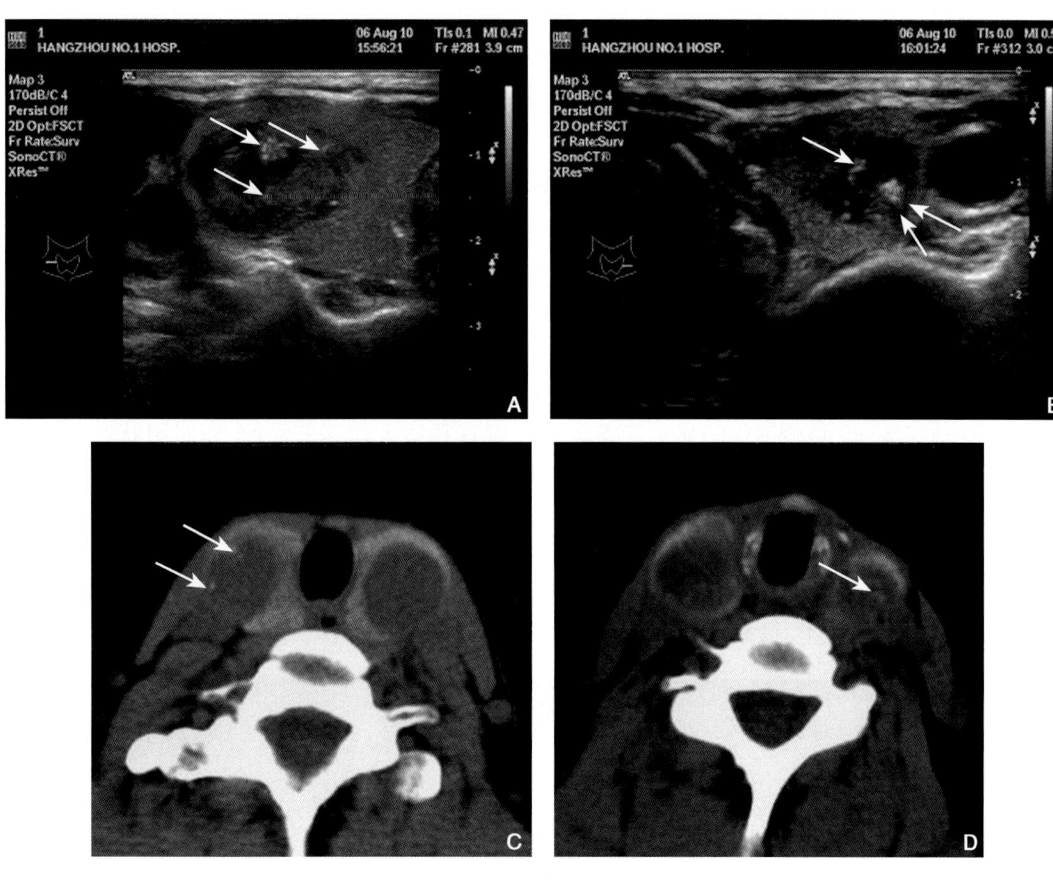

图 9-1-9　甲状腺两侧叶髓样癌

A、B. 超声横切示右侧叶（图 A）和左侧叶（图 B）不均质回声结节，内见多发簇状微钙化（箭）；C、D. CT 平扫示右侧叶结节内多发微钙化，呈散在分布（图 C，箭），左侧叶结节内见微钙化呈簇状分布（图 D，箭）

（4）弥漫性微钙化：甲状腺弥漫性微钙化而无软组织肿块的发病率少见，其中弥漫硬化亚型乳头状癌约占三分之一（见图 5-3-37）。弥漫性微钙化患者的甲状腺常不增大，常因体检或其他检查偶然发现，发现时常伴有颈部淋巴结转移。故对于此类患者，需尽快细针穿刺活检明确诊断，一旦确定甲状腺癌，对原发灶处理的同时，需对颈部淋巴结转移情况进行充分评估，避免颈部淋巴结转移清扫不足。

（5）超声微钙化与 CT 微钙化的比较：超声与 CT 的软组织分辨率不同，同一钙化在两种检查上可能出现不同的显示率，或表现出不同的钙化类型，如 CT 图像上表现为单一微钙化，在超声图像上可表现为多发微钙化（图 9-1-9），或表现为粗钙化（图 9-1-10），说明单发或多发微钙化的判断，除了与观察者的主观因素有关外，还与检查设备有关，即使同样为超声检查，换能器频率高低对钙化显示率也有一定影响，所以，不能忽视检查设备产生的差异。

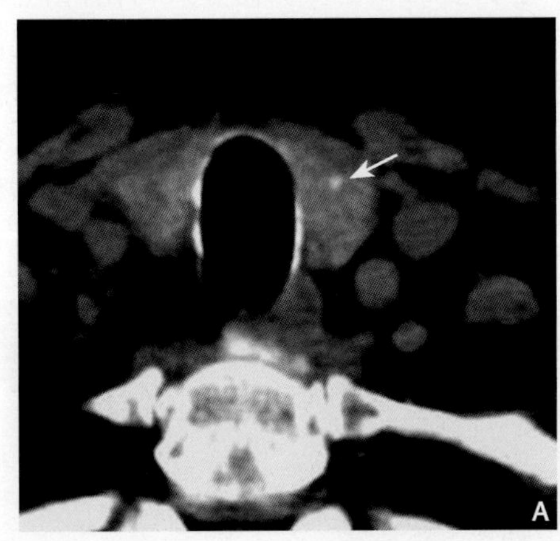

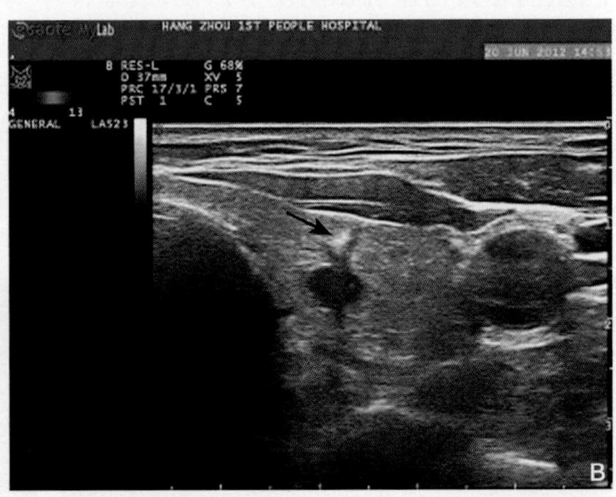

图 9-1-10　甲状腺左侧叶中部结节性甲状腺肿

A. CT 平扫示左侧叶中部微钙化（箭），周围未见软组织肿块；B. 超声横切示左侧叶粗钙化（箭），其外侧见带状低回声，粗钙化后方见类椭圆形低回声结节（病理证实为结节性甲状腺肿）

（6）与结节大小的关系：超声微钙化的显示率随着瘤体直径的不同而有所差异，在直径≤1. 0cm、1. 0 ~ 2. 0cm 和>2. 0cm 三组甲状腺乳头状癌中，微钙化所占比例分别为 46. 4%、66. 7% 和 73. 3%，说明微钙化的显示随着乳头状癌直径增大而逐渐增加，而对甲状腺微小结节，不应单依靠微钙化的有或无进行良、恶性的诊断。

（7）与桥本甲状腺炎的关系：甲状腺癌合并桥本甲状腺炎时，组织学上砂粒体的数目较无合并桥本甲状腺炎的甲状腺癌少，而钙化斑的显示较后者多，说明其他甲状腺病变可能会影响砂粒体及钙化的显示或形成，临床及影像学诊断时需要考虑到此点。

（8）混合钙化亚型：微钙化对恶性病变具有重要的预测价值，当微钙化与粗钙化、环状

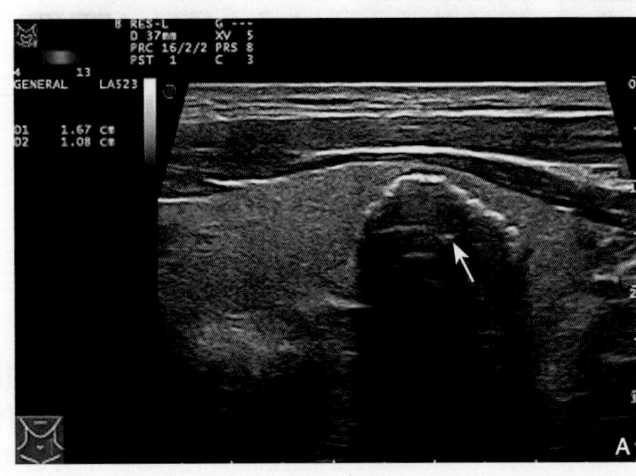

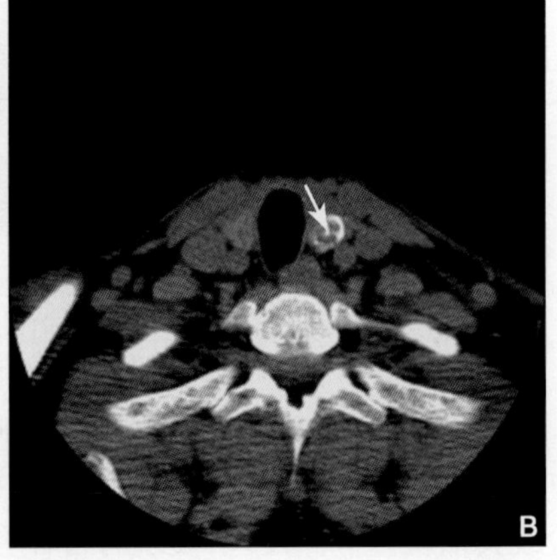

图 9-1-11　左侧甲状腺下极乳头状癌

A. 超声纵切示左侧叶下极环形钙化，钙化前缘中断，壁厚薄均匀，钙化后方声衰显著，环内见一枚微钙化（箭）；B. CT 平扫见厚薄不一、不连续的环状钙化，中央见微钙化显示（箭）

钙化并存时(图 9-1-11 ~ 图 9-1-13),常被归纳到微钙化分型中。混合钙化亚型的监测与判断存在一定难度,因为超声日常工作或病例回顾分析时,很难将不规则粗钙化的部分或断续的环状钙化与微钙化区别开,尤其是微钙化所占比例很小时。与单纯微钙化的判断相似,CT 对混合钙化亚型的判断不及超声。

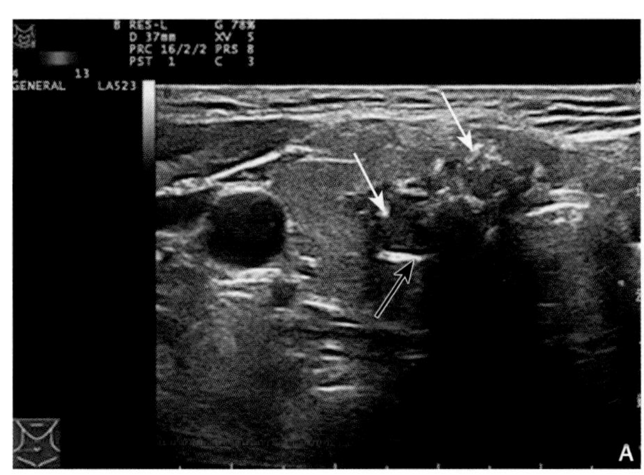

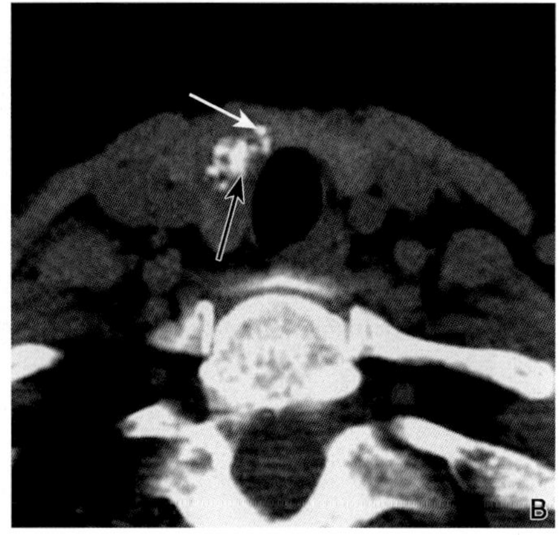

图 9-1-12　甲状腺右侧叶近峡部乳头状癌

A. 超声横切示右侧叶近峡部等稍低回声结节,边界不清,内见多发微钙化(白箭)和粗钙化(黑箭);B. CT 平扫示右侧叶近峡部多发钙化灶,边界不清,呈微钙化(白箭)和粗钙化(黑箭)混合亚型,内部及周围软组织肿块显示不清

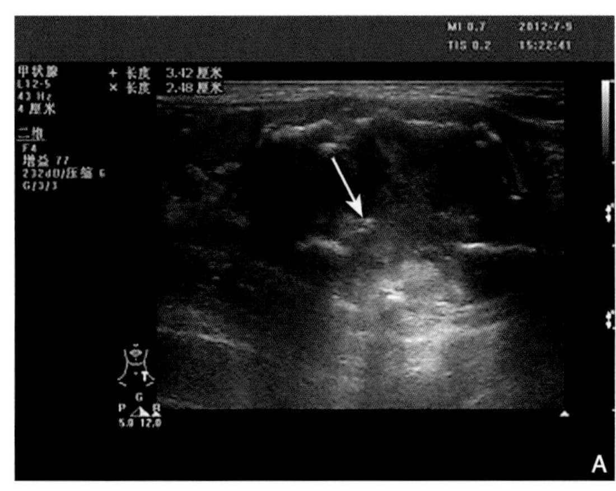

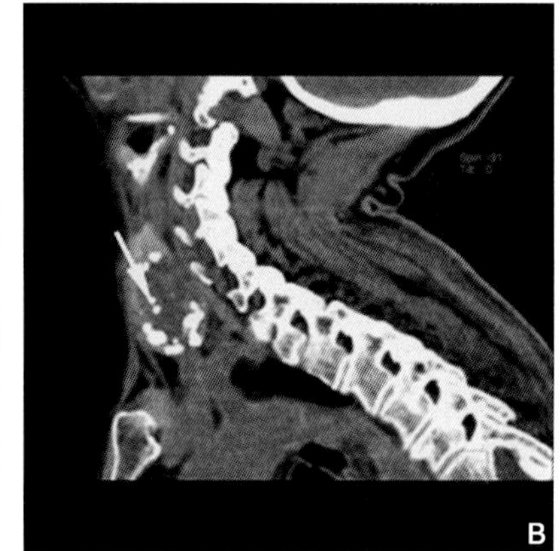

图 9-1-13　甲状腺左侧叶结节性甲状腺肿

A. 超声纵切面见弧形钙化,钙化环局部中断不连,环内呈等稍低回声,并见散在微钙化(箭);B. CT 平扫见钙化环不连续,厚薄不均匀,内见多发微钙化(箭)

3. 环状钙化

(1) 形态:对于厚壁环状钙化,超声仅能观察钙化的前缘,其后方完全被声衰掩盖而无法判断,故超声判断环状钙化的标准常采用:平行于结节边缘连续或不连续的曲线状结构,曲线长度总和≥结节周长的 1/2 ~ 2/3。CT 不受声衰的限制能够完整显示钙化环的大小、形态及钙化环内的情况,故在环状钙化形态的判断中,超声显示的可能仅是钙化的局部,而 CT 能够显示钙化的整体图(图 9-1-14)。虽然形态是判断甲状腺良、恶性结节的重要参数,但在

环状钙化却无意义，其原因是：良、恶性环状钙化常是在纤维结缔组织的基础上发生的，即纤维结缔组织的分布在一定程度上决定了钙化的分布，以结节性甲状腺肿为主的良性病变和以甲状腺乳头状癌、滤泡细胞癌为主的恶性病变，均可以引起周围规则或不规则的纤维结缔组织增生，形成相应的规则或不规则钙化环（图 9-1-15）。

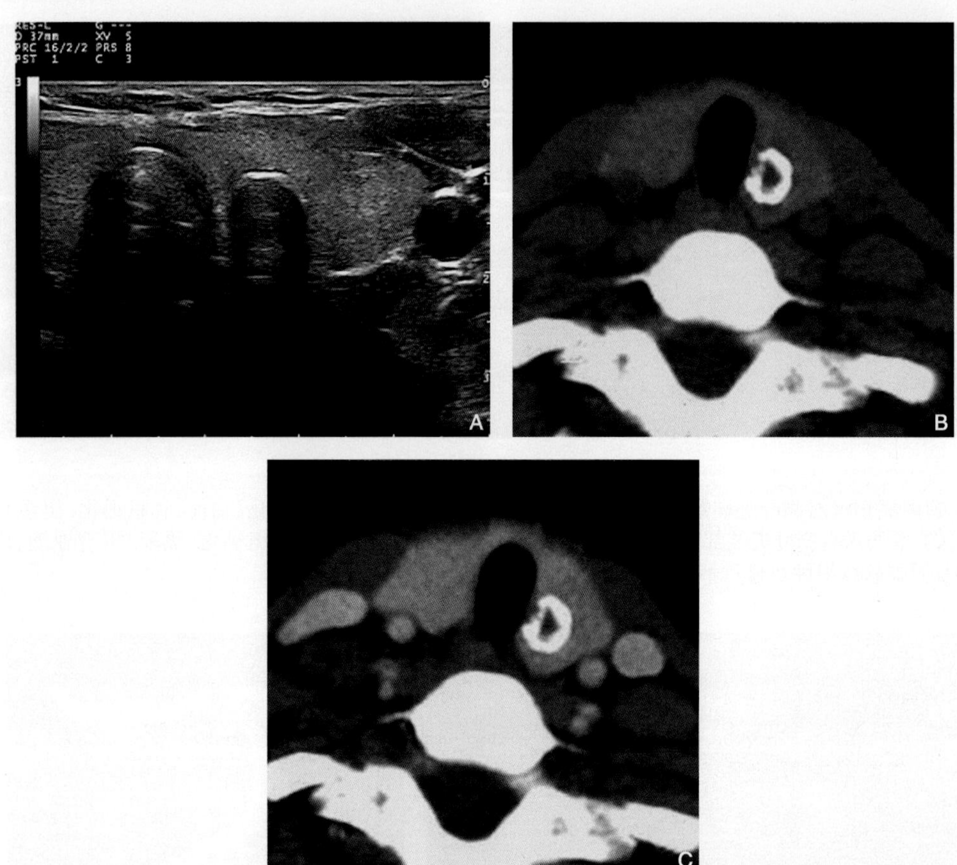

图 9-1-14　甲状腺左侧叶结节性甲状腺肿

A. 超声横切示左侧叶中极弧形钙化，边缘光滑，钙化后方声衰显著，相应结构被掩盖而显示不清；B. CT 平扫示左侧叶环形钙化灶，边界清晰，形态规则；C. CT 增强后示钙化内部强化不明显，仍呈相低密度

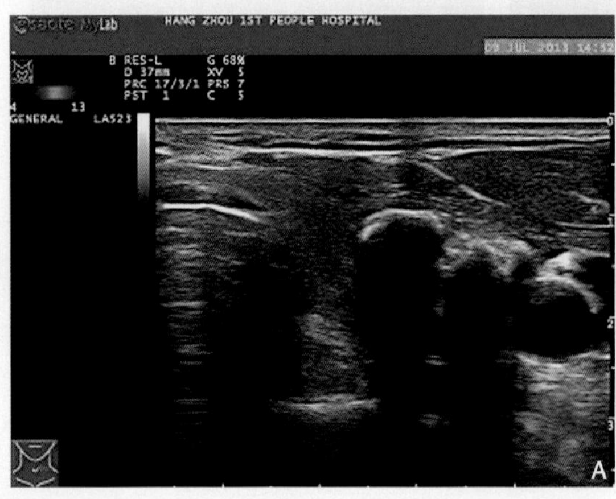

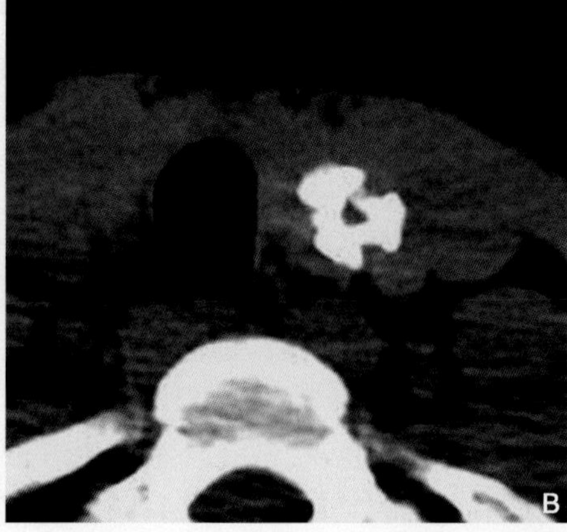

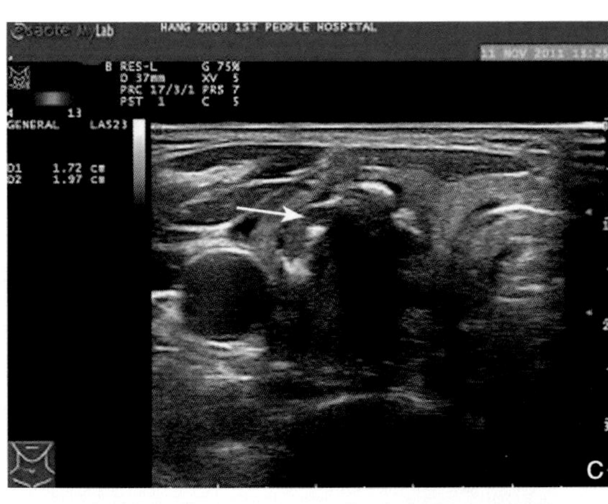

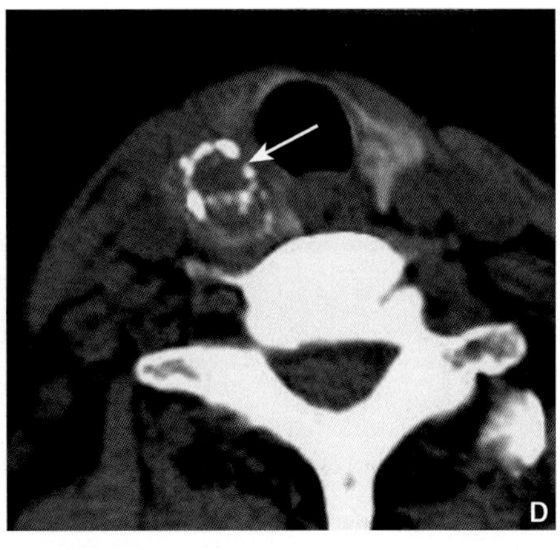

图 9-1-15　甲状腺良恶性病变不规则环形钙化

A. 超声横切示左侧叶下极粗大弧形钙化，前缘不规则，钙化后方声衰显著而整体结构被掩盖；B. CT 平扫示左侧叶下极环形钙化，形态不规则，钙化环壁厚薄不均匀。C、D. 甲状腺右侧叶滤泡细胞癌。C. 超声横切示钙化环中断（箭），钙化环壁厚薄不均匀，其后方声衰显著，相应结构显示不清；D. CT 平扫示钙化环轮廓显示清晰，钙化环壁厚薄不均、中断不连（箭）

（2）钙化环状态：影像学检查中，环状钙化的中断被认为是恶性病变最重要的一个依据，其敏感度和特异度分别为 76.0% ~90.0% 和 47.0% ~69.4%（表 9-1-2），其组织学基础是恶性肿瘤向周围侵袭性生长，破坏钙化环，导致钙化环的中断呈短弧形（图 9-1-15），而良性病变的钙化环完整或呈长弧形（图 9-1-16）。

表 9-1-2　钙化环中断在恶性肿瘤诊断中的敏感度和特异度（%）

	敏感度	特异度		敏感度	特异度
Kim 等	76.3	64.7	黄雅元等	90.0	69.4
Park 等	84.4	47.4			

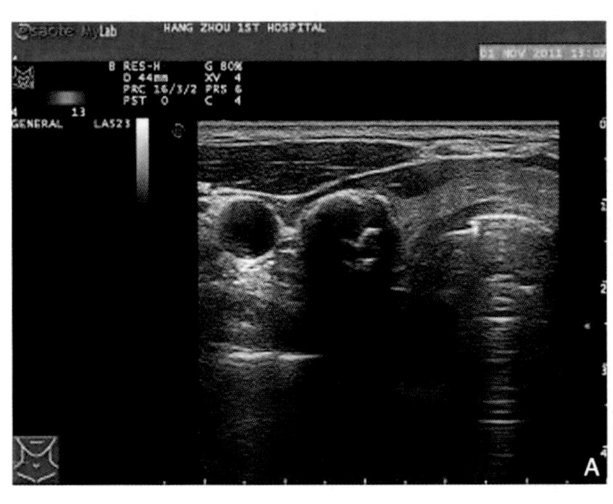

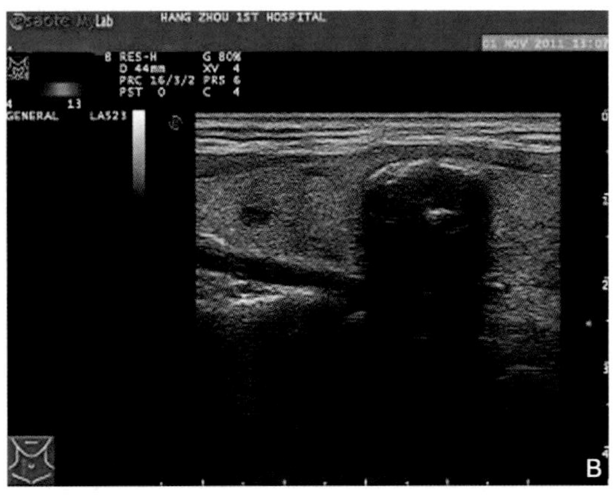

图 9-1-16　甲状腺右侧叶结节性甲状腺肿

A、B. 超声横切和纵切示钙化呈弧形，边缘光整连续，钙化后方声衰显著，相应结构显示不清

（3）内部回声：内部回声是超声诊断的重要依据，与非钙化甲状腺结节相似，恶性病变常呈低回声，良性病变常呈等、高回声（图 9-1-17）。但对于厚壁环状钙化灶，钙化环内部回声常受到钙化前缘声衰影响，甚至完全掩盖，从而无法对环状钙化内部真实回声进行判断（图 9-1-18）。

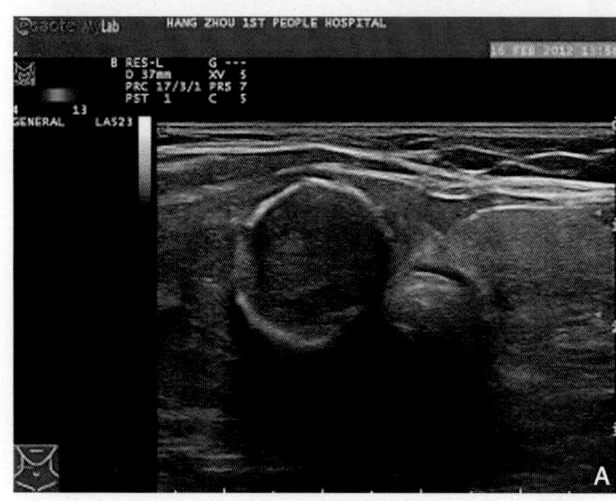

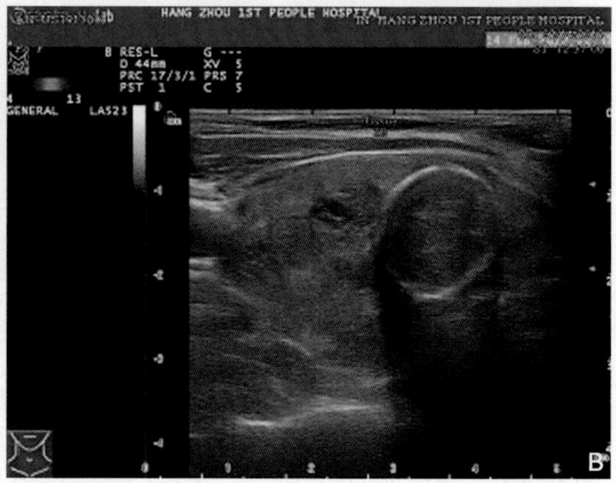

图 9-1-17　甲状腺右侧叶结节性甲状腺肿

A、B. 超声横切和纵切示右侧叶近峡部环形钙化，边缘光滑，钙化未见明显中断，钙化内部与周围甲状腺组织呈等回声

（4）钙化环厚度：环状钙化的厚度在良恶性病变的判断中价值有限，良性钙化可以是薄层规则的环状钙化，也可以是厚薄不均匀的波浪状厚环状钙化，而甲状腺乳头状癌和滤泡细胞癌也可以如此，另外，超声上的薄壁环状钙化，实际上可能是厚壁钙化（图 9-1-18）。

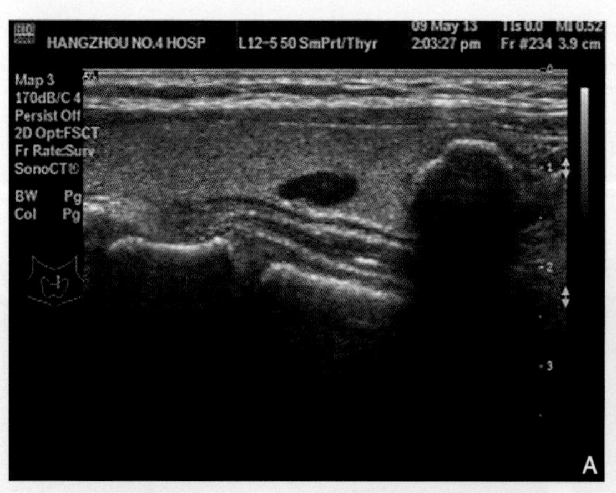

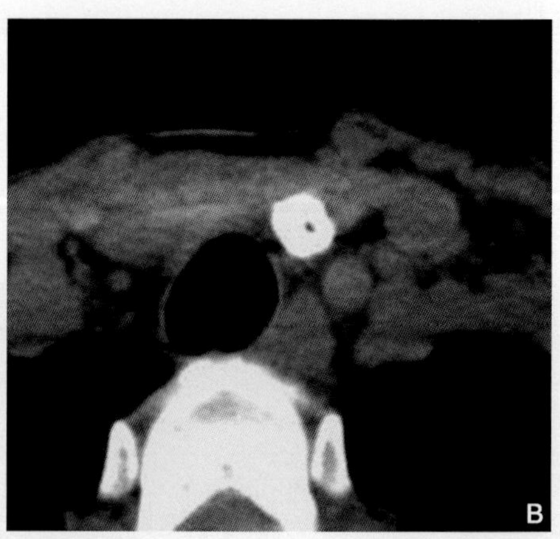

图 9-1-18　甲状腺左侧叶结节性甲状腺肿

A. 超声纵切示左侧叶下极弧形钙化，前缘形态规则，壁厚薄均匀，厚度约 2.0mm，后方声衰显著，相应结构显示不清；B. CT 平扫示钙化形态规则，厚度欠均匀，最厚层面约 5.0mm

（5）强化前后比较：增强后环状钙化内部或边缘较平扫清晰是良性环状钙化的重要征象，其敏感度和特异度分别为 61.2% 和 83.3%。环状钙化边界清晰与否，取决于平扫或增强后环状钙化周围或内部与甲状腺交界区的密度差异，差异越大，边界越清晰，而差异越小，边界越模糊。良性结节的环内或周围纤维成分、梗死、胆固醇结晶沉着及玻璃样变性等因

素，均可引起环内或周围毛细血管床减少而强化程度减低，与周围明显强化的甲状腺组织之间的密度差扩大，增强 CT 上表现为环状钙化周围或内部边界较平扫清晰（图 9-1-19）；虽然部分甲状腺乳头状癌的纤维成分较丰富，但包括甲状腺乳头状癌在内的恶性结节中，一般环内细胞成分丰富，而梗死、胆固醇结晶沉着及玻璃样变性相对较少见，故环内或周围的强化程度与甲状腺组织相仿，二者之间密度差缩小，增强 CT 表现为环状钙化周围或内部较平扫模糊或一致（图 9-1-20）。甲状腺弥漫性病变，如桥本甲状腺炎等，可以引起甲状腺平扫密度及强化程度均减低，增强前后甲状腺组织与病变之间的密度差异均缩小，二者之间的密度差异不能够反映钙化环内部真实的组织结构，造成诊断价值明显降低，故此种鉴别方法不适用于合并桥本甲状腺炎等弥漫性病变患者（图 9-1-21、图 9-1-22）。

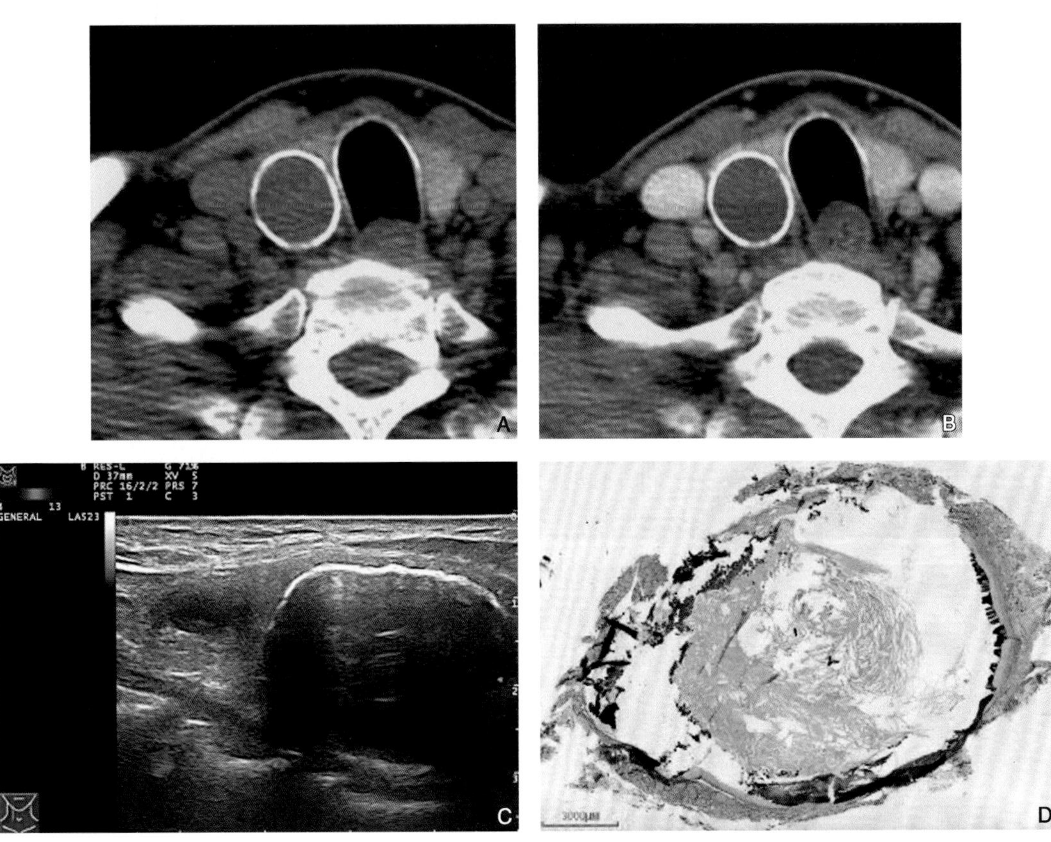

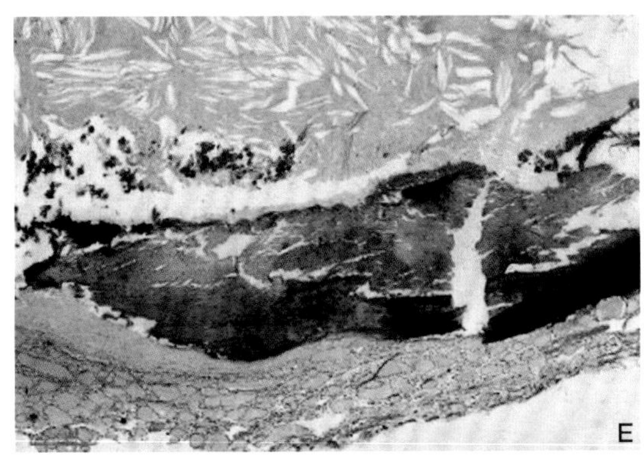

图 9-1-19　甲状腺右侧结节性甲状腺肿

A. CT 平扫示右侧叶中下极类椭圆形环状钙化，边缘光滑，壁厚薄均匀，内部密度均匀，甲状腺组织 CT 值-钙化环内部 CT 值＝80～100Hu；B. CT 增强示环内结构强化不明显，周围甲状腺组织均匀明显强化，增强后甲状腺组织 CT 值-钙化环内 CT 值＝110～120Hu，即增强后甲状腺组织与钙化环内密度差异较平扫增大，边界较平扫更清晰；C. 超声纵切示光滑、连续的弧形钙化，壁厚薄均匀，后方声衰显著；D、E. 镜下结节周边示纤维化、钙化，结节内甲状腺组织梗死伴胆固醇结晶沉着

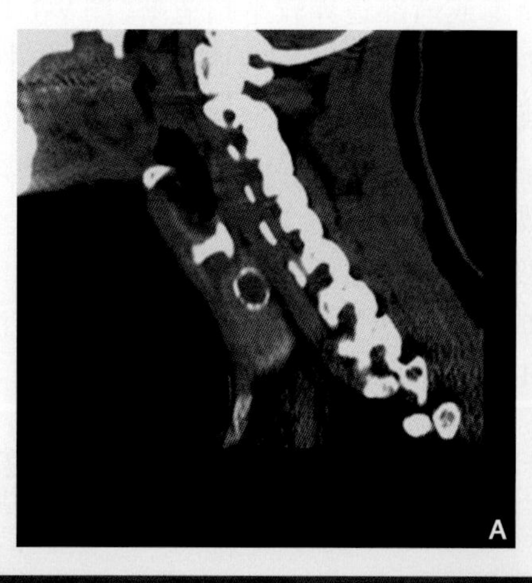
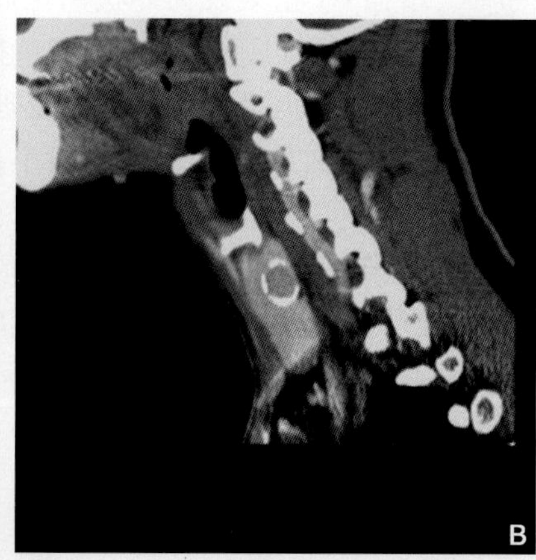
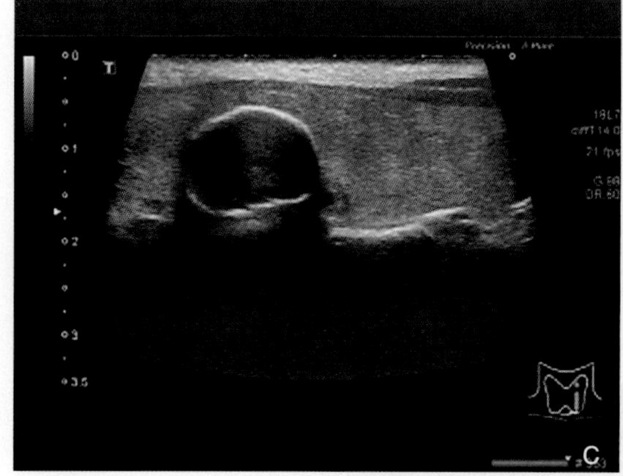
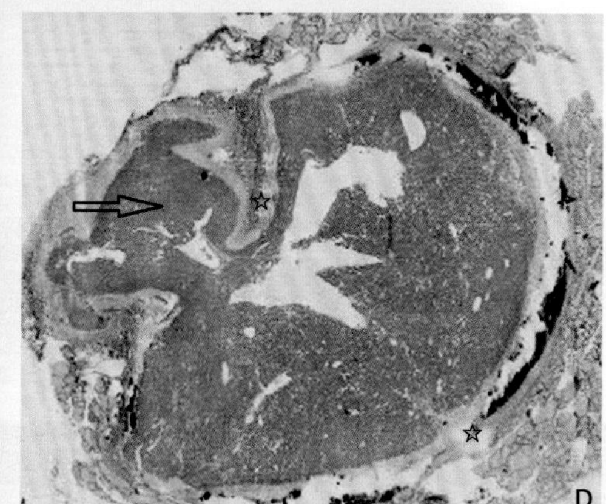
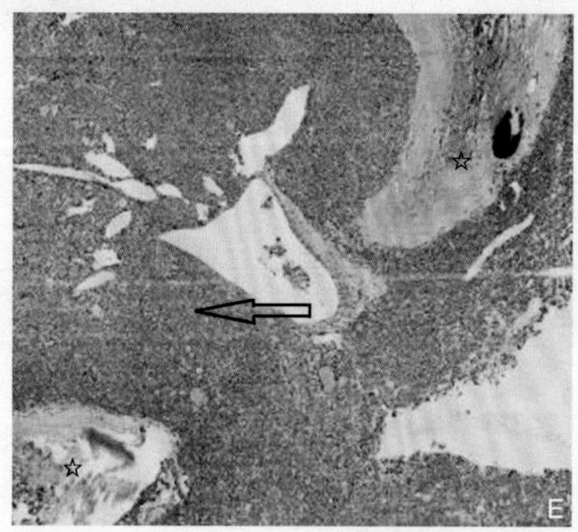

图 9-1-20　甲状腺左侧叶微小浸润性滤泡细胞癌

A. CT 平扫示钙化环呈光滑的类椭圆形，内密度均匀，甲状腺组织 CT 值-钙化环内部 CT 值＝50～60Hu；B. CT 增强示钙化环内部呈中等强化，增强后甲状腺组织 CT 值-钙化环内 CT 值＝15～30Hu，即增强后甲状腺组织与钙化环内密度差异较二者平扫之间差异小，边界较平扫模糊；C. 超声纵切示钙化环光滑，壁厚薄均匀，环内声衰显著呈低回声；D、E. 镜下肿瘤组织呈实性生长，包膜（星号）增厚伴胶原化、钙化，局灶肿瘤组织穿透包膜全层呈蘑菇状向外生长（箭头）

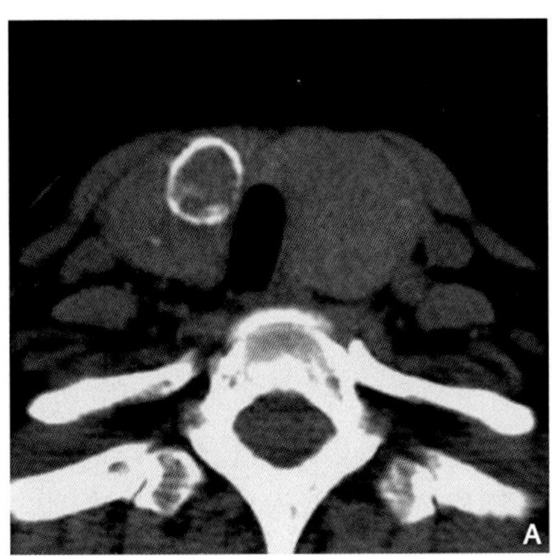
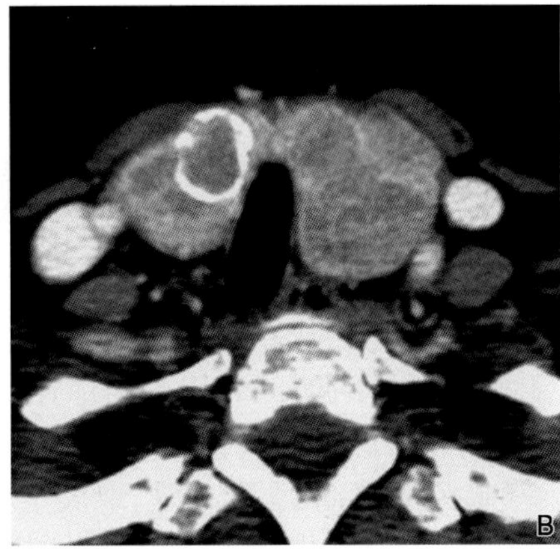

图 9-1-21　甲状腺两侧叶桥本甲状腺炎伴结节性甲状腺肿
A. CT 平扫示两侧叶形态饱满，密度弥漫性减低，右侧叶见光滑椭圆形钙化环，环内密度与周围甲状腺密度一致；B. CT 增强扫描示钙化环内部强化均匀，程度与周围甲状腺一致

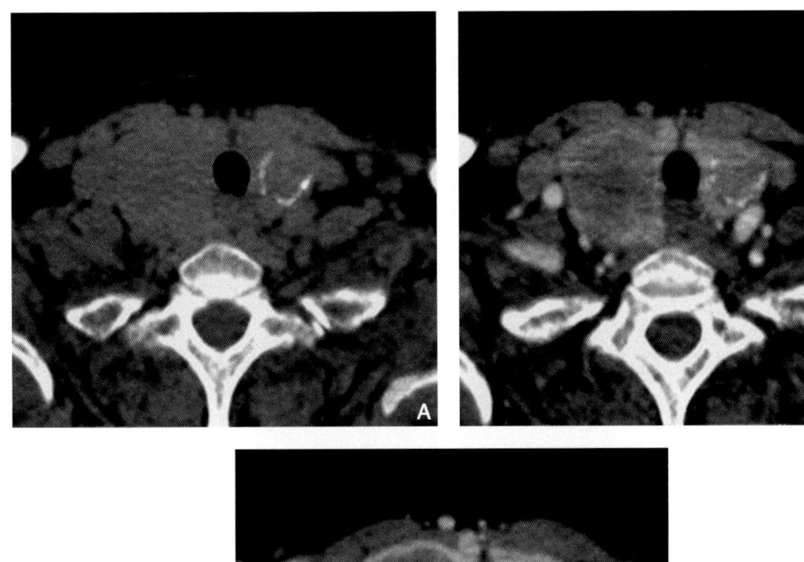
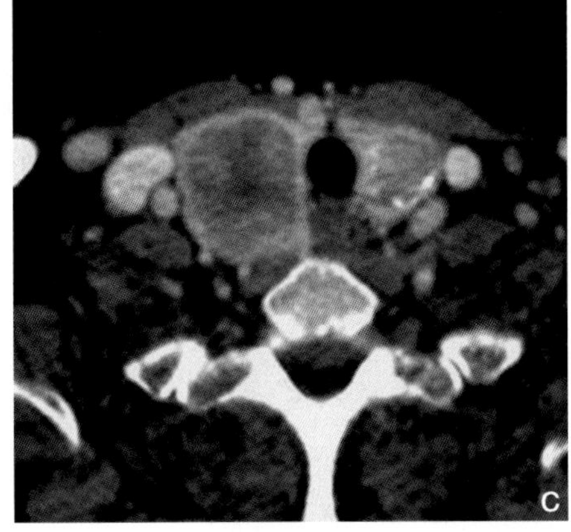

图 9-1-22　甲状腺两侧叶桥本甲状腺炎伴左侧乳头状甲状腺癌、右侧广泛侵袭性滤泡细胞癌
A. CT 平扫示甲状腺两侧叶形态饱满，密度弥漫性减低，左侧叶环状钙化内密度与周围甲状腺组织密度一致；B. CT 增强第一期（注药后 30s）示钙化环内强化程度稍低于周围甲状腺，右侧叶内见类椭圆形稍低强化程度减低区，边界不清。C. CT 增强第二期（注药后 50s）示环内强化均匀，强化程度稍低于周围甲状腺，右侧叶病灶呈不均匀低强化，两侧叶病灶边界均较平扫及增强 CT 第一期转清

通过主观视觉判断增强后钙化环是否转清晰，虽然简单，但避免不了观察者之间判断的误差，显然，将钙化环内部与周围甲状腺之间的密度差，分别在平扫和增强序列进行测量，比较二者之间的差值更为客观，更具有可重复性。对比分析杭州市第一人民医院的 14 枚恶性环状钙化与 57 枚良性环状钙化，当甲状腺组织 CT 值-钙化环内部 CT 值/增强后甲状腺组织 CT 值-钙化环内 CT＝0. 9 时，Youden 指数最大，即以二者之间比值≥0. 9 作为诊断恶性环状钙化的依据，其敏感度和特异度分别为 92. 9% 和 87. 7%，随着比值的增加，虽然诊断恶性环状钙化的敏感度降低，但特异度有所提升。

（6） 高强化征象：环状钙化内部高强化征象对良性病变诊断的敏感度虽然仅 16. 3%，但特异度近 100%，说明一旦环状钙化内部呈高强化，基本可以排除恶性肿瘤的可能性，其发生机制为：环状钙化内部的强化程度，取决于环内细胞成分与滤泡成分所占比例的大小、滤泡自身的大小，以及纤维化、梗死、胆固醇结晶沉着、玻璃样变性等结构的多少，细胞成分多、滤泡小而少时，病变强化显著，增强 CT 表现为高强化，常见于小滤泡腺瘤性病变（图 9-1-23）及滤泡上皮增生明显的结节性甲状腺肿（图 9-1-24）；而滤泡较大、较多或纤维化、梗死、胆固醇结晶沉着及玻璃样变性等结构较多时，毛细血管床被占据而导致病变强化程度减低，增强 CT 表现为低强化，常见于囊变、坏死的结节性甲状腺肿（图 9-1-19）及甲状腺癌（图 9-1-20）等。

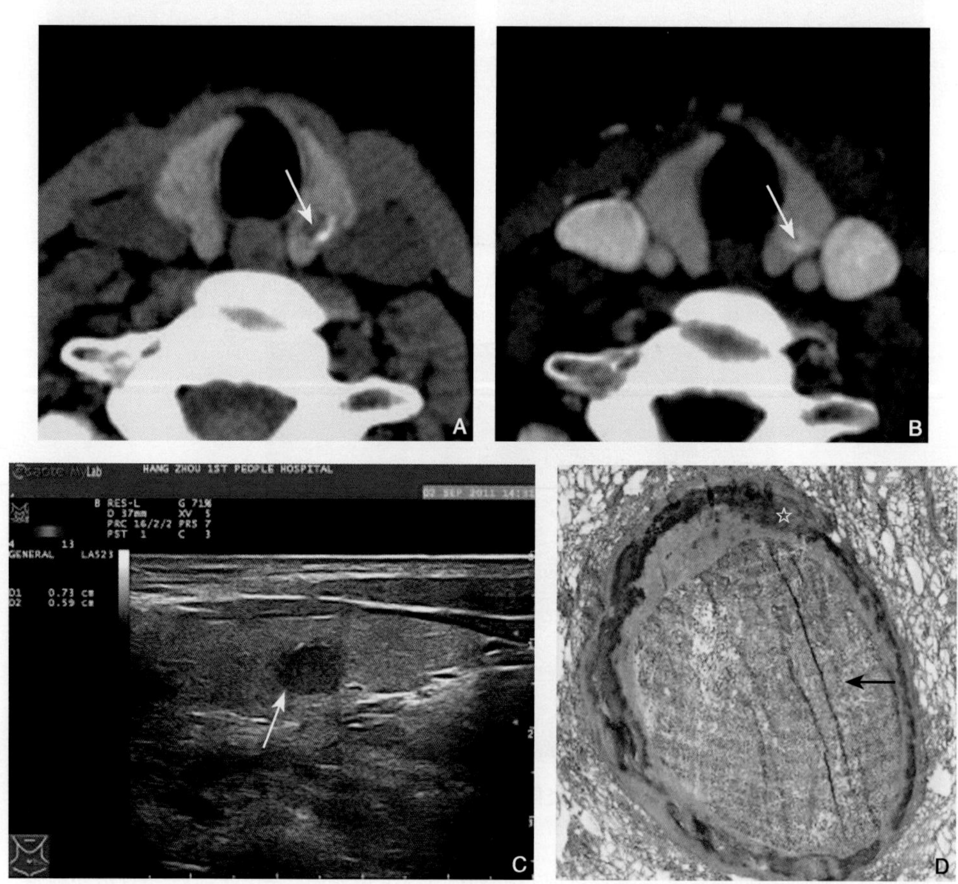

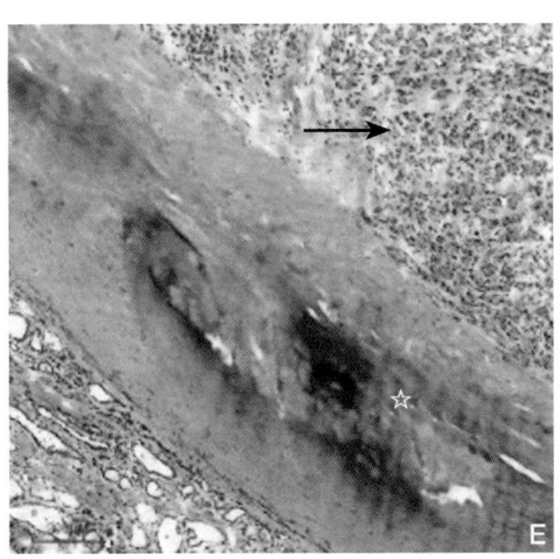

图 9-1-23　甲状腺左侧叶结节性甲状腺肿伴腺瘤形成

A. 左侧叶中极环状钙化影，壁欠均匀，环内密度均匀；B. CT 增强示环状钙化内部明显强化，高于周围甲状腺组织呈高强化；C. 超声纵切示结节前缘见部分弧形钙化，薄壁，未见环状，边缘光滑，内部呈均匀低回声；D、E. 镜下示结节表面包膜（星号）增厚、玻璃样变伴钙化，内见腺瘤（箭头）呈微滤泡状生长

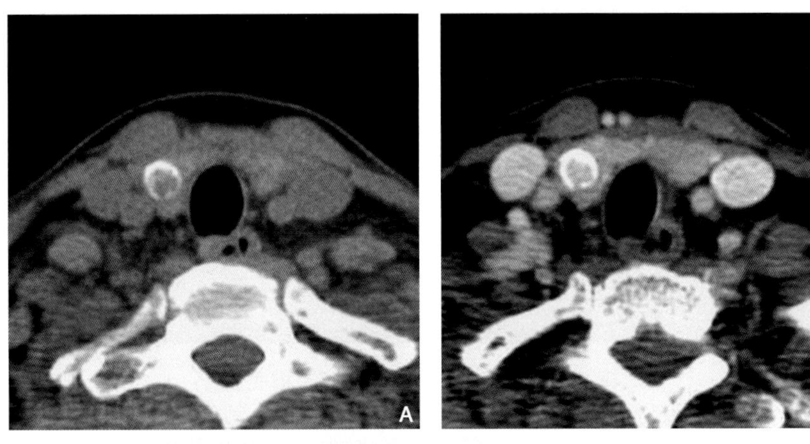

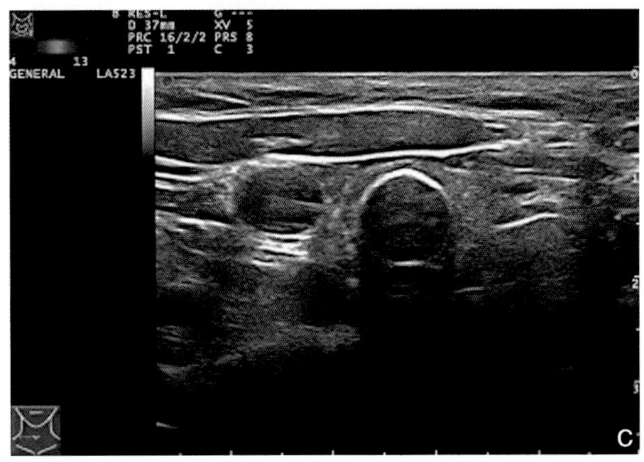

图 9-1-24　甲状腺右侧叶结节性甲状腺肿

A. CT 平扫示右侧叶下极环形钙化，边缘光整，环内密度均匀；B. CT 增强示环内强化显著，高于周围甲状腺密度；C. 超声横切示钙化环光整，壁厚薄均匀，内部呈低回声

4. 粗钙化

（1）形态：粗钙化在大小及形态上变化多端，且会引起明显声衰而致超声诊断价值降低，另外，伴有粗大钙化的良恶性结节，多伴有显著的纤维化，在超声上均表现为相似的回声不均和低回声，难以对良、恶性进行鉴别（图 9-1-25）。

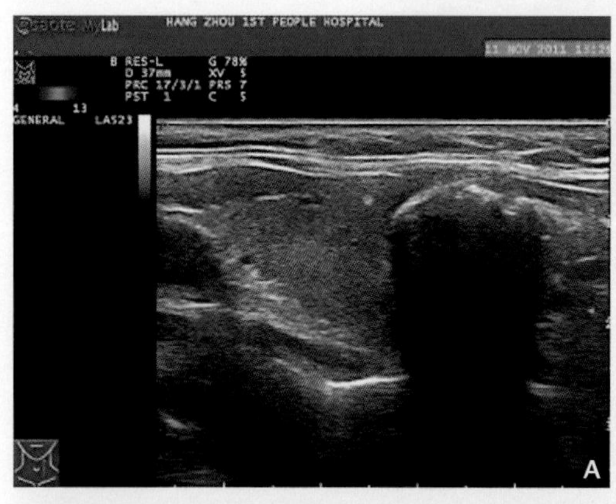

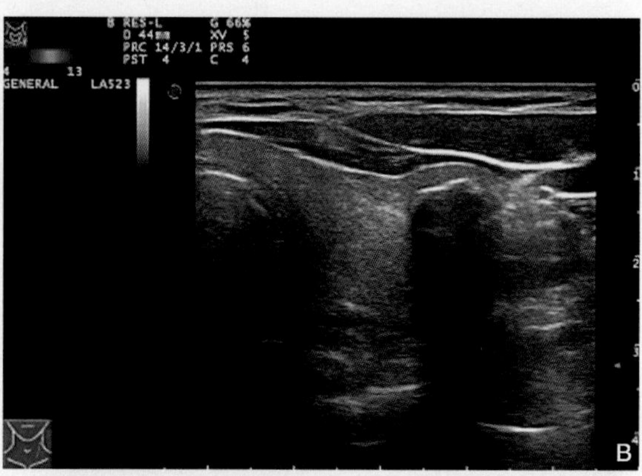

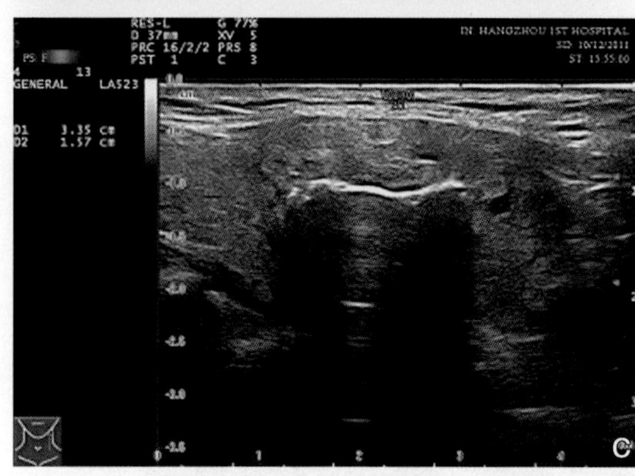

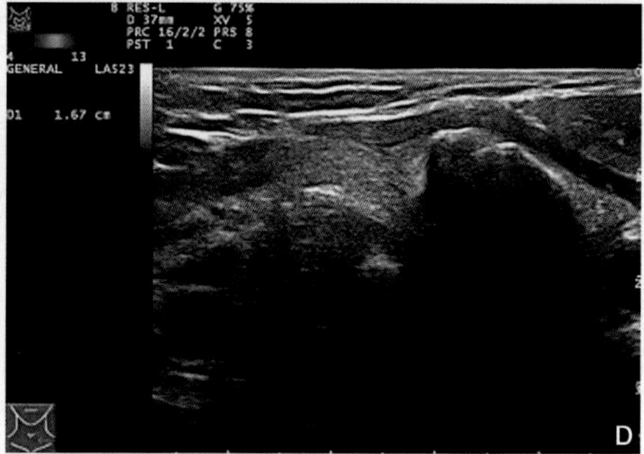

图 9-1-25　不同病变粗钙化超声模式

A. 甲状腺左侧叶乳头状癌，超声纵切示钙化壁厚薄较均匀，局部中断，钙化后方声衰显著；B. 甲状腺左侧叶乳头状癌，超声横切示钙化壁厚薄均匀，局部中断，钙化后方声衰显著；C. 甲状腺左侧叶结节性甲状腺肿，钙化局部欠连续，厚薄基本均匀，钙化后方声衰显著；D. 甲状腺左侧叶结节性甲状腺肿，钙化局部中断，壁厚薄欠均匀，钙化后方声衰显著

CT 不受声衰的限制，能够完整显示粗钙化的形态，并根据钙化的形态对病变的良恶性进行判断，如良性结节因膨胀性生长而呈规则的圆形、椭圆形，其钙化也表现为相应的圆形、椭圆形或弧形（图 9-1-26），良性结节内发生囊变坏死时，钙化沿着间隔分布呈粗细均匀的索条状；恶性结节常为浸润性生长，多无包膜，瘤体边缘多呈不规则的分叶状及尖角状，其钙化也表现为相应的不规则形态（图 9-1-26），以钙化形态不规则作为判断非孤立性粗钙化（即钙化周围存在软组织肿块）恶性的征象，敏感度和特异度分别为 57. 1% 和 71. 7%。钙化的分布状态在结节的良、恶性判断方面具有重要价值，如多发或簇状粗钙化对恶性结节的诊断具有重要的提示价值（图 9-1-27）。

（2）CT 增强钙化周围晕征：即增强后钙化周围较平扫清晰（图 9-1-28）。晕征是否存在，取决于平扫或增强后钙化周围与甲状腺交界区的密度差异，差异越大，边界越清晰，而差

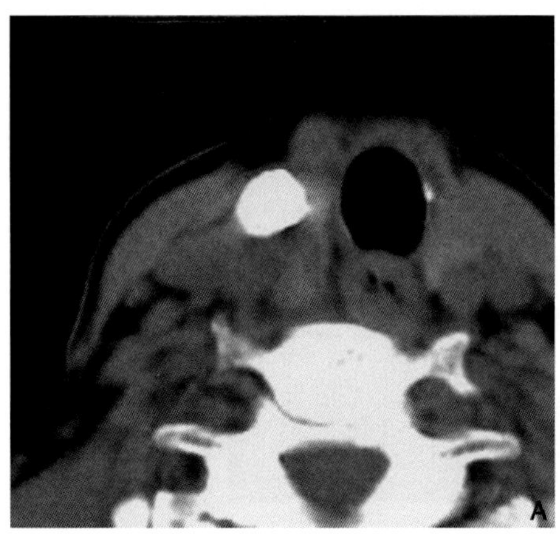

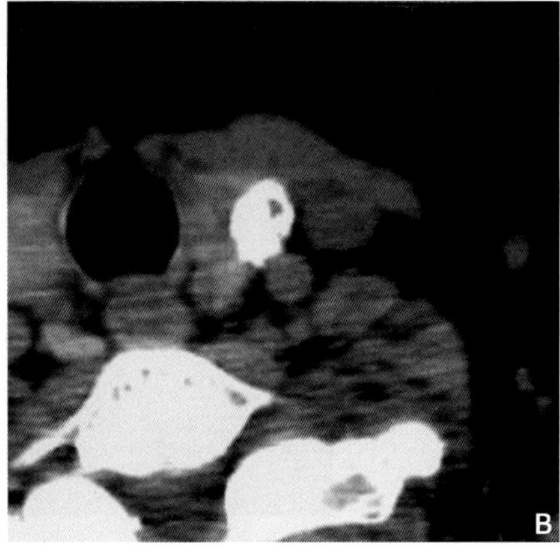

图 9-1-26　不同病变粗钙化 CT 模式

A. 右侧叶结节性甲状腺肿，钙化呈形态规则的类椭圆形；B. 左侧叶乳头状甲状腺癌，钙化形态不规则，边缘呈浅波浪状

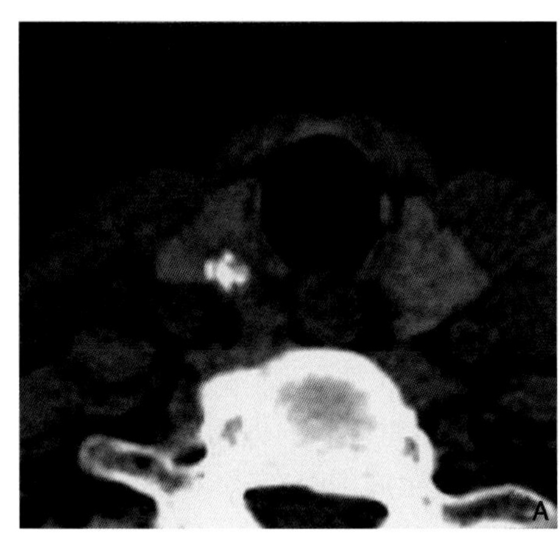

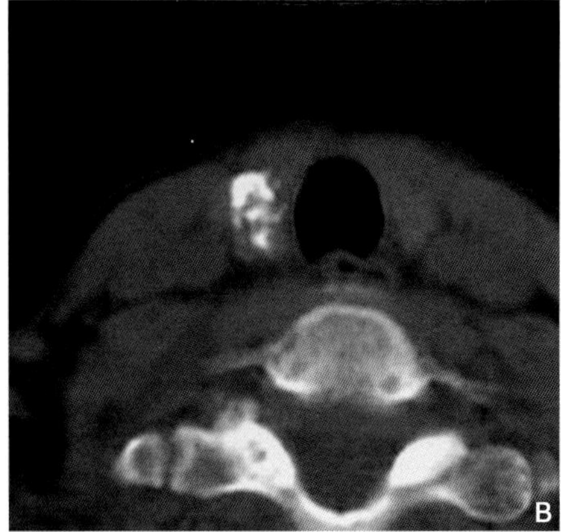

图 9-1-27　恶性肿瘤簇状钙化

A. 右侧叶中部乳头状癌，CT 平扫示簇状粗钙化灶，钙化灶大小及形态较一致，呈球形；B. 右侧叶乳头状癌，CT 平扫示钙化呈粗细混合亚型，以粗钙化为主，呈簇状分布

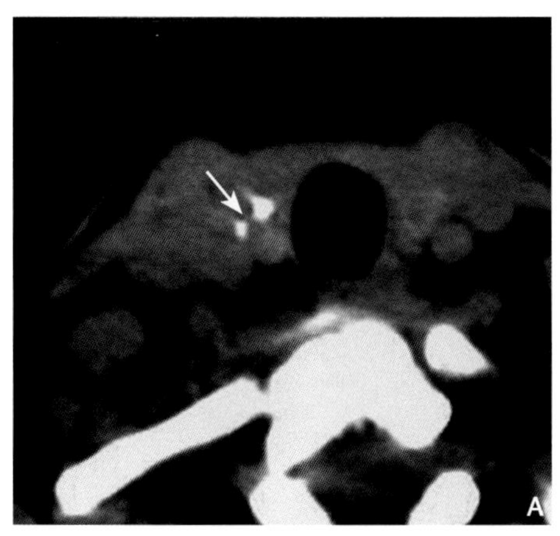

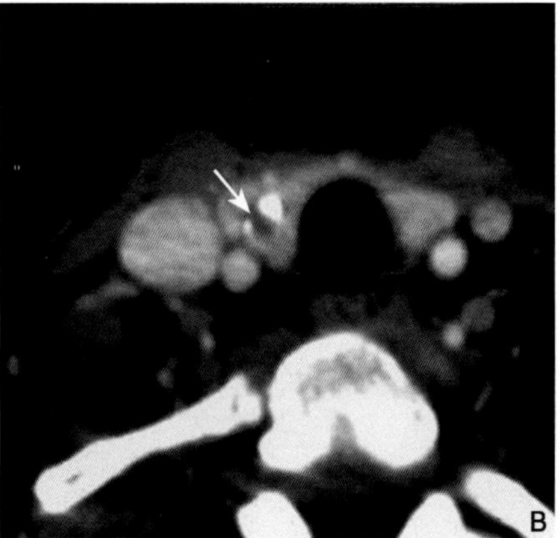

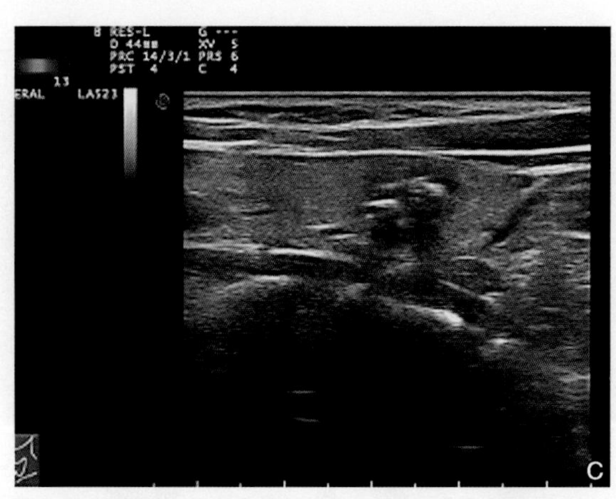

图 9-1-28　甲状腺右侧叶结节性甲状腺肿

A. CT 平扫示右侧叶下极两枚粗钙化，钙化周围与周围甲状腺密度相仿（箭）；B. CT 增强示钙化周围出现晕状强化程度减低区（箭），与平扫相比，钙化周围边界转清晰；C. 超声纵切示结节呈低回声，边界欠清晰，内见混合亚型钙化

异越小，边界越模糊。以结节性甲状腺肿为主的良性病变存在血供较少及纤维成分、胶样成分较多等因素，强化程度较低或无强化而与周围明显强化的甲状腺组织密度差异扩大，钙化周围出现晕状无强化或低强化的低密度区，即增强后钙化周围较平扫清晰；与结节性甲状腺肿相比，恶性结节血供丰富，囊变坏死少，尤其是乳头状甲状腺微小癌，强化较明显而与周围明显强化的甲状腺组织密度差异缩小或相仿，钙化周围无相对低密度的晕征出现，即增强后边界较平扫模糊或相仿（图 9-1-29）。如果良性结节的血供丰富或纤维成分及胶样成分少，则增强后较平扫模糊和相仿，恶性结节周围出现较明显的纤维化，则增强后表现为较平扫清晰，故增强 CT 钙化周围晕征的有无在一定程度上反映了组织学的微循环及纤维化、胶样成分的情况。晕征对良性非孤立性粗钙化结节诊断（即钙化周围存在软组织肿块）的敏感度、特异度和阳性预测值分别为 60.8%、71.4% 和 85.9%。由此可见，对于粗钙化结节，尤其是粗钙化所占比例大的结节，超声或 CT 均缺乏敏感度和特异度足够高的影像学征象，而对于声衰显著的粗钙化结节，形态及增强 CT 钙化周围晕征不失为一种鉴别良、恶性简单有效的 CT 征象。甲状腺弥漫性病变，如桥本甲状腺炎等，可以引起甲状腺平扫密度及强化程度均

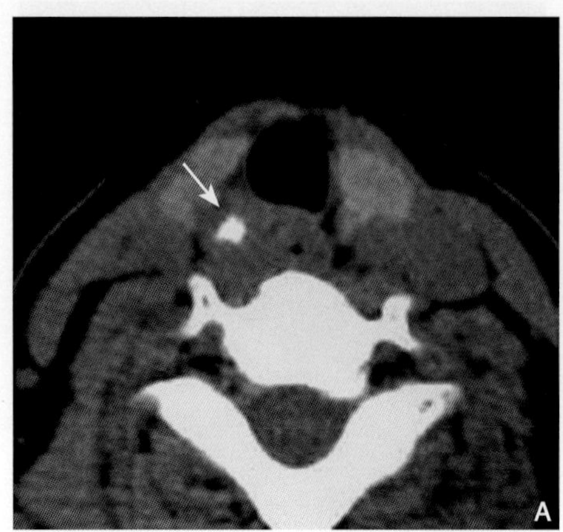

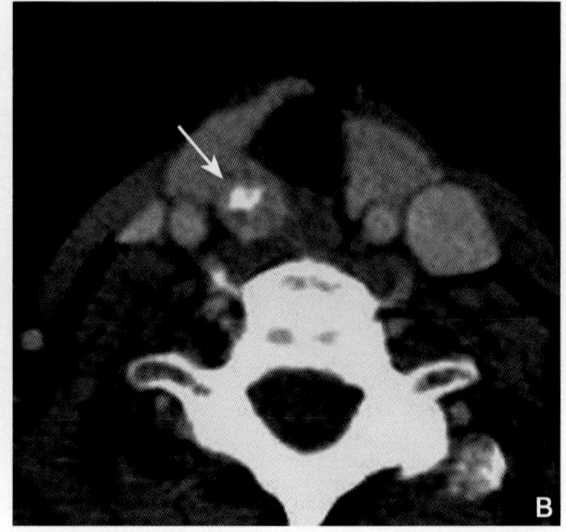

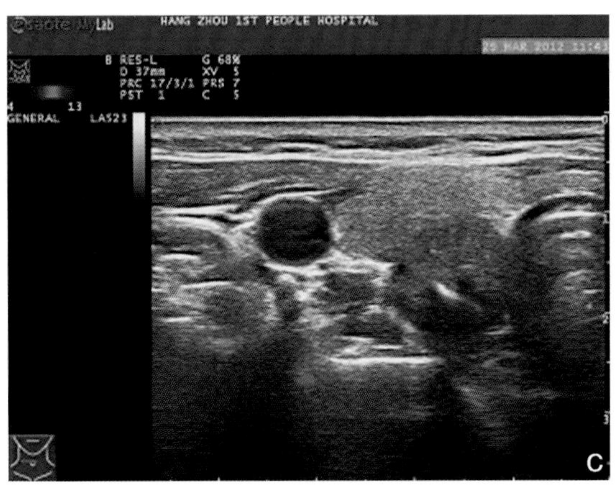

图 9-1-29　甲状腺右侧叶乳头状癌

A. CT 平扫示右侧叶低密度结节影，内见粗大钙化，结节与甲状腺之间、钙化与结节之间密度差异较大，边界清晰（箭）；B. CT 增强示低密度影强化较明显，与平扫比较，结节与甲状腺之间、钙化与结节之间密度差异缩小，边界不清（箭）；C. 超声横切示右侧叶类圆形稍低回声结节，界清，内见粗大钙化

减低，增强前后甲状腺组织与病变之间的密度差异均缩小，二者之间的密度差异不能够反映钙化周围与甲状腺组织之间的差异，造成诊断价值明显降低，故此种鉴别方法不适用于合并桥本甲状腺炎等弥漫性病变患者。

5. 孤立性粗钙化

（1）形态：对孤立性粗钙化形态的判断，CT 较超声更为客观，因为前者是从钙化结节的整体来判断，而后者仅是从钙化的前缘来观察。超声中形态不规则在良、恶性粗钙化中分别占 40.0% 和 59.3%，CT 中形态不规则在良、恶性粗钙化中分别占 56.7% 和 59.3%，说明形态不规则在超声或 CT 中均无意义，不可单独通过形态而判断孤立性粗钙化的良、恶性。

（2）局限性：孤立性粗钙化是指直径≥2.0mm 且周围无软组织肿块的钙化。超声对伴明显声衰的粗钙化的观察具有局限性，超声引导下细针抽吸活检（FNAB）虽然被认为是鉴别甲状腺结节良、恶性的最佳检查方法，但细针常难以穿透质地坚硬的粗钙化结节，或即使穿透，常难以取得足够的组织学标本，从而造成诊断上的困难；CT 检查虽无声衰限制，但也仅能对钙化结节的大小、形态、伪影等进行判断，所以，超声和 CT 在孤立性粗钙化结节的诊断方面提供的信息均有限，是目前甲状腺钙化性病变诊断的难点。

（3）窗技术的价值：在甲状腺病变的 CT 影像诊断中，多采用软组织窗（W 200～400Hu L 20～40Hu）对病变的影像学征象进行观察，因为与骨窗比较，软组织窗显示的软组织内容更丰富，与周围结构的关系更鲜明。实际上，软组织窗也存在一定不足，如对于多发簇状粗钙化或钙化中断不连，在软组织窗下可能为孤立性粗钙化（图 9-1-30），前者强烈提示恶性病变，而后者在良、恶性病变的判断中价值有限，故对于孤立性粗钙化，增加窗宽窗位，如骨窗（如骨窗，W≥1000Hu，L≥500Hu），对钙化进行判断是非常必要的。

（4）声衰及伪影产生机制：超声钙化声衰的产生机制是反射界面声阻抗较大，声波无法

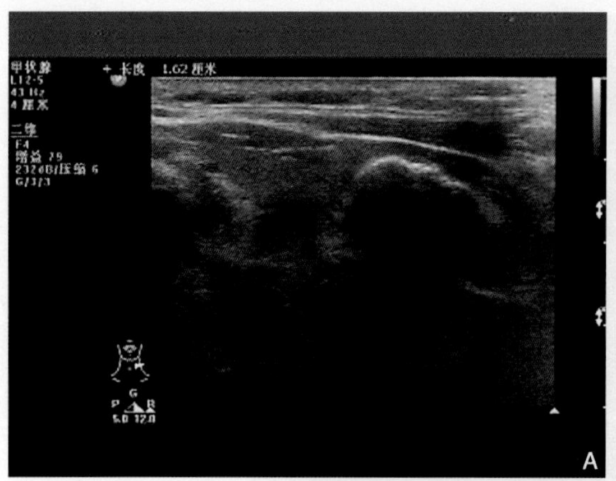

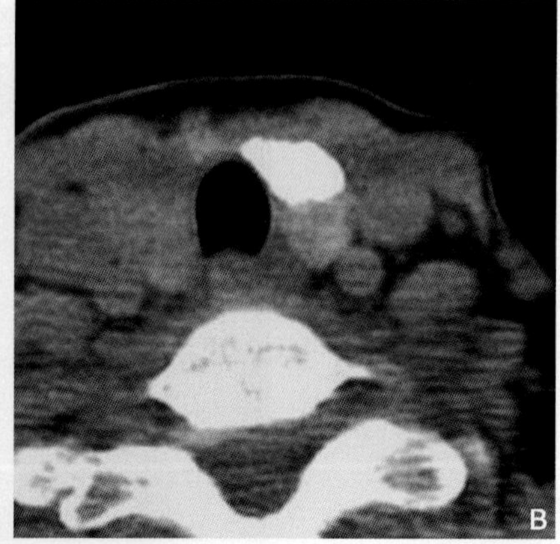

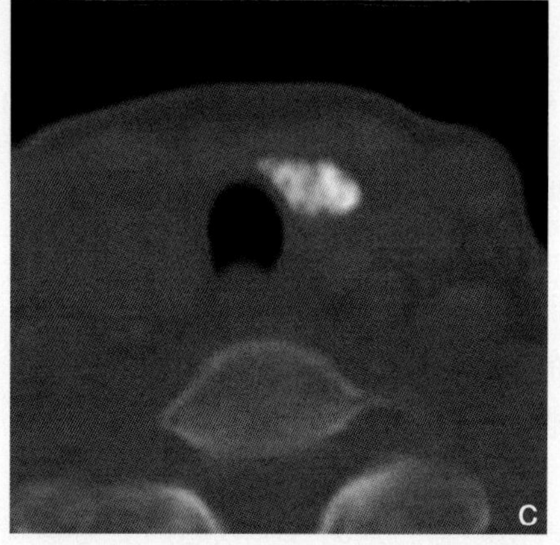

图 9-1-30　甲状腺左侧叶近峡部乳头状癌伴钙化

A. 超声横切示左侧叶近峡部弧形钙化，钙化连续，钙化后方声衰显著而相应结构显示不清；B. CT 平扫软组织窗示左侧叶近峡部孤立性粗钙化，周围未见明显伪影；C. CT 平扫骨窗示钙化中断不连，呈“蜂窝状”或“簇集状”表现

通过，或者反射界面吸收过多的声波，导致钙化后方无声波；CT 平扫钙化产生机制是射线硬化效应和部分容积效应，前者是 X 线穿过高密度的孤立性钙化结节后发生衰减，导致对应的投影数据缺失，周围组织信息丧失而产生钙化伪影，典型的硬化伪影表现为“杯状”，中间黑，边缘白，后者是同一层扫描中包含孤立性钙化和甲状腺组织时，所测值是这两种物质的平均密度，而不能反映出单纯孤立性钙化结节或甲状腺密度。

（5）伪影与组织学关系：不难理解，钙化的声阻抗越大或密度越高，相应钙化后方声衰或周围伪影征象越明显。与组织学对照，超声钙化是否中断和 CT 平扫钙化周围是否存在伪影在一定程度上反映了其内钙化或骨化的程度及空间分布：恶性粗钙化则以间断且松散的小斑状、砂粒状、分隔状为主，钙化间见恶性肿瘤细胞的浸润，相应 CT 检查中伪影不明显或无伪影（图 9-1-31、图 9-1-32），而良性粗钙化或骨化多以连续且密实的板状、块状、条状、弧状及结节状为主，相应 CT 检查中出现伪影（图 9-1-33）。由此可见，良、恶性孤立性粗钙化的分布模式存在很大差异，考虑与以下两点病理机制有关：①恶性肿瘤细胞可以破坏原本连续的粗钙化，导致钙化中断不连（图 9-1-31）；②恶性肿瘤钙化的形成机制与良性不同，后者形成的钙化本身就是小斑片、砂粒状或分隔状，如砂粒体形成的钙化（图 9-1-32）。

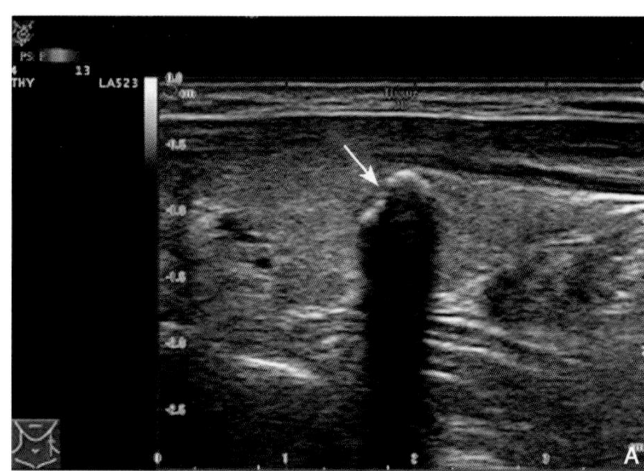
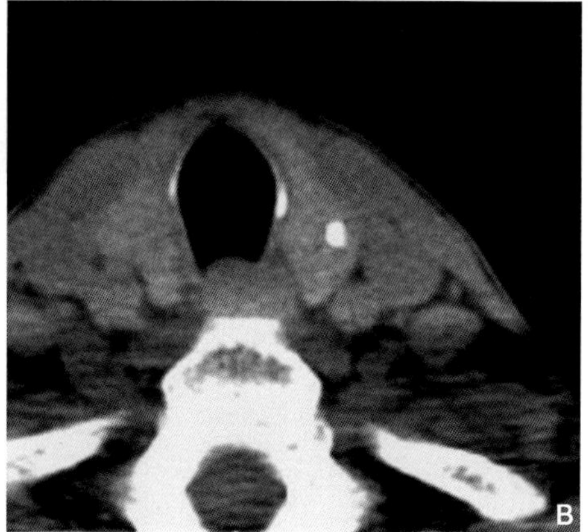
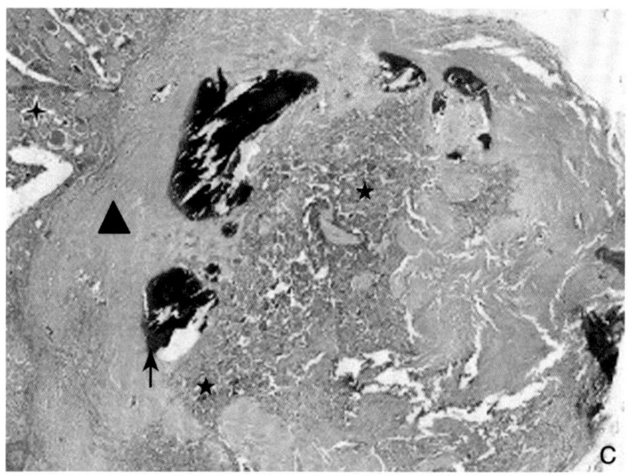

图 9-1-31　甲状腺左侧叶乳头状甲状腺癌

A. 超声纵切示左侧叶弧形钙化，壁厚薄均匀，局部中断不连（箭），钙化后方声衰显著而影响对结节本身回声的判断；B. 左侧叶孤立性粗钙化结节，周围未见明显软组织肿块及伪影；C. 镜下示钙化环不连续（箭头），钙化内部及钙化之间见乳头状癌组织（五角星），钙化周围见厚薄不均匀纤维包膜（三角形）

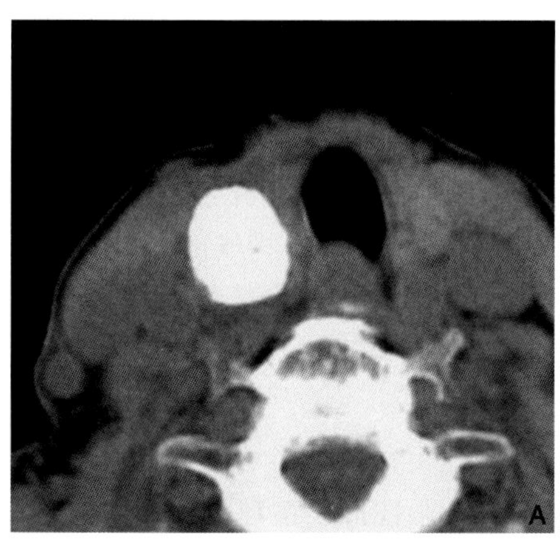
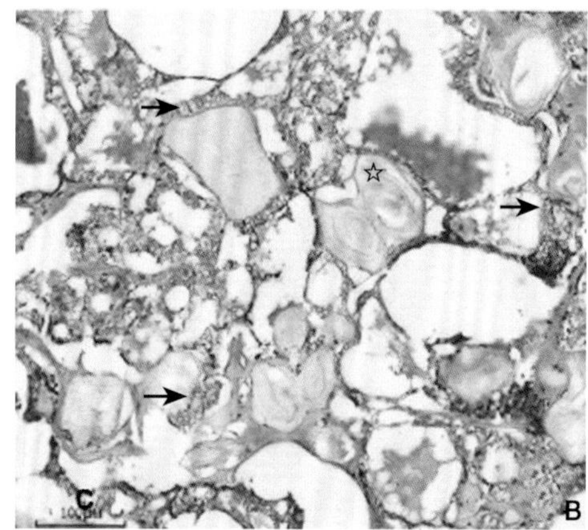

图 9-1-32　右侧甲状腺乳头状癌

A. 右侧叶上极类椭圆形钙化灶，界清，周围未见明显伪影；B. 甲状腺乳头状癌伴砂粒体形成高倍镜下表现，☆示砂粒体，箭头示乳头状癌组织

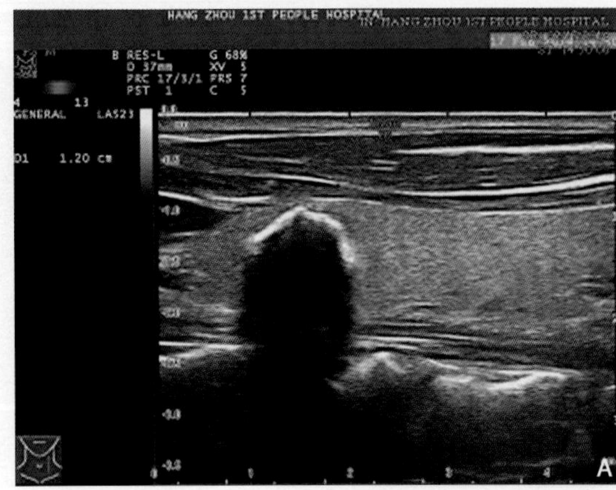

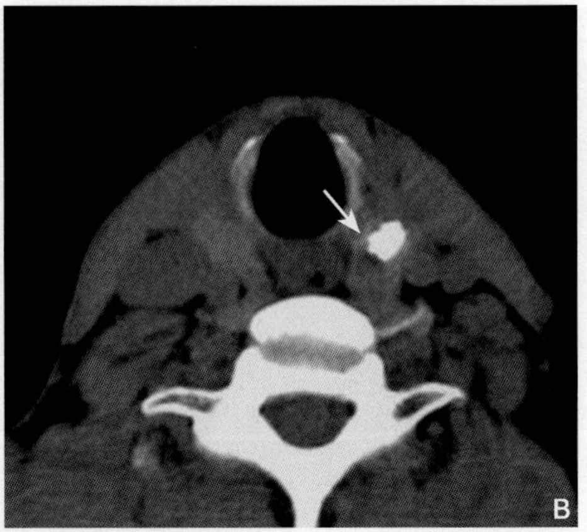

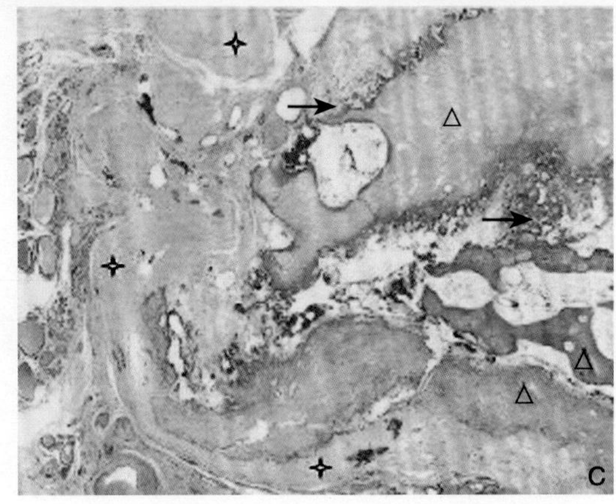

图 9-1-33　甲状腺左侧叶结节性甲状腺肿伴钙化

A. 超声纵切示左侧叶上极弧形钙化，壁连续，厚薄均匀，后方声衰显著而掩盖结节内部的回声特征；B. 左侧叶上极不规则粗钙化结节，周围伪影显著；C. 结节性甲状腺肿伴钙化、骨化低倍镜下表现，箭头示骨化钙化区，三角形示骨化区，四角星示纤维化区

胡斌等通过钙化有分隔（骨窗观察）和无伪影（软组织窗观察）对恶性孤立性粗钙化进行判断，其敏感度和特异度分别为 80.0% 和 49.1%、71.4% 和 73.7%，即二者虽然均具有较高的敏感度，但特异度不足，两个征象单独应用均不是判断恶性孤立性粗钙化的理想指标，有分隔联合无伪影（图 9-1-34），对诊断恶性结节的敏感度和特异度分别为 57.1% 和 96.5%，与单独有分隔或无伪影征象比较，虽然敏感度有所降低，但特异度显著提高，对降低恶性结节误诊率具有重要意义；无分隔联合有伪影（图 9-1-35），对诊断良性结节的敏感度和特异度分别为 38.6% 和 94.3%，与单独无分隔或有伪影征象比较，虽然敏感度也有所降低，但特异度亦显著提高，从而减少了不必要的手术创伤。

超声钙化中断和 CT 平扫钙化无伪影对孤立性恶性粗钙化结节诊断的敏感度和特异度分别为 66.7% 和 76.7%、70.4% 和 81.7%，二者联合对恶性孤立性粗钙化结节诊断的敏感度和特异度分别为 44.4% 和 95%（图 9-1-31）；超声钙化连续和 CT 平扫钙化周围伪影联合对良性孤立性粗钙化结节诊断的敏感度和特异度分别为 63.3% 和 92.6%（图 9-1-33），由此可见，超声与 CT 征象联合同样显著提高了良、恶性孤立性粗钙化结节的辨别能力，值得推广应用。

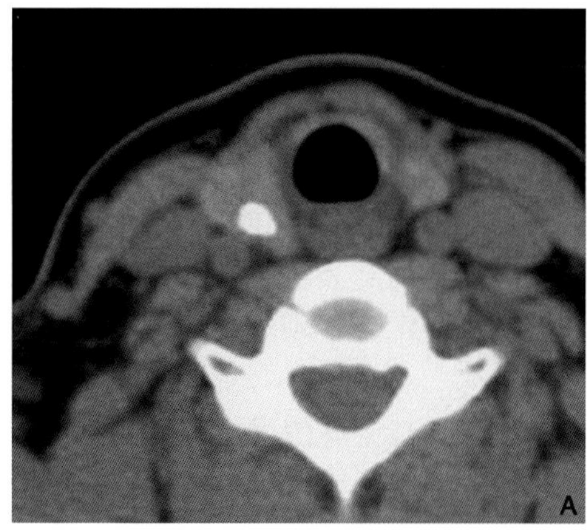

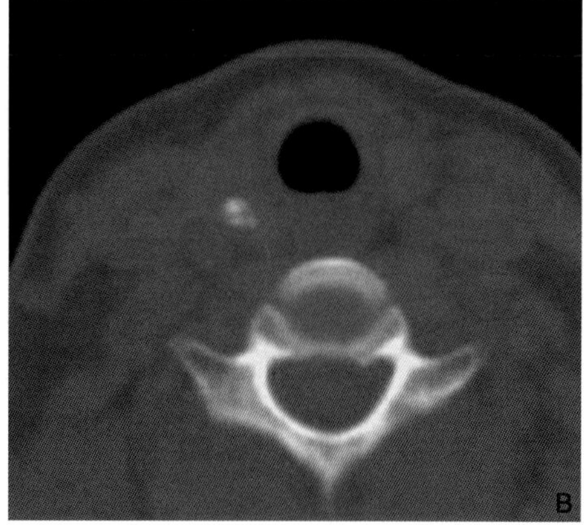

图 9-1-34　甲状腺右侧叶乳头状癌伴钙化

A. 软组织窗(W350,L40)示甲状腺右侧叶粗钙化,形态规则,周围无软组织肿块及伪影;B. 骨窗(W1600,L250)示钙化内见分隔征象

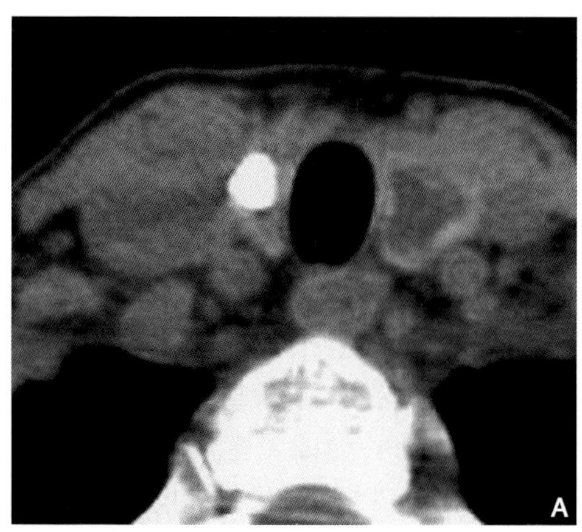

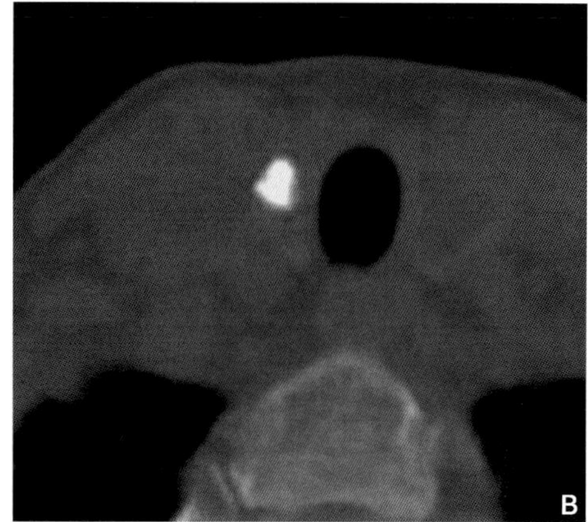

图 9-1-35　甲状腺右侧叶结节性甲状腺肿伴钙化

A. 软组织窗(W350,L40)示右侧叶粗钙化,形态规则,周围无软组织肿块,边缘见黑白相间的伪影;B. 骨窗(W1600,L250)示钙化内无分隔

6. 病理学证实的钙化影像学分型及意义

(1) 超声分型:在微钙化、粗钙化、环状钙化和孤立性钙化的超声分型中,微钙化的判断受到操作者主观因素影响最大,如扫描过程中没有发现或将微小胶原化、纤维化及甲状腺滤泡内浓缩的少量胶质等视为微钙化。病理切片是判断钙化的金标准,但大部分良、恶性结节的钙化形态及分布在病理学上表现相似,并非所有的钙化都能在病理报告中反映出来,因此,病理学诊断报告上提及钙化的结节,可以判断钙化存在,而未提及钙化时,尚不能说明结节内无钙化。

对同时符合病理和超声诊断钙化标准(伴有或不伴有声影的灶状强回声)的良、恶性结节的超声进行分析,采用微钙化、粗钙化、环状钙化、混合钙化(微钙化+粗钙化、微钙化+环状钙化、微钙化+粗钙化+环状钙化)、微钙化+混合钙化几种分型方法,结果表明,微钙化及微钙化+混合钙化更常见于恶性结节中,其诊断恶性结节的敏感度、特异度、阴性预测值和准确度分别为 50.0%:70.9%:86.9%:67.2%和 78.0%:47.4%:91.0%:52.8%，粗钙化更常见于良性结节中，其对良性结节诊断的敏感度、特异度、阳性预测值和准确度分别为 36.9%:85.4%:92.2%:45.5%。环状钙化和混合钙化在良、恶性结节的判断中无统计学差异。

对比符合超声诊断标准及同时符合病理和超声诊断标准的钙化分型，虽然微钙化在二者中均具有统计学差异，但后者的敏感度(50.0%)高于前者(24.0%~44.0%)，特异度(70.9%)明显低于前者(87.0%~97.0%)。此外，后者的研究表明，混合钙化虽然在良、恶性结节的判断中无统计学差异，但将混合钙化并入微钙化中，可以明显提高恶性结节诊断的敏感度和阴性预测值，减少恶性结节漏诊的发生率。

(2) CT 分型：对同时符合病理和 CT 诊断钙化标准(高于周围甲状腺的点状、斑状、环状高密度灶)的良、恶性结节的 CT 进行分析，微钙化更常见于恶性结节中，其敏感度、特异度、阳性预测值和准确度分别为 36.4%、84.4%、23.9%和 67.9%，环状钙化和粗钙化在良、恶性结节的诊断中无统计学意义。

对比符合 CT 诊断标准及同时符合病理和 CT 诊断标准的钙化分型，微钙化在二者中均具有统计学差异，但后者的敏感度(36.4%)高于前者(15.0%~33.0%)，特异度(84.4%)低于前者(93.0%~94.0%)。

(韩志江　包凌云　项晶晶　周金柱)

第二节　强化模式

在 CT、MRI 和超声等影像学检查时，静脉注入造影剂不但可增加病变与周围结构的对比度，提高检出率，同时可观察病变的微循环情况，为其定性诊断提供重要信息，CT 和 MRI 称此过程为“增强 CT 或 MRI”，超声称为“对比增强超声”，常用“超声造影”来表示此过程。在对增强/造影的描述中，CT 或 MRI 与超声的习惯用语不同，如前者常用“强化”来描述注入造影剂后组织或病变的密度或信号提高程度，而后者常用“增强”来描述，为了避免混淆，本节统一采用“强化”来表示。依据注射造影剂后病变与周围甲状腺组织的密度、信号或回声差异，强化程度常被分为高强化、等强化和低强化，分别表现为强化程度高于、等于、低于周围甲状腺组织。随着彩色多普勒、超声造影和 CT 增强检查与病理学血管密度方面的对照研究，强化模式在良、恶性病变中的诊断价值逐渐得到认同，其中以高强化对良性病变的诊断价值最为明确，本节主要阐述高强化模式。

(一) 临床表现

高强化相关病因多为滤泡状腺瘤、腺瘤性甲状腺肿和结节性甲状腺肿，少数表现为滤泡细胞癌，而乳头状癌较少见，故临床触诊时多表现为边缘光滑、可移动的结节，质地较软。低强化模式中，以乳头状癌为主的恶性病变最为常见，其次是结节性甲状腺肿，病变性质和累及范围不同，其临床表现亦存在相应的差异，详见相关章节。

(二) 病理学与影像学关系

甲状腺病变的影像学强化模式与其毛细血管密度呈正相关，即毛细血管越丰富，强化程度越高，同样 CDFI 血流信号越丰富。关于毛细血管密度有两个不同的观点：即毛细血管生成和毛细血管占据，前者指体积较小的瘤体中新生血管床尚未形成，动静脉瘘未建立，所以影像学检查提示少血供，而随瘤体增大，其内血管床建立和动静脉瘘形成，影像学检查显示血供增加；后者指强化程度与滤泡、细胞、纤维成分、梗死、胆固醇结晶沉着和玻璃样变性等占据毛细血管有关，即正常甲状腺组织由中等大小甲状腺滤泡构成，滤泡间隙为多发微小毛细血管网，若病变以小滤泡或细胞成分为主，则小滤泡或细胞成分所占据的毛细血管区少于正常甲状腺滤泡所占据的毛细血管区，CT 增强和超声造影呈高强化，CDFI 血流丰富，若病变以大滤泡为主，或纤维成分多、梗死范围大、胆固醇结晶沉着多、玻璃样变性多等情况下，相应成分占据的毛细血管区多于正常甲状腺滤泡所占据的毛细血管区，CT 增强和超声造影呈等或低强化，CDFI 血流较少，若病变同时存在大、中、小滤泡，比例相仿，并且分布不均匀时，强化模式表现出不均匀的低、等、高强化，因具有高度的软组织分辨率和实时成像，超声造影可显示部分小病变中的这种差异，而 CT 增强很难发现。在日常工作中，两个观点各自存在一定的优势及不足，很难通过其中一个观点解释 CT 或超声面临的所有强化模式问题，更无法解释 CT 增强与超声造影模式不符的情况。由此可见，强化模式的产生机制复杂，可能同时与两个观点有关，甚至与其他一些目前尚不明确的观点有关，如要进一步明确，需要多中心、大样本的影像学与病理学对照研究。

（三）影像学检查

1. 高强化在 CT 方面应用

（1）单期 CT 增强扫描（注射造影剂后 50 秒扫描）

1）强化程度对良、恶性病变的鉴别：甲状腺乳头状癌和滤泡细胞癌又称为分化型甲状腺癌，占甲状腺恶性肿瘤的 90.0% 以上，故甲状腺良、恶性病变的鉴别，在很大程度上指良性病变与分化型甲状腺癌之间的鉴别。乳头状癌富含纤维成分而占据毛细血管床，滤泡细胞癌常含癌栓而阻塞血管，故二者在 CT 增强上多表现为低强化（图 9-2-1、图 9-2-2），约占甲状腺恶性肿瘤的 99.5%；等、低强化的腺瘤样病变或非腺瘤样良性病变多以大滤泡为主，或存在梗死范围大、胆固醇结晶沉着多、玻璃样变性多等情况，这些结构占据毛细血管床，故 CT 增强均表现为低强化（图 9-2-3），约占甲状腺良性结节性病变的 90.2%（表 9-2-1）。由此可见，恶性病变以等、低强化多见，但考虑到甲状腺良性病变基数大、等低强化病变所占比例高，在实际工作中，等、低强化对良、恶性病变的鉴别意义不大。

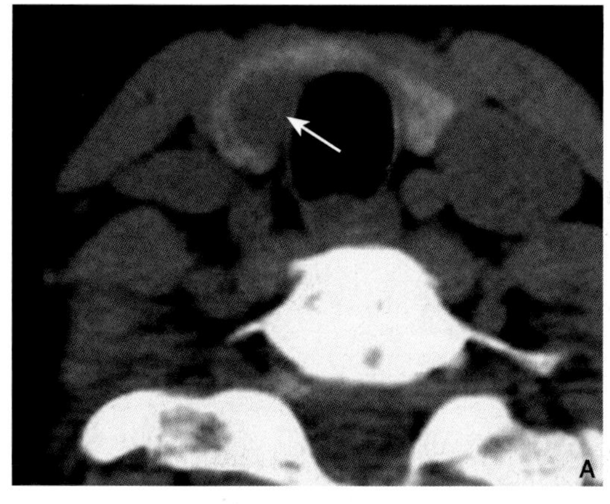

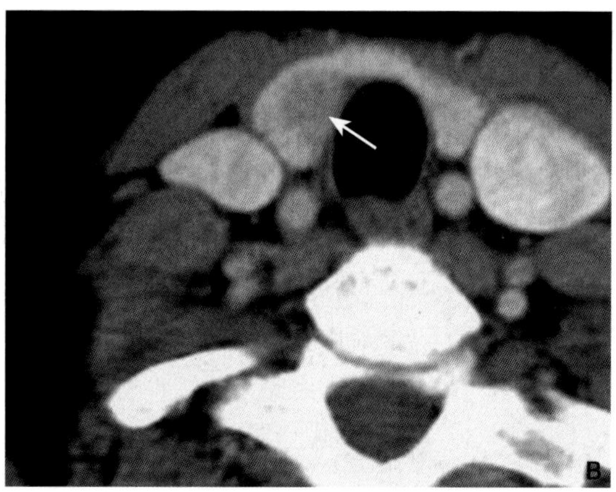

图 9-2-1　甲状腺右侧叶乳头状癌

A. CT 平扫示甲状腺右侧叶中下极低密度结节影（箭），界清；B. CT 增强示结节强化较明显，但低于周围甲状腺组织的强化程度

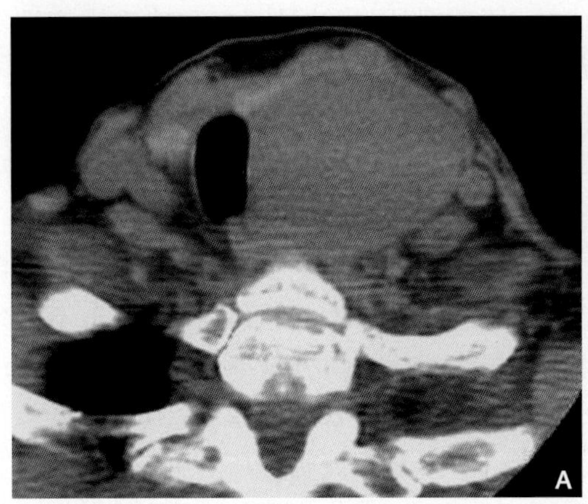

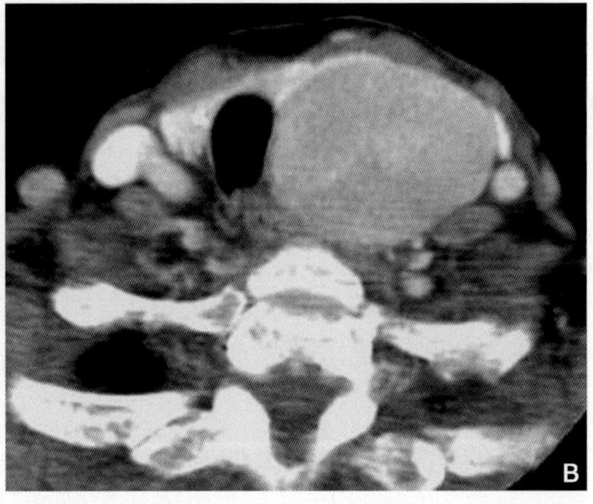

图 9-2-2　甲状腺左侧叶微小浸润型滤泡细胞癌

A. CT 平扫示甲状腺左侧叶中下极椭圆形低密度影，界清；B. 增强 CT 示瘤体强化明显，但低于周围甲状腺组织的强化程度

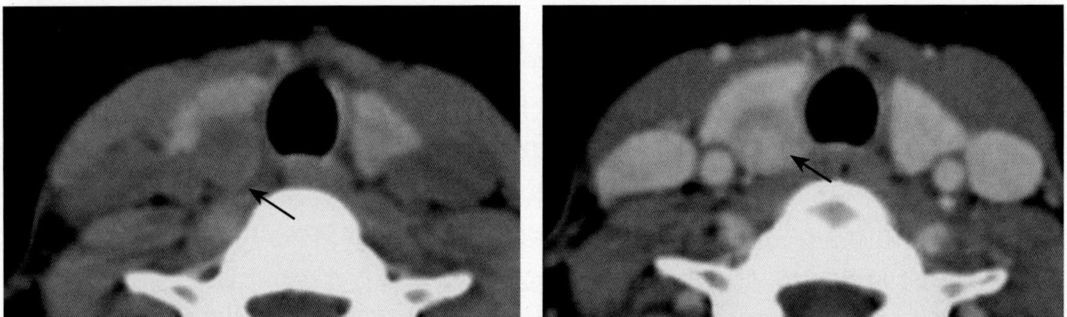

图 9-2-3　甲状腺右侧叶滤泡状腺瘤

A. CT 平扫示甲状腺右侧叶中部圆形低密度影，界清；B. 增强 CT 示瘤体强化明显，但低于周围甲状腺组织的强化程度；C. 高倍镜示左侧为腺瘤，以大滤泡为主，右侧为正常甲状腺滤泡，二者之间为包膜（箭）；D. 免疫组化 CD31 染色显示腺瘤内间质血管少

表 9-2-1　单期 CT 增强扫描良、恶性病变的强化模式(枚)

	良性病变	恶性病变	χ^2	P
高强化	214	4	70.259	0.000
等低强化	1960	748		

高强化腺瘤样病变及非腺瘤样良性病变，组织学多表现为细胞密度或小滤泡比例多，细胞和小滤泡之间毛细血管网增多，增强 CT 表现为高强化(图 9-2-4 ~ 图 9-2-6)，占良性病变的 9.8%；恶性病变高强化非常少见，占 0.5%(表 9-2-1)，以小滤泡为主的滤泡细胞癌最常见(图 9-2-7)，其次是纤维成分少而乳头状结构多的乳头状癌(图 9-2-8)。高强化对良性病变诊断的敏感度、特异度、阳性预测值、阴性预测值、假阳性率、假阴性率和准确度分别为 9.8%、99.5%、98.2%、27.6%、1.8%、72.4%和 32.8%，由此可见，尽管高强化对良性病变的敏感度仅 9.8%，但考虑到庞大的甲状腺病变人群及高度的特异度和阳性预测值，说明高强化征象是鉴别甲状腺良、恶性病变理想的 CT 征象。

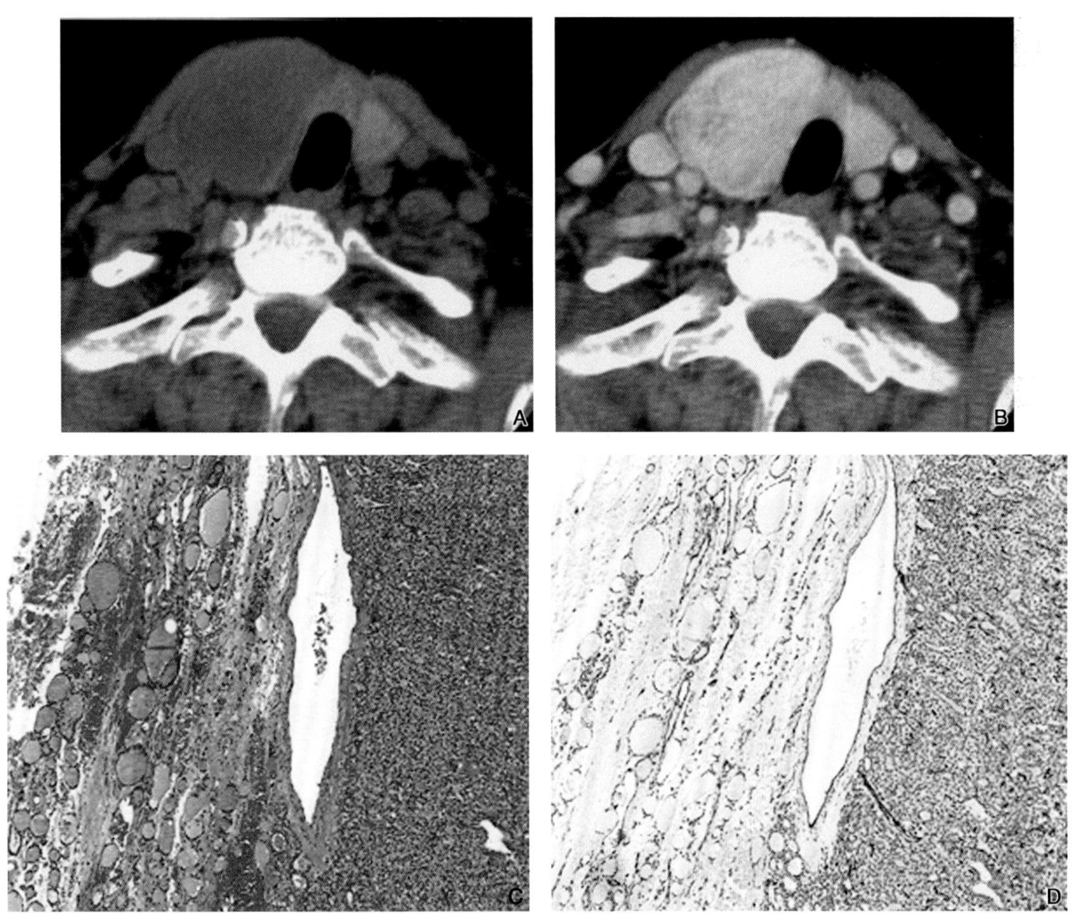

图 9-2-4　甲状腺右侧叶滤泡状腺瘤

A. CT 平扫示甲状腺右侧叶塑形状低密度瘤体，密度均匀，边界清晰；B. CT 增强示瘤体明显强化，高于周围甲状腺组；C. 高倍镜示左侧为腺瘤，右侧为正常甲状腺滤泡；D. 免疫组化染色 CD31 显示腺瘤内微血管密度明显高于周围正常甲状腺

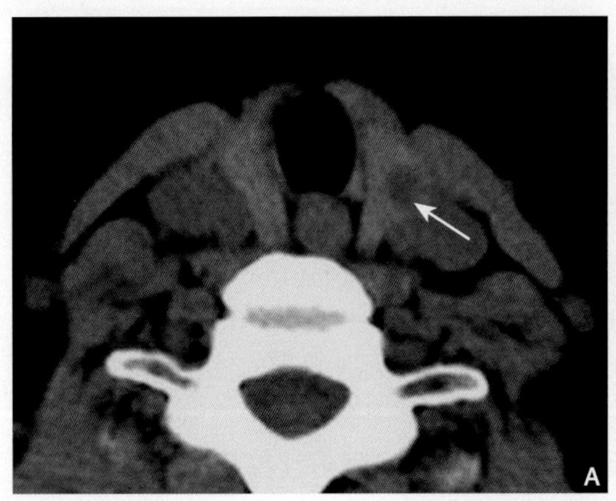

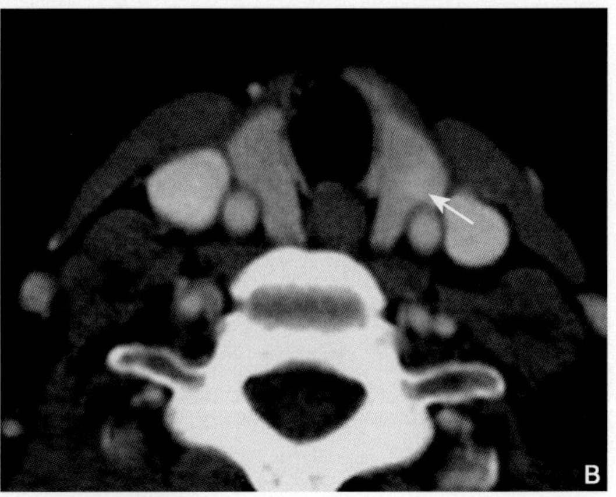

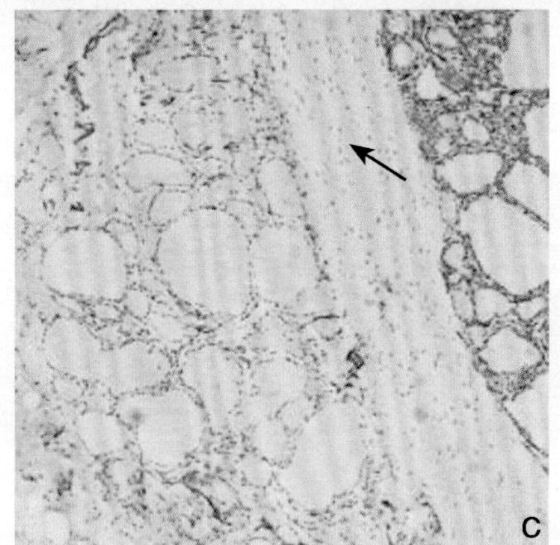

图 9-2-5　甲状腺左侧叶腺瘤样结节

A. 甲状腺左侧叶中部小圆形低密度影，界清；B. 增强 CT 示结节明显强化高于周围甲状腺组织；C. 血管密度染色，结节的血管密度（左上）多于正常甲状腺组织，病变与正常甲状腺组织间见少血供的包膜结构存在（箭头）

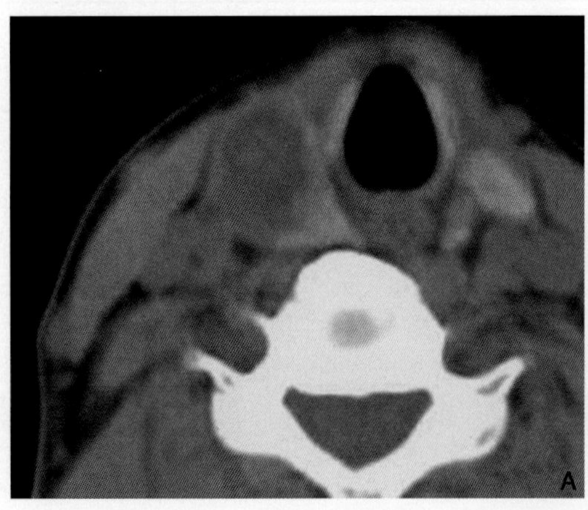

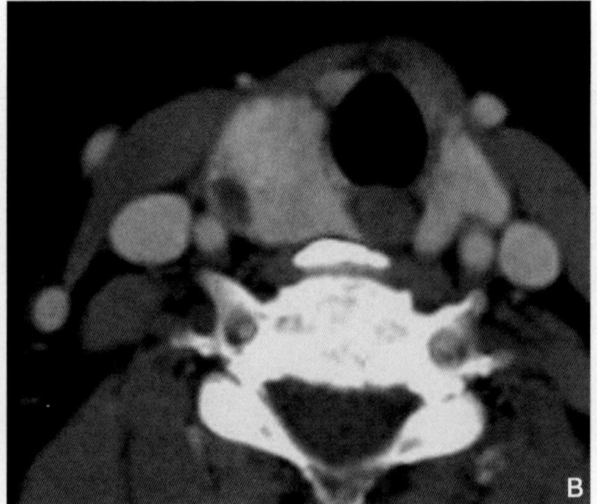

图 9-2-6　甲状腺右侧叶结节性甲状腺肿

A. CT 平扫示甲状腺右侧叶中部低密度影，边界欠清；B. CT 增强示结节大部分明显强化而高于周围甲状腺组织的强化程度

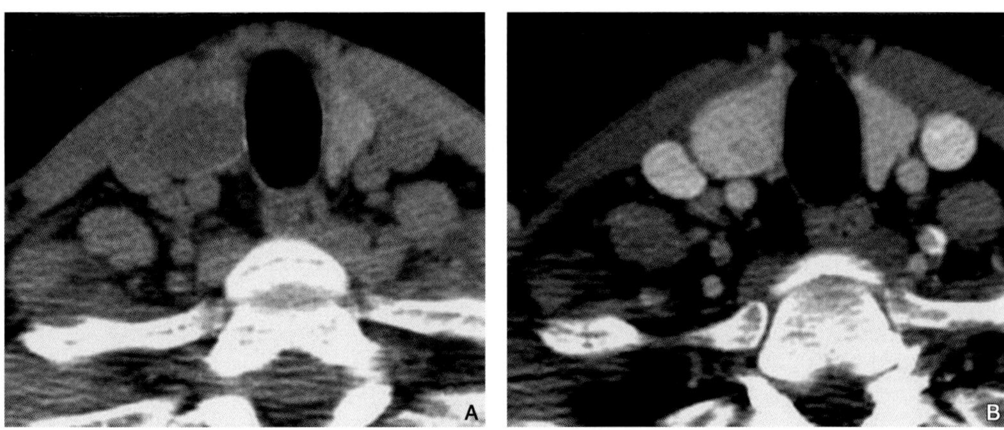

图 9-2-7　甲状腺右侧叶微小浸润型滤泡细胞癌

A. CT 平扫示甲状腺右侧叶中部椭圆形稍低密度影，界欠清；B. 增强 CT 示结节明显强化而高于周围甲状腺组织的强化程度

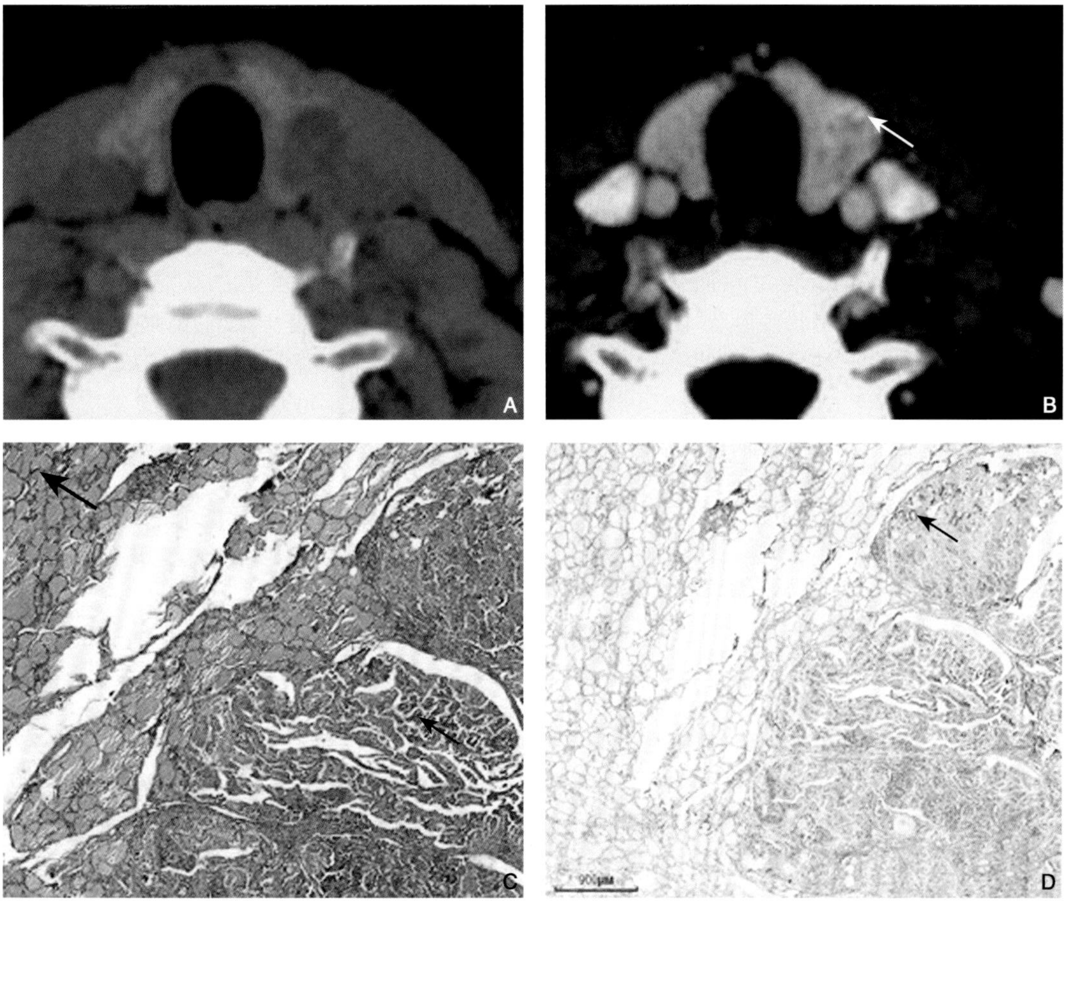

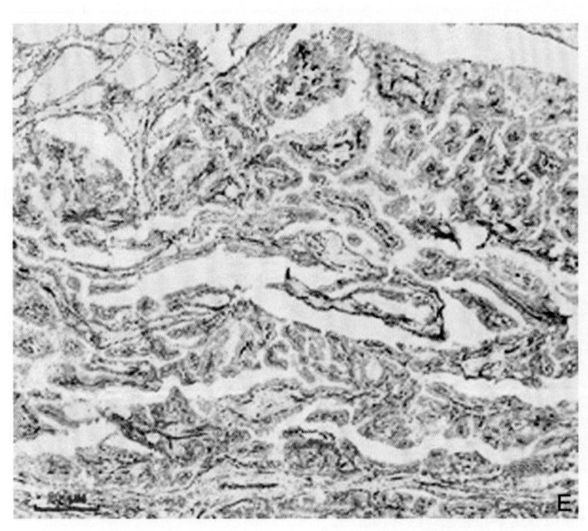

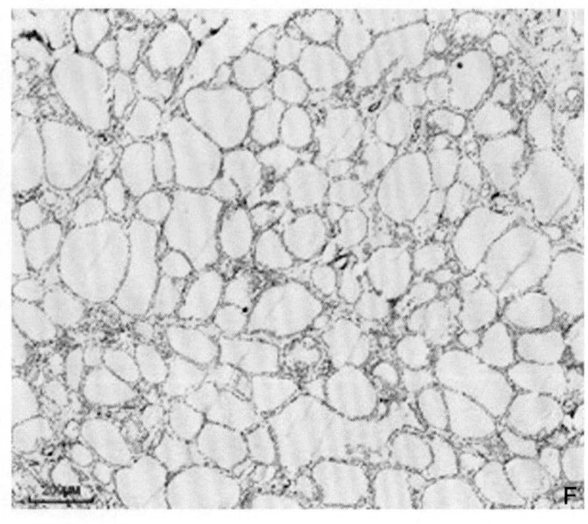

图 9-2-8　甲状腺左侧叶乳头状癌

A. CT 平扫示甲状腺左侧叶不规则结节影，界清，密度欠均匀；B. 增强 CT 见结节强化不均匀，局部强化程度明显高于周围甲状腺组织；C. 超低倍镜示左下角为甲状腺乳头状癌，内见复杂分支的乳头（细箭），右上角为正常甲状腺滤泡（粗箭）；D. 超低倍镜免疫组化染色 CD31 显示甲状腺乳头状癌区血管阳性，血管主要分布在癌细胞间质中，多为微血管，密集成簇状分布，其管径细，管壁薄，血管明显多于周围正常甲状腺；E、F. 低倍镜下甲状腺乳头状癌（E）和周围正常甲状腺组织（F）CD31 免疫组化染色

2）高强化对腺瘤样病变与非腺瘤样良性病变的鉴别：在甲状腺良性病变的鉴别诊断中，以腺瘤样病变和结节性甲状腺肿最为常见，二者组织学上均可以表现为滤泡上皮细胞增生，也可以表现为等或大滤泡为主，或存在梗死范围大、胆固醇结晶沉着多、玻璃样变性多等情况，前者增强 CT 表现为高强化，后者表现为等或低强化。高强化在腺瘤样病变中占 67.4%，而以结节性甲状腺肿为主的非腺瘤样良性病变占 6.1%（表 9-2-2），高强化对腺瘤样病变诊断的敏感度、特异度、阳性预测值、阴性预测值、假阳性率、假阴性率和准确度分别为 67.4%、93.9%、41.6%、97.8%、58.4%、2.2% 和 92.3%。由此可见，较高的敏感度、特异度、阴性预测值和准确度说明高强化是鉴别腺瘤样病变与非腺瘤样病变的重要征象。

表 9-2-2　单期 CT 增强扫描腺瘤样病变和非腺瘤良性病变强化模式分布（枚）

	腺瘤样病变	非腺瘤良性病变	χ^2	P
高强化	89	125	525.025	0.000
等低强化	43	1917		

3）高强化对滤泡状腺瘤和滤泡细胞癌的鉴别诊断：滤泡细胞癌与滤泡状腺瘤是超声及超声引导下细针穿刺活检的灰色区，二者具有很多相似的超声征象及细胞学表现，详见第五章第四节。与滤泡状腺瘤不同，滤泡细胞癌多以等、低强化为主（表 9-2-3），瘤体内癌栓形成是其重要原因之一。高强化对滤泡状腺瘤诊断的敏感度、特异度、阳性预测值、阴性预测值、假阳性率、假阴性率和准确度分别为 56.0%、84.6%、75.0%、50.0%、12.5%、50.0% 和 67.6%，虽然阴性预测值、假阴性率较高，但对于超声难以判断的滤泡状病变，CT 的高强化表现仍不失为一种有效的鉴别诊断征象。

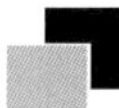

表 9-2-3　单期 CT 增强扫描高强化对滤泡状腺瘤和滤泡细胞癌的鉴别诊断

	滤泡状腺瘤	滤泡细胞癌	χ^2	*P*
高强化	28	4	11.575	0.001
等低强化	22	22		

（2）双期 CT 增强扫描：在甲状腺病变的 CT 增强扫描延迟时间方面，目前国内、外多采用 20～30 秒和 40～50 秒，采用单期或双期扫描。可想而知，尽管双期扫描提供的信息多于单期扫描，但同时会导致患者射线曝露量增加，故选择扫描单期或双期扫描时，需要充分考虑其利弊。

无论是 25 秒还是 50 秒扫描，高强化同样反映了瘤体内富含毛细血管床的病理学基础，是诊断良性病变的重要依据。不同的延迟扫描时间，高强化在良、恶性结节中的分布存在一定的差异（表 9-2-4），其诊断效能也存在相应的不同（表 9-2-5）。由表 9-2-5 可知，双期扫描联合可以在一定程度上提高诊断的特异度或敏感度，如双期均呈高强化（图 9-2-9）时，诊断良性病变的特异度最高，为 98.7%，双期扫描的一期或双期呈高强化时（图 9-2-10、图 9-2-11），对良性病变诊断的敏感度和准确度最高，分别为 12.1% 和 38.9%。在甲状腺富血供结节的鉴别诊断中，欲减少患者的射线辐射而选择单期增强 CT 描时，50 秒优于 25 秒。

2. 高强化在超声方面的应用　超声造影可以实时显示结节内造影剂灌注情况，监测造影剂从开始强化到廓清的全过程，能更好地对结节的微循环灌注情况进行评估，是鉴别甲状腺良、恶性结节的一种新方法。

表 9-2-4　双期 CT 增强扫描良、恶性病变的强化模式分布（枚）

		良性病变	恶性病变	χ^2	*P*
25s	高强化	65	6	18.409	0
	等低强化	636	312		
50s	高强化	73	5	24.192	0
	等低强化	628	313		
25s 加 50s	高强化	53	4	16.456	0
	等低强化	648	314		
25s 或 50s	高强化	85	7	26.233	0
	等低强化	616	311		

表 9-2-5　双期 CT 增强扫描高强化对良、恶性病变的诊断效能（%）

	敏感度	特异度	阳性预测值	阴性预测值	假阳性率	假阴性率	准确度
25s	9.3	98.1	91.5	32.9	8.5	67.1	37.0
50s	10.4	98.4	93.6	33.3	6.4	66.7	38.3
25s 加 50s	7.6	98.7	93.0	32.6	7.0	67.4	36.0
25s 或 50s	12.1	97.8	92.4	33.5	7.6	66.5	38.9

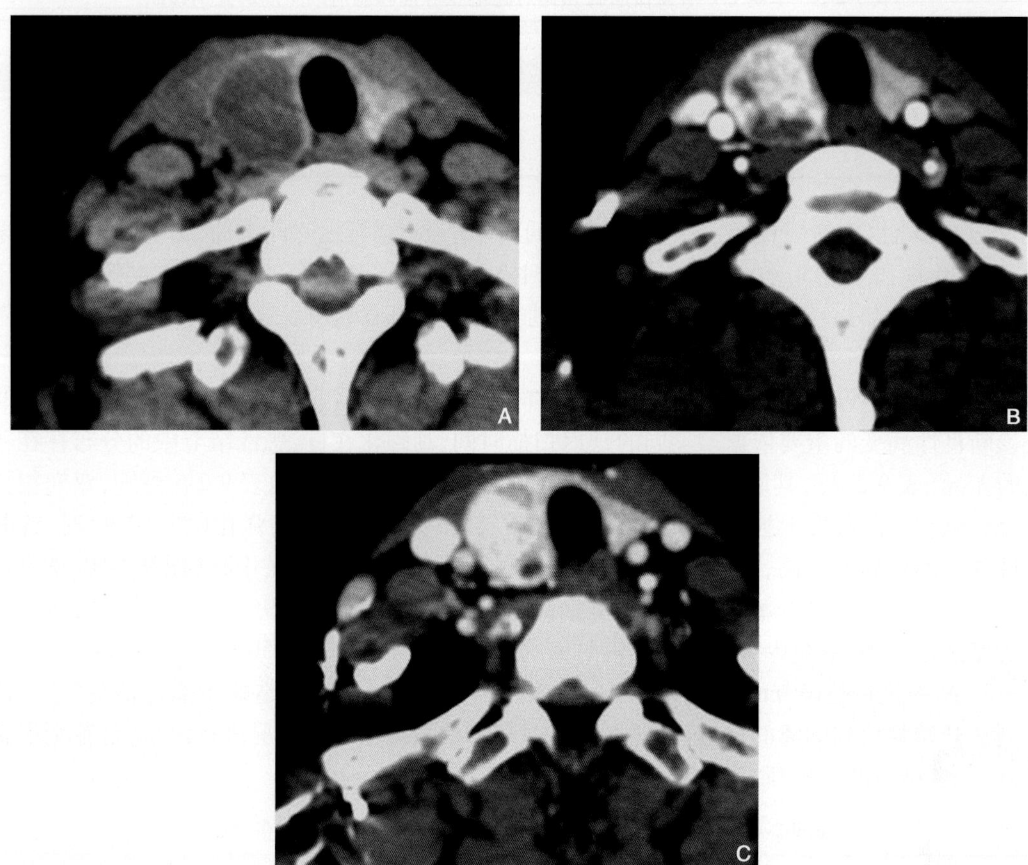

图 9-2-9　甲状腺右侧叶结节性甲状腺肿

A. CT 平扫示右侧叶椭圆形低密度影，界清，密度均匀；B. CT 动脉期示病变强化不均匀，明显区高于周围甲状腺；C. CT 静脉期扫描，与动脉期比较，强化范围进一步扩大，程度仍高于周围甲状腺

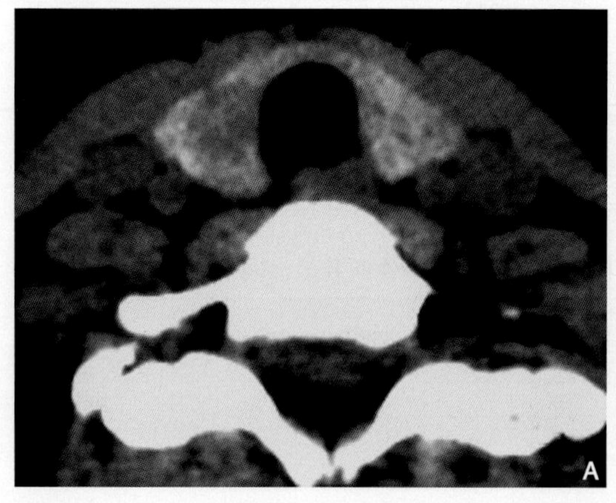

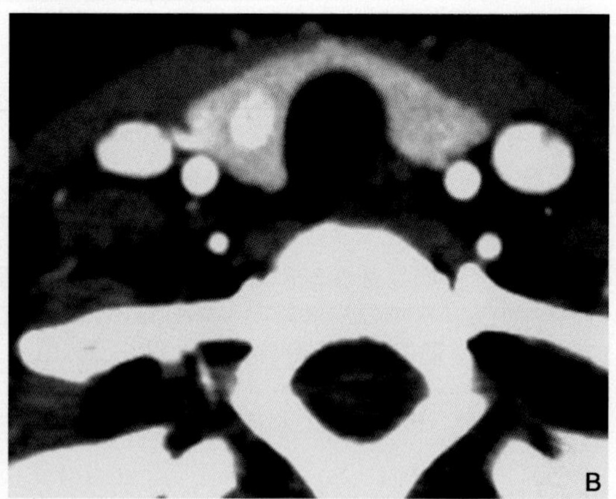

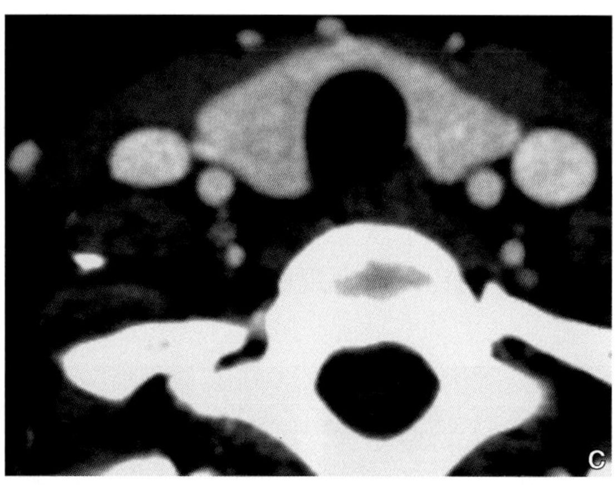

图 9-2-10　甲状腺右侧叶结节性甲状腺肿

A. CT 平扫示右侧叶稍低密度影，边界不清，密度欠均匀；B. CT 动脉期示病变明显均匀强化，程度明显高于周围甲状腺；C. CT 静脉期扫描，与动脉期比较，病变强化程度明显降低，与周围甲状腺相仿或稍低

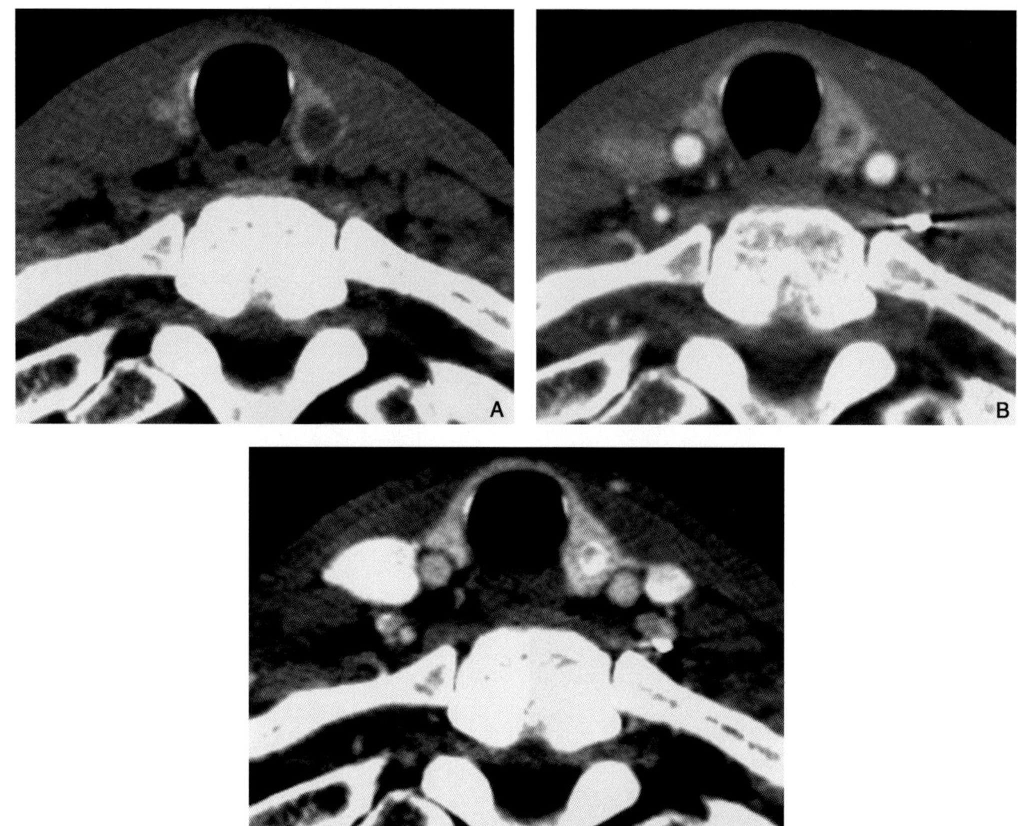

图 9-2-11　甲状腺左侧叶结节性甲状腺肿

A. CT 平扫示左侧叶椭圆形低密度影，界清，密度均匀；B. CT 动脉期示病变轻度不均匀强化，低于周围甲状腺；C. CT 静脉期扫描示病变显著强化，程度明显高于周围甲状腺

（1）高强化对腺瘤样病变与非腺瘤样良性病变的鉴别：结节性甲状腺肿的病理基础是甲状腺肿基础上的反复增生与复旧，造影的模式是所处病理阶段的反应，高强化通常反映增生早期，腺细胞肥大，血管增多，血容量增加，病情进一步进展，滤泡内大量胶质积聚，形成巨大滤泡，滤泡间血管减少，从而血容量减少，强化模式逐渐减弱，表现为等强化或低强化，当结节长期压迫周围血管，出现液化、坏死或钙化等退行性变时，表现为不均匀强化或无强化(图 9-2-12 ~ 图 9-2-14)。甲状腺腺瘤样病变的血供通常比较丰富，血管受瘤细胞破坏少，分布有规律，造影剂注入后呈现明显快进慢退过程，呈高强化，最具特征性

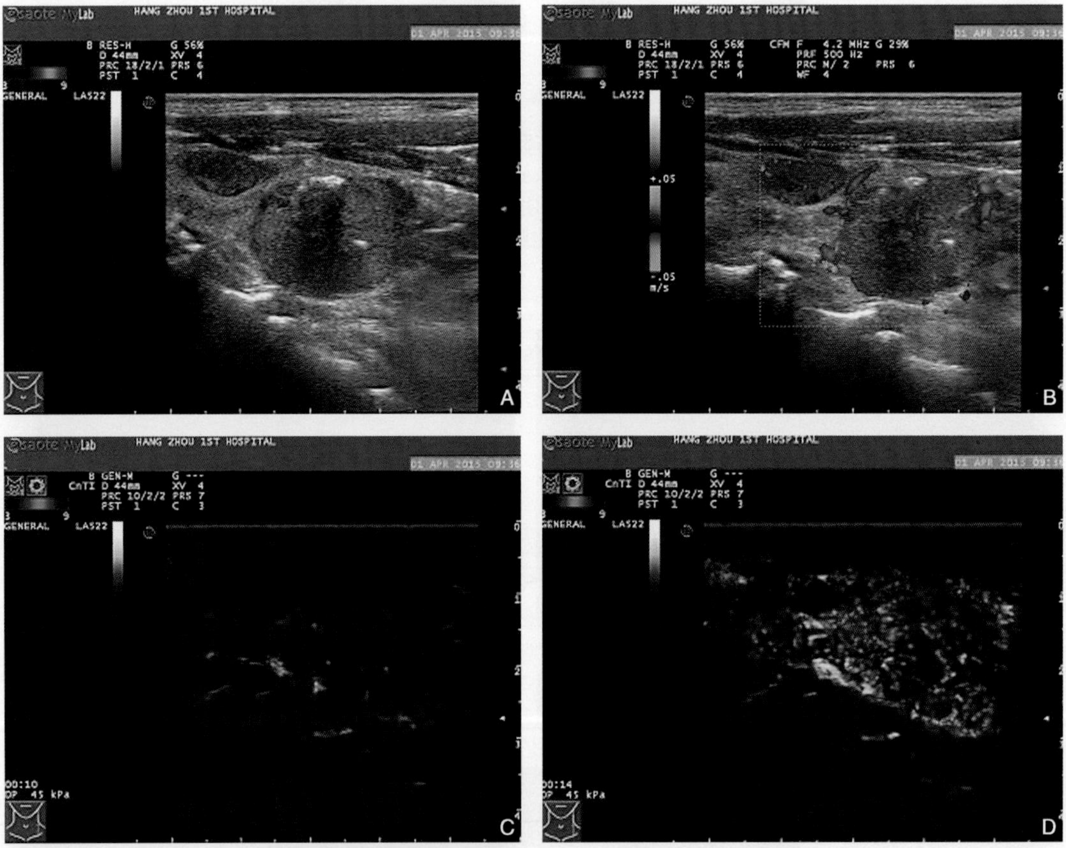

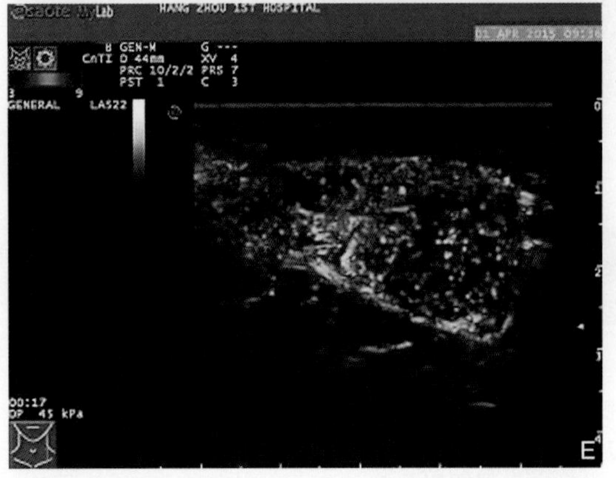

图 9-2-12　甲状腺左侧叶结节性甲状腺肿

A. 二维超声见甲状腺左侧叶低回声结节，界清，内部回声均匀，可见粗大强光斑；B. CDFI 示结节内部及周边可见条状血流信号；C. 超声造影见注射造影剂 10s 后，结节与周边正常甲状腺组织同步增强；D. 注射造影剂 17s 后，病灶显影达峰，结节增强程度低于周围甲状腺组织的增强程度；E. 注射造影剂 23s 后病灶开始消退，呈“同进同退”低增强

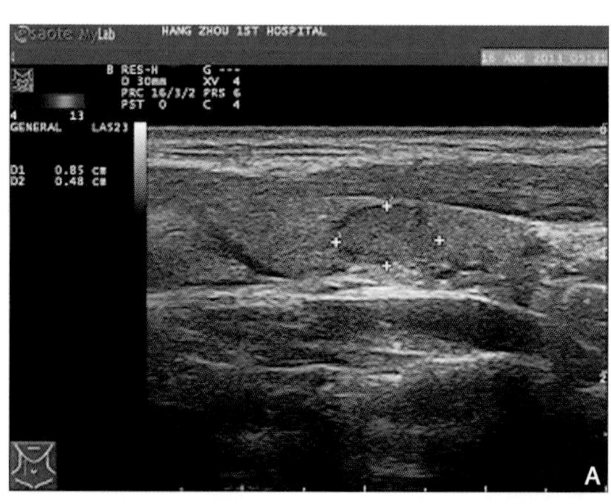

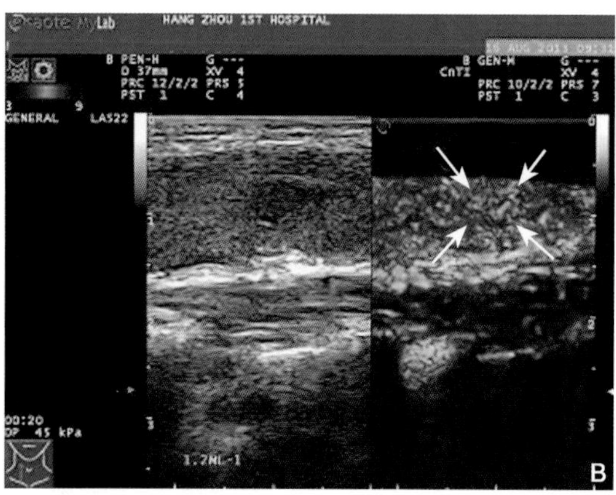

图 9-2-13　甲状腺右侧叶结节性甲状腺肿

A. 二维超声示甲状腺右侧叶下极椭圆形略低回声结节，界清；B. 超声造影示注射造影剂后 20s，结节增强达峰，结节增强程度接近周围甲状腺组织的增强程度

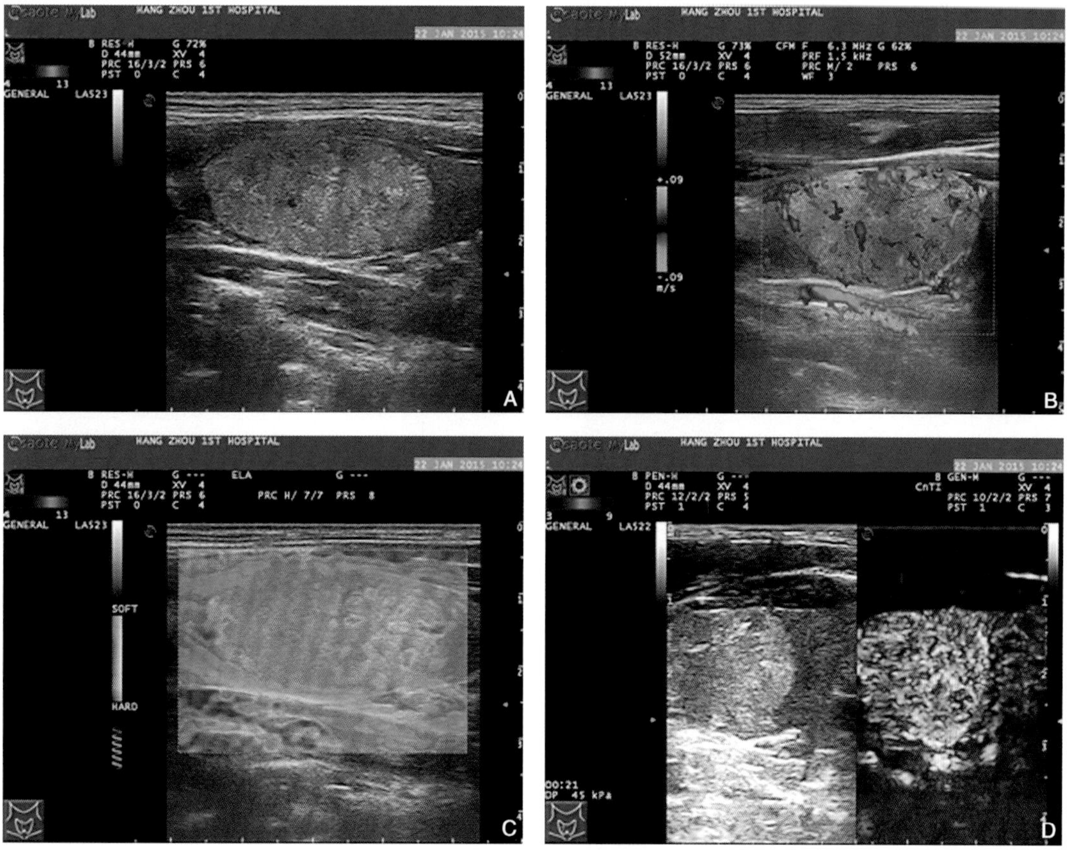

图 9-2-14　甲状腺右侧叶结节性甲状腺肿

A. 二维超声见甲状腺右侧叶高回声结节，界清，内部回声均匀；B. CDFI 示结节内部及周边可见血流信号；C. 弹性评分 2 分；D. 横切面超声造影示注射造影剂 21s，结节内增强较明显，程度高于周围甲状腺组织的增强程度

(图 9-2-15、图 9-2-16)。与 CT 检查相同,对于甲状腺良性病变的鉴别,高强化对甲状腺腺瘤样病变具有一定特征性,但亦有学者观察到甲状腺腺瘤样病变超声造影表现为低强化,可能与以下几个原因有关:①甲状腺腺瘤样病变易发生囊性变,囊性变成分张力高,压迫周围残存实性成分,导致实性成分缺血,造影剂不易进入;②大滤泡为主也是腺瘤样病变呈低强化的又一重要因素;③部分病灶周边伴有钙化而影响肿块血液循环。

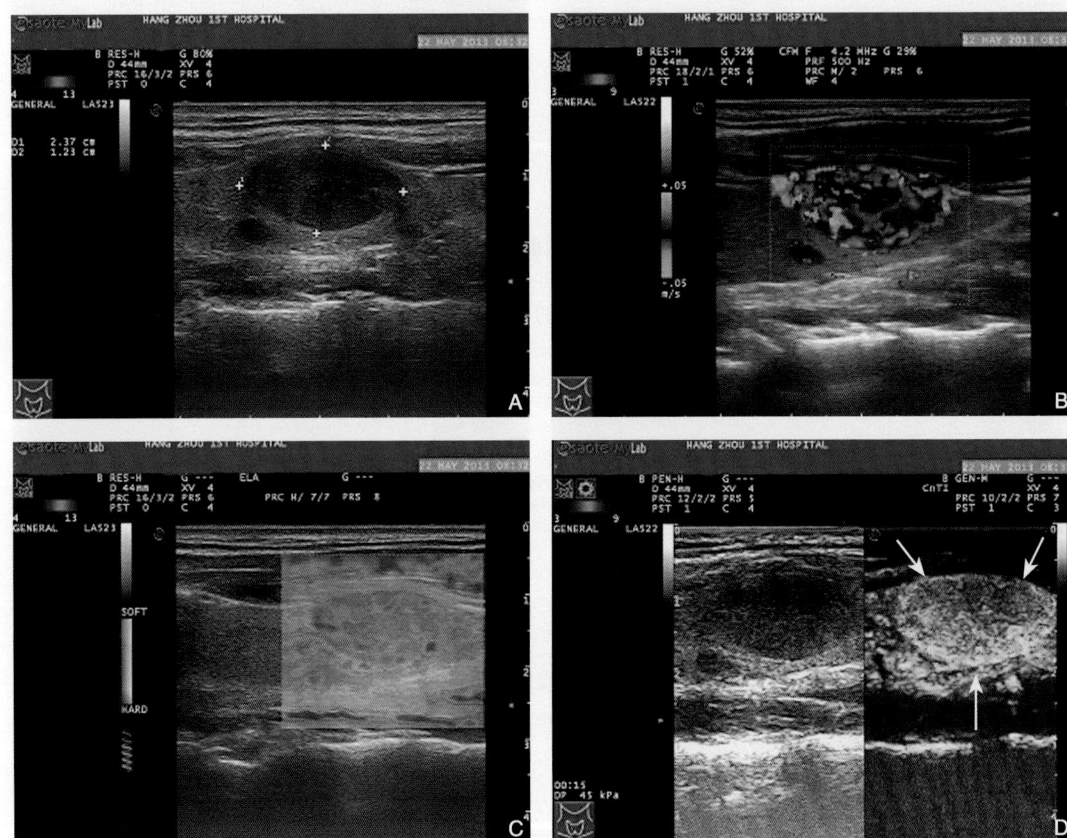

图 9-2-15　甲状腺右侧叶滤泡状腺瘤

A. 二维超声见甲状腺右侧叶低回声结节,界清,内部回声均匀;B. CDFI 示富血供结节;C. 弹性评分 2 分;D. 超声造影示注射造影剂 15s,结节内增强较明显,快速充填,程度高于周围甲状腺组织的增强程度

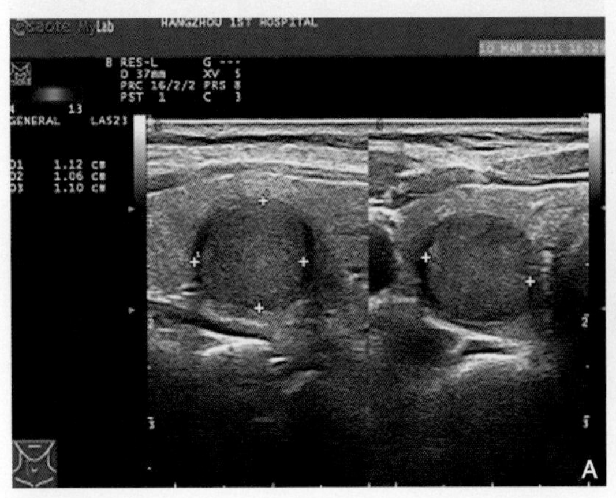

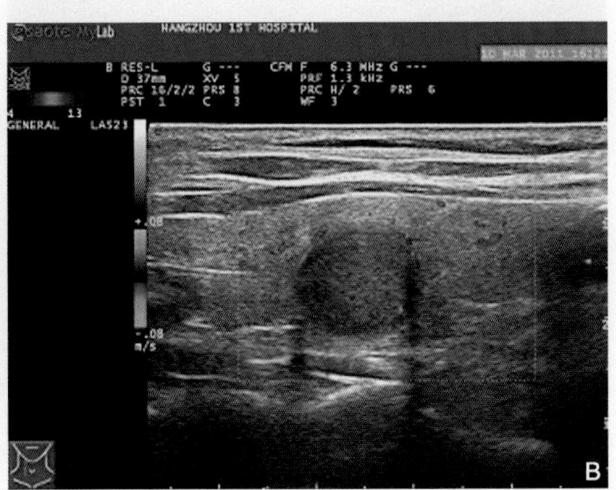

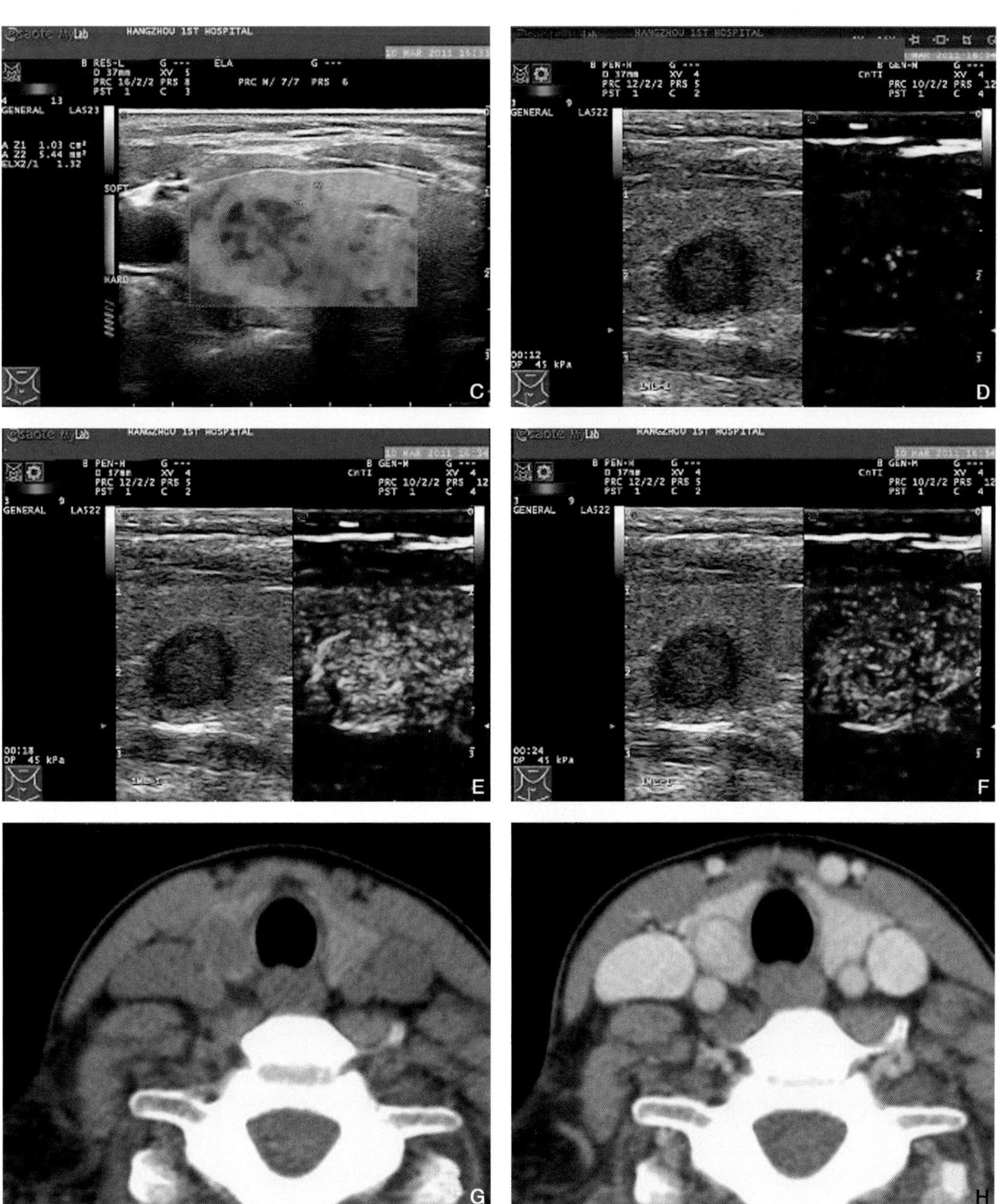

图 9-2-16　甲状腺右侧叶滤泡状腺瘤

A. 二维超声示甲状腺右侧叶稍低回声结节，界清，内部回声均匀，可见侧方声影；B. CDFI 示结节周边及内部可见少许血流信号；C. 弹性评分 3 分；D ~ F. 超声造影示注射造影剂 12s（D），结节内部开始快速增强，早于周边甲状腺组织，18s 达峰（E），增强较明显，程度高于周围甲状腺组织的增强程度，24s 结节开始消退（F），晚于周边甲状腺组织，呈"快进慢出"高增强。G、H. CT 平扫示甲状腺右侧叶低密度影，边界清（G），CT 增强示结节强化明显，高于周围甲状腺组织的强化程度，结节边缘见低密度环（H）

（2）甲状腺良、恶性病变的强化特点：甲状腺良性结节性病变主要包括结节性甲状腺肿、腺瘤及腺瘤样病变、桥本甲状腺炎结节等（图 9-2-17），恶性结节包括乳头状癌、髓样癌、滤泡细胞癌、未分化癌、淋巴瘤等，其中以乳头状癌最为常见，相关造影研究报道也是最多的。

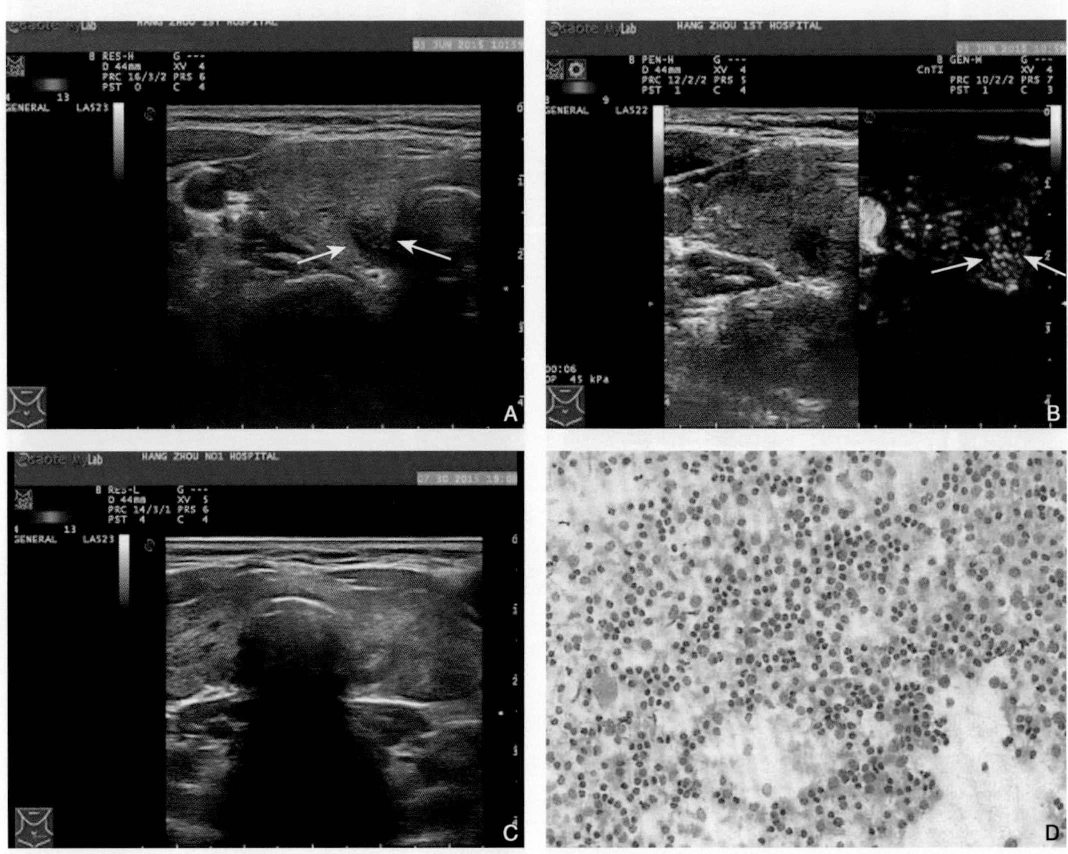

图 9-2-17　桥本甲状腺炎结节

A. 二维超声示甲状腺实质回声不均，甲状腺右侧叶见结节样低回声，界不清；B. 超声造影见注射造影剂 6s 后，结节快速增强，早于周围甲状腺组织，程度高于周围甲状腺组织。C. 超声引导下行甲状腺细针穿刺细胞学检查；D. 细胞学示大量小、中、大的混合性淋巴细胞及少量分化良好的滤泡上皮细胞，提示桥本甲状腺炎

甲状腺良性结节的强化模式主要表现为等、高强化（表 9-2-6），约 70.0% 良性结节出现环状强化，这种部分或全部边缘强化反映了结节血流动力学指标。目前关于乳头状癌的强化模式存在一定的争议，Jiang 等认为乳头状癌是低强化（图 9-2-18、图 9-2-19），其机制为<1.0cm 的瘤体内部新生血管少，尚无动静脉瘘形成，周边新生血管比较细，而>1.0cm 的瘤体内部坏死、纤维化、钙化多而导致微血管密度降低，因此表现为低强化。而 Bartolotta 等则认为强化模式与结节大小之间存在相关性，即随着瘤体的增大，其血供逐渐增加（图 9-2-18 ~ 图 9-2-21），<1.0cm 的结节由于肿瘤血管床及动静脉瘘尚未形成，强化模式呈乏血供，>2.0cm 的结节呈弥漫性血供。另一方面，不均匀强化更多见于恶性结节，主要由于恶性结节呈浸润和膨胀性生长，造成对周边组织和滋养血管的侵蚀和破坏，使内部血流网络扭曲及破坏，导致结节的血管复杂和多样性，血管局部丰富和缺乏同时存在，动静脉瘘的存在也可加重结节血供的不均衡性。

表 9-2-6 甲状腺良恶性结节超声造影强度特点

增强类型	高增强	低增强	等增强	χ^2	P
良性结节	13	10	15	6.290	0.043
恶性结节	10	30	27		

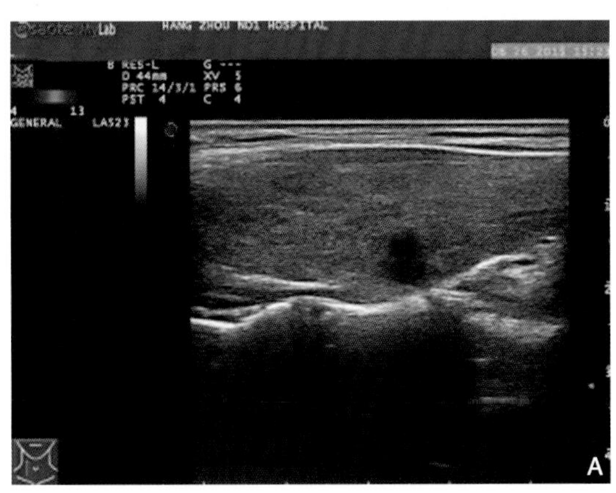

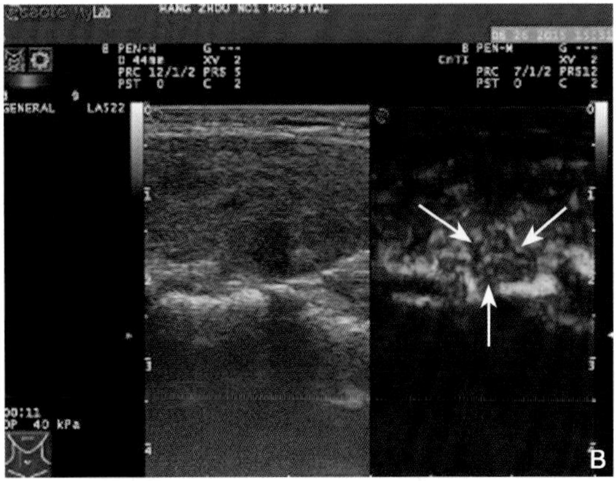

图 9-2-18 甲状腺右侧叶乳头状癌
A. 二维超声示甲状腺右侧叶低回声结节，界欠清，纵横比失常；B. 超声造影示注射造影剂 11s 后，结节内可见增强，但低于周围甲状腺组织的增强程度

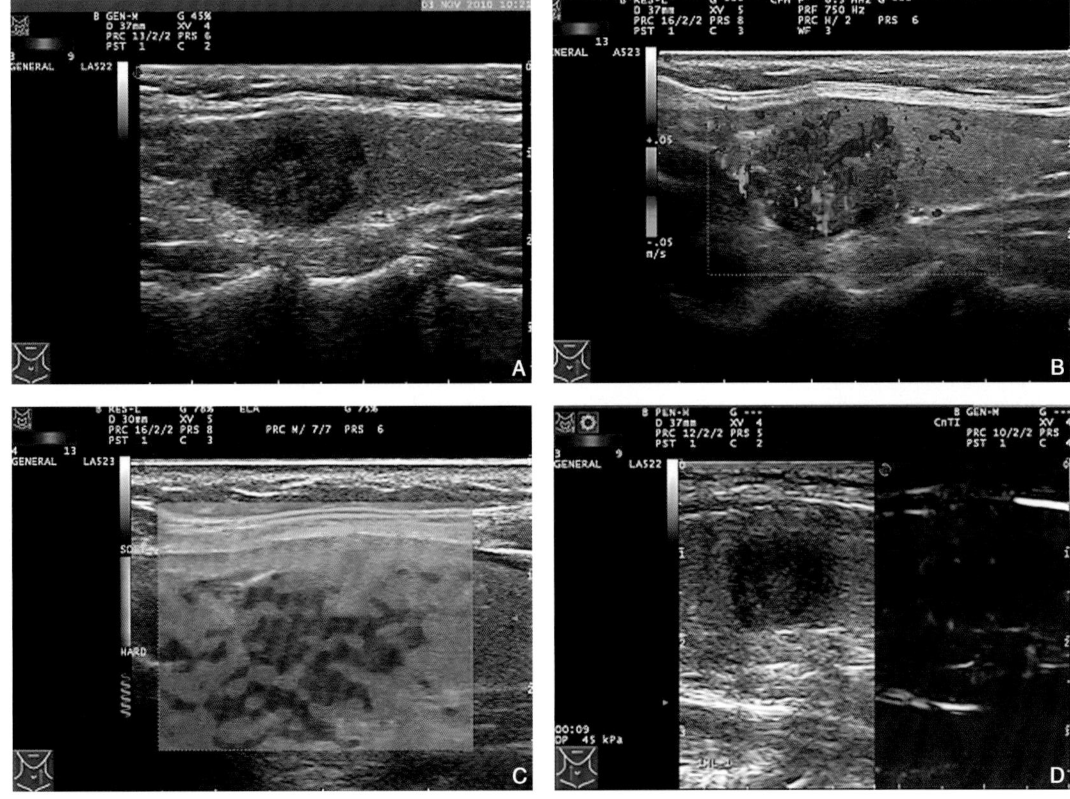

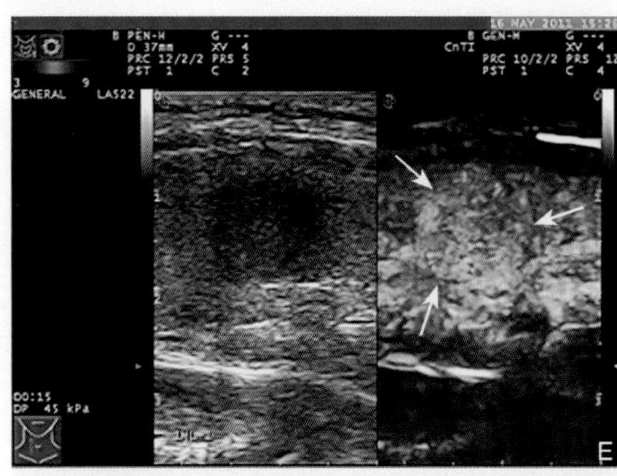

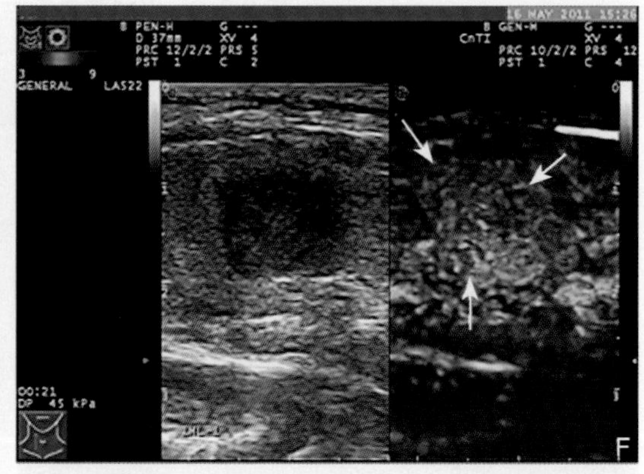

图 9-2-19　甲状腺右侧叶乳头状癌

A. 二维超声示甲状腺右侧叶低回声结节，界尚清，形态欠规则，内部回声不均匀；B. CDFI 示结节内部较丰富的血流信号；C. 弹性评分 4 分；D. 超声造影示注射造影剂后，9s 结节内部开始增强，早于周边甲状腺组织；E. 15s 达峰，结节增强程度高于周围甲状腺组织；F. 21s 结节开始消退，早于周边甲状腺组织，呈“快进快退”高增强

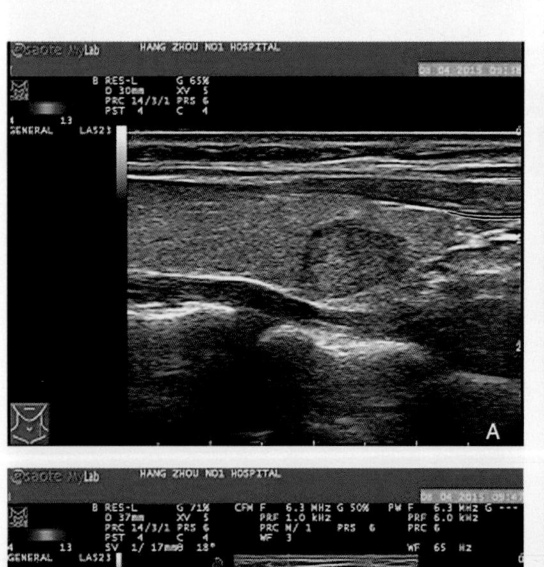

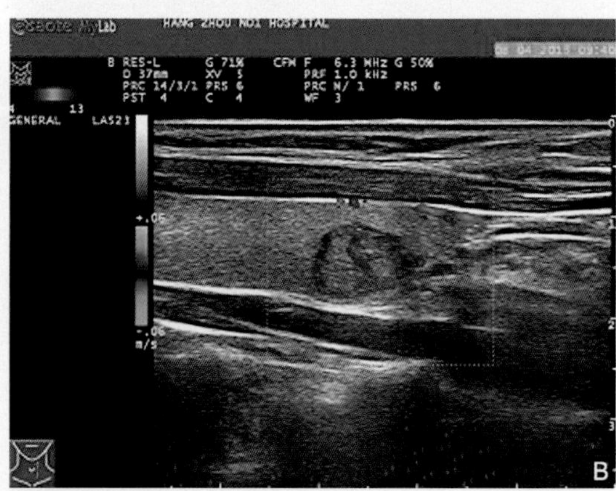

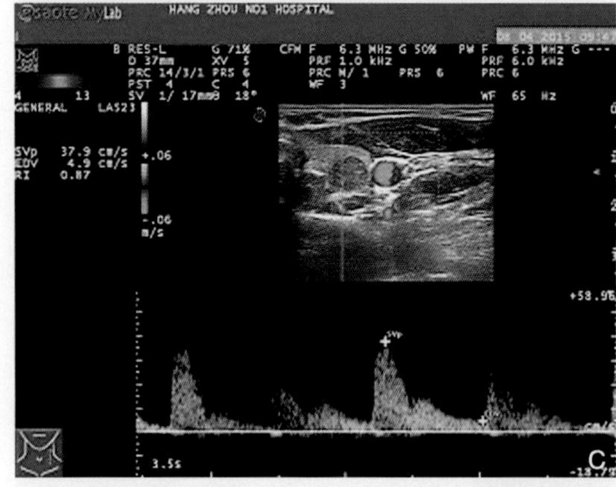

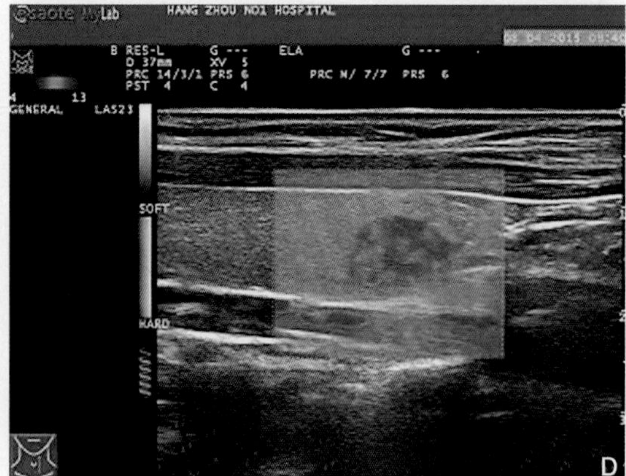

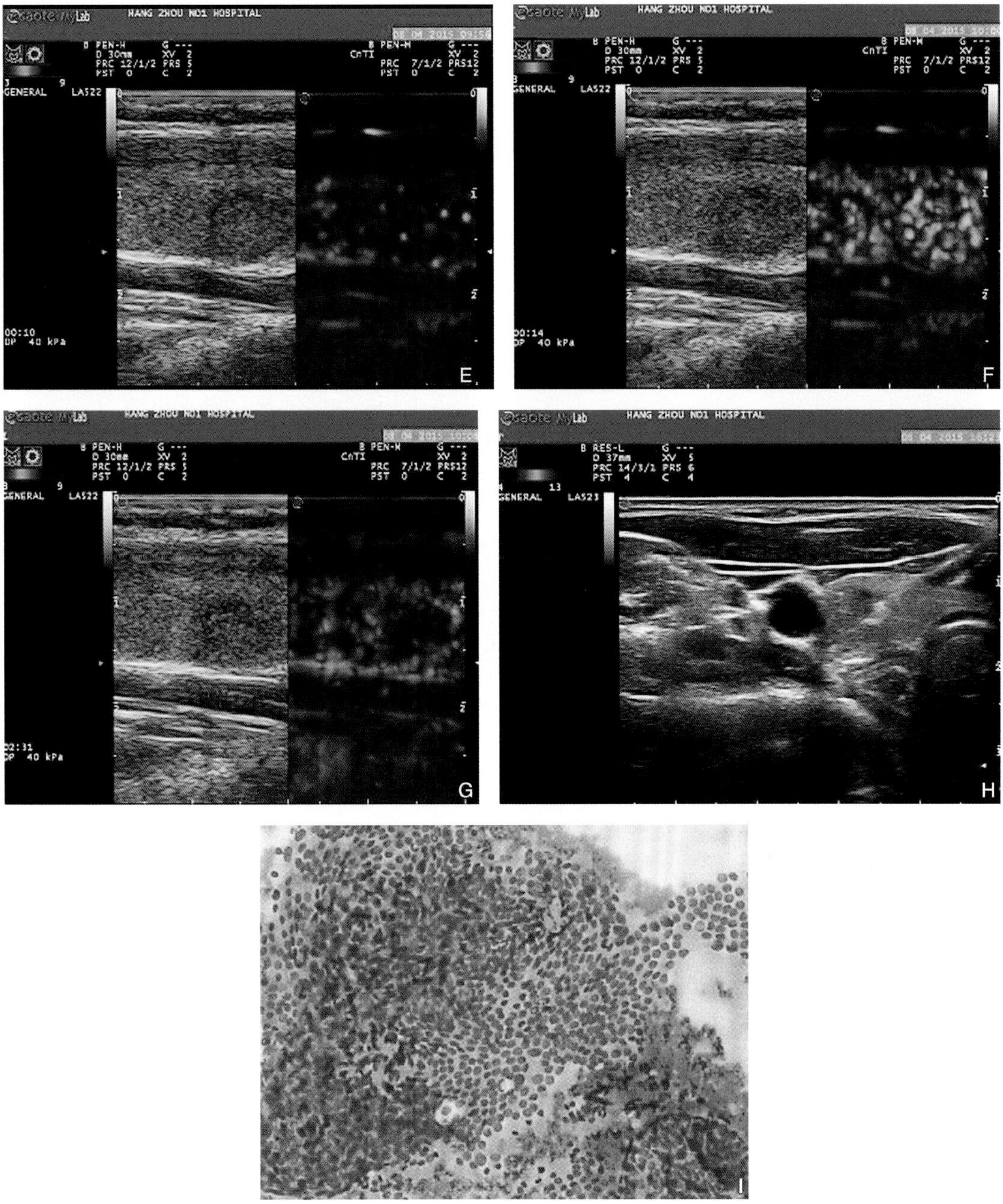

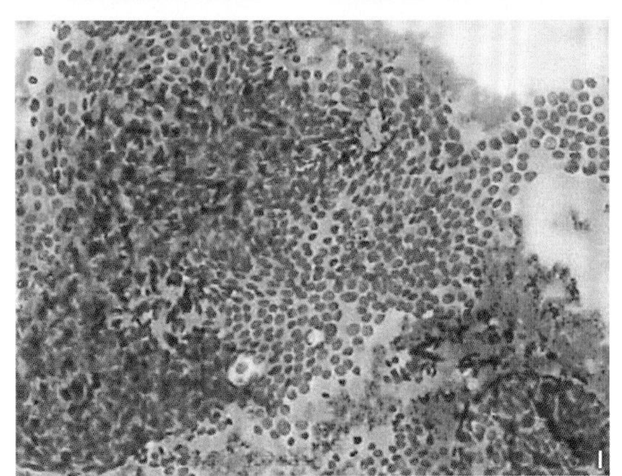

图 9-2-20 甲状腺右侧叶乳头状癌

A. 二维超声示甲状腺右侧叶低回声结节，界清，形态尚规则，内部回声尚均匀；B. CDFI 示结节内部可见条索状血流信号；C. 测及动脉频谱，RI＝0. 87；D. 弹性评分 4～5 分；E. 超声造影示注射造影剂 10s 后，结节内部开始增强，晚于周边甲状腺组织；F. 14s 达峰，呈略高增强；G. 延迟期结节呈低增强；H. 超声引导下行甲状腺细针穿刺细胞学检查；I. 病理见细胞核增大，排列拥挤，呈毛玻璃样，考虑为甲状腺乳头状癌

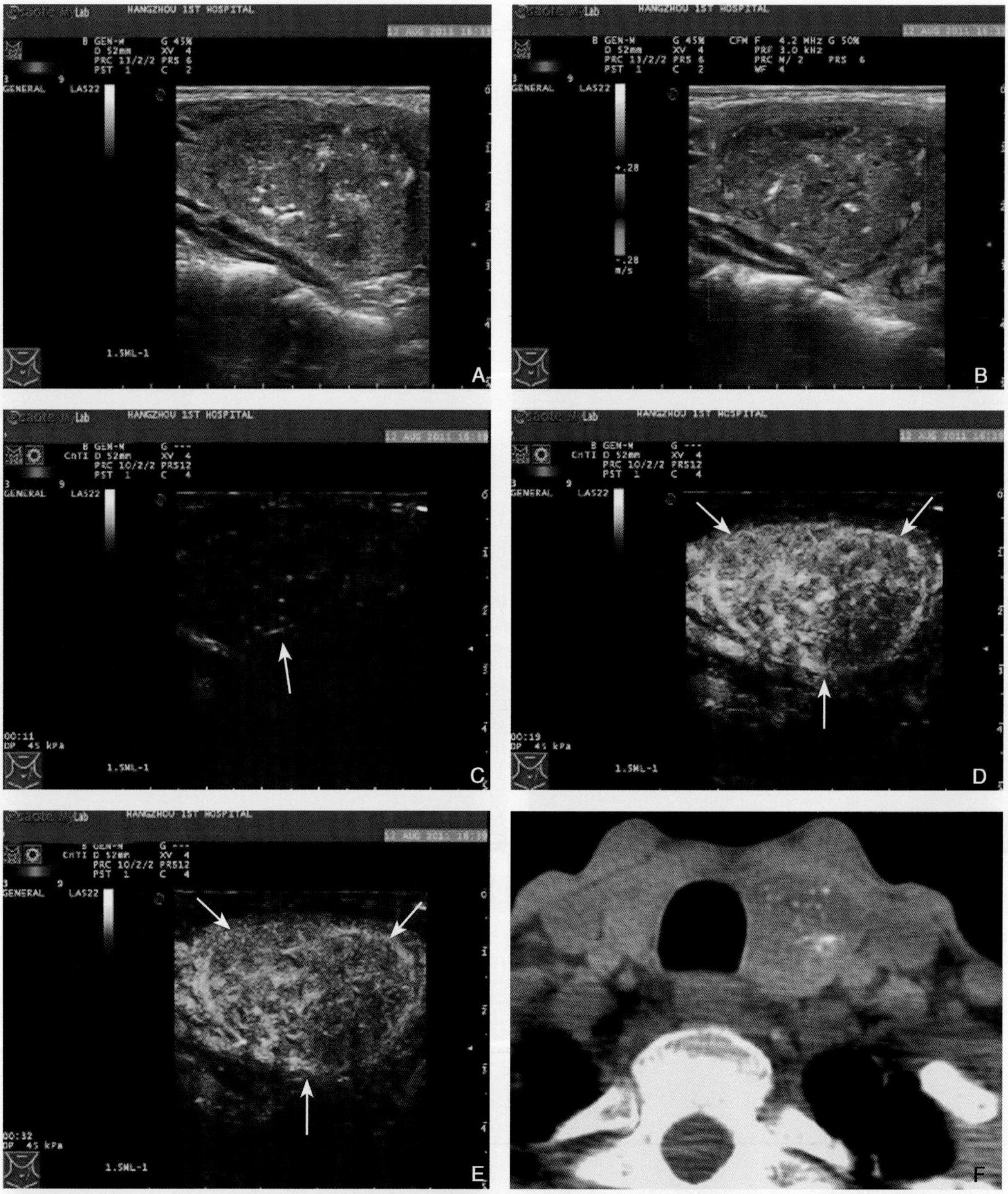

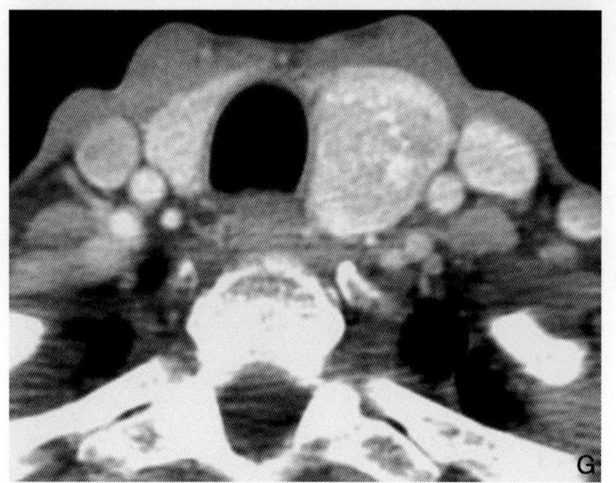

图 9-2-21 甲状腺左侧叶髓样癌

A. 二维超声示甲状腺左侧叶不均质回声结节，界清，形态尚规则，内部回声不均匀，可见多发强光斑；B. CDFI 示结节内部及周边可见条索状血流信号；C. 超声造影示注射造影剂 11s 后，结节内部开始增强，早于周边甲状腺组织；D. 19s 达峰，呈环状高增强；E. 32s 结节开始消退，晚于周边甲状腺组织，呈“快进慢退”环状高增强；F. CT 平扫示甲状腺左侧叶圆形稍低密度影，内见多发点状钙化影；G. CT 增强示结节不均匀强化，程度低于周围甲状腺组织

目测法对强化程度进行评估受主观因素的影响，有一定的局限性。超声造影定量技术能够将整个造影过程中结节的造影剂灌注随时间变化的特征通过时间-强度曲线反映出来，并得到相关参数，如：始增时间、达峰时间、峰值强度、曲线下面积等。甲状腺乳头状癌的始增时间、达峰时间晚于良性结节，峰值强度低于良性结节，表现为慢进低强化的特点。尽管甲状腺良、恶性结节超声造影强化模式在强化强度、均匀度存在较大差异，不均匀的低强化对甲状腺乳头状癌有一定诊断价值，但是，良恶性病变的强化特征存在一定交叉重叠，所以在实际诊断中应结合病史、二维超声特点及其他影像学检查结果去判断分析，以提高诊断的准确率。

3. CT与超声高强化的比较　CT增强与超声造影检查之间存在很多共同点和不同点，前者包括具有相同的组织解剖学基础，病变内微循环的分布，以及均是通过造影剂对微循环情况进行显示，后者主要包括造影剂成分、黏稠度、注射方式、剂量、代谢方式及是否全程显示等差异。不难理解，上述共同点和不同点，以及一些目前尚不明确的因素，造成CT增强和超声造影之间存在相应的异或同，相同点主要体现在腺瘤的高强化和较小乳头状癌的低强化方面，而不同点多表现在超声为高强化而CT为低强化，少见情况是CT为高强化而超声为低强化。

CT增强的优势是较短扫描时间（10～20秒）内，完成从颌下到上纵隔（Ⅰ～Ⅶ组）范围的扫描，包括了甲状腺和颈部七个淋巴结区，并且可以通过后处理，从各个方向对病变及其与周围结构、颈部淋巴结情况进行重建显示，其不足包括：①碘造影剂的不足，如碘过敏、射线暴露、延时术后碘放疗等；②扫描技术及分辨率不足，如易受锁骨及呼吸伪影干扰而影响诊断，对弥漫性和微小病变显示不理想等；③非全程扫描：CT检查非全程显示，只能反映增强后某段时间内病变的强化模式，不能代表强化的完整过程，扫描时可能已经错过了病变的高强化峰值，故血管密度与强化程度并不能完全吻合（图9-2-22）；④良、恶性病变CT造影之间的重叠征象并不少见，其诊断准确性也受到部分学者的质疑。

超声造影的优势是可以对单个病变进行实时成像，可以更精确评估病变内微循环的分布，其优势明显大于CT增强，尤其是对乏血供与无血供病变之间鉴别诊断具有重要意义，其不足包括：①每次注入造影剂，只能对单一病变、单一切面进行全程观察，很多情况下，同一病变需要2次或以上造影才能得到理想结果，或同一患者需要观察2个或以上病变时，第二次造影观察前，需要等待第一次造影剂完全消退才能进行，因此，相对CT检查而言，超声造

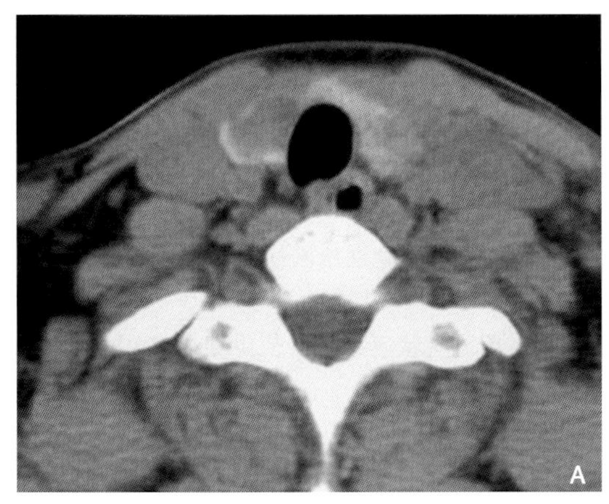

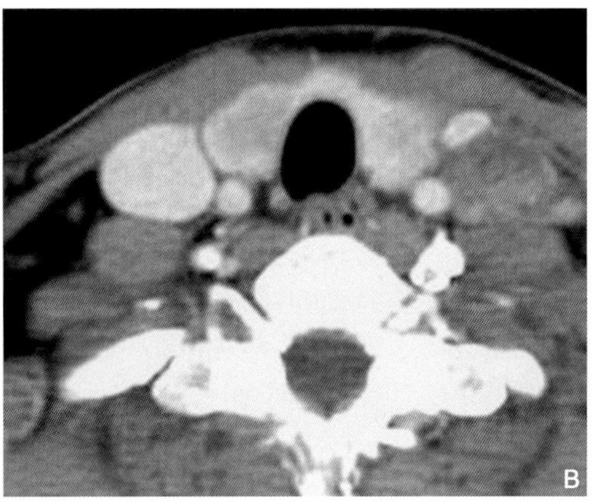

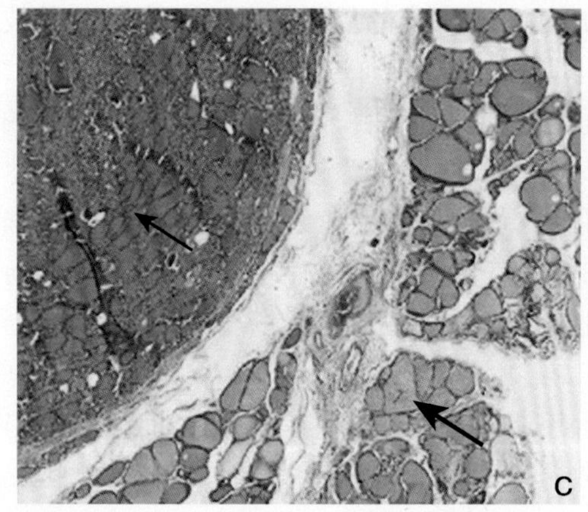

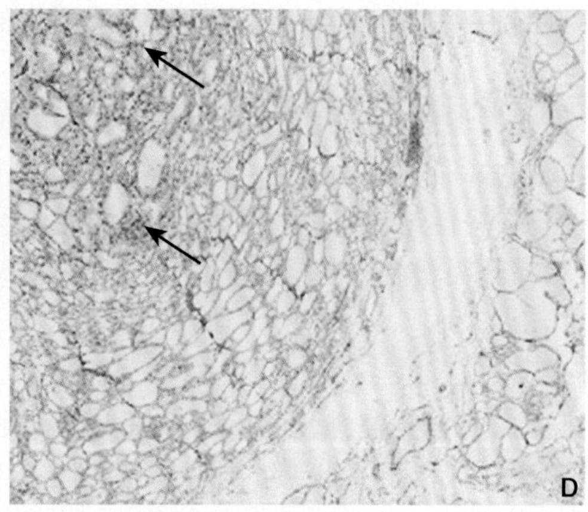

图 9-2-22　甲状腺两侧叶乳头状癌伴左侧颈部Ⅳ组淋巴结转移

A. CT 平扫示甲状腺右侧叶低密度瘤体，形态不规则，见咬饼征，左侧叶似见结节状低密度区，左侧颈部Ⅳ组淋巴结增大；B. CT 增强示右侧叶瘤体呈低强化，边界不清，左侧叶亦见低强化灶，左侧颈部Ⅳ组淋巴结增大，不均匀强化；C. 超低倍镜示右侧滤泡亚型乳头状癌（细箭），左侧为正常甲状腺滤泡（粗箭）；D. 超低倍镜免疫组化染色 CD31 示甲状腺乳头状癌区血管阳性（箭），血管密度明显高于正常甲状腺区

影检查需要更长的时间，从而限制其较大规模应用；②超声造影是近 10 年来的新技术，与 CT 增强相似，很多征象在良、恶性病变中重叠多，其价值需要多中心、大样本的系统对照研究。

（韩志江　雷志锴　李明奎　张雪峰）

参 考 文 献

1. 杨海，舒艳艳，韩志江. CT 钙化分型对甲状腺良、恶性结节的诊断价值. 中国临床医学影像杂志，2016，26：861-863.
2. 楼军，韩志江，雷志锴，等. 各种超声征象联合在乳头状甲状腺微小癌中的诊断价值. 中国超声医学杂志，2014，30：1077-1079.
3. 徐上妍，詹维伟，周建桥，等. 超声评估甲状腺结节内钙化的初步探讨. 中国超声医学杂志，2012，28：789-792.
4. 刘伟，杨军，张毅，等. 钙化征在 CT 鉴别甲状腺良、恶性病变中的价值. 中华放射学杂志，2010，44：147-151.
5. 俞炎平，邝平定，张亮，等. 小甲状腺癌的 CT 表现分析. 中华放射学杂志，2010，44：1049-1053.
6. 韩志江，陈文辉，周健，等. CT 在微小甲状腺癌诊断中的价值. 中华放射学杂志，2012，46：135-138.
7. 瞿佳丽，朱妙平，韩志江. 各种 CT 征象联合应用在甲状腺微小乳头状癌诊断中的价值. 影像诊断与介入放射学，2015，24：151-155.
8. 朱妙平，周秀艳，韩志江. 不同 CT 征象及其联合应用在甲状腺乳头状癌诊断中的价值. 中国临床医学影像杂志，2014，25：840-843.
9. 李明奎，包凌云，韩志江，等. 超声积分在甲状腺微小实性结节诊断与鉴别诊断中的应用价值. 中华医学超声杂志（电子版），2014，11：672-677.
10. 黄雅元，包凌云，韩志江，等. 各种超声征象在不同大小甲状腺乳头状癌诊断价值中的比较. 中国临床医学影像杂志，2015，26：558-561.
11. 黄雅元，包凌云，韩志江，等. CT 和超声的联合应用在良性甲状腺环状钙化诊断中的价值. 中国临床医学影像杂志，2014，25：385-388.

12. 韩志江,陈文辉,项晶晶,等. CT 环状钙化鉴别甲状腺结节良恶性的价值. 中华放射学杂志,2014,48:275-278.
13. 舒艳艳,陈文辉,韩志江,等. 甲状腺结节粗钙化的 CT 诊断和鉴别诊断. 中国临床医学影像杂志,2013,24:849-853.
14. 周金柱,雷志锴,韩志江,等. 超声与 CT 联合在声衰显著甲状腺孤立性钙化结节诊断中的价值. 中华内分泌外科杂志,2016,10:184-186.
15. 谷莹,雷志锴,韩志江,等. 超声在钙化性甲状腺良、恶性结节鉴别诊断中的价值. 中国超声医学杂志,2015,31:1051-1053.
16. 胡斌,赖旭峰,韩志江. CT 平扫对甲状腺单纯粗钙化结节良、恶性的预测价值. 中华放射学杂志,2016,待发.
17. 赖旭峰,舒艳艳,韩志江,等. CT 在甲状腺滤泡性病变病变诊断和鉴别诊断中的价值. 肿瘤学杂志,2013,19:470-475.
18. 韩志江,舒艳艳,陈文辉,等. 高强化 CT 征象在甲状腺良恶性病变诊断和鉴别诊断中的价值. 中华内分泌外科杂志,2015,9:295-297.
19. 孔凡雷,包凌云,雷志锴,等. 超声造影在结节性甲状腺肿背景下良恶性结节鉴别诊断价值. 浙江医学杂志,2013,35:1333-1335.
20. 陈捷,胡兵,冯亮. 超声在原发性甲状腺恶性淋巴瘤中的诊断价值. 中国超声医学杂志,2009,25:893-895.
21. 张红丽,王华,姜珏,等. 结节性甲状腺肿的超声造影表现. 中国超声医学杂志,2013,29:481-484.
22. Hunt JL,Barnes EL. Non-Tumor-associated psammoma bodies in the thyroid. Anatomic Pathology,2003,119:90-94.
23. Cameron RI,Mc Cluggage WG. Extensive psammomatous calcification of the uterus and cervix associated with a uterine serous carcinoma. J Clin Pathol,2004,57:888-890.
24. Bai Y, Zhou G, Nakamura M, et al. Survival impact of psammoma body, stromal calcification, and bone formation in papillary thyroid carcinoma. Mod Pathol,2009,22,887-894.
25. Tunio GM,Hirota S,Nomura S,et al. Possible relation of osteopontin to development of psammoma bodies in human papillary thyroid cancer. Arch Pathol Lab Med,1998,122:1087-1090.
26. Wu G,Zhou Z,Li T,et al. Do hyperechoic thyroid nodules on B-ultrasound represent calcification? . J Int Med Res,2013,41:848-854.
27. Lu Z,Mu Y,Zhu H,et al. Clinical value of using ultrasound to assess calcification patterns in thyroid nodules. World J Surg,2011,35:122-127.
28. Taki S,Terahata S,Yamashita R,et al. Thyroid calcifications:sonographic patterns and incidence of cancer. Clin Imaging,2004,28:368-371.
29. Wang Y,Li L,Wang YX,et al. Ultrasound findings of papillary thyroid microcarcinoma:a review of 113 consecutive cases with histopathologic correlation. Ultrasound Med Biol,2012,38:1681-1688.
30. Moon WJ,Jung SL,Lee JH,et al. Benign and malignant thyroid nodules:US differentiation-multicenter retrospective study. Radiology,2008,247:762-770.
31. Shi C,Li S,Shi T,et al. Correlation between thyroid nodule calcification morphology on ultrasound and thyroid carcinoma. J Int Med Res,2012,40:350-357.
32. Wang N,Xu Y,Ge C,et al. Association of sonographically detected calcification with thyroid carcinoma. Head Neck,2006,28:1077-1083.
33. Oh EM,Chung YS,Song WJ,et al. The pattern and significance of the calcifications of papillary thyroid microcarcinoma presented in preoperative neck ultrasonography. Ann Surg Treat Res,2014,86:115-121.

34. Ha EJ, Baek JH, Lee JH, et al. Core needle biopsy can minimise the non-diagnostic results and need for diagnostic surgery in patients with calcified thyroid nodules. Eur Radiol, 2014, 24: 1403-1409.

35. Wu CW, Dionigi G, Lee KW, et al. Calcifications in thyroid nodules identified on preoperative computed tomography: patterns and clinical significance. Surgery, 2012, 151: 464-470.

36. Kwak JY, Kim EK, Son EJ, et al. Papillary thyroid carcinoma manifested solely as microcalcification on sonography. AJR, 2007, 189: 227-231.

37. Mazzaferri EL. Management of a solitary thyroid nodule. N Engl J Med, 1993, 25, 328: 553-559.

38. Ohmori N, Miyakawa M, Ohmori K, et al. Ultrasonographic findings of papillary thyroid carcinoma with Hashimoto's thyroiditis. Intern Med, 2007, 46: 547-550.

39. Kim BM, Kim MJ, Kim EK, et al. Sonographic differentiation of thyroid nodules with eggshell calcifications. J Ultrasound Med, 2008, 27: 1425-1430.

40. Park M, Shin JH, Han BK, et al. Sonography of thyroid nodules with peripheral calcifications. J Clin Ultrasound, 2009, 37: 324-328.

41. Lee J, Lee SY, Cha SH, et al. Fine Needle Aspiration of Thyroid Nodules with Macrocalcification. Thyroid, 2013, 23: 1106-1112.

42. Yoon DY, Lee JW, Chang SK, et al. Peripheral calcification in thyroid nodules: ultrasonographic features and prediction of malignancy. J Ultrasound Med, 2007, 26: 1349-1355.

43. Darong Zhu, Wenhui Chen, Jingjing Xiang, et al. The diagnostic value of CT artifacts for solitary coarse calcifications in thyroid nodules. Int J Clin Exp Med, 2015, 8(4): 5800-5805.

44. Barrett JF, Keat N. Artifacts in CT: recognition and avoidance. Radiographics, 2004, 24: 1679-1691.

45. Moon WJ, Kwag HJ, Na DG. Are there any specific ultrasound findings of nodular hyperplasia ("leave me alone" lesion) to differentiate it from follicular adenoma? Acta Radiol, 2009, 50: 383-388.

46. Yang GCH, Liebeskind DL, Messina AV. Should cytopathologists stop reporting follicular neoplasms on fine-needle aspiration of the thyroid?. Diagnosis and histologic follow-up of 147 cases. Cancer (Cancer Cytopathology), 2003, 99: 69-74.

47. Jiang J, Huang L, Zhang H, et al. Contrast-enhanced sonography of thyroid nodules. J Clin Ultrasound. 2015, 43: 153-156

48. Jiang J, Shang X, Zhang H, et al. Correlation between maximum intensity and microvessel density for differentiation of malignant from benign thyroid nodules on contrast-enhanced sonography. J Ultrasound Med, 2014, 33: 1257-1263.

49. Yang GC, Liebeskind D, Messina AV. Should cytopathologists stop reporting follicular neoplasms on fine-needle aspiration of the thyroid? Cancer, 2003, 99: 69-74.

50. Bartolotta TV, Midiri M, Galia M, et al. Qualitative and quantitative evaluation of solitary thyroid nodules with contrast-enhanced ultrasound: initial results. Eur Radiol, 2006, 16: 2234-2241.

51. Argalia G, De Bernardis S, Mariani D, et al. Ultrasonographic contrast agent: evaluation of time-intensity curves in the charac-terization of solitary thyroid nodules. Radiol Med, 2002, 103: 407-413.

第十章　甲状旁腺病变

第一节　甲状旁腺组织胚胎学与解剖学基础

一、组织胚胎学基础

（一）甲状旁腺的胚胎发育

甲状旁腺发育开始于胚胎第5周，咽囊Ⅲ及咽囊Ⅳ的背侧壁细胞增生，形成细胞团，并于胚胎第6~7周随胸腺及甲状腺下移，分别形成下位甲状旁腺和上位甲状旁腺原基，原基细胞迅速增殖形成实心的结节状结构，细胞排列成索，其间有大而不规则的血窦和少量结缔组织，至妊娠中期，甲状旁腺细胞分化为各型细胞。需要注意的是，甲状旁腺胚胎发育在随胸腺及甲状腺下移的过程中，由于分裂增多或者发育不全，容易出现各种变异。

（二）甲状旁腺的组织结构

甲状旁腺表面有薄层纤维被膜，伸入实质成为纤维间隔分隔腺体为小叶，间质毛细血管丰富，实质细胞围绕毛细血管呈索状或巢状排列（图10-1-1）。过去把构成甲状旁腺实质的细胞截然分成几种类型；但现有证据表明，甲状旁腺只由一种细胞类型构成，即主细胞，而已描述的其他类型细胞（嗜酸性细胞、过渡性嗜酸性细胞、水样透明细胞、过渡性水样透明细胞）均为主细胞的形态学变异，后者反映了不同的生理活性。甲状旁腺通过合成、分泌甲状旁腺素（parathyroid hormone，PTH）在体内与降钙素共同调节并维持血钙的稳定。

主细胞呈多边形，核圆，居中，细胞质中等量，淡染，呈颗粒状。超微结构显示，细胞质内含有数量不等的糖原颗粒和分泌小滴，两种成分呈反向相关。甲状旁腺激素（PTH）和PTH相关蛋白可以用免疫组织化学方法显示。主细胞胞质对各种类型的角蛋白和嗜铬素A（chromogranin A）呈阳性反应，而对波形蛋白（vimentin）、胶质纤维酸性蛋白（GFAP）等呈阴性反应。嗜酸性细胞的胞质较丰富，呈深嗜酸性颗粒状。超微结构显示细胞质内有丰富的线粒体，但几乎没有分泌颗粒。过渡性嗜酸性细胞形态介于主细胞和嗜酸性细胞之间（图10-1-2）。水样透明细胞在正常腺体中罕见，特征为丰富的透明细胞胞质和界限清楚的细胞膜。过渡性水样透明细胞的形态介于主细胞和水样透明细胞之间。两种类型的过渡透明细胞均多见于功能亢进的腺体。近年研究发现甲状旁腺正常细胞和甲状旁腺来源的肿瘤和瘤样病变均对GATA-3抗体呈阳性反应，而且较PTH敏感。

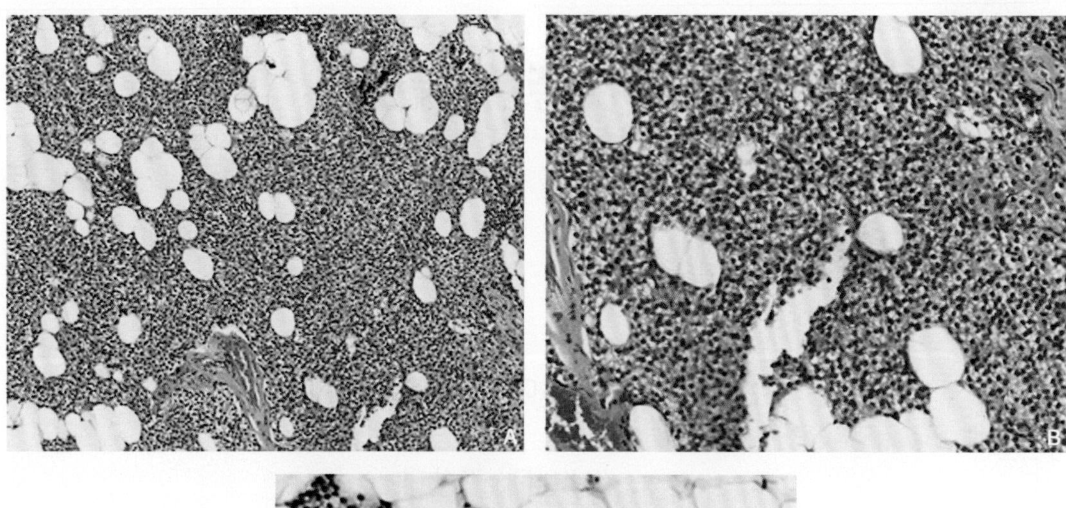

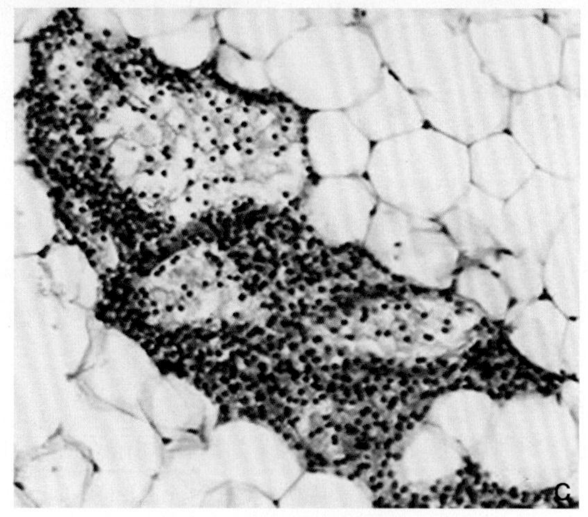

图 10-1-1 正常甲状旁腺镜下表现

A. 甲状旁腺组织呈巢状或索状排列，间质内见脂肪组织；B. 甲状旁腺组织由主细胞和少量嗜酸性细胞构成；C. 甲状旁腺组织内见水样透明细胞，细胞膜界限清楚，胞质透明丰富

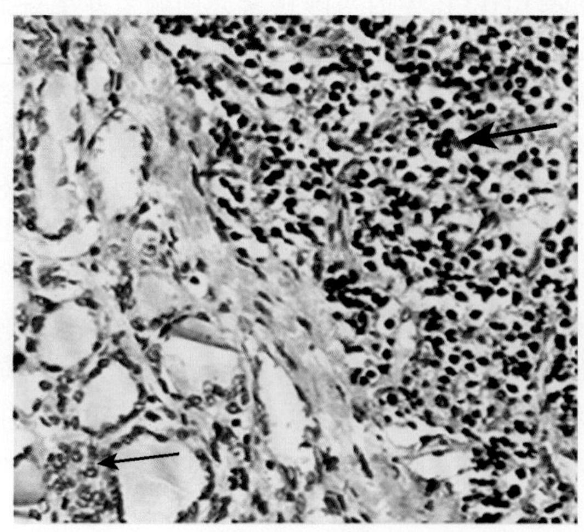

图 10-1-2 正常甲状腺和甲状旁腺 GATA-3 免疫组化染色

免疫组化染色示甲状腺 GATA-3 呈阴性表达（细黑箭），甲状旁腺 GATA-3 呈阳性表达（粗黑箭）

不同类型的细胞所占比例随着患者的年龄不同而不同。在青春期以前，甲状旁腺腺体完全由主细胞构成，其细胞质内含有糖原而不含有脂肪；青春期后不久，其内出现非常细小的脂滴，大约同时出现嗜酸性细胞。最初嗜酸性细胞是单个的，随后成对出现，40岁以后，形成界限清楚而无包膜的细胞岛，细胞岛体积可以很大，易误诊为肿瘤。

青春期后，间质内出现成熟脂肪组织，40岁前脂肪含量逐渐增多；其后，脂肪含量保持相对稳定。甲状旁腺间质脂肪细胞在成人所占的平均百分数大约为40%，但脂肪含量存在一定程度变异（实质细胞成分保持相对稳定）。

青春期后，大约半数的甲状旁腺出现少数滤泡和大小不等的囊腔。腔内物质形态与甲状腺类胶质难以区分。这些物质被认为是贮存的PTH多肽发生了构象变化的结果。当存在滤泡时，甲状腺和甲状旁腺的区分可能出现困难，免疫组织化学检测甲状腺球蛋白（thyroglobulin，TG）、甲状腺转录因子-1（Thyroid transcription factor，TTF1）、PTH、GATA-3和嗜铬素A有助于二者的区别（甲状腺滤泡细胞对TG和TTF1呈阳性反应，但对PTH、GATA-3和嗜铬素A呈阴性反应）。

二、甲状旁腺的解剖学基础

（一）大小和毗邻

甲状旁腺是内分泌腺体，通常为上、下两对扁椭圆形小体（四个），犹如米粒或似压扁的黄豆，长5.0～6.0mm，宽3.0～4.0mm，厚约2.0mm，重30.0～45.0mg，呈黄褐色或棕黄色，质软，通常位于甲状腺左、右叶背面的甲状腺真假被膜之间。

（二）数目和位置

由于甲状旁腺在胚胎发育过程中伴随胸腺及甲状腺下移，尤其是下位甲状旁腺随胸腺下降程度较大，历经范围较广，因此，容易出现甲状旁腺数目和位置的变异。甲状旁腺的数目通常有上下两对，共4个，但也有约6.0%的人多于4个，约14.0%的人少于4个，多余的甲状旁腺的数目通常为5～7个，但也有多达11～12个的报道。甲状旁腺的解剖位置，上位甲状旁腺相对固定，两侧对称，多数（92.73%）位于甲状腺后缘中点以上，即甲状软骨下缘水平，少数紧贴喉返神经入喉上方以及甲状腺上动脉旁邻近喉上神经处，极少数异位于甲状腺上极以上的咽与食管后方、颈动脉鞘内，偶可出现在甲状腺内。下位甲状旁腺的位置比较不恒定，但多数（49.77%）位于甲状腺背面下1/3部分，24.88%位于甲状腺侧叶最下端近甲状腺下动脉入腺体处，16.20%位于喉返神经与甲状腺下动脉交叉处下方，8.21%位于甲状腺下极外下方的疏松结缔组织内（图10-1-3）。

（三）血管和淋巴管

甲状旁腺的血液供应主要来自甲状腺下动脉，也有来自甲状腺上、下动脉的吻合支，静脉回流至甲状腺上、中、下静脉。甲状旁腺实质内一般认为没有毛细淋巴管，甲状旁腺的淋巴管在其被膜和周围的脂肪组织内，其淋巴结引流与甲状腺相同。

（四）神经

甲状旁腺的神经支配同甲状腺。

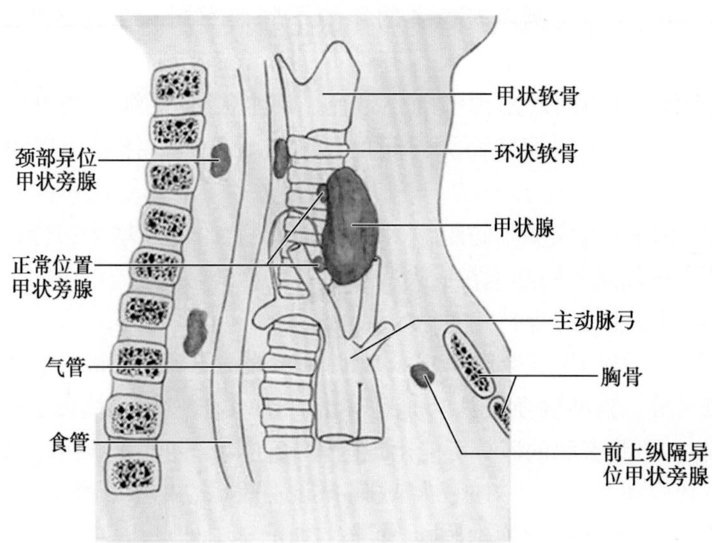

图 10-1-3 甲状旁腺常见位置

（丁金旺 罗定存 项晶晶）

第二节 正常甲状旁腺的超声学特征

由于正常甲状旁腺体积小，分布范围广，周围解剖关系复杂，以及异位甲状旁腺较多，故以往认为超声对正常的甲状旁腺显示困难。随着超声探头频率的提升及对甲状旁腺解剖学特点的掌握，利用甲状腺为透声窗和定位标志，对甲状旁腺的常见部位进行重点扫查，明显提高了甲状旁腺的显示率，这对于甲状腺结节性病变的鉴别诊断有重要意义。本节主要探讨正常位置甲状旁腺和甲状腺内异位甲状旁腺。

一、正常位置甲状旁腺

（一）大小

正常人超声检查中，甲状旁腺总体显示率在 20.0% ~78.0%，且多数情况下显示 1 枚或 2 枚，下甲状旁腺的显示率高于上甲状旁腺，测值大小约 5.0mm×3.0mm×1.0mm。

（二）位置

甲状旁腺的数目、位置变化较大，一般有 4 个，上、下甲状旁腺各 2 个。上甲状旁腺一般位于甲状腺中部或上方的背侧，下甲状旁腺一般位于甲状腺下极或下极下方背侧。位于甲状腺后缘者通常贴近甲状腺包膜，邻近甲状腺上或下动脉，而位于甲状腺下极以下的多包埋于脂肪组织中。所以超声检查重点区域为甲状腺中部的后外侧、后内侧和正后方以及甲状腺下极的附近区域。

（三）形态

正常甲状旁腺的形态多样，可呈椭圆形、泪滴形、腰果形和不规则形，最常见为椭圆形。

（四）回声

正常甲状旁腺回声多接近正常甲状腺组织，回声均匀，表现为稍低、等或稍高回声（图

10-2-1)，其机制与甲状旁腺内脂质含量、毛细血管网的丰富程度有关。

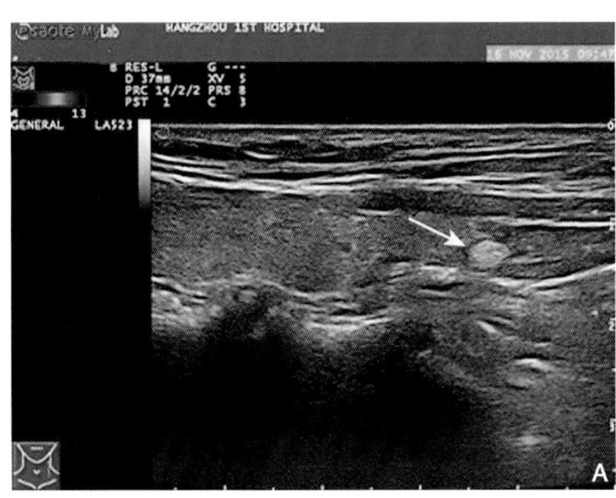

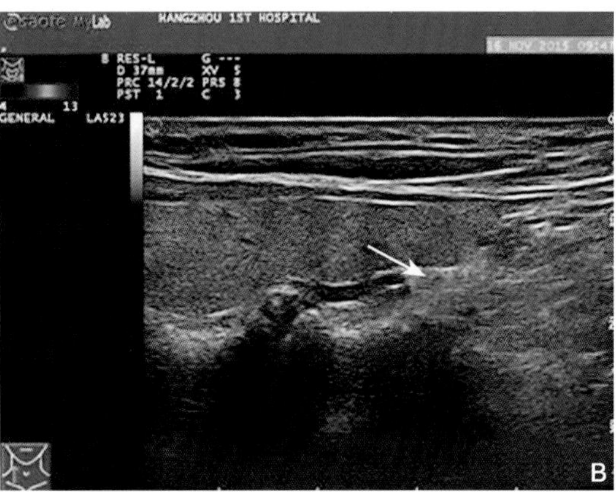

图 10-2-1 正常甲状旁腺超声图

A. 超声纵切示左侧下甲状旁腺，位于甲状腺左侧叶下极下方，呈椭圆形，形态规则，呈偏高回声，回声均匀(箭)；B. 超声纵切示右侧下甲状旁腺，位于甲状腺右侧叶下极后方，呈泪滴状、偏高回声，均匀，境界清(箭)

(五) CDFI

正常甲状旁腺内多无血流，少数为星点状血流。由于甲状旁腺内为毛细血管供血，流速慢，CDFI 对此敏感性较差，当其发生病变时，如腺瘤或癌，因细胞处于高合成分泌状态，滋养血管增粗，CDFI 可表现为丰富血流，甚至“火海征”，详见第十章第三节相关内容。

二、甲状腺内异位甲状旁腺

典型甲状腺内异位甲状旁腺常位于甲状腺内靠近后包膜处(图 10-2-2)，其大小、形态、回声和 CDFI 上均与正常位置甲状旁腺相同，详见本节一相关内容。

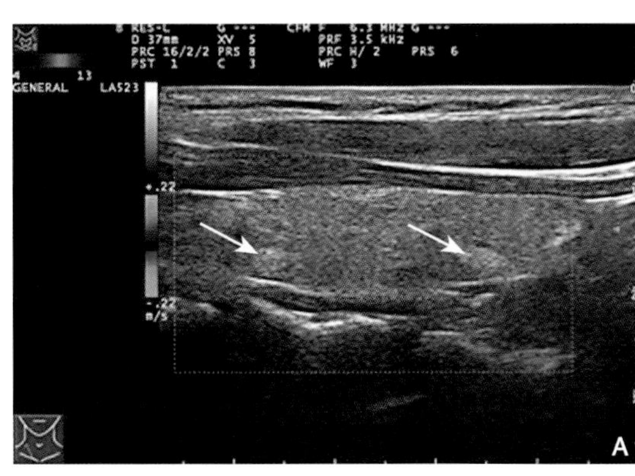

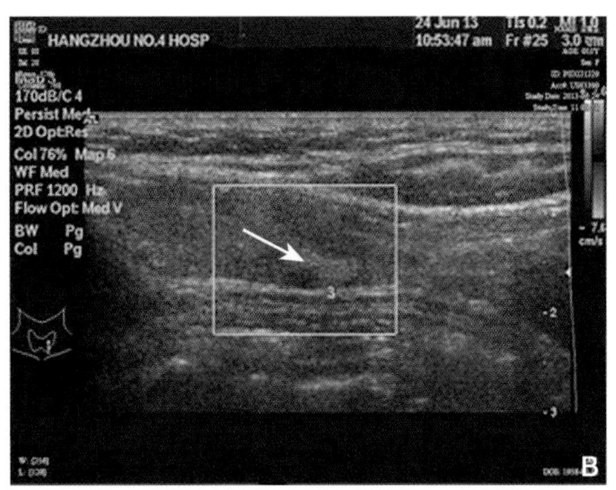

图 10-2-2 甲状腺内异位甲状旁腺

A. 超声纵切示甲状腺上、下极近后包膜处异常结节，呈均匀稍高回声，边界清晰，上极结节呈圆形，下极呈椭圆形，CDFI 示结节内部无血流信号(箭)；B. 超声纵切示甲状腺下极近后包膜处“腰果”状稍高回声结节，边界清晰，CDFI 示结节内部无血流信号(箭)

(张煜 包凌云)

第三节　甲状旁腺实性病变

甲状旁腺实性病变包括甲状旁腺增生（parathyroid hyperplasia）、腺瘤（parathyroid adenoma）及腺癌（parathyroid carcinoma）三种类型，其中，腺瘤最常见（约 85.0%），增生次之（15.0%），腺癌罕见（小于 1.0%）。三者虽然病理组织学形态和分子遗传学特征有区别，但均可自主性分泌过多的甲状旁腺素（parathyroid hormone，PTH），从而引起高钙血症、肾结石和骨骼病变为主要临床表现的甲状旁腺功能亢进症。而且，这三类病变在影像学上的表现特征也往往相互重叠，故本节一并阐述。

（一）临床表现

男女均可发病，以女性多见，男女之比约 1∶1.5～1∶2。各种年龄均可发病，女性有随年龄增大而增加的趋势，发病高峰在 50～55 岁，青春期前患者极为少见，儿童罕见。

本病临床表现分无症状型及症状型两类。前者可仅有骨质疏松等非特异度表现，常在健康检查时因血钙升高或颈部超声发现甲状旁腺肿物而就诊，近年来此型日益增多；后者血钙及血 PTH 常显著升高，临床表现多种多样，可伴有多发性泌尿系结石、骨质疏松表现，也可出现消化性溃疡、腹痛、神经精神症状等（表 10-3-1），确诊前常易误诊为其他内科疾病而辗转多个科室。

表 10-3-1　甲状旁腺病变的临床病史与血 PTH、血钙

		增生	腺瘤	非典型腺瘤	腺癌
性别	男	6	40	5	1
	女	11	65	5	1
年龄	最小	31	13	32	59
	最大	72	79	78	70
	均值±标准差	55.0±12.2	50.7±14.9	51.8±15.8	64.5±7.8
首发症状	泌尿系症状	2	19	1	0
	骨骼症状	2	30	4	1
	体检发现	6	35	3	0
	其他表现	7	21	2	1
PTH（pg/ml）	增高	17	103	10	2
	正常	0	2	0	0
	降低	0	0	0	0
	均值±标准差	316.7±24.5	635.4±763.5	1416±948.3	1268±1651.8
血钙（mmol/L）	增高	12	84	9	1
	正常	5	19	1	1
	降低	0	2	0	0
	均值±标准差	2.8±0.2	3.0±0.4	3.3±0.6	2.9±0.4

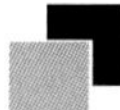

甲状旁腺增生常累及 4 个腺体，质地柔软，无包膜，临床无法触及，而腺瘤及腺癌常单发为主，且多见于下对甲状旁腺，2 个以上甲状旁腺受累者少见，腺瘤瘤体一般在 4.0cm 以下，临床不易触及，腺癌瘤体相对较大，约 50.0% 的患者可触及颈部肿物。

（二）病理学基础

1. 主细胞增生

（1）原发性主细胞增生：所有的腺体均增大，呈黄褐色或红褐色，上面一对腺体大于下面的一对，但二者差异没有水样透明细胞增生显著。增生表现多样，可表现为单个腺体的结节状增大，而其他腺体大小正常，被称为“假腺瘤样型”，易与腺瘤混淆，也可所有腺体约正常大小，但组织学检查可见细胞增生，这种变型被称为“隐匿型”。镜下，突出的增生成分是主细胞，多可见其他各型细胞并存，增生方式可呈弥漫或结节状，后者的腺体不对称，细胞排列不一，嗜酸性细胞所占比例较高，此外，还可见到纤维间隔、腺泡结构及染色质丰富的巨核细胞。原发性主细胞增生是多发性神经内分泌肿瘤（multiple endocrine neoplasia，MEN）Ⅰ型或Ⅱ（Ⅱa）型的一个恒定所见，而 MENⅡb 型患者在童年时甲状旁腺组织学结构正常，成年后仅有轻微的主细胞增生。

（2）继发性主细胞增生：继发性主细胞增生中，有的腺体显著增大，有的腺体大小正常。镜下以主细胞增生为主，但也可有嗜酸性细胞及转化性嗜酸性细胞数量增加，甚至形成结节状聚集灶，仅仅依靠形态学特征不能区分是原发性还是继发性主细胞增生。

2. 水样透明细胞增生　大体上，上极腺体显著大于下极腺体，甚至可融合成一个腺体，质软，呈巧克力样，可见囊腔、出血，以及形成较长的伪足。镜下，整个病变由透明细胞组成，细胞大小差异显著，增生与肥大并存，呈腺泡状或紧密排列，多数区域结缔组织纤细而减少。细胞胞质多水样透明，但有些细胞却存有细小的嗜酸性颗粒。与主细胞增生不同，水样透明细胞增生无家族倾向，与 MEN 无关。

3. 腺瘤　腺瘤是由主细胞、嗜酸性细胞、水样透明细胞和各种过渡性细胞或这些类型细胞混合构成的良性肿瘤。多数腺瘤累及单个腺体，肿瘤有包膜（图 10-3-1），切面棕褐至红褐色，周围常见受压的正常腺体构成的边缘，细胞丰富，腺瘤内通常以主细胞占优势，细胞核大小

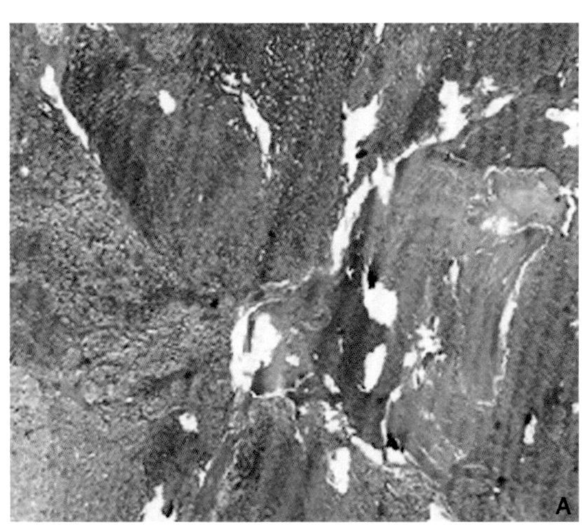

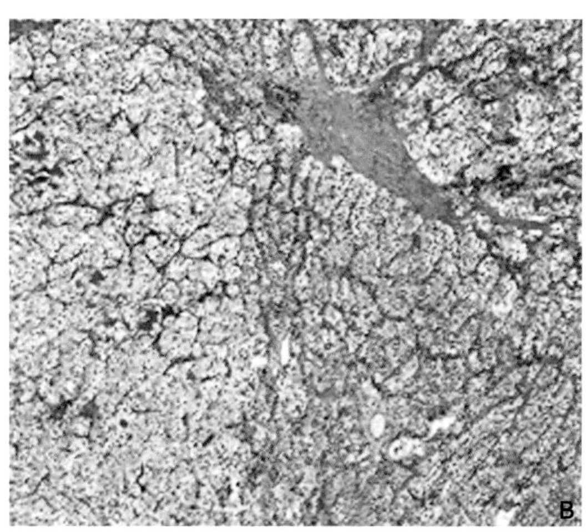

图 10-3-1　主细胞增生的镜下表现

A 和 B 示伴有多结节状生长方式的主细胞增生

可有显著差异，出现孤立或成群的、巨大核深染细胞(图 10-3-2)，但通常无核分裂象，这种核的出现并不代表恶性。肿瘤通常实性片状生长，也可呈巢状、滤泡状、假乳头状或菊形团样排列(图 10-3-1 ~ 图 10-3-3)。与正常腺体一样，滤泡腔内可以含有类胶质样物质(图 10-3-4)。腺瘤内一般没有或只有散在的脂肪细胞，间质稀少，但富于血管。免疫组化显示肿瘤细胞表达 PTH、GATA-3(图 10-3-5)、CgA、CK8、CK18、CK19 等抗体，TTF1 呈阴性反应。嗜酸性腺瘤是全部或几乎全部由嗜酸性细胞构成的甲状旁腺肿瘤(图 10-3-6)，绝大多数为无功能腺瘤。典型的甲状旁腺腺瘤是单个的，周围绕以萎缩的甲状旁腺组织，而其他腺体正常或萎缩。镜下出现正常的第二个腺体是诊断甲状旁腺腺瘤而不是主细胞增生的最好证据。

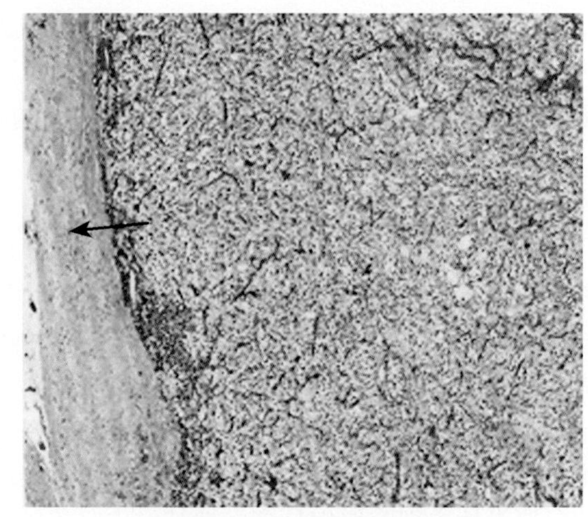

图 10-3-2　腺瘤包膜镜下表现

肿瘤表面包膜完整(箭)，肿瘤内以主细胞实性片状结构增生为主

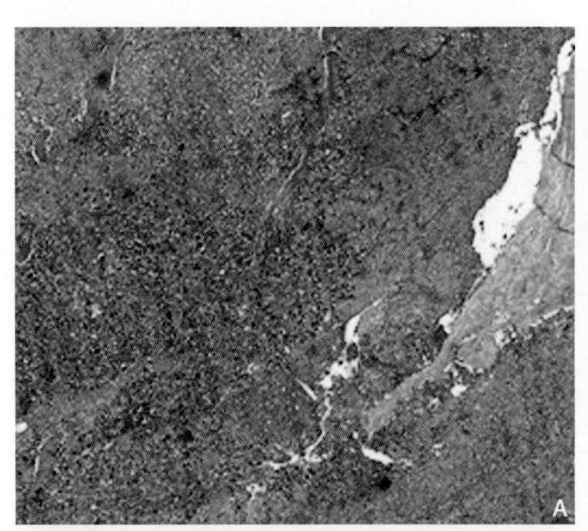

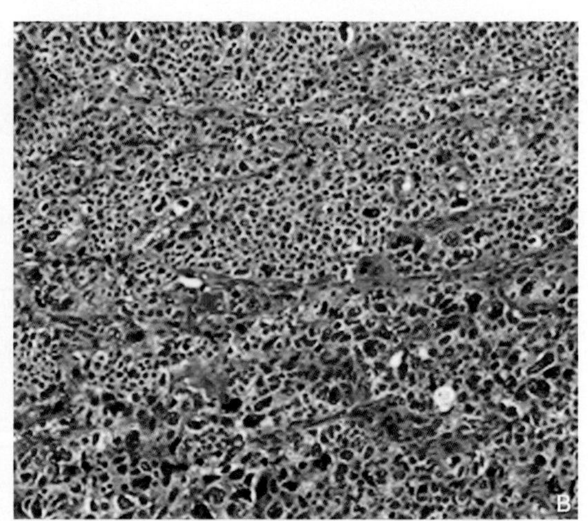

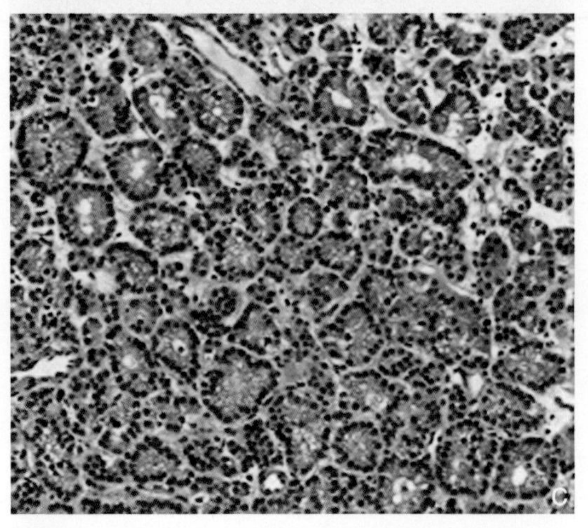

图 10-3-3　腺瘤生长方式镜下表现

A. 肿瘤呈实性片状生长，局灶细胞核大小明显不同；B. 局灶出现成群的富含染色质的巨大细胞核的肿瘤细胞，但无核分裂象；C. 肿瘤细胞菊形团样结构排列

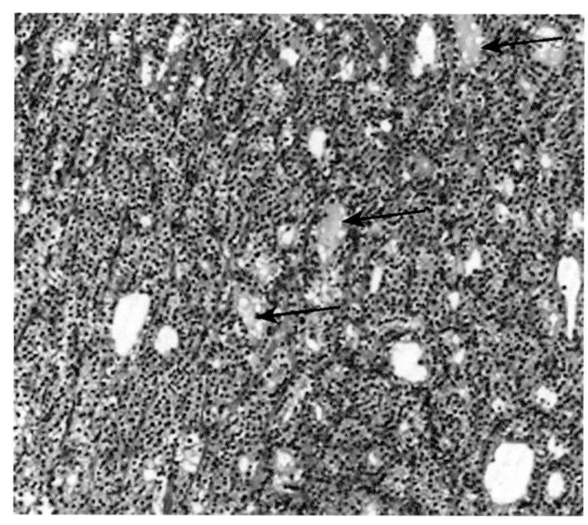

图 10-3-4 腺瘤滤泡腔类胶质样物镜下表现

肿瘤呈滤泡状、腺泡状结构排列，部分滤泡腔内含有类胶质样物（箭）

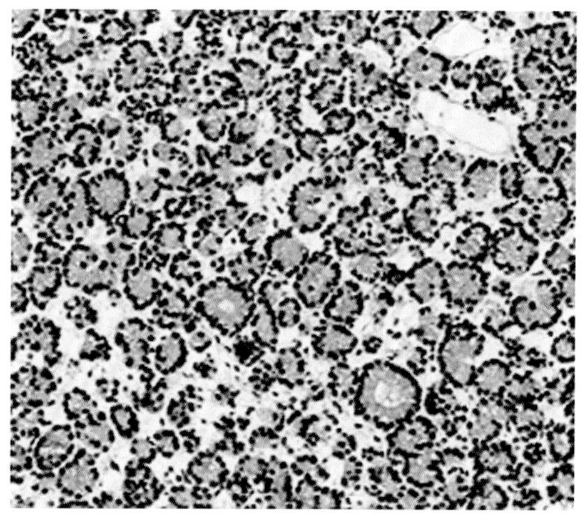

图 10-3-5 腺瘤免疫组化染色 GATA-3 阳性

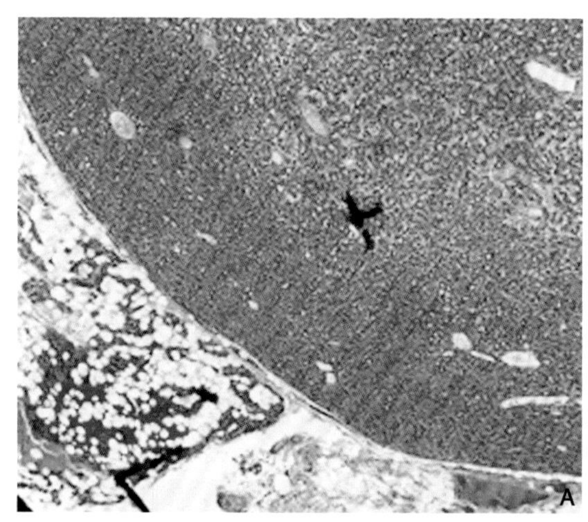

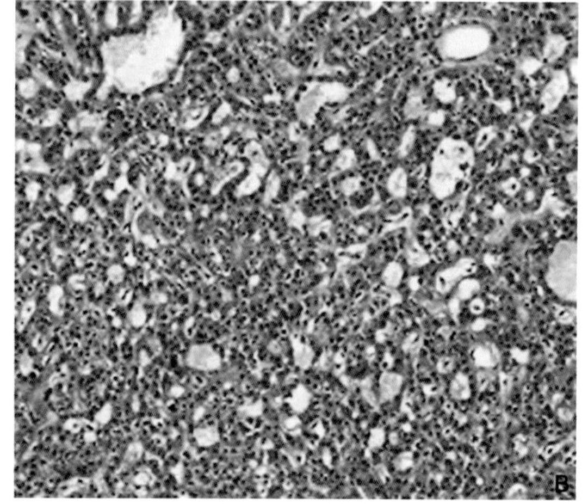

图 10-3-6 嗜酸性腺瘤镜下表现

A. 肿瘤全部或几乎全部由嗜酸性细胞构成，包膜外见甲状旁腺组织；B. 具有滤泡样结构的甲状旁腺嗜酸性腺瘤

（三）影像学检查

甲状旁腺增生、腺瘤及腺癌在影像学定位及定性诊断中具有很多重叠区域，很难通过影像学检查完全鉴别开，尤其是较小的甲状旁腺腺瘤与增生、较大的腺瘤与腺癌的鉴别。在超声、CT、MRI 和核医学等影像学检查中，各种检查有各自优势，如超声可以发现正常位置较小的甲状旁腺病变，尤其是增生，CT 和 MRI 可以发现异位的甲状旁腺，并对是否存在甲状旁腺功能亢进引起的棕色瘤进行评估，核医学则可通过 ^{99m}Tc-MIBI 是否浓聚来判断瘤体的位置，尤其是对较大的瘤体及异位的瘤体。各种检查方式联合，可以准确对甲状旁腺功能亢进患者瘤体位置进行判断，甚至进一步定性诊断。

1. 位置　大多数人有上下 2 对共 4 个甲状旁腺腺体，上甲状旁腺由咽囊Ⅳ发育而来，位置较恒定，多位于甲状腺侧叶中上部后面，下甲状旁腺由咽囊Ⅲ发育而来，多位于甲状腺下极的后面，如果咽囊Ⅳ或Ⅲ下降位置异常，则形成异位甲状旁腺。因下甲状旁腺的下降行程较上甲状旁腺长，故异位发生率高。韩志江等报道 84.6%（11/13）的异位腺瘤位于颈根部（图 10-3-7、图 10-3-8）至上纵隔（图 10-3-9、图 10-3-10）的下甲状旁腺区，提示临床怀疑异位甲状旁腺病变的病例，应重点检查该区，另 15.4%（2/13）的异位腺瘤位于甲状软骨上方（图 10-3-11）至梨状窝区（图 10-3-12）。除了颈部软组织内可以发生异位甲状旁腺腺瘤外，甲状腺内亦可发生甲状旁腺腺瘤（图 10-3-13）。理论上讲，异位甲状旁腺不但可以发生腺瘤，亦可发生腺癌，只是极罕见，目前尚无相关报道。比较各种影像学检查方法，CT、MRI 和核医学对发生于上纵隔（胸骨后）、气管后（图 10-3-14）、梨状窝区域的异位甲状旁腺病变具有更大的定位诊断价值。

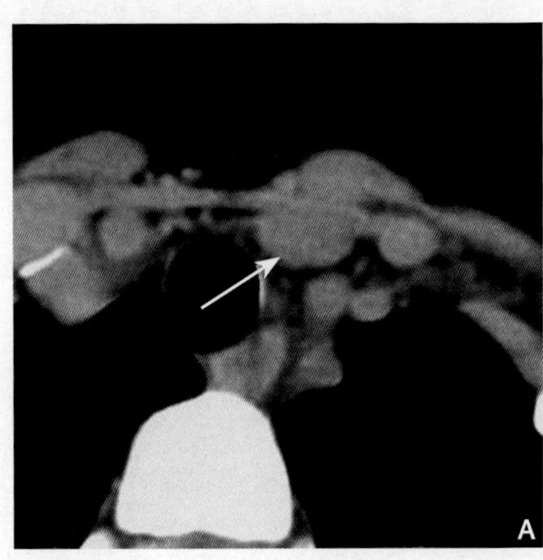

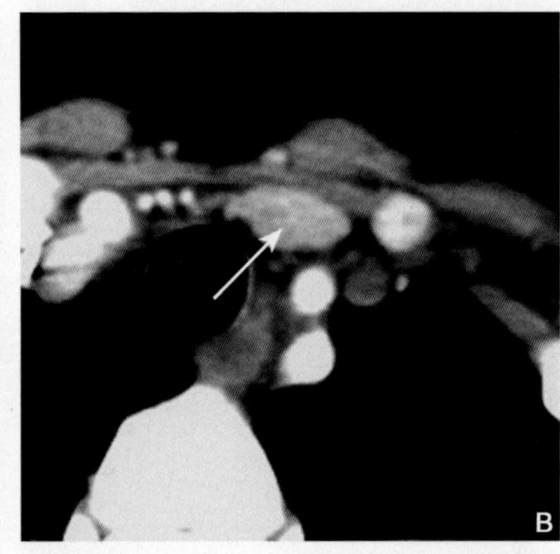

图 10-3-7　颈根部异位甲状旁腺腺瘤（一）

37 岁，女性，反复双下肢水肿 3 年余，全身关节痛疼半年。血清 PTH 27.60pg/ml，血清钙 2.80mmol/L，CT 平扫示左侧颈根部横行类椭圆形软组织密度影，界清（A，箭），CT 增强示病变明显均匀强化，强化程度高于周围软组织而低于血管（B，箭）

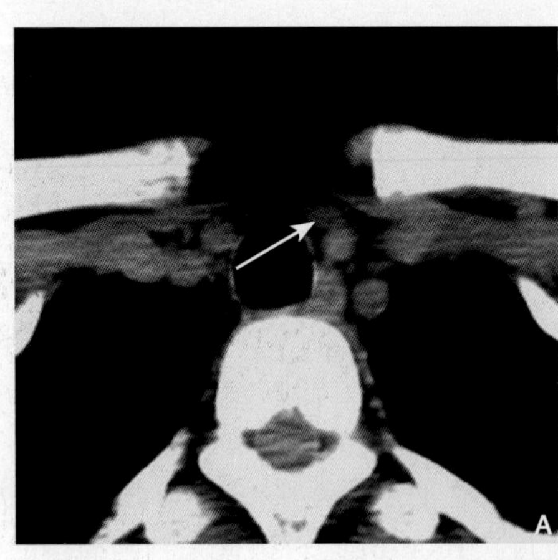

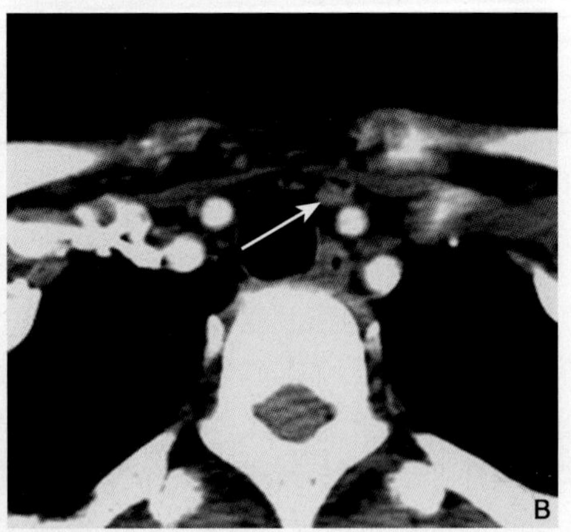

图 10-3-8　颈根部异位甲状旁腺腺瘤（二）

38 岁，男性，反复尿路结石 10 年余入院，血清 PTH 832.4pg/ml，血清钙 2.78mmol/L，CT 平扫示左侧胸骨上窝类椭圆形软组织密度影（箭），因锁骨伪影影响，病变密度稍低于周围软组织（A），CT 增强示病变明显均匀强化，强化程度高于周围软组织而低于血管（B，箭）

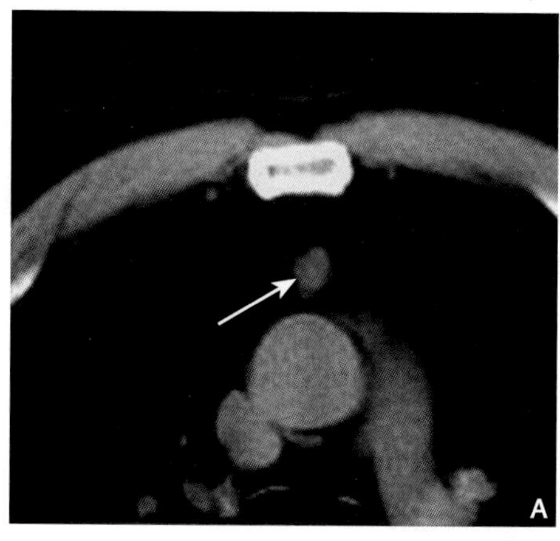

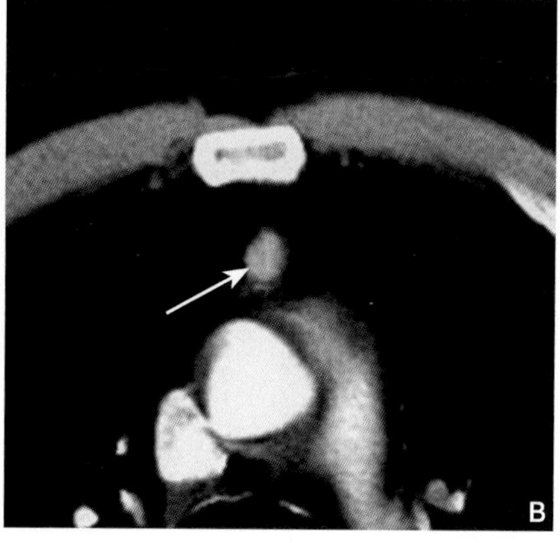

图 10-3-9 胸骨后甲状旁腺腺瘤(一)

38 岁,男性,反复肾结石 10 年余,发现血钙升高半月,血清 PTH 833.10pg/ml,血清钙 2.92mmol/L,CT 平扫示上纵隔小圆形软组织密度影,界清(A,箭),CT 增强后病变明显强化,高于淋巴结的强化程度(B,箭)

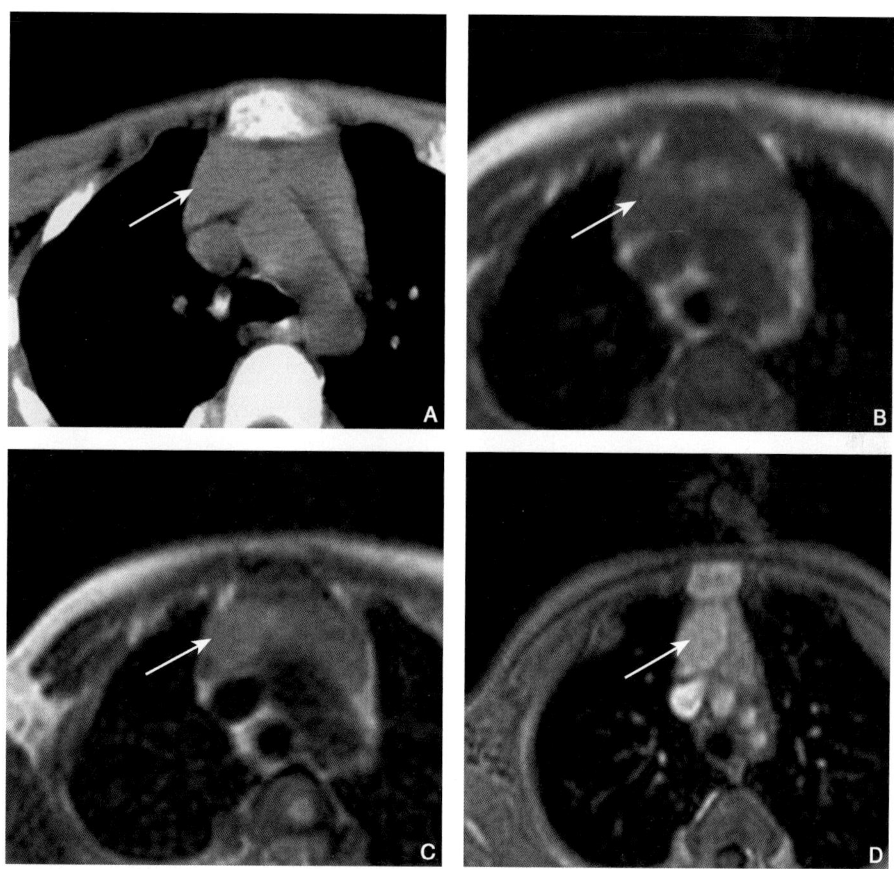

图 10-3-10 胸骨后甲状旁腺腺瘤(二)

19 岁,男性,左髋关节疼痛 1 年,血钙升高 40 天。血清 PTH>2500pg/ml,血清钙 3.28mmol/L,CT 平扫示胸腺区域软组织密度影,密度均匀(A,箭),MRI 平扫 T_1WI 序列示胸腺区域软组织信号影(B,箭),信号均匀,T_2WI 示胸腺区域信号不均匀,右侧部分呈稍高信号的椭圆形,边界清晰(C,箭),T_1WI 脂肪抑制增强扫描示胸腺右侧区域的椭圆形结节明显强化(D,箭),左侧部分轻度强化(病理证实为胸腺组织)

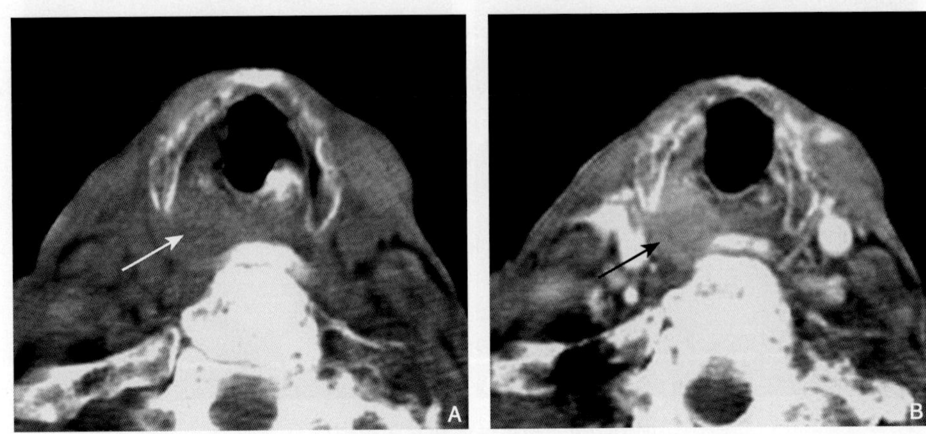

图 10-3-11　右侧甲状软骨上方甲状旁腺腺瘤

82 岁，男性，发现血钙升高 4 个月，血清 PTH 532.4pg/ml，血清钙 2.95mmol/L。A. CT 平扫示右侧甲状软骨后上方软组织密度影（箭），密度均匀，边界不清；B. CT 增强示病变中等强化（箭），边界较平扫清晰，强化程度介于软组织和甲状腺强化程度之间

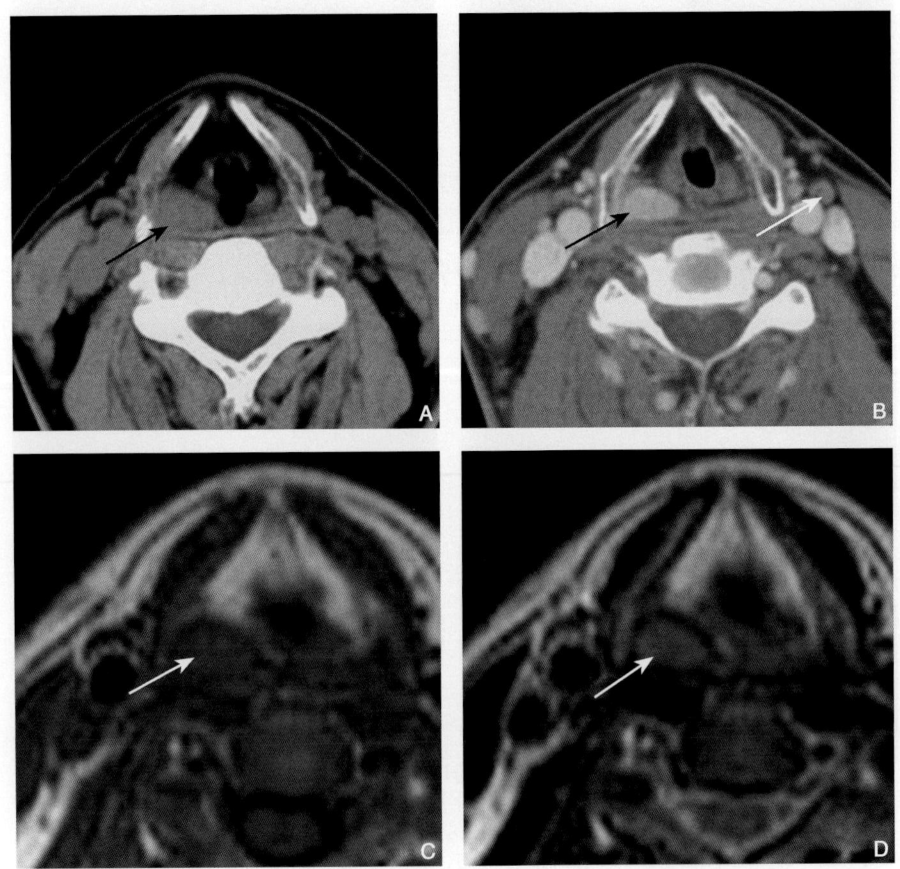

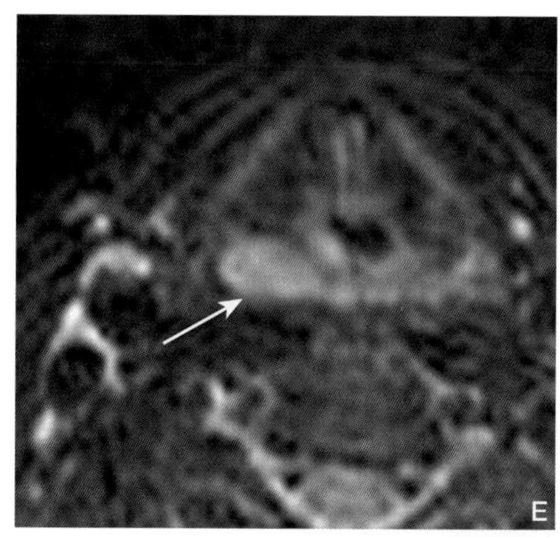

图 10-3-12　右侧梨状窝甲状旁腺腺瘤
35 岁，男性，体检发现血钙升高 3 年，血清 PTH 2000.0pg/ml，血清钙 2.90mmol/L。A. 右侧梨状窝区示类椭圆形软组织密度影（黑箭），边界清晰，密度均匀；B. CT 增强示病变强化明显（黑箭），程度高于周围软组织及左侧颈部同平面淋巴结的强化程度（白箭）；C. 与肌肉信号对照，病变在 T_1WI 序列呈等信号（箭）；D. 在 T_2WI 序列呈稍高信号（箭）；E. 脂肪抑制 T_2WI 序列示病变呈高信号（箭）

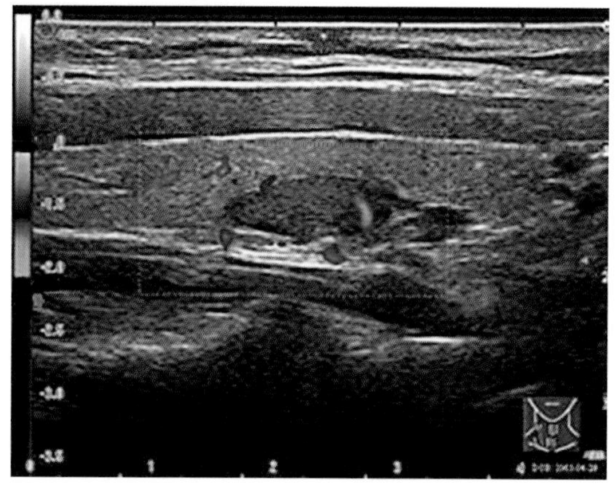

图 10-3-13　甲状腺右侧叶异位甲状旁腺腺瘤
超声纵切示瘤体呈均匀稍低回声，形态呈椭圆形，边界清，CDFI 显示结节内部及周围短棒状血流信号

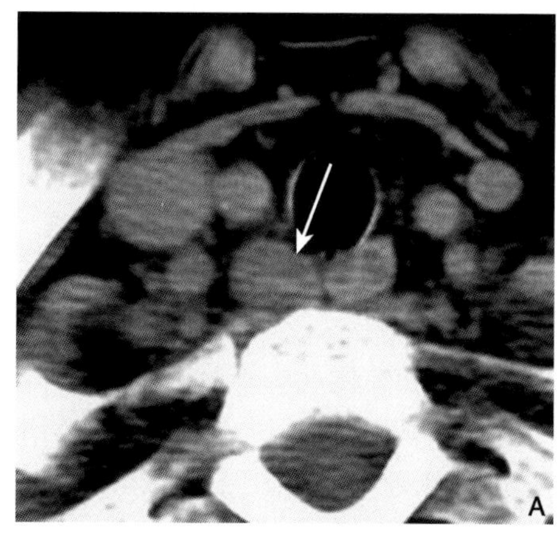

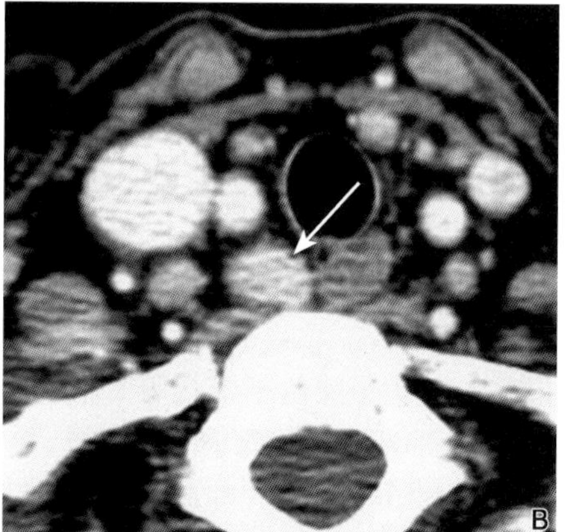

图 10-3-14　颈根部气管后甲状旁腺腺瘤
A、B. 55 岁，女性，反复腰酸 10 余年，左肩关节疼痛 2 年，加重 4 个月，血清 PTH 266.1pg/ml，血清钙 3.02mmol/L，CT 平扫示气管右后方软组织密度影（A，箭），密度均匀，CT 增强示病变强化较明显，强化程度高于周围软组织而低于血管（B，箭）

2. 与甲状腺间结构 甲状旁腺病变与甲状腺交界区平直，二者之间存在一定的脂肪成分，后者在超声检查中呈线状高回声，而在CT平扫或增强检查中则呈线状低密度影（图10-3-15），该征象对病变是否来源于甲状旁腺具有重要价值（表10-3-1），但在增生、腺瘤和腺癌的鉴别诊断中无价值。

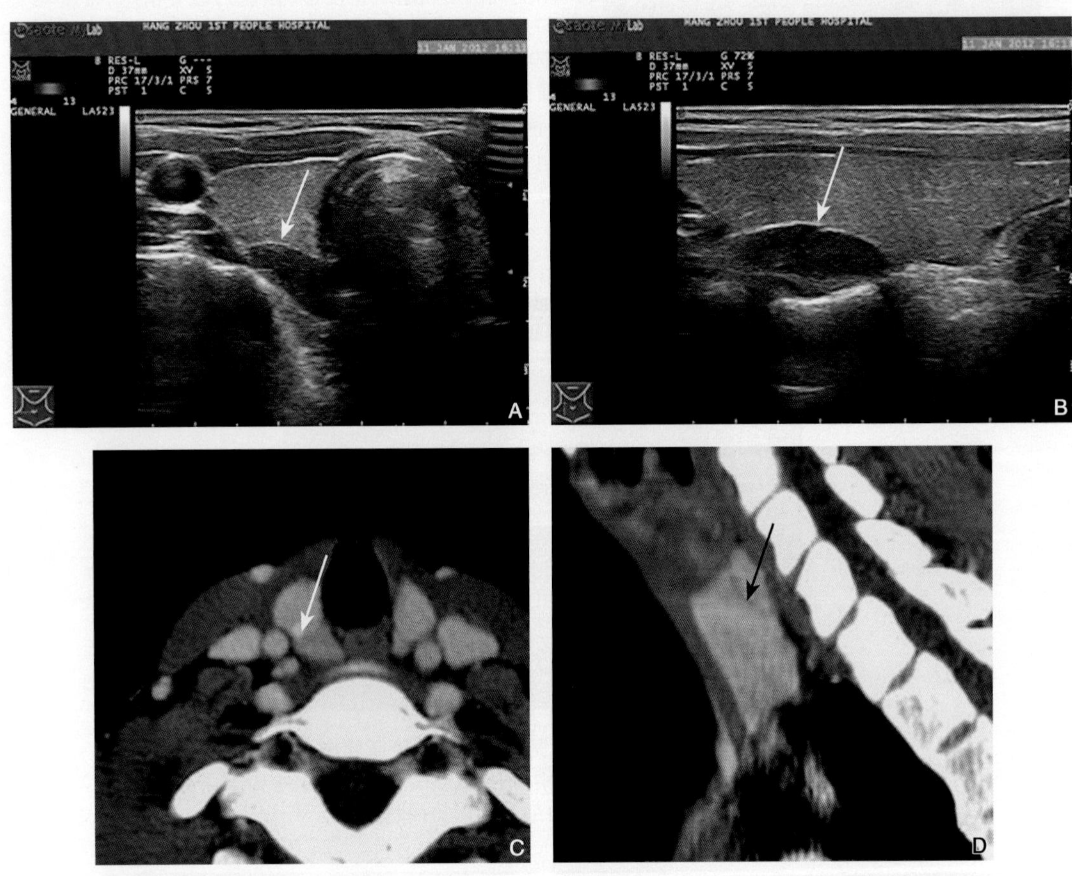

图10-3-15 右侧甲状旁腺腺瘤（一）

32岁，女性，发现颈部肿块2个月余，血钙2.56mmol/L，PTH 133.6pg/ml。超声横切（A）和纵切（B）示甲状腺右侧叶后方梭形均匀低回声病变，其与甲状腺后缘之间见完整高回声包膜（箭），与甲状腺前包膜回声相仿；CT增强横断位扫描（C）示甲状腺右侧叶后方稍低强化病变，其与甲状腺之间分界清晰（箭），二者之间见线状低强化灶；CT增强矢状位重建（D）示病变位于右上甲状旁腺区域，其与甲状腺之间见线状强化程度减低区（箭），与CT横断位比较，矢状位重建可以更直观地显示病变与甲状腺之间的关系

3. 形态 甲状旁腺位于甲状腺真假包膜之间，增生、腺瘤和腺癌均具有沿着间隙塑形性生长的特征，形成相似的形态，如圆形、椭圆形、三角形及条柱状，其中较小的增生多呈三角形（图10-3-16），而较大的腺癌则以椭圆形或不规则形多见（图10-3-17），腺瘤形态多样，较小的腺瘤与增生、较大的腺瘤与腺癌从形态上无法鉴别。在甲状旁腺病变的影像学检查中，超声纵切和CT矢状位重建、MRI矢状位检查能更好地显示病变的纵向生长方式，与后两者比较，因超声检查时探头的压迫，超声纵切病变纵径常大于大体组织纵径。

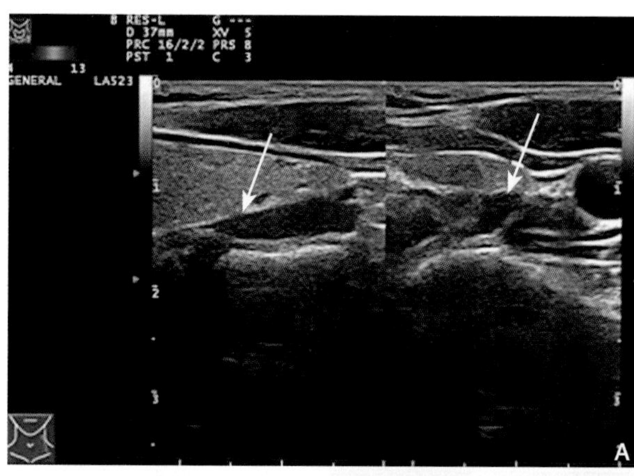

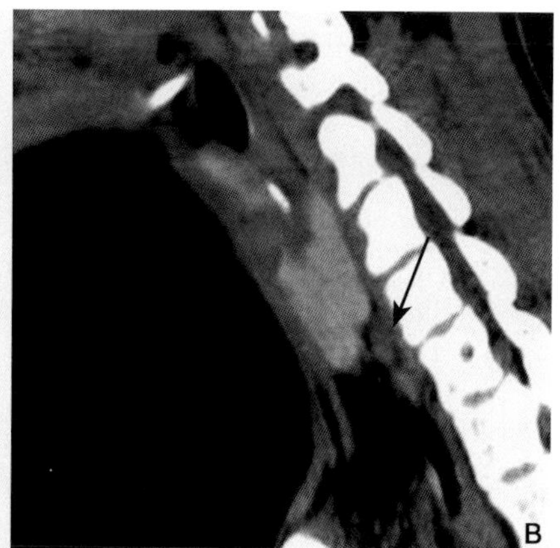

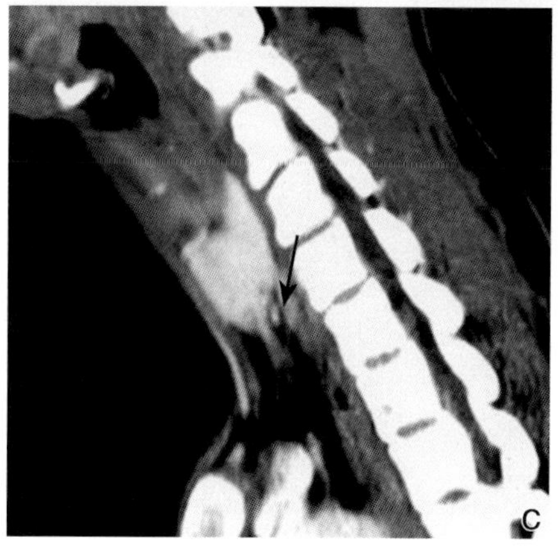

图 10-3-16　左侧甲状旁腺腺瘤(二)

26 岁,女性,发现左甲状旁腺肿块 2 个月余,血钙 2.74mmol/L,PTH 148pg/ml。A. 超声纵切和横切示甲状腺左侧叶后下方条状均匀低回声团块(箭),包膜完整,界限清晰;B. CT 平扫矢状位重建示甲状腺左侧叶后下方条状软组织密度影(箭),稍低于周围软组织密度,边界清晰;C. CT 增强矢状位重建示病变强化明显,程度高于周围软组织而低于甲状腺(箭)

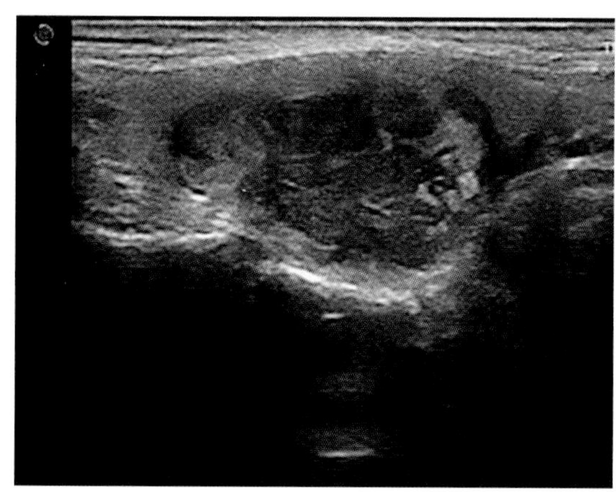

图 10-3-17　右侧甲状旁腺腺癌

60 岁,女性,腰酸、腿痛伴有乏力、食欲减退 8 年,血清 PTH 1697pg/ml,血清钙 3.86mmol/L,超声纵切示甲状旁腺右侧叶区不规则瘤体,呈等、稍低及低混杂回声,内见斑点状钙化灶

4. 回声水平、平扫密度及信号 与正常甲状旁腺的组织学对照，除了甲状旁腺脂肪腺瘤外，甲状旁腺增生、腺瘤、腺癌的脂肪成分明显减少，超声上大多表现为回声低于正常甲状旁腺及甲状腺而呈低回声（图 10-3-15、图 10-3-16），少数表现为等回声（图 10-3-18）。因 CT 和 MRI 无法观察到正常的甲状旁腺结构，不能与甲状旁腺病变的密度或信号进行对照，常参照甲状腺与颈部软组织。增生、腺瘤和腺癌在 CT 平扫上大部分密度低于甲状腺，并与周围软组织呈等密度（图 10-3-18）或稍低密度（图 10-3-16），单纯依靠平扫容易将甲状旁腺误诊为血管或淋巴结，小部分病变与甲状腺呈等密度，尤其是合并桥本甲状腺炎等弥漫性病变，单纯依靠平扫不能将病变与甲状腺鉴别开。在 MRI 平扫图像上，T_1WI 常呈等信号，T_2WI 呈稍高信号，MRI 的 T_2WI 序列对囊变坏死敏感，尤其是脂肪抑制 T_2WI 序列，可以更好地观察坏死的范围及形态，MRI 检查对于较大囊变，还可以根据其信号的变化对囊液的成分进行推测。

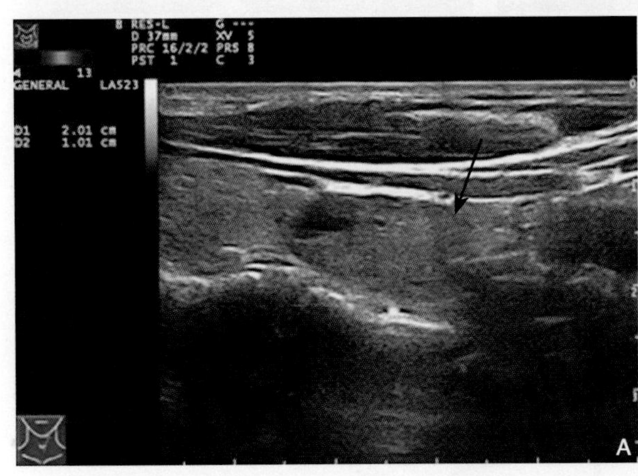
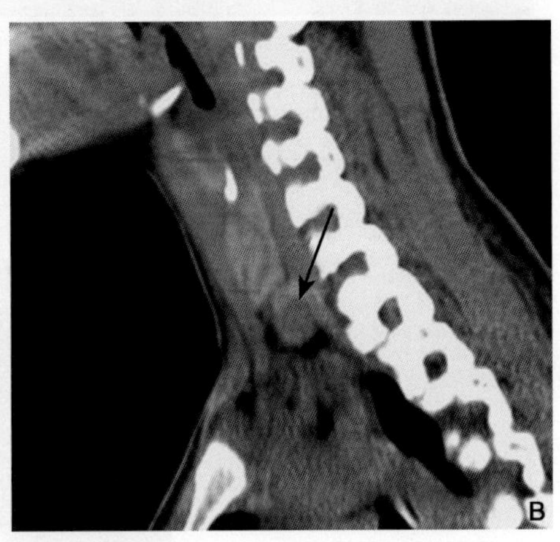

图 10-3-18 左侧甲状旁腺腺瘤

26 岁，女性，发现左侧颈部肿块 1 周余，血钙 2.78mmol/L，PTH 206pg/ml。A. 超声纵切示甲状腺左侧叶下方类椭圆形团块，以等回声为主（箭），不均质，可见小片状低回声区；B. CT 平扫矢状位重建示甲状腺左侧叶后下方类椭圆形异常密度病变（箭），其大部分密度与周围软组织相仿而低于甲状腺，上极部分呈斑状稍高密度，高于周围软组织而与甲状腺密度相仿

5. 内部结构 甲状旁腺增生、腺瘤和腺癌的内部回声、密度及信号是否均匀，与病变的大小存在一定关系，即病变越大，越容易发生坏死，其内回声、密度及信号越不均匀，因此，体积较小的增生（图 10-3-19）和腺瘤（图 10-3-15、图 10-3-16）以均匀的回声、密度及信号为主，而较大的腺瘤（图 10-3-20）和腺癌（图 10-3-21）以不均匀的回声、密度及信号常见。腺瘤完全囊变罕见，尤其是位于颈根部或上纵隔区域（图 10-3-22），需要与胸腺囊肿、支气管囊肿及甲状旁腺囊肿鉴别，实验室检查中的血钙和血 PTH 具有重要的鉴别诊断价值。

6. 血供 彩色多普勒检查中，体积较大的甲状旁腺增生、腺瘤和腺癌血流常较丰富，部分病变甚至形成类似甲状腺功能亢进时的“火海征”，而较小的甲状旁腺增生及腺瘤，血流常较少或无血流（图 10-3-23），其机制与较小病变的供血血管纤细、血流速度慢、彩色多普勒难以检测到血流有关。

CT 增强检查中，参照甲状腺及周围软组织的强化程度，甲状旁腺病变实性部分的强化程度均介于二者之间，即低于甲状腺而高于周围软组织的强化程度，囊变区无强化。甲状旁腺增生、腺瘤和腺癌在强化程度方面无差异（表 10-3-1）。与增强 CT 相同，MRI 检查中，甲状

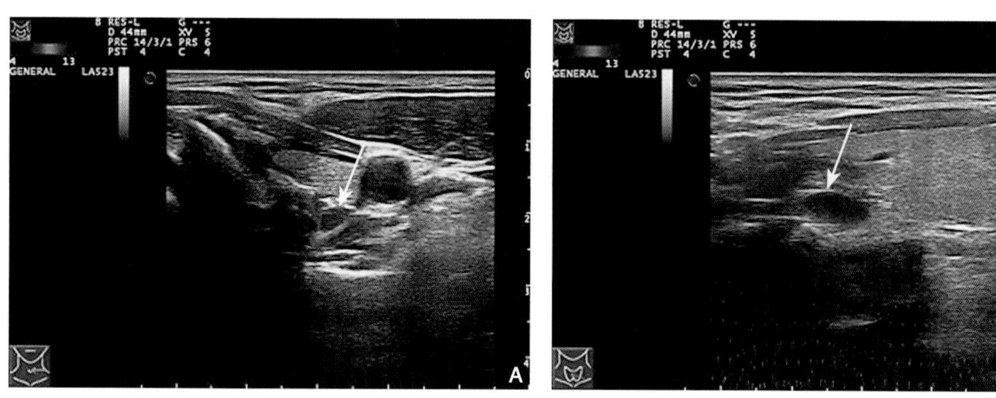

图 10-3-19 左侧甲状旁腺增生

52 岁,男性,体检发现血钙升高 1 个月余,血钙 3.06mmol/L,PTH 87.07pg/ml。超声横切(A)及纵切(B)示甲状腺左侧叶上极后方类椭圆形均匀低回声结节(箭),边界清晰,病变与甲状腺之间见带状高回声

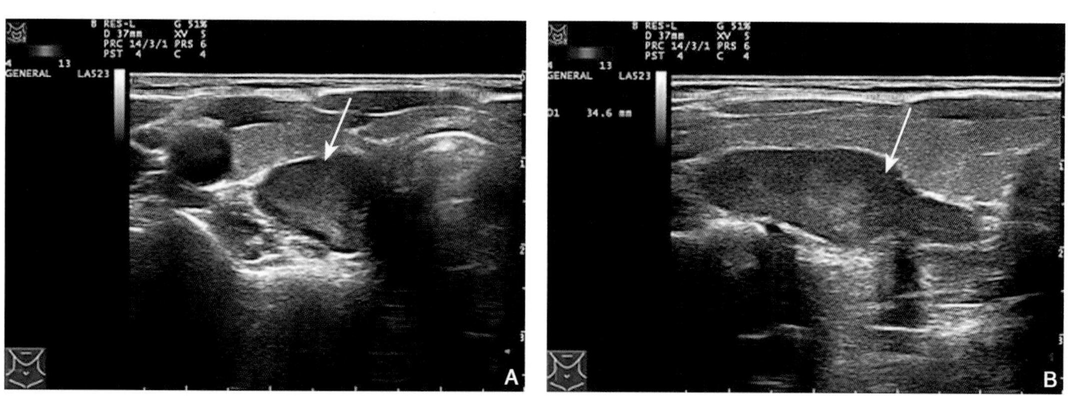

图 10-3-20 右侧甲状旁腺腺瘤(三)

42 岁,女性,体检发现右侧甲状旁腺占位 2 个月余,血钙 2.45mmol/L,PTH 88.3pg/ml。A. 超声横切示甲状腺右侧叶后方三角形异常回声病变(箭),以稍低回声为主,内见斑片状等回声区;B. 超声纵切示病变呈纺锤状(箭),边界清晰,呈不均匀的低回声

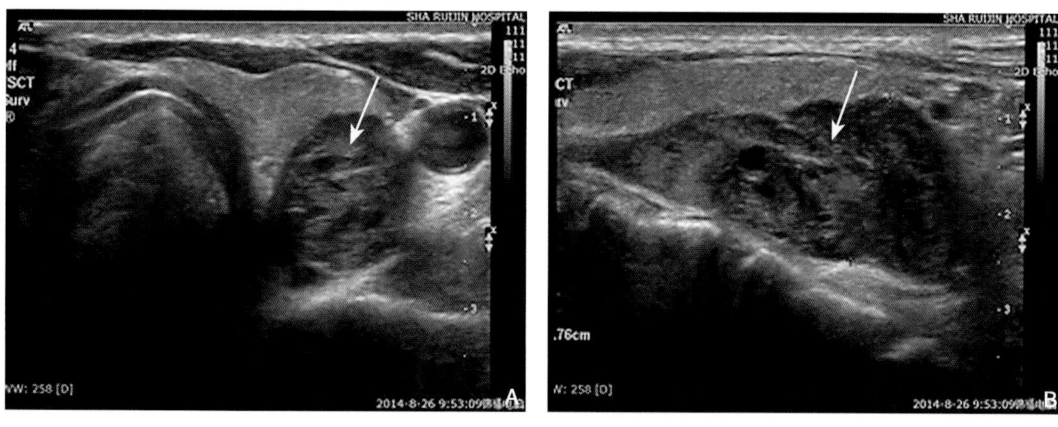

图 10-3-21 左侧甲状旁腺腺癌

63 岁,男性,体检发现血钙增高、甲状旁腺占位 1 个月余,血清 PTH 898.2pg/ml,血清钙 3.12mmol/L。A. 超声横切示甲状腺左侧叶后方类椭圆形病变(箭),回声不均匀;B. 超声纵切示病变呈类三角形(箭),边缘不规则,内部回声不均匀,以低回声为主,内见多发斑片状无回声区

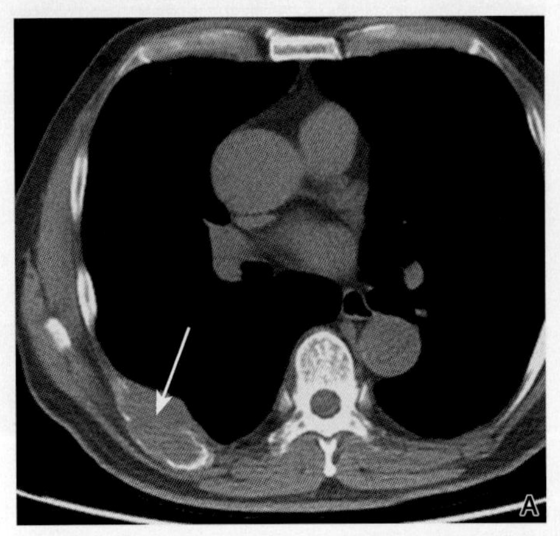

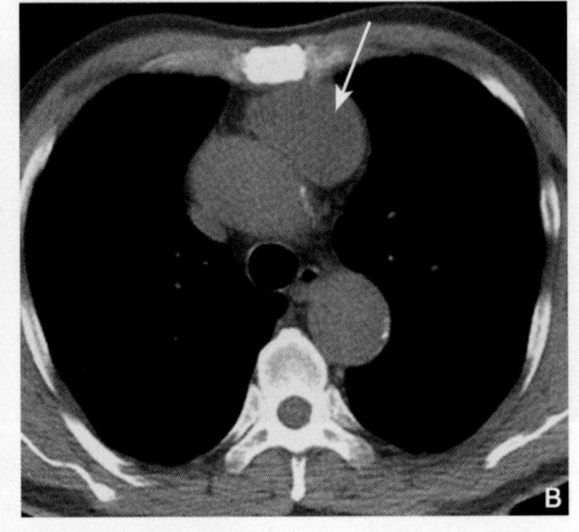

图 10-3-22　纵隔囊性甲状旁腺腺瘤

58 岁，男性，发现肋骨和上纵隔囊性病变 2 个月，术前未查血清 PTH 和血清钙。A. CT 平扫示右侧第七后肋局限性膨胀性骨质破坏（箭），前缘骨皮质中断不连，病变内部密度均匀，周围未见明显骨质硬化，病理证实为纤维囊性骨炎（棕色瘤）；B. 前纵隔区域示类椭圆形低密度影（箭），界清，内部密度均匀，病理证实为甲状旁腺腺瘤囊变，内含较多褐色液体

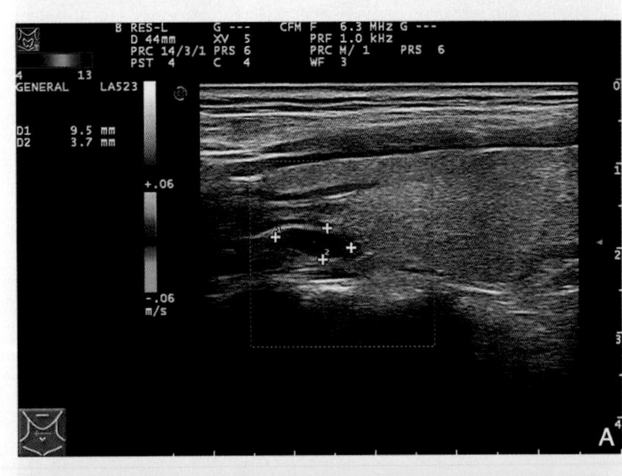

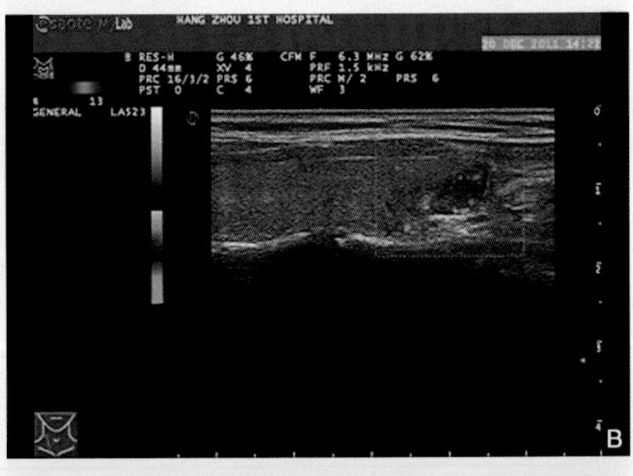

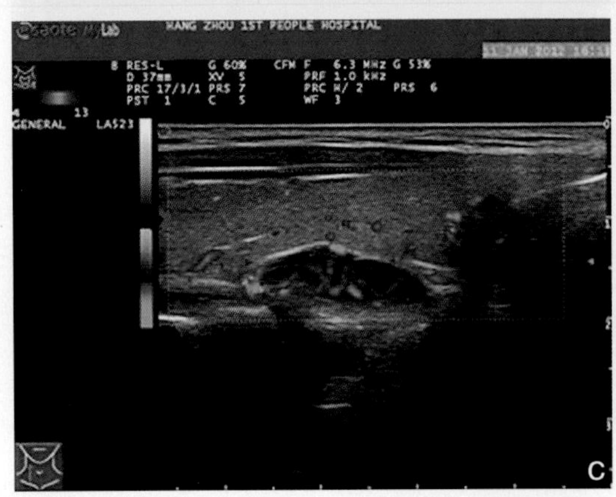

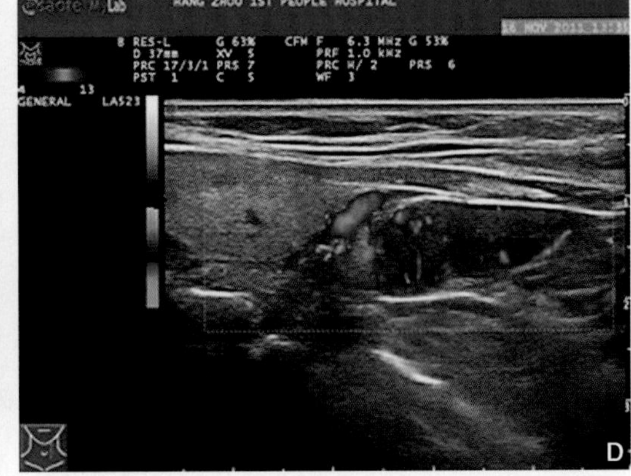

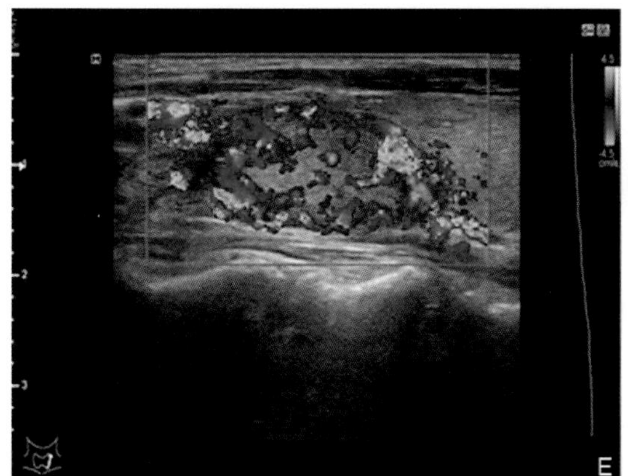

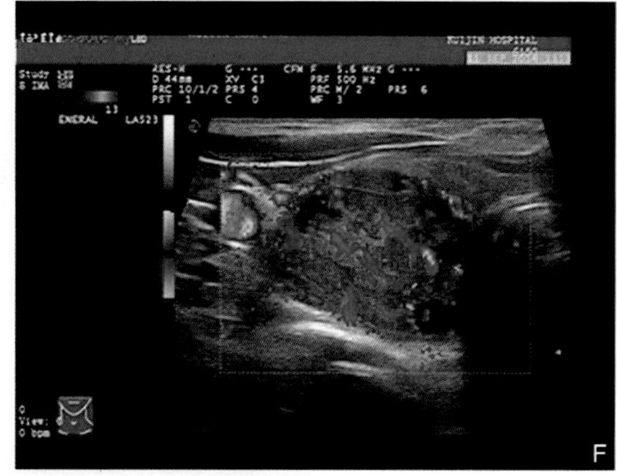

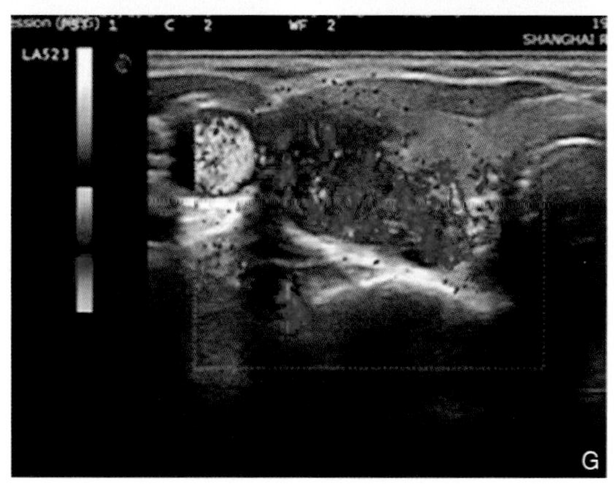

图 10-3-23　甲状旁腺病变的血流模式

A. 甲状旁腺增生，超声纵切示病变周围少量血流，中央无血流；B. 甲状旁腺腺瘤，超声纵切示病变以周围血流为主，内部见少量血流；C. 甲状旁腺腺瘤，超声纵切示病变以中央血流为主，周边少量血流；D. 甲状旁腺腺瘤，超声纵切示病变周围及内部少量条索状血流；E. 甲状旁腺腺瘤，超声纵切示病变周围及内部血瘤丰富，呈“火海征”；F. 甲状旁腺腺癌，超声横切示病变周围及内部血瘤丰富，呈“火海征”；G. 甲状旁腺腺癌，超声横切示病变周围及内部血瘤丰富，呈“火海征”

旁腺的强化程度同样介于甲状腺和周围软组织之间。

7. 大小　虽然瘤体大小这个参数在甲状腺病变中的价值并非很大，但在甲状旁腺病变中却有很大的价值，如体积较小的病变常常提示增生或腺瘤，而体积较大的病变常提示腺瘤、非典型增生和腺癌，但增生、腺瘤和腺癌之间的阈值尚缺乏一定的标准。

8. 数目　甲状旁腺增生可以多个腺体同时增生（图 10-3-24），首先是弥漫性增生，并逐渐向结节性增生转变，最后以一个或两个腺体结节状增生为主，而绝大部分的腺瘤和腺癌以单发为主。韩志江等报道单发增生占全部增生的 82. 4%（14/17），单发腺瘤占全部腺瘤的 98. 1%（103/105），单发腺癌占全部腺癌的 100%（7/7）。由此可见，多发病变有助于增生的诊断，而单发病变尚需要进一步鉴别增生、腺瘤或腺癌。

理论上讲，甲状旁腺增生和腺瘤在组织学上的差异明显，即后者具备前者所没有的完整包膜，但实际工作中，偶尔会遇到一些不典型的病例，如虽然具有包膜，但包膜厚度不均匀或不完整，病理学称之为腺瘤样增生，单凭影像学检查不能与腺瘤进行鉴别（图 10-3-25），由此可见，增生与腺瘤关系密切，甚至同一病例可见腺瘤和增生并存，故有学者认为腺瘤是由增

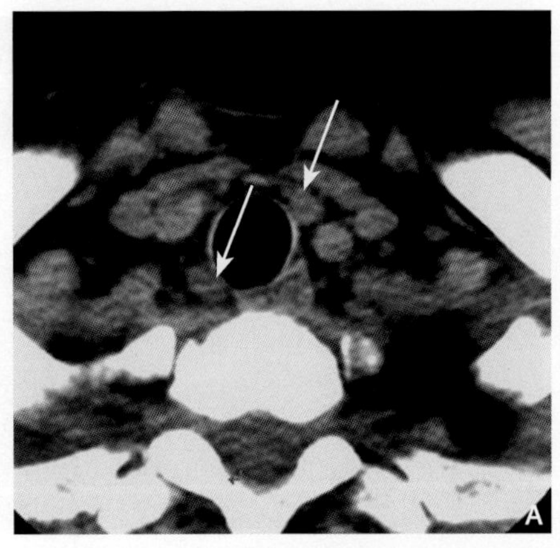

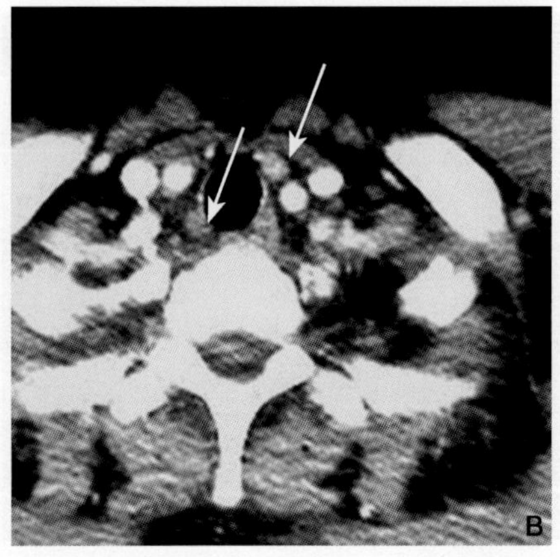

图 10-3-24　两侧下极甲状旁腺增生

48 岁，女性，肾功能减退 6 年，发现两侧甲状旁腺病变 3 个月，血清 PTH 552.3pg/ml，血清钙 2.87mmol/L。A. CT 平扫示气管右后方、左前方异常结节影(箭)，密度与周围软组织相仿；B. CT 增强示两个病变强化显著，强化程度高于周围软组织而低于血管(箭)

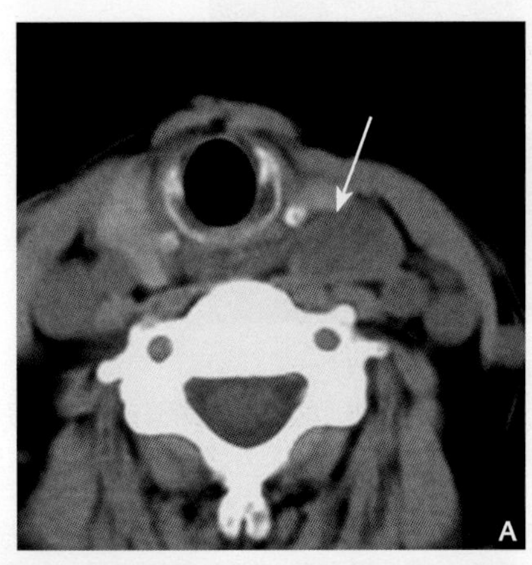

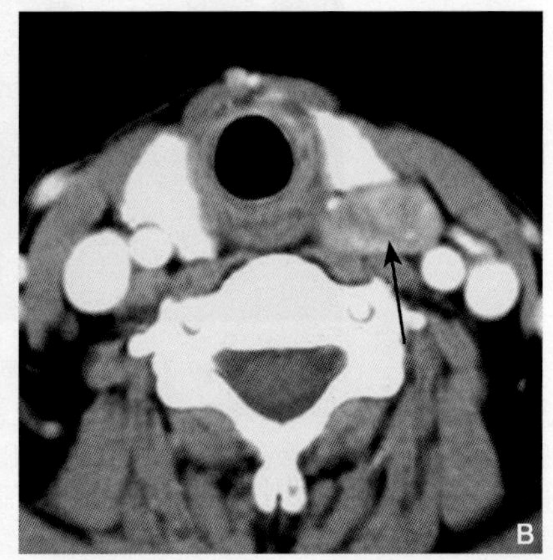

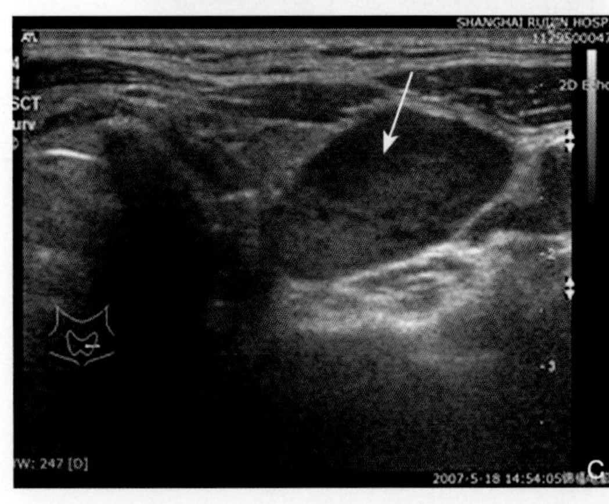

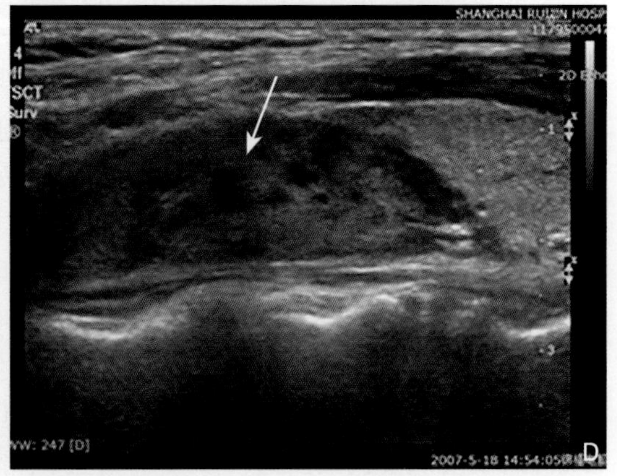

图 10-3-25　左侧上极甲状旁腺腺瘤样增生

72 岁，女性，乏力、发现蛋白尿 10 年，血钙升高 8 个月，血清 PTH 1044pg/ml，血清钙 3.1mmol/L。A. CT 平扫示甲状腺左侧叶后上方类椭圆形稍低密度影，与甲状腺前缘分界线平直(箭)；B. CT 增强示病变强化程度高于周围软组织而低于甲状腺，呈不均匀强化(箭)；C、D. 超声横切(C)和纵切(D)示甲状腺左侧叶上极后方不均匀低回声团块，形态规则，有包膜结构，界清

生发展而来，是增生的高级阶段。

9. 钙化　甲状旁腺癌可见钙化征象，上海交通大学附属瑞金医院和杭州市第一人民医院8例甲状旁腺腺癌中，2例发生钙化（图10-3-26），占20.0%，而大样本的增生（22枚）和腺瘤（105枚）却未见钙化征象，说明钙化对甲状旁腺癌的诊断具有一定的提示作用，但目前尚缺乏足够大的样本量来说明钙化在腺癌中的诊断效能，另外，甲状腺癌的发病率和钙化发生率远高于甲状旁腺癌，故对出现钙化的甲状旁腺区病变，首先要排除甲状腺来源，尤其是甲状腺后突结节病变。

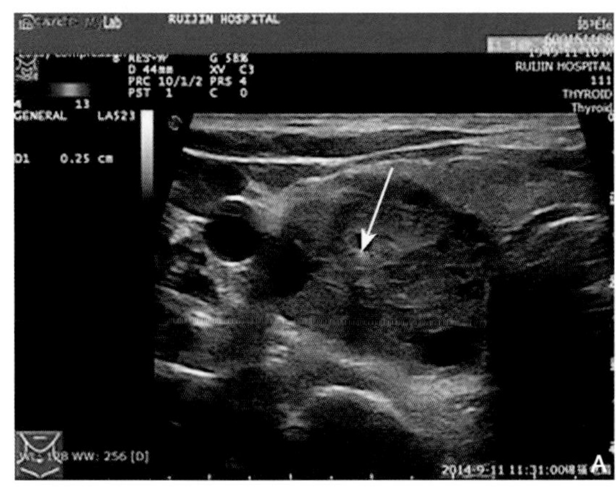
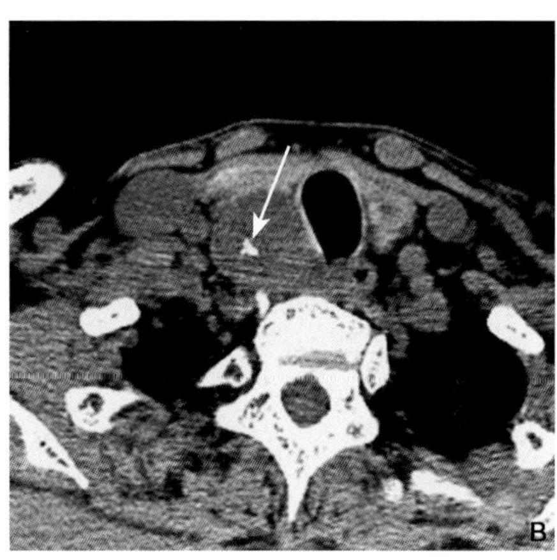

图10-3-26　右侧甲状旁腺癌

56岁，男性，乏力6年余，食欲减退4年，便秘伴尿频1年，血清PTH 2817pg/ml，血钙3.15mmol/L。

A. 超声横切示甲状腺右侧叶后方异常信号灶，以等、稍低回声为主，形态欠规则，内见微钙化（箭）；

B. CT平扫示甲状腺右侧叶后方低密度瘤体，形态规则，界清，内见微钙化灶（箭）

10. 坏死边缘　甲状旁腺病变的CT增强检查中，韩志江等报道甲状旁腺增生和腺瘤的囊变坏死边缘相仿，其中35枚囊变坏死边缘锐利（图10-3-27），1枚囊变坏死边缘

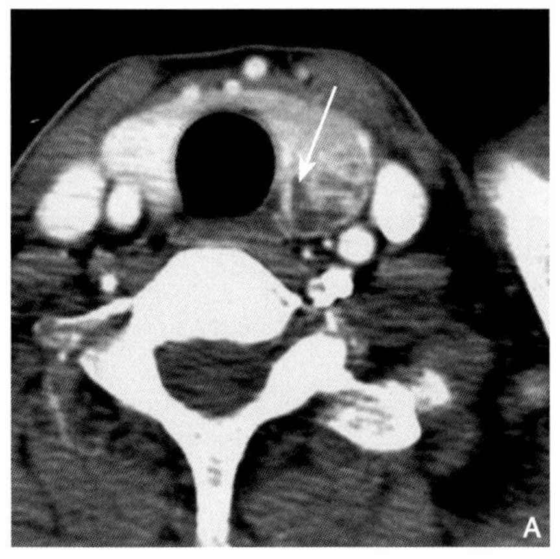
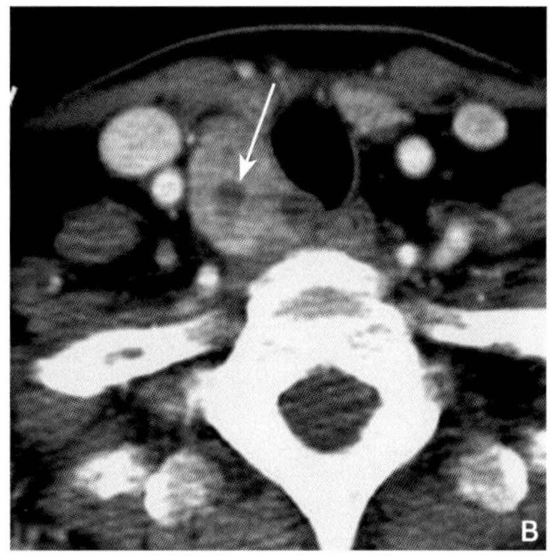

图10-3-27　甲状旁腺腺瘤伴囊变

A. CT增强示甲状腺左侧叶后下方异常强化灶，程度低于同平面甲状腺而高于周围软组织，其内见多发斑状强化程度减低区，边界锐利（箭）；B. CT增强示甲状腺右侧叶后下方异常强化灶，程度高于周围软组织，其内见多发斑状强化程度减低区，边界锐利（箭）

模糊，而2例腺癌的囊变坏死边缘均模糊（图10-3-28），其发生机制可能与前两者的囊变坏死完全而边缘较清晰、后者囊变坏死边缘肿瘤细胞浸润及生长较快而模糊有关，但因腺癌样本量少，“囊变坏死边缘模糊”是否对腺癌具有一定的诊断价值尚需要大样本量证实。

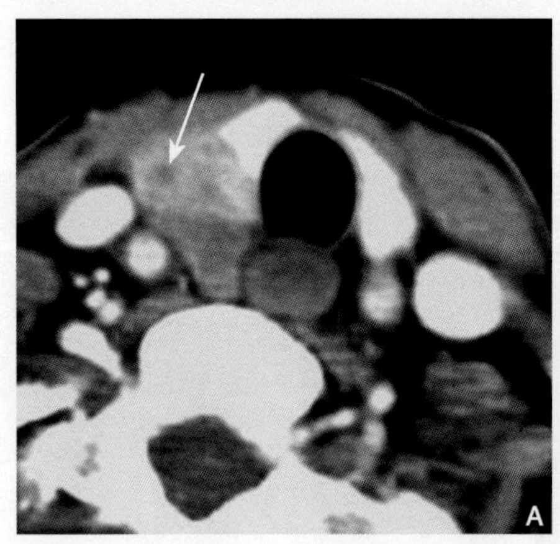

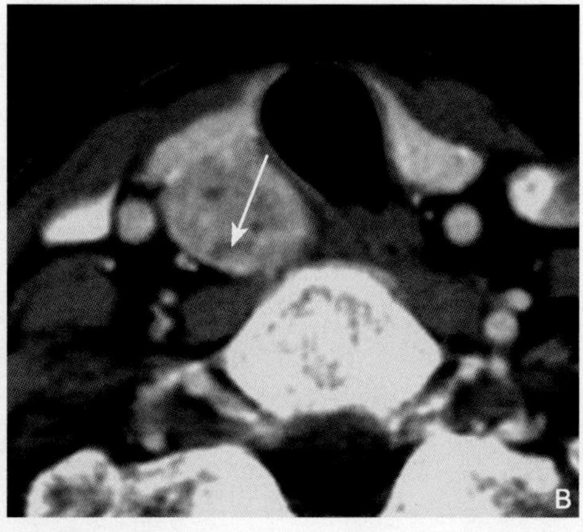

图10-3-28　甲状旁腺癌伴囊变

A. 甲状腺右侧叶下极后方不规则异常强化灶，程度低于同平面甲状腺而高于周围软组织，其内见多发斑点状强化程度减低区，边缘模糊（箭）；B. 甲状腺右侧叶后下方类椭圆形异常强化灶，程度低于同平面甲状腺而高于周围软组织，其内见多发斑点状强化程度减低区，边缘模糊（箭）

11. 非典型腺瘤　非典型腺瘤是恶性潜能未定的肿瘤，没有明确的包膜或血管侵犯的证据，但其他特征与甲状旁腺腺癌相似，例如：伴有或不伴有含铁血黄素沉积的宽的纤维带，核分裂和厚纤维包膜中的肿瘤细胞巢。这些肿瘤可与邻近甲状腺组织或周围软组织粘连，被考虑为恶性潜能未定，因而被认为是非典型腺瘤。这些患者应注意随访，尽管随访结果表明其中多数病例为良性预后，但部分病例出现甲状旁腺功能亢进症及复发和（或）转移的症状。研究表明，非整倍体非典型腺瘤易发展为复发性病变。除了体积较一般腺瘤或增生大，更接近腺癌外，非典型腺瘤不具备特异度的影像学征象，很难通过影像学将其与增生、腺瘤和腺癌进行鉴别（图10-3-29）。

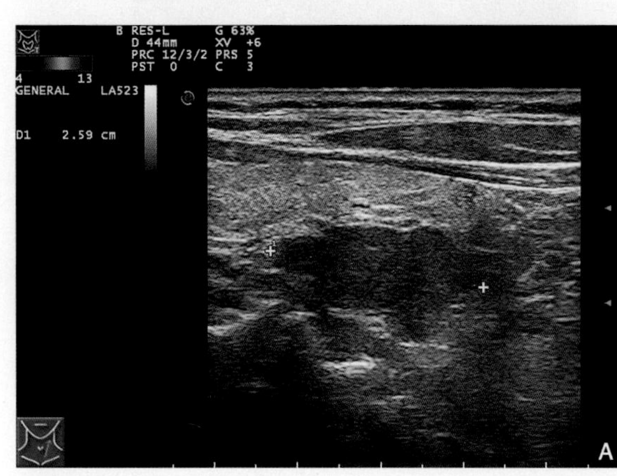

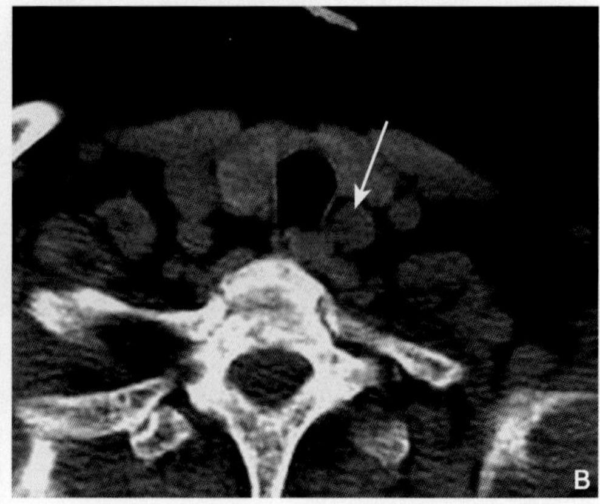

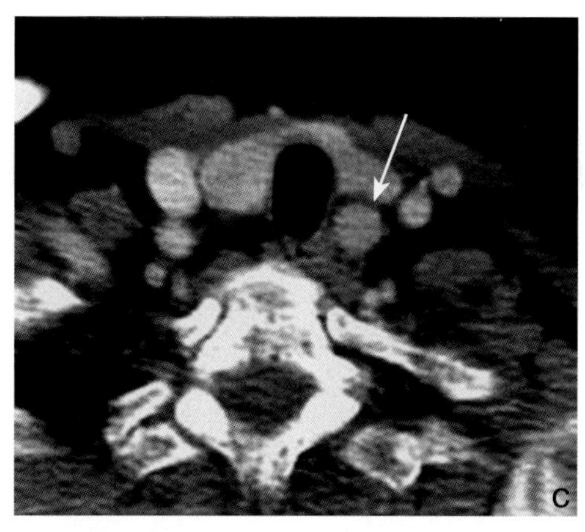

图 10-3-29　左侧下极甲状旁腺非典型腺瘤

A. 超声纵切示甲状腺左侧叶下方不规则低回声瘤体，局部与甲状腺分界欠清；B. CT 平扫示甲状腺左侧叶后方类圆形瘤体，密度与同平面颈前肌群相仿，与甲状腺之间见线状低密度分隔；C. CT 增强示瘤体明显均匀强化，程度稍低于甲状腺而高于周围软组织

12. 甲状旁腺脂肪腺瘤　甲状旁腺脂肪腺瘤是罕见肿瘤，肿瘤可有包膜，质软，常为分叶状，棕黄色，镜下见肿瘤由大量脂肪细胞、黏液样变的间质和以主细胞为主的腺体成分混合构成。与邻近甲状腺组织对照，超声表现为高回声，CT 表现为脂肪或接近脂肪样低密度灶（图 10-3-30），MRI 的 T_1WI 呈稍高信号，脂肪抑制后信号降低。

13. 甲状旁腺功能亢进性骨质损害　甲状旁腺功能亢进性棕色瘤是甲状旁腺分泌过多的甲状旁腺素（PTH），刺激破骨细胞沿着骨小梁表面和哈弗管破骨活动增强，引起骨吸收，同时伴有类骨组织钙化不足的新骨形成，骨吸收区可被纤维及肉芽组织取代，后两者可出现继发性黏液变性和出血，甚至囊变，称之为纤维性囊性骨炎，因其内富含红细胞及含铁血黄素而呈棕褐色、棕红色，又称之为“棕色瘤”。

（1）全身性骨质疏松：本病最常见的骨质异常改变，影像学表现为脊柱、扁骨、肋骨、颅骨等弥漫性骨质吸收破坏，发生于长骨者，则表现为骨皮质呈细线条状，髓腔松质骨减少、甚至消失（图 10-3-31），因缺乏正常骨质结构对照及客观评价标准，早期不易发现。

（2）骨膜下骨吸收：骨膜下骨吸收是甲状旁腺功能亢进的特征性骨质异常表现，发现率为 44.1%，影像学见骨干皮质呈花边样骨质吸收，好发于中指和无名指中节的桡侧，病情严重者可以累及双侧大部分指骨（图 10-3-32、图 10-3-33）。此外，锁骨的两端、末节指骨粗隆、耻骨联合、坐骨结节及胫骨、肱骨、股骨近侧的结节或粗隆等部位也是骨膜下骨吸收较多发生的部位，对临床上怀疑或确诊为甲状旁腺功能亢进患者，需要对这些区域进行详细检查。

（3）棕色瘤：棕色瘤多见于长管状骨，也可见于椎体、髂骨、肋骨、颅骨、肩胛骨等，表现为大小不等、形态不一的骨质破坏区，边界清晰（图 10-3-34 ~ 图 10-3-36）。发生于承重部位的骨质时，易发生骨折。病因解除后，骨质缺损可以进行一定的修复。

14. 甲状旁腺功能亢进性泌尿系结石　甲状旁腺功能亢进引起钙磷代谢异常，继而形成尿路结石，常表现为双侧多发，呈鹿角状或斑块状。在日常工作中，对年龄较轻的双侧泌尿系结石患者，需要考虑甲状旁腺功能亢进的可能。

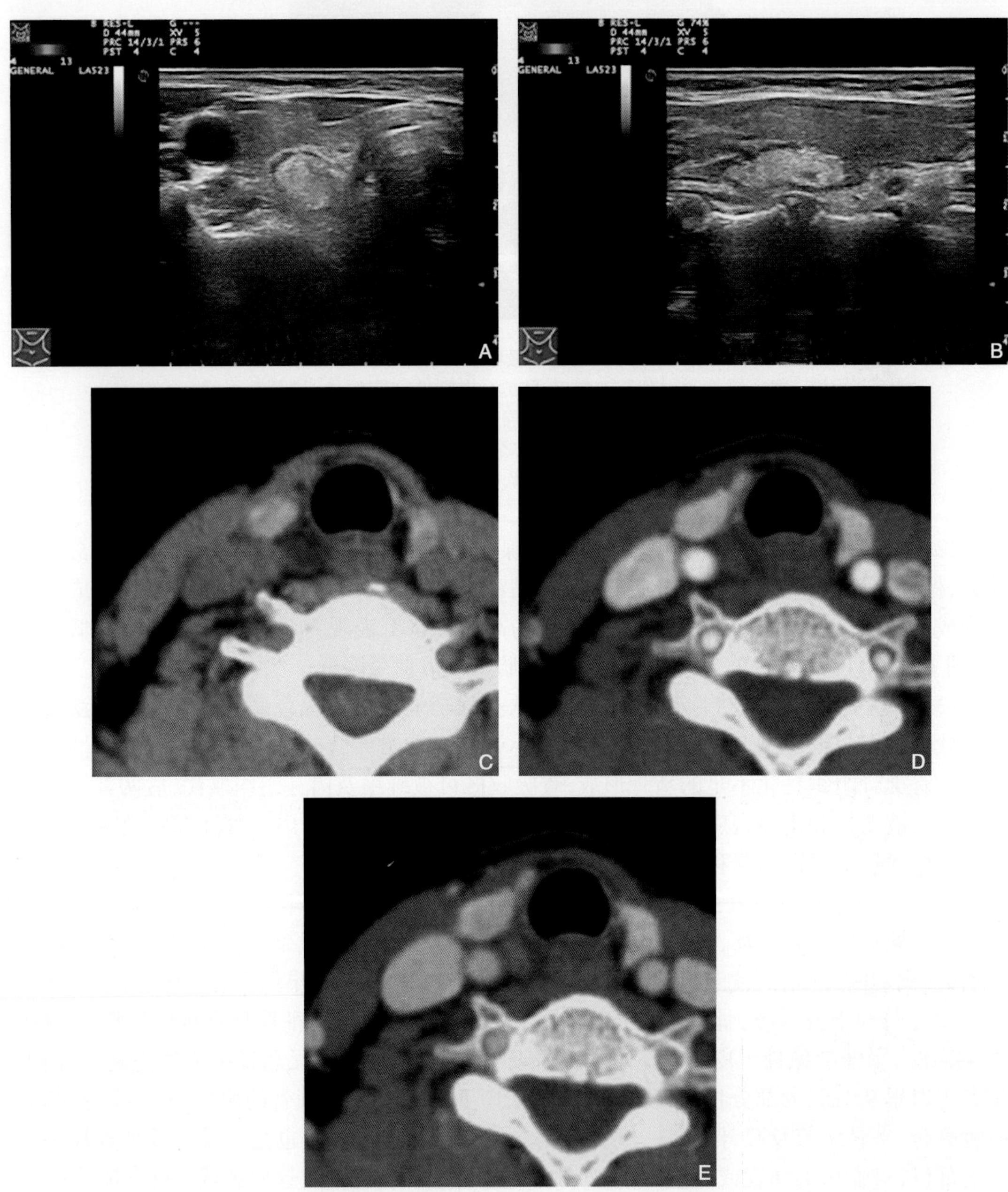

图 10-3-30　右侧甲状旁腺脂肪腺瘤

A. 超声横切示甲状腺右侧叶后方类结节状高回声灶，边界清；B. 超声纵切示结节呈椭圆形高回声，沿人体纵轴延伸；C. CT 平扫示甲状腺右侧叶后方结节影，内见脂肪密度（最小 CT 值为-15Hu），边界清晰；D. CT 动脉期扫描示结节轻微强化；E. CT 静脉期扫描示结节强化较明显（CT 值为 95Hu）

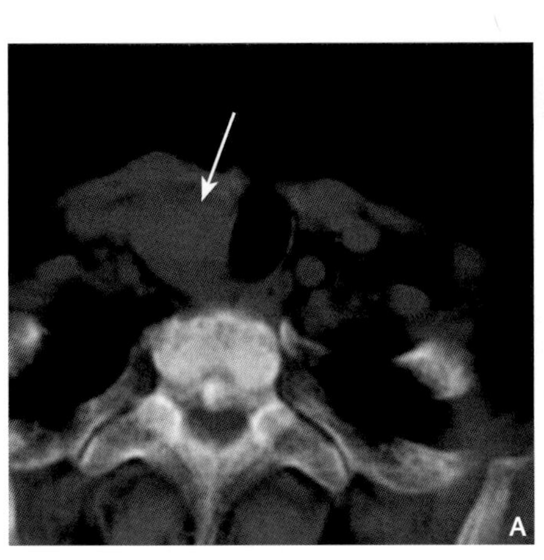

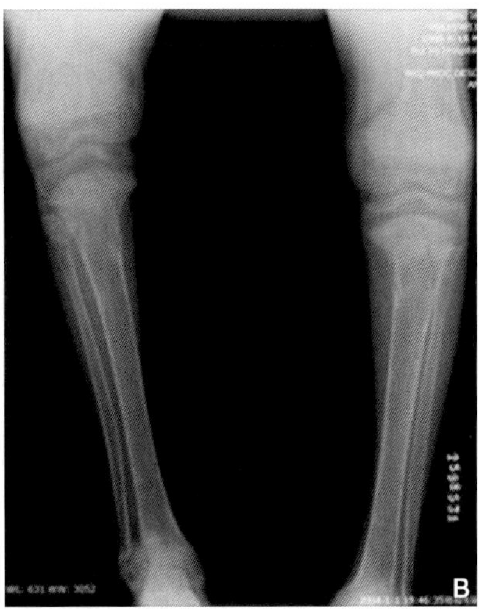

图 10-3-31　原发性甲状旁腺功能亢进性弥漫性骨质疏松

A. CT 平扫骨窗示胸椎、肋骨、锁骨密度弥漫性减低，同平面见右下甲状旁腺区域类圆形软组织密度影（箭）；B. 双侧胫腓骨正位片示两侧胫骨皮质变薄，髓腔内骨纹理减少、甚至消失，两侧胫骨干骺端内侧下方局部骨质吸收、凹陷，右侧腓骨下端陈旧性骨折表现

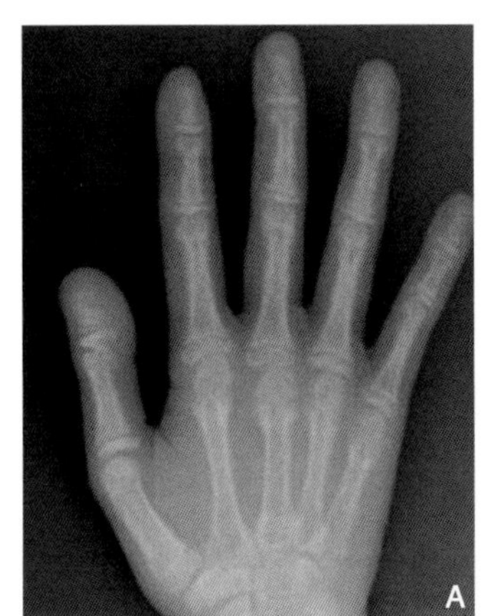

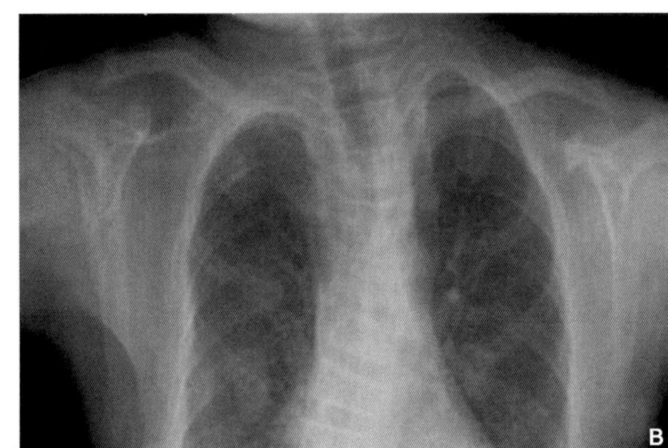

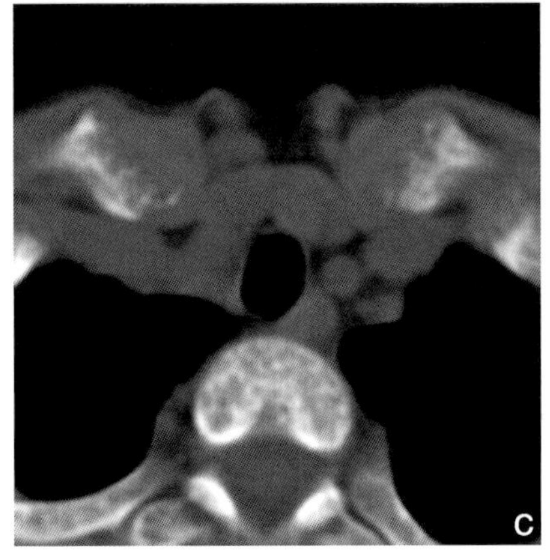

图 10-3-32　原发性甲状旁腺功能亢进性骨膜下骨吸收

同一甲状旁腺腺瘤患者，A. 左手平片检查示第 2 ~ 5 近、中、远节指骨两侧骨质吸收破坏，以桡侧为主，呈花边状表现；B. 锁骨摄片示两侧肩锁关节肩峰端骨质吸收破坏，肩锁关节间隙增宽；C. CT 平扫骨窗示两侧锁骨胸骨端骨质吸收破坏，呈花边状表现，同平面的肋骨及胸椎见弥漫性骨质吸收破坏表现

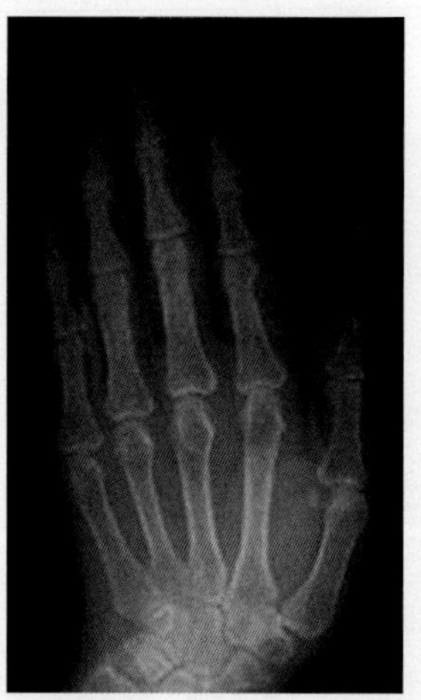

图 10-3-33 右手摄片示示指远节粗隆骨质吸收变小

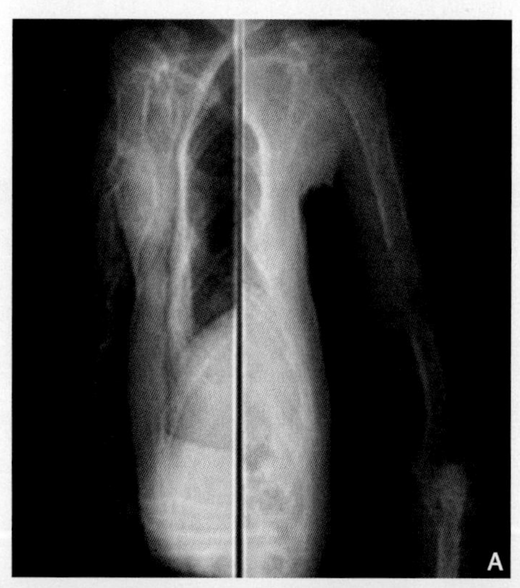

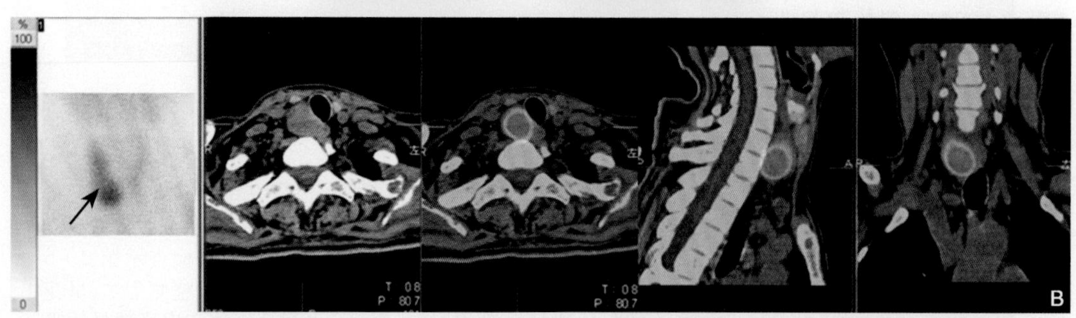

图 10-3-34 原发性甲状旁腺功能亢进性棕色瘤(一)

A. 平片示双侧肱骨中段广泛骨质破坏,呈囊状膨胀性表现;B. ECT-CT 融合图像显示甲状腺右侧叶下极后方软组织内放射性浓聚区(箭头),从左至右依次为,^{99m}Tc-MIBI 平面像、CT 断层像、横断面融合图像、矢状断面融合图像、冠状断面融合图像

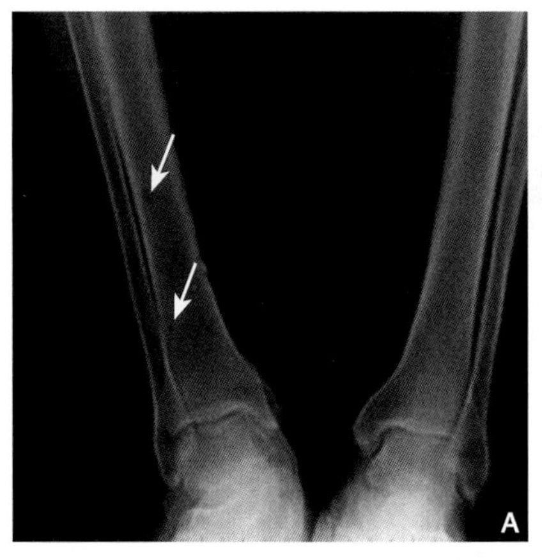

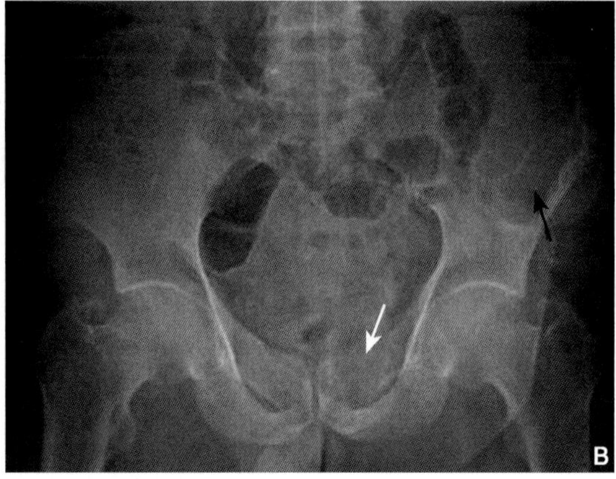

图 10-3-35　原发性甲状旁腺功能亢进性棕色瘤（二）

A. 右侧胫骨多发小囊状骨质吸收破坏区，边界清晰，未见明显硬化；B. 左侧髂骨翼见大范围骨质透亮度增高区，内见分隔征象（黑箭），左侧耻骨密度减低（白箭）

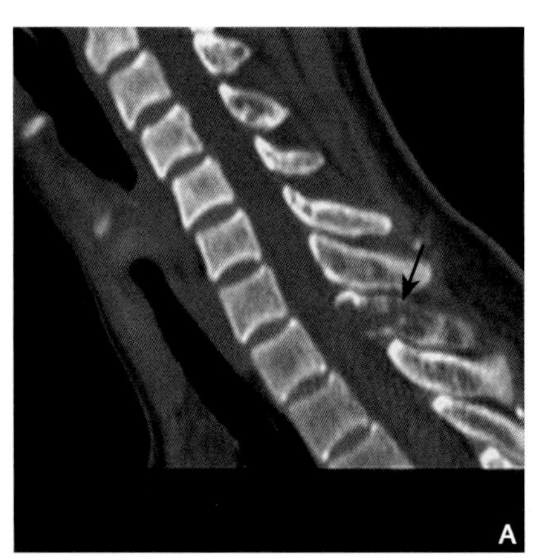

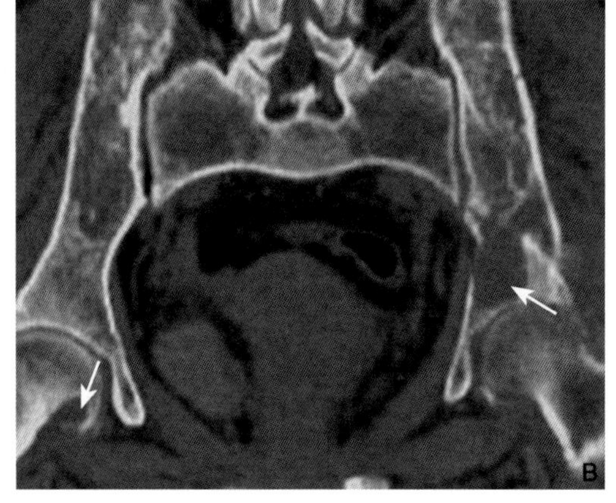

图 10-3-36　原发性甲状旁腺功能亢进性棕色瘤（三）

A. 颈椎矢状位 CT 重建见多发椎体棘突骨质吸收破坏表现；B. 骨盆 CT 冠状位重建见骨盆诸骨弥漫性骨质疏松，左侧髂骨囊性破坏，并见骨折征象（黑箭），右侧股骨颈区见局限性骨质吸收破坏区（白箭）

15. 鉴别诊断要点　对于临床确诊或高度怀疑甲状旁腺病变的病例，主要需与甲状腺病变或颈部淋巴结病变进行鉴别。与前者鉴别时，以下几点有助于甲状旁腺病变的诊断：①位于气管食管沟或气管旁的病变；②病变与甲状腺交界区平直，超声以低回声为主，或 CT 平扫/增强可见线状低密度影，其组织学基础为甲状旁腺病变与甲状腺之间的脂肪间隙；③位于甲状腺后方的圆形、椭圆形、三角形或条柱状病变；④同侧甲状腺呈推移表现；⑤双侧甲状腺正常；与后者鉴别时，以下几点有助于甲状旁腺病变的诊断：①沿气管食管沟走行；②强化程度高于颈部其他淋巴结而低于甲状腺；③病变内无砂粒状钙化及坏死；④双侧甲状腺正常；⑤单发结节。

16. 甲状旁腺显像在甲状旁腺功能亢进诊断中的应用　核医学甲状旁腺显像普遍使用的检查方法为^{99m}Tc-MIBI 双时相法。其原理为，^{99m}Tc-MIBI 是一种脂溶性化合物，易与细胞中的线粒体相结合。因此富线粒体细胞(心肌、嗜酸性粒细胞和增殖期良性、恶性肿瘤细胞)易与^{99m}Tc-MIBI结合,在临床上常用做心肌血流灌注显像剂和亲肿瘤显像剂。功能亢进或增生的甲状旁腺组织细胞内线粒体非常丰富,因此^{99m}Tc-MIBI也用于甲状旁腺显像。^{99m}Tc-MIBI可以被功能亢进的甲状旁腺组织摄取,同时也被甲状腺组织摄取,但其从甲状腺清除速率要快于甲状旁腺,进行^{99}T^{m}c-MIBI双时相延迟显像时,正常甲状腺组织影像消退,功能亢进的甲状旁腺显像清晰。结合SPECT断层,能够更灵敏地发现甲状旁腺腺瘤和癌,据报道最小可监测0.5cm甲状旁腺腺瘤。在甲状旁腺腺瘤、增生及腺癌三种病理类型中,甲状旁腺显像对腺瘤型的诊断价值最大,灵敏度和特异度可超过超声和X-CT,对于增生型诊断的灵敏度较低。

功能正常的甲状旁腺不显影,双时相法显像仅见甲状腺显影,颈部无异常浓聚灶(图10-3-37);甲状旁腺腺癌(图10-3-38)、腺瘤(图10-3-39、图10-3-40)、增生等原因引起甲状旁腺功能亢进时可见病变处显像剂分布异常浓聚。

在临床上,原发性甲状旁腺功能亢进绝大部分患者是由甲状旁腺腺瘤引起,少数由甲状旁腺增生和甲状旁腺癌引起,继发性和三发性甲状旁腺功能亢进较少见(图10-3-41),单发

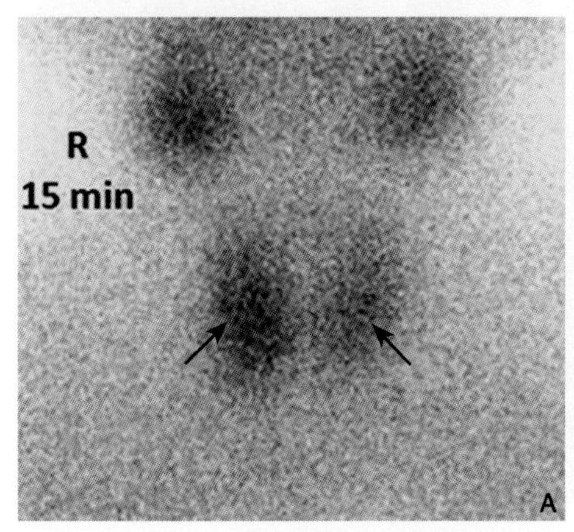

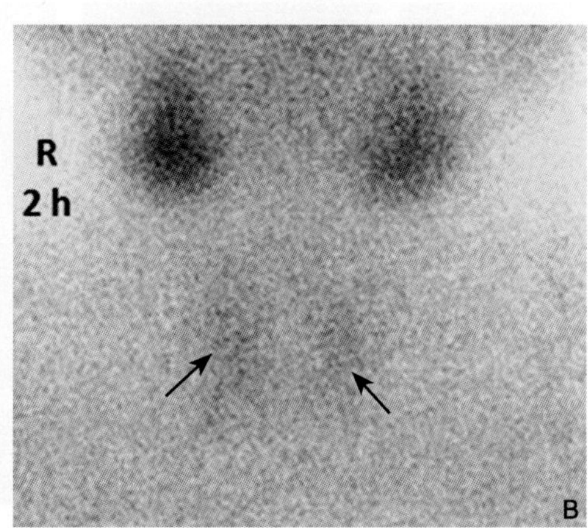

图10-3-37　甲状旁腺显像正常

A. 15分钟^{99m}Tc-MIBI显像见双侧甲状腺内放射性分布基本均匀(箭);B. 120分钟显像双侧甲状腺组织内放射性明显消退(箭)

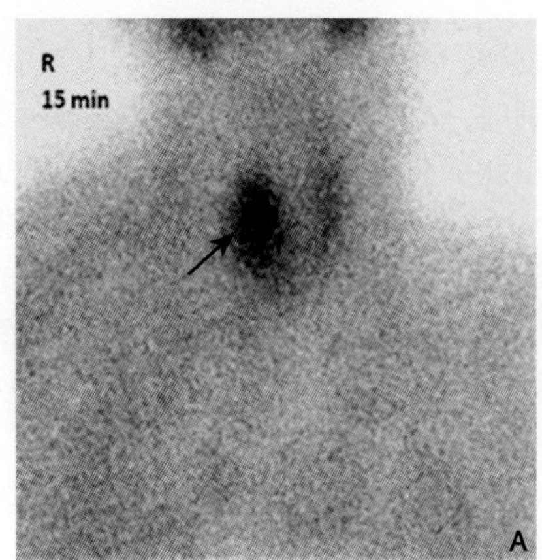

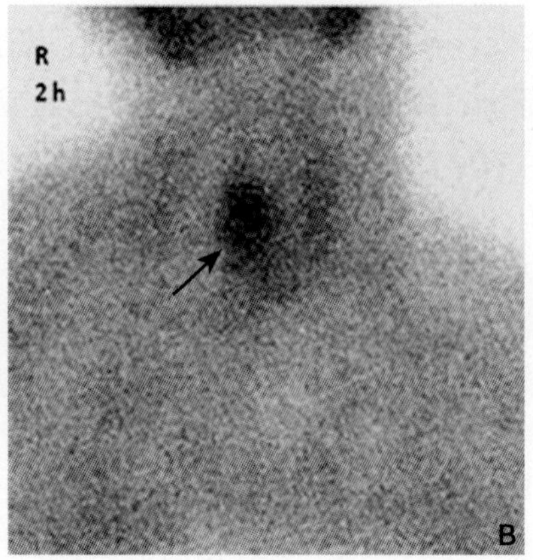

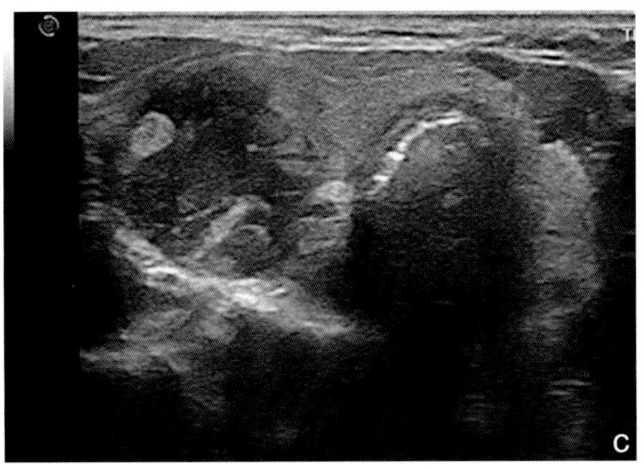

图 10-3-38　右侧甲状旁腺腺癌，同图 10-3-13D 为同一患者

A. 15 分钟^{99m}Tc-MIBI 显像见甲状腺右叶下极放射性分布浓聚区（箭头），且高于正常甲状腺组织；B. 120 分钟显像正常甲状腺组织内放射性有所消退，右叶下极仍可见放射性分布浓聚；C. 超声横切面见右侧甲状腺不规则瘤体，以低回声为主，内见斑点状钙化灶

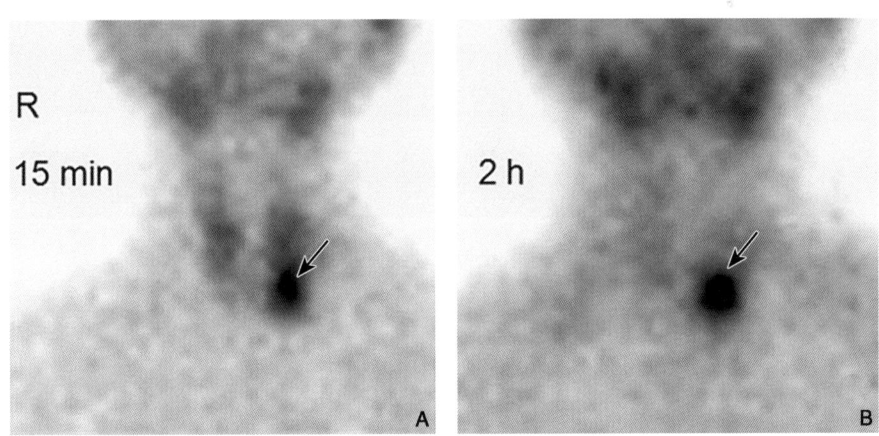

图 10-3-39　甲状旁腺功能亢进腺瘤（一）

A. 15 分钟^{99m}Tc-MIBI 显像见甲状腺左叶下极放射性分布浓聚区且高于正常甲状腺组织；B. 120 分钟显像正常甲状腺组织内放射性明显消退，左叶下极仍可见放射性分布浓聚

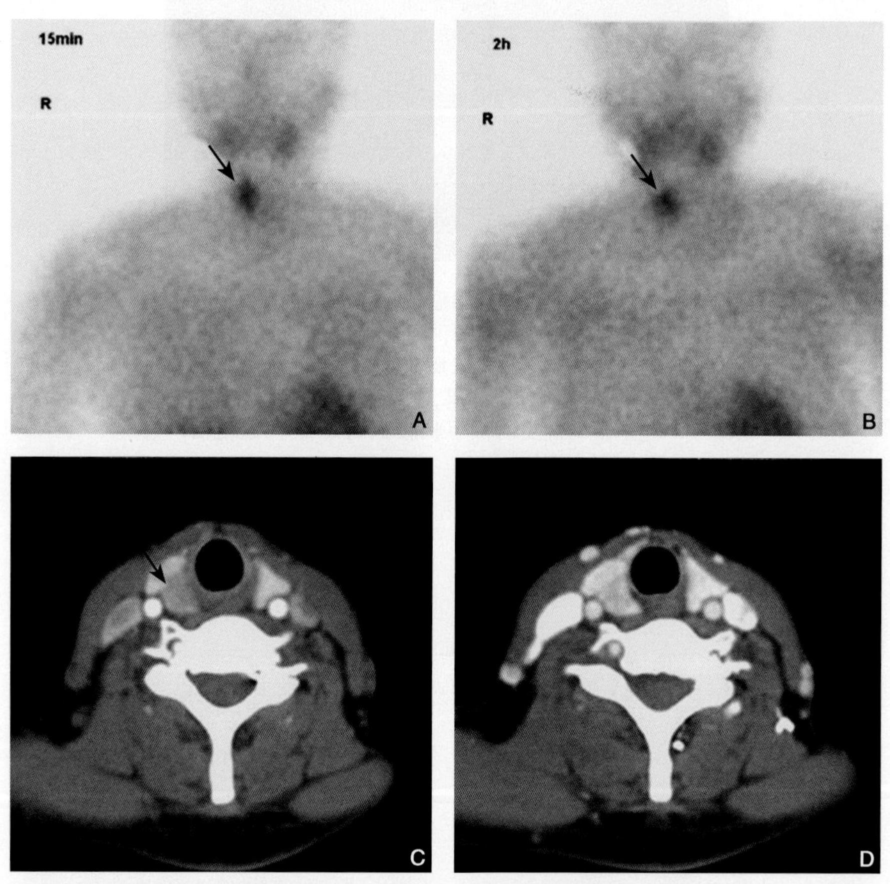

图 10-3-40 甲状旁腺功能亢进腺瘤(二)

A. 15 分钟^{99m}Tc-MIBI 显像见甲状腺右叶放射性分布浓聚区(箭),甲状腺左叶未见明显放射性聚集;B. 120 分钟显像正常甲状腺右叶仍可见放射性分布浓聚(箭);C. 动脉期 CT 增强扫描示甲状腺右侧叶上极后方近三角形强化程度减低区,病变与甲状腺之间边界清晰,呈平直的“线征”(箭);D. 静脉期 CT 增强扫描示病变进一步强化,强化程度接近甲状腺的强化程度,病变与甲状腺之间的“线征”隐约可见

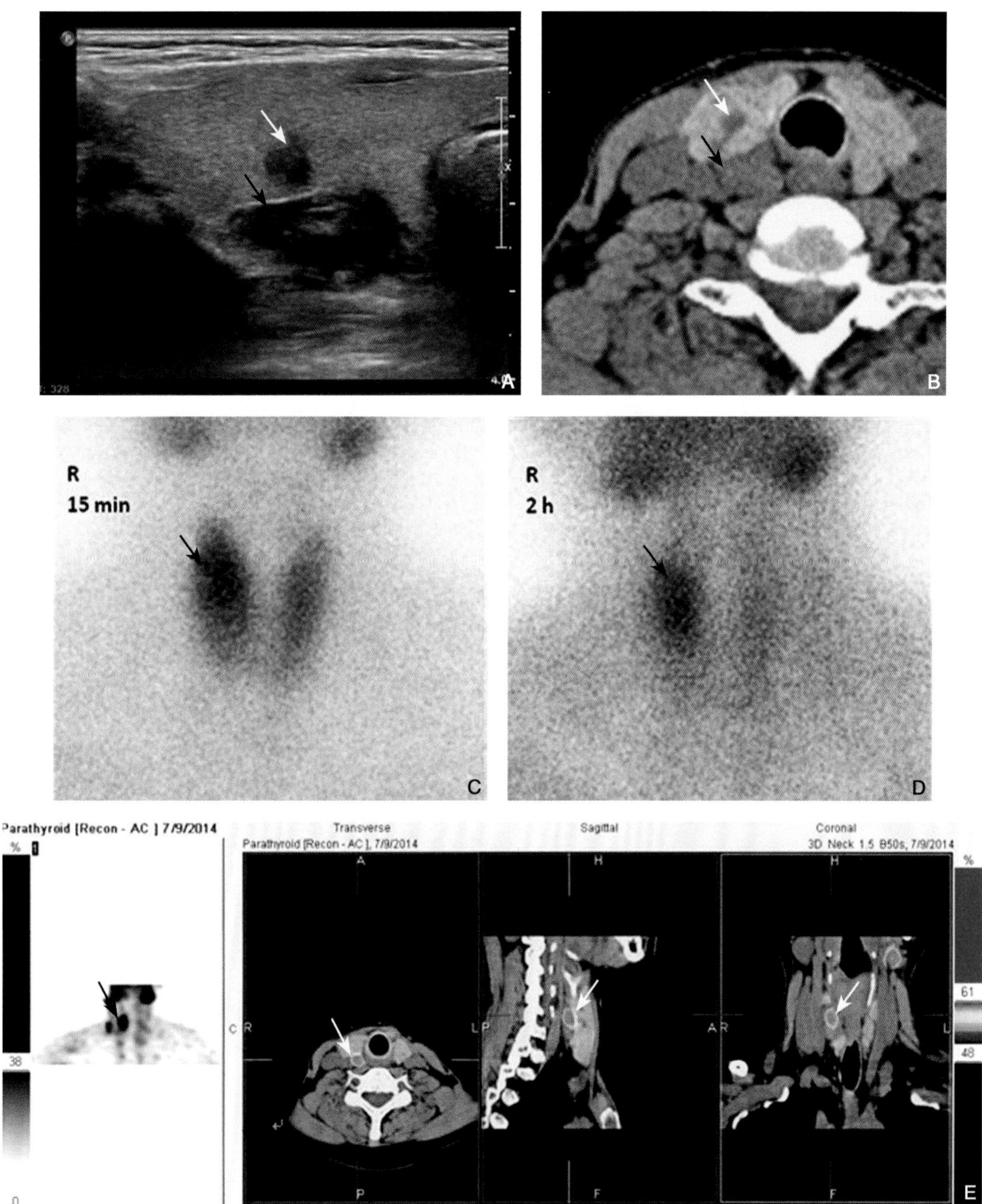

图 10-3-41　三发性甲状旁腺功能亢进

45 岁,女性,发现慢性肾功能不全 1 年,血清 PTH 280pg/ml,血钙 2. 8mmol/L,病理学证实甲状腺右侧叶乳头状癌,右侧甲状旁腺腺瘤。A. 超声横切面示甲状腺右侧叶低回声结节,形态不规则(白箭),甲状腺右侧叶后方见类三角形不均匀低回声结节(黑箭),与甲状腺之间见线状高回声带;B. CT 平扫示甲状腺右侧叶低密度结节,边界不规则(白箭),甲状腺后方见软组织密度影(黑箭),与甲状腺之间见“线征”;C. 15 分钟^{99m}Tc-MIBI 显像见甲状腺右叶中上极放射性分布浓聚区且高于正常甲状腺组织;D. 120 分钟^{99m}Tc-MIBI 显像正常甲状腺组织内放射性明显消退,右叶中上极仍可见放射性分布浓聚;E. 120 分钟^{99m}Tc-MIBI SPECT-CT 融合图像显示甲状腺右侧叶后方软组织内放射性浓聚区(箭头)。从左至右依次为,^{99m}Tc-MIBI 平面像、横断面融合图像、矢状断面融合图像、冠状断面融合图像

或多发，影像学表现与原发性甲状旁腺增生或腺瘤相似，但均具有明确的慢性临床病史，如慢性肾衰竭、软骨症。甲状旁腺显像诊断的阳性率取决于瘤体大小，大于 1.5g 者阳性率可达 100%，并可诊断异位甲状旁腺瘤，特别是位于纵隔的甲状旁腺瘤，但对于较小的腺瘤及增生的阳性率较低，容易漏诊，此时需要结合血 PTH、血钙和影像学检查。甲状旁腺腺瘤多为单发，继发性甲状旁腺功能亢进通常是四个腺体均增大而显影。

约有 1% 的原发性甲状旁腺功能亢进症可由甲状旁腺癌引起，和甲状旁腺腺瘤、甲状旁腺增生一样甲状旁腺癌也会引起显像剂的浓聚，因此从核素显像上不能进行鉴别，此时需要结合瘤体的大小、瘤体是否存在侵犯等征象进行综合分析。

甲状旁腺癌易发生血行转移，可远处转移至肺、骨、肝等，采用 ^{99m}Tc-MIBI 显像有助于探查甲状旁腺癌的转移灶。近年来，关于应用 ^{18}F-FDG PET-CT 显像诊断甲状旁腺癌的报道日益增多，原发灶和转移灶可表现多样，而且由于本病稀少，PET-CT 显像对于甲状旁腺癌的临床价值有待进一步数据支持（图 10-3-42），PET/SPECT-CT 是将 PET/SPECT 和 CT 两种成熟技术结合起来而形成的新的核医学显像仪器，实现了 PET/SPECT 功能代谢影像与 CT 解剖形态学影像的同机融合，两种医学影像技术取长补短、优势互补，一次显像检查可分别获得 PET/SPECT 图像、CT 图像即 PET/SPECT-CT 融合图像。同时可以采用 X 线 CT 图像对 PET/SPECT 图像进行衰减校正。

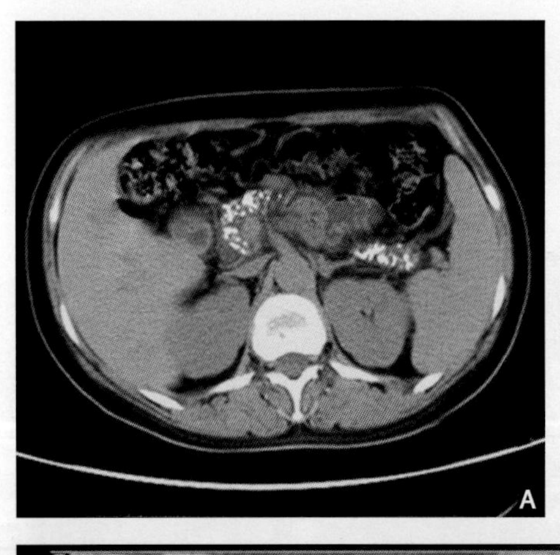

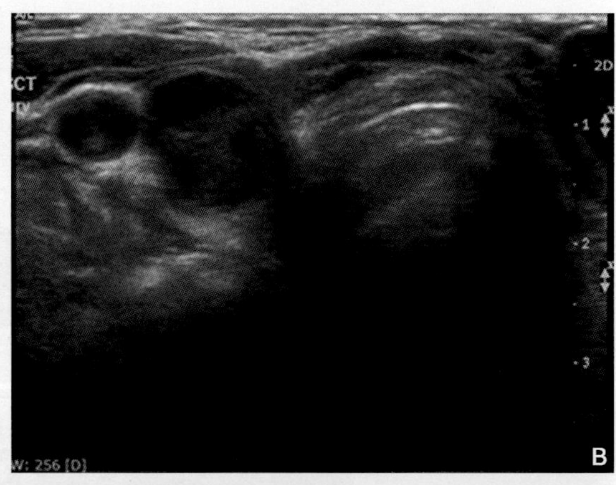

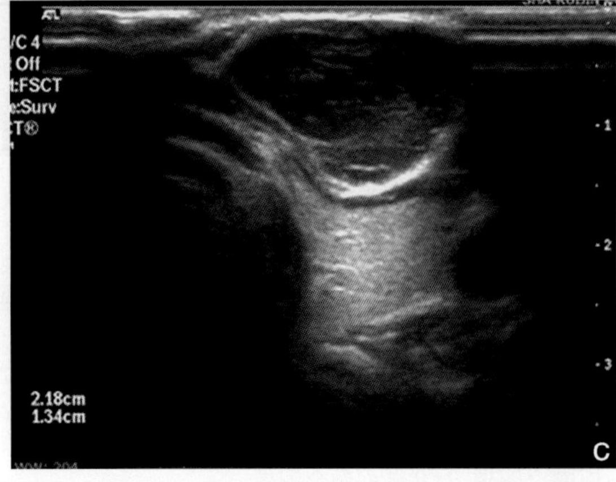

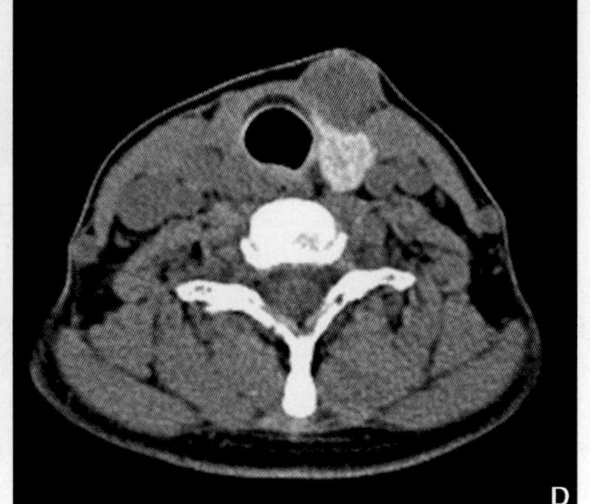

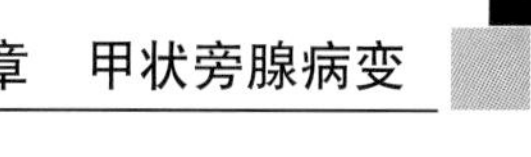

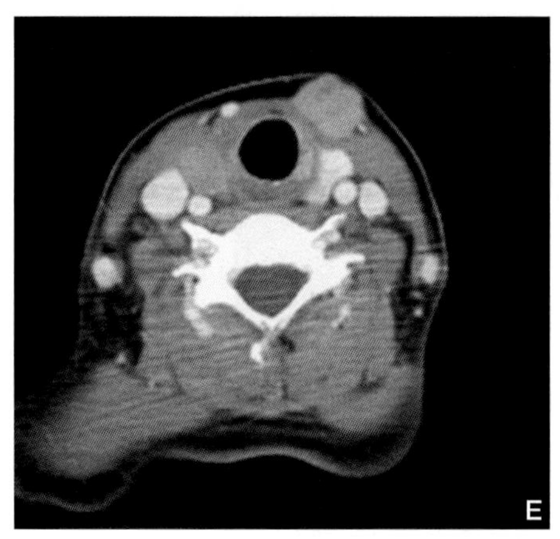

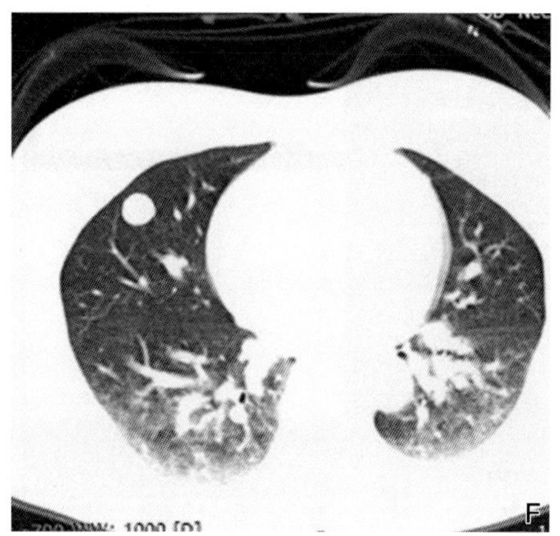

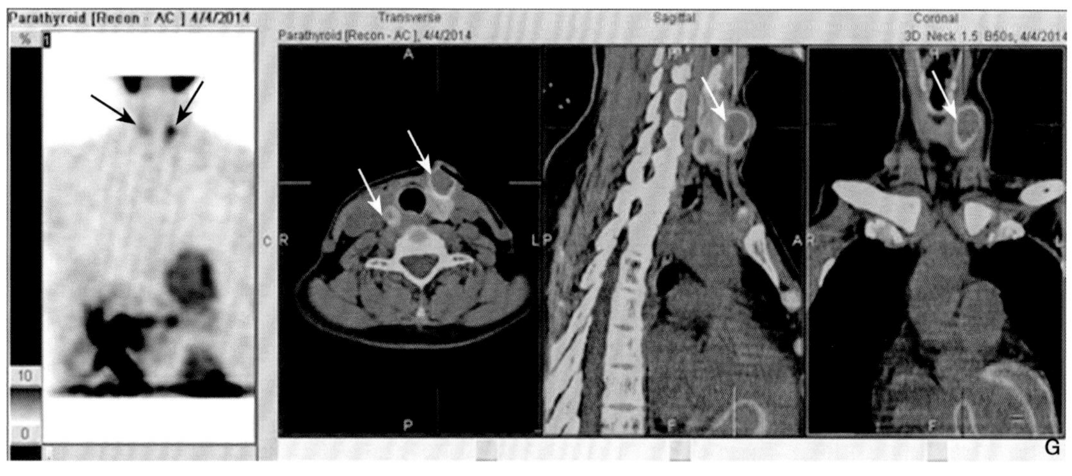
Parathyroid [Recon - AC] 4/4/2014
Transverse
Sagittal
Coronal
Parathyroid [Recon - AC], 4/4/2014
3D Neck 1.5 B50s, 4/4/2014

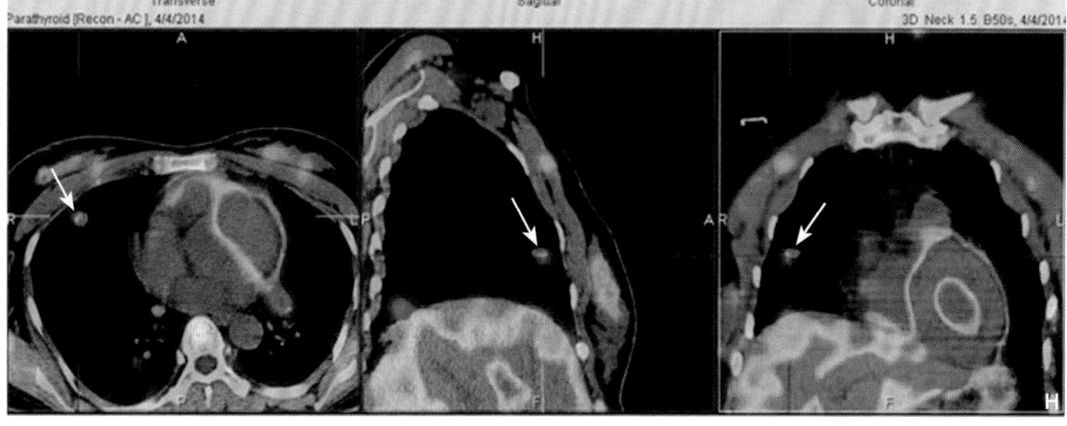
Transverse
Sagittal
Coronal
Parathyroid [Recon - AC], 4/4/2014
3D Neck 1.5 B50s, 4/4/201

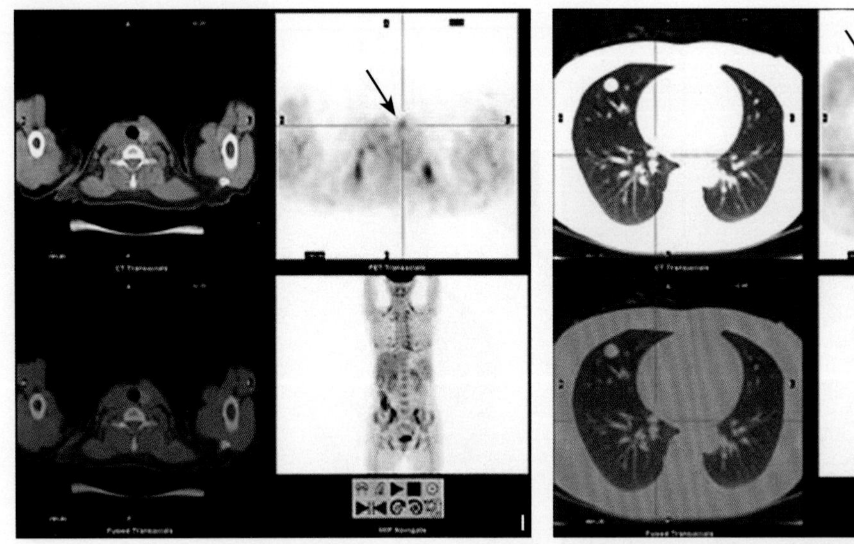

图 10-3-42　右侧甲状旁腺癌全身多发转移

34 岁，女性，4 年前反复胰腺炎发作入院治疗，入院后发现右侧甲状旁腺占位，术后病理结果不详（无法追溯）。A. 腹部 CT 平扫示胰腺形态萎缩，周围结构模糊，胰腺头、颈、尾部见弥漫性钙化，影像学符合慢性胰腺炎表现；B. 超声横切示甲状腺右侧叶缺如，相应区域见类圆形低回声瘤体，回声均匀，瘤体与周围结构缺乏脂肪间隙；C. 超声横切示甲状腺左侧叶中部与皮下之间三角形瘤体，以稍低及低回声为主，瘤体前缘与皮下组织分界不清；D. CT 平扫示右侧甲状腺缺如，相应区域见异常软组织密度影，边界不清，左侧甲状腺中部前缘与皮下之间见软组织肿块，与皮下组织分界不清；E. 增强 CT 扫描示右侧甲状腺区病变轻度均匀强化，与周围结构分界欠清，左侧病变中等均匀强化，强化程度高于右侧病变而低于甲状腺强化程度，病变累及皮下组织显示更清晰；F. 肺部 CT 扫描示右中肺胸膜下区圆形高密度影，界清；G. 120 分钟 ^{99m}Tc-MIBI 显像示右甲状腺区、左甲状腺中上极见放射性分布浓聚影，SPECT-CT 融合图像显示右甲状腺区放射性浓聚（箭头）位于右侧甲状腺区异常软组织密度影内，左甲状腺中上极放射性分布浓聚影位于左侧甲状腺与皮下之间软组织肿块内，从左至右依次为，^{99m}Tc-MIBI 平面像、横断面融合图像、矢状断面融合图像、冠状断面融合图像；H. 120 分钟 ^{99m}Tc-MIBI 显像胸部 SPECT-CT 融合图像，显示右中肺胸膜下区圆形高密度影内放射性浓聚（箭头），从左至右依次为，横断面融合图像、矢状断面融合图像、冠状断面融合图像；I. ^{18}F-FDG PET-CT 显像颈部融合图像，示甲状腺左侧叶前方代谢增高结节（箭头），右侧叶区未见葡萄糖代谢增高灶，沿顺时针方向依次为，CT 横断面像、PET 横断面像、PET 全身 MIP 像、PET-CT 融合图像；J. ^{18}F-FDG PET-CT 显像胸部融合图像，显示双肺多发结节，部分葡萄糖代谢增高（箭头），沿顺时针方向依次为，CT 横断面像、PET 横断面像、PET 全身 MIP 像、PET-CT 融合图像

附：多发内分泌肿瘤 1 型

多发内分泌肿瘤 1 型（multiple endocrine neoplasia，MEN1）又称之为 Wermer 综合征，为染色体显性遗传，基因位于 *11q13*，MEN1 基因突变或杂合性丢失是 MEN1 综合征的主要发病机制，其主要表现为原发性甲状旁腺功能亢进伴全身多发相关肿瘤（图 10-3-43、图 10-3-44），以胰腺、腺垂体、十二指肠、肾上腺为常见受累器官，其典型临床表现为原发性甲状旁腺功能亢进、胰腺内分泌肿瘤和垂体腺瘤组成的三联症。MEN1 发病年龄一般较轻，35 岁为高发年龄，男女比例接近。MEN1 的诊断主要依靠病史、影像学特征及激素水平检查，目前认为在原发性甲状旁腺功能亢进的基础上出现 2 个或 2 个以上相关肿瘤即可确诊，对于直系血亲，可能存在相同位点的基因突变及 MEN1（图 10-3-45）。在影像学检查方面，MEN1 的单个腺体病变的影像学特征与非 MEN1 单个腺体病变无差异。

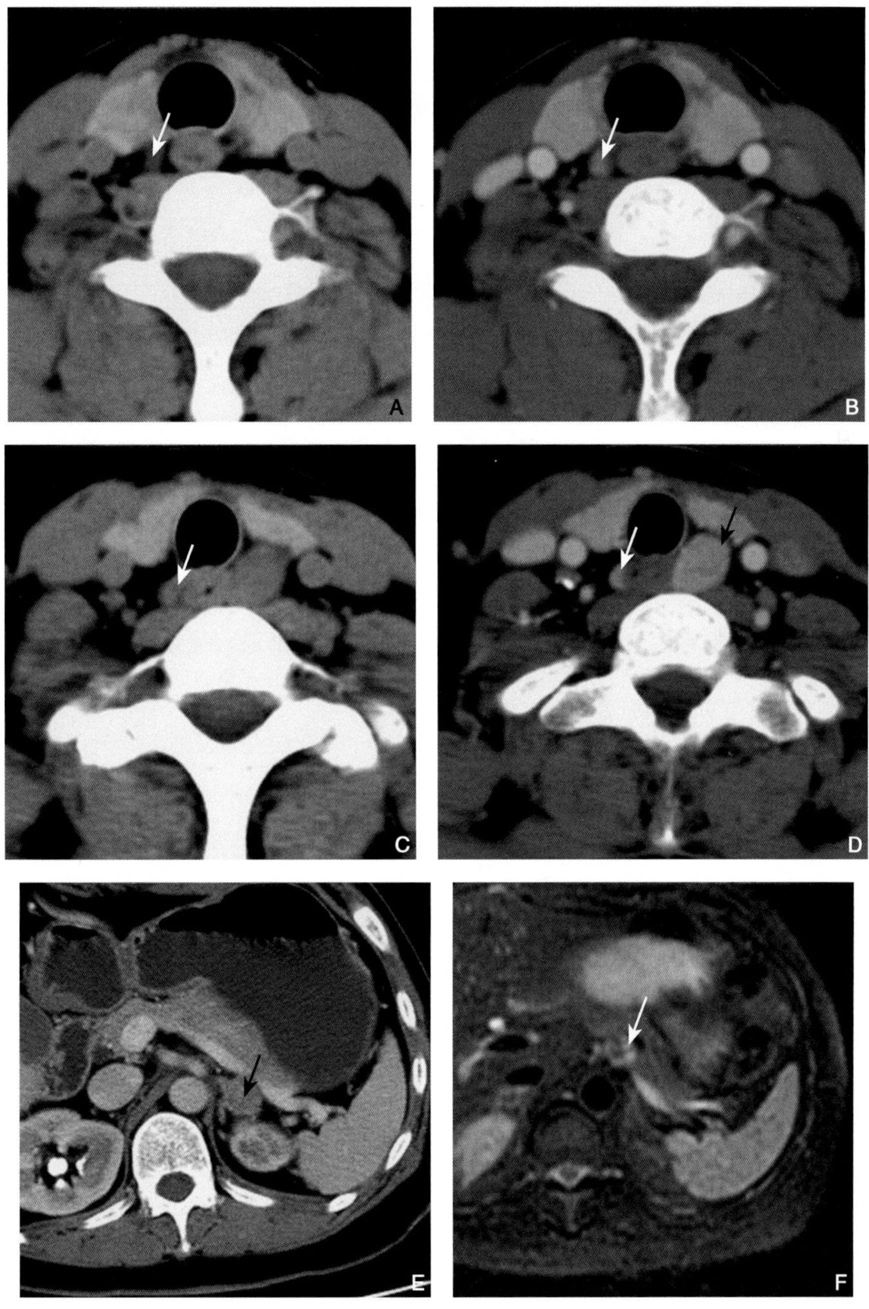
A
B
C
D
E
F

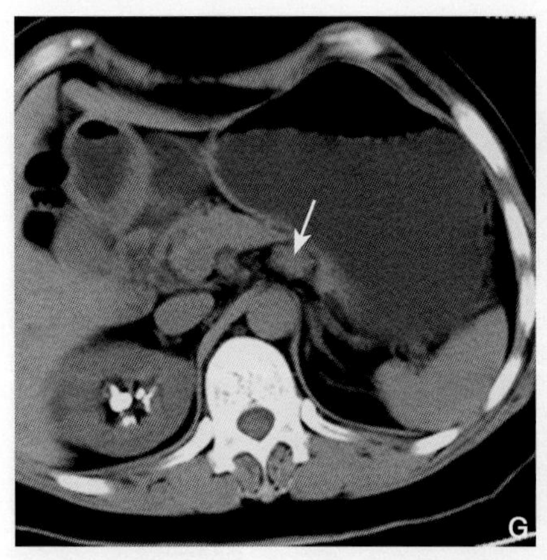

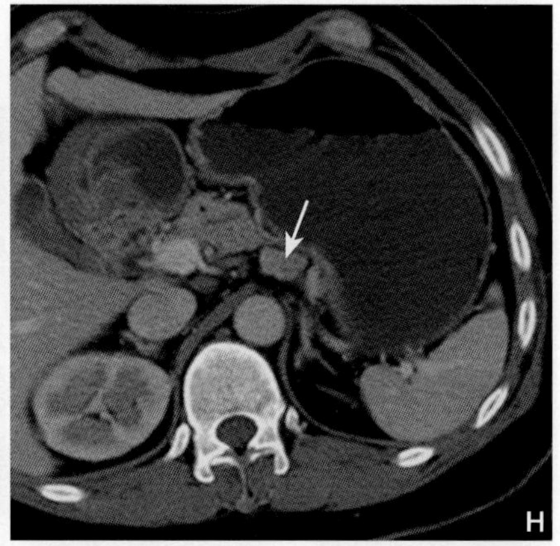

图 10-3-43　MEN1（右上、右下甲状旁腺增生+左下甲状旁腺腺瘤+左侧肾上腺腺瘤+胰腺胰岛素瘤）

48 岁，女性，3 年来反复餐前视物模糊、晕厥，进食或间隔半小时后自行缓解，空腹血糖 1.6mmol/L，胃泌素 65.80pg/ml，钙 2.92mmol/L，PTH 2518pg/ml。A、B. 同一层面，CT 平扫示甲状腺右侧叶上极后方结节影（箭），密度与周围软组织相仿（A），增强后明显强化（B）；C、D. 同一层面，CT 平扫示甲状腺两侧叶下极后方结节影（箭），左侧较大（黑箭），密度与周围软组织相仿（C），增强后明显强化（D，箭），强化程度同右侧叶上极后方结节；E. CT 增强示左侧肾上腺结节影（箭），轻度强化，右侧肾盂、肾盏内见多发结石；F. 脂肪抑制 T_2WI 序列示胰腺体部后缘结节影（箭），呈等、高混杂信号；G. CT 平扫示胰腺体部后方软组织密度影（箭），密度较胰腺稍低；H. CT 增强示结节影强化程度与胰腺相仿（箭）

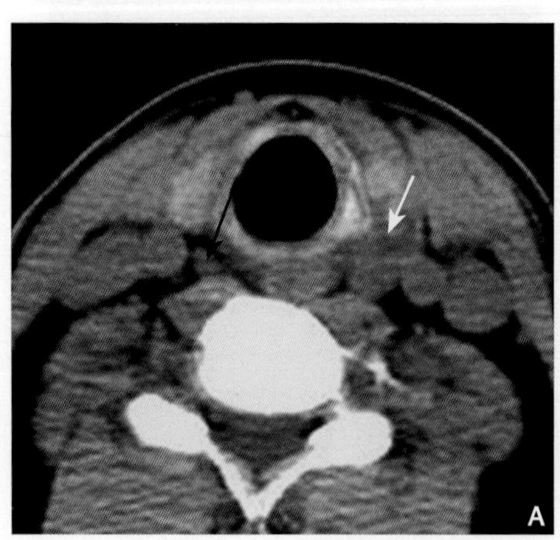

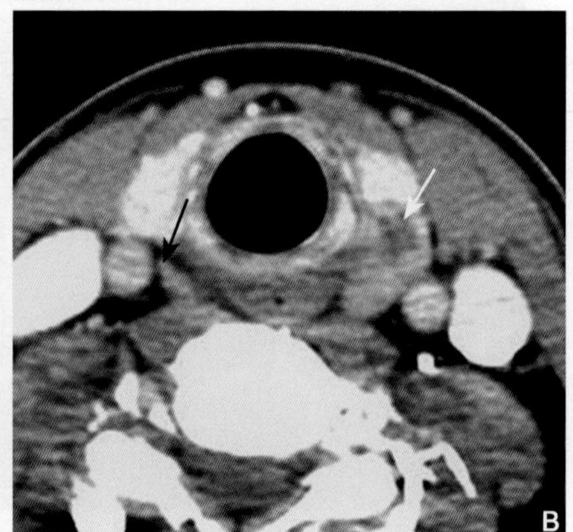

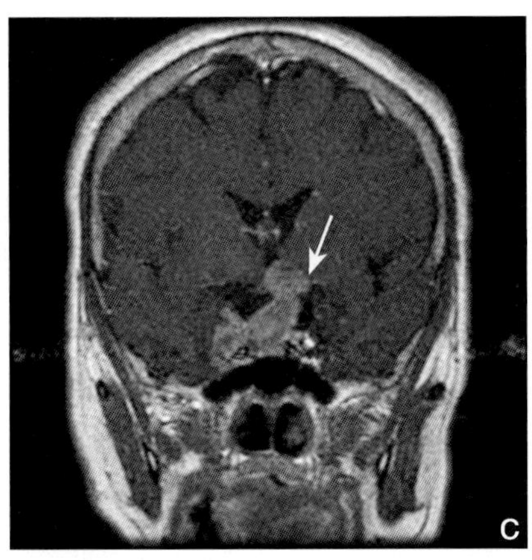

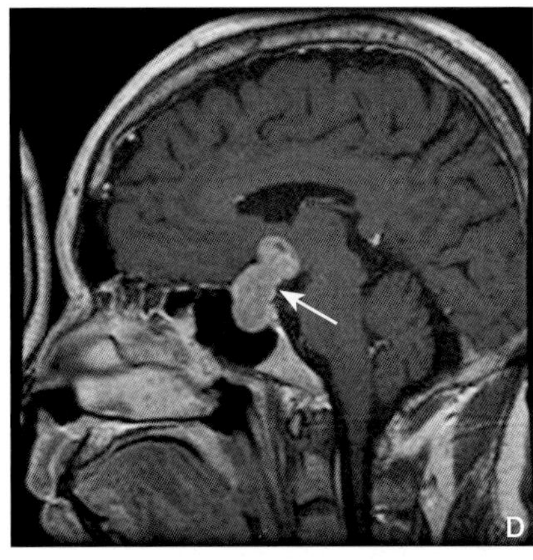

图 10-3-44　MEN1（右侧上极甲状旁腺增生+左侧上极甲状旁腺腺瘤+垂体腺瘤+胰腺神经内分泌瘤）

46 岁，男性，反复腰腹部疼痛 2 年余，多饮多尿 3 个月，钙 2.70mmol/L，PTH 252.6pg/ml。A. CT 平扫示两侧上极甲状旁腺区域软组织密度影（箭），与周围软组织密度相仿而低于甲状腺密度，左侧病变较大；B. CT 增强示两侧病变强化明显（箭），强化程度高于周围软组织而低于甲状腺，左侧病变强化不均匀，内见斑点状强化程度较低区，界清；C. 增强 T_1WI 序列冠状位示垂体区不规则占位（箭），强化显著，右侧海绵窦包绕；D. 增强 T_1WI 序列矢状位见病变形态不规则（箭），蝶鞍扩大、下陷，向上突入鞍上池及三脑室下部

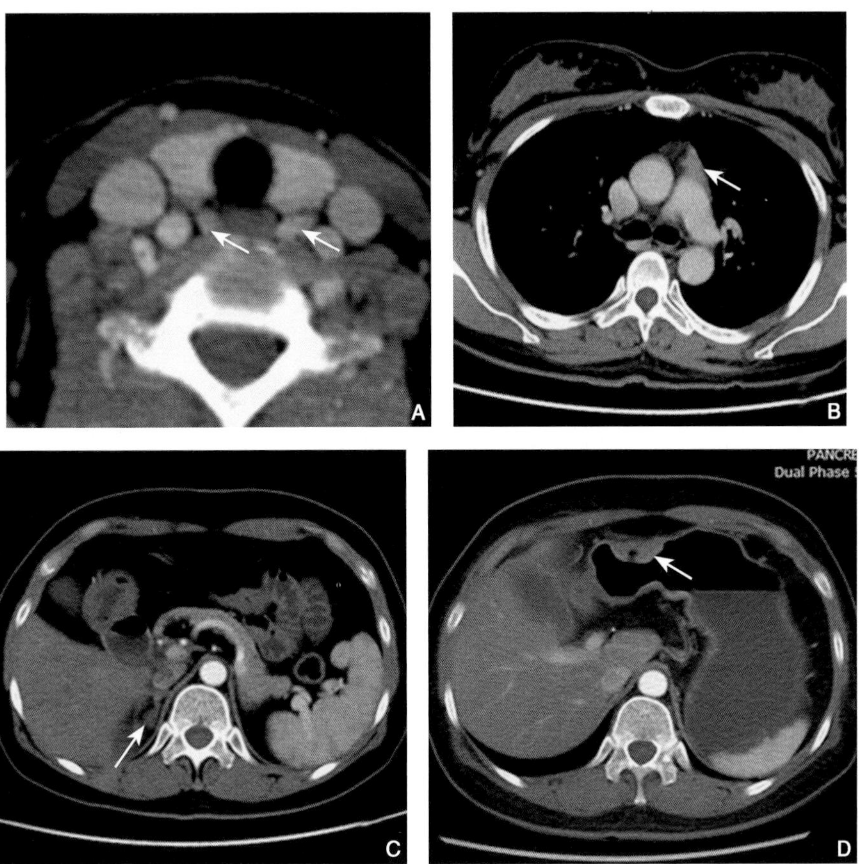

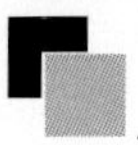

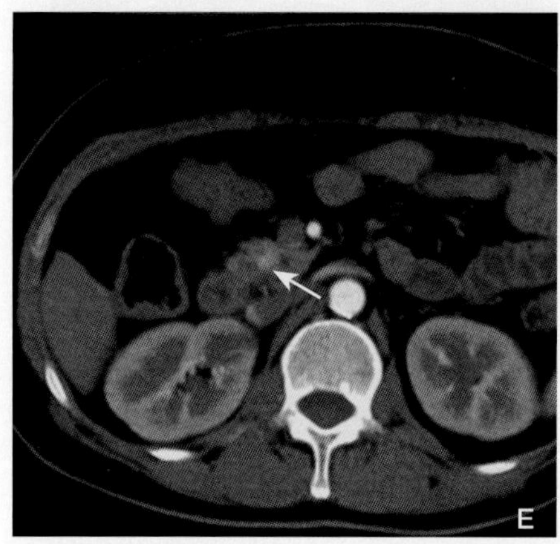

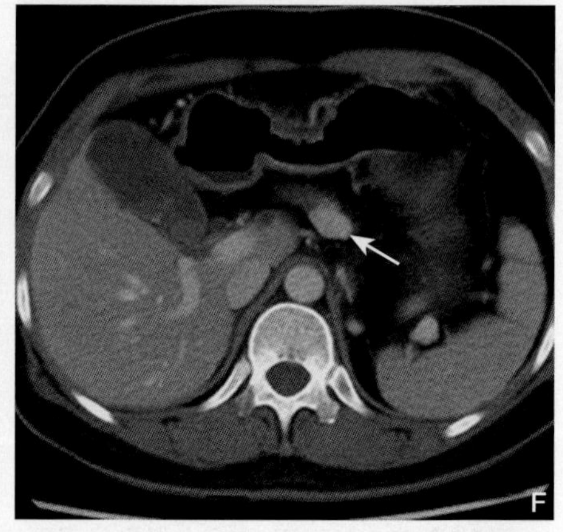

图 10-3-45　MEN1（左上甲状旁腺腺瘤+右上甲状旁腺增生+右下甲状旁腺增生+胸腺瘤+双侧肾上腺增生+胃印戒细胞癌+多发胰岛素瘤）

47 岁，女性，弟弟确诊为 MEN1 5 个月，遂进行筛查，结果提示其基因存在与其弟弟相同位点的突变，PTH 271.2pg/ml，空腹 C 肽 2.54ng/ml，空腹血糖 3.3mmol/L。A. CT 增强检查示两侧甲状旁腺区结节影，与甲状腺之间见线状低密度影，结节强化程度与甲状腺相仿；B. CT 增强示左上纵隔、胸腺区不规则软组织密度影，强化较明显，但低于周围血管；C. 动脉期 CT 扫描示右侧肾上腺明显增粗，局部呈结节状，另见胰头区低密度结节，内含脂肪密度（错构瘤）；D. 动脉期 CT 扫描示胃窦前壁明显增厚，强化较明显，并见溃疡形成；E. 动脉期 CT 扫描示胰头部明显强化的小结节影，程度高于周围胰腺而低于血管；F. 门脉期 CT 扫描示胰腺颈体交界区上方明显椭圆形异常强化结节，强化程度与血管相仿

甲状旁腺腺瘤、增生及腺癌等绝大部分为功能性病变，典型的临床病史、血钙及血 PTH 的升高是诊断甲状旁腺病变的重要依据，也是进一步行影像学检查的前提：如果二者均增高或其中一项增高，应高度怀疑或怀疑甲状旁腺病变，再对甲状旁腺区或可发生异位甲状旁腺区进行检查，而对二者均正常的病例，不应轻易诊断为甲状旁腺病变，因此，影像学检查只是甲状旁腺病变定位诊断的手段，而不是定性的方法。

（唐永华　包凌云　赵春雷　项晶晶　丁金旺）

第四节　甲状旁腺囊性病变

甲状旁腺囊肿比较少见，有文献报道在 6621 例颈部常规超声检查过程中，其发生率约占 0.075%。临床上根据是否具有分泌 PTH 功能，将其分为功能性甲状旁腺囊肿和非功能性甲状旁腺囊肿，后者更为常见，约占甲状旁腺囊肿的 80.0%，甲状旁腺囊肿具体发病原因目前尚不清楚。

（一）临床表现

甲状旁腺囊肿可发生于任何年龄，但以 40～50 岁最常见，男女之比为 1∶3，多发生在下位甲状旁腺，尤以左下多见，也可异位于纵隔、胸腺以及甲状腺内。非功能性甲状旁腺囊肿以女性多见，临床多无自觉症状，少数较大肿块可有压迫表现，如吞咽、呼吸困难，甚至喉返神经麻痹，因血 PTH 和血钙均正常，并且缺乏特异性临床表现而极易误诊。功能性甲状旁腺囊肿以男性多见，呈甲状旁腺功能亢进的临床表现，如血 PTH 和血钙增高，出现骨质疏

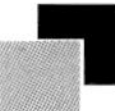

松、脱钙、骨痛、骨变形、尿钙增多及泌尿系统结石等多系统症状，临床相对容易发现。

（二）病理学基础

甲状旁腺囊肿囊壁被覆立方或低柱状上皮，囊壁内含有甲状旁腺组织（图 10-4-1）。个别报道甲状旁腺囊肿并发甲状旁腺功能亢进，可能是功能性腺瘤梗死或退化囊性变。

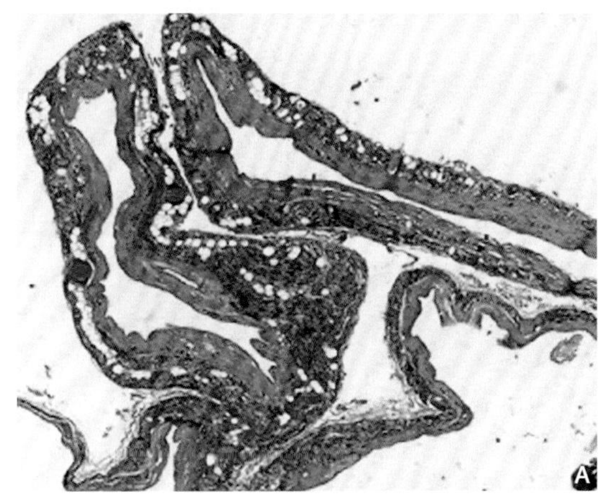

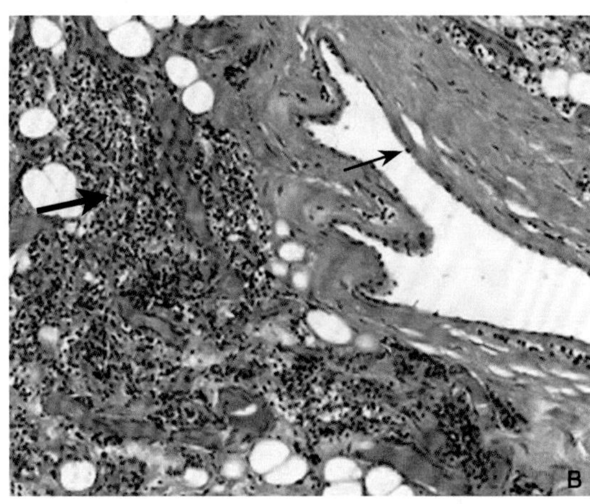

图 10-4-1　甲状旁腺囊肿镜下表现

A. 超低倍镜；B. 中倍镜示甲状旁腺囊肿，黑细箭为内衬上皮，黑粗箭为甲状旁腺细胞巢

（三）影像学检查

超声检查或 MRI 检查的 T_2WI 序列对液体回声或信号敏感，可以清晰显示 CT 所不能识别的较小甲状旁腺囊肿，CT 三维重建和 MRI 可以多平面显示较大的甲状旁腺囊肿，尤其是部分位于上纵隔的超声所不能完整显示的甲状旁腺囊肿，与超声和 CT 相比，MRI 的不足是存在严格的禁忌证和较高的费用。由此可见，各种检查方法均有优势及不足，选择最佳的影像学检查方式有助于准确的术前评估及随访监测。

1. 位置　绝大部分甲状旁腺囊肿来源于两侧下甲状旁腺，与增生、腺瘤及腺癌同样位于甲状腺的真假包膜之间，均沿着气管、食管沟向下延伸。在较小囊肿的定位方面，超声和 MRI 较 CT 具有更大优势（图 10-4-2、图 10-4-3），能够发现 CT 所不能显示或不能鉴别的较小囊肿，尤其是等密度囊肿，在较大囊肿的定位诊断方面，超声探头宽度有限，并易受到气管、食管内气体及胸骨的影响，因此，CT 三维重建（图 10-4-4）和 MRI（图 10-4-5）较超声具有更大优势，能够在同一平面显示囊肿的上下缘或左右缘，能够清晰显示囊肿与周围大血管结构的毗邻关系。

2. 与甲状腺间结构　甲状旁腺囊肿与甲状腺之间的包膜和脂肪间隙，对鉴别甲状旁腺囊肿和甲状腺囊肿样病变具有重要价值，包膜和脂肪间隙较厚，在超声上表现为二者之间的高回声线征（图 10-4-6）。与超声相比，CT 和 MRI 分辨率较低，很难显示包膜和薄层的脂肪间隙，而对于较大的脂肪间隙，CT 和 MRI 则表现为线状或带状脂肪密度或信号。

3. 形态　甲状旁腺囊肿常沿气管食管沟、气管旁与颈总动脉之间的间隙塑形生长，呈不规则囊样表现，其机制与甲状旁腺周围疏松的结缔组织结构有关。甲状旁腺囊肿的上下径/前后径>1.0，甚至部分较大囊肿纵行生长进入纵隔（图 10-4-4、图 10-4-5），其机制与自身重力、胸腔内负压和周围结缔组织较疏松有关。

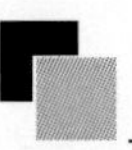

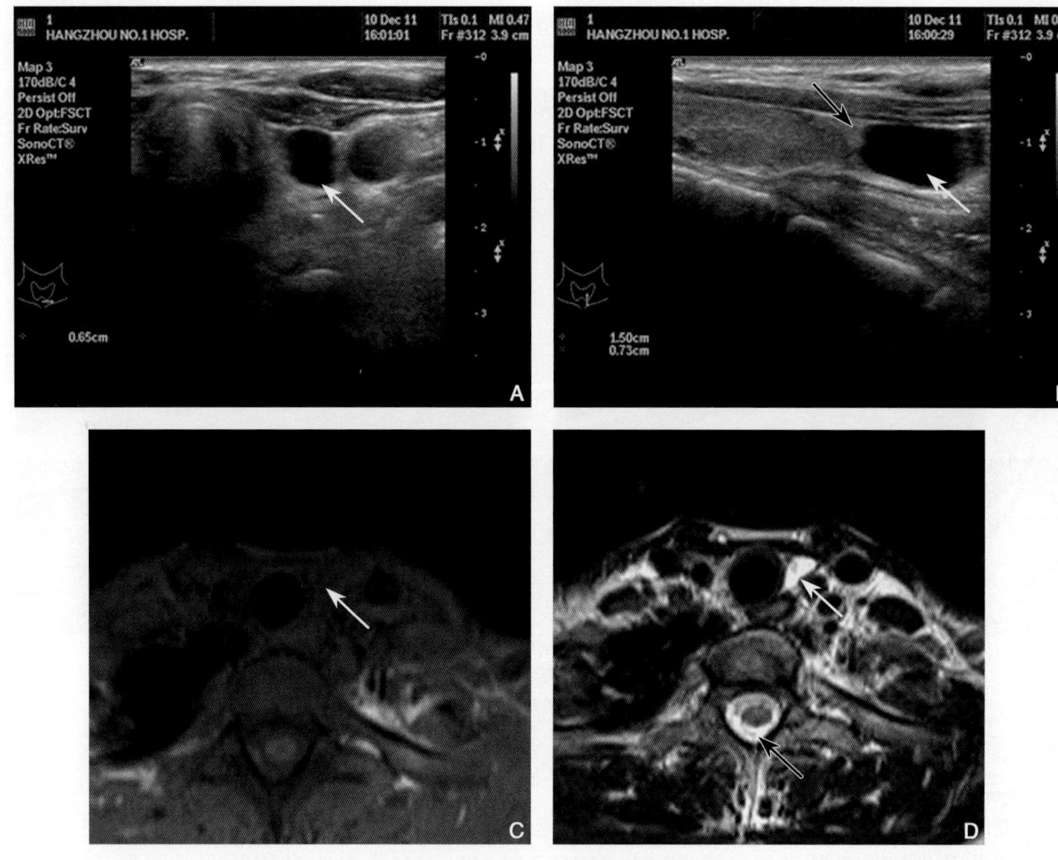

图 10-4-2 左侧甲状旁腺囊肿(一)

A. 超声横切示甲状腺左侧叶下方、甲状旁腺区域小圆形液性无回声灶,边缘整齐,回声均匀(箭);B. 超声纵切示无回声灶呈椭圆形(白箭),其上方与甲状腺之间见软组织回声分隔(黑箭);C. MRI 检查 T_1WI 序列未见异常信号影(箭);D. T_2WI 序列示甲状腺左侧叶下方异常高信号灶,位于气管和左侧颈内动脉之间(白箭),信号与同平面脑脊液相仿(黑箭)

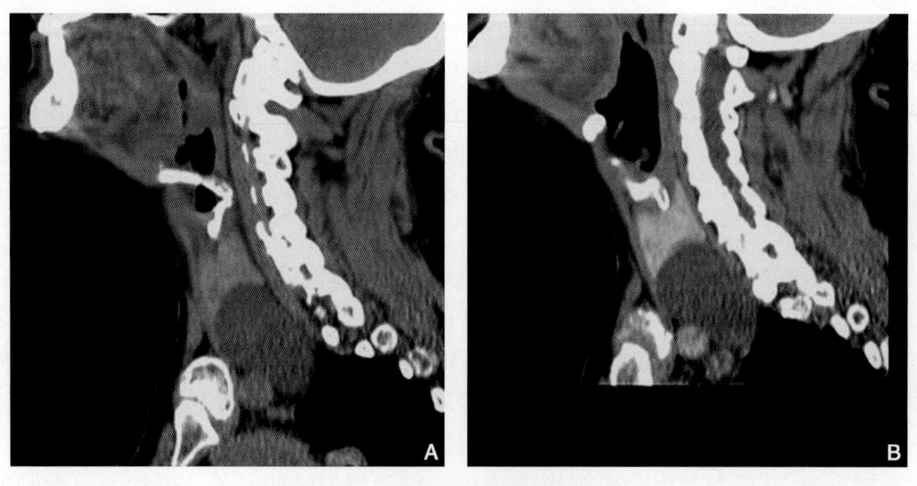

图 10-4-3 左侧甲状旁腺囊肿(二)

A. CT 平扫矢状位重建示甲状腺左侧叶下方类椭圆形低密度影,界清,上下径/前后径>1.0,病变下极达胸骨切迹水平;B. CT 增强扫描矢状位重建示病变无强化,边界清晰

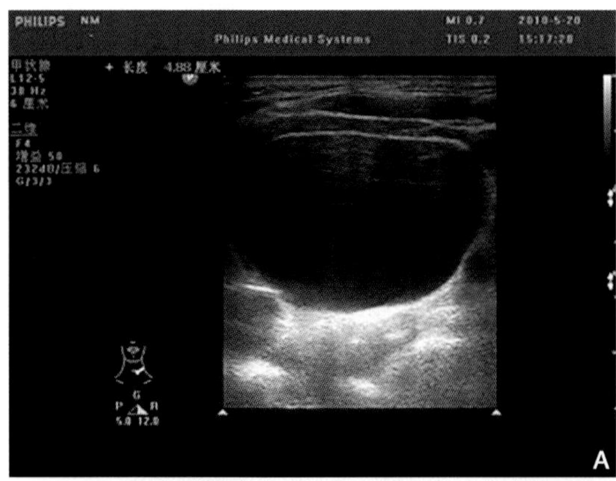

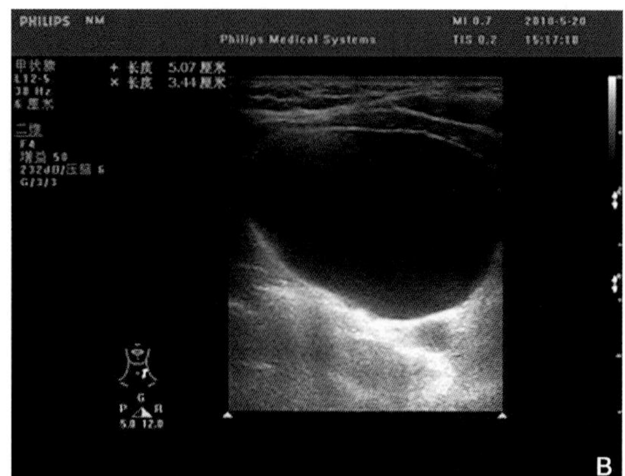

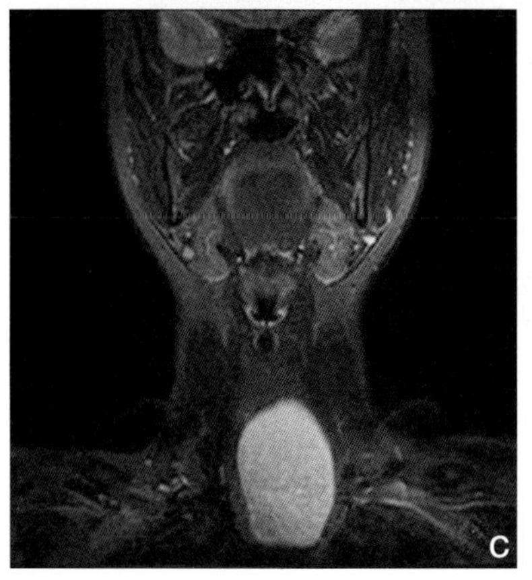

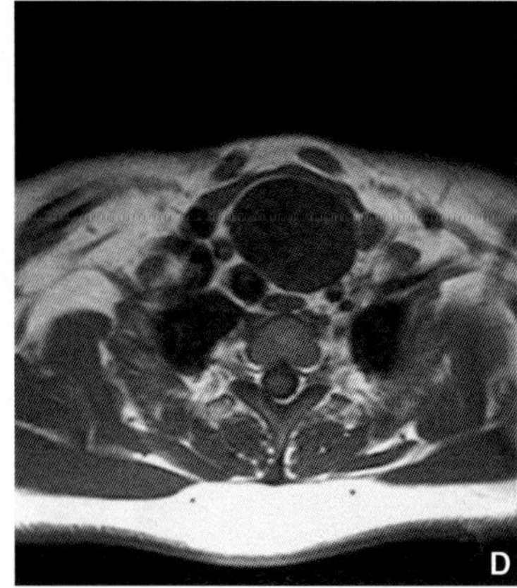

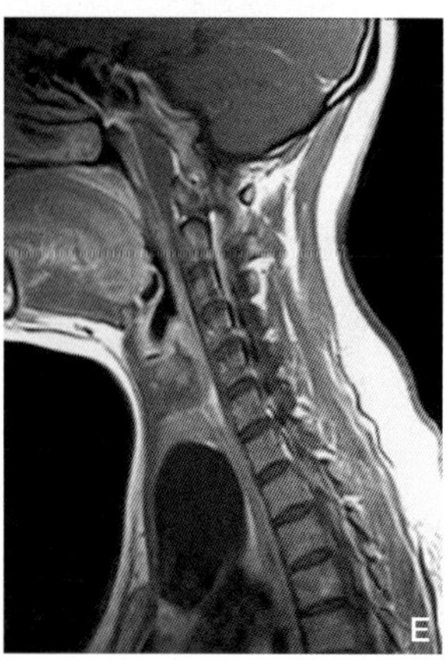

图 10-4-4　左侧甲状旁腺囊肿(三)

A. 超声横切示甲状腺左侧叶下方椭圆形透声良好的无回声团块,边界清;B. 超声纵切示类椭圆形无回声团块,沿人体长轴的上下径/前后径>1.0;C. MRI 检查 T_2WI 脂肪抑制序列示甲状腺左侧叶下方椭圆形长 T_2 信号灶,界清,沿人体长轴的上下径/前后径>1.0;D. T_1WI 序列示甲状腺左侧叶下方类椭圆形均匀长 T_1 信号灶,边界清晰,气管受压右移;E. 矢状位 T_1WI 显示甲状腺下方类椭圆形长 T_1 信号灶,下缘超过胸骨切迹,沿人体长轴的上下径/前后径>1.0

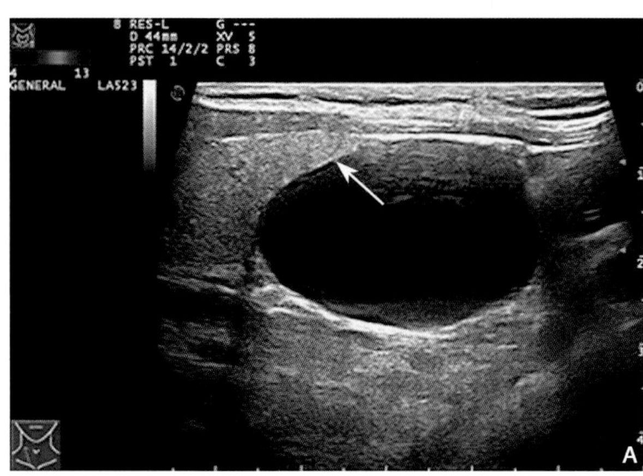

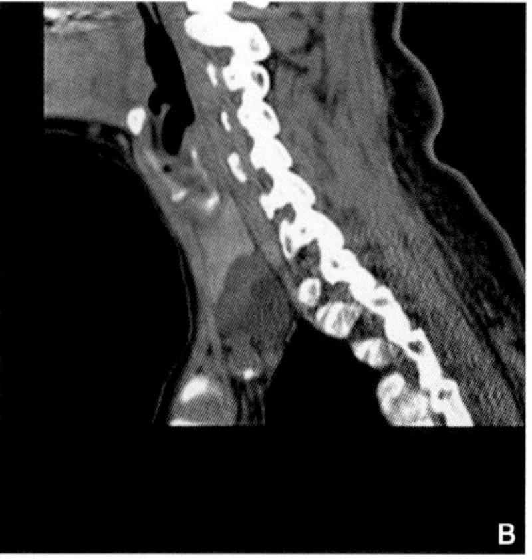

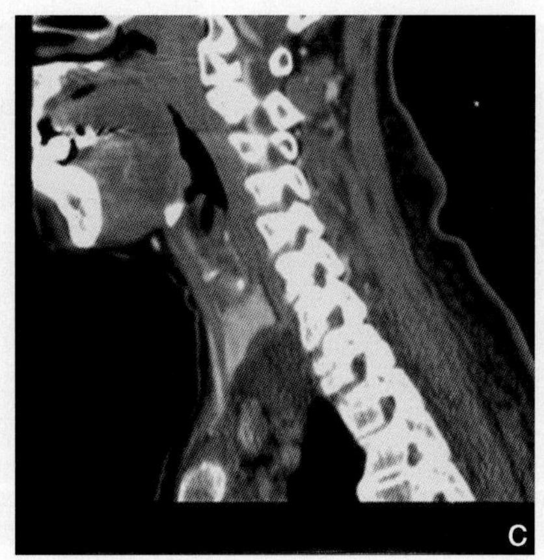

图 10-4-5　右侧甲状旁腺囊肿

A. 超声纵切示甲状腺右侧叶下方类椭圆形无回声团块，透声好，界清，可见侧方声影，后方回声增强，病变前上缘与甲状腺之间见不连续细带状高回声线征（箭），沿人体长轴的上下径/前后径>1.0；B. CT 平扫矢状位重建显示甲状腺左侧叶下方均匀低密度灶，形态不规则，病变与甲状腺之间交界平直；C. CT 增强示病变无强化，病变与甲状腺之间关系密切，无脂肪样间隔显示

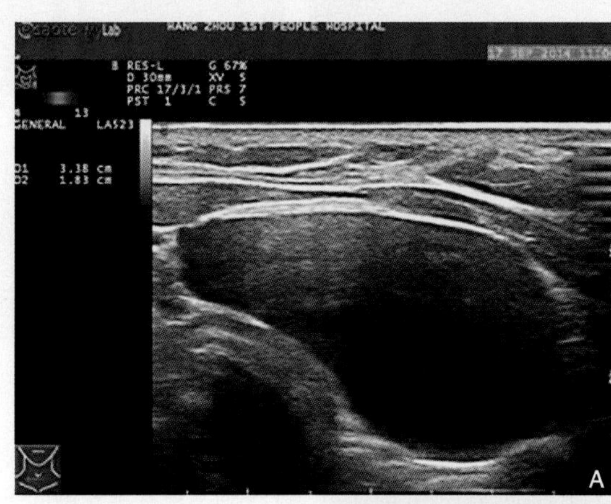

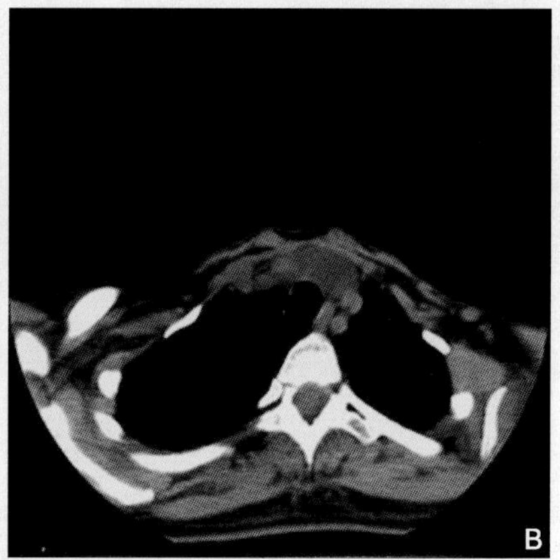

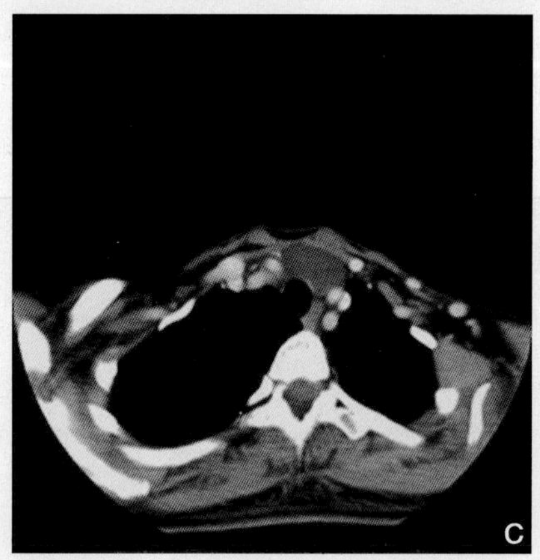

图 10-4-6　左侧甲状旁腺囊肿（四）

A. 超声横切示甲状腺左侧叶下方泪滴状无回声团块，透声好，界清；B. CT 平扫示甲状腺左侧叶下方不规则低密度灶，密度均匀，病变在气管、两侧颈部血管和颈前肌群内侧缘间隙内塑形生长；C. CT 增强示病变无强化，边界清晰

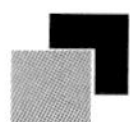

4. 回声水平、平扫密度及信号　甲状旁腺囊肿的囊液较稀薄、清亮，蛋白及血性成分较少，故在超声、CT和MRI上表现为相应均匀的水样回声、密度及信号。超声上可观察到囊肿后方回声增强及侧方声影，有助于鉴别。MRI在判断囊液性质方面具有一定的优势，可通过其内信号变化判断是否存在出血等可能。

5. 血供　甲状旁腺囊肿血管过于细小，在常规超声、CT或MRI上无法显示，部分超声造影可以显示其纤细的供血血管。

6. 大小　甲状旁腺囊肿的大小相差很大，从数毫米到一百多毫米。

7. 数目　尽管增生和腺瘤可以多发，但甲状旁腺囊肿多以单发为主，其机制尚不明确，目前尚无多发甲状旁腺囊肿的相关报道。

8. 与甲状腺囊肿样病变鉴别诊断　甲状旁腺囊肿与甲状腺囊肿样病变鉴别主要是从位置、形态、与甲状腺边界、上下径/前后径比值、增强后边界、CT值和T_1WI信号等几个方面进行，详见表10-4-1。

表10-4-1　甲状旁腺囊肿与甲状腺囊肿样病变影像学鉴别要点

	甲状旁腺囊肿	甲状腺囊肿样病变
位置	气管食管沟、气管旁	甲状腺内及外周任何位置
形态	不规则的塑形生长	圆形或椭圆形
与甲状腺边界	平直的线征	“爪征”或“抱球征”
上下径/前后径比值	大于1.0	等于1.0或接近1.0
增强后边界	与平扫相仿	增强后较平扫清晰
CT值	7.0～30.0Hu	30.0～60.0Hu
T_1WI信号	低信号	高信号

（朱妙平　包凌云　周健）

参考文献

1. 韩志江，舒艳艳，吴志远，等. 原发性甲状旁腺功能亢进的CT诊断价值. 中华内分泌外科杂志，2014，8：150-155.
2. 燕山，詹维伟，周建桥. 甲状腺与甲状旁腺超声影像学. 北京：科学技术文献出版社，2009，306.
3. 韩志江，陈文辉，周健，等. 微小甲状腺癌的CT特点. 中华放射学杂志，2012，46：135-138.
4. 韩志江，陈文辉，舒艳艳，等. 乳头状甲状腺微小癌和微小结节性甲状腺肿的CT鉴别诊断. 中国临床医学影像杂志，2013，24：88-92.
5. 沈艳，杨世埙，李明华，等. 原发性甲状旁腺功能亢进症骨骼改变的影像学表现. 中国医学计算机成像杂志，2008，14：241-246.
6. 蒋鹏程，陈建华. 甲状旁腺囊肿临床病理分析和外科治疗. 中华内分泌外科杂志，2010，4：110-112.
7. 胡亚，廖泉，牛哲禹，等. 无功能甲状旁腺囊肿的诊断与治疗. 中华内分泌外科杂志，2014，8：12-14.
8. 朱妙平，舒艳艳，韩志江. CT在甲状旁腺囊肿诊断和鉴别诊断中的价值. 浙江临床医学杂志，2013，15：1276-1278.
9. 高英茂，李和，李继承，等. 组织学与胚胎学. 北京：人民卫生出版社，2010：442.

10. 吴阶平,裘法祖,吴孟超,等. 黄家驷外科学. 北京:人民卫生出版社,2008:1140.
11. 邹仲之,李继承,曾元山,等. 组织学与胚胎学. 北京:人民卫生出版社,2013:133.
12. 柏树令,应大君,丁文龙,等. 系统解剖学. 北京:人民卫生出版社,2013:418.
13. 田兴松,刘奇. 实用甲状腺外科学. 北京:人民军医出版社,2009:12.
14. 樊友本,郑起. 甲状腺和甲状旁腺内镜手术学,上海:上海科学技术出版社,2014:16.
15. 任立军,杨延芳,张成雷,等. 甲状旁腺显露及其功能保护的临床研究. 中华内分泌外科杂志,2010,4:113-116.
16. 程若川,艾杨卿,刁畅,等. 甲状腺手术中甲状旁腺显露及功能保护的临床研究. 中国普外基础与临床杂志,2009,16:351-355.
17. 章建全,马超,刘灿,等. 甲状旁腺腺瘤的多模式高频超声影像及诊断思维. 中华超声影像学杂志,2009,18:246-249.
18. 张缙熙. 甲状旁腺超声诊断的国内现状与评价. 中华医学超声杂志(电子版),2006,3:321.
19. 丁金旺,罗定存,雷志锴,等. 甲状腺内异位甲状旁腺瘤伴甲状腺微小乳头状癌 1 例. 实用医学杂志,2012,28:1583-1584.
20. 舒艳艳,韩志江,孙承. CT 对原发性甲状旁腺功能亢进的诊断价值. 中国临床医学影像杂志,2012,23:198-200.
21. 张煜,张卧,丁金旺,等. 甲状腺内异位甲状旁腺及腺瘤诊治分析. 中华全科医学,2015,8:1374-1375.
22. Paloyan E,Paloyan D,Pickleman JR. Hyperparathyroidism today. Surg Clin North Am,1973,53:211-220.
23. Callender GG,Udelsman R. Surgery for primary hyperparathyroidism. Cancer,2014,120:3602-3616.
24. Zhi-Jiang Han,Yan-Yan Shu,Xu-Feng Lai,et al. Value of computed tomography in determining the nature of papillary thyroid microcarcinomas:evaluation of the computed tomographic characteristics. Clinical Imaging,2013; 37:664-668.
25. Peppa M,Boutati E,Kamakari S,et al. Novel germline mutations of the MEN1 gene in Greek families with multiple endocrine neoplasia type 1. Clin Endocrinol (Oxf),2009,70:75-81.
26. Al-Salameh A, François P, Giraud S, et al. Intracranial ependymoma associated with multiple endocrine neoplasia type 1. J Endocrinol Invest,2010,33:353-356.
27. Tonelli F,Giudici F,Fratini G,et al. Pancreatic endocrine tumors in multiple endocrine neoplasia type 1 syndrome:review of literature. Endocr Pract,2011,17 Suppl 3:33-40.
28. Brandi ML,Gagel RF,Angeli A,et al. Guidelines for diagnosis and therapy of MEN type 1 and type 2. J Clin Endocrinol Metab,2001,86:5658-5671.
29. Silaghi H,Valea A,Ghervan C,et al. Ectopic intrathyroid parathyroid adenoma:diagnostic and therapeutic challenges due to multiple osteolytic lesions. Med Ultrason,2011,13:241-244.
30. Zerizer I,Parsaï A,Win Z,et al. Anatomical and functional localization of ectopic parathyroid adenomas:6-year institutional experience. Nucl Med Commun,2011,32:496-502.
31. Cappelli C,Rotondi M,Pirola I,et al. Prevalence of parathyroid cysts by neck ultrasound scan in unselected patients. J Endocrinol Invest,2009,32:357-359.
32. Pontikides N,Karras S,Kaprara A,et al. Diagnostic and therapeutic review of cystic parathyroid lesions. Hormones (Athens),2012,11:410-418.
33. Ippolito G,Palazzo FF,Sebag F,et al. A single-institution 25-year review of true parathyroid cysts. Langenbecks Arch Surg,2006,391:13-18.
34. McKay GD,Ng TH,Morgan GJ,et al. Giant functioning parathyroid cyst presenting as a retrosternal goitre. ANZ J Surg,2007,77:297-304.
35. Huppert BJ, Reading CC. Parathyroid sonography: imaging and intervention. J Clin Ultrasound, 2007, 35:

145-155.

36. Cecchin D, Motta R, Zucchetta P, et al. Imaging Studies in Hypercalcemia. Curr Med Chem, 2011, 18: 3485-3493.
37. Lappas D, Noussios G, Anagnostis P, et al. Location, number and morphology of parathyroid glands: results from a large anatomical series. Anat Sci Int, 2012, 87: 160-164.
38. Mohebati A, Shaha AR. Anatomy of thyroid and parathyroid glands and neurovascular relations. Clin Anat, 2012, 25: 19-31.
39. HU Ya, LIAO Quan, NIU Zhe-yu, et al. Localization and Surgical Treatment of Intrathyroidal Parathyroid Lesions in Patients with Primary Hyperparathyroidism. Medical Journal of Peking Union Medical College Hospital, 2013, 4: 299-303.

第十一章　甲状腺及甲状旁腺周围病变

颈部解剖结构复杂，除了甲状腺和甲状旁腺外，尚有较多其他重要的组织器官及间隙，如颈动脉、静脉、神经、涎腺（如腮腺、颌下腺、舌下腺等）、淋巴组织及颈部间隙（如胸骨上间隙、锁骨上间隙、气管前间隙、咽后间隙、椎前间隙等）等，这些组织器官或间隙的肿瘤、感染、先天畸形等均可表现为颈部肿块，临床上颇为常见，许多恶性肿瘤的转移病灶及部分全身性疾病亦可在颈部以肿块的形式表现，因而对其诊断及鉴别诊断存在很大难度，易与甲状腺或甲状旁腺病变及其颈部淋巴结转移相混淆。这要求外科医生不仅要熟悉颈部的解剖，尚需有较全面的基础知识，根据采集的病史、相关临床及影像学检查资料，判断其最可能的疾病来源，得出可靠的结论，以指导治疗。

对于颈部肿块的诊断一般需包括以下三个内容：①定位诊断：确定肿块的位置，即肿块位于颈部哪一区；②定性诊断：确定肿块来源于颈部哪一组织，是良性或恶性；③定治疗方案：采用内科治疗或外科治疗。依靠现今的影像学检查及诊断技术，我们多能够对颈部肿块进行准确定位和初步定性诊断，为临床治疗提供重要依据。

一、转　移　瘤

颈部淋巴回流丰富，淋巴结多，约 300 多个淋巴结位于颈部，是全身淋巴结转移最常见的部位之一，任何不明原因的颈部包块均需常规排除淋巴结转移可能。

（一）临床表现

颈部淋巴结转移癌大多表现为颈部无痛性、渐进性淋巴结肿大，一个或数个、质硬，晚期有融合倾向，有的易误诊为淋巴结炎或淋巴结结核，经相应治疗无效，或有一定疗效，但淋巴结缩小、消失后又复发，进一步检查诊断为转移癌。

（二）影像学检查

发生颈部淋巴结转移的非甲状腺来源的原发肿瘤很多，如本节临床表现部分所述，其中以头颈部来源的鳞癌最为常见，如鼻咽癌、口咽癌、喉癌、副鼻窦癌等（图 11-0-1、图 11-0-2），其次是肺癌（图 11-0-3）。不同原发肿瘤，其淋巴结转移的影像学特征存在一定的共性，也存在很多不同，前者如病史较短，以月计算，影像学表现为单发或多发淋巴结肿大、融合、周围脂肪间隙模糊等，较小转移淋巴结形态规则、密度均匀，较大者形态不规则、密度不均匀，增强后中央常见低强化的坏死区（图 11-0-1 ~ 图 11-0-3），后者如肿瘤常见的转移部位、强化程度及大小不同，如甲状腺乳头状癌易发生中央组淋巴结转移，其次是侧

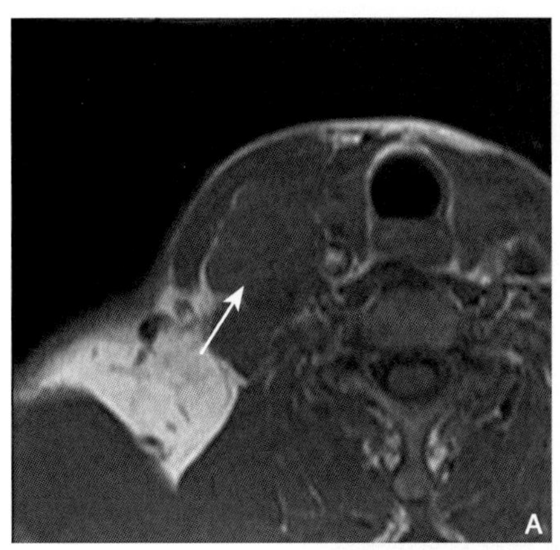

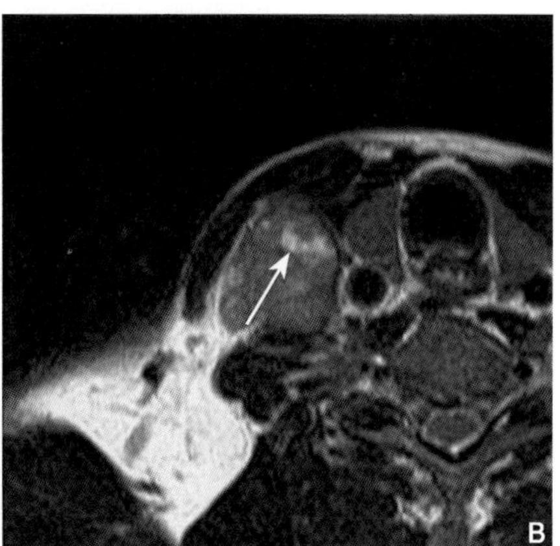

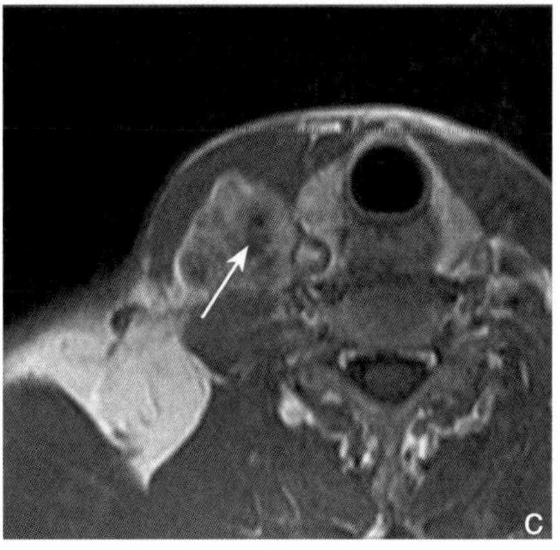

图 11-0-1　副鼻窦鳞状细胞癌右侧Ⅳ组淋巴结转移

A. T_1WI 序列示右侧Ⅳ组淋巴结增大，呈均匀等 T_1 信号，边界不清；B. T_2WI 示瘤体以稍长 T_2 信号为主，界清，内见斑片状长 T_2 的坏死区（箭）；C. T_1WI 增强序列示瘤体大部分区域明显强化，坏死区无强化

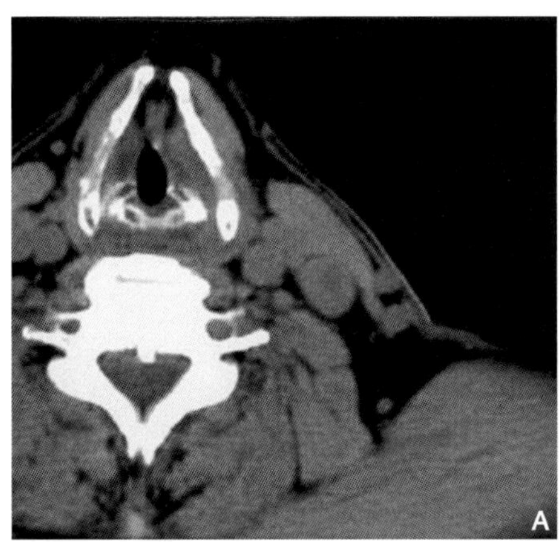

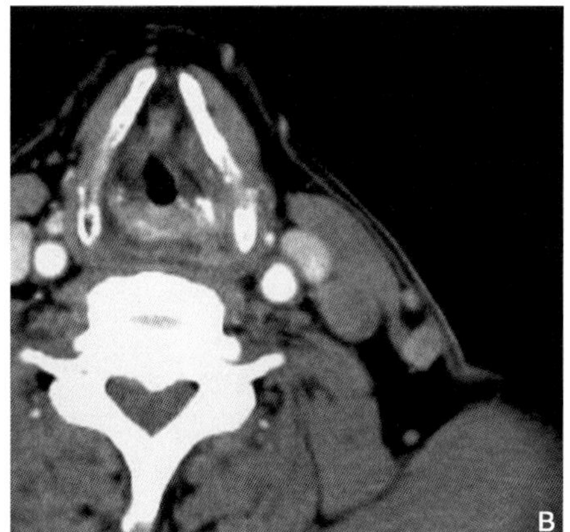

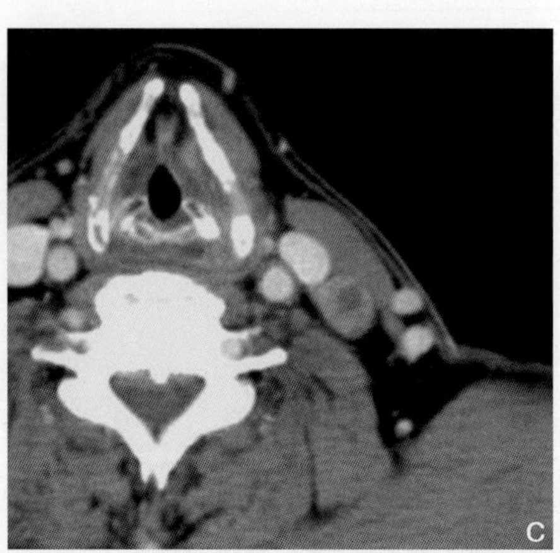

图 11-0-2　下咽鳞癌伴左颈部Ⅲ组淋巴结转移

A. CT 平扫示左侧颈部Ⅲ组淋巴结增大，密度不均匀，内见斑状稍低密度区；B. 动脉期示瘤体轻度强化，强化欠均匀；C. 静脉期示瘤体强化较明显，原平扫的低密度区强化不明显，提示坏死

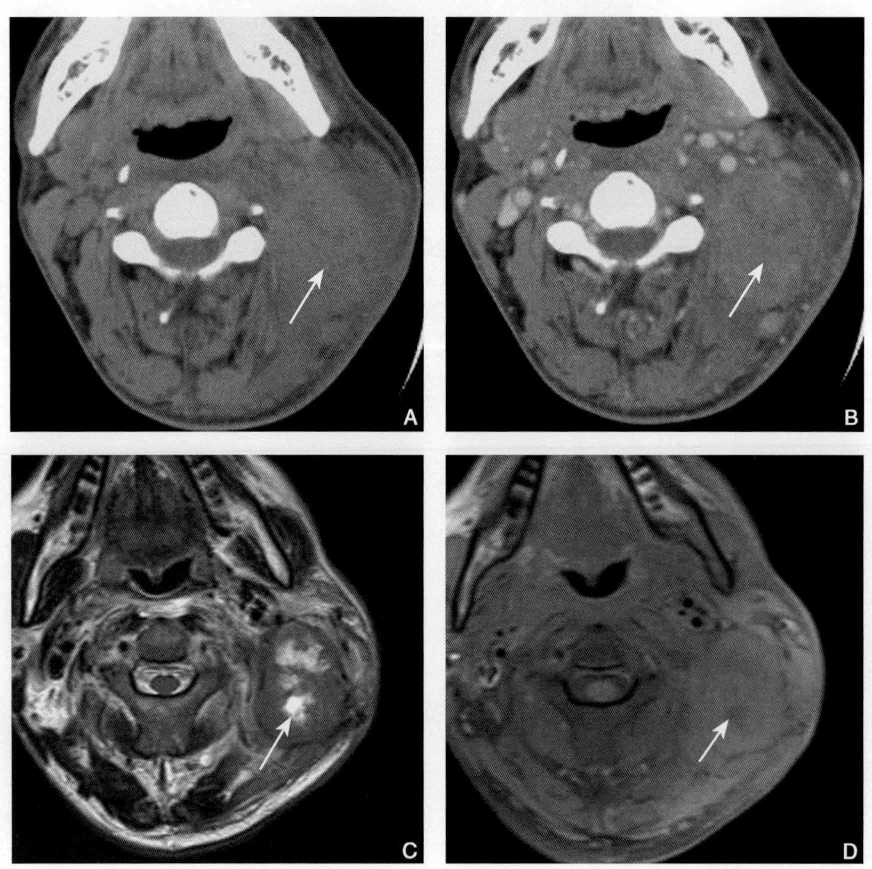

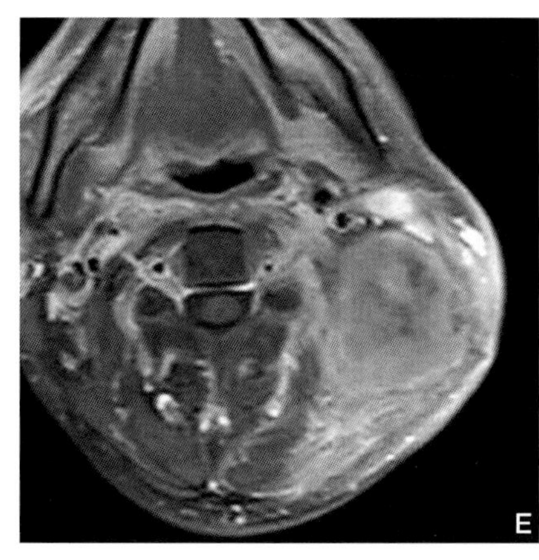

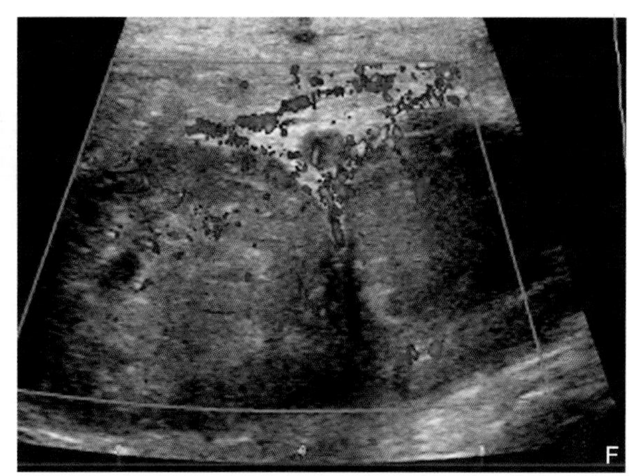

图 11-0-3　左肺低分化腺癌伴左颈部Ⅲ组淋巴结转移

A. 左颈部Ⅱ组淋巴区域见巨大软组织肿块，密度欠均匀，边界不清；B. CT 增强示瘤体轻度强化，边界较平扫稍转清；C. MRI 的 T_2WI 序列是瘤体呈椭圆形，与肌肉信号相比，呈稍长 T_2 信号，中央见斑片状长 T_2 坏死区，瘤体周围结构模糊；D. T_1WI 脂肪抑制序列示瘤体以等信号为主，坏死区呈稍低信号；E. T_1WI 脂肪抑制序列增强检查示瘤体及周围强化较明显，肿瘤累及皮下及椎旁间隙，边界不清；F. 超声纵切示肿块回声不均质，CDFI 其内部见散在血流信号，周边血流信号较丰富

颈部淋巴结转移，强化多显著，转移淋巴结多而小，而其他来源转移性肿瘤少见中央组淋巴结转移，更常见侧颈部淋巴结转移，强化程度多中等，鼻咽癌更常见咽旁间隙淋巴结转移，而甲状腺乳头状癌很少出现该区域淋巴结转移。除了极少数转移的淋巴结具有特征外，如黑色素瘤和甲状腺乳头状癌，前者在 T_1WI 序列呈高信号，在 T_2WI 上呈低信号外，后者呈囊实性，实性部分显著强化，其他颈部淋巴结转移不具有特异的影像学征象，鉴别诊断极为困难。此时需对颈部淋巴结转移原发肿瘤做系统评估，包括头皮、耳、鼻腔、鼻咽、口咽、下咽和喉，以及触诊腭、扁桃体、舌根、口底及甲状腺和唾液腺，进行上消化道系统检查，并根据需要进行包括颈部甲状腺核素扫描，头、颈、胸及腹部做 CT、MRI 等影像学检查，对可疑部位应做直接喉镜、支气管镜和食管镜检查或活检。一般经过检查大多数转移癌的原发灶能找到，但仍有 1.0% ~9.0% 的原发灶未知。胃癌、食管癌、胰腺癌、肺癌、纵隔肿瘤等多转移至左锁骨上淋巴结，故锁骨上区域出现淋巴结肿大，需要对这些区域进行排查。

超声、CT 和 MRI 都是颈部淋巴结常用的影像学检查方法，各有优势及不足，如超声更适用于较小淋巴结性质的评估、监测，而后两者更适合较大或复杂淋巴结转移的观察与判断，详见第八章相关内容。

二、淋　巴　瘤

颈部淋巴瘤起源于淋巴结和淋巴结以外的淋巴组织，是一种全身性疾病，包括霍奇金淋巴瘤和非霍奇金淋巴瘤。其发病机制与病毒感染有一定关系，部分伯基特淋巴瘤患者在肿瘤细胞中可找到 EB 病毒的核抗原。

（一）临床表现

非霍奇金淋巴瘤多发生于成年人，霍奇金淋巴瘤有2个发病高峰，分别为10～20岁和40～50岁，男性稍多于女性。前者可有发热、体重下降、夜间盗汗、疲劳等全身症状，起初多为淋巴结肿大，孤立存在，大小不一，可以移动，质地坚实而有弹性，饱满，无压痛，表面皮肤色泽正常，以后互相融合成团，活动受限；后者多表现为淋巴结肿大，随病变进展，可出现纵隔和腹膜后淋巴结肿大，以及肝脾肿大。

（二）影像学检查

颈部淋巴瘤典型者表现为双侧颈部多发淋巴结肿大，边界光整，密度、回声或信号均匀，在未经治疗前坏死少见，多无钙化，较少侵犯邻近结构，增强后瘤体轻、中度强化（图11-0-4），需与颈部淋巴转移瘤、神经源性肿瘤、结核等疾病鉴别。病变晚期可侵犯周围结构，如气管、食管、甲状腺及周围血管（图11-0-5），并与原发性甲状腺淋巴瘤或低分化腺癌鉴别困难。

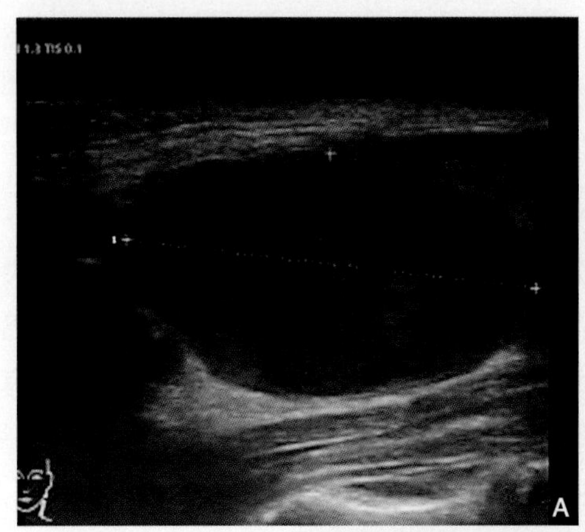
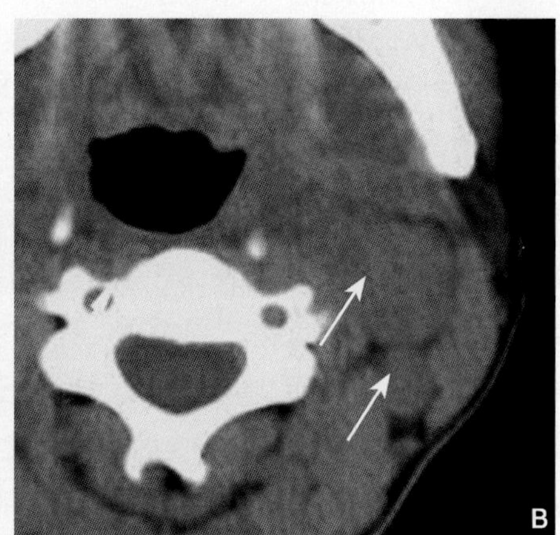
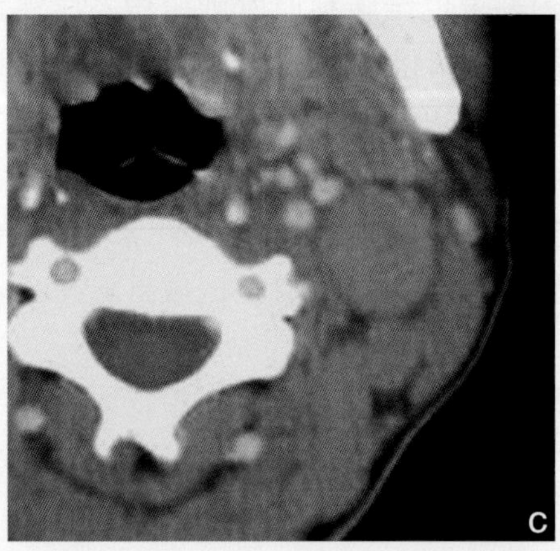

图11-0-4　左颈部霍奇金淋巴瘤

A. 超声纵切示左颈部Ⅱ组淋巴结增大，呈均匀低回声的椭圆形，最小径/最大径>0.5，正常淋巴门结构消失；B. CT平扫示两枚肿大淋巴结，圆形，密度均匀，边界清晰；C. CT增强扫描示瘤体呈均匀的轻度强化，边界较平扫更清晰

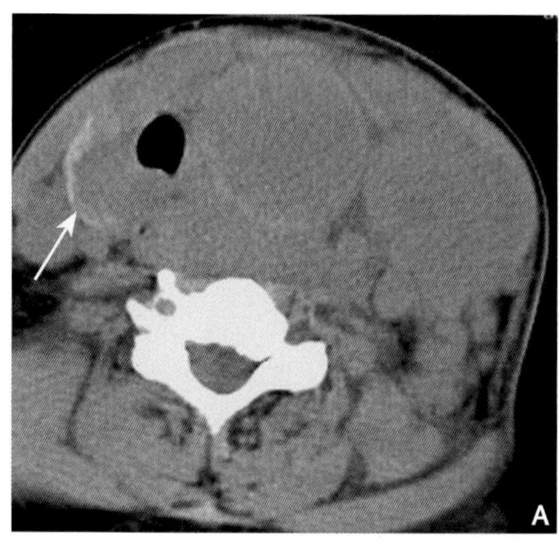

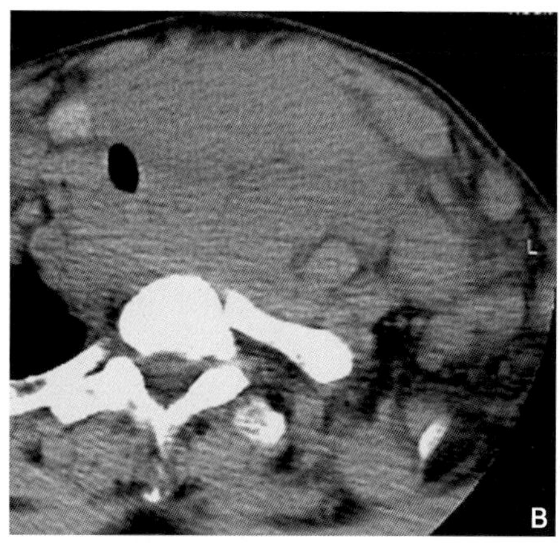

图 11-0-5　左颈部弥漫性大 B 细胞淋巴瘤

A. CT 平扫示左侧颈部多发结节状软组织密度影，甲状腺左侧叶、峡部及部分右侧叶受累，仅右侧甲状腺局部残留（箭），气管、食管及周围血管呈包绕状，气管右偏，边界光整，密度均匀；B. 上纵隔及左侧颈根部见多发结节状及弥漫性团块状软组织密度影存在，后者边界不清，气管包绕，易与甲状腺原发性淋巴瘤相混淆

三、颈部淋巴结结核

颈部淋巴结结核是颈部最常见的特异性感染性病变，结核菌来源可以是肺，也可以通过口腔、龋齿、龈袋、鼻咽腔、扁桃体等处，经淋巴管进入淋巴结。多见于青壮年，随年龄增长患病数量递减。

（一）临床表现

与肺结核患者比较，单纯颈部淋巴结结核的夜间盗汗、消瘦乏力及午后低热等全身症状轻微或无，痰查结核分枝杆菌均为阴性。颈部淋巴结结核的局部症状常表现为肿块，常无压痛，随着病程的延长及诊断治疗的延后，逐渐出现增生、溃疡、坏死继而形成瘘道。颈部淋巴结核应与慢性淋巴结炎、颈部转移癌、恶性淋巴瘤、腮腺混合瘤、血管瘤、腮裂囊肿及淋巴管瘤相鉴别。

（二）影像学检查

颈部淋巴结结核的最大组织学特点在于多种类型同时存在，如渗出、增生、钙化等，因此影像学表现多种多样。超声常表现为低回声结节，形态规则或不规则，可呈囊性，其内可有较高回声的凝固坏死区或强回声光点，CT 平扫显示病变密度欠均匀，中央区密度偏低，超声、CT 和 MRI 增强后病变周边多呈环形强化（图 11-0-6），内部强化较低或无强化，部分病变内可见微钙化、粗钙化或混合钙化形成（图 11-0-7），在微钙化的观察方面，超声优于 CT，而 CT 优于 MRI。部分淋巴结结核可相互融合，增强后边缘呈花环状表现，成为结核的典型征象。颈部 CT 扫描时，常规需包括部分肺尖，而后者是肺结核的好发部位，通过对肺尖的观察，对颈部淋巴结结核的诊断具有重要的补充作用（图 11-0-7）。除了钙化的显示外，MRI 在颈部结核的观察中更具有优势，不但可以对病变进行较准确的定位及定性，并且对病变周围渗出及冷脓肿的形成和走向显示更清晰、直观（图 11-0-8）。

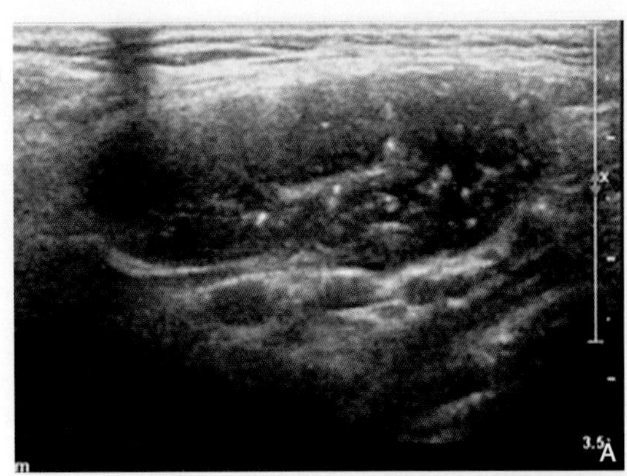

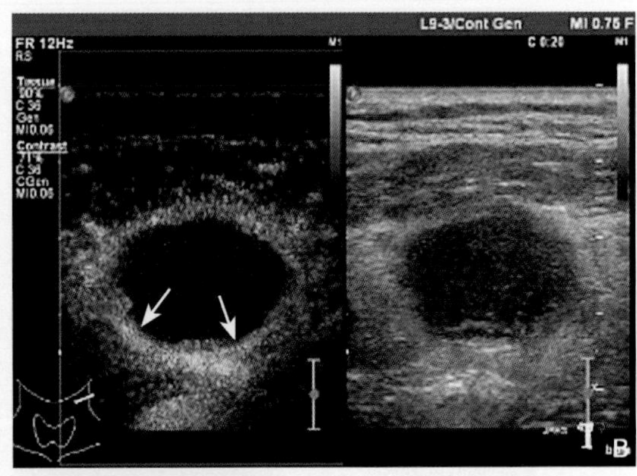

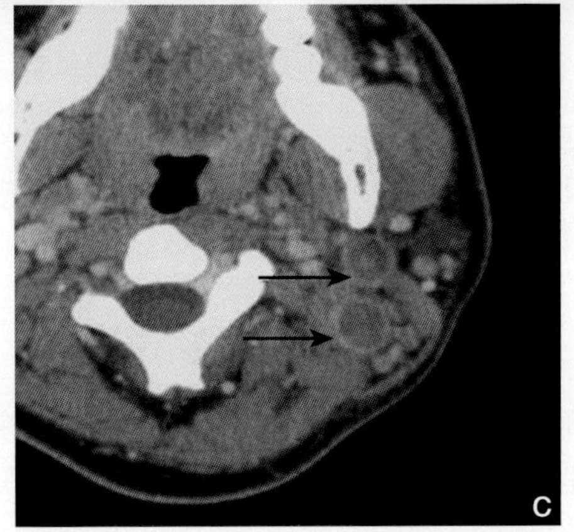

图 11-0-6　颈部淋巴结结核超声与 CT 增强

A. 二维超声示左颈部多个肿大淋巴结，呈低回声，局部边界模糊不清，内回声不均匀；B. 超声造影示淋巴结边缘及周边环形增强（箭头），中央呈无增强；C. CT 增强示淋巴结呈环形强化（箭头）

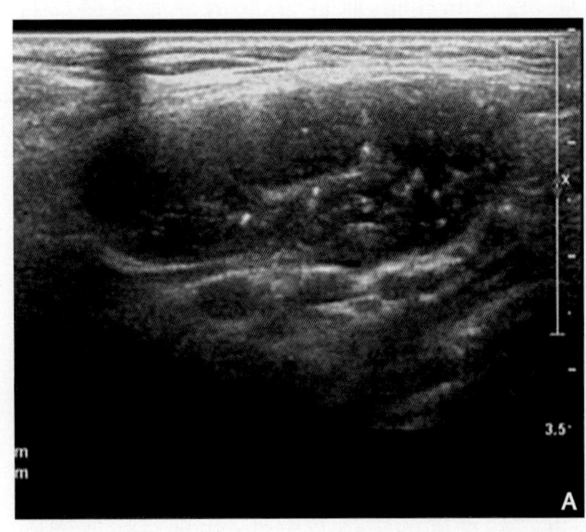

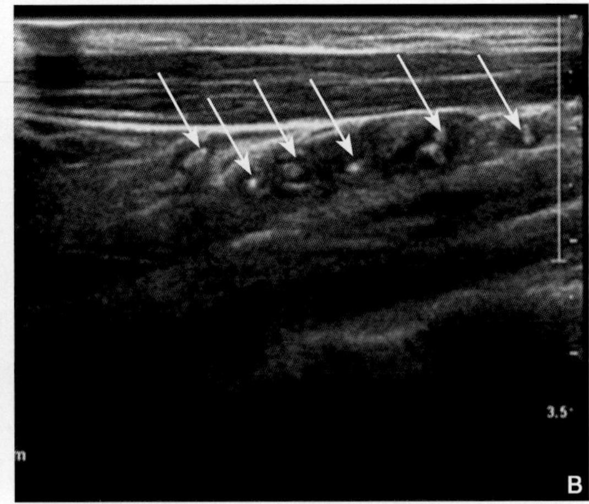

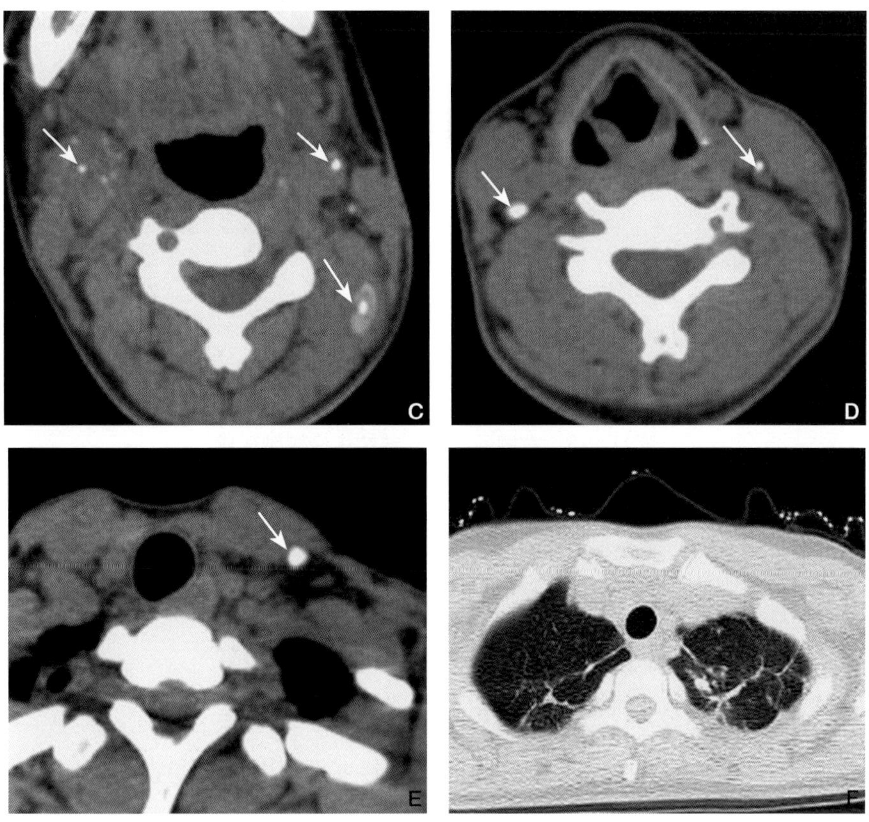

图 11-0-7　两侧颈部淋巴结结核钙化

A. 右侧颈部淋巴结增大,呈不均匀低回声,内见多发砂粒状钙化;B. 左侧颈部多发淋巴结增大,呈不均匀低回声,内见多发粗钙化;C. CT 平扫示两侧颈部Ⅱ组和左侧Ⅴ组淋巴结增大,见多发钙化灶,其中右颈Ⅱ组为微钙化,左侧颈部各组淋巴结以粗钙化为主;D. 两侧颈部Ⅲ组淋巴结粗钙化;E. 左侧颈部Ⅳ组淋巴结粗钙化;F. 两上肺多发条索状及斑点状高密度影,提示肺结核,以陈旧性病变为主

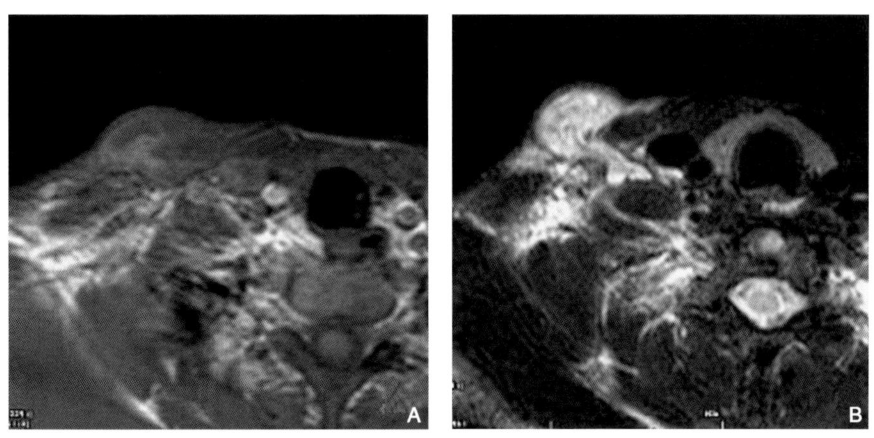

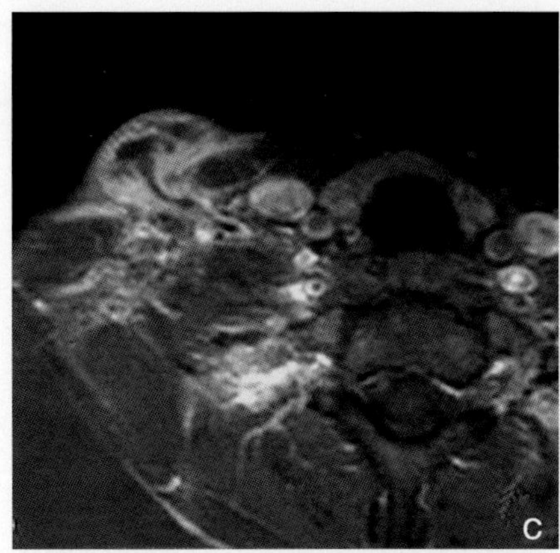

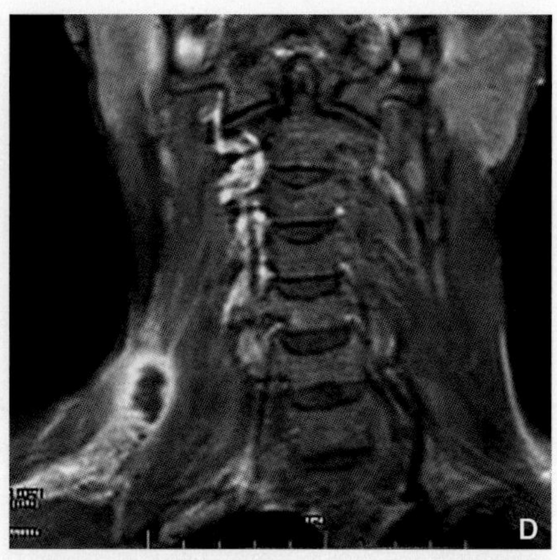

图 11-0-8　右侧颈部淋巴结结核冷脓肿形成

A. T_1WI 示右侧下颈部前方隆起，皮下见斑片状异常信号灶，内部呈等信号，周围呈稍高信号，边界不清；B. T_2WI 脂肪抑制序列示病变呈明显高信号，形态不规则，后方以窄蒂向颈深部延伸，如"蘑菇柄"样；C. T_1WI 增强示病变大部分不均匀明显强化，中央见条状无强化区，呈窦道状向颈深部延伸；D. T_1WI 增强示病变强化明显，上极部分内见无强化坏死区，下极部分沿着肌肉向颈根部延伸，呈流注状

四、神经鞘瘤

神经鞘瘤是一种常见的神经源性良性肿瘤，因其来自周围神经鞘膜上的施万细胞，故又称施万细胞瘤。发生于头颈部者占 25.0% ～45.0%，可发生在任何年龄，常见于 20～50 岁，无性别差异。

（一）临床表现

头颈部神经鞘瘤可发生于腮腺、颊部、口底、腭部、颌骨、唇及牙龈等处，以颈部及面部多见，症状与神经起源有关。多数学者认为其好发部位是咽旁隙和颈侧区，可能与咽旁隙和颈侧有诸多脑神经及颈交感神经通过有关。头颈部神经鞘瘤常起源于交感神经、迷走神经、臂丛神经或者舌下神经。触及肿块可能是患者唯一的体征，大约 1/3 的患者因此而就诊。

（二）影像学检查

神经鞘瘤常呈圆形、类圆形或葫芦状，包膜完整，在超声、CT 和 MRI 上分别呈低回声、等密度及等或稍低 T_1 稍高 T_2 信号。坏死囊变是神经鞘瘤的一个重要征象，且体积愈大愈易发生黏液性变，继而坏死囊变，边界清晰，此时质地软如囊肿，穿刺抽吸可见不凝结的陈旧性血液，坏死区在超声上表现为片状液性暗区，CT 表现为低密度，而 MRI 则依据出血时间的不同，呈相应信号的表现，故在判断出血的期龄方面，MRI 具有很大优势。神经鞘瘤沿神经走行，因此具有特定的发病部位，若在肿块长轴的两端探及低回声的神经干与肿块相延续，则有助于明确神经的来源，在周围神经的观察中，超声和 MRI 具有重要价值，尤其是后者，在新的扫描技术下，越来越多的 MRI 检查用于周围神经病变的评估。常规 CT 很难显示周围神经情况。

组织学上，神经鞘瘤由 Antoni A 区和 Antoni B 区构成，前者是梭形细胞排列成束状、栅栏状、编织状或漩涡状，后者细胞排列疏松，有时呈囊状、网状结构，较小瘤体以 A 区为主，而较大瘤体的中央以 B 区为主，后者容易出现坏死囊变。超声、CT 和 MRI 增强检查时，瘤体常呈不均匀强化，如放射样、点状、团样或环状强化，其强化模式与瘤体内 A 区、B 区和坏死区的分布相关，A 区强化较明显，而 B 区强化较低，但可见延迟轻度强化，坏死区则无强化。神经鞘瘤极少出现钙化。

实性神经鞘瘤需要与颈部转移瘤、淋巴瘤、巨淋巴细胞增生症等鉴别，发生囊变坏死的神经鞘瘤易与表皮样囊肿、腮裂囊肿、囊变之淋巴结结核、淋巴管囊肿等混淆（图 11-0-9）。

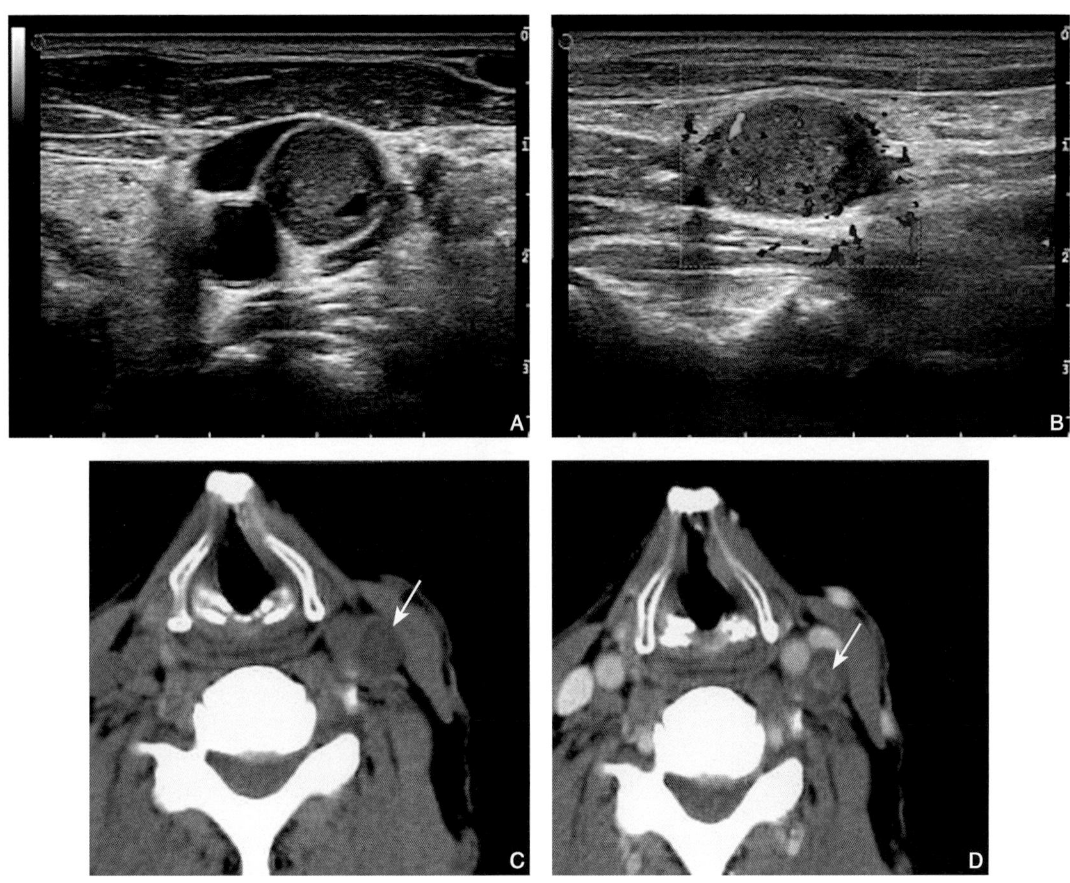

图 11-0-9　左侧颈部神经鞘瘤

A. 超声横切示左侧颈动脉鞘外侧类圆形结节，与肌肉相比呈高回声，周围见包膜，内见斑状低回声区；B. 超声纵切示瘤体呈椭圆形，沿着血管间隙走行，肿块长轴的两端似与低回声的神经干相延续，CDFI 可见星点状、短棒状血流信号；C. CT 平扫示瘤体呈低密度，中央区似见多发点状稍高密度影存在；D. CT 增强示瘤体中央多发点状强化，周边强化不明显，瘤体位于颈、动静脉间隙之后，相应血管受推前移

五、创伤性神经瘤

创伤性神经瘤是周围神经损伤后常见的并发症之一，常因周围神经受到挤压、切割、撕裂或缺血后，神经纤维发生断裂，神经近端再生的轴突未能长入远端，形成由杂乱增生的神经束缠结而成的包块。患者多有损伤、手术等病史。

（一）临床表现

周围神经损伤在临床工作中较为常见，包括神经瘢痕卡压、粘连、不全或者完全离断，其中神经部分或者完全离断后近断端肿胀、增大，形成创伤性神经瘤，其形成后往往引起疼痛、运动及感觉功能障碍，亦可无明显症状，仅表现为颈部无痛性肿物。

临床上易根据病史误诊为肿瘤复发或淋巴结转移，鉴别在于详细询问有无外伤、手术史、病变部位及组织学改变；既要考虑原发病的进展，也要考虑继发病的产生，结合病理检查，容易确诊。

（二）影像学检查

创伤性神经瘤可呈结节状、梭形、卵圆形或条索状，多与周围神经相粘连，多无包膜存在，通常体积较小。超声纵切面上，瘤体前后径明显小于长径，其两端自然延续的神经近段亦呈低回声，可伴有周围组织的粘连，内部没有明确的血流信号，可能与检查仪器的彩色血流敏感性有关（图 11-0-10）。CT 或 MRI 能提供定位诊断，但难以定性诊断。

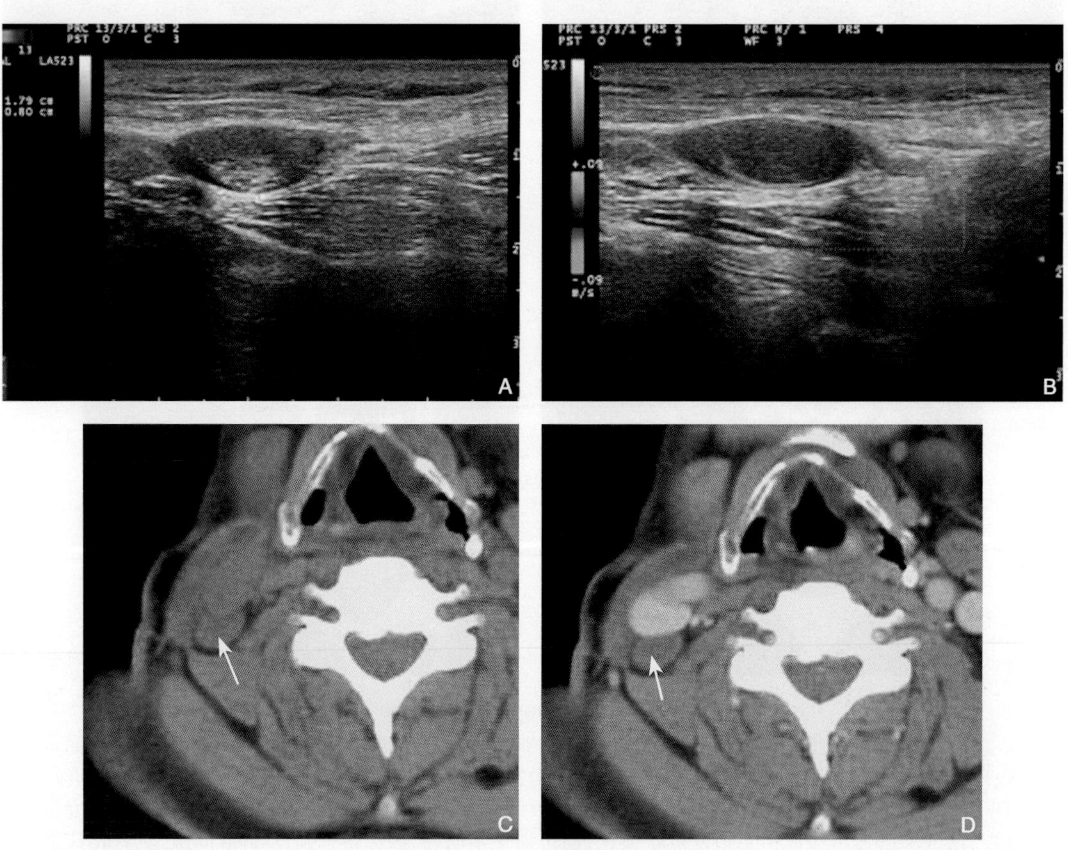

图 11-0-10 右侧颈部创伤性神经瘤

患者有右侧甲状腺癌手术史。A. 超声纵切示右侧迷走神经走行区椭圆形结节，边界清晰，内部回声不均，中央呈稍高回声，周边呈低回声；B. 超声纵切示结节内无血流信号；C. CT 平扫示右侧颈静脉后方类椭圆形软组织密度影，边界清；D. CT 增强示瘤体强化不明显

六、副神经节细胞瘤

副神经节瘤(paraganglioma)是一组起源于副神经节细胞的肿瘤,常分布于从颅底至盆腔的中轴线附近,如肾上腺、头、颈、纵隔等。

(一) 临床表现

头颈部副神经节瘤临床少见,仅占头颈部肿瘤的0.6%,一般无内分泌功能,主要发生在颈动脉体、颈静脉球及迷走神经体,大约占98.0%,也发生在甲状腺内、喉等罕见部位。一般表现为无痛性的软组织肿块,若与甲状腺毗邻,则与发病率高的甲状腺原发性肿瘤极难鉴别,早期发现及术前明确诊断困难,需手术切除病理确诊。

(二) 影像学检查

头颈部副神经节瘤影像学诊断方法有超声、CT、MRI和数字减影血管造影等,随着超声、CT和MRI技术的成熟,数字减影血管造影已经基本被取代。副神经节瘤为富血供肿瘤,虽然其部位不同,但具有一些相同的影像学特点,如瘤体呈实性或以实性为主,血供丰富(图11-0-11),易发生囊变坏死,实性部分强化显著,囊性部分无强化,瘤体周围可见粗大扭曲的供血动脉,较大肿瘤在MRI上可见流空血管影显示,典型者表现为"胡椒盐征象"。

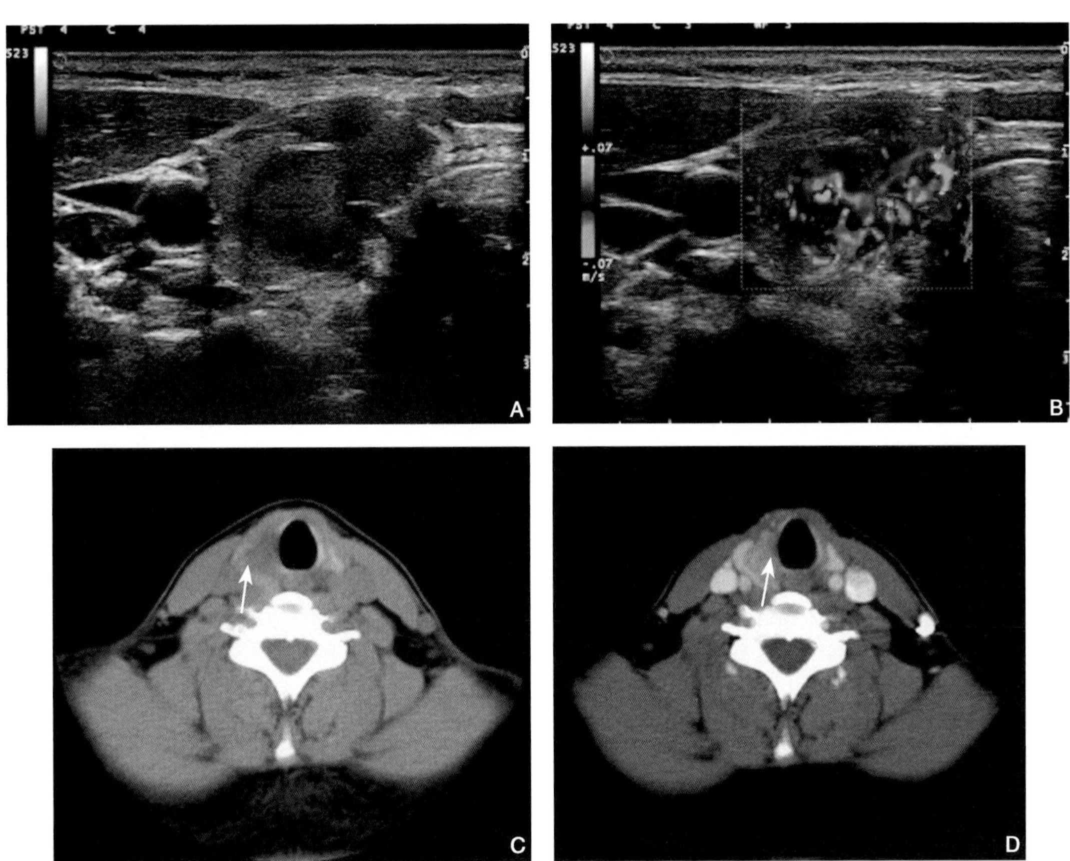

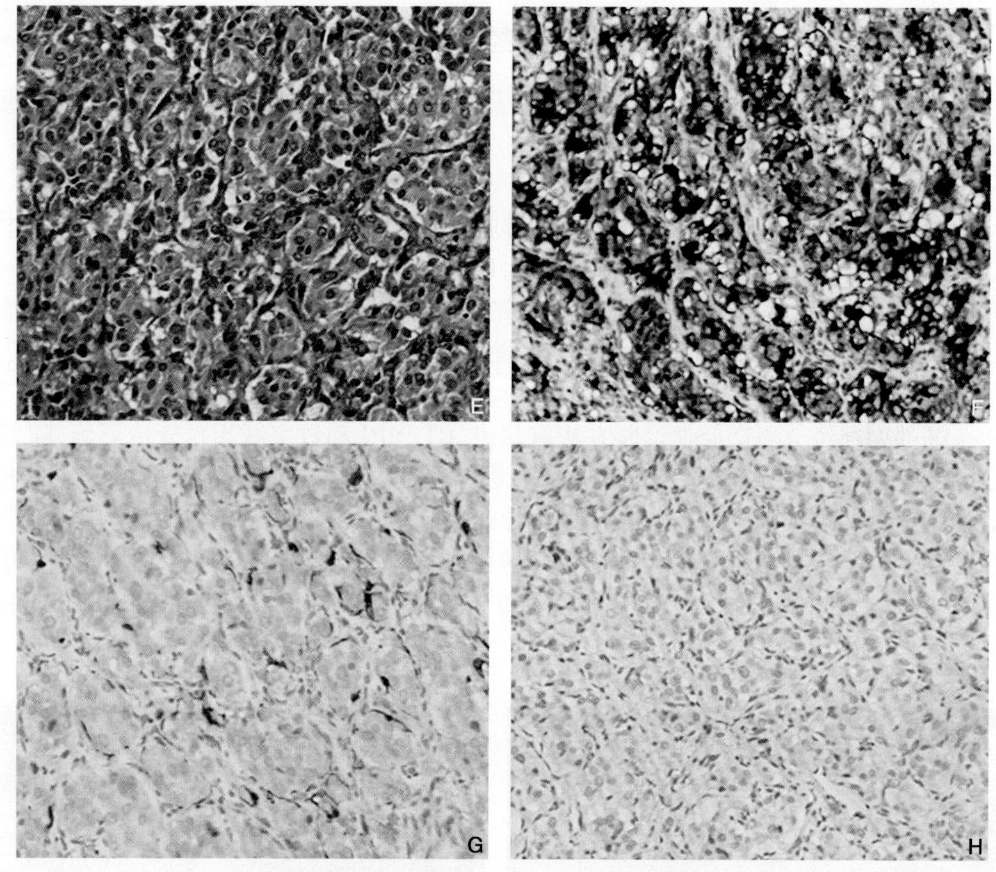

图 11-0-11　右侧甲状腺内侧副神经细胞瘤

A. 超声横切示甲状腺右侧叶上极形态不规则瘤体，以低回声为主；B. CDFI 示瘤体内部血流信号丰富；C. CT 平扫示瘤体位于甲状腺上极内侧，形态不规则，见“咬饼征”（箭）；D. CT 增强示瘤体强化较明显，但低于甲状腺强化程度，并以宽基底与气管旁组织接触（箭）；E. HE 染色，肿瘤细胞排列成巢状（Zellballen）结构生长，由多边形主细胞和梭形支持细胞构成；F. 主细胞免疫组化染色 CgA 阳性；G. 支持细胞免疫组化染色 S-100 阳性；H. 肿瘤细胞免疫组化染色 Calcitonin 阴性

七、朗格汉斯细胞组织细胞增生症

朗格汉斯细胞组织细胞增生症（Langerhans cell histiocytosis）是朗格汉斯细胞克隆性增生形成的少见疾病。该病是 Lichtenstein 于 1953 年首先命名的一组以组织细胞增生为特征的疾病，发病率约为 2/100 万 ~5/100 万，多见于儿童及青少年，成人发病率很低。

（一）临床表现

朗格汉斯细胞组织细胞增生症临床表现复杂，具有局部侵袭性生长、治疗后易复发和全身播散等恶性肿瘤的特征，但又有不同于恶性肿瘤的特点，骨骼受损是最常见的表现。朗格汉斯细胞组织细胞增生症可累及全身器官，如淋巴结、颌下腺、颞骨、肝、肺、脾、骨骼、皮肤等，侵及内分泌系统可致尿崩症。朗格汉斯细胞组织细胞增生症侵犯甲状腺罕见（图 11-0-12）常可引起甲状腺体积增大，多伴甲状腺功能低下，病情严重者则以颈部进行性增大肿块致呼吸困难就诊。

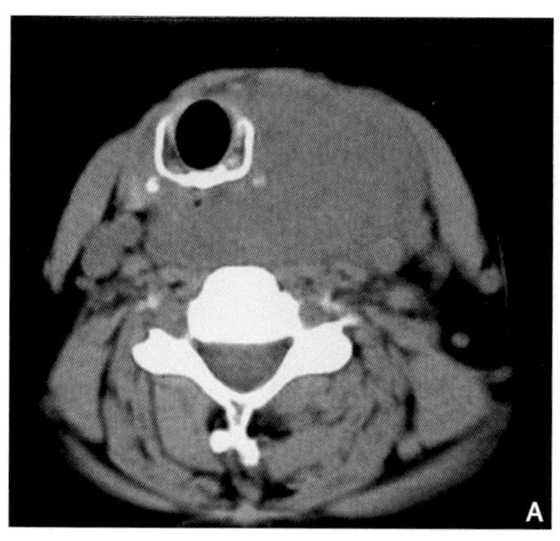

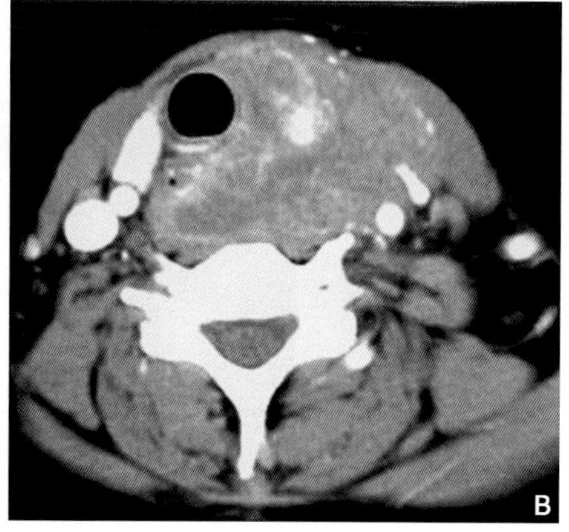

图 11-0-12　左侧颈部朗格汉斯细胞组织细胞增生症

A. 左颈部甲状腺区域巨大软组织团块影，病变向气管后方、气管食管沟延伸，食管受推右移，甲状腺左侧叶受累，正常密度消失；B. CT 增强示病变强化不均匀，周边较明显，左侧颈总动脉及颈静脉包绕其内，颈静脉变窄

（二）影像学检查

朗格汉斯细胞组织细胞增生症可只限于单个器官或为孤立性病变，也可同时侵犯多个器官，这些病变在影像上均能表现出来，其中骨骼及肺部病变影像表现较具有特征性。颈部弥漫性朗格汉斯细胞组织细胞增生症可同时累及气管、食管、甲状腺及喉等，另外，该病在颈部极为少见，影像征象经验不足，容易与更常见的弥漫性淋巴瘤相混淆，需术后病理进一步明确。

八、甲状舌管囊肿

胚胎发育至第 3 周时，在原口腔底部第一、二鳃弓之间发生甲状舌管，下行至颈部，其下端发育成甲状腺，至第 6 周时该管即退化变为实质纤维带，其咽部残留为舌根部的盲孔，甲状腺舌管退化不全则在颈中部形成囊肿，若囊肿穿破皮肤即形成瘘。本病可见于任何年龄，以儿童和青少年多见。

（一）临床表现

约 1/3 以上的患者出生后即存在甲状舌管囊肿，无痛，但由于甲状舌管囊肿上端和舌盲孔相连易招致感染，感染后局部红肿、疼痛，吞咽时疼痛明显加剧，囊肿可与周围组织粘连，破溃后形成的瘘管常有黏稠脓性分泌物流出。颈中线圆形肿物，边界清楚，质地柔软，可有囊性感，当内容物较多，压力较大时则很坚硬，并常有索条状物和上方组织相连，张口伸舌时，肿块向上移动。

（二）影像学检查

由于具有特殊的发病部位及较高的发病率，甲状舌管囊肿的影像学诊断较易，典型的超声、CT 和 MRI 表现为囊性肿块，形态规则或不规则，甚至分叶状，回声、密度、信号均匀或不均匀，后者主要是由于囊壁分泌的蛋白性液体，少数是由于合并感染所致。壁较薄，增强后均匀强化，其内无强化（图 11-0-13、图 11-0-14）。若发生瘘，行瘘管造影可显示瘘管通向舌骨后或上。

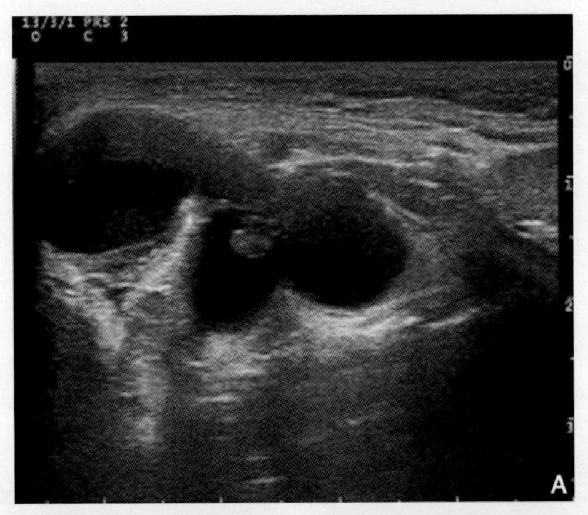

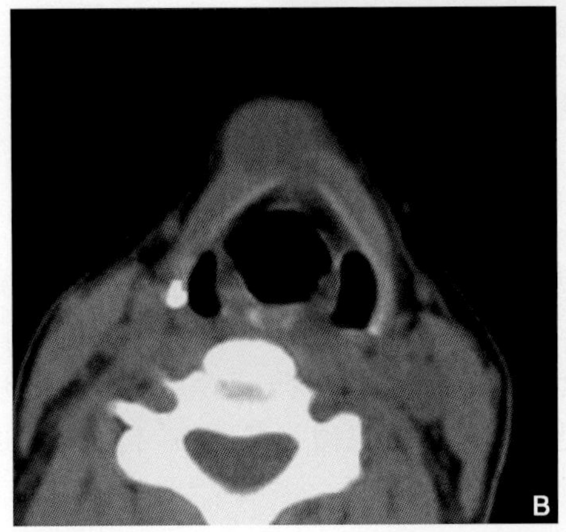

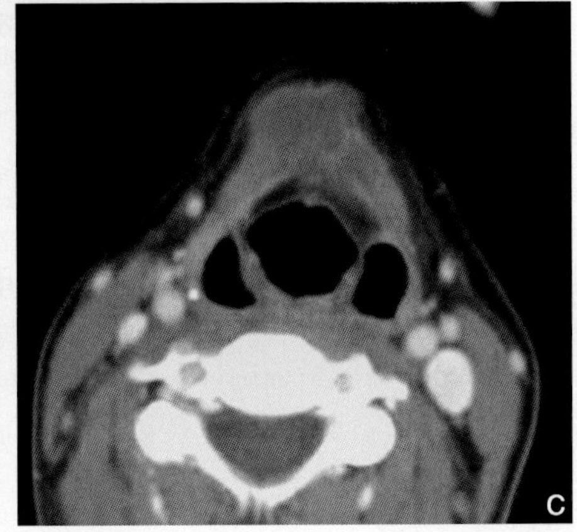

图 11-0-13　甲状舌管囊肿(一)

A. 超声横切示分叶状病变,界清,内呈混合回声以囊性为主;B. CT 平扫示舌骨下方中线区类圆形稍低密度影,界清;C. CT 增强示瘤体形态欠规则,边缘轻度强化,其内未见强化

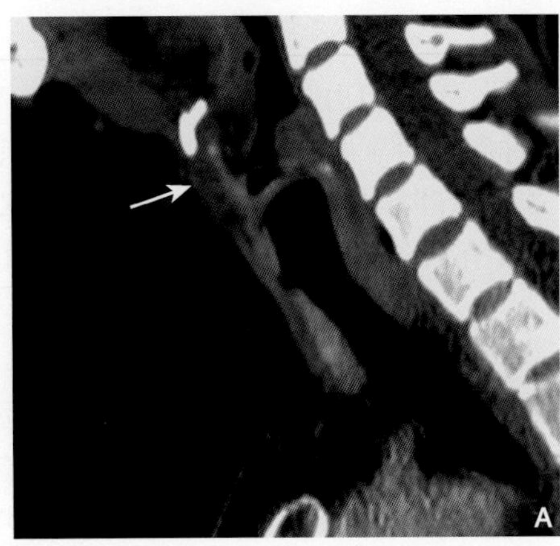

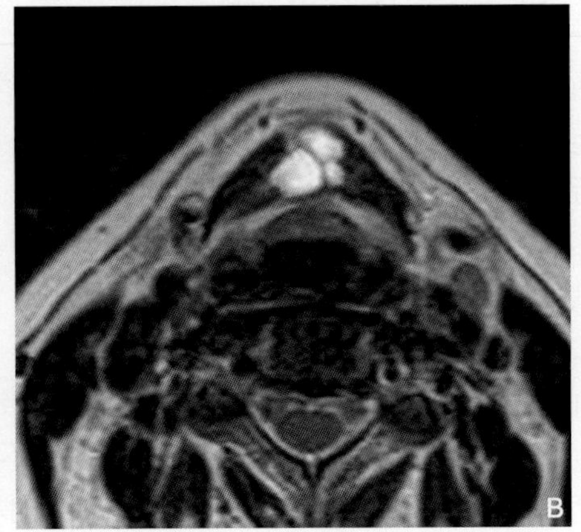

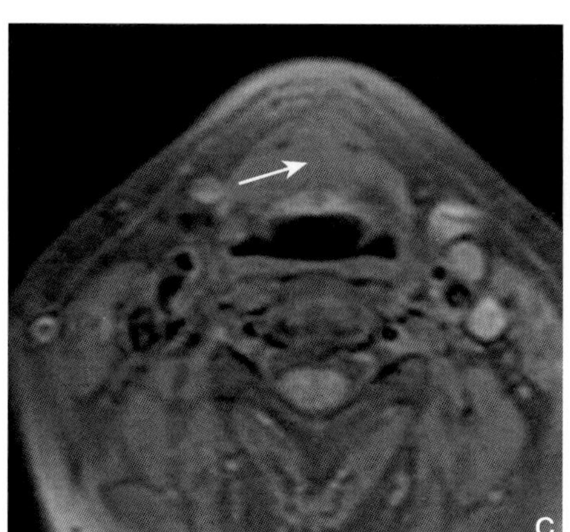

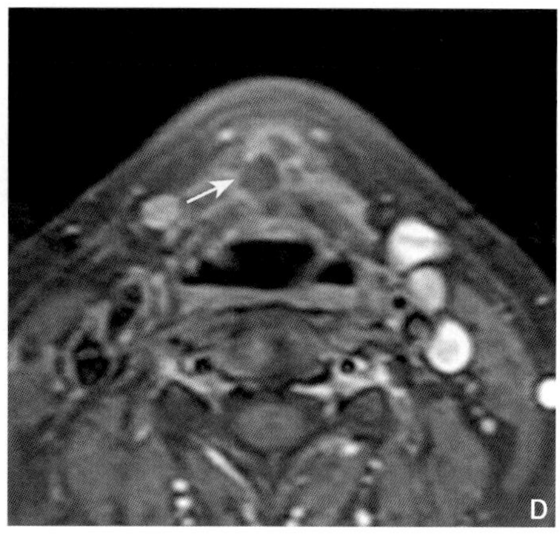

图 11-0-14　甲状舌管囊肿（二）

A. CT 增强矢状位重建示舌骨下方囊性灶，边缘局部轻度强化，其内未见强化；B. T_2WI 示病变呈高信号，内见等信号分隔；C. T_1WI 脂肪抑制序列示病变呈等信号，与周围结构分界不清；D. T_1WI 脂肪抑制增强序列示病变分隔及边缘明显强化，内部无强化

九、腮裂囊肿

腮裂囊肿可发生于任何年龄，但常见于 20～50 岁。根据腮裂来源可将一侧面颈部区分为上、中、下三部分。发生于下颌角以上及腮腺区为第一腮裂来源，发生于肩胛舌骨肌水平以上者为第二腮裂来源，发生于颈根区者为第三、四腮裂来源。临床上最多见的为第二腮裂来源。

（一）临床表现

腮裂异常可表现为窦道、瘘管或囊肿，其机制与内皮细胞残存有关。窦道通常开口于颈部皮下。而瘘管则为一潜在的通道，可开口于颈部皮下，也可开口于咽部黏膜。在腮裂发育异常的病变中，囊肿所占比例最高，其次为窦道。腮裂囊肿常发生于年轻人，而瘘管则发生于婴儿。

（二）影像学检查

以最常见的第二腮裂囊肿为例，典型的位置为胸锁乳突肌前缘、颈动脉间隙外侧、颌下腺后缘，影像学上多表现为圆形、卵圆形或葫芦状，内部回声、密度或信号均匀（图 11-0-15），

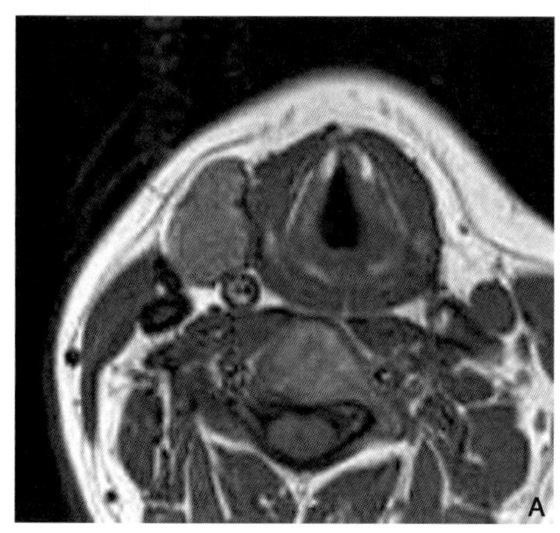

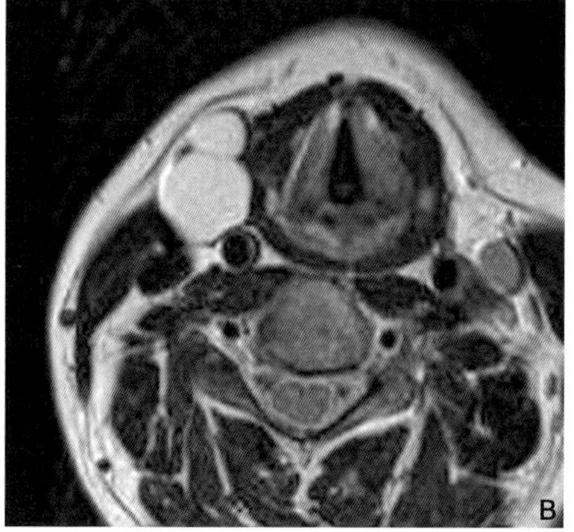

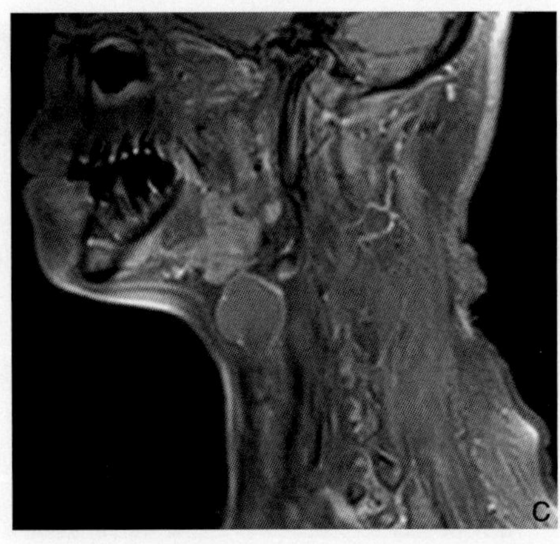

图 11-0-15　右侧上颈部、胸锁乳突肌前方腮裂囊肿

A. T_1WI 示病变形态欠规则，呈稍高信号；B. T_2WI 呈高信号，内见分隔；C. T_1WI 脂肪抑制增强检查示边缘强化，而内部无强化

推压邻近结构。当合并感染或出血时，囊壁增厚，囊液稠厚、浑浊，超声透声差，CT 平扫密度偏高，MRI 的 T_1WI 序列信号偏高，T_2WI 序列见液平面（图 11-0-16）。部分不典型病例易误诊为囊变的淋巴结，与淋巴结结核鉴别很困难。

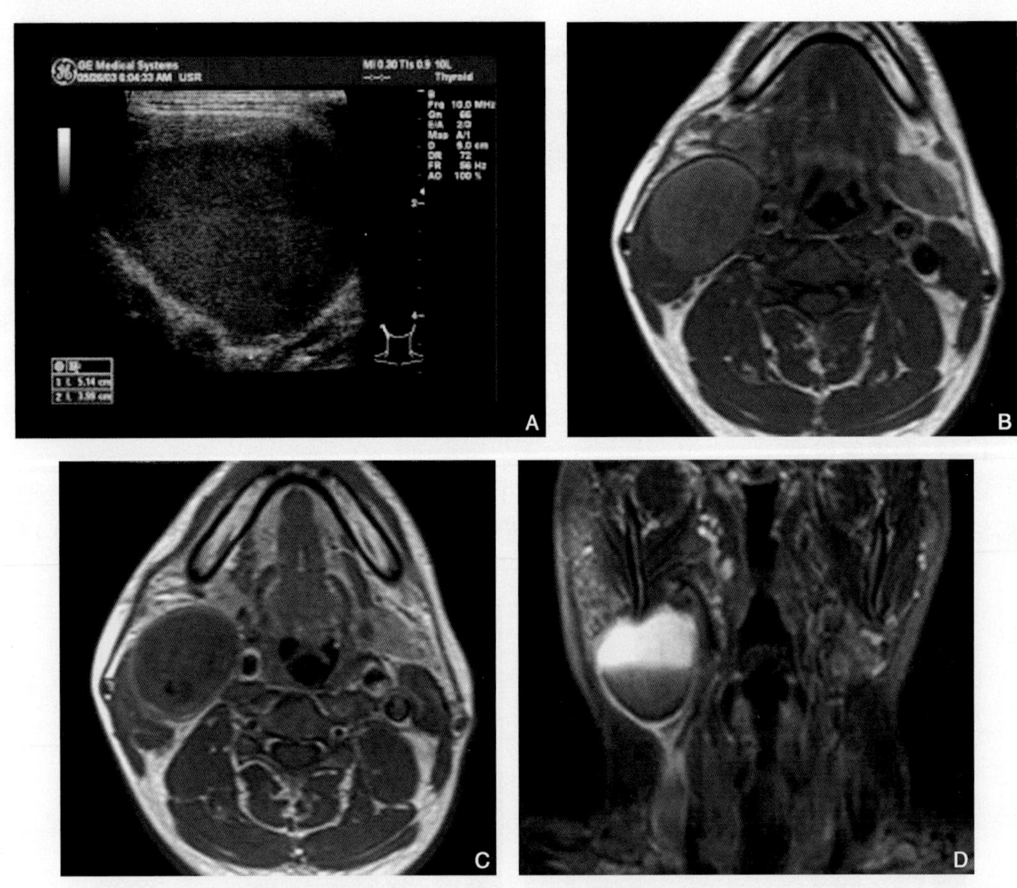

图 11-0-16　右侧颈部腮裂囊肿伴出血

A. 超声横切示右侧上颈部类椭圆形团块，有包膜结构，内透声差，呈云雾状；B. T_1WI 序列示病变呈椭圆形，位于胸锁乳突肌前方，呈欠均匀的稍高信号；C. T_1WI 增强示囊壁均匀中度强化，其内未见强化；D. 冠状位 T_2WI 脂肪抑制序列检查示病变内见液平面

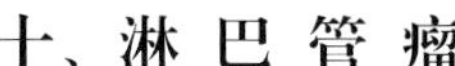

十、淋巴管瘤

淋巴管瘤，又称淋巴水瘤，多见于儿童和青少年。淋巴管瘤是一种少见的先天性淋巴系统畸形，一般认为是由于原始淋巴管堵塞或发育不良，导致淋巴管回流障碍形成。

（一）临床表现

大约 75.0% 的淋巴管瘤发生于颈部，多发生于左侧颈部及颈后三角区。临床上通常表现为无症状性肿块，少数发生于颈前三角者，可压迫气管、食管或神经，从而导致相应的呼吸和吞咽困难、声嘶。

（二）影像学检查

淋巴管瘤在超声、CT 和 MRI 上常表现为单房或多房性囊肿样病变，回声、密度或信号均匀，少数伴有出血或感染者不均匀。病变形态多不规则，与周围结构分界清晰，有“见缝就钻”的特性（图 11-0-17），提示病变张力低，此点可以和腮裂囊肿、表皮样囊肿和囊性淋巴结结核等鉴别。因囊壁菲薄，超声、CT 和 MRI 增强检查均很难显示强化的囊壁。因淋巴管瘤多无临床症状，发现时多较大，超声很难通过一个切面显示病变的整个径线，CT 和 MRI 则可以显示整个病变的位置及形态，并且可以从横断位、冠状位、矢状位等平面对病变进行评估，对更加客观地显示病变与周围结构的关系、制定手术治疗方案具有重要的意义。超声引导下经皮穿刺涂片检查发现淋巴细胞有助于临床诊断。

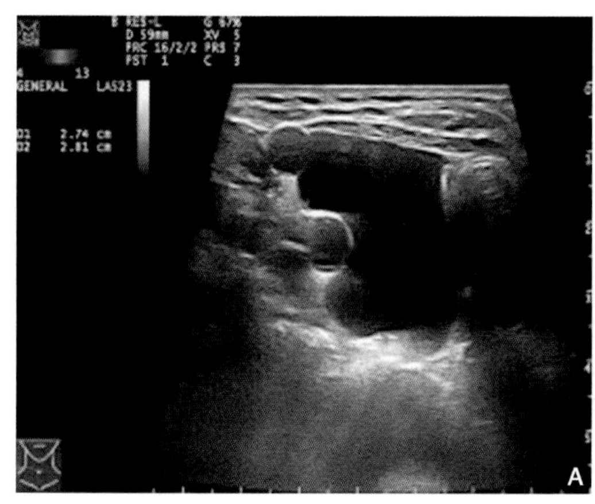

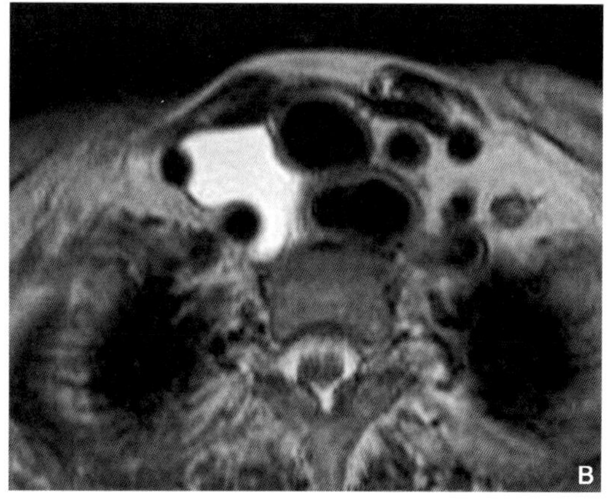

图 11-0-17　右侧颈根部淋巴管瘤

A. 超声横切示颈根部不规则囊性病灶，透声好；B. T_2WI 示病变明显高信号，与脑脊液相仿，位于右侧颈总动脉、静脉、气管和食管之间，呈塑形生长，信号均匀

十一、胸腺囊肿

胸腺囊肿的起源不明，可能与胸腺咽导管的持续存在，或胸腺的获得性、进行性囊变有关。胸腺囊肿非常少见，2/3 的患者小于 10 岁（胸腺生长最快的时期），1/3 的患者发生于 10～30 岁，女性好发。

（一）临床表现

大多数患者无症状，为颈部或胸部 CT 检查时偶然发现，多见于前上纵隔。若囊肿巨大可有压迫症状，如压迫食管发生吞咽困难，压迫气管则出现呼吸困难，压迫心脏出现心慌等。

（二）影像学检查

超声表现为单房囊性肿块，与胸锁乳突肌平行，延伸至胸廓入口，也可累及纵隔。对于单独位于上纵隔区的胸腺囊肿，超声无法观察。CT 和 MRI 扫描较易明确肿块囊性的特征，如增强后无强化，T_2WI 呈水样高信号等，另外，CT 和 MRI 能明确病变与周围结构的关系，为临床医生制定合理的手术方案提供重要依据（图 11-0-18）。偏于上纵隔一侧的较大病变，偶尔因胸部平片检查而被发现，表现为上纵隔局限性突出，但具体定性需要 CT 或 MRI 检查。

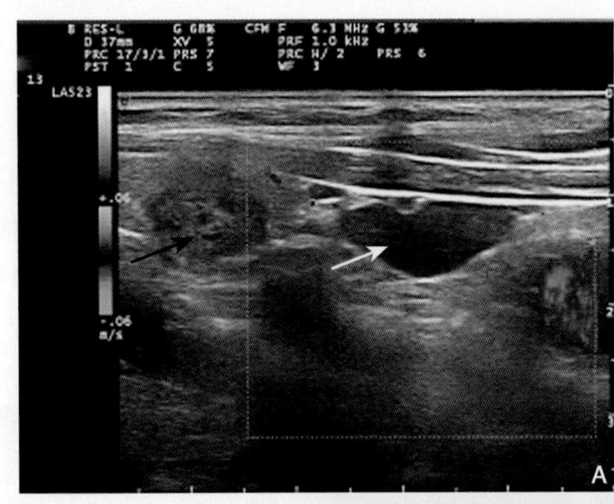

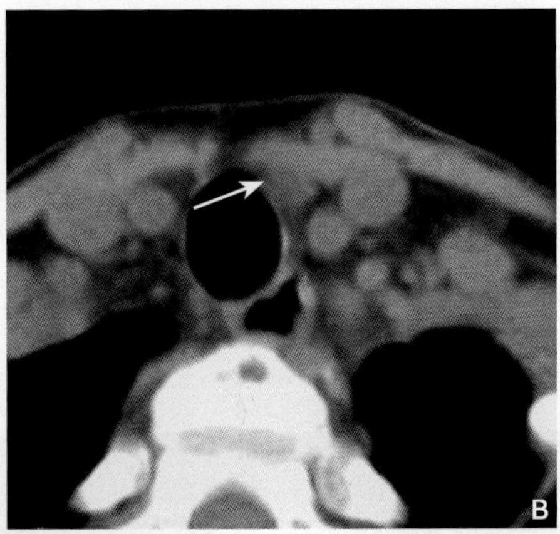

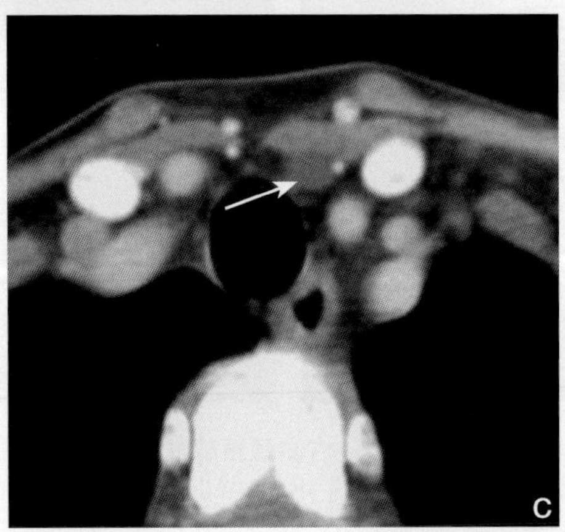

图 11-0-18　颈根部胸腺囊肿

A. 超声纵切示颈根部类椭圆形囊性无回声灶，沿人体长轴生长，CDFI 内未见血流（白箭），另见甲状腺左侧叶下极低回声结节（黑箭）；B. CT 平扫示气管左前方低密度结节样影，密度稍低于周围带状肌（箭）；C. CT 增强示病变无强化（白箭）

十二、原始神经外胚层肿瘤

原始神经外胚层肿瘤（peripheral primitive neuroectodermal tumor）是一种起源于神经外胚层，由原始未分化的小圆形细胞组成的恶性肿瘤，主要发生于儿童及青少年，男性略多见。

（一）临床表现

主要临床表现为生长迅速并伴有疼痛的肿块，以及肿块所引起的压迫症状，该病好发于胸壁、腹膜后、盆腔及四肢，头颈部少见。近年来研究表明，它与骨组织的尤因肉瘤（Ewing sarcoma）在组织形态、免疫组化和分子生物学改变方面有许多相似之处，目前多数学者认为二者属于同一瘤谱。尤因肉瘤为未分化型，而原始神经外胚层肿瘤则为伴有神经分化的另一种类型，故将其称为尤因肉瘤/原始神经外胚层肿瘤家族。组织学难以分辨，二者鉴别诊断主要依靠免疫组化及电镜显示的不同神经分化特征。

（二）影像学检查

原始神经外胚层肿瘤影像学表现多样，主要为呈浸润性生长软组织肿块，密度、回声或信号不均匀，易发生坏死，实性部分呈中度强化，钙化罕见。瘤体易侵犯周围组织，与周围组织结构分界不清（图 11-0-19）。头颈部原始神经外胚层肿瘤少见，影像表现缺乏特征性，确诊主要依靠病理学。在临床工作中，青少年患者，影像学表现为浸润性生长、无钙化、密度及强化程度不均的软组织肿块，需要考虑到本病的可能。CT 和 MRI 对确定手术的可切除性及评价治疗效果有重要参考价值。

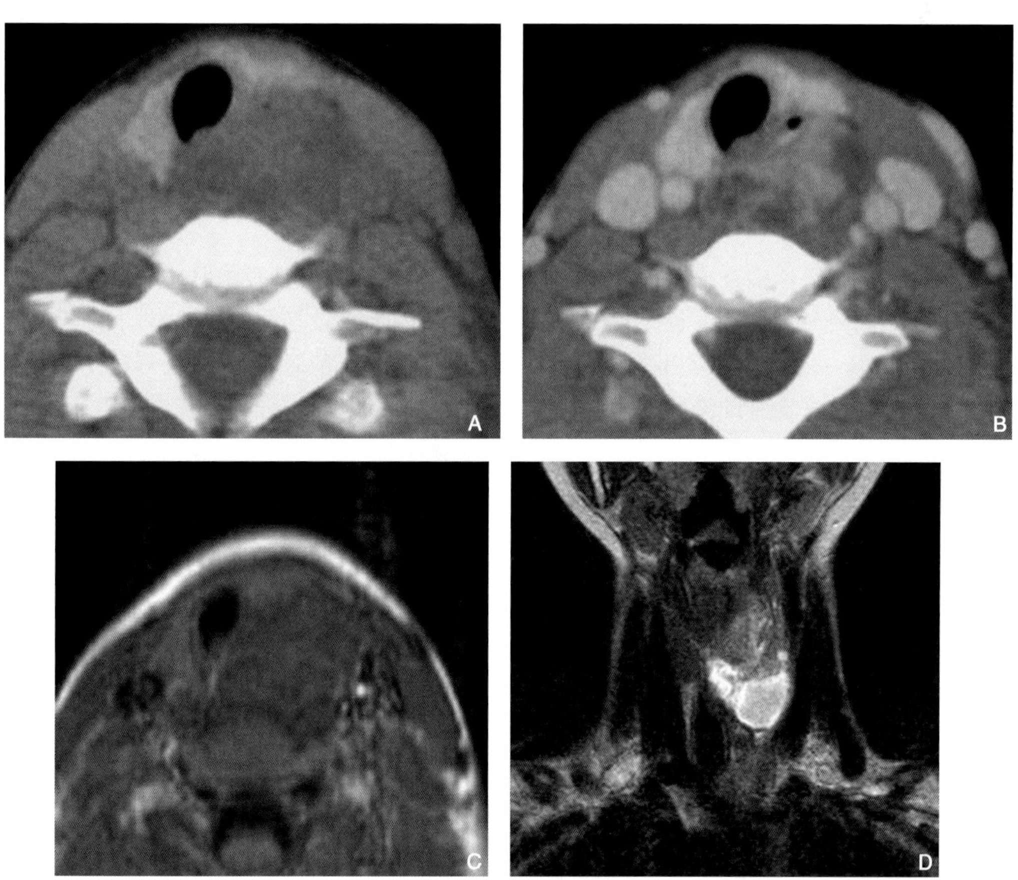

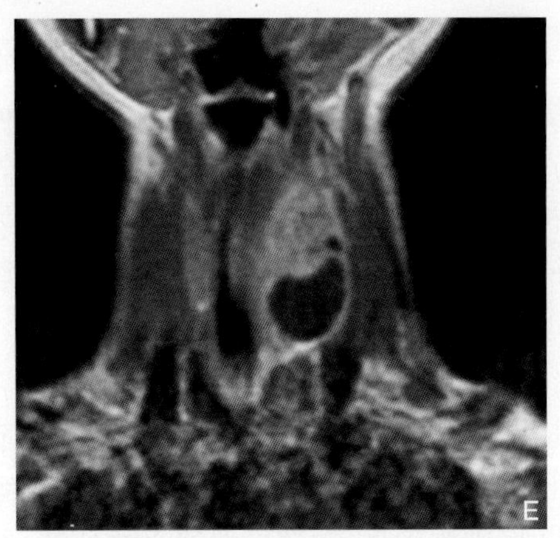

图 11-0-19　左侧颈部原始神经外胚层肿瘤

A. CT 平扫示甲状腺左侧叶后方团块状软组织密度影，边界欠清，密度不均；B. 增强后瘤体强化不均，内见斑片状强化影，周围囊状低密度影，无明显强化；C. T_1WI 示瘤体呈囊实性，边界尚清，实性部分以等信号为主；D. T_2WI 脂肪抑制序列示实性部分呈稍高信号，囊性部分呈高信号；E. T_1WI 冠状位增强示实性部分及囊壁明显强化，囊性部分无强化

十三、表皮样囊肿

表皮样囊肿是充满角化物的良性囊性病变，是最常见的皮肤囊肿之一，好发于头、面、颈部和躯干易受外伤、磨损的部位。常发生于 10～29 岁。

（一）临床表现

本病临床多无症状，肿物较大或继发感染者可有疼痛或压迫症状。病变生长迅速可能与内部出现大量的去角化物质及窦道形成有关。与甲状舌管囊肿不同，本病与舌骨没有关系，因而可活动，并不随舌的运动而运动。

（二）影像学检查

表皮样囊肿影像学检查中，囊肿内容物性质不同，其回声、密度及信号也存在很大差异，如稀薄液体呈低回声、低密度、长 T_1 长 T_2 信号，而当其内蛋白较多时，液体稠厚，超声表现为透声差，回声高于一般液体，CT 平扫呈较高密度，MRI 表现为稍短 T_1 长 T_2 信号（图 11-0-20、图 11-0-21）。表皮样囊肿的鳞状上皮层较薄，故很少发生钙化，增强后影像学检查示囊壁轻中度均匀强化（图 11-0-20、图 11-0-21）。如表皮样囊肿炎症引起肉芽组织增生，增强后见壁不规则增厚、强化，易误诊为实质性肿瘤囊变。

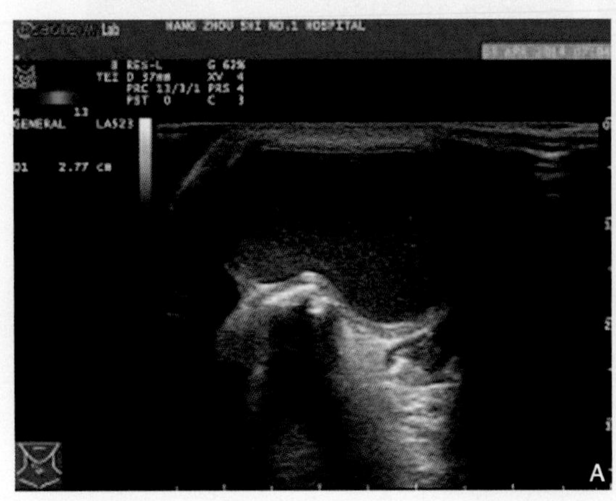

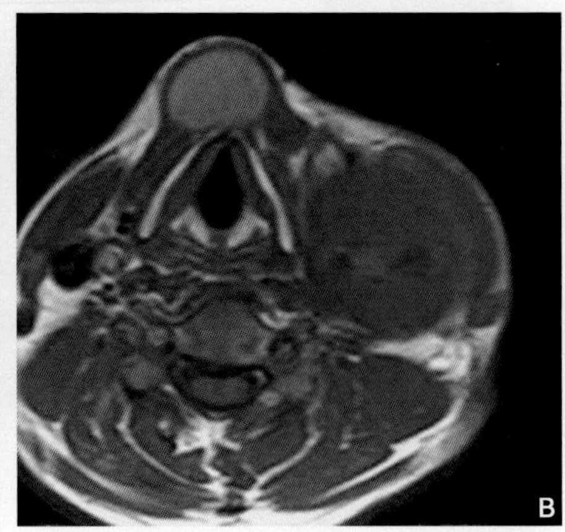

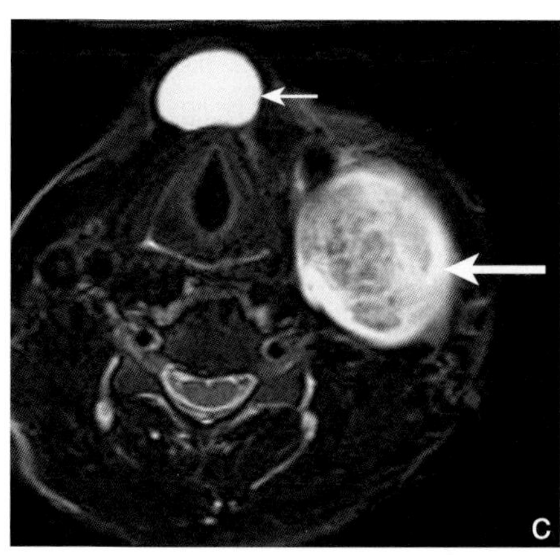

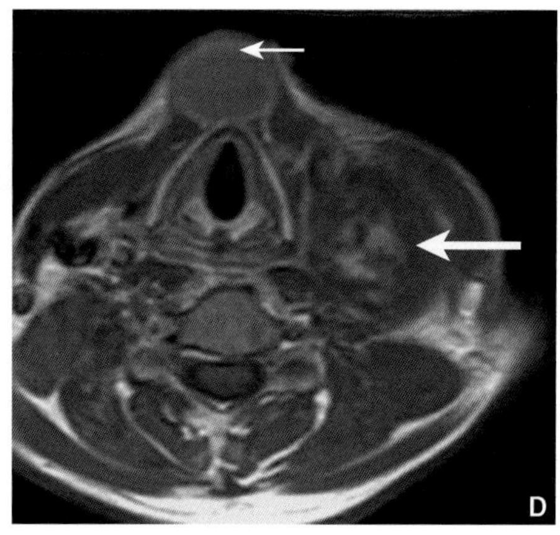

图 11-0-20　喉前表皮样囊肿，左侧颈部神经鞘瘤

A. 超声横切示喉前区囊性病灶，形态规则，内见云雾影，边界清晰；B. T_1WI 序列示病变呈均匀稍高 T_1信号，界清（细箭），另见左侧颈部类圆形等信号瘤体，内见条状稍高信号区（粗箭）；C. T_2WI 脂肪抑制序列示病变呈均匀高信号（细箭），左侧颈部瘤体周边呈高信号，中央呈斑点状等信号（粗箭）；D. T_1WI 增强序列示病变边缘均匀强化，内部无强化（细箭），左侧颈部瘤体周边未见明显强化，中央强化较明显（粗箭）

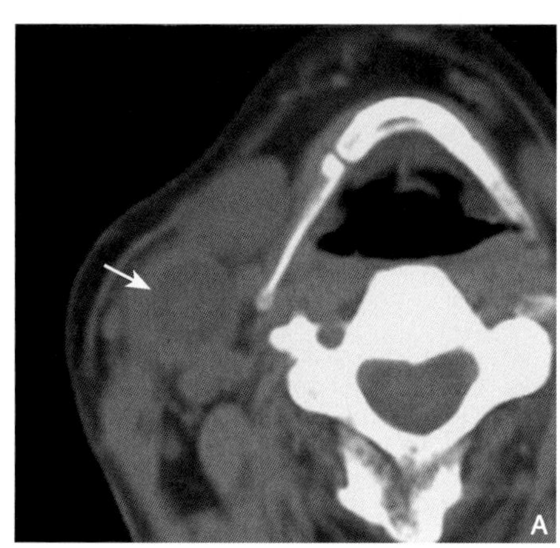

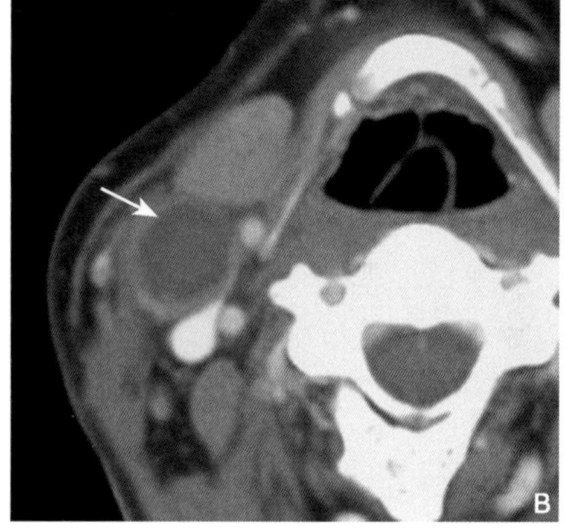

图 11-0-21　右侧颈部表皮样囊肿伴出血

A. 右侧上颈部、胸锁乳突肌前缘见类圆形稍低密度影，周围见等密度包膜征象；B. CT 增强示包膜厚薄欠均匀，轻度强化，腔内未见强化

十四、血　管　瘤

血管瘤主要由血管内皮细胞构成，属先天性良性肿瘤，小儿多见，其中 40.0% ~60.0% 发生于头颈部。

（一）临床表现

血管瘤可分为毛细血管瘤、海绵状血管瘤、动静脉型血管瘤、静脉型血管瘤、深部血管瘤，如肌间血管瘤等。海绵状血管瘤较多见，出生时即可存在，由囊性扩张的薄壁血管构成，以身体上部多见，有时可有血栓形成，机化或钙化，并可见静脉石。患者多数主诉无不适症状，极少数出现神经受压的疼痛症状。部分深部软组织血管瘤在外伤后局部血管易破裂，血肿形成时可表现为局部肿胀、疼痛、开口受限等症状。病变大小可随体位改变或静脉回流快慢而变化，平卧、头低位或阻断静脉回流多数会出现肿块不同程度充盈，患部体位抬高后肿块可明显缩小，部分患者会触及静脉石。少数患者在兴奋、愤怒时，因静脉回流阻力增加，病变会明显增大。

（二）影像学检查

颈部血管瘤可位于皮下或颈部深层软组织中。超声检查无创，对颅面和颈根部较表浅部位的血管瘤诊断敏感。瘤体在 CT 平扫时呈软组织密度，密度多较均匀，大部分位置表浅，形态多样，可呈半圆形、结节状或条片状，内侧紧贴肌层，部分沿着肌间隙生长，相邻骨质多无破坏，少部分瘤体内可见静脉石，增强后明显结节状渐进性强化（图 11-0-22），瘤体内静脉石及渐进性强化模式对 CT 诊断血管瘤具有极其重要的价值。MRI 检查中，血管瘤在 T_1WI 序列为稍低或等信号，T_2WI 为稍高或高信号，强化模式与 CT 相同。

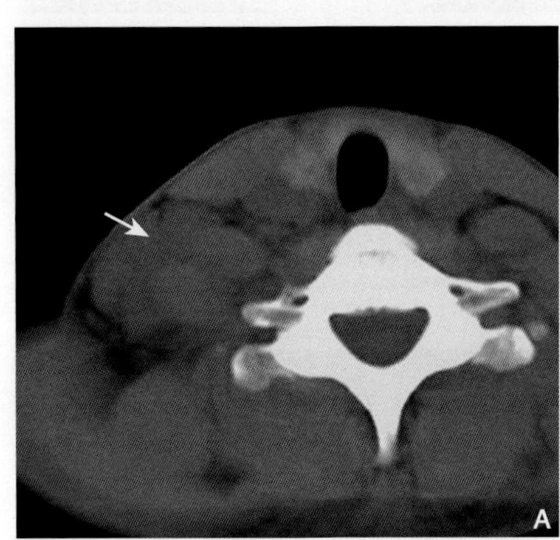

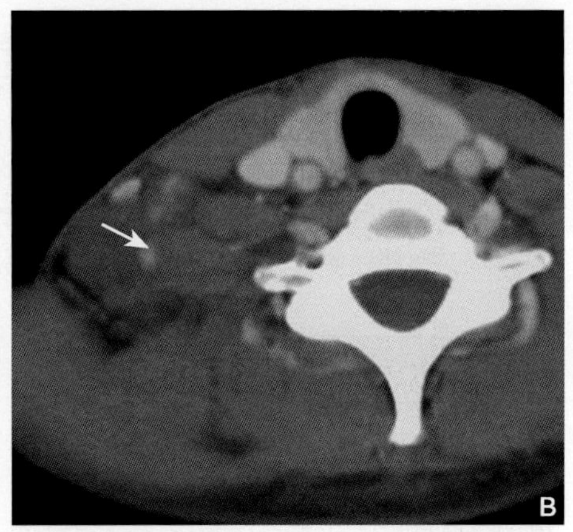

图 11-0-22　右侧颈部血管瘤

A. CT 平扫示右颈部形态不规则软组织密度影，密度均匀，边界欠清；B. CT 增强示病变内多发结节状强化明显区（箭）

十五、甲状腺内异物

鱼刺是上消化道异物中最常见的原因之一，常停留在腭扁桃体、梨状窝、食管等处，其穿透食管壁进入甲状腺者罕见。

（一）临床表现

患者常因进食困难、疼痛、咽部不适等症状就诊，鱼刺发生在食管以上部位者容易被检查发现并及时取出，若其穿透食管壁进入甲状腺，多不易察觉。异物移位可出现严重后果，如大动脉食管瘘、咽后脓肿、甲状腺脓肿等。颈部疼痛为甲状腺脓肿早期最常见症状，部分患者有全身感染表现。因甲状腺被膜较厚，局部皮肤的红、肿、热、痛及波动感并不典型，易误诊。

（二）影像学检查

超声能清晰显示鱼刺的位置、大小及与周围组织器官的情况，是鱼刺异物穿透食管壁并进入颈部软组织的首选检查方法。甲状腺鱼刺异物超声多回声不均，内见条状强回声带，结合吞入异物史，诊断多可明确。CT 对鱼刺的检出率高，尤其是多平面重建，后者可更直观显示异物整体走向、长度、数目、起止点，明确入侵过程中有无折断及周围是否形成脓肿或血肿等，为治疗方案的选择提供更多信息（图 11-0-23）。

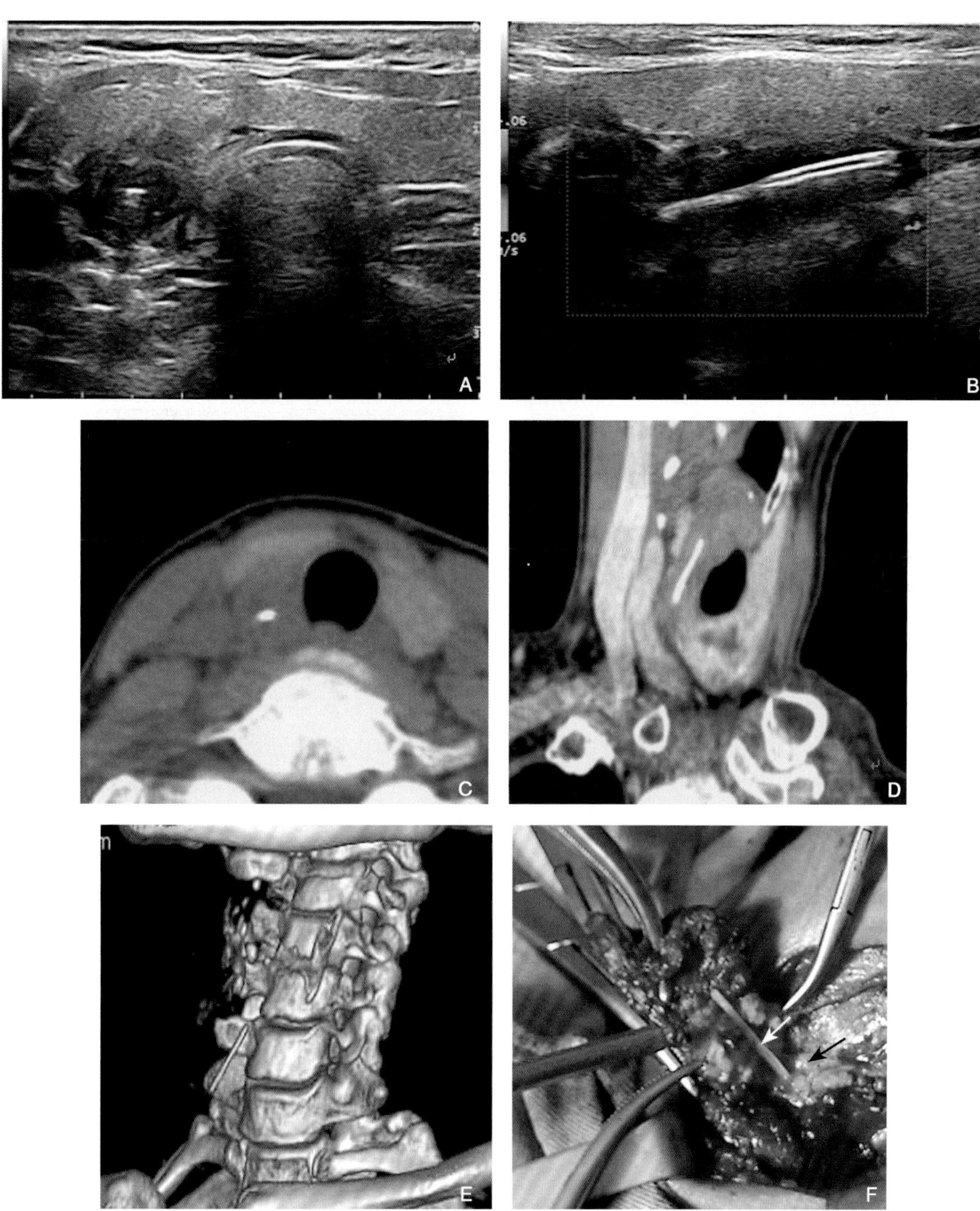

图 11-0-23　甲状腺右侧叶及周围鱼刺

A. 超声横切示甲状腺内斑点状强回声灶，周围见不均匀低回声区围绕，局部边界欠清；B. 超声纵切 CDFI 示条状强回声带与甲状腺走行一致，长度 2.17cm，粗细欠均匀，周围见带状低回声区，CDFI 内部未见血流信号；C. CT 平扫示甲状腺右侧叶内斑状高密度影，周围见片状低密度区围绕；D. CT 增强斜冠状位重建示异物全长，周围异常软组织影强化不明显；E. CT 容积再现技术显示异物位于颈$_5$水平；F. 术中见鱼刺（白箭）和周围脓肿（黑箭）

（张卧　韩志江　包凌云　项晶晶）

参 考 文 献

1. 李绍明,林沸腾,谢树贤,等.不明原发灶转移癌的治疗探讨(附13例报告).中国肿瘤临床与康复,2002,9:107-108.
2. 陈宇,石木兰,罗德红.颈部淋巴结结核的CT及B超表现.临床放射学杂志,1999,3:143-145.
3. 刘建明,刘贤安.原发性颈淋巴结核的诊断及治疗.医学临床研究,2012,29:2348-2349.
4. 古庆家,李祥奎,何刚.头颈部神经鞘瘤的诊断和治疗(附34例报告).临床耳鼻咽喉头颈外科杂志,2010,24:856-858.
5. 袁勇,王艳巍,刘付星,等.头颈部神经鞘瘤.中国耳鼻喉头颈外科,2005,12:143-145.
6. 曹洪艳,陈定章,丛锐,等.周围神经创伤性神经瘤的超声诊断.中华超声影像学杂志,2008,17:615-617.
7. 徐峰,田景琦,徐迎春,等.甲状腺周围副神经节瘤二例.中华耳鼻咽喉头颈外科杂志,2013,48:519-520.
8. 陈其国,汪琼,孙群,等.头颈部朗格汉斯组织细胞增生症1例.临床耳鼻喉头颈外科杂志,2011,25:1003.
9. 张韶君,朱惠娟,潘慧.等.累及甲状腺的朗格汉斯细胞增生症.基础医学与临床,2007,27:936-939.
10. 夏爽.颈部先天性囊性病变的诊断及影像学表现.国际医学放射学杂志,2010,3:152-157.
11. 许熠铭,谢民强,刘贤,等.颈部囊性淋巴管瘤患者术后疗效观察.临床耳鼻喉头颈外科杂志,2010,24:400-402.
12. 黄子林,张卫东,黄晓波,等.头颈部外周型原始神经外胚层肿瘤的影像学诊断.中山大学学报(医学科学版),2008,29:741-743.
13. 戢运梅.表皮样囊肿不典型超声声像图改变一例报告.临床误诊误治,2011,24:91-92.
14. 杨国亮.皮肤病学.上海:上海医科大学出版社,1992.825-827.
15. 孙隆慈,顾磊,罗蒙.甲状腺表皮囊肿误诊为甲状腺腺瘤一例.外科理论与实践,2011,16:204-205.
16. 刘兰培.颈部海绵状血管瘤.疑难疾病CT诊断剖析.北京:军事医学科学出版社,2002,110.
17. 范新东,郑连洲.头颈部血管瘤及血管畸形的诊断和介入治疗.中国眼耳鼻喉科杂志,2012,12:137-144.
18. 王艳红,吴圆圆,牛家增.超声诊断甲状腺内鱼刺异物1例.中国临床医学影像杂志,2014,25:69-70.
19. Medini E,Medini A,Lee CKK,et al. The management of metastatic squamous cell carcinoma in Cervical lymph nodes from an unknown primary. Am J Clin Oncol,2008,21:121-125.
20. Vaamonde P,Martín MC,del Río Valeiras M,et al. A study of cervical metastases from unknown primary tumor. Acta torrinolaringol Esp,2002,53:601-606.
21. Hellman S,Chaffey JT,Rosenthal DS,et al. The place of radiation therapy in the treatment of non-Hodgkin' s lymphomas. Cancer,2007,39:843-851.
22. van den Berg R. Imaging and management of head and neck paragangliomas. Eur Radiol,2005,15:1310-1318.
23. Glosser JW,Pires CA,Feinberg SE. Branchial cleft or cervical lymphoepithelial cysts:etiology and management. J Am Dent Assoc,2003,134:81-86.
24. Hart MN,Earle KM. Primitive neuroectodermal tumors of the brain in children. Cancer,1973,32:890-897.
25. Jacobs AH,Walton RG. The incidence of birthmarks in the neonate. Pediatrics,1976,58:218-222.
26. Tan ST,Velickovic M,Ruger BM,et al. Cellular and extracellular markers of hemangioma. Plast Reconstr Surg,2000,106:529-538.